MONOGRAPHIEN AUS DEM GESAMTGEBIETE DER NEUROLOGIE UND
PSYCHIATRIE
HERAUSGEGEBEN VON
O. FOERSTER-BRESLAU UND K. WILMANNS-HEIDELBERG
HEFT 47

EPILEPSIE

VERGLEICHENDE PATHOGENESE
ERSCHEINUNGEN · BEHANDLUNG

VON

Dr. L. J. J. MUSKENS

PRAKTISCHER ARZT IN AMSTERDAM · GENERAL-
SEKRETÄR DER INTERNATIONALEN LIGA GEGEN
EPILEPSIE · FELLOW OF THE ROYAL SOCIETY OF ME-
DICINE OF GREAT BRITAIN · KORRESPONDIERENDES
MITGLIED DER SOCIÉTÉ NEUROLOGIQUE IN PARIS

MIT 52 ABBILDUNGEN

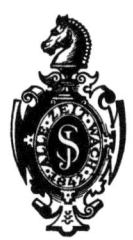

SPRINGER-VERLAG BERLIN HEIDELBERG GMBH 1926

ISBN 978-3-662-32205-5   ISBN 978-3-662-33032-6 (eBook)
DOI 10.1007/978-3-662-33032-6
SOFTCOVER REPRINT OF THE HARDCOVER 1ST EDITION 1926

ALLE RECHTE VORBEHALTEN.

> Epilepsia mirabilis ille morbus.
> Boerhaave.

Vorwort.

Nachdem die Aufmerksamkeit des Verfassers sich während seiner Studienzeit unter Winkler, Jelgersma, Dana (Newyork) einmal auf das in jener Zeit wie in allen Zeiten brennende Problem der Krampfkrankheiten gelenkt hatte, war es ihm vergönnt, sich längere und kürzere Zeit der Physiologie des Nervensystems, unter der Führung von Männern wie Engelmann und Bowditch (Boston) widmen zu dürfen, auch stand er unter dem Einfluß von Vorgängern, wie Richet (Paris) und Sherrington (Liverpool), um schließlich, nach einigen Jahren klinischer Arbeit unter Hughlings Jackson Gowers und Horsley, die Richtung seiner eigenen Arbeit näher zu bestimmen. Also ist dieses Werk aufgebaut auf einem physiologisch-anatomischen experimentellen Studium von 1899 bis 1916 und einer klinischen Arbeit von 1900 bis 1923. Dem Leser wird diese Tatsache möglicherweise als eine Entschuldigung gelten dürfen für die ungewöhnliche Gestalt, in der der Verfasser das Ergebnis seiner Untersuchungen veröffentlicht. Die drei einzelnen Teile dieses Werkes kamen je mit ungefähr 5 Jahren Zwischenraum zu einem vorläufigen Abschluß, während die 20 Kapitel des letzten, klinischen Teiles innerhalb einer beschränkten Periode verfaßt wurden. Haben die ersten Teile also den Vorteil, daß sie in verschiedenen weit auseinanderliegenden Zeiten wiederholt revidiert wurden und auch von Männern wie Zwaardemaker und Magnus beurteilt werden durften — denen wir also nicht weniger als den erstgenannten Lehrmeistern Dank schuldig sind — so beruht der letzte Teil auf z. T. sehr lange verfolgten (bis zu 20 Jahren) zahlreichen Krankheitsfällen und umfaßt also eine ziemlich große Erfahrung, obwohl das Werk aus einem Guß zustande kam. — Durch diese Entstehungsgeschichte werden gewisse Reihenfolgen, einige Wiederholungen und ein Teil der zweifellos zahlreichen Fehler und Lücken des vorliegenden Werkes zu erklären sein.

Da die klinische Untersuchung mit den betreffenden physiologischen und anatomischen Untersuchungen parallel lief, ist unser Werk eine Fortsetzung mit modernen Mitteln der Lebensarbeit von Schroeder van der Kolk, dessen pontin-medulläres Reflex-Krampfzentrum wir eigentlich doch nur bestätigen können und dessen Ziel ebenfalls war, „zu versuchen, unsere Kenntnisse dieser unseligen Krankheit auf einen festeren und mehr rationellen Boden überzuführen und zu festigen". Je weiter die Untersuchung fortschritt, um so öfter fanden wir, wieviel richtiger und unbefangener die älteren Autoren urteilten, wie van der Kolk, der jetzt gerade vor 100 Jahren in den Amsterdamer Krankenhäusern seine Arbeit anfing, aber auch Tissot und Boerhaave, im Vergleich zu vielen Jüngeren, die nur allzu große Mühe zu haben schienen, sich von vorgefaßten Theorien loszureißen.

Der Fachmann wird in der näheren anatomischen Bestimmung der Zentren, in der Bedeutung der Corpora striata für die Anfälle, in der experimentellen Untersuchung über die postepileptischen Automatismen empfindliche Lücken antreffen, die eine Folge sind von dem Mangel eines geeigneten Laboratoriums in den späteren Jahren, durch das die experimentelle Arbeit nicht gehörig fortgesetzt werden konnte. Durch eine ähnliche Ursache wurde die klinische Beobachtung in bestimmten Fällen in den letzten 10 Jahren außergewöhnlich erschwert. Es mußte also eine Beobachtung unvollständig bleiben. Niemand ist von dieser Unzulänglichkeit mehr überzeugt als der Verfasser, der als erster in Holland, vor 25 Jahren, als Anwalt für eine intensivere Bemühung für die betreffenden Kranken in den Anfangsstadien auftrat.

Der Mitwirkung des Vorstandes der Niederländischen Abteilung der Internationalen Liga gegen Epilepsie verdanken wir es, daß die holländische Ausgabe dieses Buches, Februar 1924, zustande kommen konnte. Der Verlagsbuchhandlung Julius Springer danke ich für die der deutschen Ausgabe gewidmete Sorgfalt, nicht weniger als Dr. L. Delfos, Laliceul (Rumänien), für die Übersetzung des Werkes.

Schließlich müssen wir Prof. J. de Bruin, Dr. C. Meuleman, Prof. E. Laqueur und Dr. A. Gans für die Bereitwilligkeit Dank sagen, mit der sie die Kapitel über Kinderkrämpfe, über die weibliche Geschlechtsfunktion, über die Insulinkrämpfe und über die pathologische Anatomie durchgelesen haben; dem letzteren auch für die sehr gelungenen Photographien von Ammonshornsklerose und Randgliose.

Amsterdam, im Juli 1926.

Dr. L. J. J. Muskens.

Inhaltsverzeichnis.

Erster Teil.
Die experimentelle Untersuchung der myoklonischen Reflexe und der myoklonischen epileptischen Anfälle.

Seite

I. **Geschichte der experimentellen Epilepsie-Untersuchung** 1
 § 1. Einleitung 1
 § 2. Historischer Überblick 3
 § 3. Bromcampher 12

II. **Untersuchungen über die myoklonischen Reflexe als Grundlage der myoklonischen epileptischen Anfälle** 15
 § 1. Eigene Untersuchungen 15
 § 2. Beobachtungsmethode 19
 § 3. Vergleich zwischen den myoklonischen und den andern Reflexen . . . 28
 § 4. Die refraktäre Phase 30
 § 5. Auftreten und Mechanismus der sogenannten spontanen Zuckungen, Zuckungsserien und Anfälle. Die betroffenen Muskelgruppen 34
 § 6. Vergleichbarkeit des motorischen Bromcampferanfalles und des epileptischen motorischen Anfalles der myoklonischen Art beim Menschen 38

III. **Mechanismus der Entladungen** 41
 § 1. Von den Begriffen der Entladung, der „After discharge" (Schule Sherringtons) und der Kompensation 41
 § 2. Der myoklonische epileptische Anfall als zentrale Nachentladung („After discharge" Sherringtons) eines myoklonischen Reflexes angesehen . . . 46

IV. **Weitere Untersuchungen der myoklonischen Reflexe** 47
 § 1. Pflügers Gesetz. Konstanz der Latenz 47
 § 3. Die Verlängerungs- (Kniesehnen-, Achillessehnen und andere Reflexe) und Verkürzungsreflexe als eine der Formen der myoklonischen Reflexe . . 49
 § 4. Taktile und akustische Reflexerregbarkeit 53
 § 5. Weitere Untersuchung über die Bromcampheranfälle selbst 57

V. **Bedingungen für das Entstehen der myoklonischen epileptischen Anfälle** 59
 § 1. Ist ein bestimmter Zustand reflektorischer Erregbarkeit Bedingung für das Zustandekommen der epileptiformen Erscheinungen, für das Auftreten spontaner Zuckungen, myoklonischer Reflexnachwirkungen und myoklonischer Anfälle? 59
 § 2. Ist ein bestimmter Wert der latenten Reflexzeit Bedingung für das Zustandekommen der epileptischen Anfälle? 64
 § 3. Ist eine Änderung der refraktären Phase Bedingung für das Zustandekommen der epileptischen Anfälle? 68
 § 4. Eigene Rhythmizität und maximal verkürzte refraktäre Phase 70

Inhaltsverzeichnis.

	Seite
VI. Einfluß von Narkose, Strychnin, Absinth auf die myoklonischen Reflexe und Anfälle	75
§ 1. Einfluß der Äthernarkose auf die myoklonischen Erscheinungen	75
§ 2. Strychninwirkung und myoklonische Reflexe. Kombinierte Strychnin- und Bromcampheranfälle	79
§ 3. Absinthwirkung	83
VII. Übersicht der beschriebenen reflektorischen und epileptiformen Erscheinungen mit deren physiologischer Bedeutung	85

Zweiter Teil.
Der Einfluß der Eingriffe im Zentralnervensystem auf die myoklonischen Reflexe und die myoklonischen epileptischen Anfälle.

	Seite
I. Einführung	93
II. Verschiedene Exstirpationen von Gehirnteilen und -häuten	95
§ 1. Einfluß der aseptischen Entfernung des Schädeldaches und der Dura mater über der motorischen Sphäre auf die myoklonischen Reflexe und die myoklonische Epilepsie	95
§ 2. Exstirpation von Teilen des Großhirns	98
§ 3. Einfluß der Eingriffe innerhalb und in der Umgebung der hinteren Schädelhöhle auf die Wirksamkeit der Bromcampherdosen	106
§ 4. Einfluß von experimentellen Verletzungen am Kleinhirn auf die Anfälle	110
III. Unterbrechung verschiedener Bahnen	120
§ 1. Verletzungen der Pyramidenbahn (jedoch Unversehrtheit des Monakowschen Bündels) und die darauf folgende Einseitigkeit der Reflexerhöhung und der myoklonischen Anfälle	120
§ 2. Gleichzeitige Verletzung an der Pyramidenbahn und am Monakowschen Bündel	126
§ 3. Verletzungen ausschließlich des Monakowschen Bündels	128
IV. Einfluß verschiedener Verletzungen	131
§ 1. Wirkung der Verletzung der Formatio reticularis auf die Beiderseitigkeit der myoklonischen Reflexe	131
§ 2. Wirkung von Verletzungen der zentripetalen Verbindungen (Durchschneidung der Hinterwurzeln, der Schleife usw.) auf myoklonische Reflexe und Anfälle	137
§ 3. Myoklonische Reflexe bei isoliertem Lendenmark	141
Anhang zu IV., über direkte faradische Reizung des Rückenmarkes	146
V. Faradische Reizung der motorischen Hirnrinde und des verlängerten Markes	147
VI. Zusammenfassung der Ergebnisse	157
§ 1.	157
§ 2. Vermutlich bei den myoklonischen Reflexen betroffene intrazentrale Verbindungen	161
VII. Allgemeine Schlußfolgerungen	162

Dritter Teil.
Die epileptischen Störungen beim Menschen und ihre Behandlung.

	Seite
I. Einteilung der Epilepsien	167
II. Die myoklonische Epilepsie	171
III. Nähere Beschreibung der regionären und myoklonischen Zuckungen beim Menschen	176

Inhaltsverzeichnis. VII

	Seite
IV. Vulgäre oder genuine Epilepsie mit myoklonischer Epilepsie als Ausgangspunkt. Anfang und Verlauf	181
V. Kinderkrämpfe oder Konvulsionen und ihre Bedeutung für das Entstehen der Epilepsie	189
§ 1. Verschiedene Krampfformen im jugendlichen Lebensalter	189
§ 2. Beziehung zwischen den Kinderkrämpfen und der Epilepsie	199
§ 3. Schlußfolgerungen hinsichtlich der Praxis	202
VI. Einfluß der Periode und der Schwangerschaft auf die Entstehung und den Verlauf der Krankheit	203
VII. Nähere Beschreibung und Bedeutung der Symptome der echten Epilepsie	210
§ 1. Entwicklung der Krankheit	210
§ 2. Der typische Anfall	212
§ 3. Prodrome	213
§ 4. Bedeutung der Prodrome und des Anfalls	218
§ 5. Erscheinungen nach dem Anfall	221
VIII. Über die relative Frequenz und den nosologischen Wert der Symptome	230
IX. Statistik. Ätiologie	233
§ 1. Häufigkeit der Krankheit und der Anfälle	233
§ 2. Vererbung und andere prädisponierende Momente	236
§ 3. Anlässe zur Krankheit	238
§ 4. Die hypoglykämischen, durch Insulin verursachten Krämpfe	247
X. Differentialdiagnose der gewöhnlichen Epilepsie	255
XI. Die Bewußtseinsstörungen und die Psychismen	260
§ 1. Atyptische Entladungen oder damit gleichzustellende Erscheinungen. Bewußtseinsstörungen und Übergang in psychische Äquivalente	260
§ 2. Psychische Äquivalente	263
§ 3. Nosologische und forensische Bedeutung des Bewußtseinsverlustes und der Äquivalente	267
§ 4. Verhältnis der Psychismen zu den motorischen Entladungen	269
§ 5. Psychismen, die auf einer rein organischen Verletzung beruhen	270
§ 6. Psychismen durch verschiedene epileptogene Gifte verursacht und ihr Zusammenhang mit den Anfällen	272
§ 7. Beziehungen zu andern Psychosen	276
§ 8. Differentialdiagnose der psychischen Epilepsie mit anderen Psychosen, Hysterie usw.	277
§ 9. Bleibende psychische Zustände	282
XII. Behandlung	288
§ 1. Aufstellen der Krankengeschichte	288
§ 2. Prophylaxe im allgemeinen	292
§ 3. Sozial-hygienische Prophylaxe	293
§ 4. Individuelle Prophylaxe. Gruppeneinteilung der Patienten, die Hilfe brauchen	297
§ 5. Therapie nach dem Auftreten von unverkennbar epileptischen Erscheinungen, evtl. nach einem einwandfrei festgestellten ersten Anfall	303
§ 6. Die Behandlung der durch Anfallgewohnheit verminderten Anfalltoleranz der Patienten, also bei typisch entwickelter, obwohl noch nicht veralteter Epilepsie	310
§ 7. Behandlung der veralteten Fälle	319
§ 8. Prodrombehandlung und Anfallprophylaxe	323
§ 9. Behandlung des Status epilepticus	327
§ 10. Prognose	328
XIII. Pathologische Anatomie	332

	Seite
XIV. Traumatische und fokale Epilepsie und chirurgische Behandlung im allgemeinen	338
§ 1. Frequenz der echt traumatischen Epilepsie in Friedenszeiten	338
§ 2. Traumatische Epilepsie, mit Schädeldefekt in der motorischen Zone	339
§ 3. Traumatische Epilepsie mit Depressionsfraktur außerhalb der motorischen Sphäre	341
§ 4. Traumatische Epilepsie ohne Schädeldefekt, mit Lokalzeichen	345
§ 5. Traumatische Epilepsie ohne Schädeldefekt oder äußerliche Wunde, mit halbseitigen Anfällen und Psychismen. Kein Lokalzeichen	347
§ 6. Vermutliche traumatische Epilepsie. Zweifelhafte Narbe. Undeutliches Signalsymptom	349
§ 7. Epikrise	351
§ 8. Genuine Epilepsie ohne Encephalitis mit Ausfallserscheinungen, Paresen und Athetose	356
§ 9. Genuine Epilepsie ohne Encephalitis, ohne Ausfallserscheinungen mit undeutlichen fokalen Anfällen	356
§ 10. Besprechung der operativen Hilfe bei Epilepsie im allgemeinen	356
§ 11. Anzeigen zum Eingriff bei traumatischer und fokaler Epilepsie	361
§ 12. Prognose	363
§ 13. Epilepsie bei Tumor cerebri	364
§ 14. Traumatische Kriegsepilepsie	368
XV. System der Epilepsie-Bekämpfung und -Behandlung	370
Beilage A. Listen, in Gebrauch während klinischer und poliklinischer Beobachtung der Epileptiker	377
Beilage B. Kurpfuschermittel gegen Epilepsie	385
Namenverzeichnis	387
Sachverzeichnis	393

Erster Teil.

Die experimentelle Untersuchung der myoklonischen Reflexe und myoklonischen epileptischen Anfälle.

I. Geschichte der experimentellen Epilepsie-Untersuchung.

§ 1. Einleitung.

Wenn man der langen Geschichte der experimentellen Untersuchung nach epileptiformen Erscheinungen bei Tieren nachforscht, bemerkt man mit Staunen, welche geringen Fortschritte dieser Gegenstand der Physiologie gemacht hat, obwohl Physiologen und Neurologen ersten Ranges sich mit dieser Aufgabe befaßt haben. Die Ergebnisse der Untersucher sind, selbst bei gleicher Arbeitsmethode und beim selben Tier, so verschieden, daß man sich schließlich scheut, in diesem fast säkularen Kampf um die Hauptpunkte Partei zu ergreifen. Das Hauptproblem, in welches die erwähnten Untersuchungen sich bis jetzt zugespitzt haben, war die Frage nach der Lokalisation der epileptischen Krämpfe.

Im Zeichen dieser Richtung sind unter der Rubrik „experimentelle Epilepsie" verschiedene Untersuchungen dargestellt worden, die man eigentlich von diesem Thema gänzlich abgesondert halten soll. Es können die gesammelten Tatsachen schon gleich in zwei große Gruppen eingeteilt werden, solche, die besonders den Kliniker und solche, die hauptsächlich den Physiologen interessieren. Der Kliniker sucht vor allem eine Erklärung des Krankheitsbildes der „genuinen Epilepsie", wie er diese beim Menschen, aber auch bei den höheren, besonders den carnivoren Tieren und auch bei den Vögeln (?) antreffen kann. Es gehört aber diese Frage bei der Untersuchung insofern in den Hintergrund, als wir eine Methode ausfindig machen wollen, um bei Tieren Erscheinungen hervorzubringen, die jenen bei einer bestimmten Form der menschlichen Epilepsie anzutreffenden innerlich nahe verwandt, fast selbst mit diesen identisch sind, und diese Erscheinungen wollen wir auf physiologischem und anatomo-physiologischem Wege möglichst bestimmen. Wir werden uns streng an diese Aufgabe halten, obwohl wir eingedenk sind, daß die Physiologie des zentralen Nervensystems den von ihr erreichten Stand für einen wichtigen Teil den nur wenig erfolgreichen Studien experimenteller Epilepsie verdankt, denn gerade diese Versuche haben zu einer näheren Beschäftigung mit verschiedenen Bewegungsformen von Muskeln und Muskelgruppen geführt. Nach den chemischen und elektrischen Reizungsexperimenten an den verschiedenen Zentren finden wir also in der physiologischen Literatur die Antwort zur Frage: „Welche Formen von Muskelbewegung können wir durch Reizung verschiedener Teile des zentralen Nervensystems hervorbringen?"

Die von Prévost und Samaja[1]) meisterhaft verfaßte kritische Abhandlung ist in dieser Hinsicht sehr lehrreich. Es werden da nämlich zahlreiche im Verlauf längerer Zeit vorgenommene Versuche vorgeführt, deren Schlußfolgerungen so verschiedenartig sind, daß man die Experimentatoren in drei große Gruppen einteilen darf: für die erste gilt als Sitz der epileptischen Erscheinungen das Rückenmark, für die zweite das verlängerte Mark, für die dritte die Großhirnrinde.

In einem Bericht über die Untersuchung, den wir jetzt herauszugeben gedenken, haben wir versucht, uns die von unsern Vorgängern mit Mühe gewonnene Erfahrung nutzbar zu machen und haben damit angefangen, die wichtige Schlußfrage der Lokalisation vorläufig unbeachtet zu lassen. Als Physiologen haben wir nur die Frage gestellt: „Sind wir im Besitz einer experimentellen Methode für das Hervorbringen von Erscheinungen, die auch mit ihren Besonderheiten mit den beim Menschen so häufig wahrzunehmenden und dort ‚echte Epilepsie' genannten Krankheitserscheinungen gleichgestellt werden dürfen?" Es kam uns bei dieser Untersuchung der Umstand zugute, daß während 15 Jahren stets experimentelle Beschäftigung von klinischer Tätigkeit auf diesem Gebiet begleitet werden durfte, und daß beide Untersuchungsserien also dauernd in Wechselwirkung bleiben konnten. Ob wir zunächst eine brauchbare Methode für die experimentelle Epilepsietätigkeit gewonnen haben, diese Frage hoffen wir dem Leser sofort zur Beurteilung vorzulegen.

Zweitens haben wir uns zur Aufgabe gestellt, die fraglichen Krampfformen, die durch elektrische oder eine sonstige Reizung leitender und zentraler Teile des Nervensystems verursacht wurden, graphisch und mit Zeitabmessung zu untersuchen. Es konnte dabei das Studium der Latenz bei verschiedenen Reizungsarten auch nach verschiedenen operativen Eingriffen in das zentrale Nervensystem und bei verschieden starken Vergiftungen nicht umgangen werden. Dieser rein physiologischen Arbeit muß sich aus inneliegenden Gründen die anatomische Nachuntersuchung der gebrauchten Tiere, Katzen, Hunde, eventuell Affen, Tauben, Schlangen und Fische anschließen. Das Ganze ergibt also eine langatmige Untersuchung, die bei weitem nicht als abgeschlossen gelten darf. Erst an dritter und letzter Stelle sollen, unserer Auffassung nach, verschiedene, sich jenen Voruntersuchungen anschließende Probleme an die Reihe kommen, wie folgende:

a) Kann das Rückenmark jemals Ausgangspunkt epileptiformer Erscheinungen sein? Es kommt dabei in Frage: 1. eine physiologische elektrische Untersuchung und 2. eine toxikologische Untersuchung (Vergiftung) des spinalen Hinterleibes.

b) Welche Verletzungen des zentralen Nervensystems sind imstande, den unter dem Einfluß bestimmter Vergiftungen normal auftretenden zweiseitigen motorischen Entladungen einen lokalen und einseitigen Charakter zu geben und diese, sei es der Stärke nach, sei es der Auftrittszeit und -dauer nach, resp. auf eine Körperhälfte zu beschränken. Dabei wird von den beobachteten Erscheinungen stets Vergleichbarkeit, auch hinsichtlich der Besonderheiten, mit einer gut umschriebenen Form der echten genuinen menschlichen Epilepsie gefordert.

---

[1]) Samaja: Rev. méd. de la Suisse romande 1904, Nr. 2.

Ferner: welche Bahnen und Zentren sind es, an deren Fortbestehen die besondersten Eigentümlichkeiten der Erscheinungen gebunden sind?

c) Kann man in der Tierreihe eine gewisse Entwicklungslinie unterscheiden, gibt es eventuell eine Beziehung zwischen der Entwicklung von Zentren und Bahnen und der vergleichenden Pathologie des Nervensystems hinsichtlich der epileptischen Krämpfe?

d) Welche ist die physio-pathologische Bedeutung der sog. spontan auftretenden epileptischen Krämpfe im Vergleich zu den reflektorisch ausgelösten? Besitzen wir namentlich ein Material, das uns instand setzt, das Auftreten epileptischer Erscheinungen in der Tierreihe mit den häufiger untersuchten Phänomenen, die mit Hilfe von Reflexwirkungen zustandekommen, zu vergleichen, wie Fieber, Entzündungen und Kälteschauern, und dürfen wir darin einen den Organismus gegen Schädlichkeiten beschützenden Mechanismus erblicken?

Es soll zuvor eine kritische Übersicht vorausgeschickt werden, welche die bedeutendsten in der Literatur überlieferten Methoden zum Studium der experimentellen Epilepsie aufzählt.

§ 2. Historischer Überblick.

Verblutungskrämpfe. Die erste Arbeit auf diesem Gebiet verdanken wir Marshall Hall[1]) und Kussmaul und Tenner[2]), welche die bei plötzlicher Verblutung warmblütiger Tiere auftretenden Krämpfe einer genauen Untersuchung unterzogen.

Trotzdem Kussmaul und Tenner die Diskussion sofort auf eine höhere Stufe brachten und namentlich zuerst den Weg zu einer genauen Beobachtung der Besonderheiten des Anfalls anbahnten, können wir nicht die Verblutungskrämpfe als den Forderungen genügend anerkennen, die wir betreffs der experimentellen Epilepsie-Untersuchung u. E. zu stellen haben. Denn schon von Anfang an redeten Kussmaul und Tenner von „fallsüchtigen Krämpfen", während dies doch im Grunde eine petitio principii ist. Es gilt also, genau die Bedingungen zu bestimmen, deren Erfüllung wir verlangen zu dürfen glauben, wenn man mit Recht von experimenteller Epilepsie reden will. Da auch die Unterscheidung „tonisch" und „klonisch" in der Literatur zu großen Schwierigkeiten Anlaß gegeben und auf Irrwege geführt hat, so wollen wir den Gebrauch dieser Worte auch möglichst vermeiden.

I. Die Krampfzuckungen müssen erst schnell hintereinander verlaufen (bis zum Ineinanderlaufen), danach mit immer größer werdenden Zwischenzeiten während der immer wachsenden Steigerung der Zuckungsamplitude.

II. Die Form der Krämpfe soll nicht systematisch sein, sich nicht ausschließlich auf Streckung oder Biegung beziehen. Denn eine derartige Selektion findet auch nicht statt, wenn wir die epileptiformen Krämpfe bei verschiedenen menschlichen Individuen untersuchen.

III. Das Bewußtsein oder wenigstens die bei den Tieren vergleichbare Funktion soll dabei gänzlich oder teilweise ausgeschaltet werden.

IV. Erforderlich ist das Auftreten von motorischen und sensiblen und auch psychischen prä- und postepileptischen Erscheinungen.

---

[1]) Marshall Hall: Synopsis of cerebral and spinal seizures. 1882.
[2]) Moleschotts Untersuchungen Bd. III. 1857.

Indem wir diese strengen Bedingungen einer Vergleichbarkeit mit der menschlichen Epilepsie aufstellen, können wir ohne weiteres die Verblutungskrämpfe beiseitelassen, um so mehr, da sie momentan auftreten und fatal verlaufen können und deswegen ein Studium über das allmähliche Einsetzen und Verschwinden der epileptischen Erscheinungen unmöglich ist.

Im Laufe der Zeit sind die Verblutungskrämpfe noch wiederholt ein Gegenstand der Untersuchung gewesen. Doch ist ihre Bedeutung für das Studium der genuinen Epilepsie allmählich und immer weniger geschätzt worden, und die meisten Untersucher stellen diese Krämpfe in die Gruppe der nach zahlreichen Vergiftungen (wie Sauerstoffmangel oder Kohlensäurevergiftung) im terminalen Stadium auftretenden Erscheinungen. Noch von letzterer Zeit [Stross und Wiechowski, Wieland und Mayer[1])] datiert jedoch die Ansicht, die Krampfgiftwirkung im allgemeinen komme dadurch zustande, daß die Krampfzentren dadurch empfindlicher werden für CO_2-Vergiftung. Es kann im allgemeinen als feststehend gelten, daß ein gewisser Grad von Unterernährung des Nervensystems die Neigung zu den Krämpfen erheblich verstärkt. So beobachtete Uspenski[2]) bei strychninisierten Kaninchen, daß die Krämpfe jedesmal beim Einstellen der künstlichen Atmung auftraten. Ebenso sah Weiß[3]) im Falle der Cheyne-Stokes-Atmung die terminalen Krämpfe bei jeder Pause zurückkommen [also ein mit Stokes-Adams-Krankheit[4]) verwandter Zustand] und Vidal[5]) sah bei seinen mit Tabakwasser vergifteten, auf die Drehscheibe gelegten Hunden die Krämpfe infolge einer Gehirnanämie auftreten. Kussmaul und Tenner kniffen bei 6 Personen die Carotiden zu; es traten in 2 Fällen Anfälle auf. In seinen Untersuchungen über cerebrale Anämie faßt Hill[6]) die Anfälle, die beim Kaninchen bei senkrechter Suspension auftreten, als eine Reaktion des Organismus, um die Gehirnanämie aufzuheben, auf. Er sieht also in den Anfällen eine nützliche Reaktion zur Erhaltung des Lebens.

Es sei hier noch erwähnt, daß die ebengenannten Untersucher, doch besonders auch Högyes[7]) und v. Schroff[8]), die Kenntnis der Verblutungskrämpfe erweitert haben, indem sie festzustellen meinten, daß die Entfernung des Stirnhirnes und besonders des Thalamus opticus das Zustandekommen allgemeiner Verblutungskrämpfe unmöglich macht, und ferner, daß, indem man das halb verblutete Tier durch künstliche Atmung am Leben hält, bei jeder Einstellung der Atmung die Krämpfe wieder auftreten (Uspenski, loc. cit.). Dem steht gegenüber, daß N. Kleitmann und R. Magnus[9]) in ihren Thalamuskaninchen die Erstickungskrämpfe innerhalb 2—3 Minuten auftreten sahen, sobald sie die Luftzufuhr abschlossen. Nach Dekapitation jedoch sahen sie nur tonische Streckung

---

[1]) Wieland und Mayer: Arch. f. exp. Pathol. u. Pharmakol. Bd. 95. 1922.
[2]) Uspenski: Arch. f. Anat. u. Physiol. 1869.
[3]) Weiß: Wien. med. Jahrb. 1882.
[4]) In einem Fall dieser Krankheit, infolge gehemmter A-V-Verbindung, sahen wir die Anfälle auftreten, sobald wir mit dem Stethoskop ein Ausbleiben der Ventrikelkontraktion wahrnehmen konnten.
[5]) Vidal: Cpt. rend. des séances de la soc. de biol. 1897, S. 255.
[6]) Hill: Philosoph. transactions 1900, Vol. 193, S. 106.
[7]) Högyes: Arch. f. exp. Pathol. u. Pharmakol. 1875.
[8]) v. Schroff: Wien. med. Jahrb. 1875.
[9]) Kleitmann, N. u. R. Magnus: Pflügers Arch. f. d. ges. Physiol. Bd. 205, S. 142. 1924.

auftreten. Freusberg und Bethe[1]) sahen selbst nach Durchschneidung des Rückenmarks, daß der Erstickungs- und Verblutungskrampf eher im caudalen Teil des Tieres auftrat. Da auch noch nach Isolierung des Rückenmarks (infolge von Durchtrennung des cervicalen Marks oder Durchschneidung des Marks an der Stelle des Calamus scriptorius) krampfartige Erscheinungen im Hinterleib auftreten, veranlaßte diese Tatsache schon v. Schroff und später Luchsinger, dem Beispiel Vulpians folgend, die damals sehr verbreitete Lehre von Schroeder van der Kolks und Nothnagels Krampfzentrum zu verwerfen. Vorher hatte Owsjanninow[2]) den Beweis gebracht, daß nur, solange der Calamus scriptorius unversehrt bleibt, Reflexe von einer Pfote auf die 3 anderen noch möglich sind, sonst nur Reflexe einer Pfote auf die gleiche Pfote zurück.

Van der Kolks Krampfzentrum Es ist nicht unsere Aufgabe, an den zahlreichen im Laufe der Zeit über die Ursachen der epileptischen Krämpfe aufgestellten Theorien Kritik zu üben. Die ebengenannte Lehre Schroeder van der Kolks[3]) ist jedoch so tief eingedrungen, daß sie jetzt noch für viele ihren Wert behalten hat. Ihre Eigentümlichkeit liegt darin, daß die ursprünglichen Argumente Schroeder van der Kolks von ausschließlich klinischer Art waren. Das verlängerte Mark wäre der einzige Knotenpunkt, von wo aus zweiseitige Reflexe am liebsten ausgehen, und in diesem Sinn spräche auch die Rolle, die der Trigeminus in den Dentitionskrämpfen bei Kindern und in den Brown-Sequard-Krämpfen spielt usw. Erst seine späteren Anhänger Nothnagel und Binswanger haben das Experiment in die Hand genommen und versucht, das von Schroeder van der Kolk im verlängerten Mark postulierte Krampfzentrum oder allgemeine Reflexzentrum genauer zu bestimmen. Wie Binswanger selbst es in seinen späteren Veröffentlichungen nachdrücklich betont, darf nur unter sehr bestimmten Bedingungen von einem Krampfzentrum geredet werden und „gelingt es niemals wahre epileptische Krämpfe" durch elektrische und mechanische Reizung dieser Teile auszulösen[4]). Es wird also von dieser so befugten Seite verneint, daß bei diesen Versuchen von experimenteller Epilepsie die Rede sein könne, vor allem nicht, wenn wir den Begriff so eng auffassen, wie wir es vorhin tun zu müssen glaubten.

Brown-Séquard-Krämpfe. Wir gelangen auch zu einer ähnlichen Schlußfolgerung, sobald wir die von Brown-Séquard bei Meerschweinchen entdeckten, bisweilen erblichen Abweichungen, durch Hemisektion des Rückenmarks, Durchschneidung des N. ischiadicus und andere Verletzungen des zentralen Nervensystems hervorgebracht, kritisch betrachten. Denn Brown-Séquard[5]) selbst gab zu, daß diese eigenartigen Krampferscheinungen höchstens epileptiform genannt werden könnten. Jüngere Autoren[6]) haben mit Rücksicht auf die Frage der Erblichkeit erworbener Eigenschaften auch ihren Zweifel ausgesprochen, ob

---

[1]) Bethe: Festschrift für J. Rosenthal-Leipzig, 1906, S. 231.
[2]) Owsjanninow: Leipziger Berichte 1874.
[3]) Schroeder van der Kolk: Bau und Funktionen der Medulla spinalis und oblongata. S. 893. 1859.
[4]) Nothnagel: Spezielle Pathologie und Therapie. Art. Epilepsie von O. Binswanger, S. 3. 1904.
[5]) Brown-Séquard: Boston med. and surg.-journ. 1856, S. 337.
[6]) Morgan, N.: Evolution and Adaptation. 1909.

Brown-Séquards Versuche in dieser Hinsicht der Kritik wirklich standhalten können.

Es sei zum Schluß noch daran erinnert, daß Dr. H. Jackson und V. Horsley[1]) eher der Meinung waren, daß die von Brown-Séquard entdeckten Erscheinungen auf einer Funktion des Rückenmarks beruhen, da sie diese fraglichen Erscheinungen auch noch nach wichtigen Verletzungen der Hirnrinde auftreten sahen.

In dieser Beziehung sind die Studien Graham Browns[2]), der diese Experimente wiederholte und zum erstenmal graphisch untersuchte, von großer Bedeutung. Die meisterhaften Beschreibungen dieser durch Kneifen der Haut, des Nackens und des Rückens oder auf toxischem Weg (Ätherisation) ausgelösten Krämpfe bezeugen, daß in der Tat einige der obengenannten bei experimenteller Epilepsie erforderlichen Kennzeichen hier vorhanden sind. Die Krämpfe, die anfänglich erst 6—10 per Sekunde betragen, werden jedoch im Verlauf des Anfalls frequenter. Nach einiger Zeit braucht man, um den Anfall hervorzubringen, viel weniger Reize als im Anfang. Die Tatsache, daß der Reflex sowohl beim Tieferwerden als beim Verschwinden der Äthernarkose auftritt und die von uns früher schon mitgeteilte Beobachtung[3]), daß die myoklonischen und regionären Krämpfe des Menschen beim tiefern Einschlafen und beim Erwachen (als bevorzugte Zeiten des Tageszyklus) zutage treten, gehört ganz zum Gebiet der genuinen Epilepsie. Wenn wir von unserm Untersuchungsfeld jene bei Meerschweinchen wahrgenommenen Krämpfe und die Brown-Séquard-Krämpfe und die anderen durch Ätherbetropfung bei Tieren ausgelösten Krämpfe ausschließen müssen, so darf man doch anderseits erwarten, daß ihnen für eine annehmbare Lehre der konvulsiven Zuckungen und ihre Bedeutung in der Biologie der ihnen gebührende Platz eingeräumt wird. W. Abel und Graham Brown[4]) nehmen an, daß infolge der Durchtrennung des N. ischiadicus in einer bestimmten Zone eine Überreizbarkeit dem Kratzreflex gegenüber zustandekommt. Wir werden in der Folge sehen, daß die Verhältnisse bei den niederen Mammalia im allgemeinen inkl. der Kaninchen abweichend sind, was uns auch nicht wundern darf, da erst bei den Carnivoren und erekten Säugetieren das Nervensystem Organe besitzt (wie die Pyramidenbahn), die bei der Entstehung der epileptischen Anfälle eine sichere Rolle spielen. In dieser Hinsicht haben die ebenerwähnten Nagetiere eine noch zu niedrige Entwicklungsstufe erreicht, um mit der letztgenannten Gruppe in einem Zuge genannt werden zu dürfen. Wir kommen indessen auf diese Frage noch zurück.

Hirnrindekrämpfe. Unter dem Einfluß der bahnbrechenden Untersuchungen von Hitzig, Fritsch und Ferrier wurde aus ungenügenden Gründen das Gebiet der experimentellen Epilepsie in die corticale Sphäre verlegt. Während ihre Nachfolger, Albertoni[5]), v. Bechterew[6]), Probst[7]), Hering,

---

[1]) Horsley, V.: Brit. med. journ. 1886, S. 77.
[2]) Brown, Gr.: Quart. journ. of exp. physiol. Vol. II, 1909, S. 243—275 und Vol. III, 1910, S. 21—53; Vol. IV usw.
[3]) Muskens: Epilepsia, I. Teil, 1909, S. 168.
[4]) Brown, Gr.: Quart. journ. of exp. physiol. 1910, III, S. 271.
[5]) Albertoni: Moleschotts Untersuchungen. Bd. 12, S. 476. 1881.
[6]) Bechterew, W. v.: Neurol. Zentralbl. 1897, Nr. 4.
[7]) Probst: Jahrb. d. Psychiatrie u. Neurol. 1901, S. 31.

Frank und Pîtres[1]), Bubnoff und Heidenhain[2]) und Unverricht[3]), für unsere Kenntnis der Hirnphysiologie wichtige Beiträge lieferten und mit großem Scharfsinn kombinierte Versuche mit Entfernung von Hirnrindeteilen und andern Eingriffen ausdachten, so sind wir unserseits infolge unserer ursprünglichen Definition (S. 3) gezwungen, diese Untersuchungen unter die experimentellen Epilepsiearbeiten im engern Sinne nicht zuzulassen. Es sei hier aus Bubnoffs und Heidenhains Resultaten nur hervorgehoben, daß bei mäßiger Morphiumvergiftung, besonders nach akustischer Reizung, verstärkte Reflexkrämpfe auftreten, auf die wir später noch zurückkommen. Ferner die Beobachtung, daß, nachdem die Hirnrinde wiederholt mit einem minimalen, auch subliminalen elektrischen Reiz gereizt worden war, ein wirklicher Krampf erst nach der Einwirkung einer großen Anzahl unwirksam bleibender Reize zustande kam. Auf diese Weise kann also eine unwirksame Reizung wirksam werden. Die Summierung wird desto stärker, je kürzer die Reizungsintervalle sind. Es scheint uns, daß dieses Ergebnis für die Pathologie von großem Interesse ist, da es uns einen Einblick gewährt in die Art, wodurch ein minimaler Reiz (wie er bei Krankheitsprozessen eine lange Zeit hindurch auf die Hirnrinde ausgeübt wird) schließlich imstande ist, eine wenn auch fokale Entladung hervorzubringen. Merkwürdig und bezeichnenderweise war es ein Physiologe, Luciani, der bei der Übertragung dieser physiologischen Ergebnisse auf die Klinik am weitesten fortschritt und die Ansicht äußerte, daß die genuine Epilepsie als eine ausschließlich corticale Affektion aufgefaßt werden müsse.

Seine Argumentation beruhte hauptsächlich auf der Annahme, daß, wenn nach Entfernung eines Extremitätenzentrums die elektrische Reizung hemiepileptische Anfälle auslösen kann, die fragliche Extremität ausgespart werde. Er zeigte auch an, wie in den von Albertoni, Frank, Pîtres, Hitzig u. a. dargestellten Fällen, wo trotz Vernichtung der corticalen motorischen Zentren die betroffenen Extremitäten richtig mitkonvulsionierten, in der Tat nicht alle graue Substanz dieser Zentren vernichtet war. Seine Lehre der ausschließlich corticalen Natur der epileptischen Erscheinungen, die von einigen Chirurgen (Tillmann, F. Krause) angenommen war, ist von klinischen Untersuchern nicht bestätigt worden. Und in der Tat muß jeder, der sich auch nur oberflächlich mit der Klinik und der Toxikologie der Epilepsie beschäftigt hat, eine solche Theorie ablehnen. Zwar werden wir sehen, daß es triftige Gründe gibt für die Annahme, daß die Hirnrinde bei der Entstehung eines vollständigen epileptischen Anfalls eine gewisse Rolle spielt.

Es soll hier noch eine andere Gruppe ähnlicher Untersuchungen erwähnt werden, nämlich die von Vanlair[4]), Legros und Onimus an choreatischen oder myoklonischen Hunden gemachten Beobachtungen. Für unsere weiteren Untersuchungen ist besonders das von Vanlair erzielte Ergebnis wichtig, daß die Krämpfe in den Augenblicken, wo das Tier sich hinlegt und einschlafen will, am stärksten auftreten, während im Schlafe selbst die Zuckungen nicht in Erscheinung treten.

---

[1]) Frank u. Pîtres: Trav. des Laborat. de Marey. Bd. 4, S. 428. 1878—79.
[2]) Bubnoff u. Heidenhain: Pflügers Arch. f. d. ges. Physiol. Bd. 26. 1881.
[3]) Unverricht: Verhandl. d. Kongresses f. inn. Med. 1887.
[4]) Vanlair, C.: Rev. de méd. 1889, S. 1.

In dieser Phase hat Unverricht noch geäußert, daß sowohl das Rückenmark als die Hirnrinde für das Auftreten wirklicher epileptischer Erscheinungen unerläßliche Faktoren sind. In seiner Auffassung dämmert schon der Gedanke, daß besonders auch die subcorticalen Ganglien bei der genuinen Epilepsie eine belangreiche Rolle spielen. Die späteren Untersuchungen von Wertheimer und Lepage, Probst, Rothmann und Prus können wir, ungeachtet ihrer Wichtigkeit für die Hirnphysiologie, vorläufig noch übergehen, da sie mit Rücksicht auf die vorhin gestellte Frage keine für uns unmittelbare Bedeutung besitzen.

Wir sind jetzt an die u. E. wichtigste Gruppe von Experimenten gelangt, nämlich die, welche mit verschiedenen Toxica ausgeführt wurden.

Toxische Krämpfe. Diese Versuche verdienen schon deshalb unsere Aufmerksamkeit, weil die toxische Theorie der genuinen Epilepsie jetzt allmählich vorherrschend geworden ist, und diese Gruppe von Versuchen also viel eher unsren hohen Anforderungen einer Vergleichbarkeit mit der menschlichen Epilepsie wird genügen können. Nun sind die chemischen Körper, unter deren Einwirkung epileptische Anfälle wahrgenommen wurden, Legion. Die Reihe fängt mit Magnans Beschreibung der Absinthepilepsie an [1]). Die Diskussion steht in Magnans Abhandlung auf einer sehr hohen Stufe, da er zunächst als französischer Kliniker die Wirkung von Absinth auf den Menschen kennen gelernt hatte und durch besondere Versuche mit Hunden auch zeigen konnte, wie schnell Absinth schon nach kurzer Zeit (innerhalb 10—20 Minuten nach dem Gebrauch oder einige Minuten nach intravenöser Einspritzung), Alkohol aber erst nach längeren Perioden epileptogen wirksam ist, und ferner, weil wir hier zum erstenmal die graphische Methode (Mareys) für die Aufzeichnung der Entladungen angewandt vorfinden. Mit Recht hebt Magnan hervor, daß dem tonischen und klonischen Stadium oft vereinzelte ,,secousses convulsives" eingeleitet, namentlich in den Vorderpfoten, und daß auch nach dem Anfall ein delirierendes Stadium nicht fehlt. Es trifft zu, daß diese schon vor 50 Jahren von Magnan veröffentlichte Abhandlung in der Richtung unserer einleitenden Bemerkung über die Fragestellung zur Lokalisation der Epilepsie gewisse Andeutungen gibt, indem Magnan aus einem Versuch (Hund, Rückenmarkdurchschneidung in Höhe des XII. Segmentes, künstliche Atmung, Absintheinspritzung), wo er gegenseitig unabhängige Kopf- und Rumpfanfälle (wie von Schroff für eine andere schon behandelte Krampfform) wahrnehmen konnte, den Schluß zieht, daß es nicht angeht, die Lokalisation nur in dem Pons oder anderswo aufzusuchen.

Auch über das Verhalten der Blutgefäße im Fundus oculi und den Herzschlag während epileptiformer Anfälle verdanken wir Magnan interessante, wenn auch für unsere Zwecke unwesentliche Aufschlüsse.

Diese Wahrnehmungen Magnans sind viel später von der Schule Horsleys wieder aufgenommen worden, und als Schüler des englischen Meisters haben wir in dessen Laboratorium von jenen Versuchen eine hinreichende Erfahrung. Von den in London erlangten Ergebnissen scheinen mir jene am wichtigsten zu sein, besonders weil sie darlegen, wie innig die Neigung zu epileptiformen Entladungen mit gesundem Nervengewebe, und zwar mit dem der ganzen cerebro-spinalen Achse, verbunden ist. R. Boyce [2]) führte bei verschiedenen Tieren eine halbseitige

---

[1]) Magnan: Recherches sur les centres nerveux. 1876.
[2]) Boyce, R.: Brit. med. journ. 1893, Nov. 18, S. 1097.

Durchschneidung des Crus cerebri aus, demzufolge eine Hemiplegie auftrat, die langsam heilte. Parallel mit der Wiederkehr der willkürlichen Bewegung trat auch die Empfänglichkeit für Absinthkrämpfe in der kranken Körperhälfte wieder auf. R. Russell[1]) legte Kurven vor, um anzuzeigen, wie das Kleinhirn beim Auftreten der Absinthentladungen eine Rolle spielt; nach Entfernung einer Hemisphäre zeigten die Krämpfe an dieser Seite eine ungewöhnliche Heftigkeit.

Alles in allem kann es nicht geleugnet werden, daß die Absinthkrämpfe für unsere Kenntnis der epileptischen Krämpfe fruchtbar gewesen sind. Erinnern wir uns aber unserer Forderung, die Methode möge uns von einer bestimmten Varietät der Epilepsie ein naturgetreues Abbild vermitteln, und zwar mit allen ihren Besonderheiten: die allmähliche Vorbereitung des Organismus zum Anfall, die Symptome während des Anfalls selbst und die Nacherscheinungen. Es können also auch jene, einige Augenblicke nach der Absintheinspritzung in die Vene auftretenden, Anfälle unserm Postulat nicht genügen. Denn unsere Untersuchung kann erst anfangen, wenn es uns gelingt, eine Methode ausfindig zu machen, die langsam, jedenfalls nicht perakut wie Absinth einwirkt und nicht nur Anfälle mit allen prä- und postepileptischen Besonderheiten hervorbringt, sondern auch solche, die durch Erscheinungsart hinsichtlich des Tageszyklus, durch ihre Bedeutung für den ganzen Organismus in ihren Folgen wirklich das Bild einer klinisch bekannten Form der Epilepsie hervorruft.

Da dieses Gift aber in die Venen eingespritzt wird und fast momentan wirkt, kann diese Form experimenteller Epilepsie allen obengenannten Forderungen nicht entsprechen, und kann also die Absinthepilepsie, wie sie in der Literatur beschrieben wird, von uns nicht als vollwertig anerkannt werden. Doch haben diese Versuche zugleich auch in anderer Hinsicht mit genuiner Epilepsie vergleichbare Besonderheiten ans Licht gebracht, u. a. daß bei schwacher Vergiftung „secousses convulsives", besonders in den vorderen Gliedern auftreten. Auch erlangten die Absintherscheinungen für unsere eignen Untersuchungen eine gewisse Bedeutung, insofern bei Absinth- und Bromcamphervergiftungen beider die myoklonischen Reflexe eine Rolle spielen. Es ist auch interessant zu bemerken, wie bei Tieren, deren Großhirn dem Nachhirn gegenüber bedeutend zurücksteht (wie Tauben), besonders wenn das Großhirn vorher exstirpiert war, ausschließlich Zwangsbewegungen als Entladungsform zutage treten. Ferner geben diese Versuche Magnans an Warmblütern noch einigen Aufschluß zur Frage der Lokalisation. Wie gesagt, stellte er fest, daß nach einer hohen Rückenmarkdurchschneidung bei künstlicher Atmung unabhängige Spinalanfälle auftraten.

Auf Absinth folgte Pikrotoxin, dessen Wirkung von Roeber[2]) und Heubel[3]) an Kaltblütern beobachtet wurde. Die allgemeinen Krämpfe durch Pikrotoxin kamen nur durch die Mitwirkung der Medulla oblongata zustande, im Gegensatz zu jenen durch Strychnin hervorgebrachten, die auch nach Nackenmarkdurchschneidung bestehen bleiben. Ferner wurden Krämpfe noch mit Antipyrin (Türck), Physostigmin und Carbolsäure (Turtschaninow) und schließlich und hauptsächlich mit Campher und Campherverbindungen hervorgebracht.

---

[1]) Russell, R.: Transact. of the roy. soc. of trop. med. a. hyg. Vol. 185, Part. I, S. 819—857. 1894.
[2]) Roeber: Arch. f. Anat. u. Physiol. 1869, S. 38.
[3]) Heubel: Pflügers Arch. f. d. ges. Physiol. Bd. 9, S. 263.

Besonders Turtschaninows[1]) Untersuchungen verdienen unsere Aufmerksamkeit, weil er sich nicht in Theorien zur Lokalisation verloren hat, sondern eine große Anzahl von Tatsachen richtig feststellte, mit verschiedenen Chemikalien, die auch für uns ihren Wert behielten, außer dem Umstand, daß er die Vergiftungsversuche unmittelbar im Anschluß an die Hirnverletzung ausführte.

Dieser Untersucher erachtet die epileptischen Krämpfe mit bestimmten, auch in normalen Umständen auftretenden Erscheinungen vergleichbar, wie das Kälteschaudern, das „Zusammenfahren", das wir beim Einschlafen (hauptsächlich bei Kindern) oder im Fieberzustand, evtl. bei plötzlichen Geräuschen wahrnehmen.

Für das Studium von Tremor und Schaudern erachtete er die Carbolvergiftung als die wichtigste; für das „Zusammenfahren" Natrium santonicum. Diese letzte Erscheinung, die für unsere Kenntnis der Epilepsie eine größere Bedeutung hat (vgl. Epilepsia Bd. I, 2. Lieferung, S. 168. 1909), blieb bestehen, auch nach Exstirpation des Gyrus sygmoideus und Durchschneidung des Crus cerebri; sie soll im verlängerten Mark zustande kommen. Turtschaninow denkt hier an Schroeder van der Kolk und Nothnagel's Krampfzentrum. Wir gestatten uns, die Aufmerksamkeit auf eine u. E. sehr wichtige, von ihrem Verfasser selbst nicht erkannte Besonderheit dieser Untersuchung zu lenken, daß nämlich, nachdem eine einzige oder eine doppelte Schädelöffnung angelegt war, erst das 5- oder 6fache der gewöhnlichen Santoninmenge aktiv wird. Hier hatte der Eingriff also, wie es scheint, eine erhöhte Gifttoleranz zur Folge. (Wir werden gelegentlich ähnliche Verhältnisse bei Bromcampheranfällen, wenigstens wenn sie kurz nach der Schädelöffnung untersucht werden, feststellen können.) Der Carbolsäuretremor blieb nach Exstirpation der Hirnrinde bestehen. Rückenmarkdurchschneidung verhinderte wohl gewöhnlichen Tremor, aber nicht Muskelzuckungen im Hinterleib. Von allen diesen von Turtschaninow untersuchten Erscheinungen treten die myoklonischen oder die bei plötzlichen Geräuschen auftretenden örtlichen Krämpfe für uns in den Vordergrund, weil wir in der Folge sehen werden, daß auch unsere eigenen Beobachtungen diese relative Unabhängigkeit der regionären Krämpfe von der Hirnrinde bestätigen und namentlich auch den Beweis liefern, daß die Latenzzeit zwischen dem Geräuschschall und den Reflexbewegungen sich unter dem Einfluß von Vorderhirn- und Temporallappenexstirpation nicht ändert.

Die Untersuchungen von Prévost mit seinen Schülern Batelli und Samaja[2]), wie belangreich sie auch für die Beantwortung der physiologischen Frage welche Bewegungsformen bei elektrischer Reizung bestimmter Hirnteile auftreten, sein mögen, können unsern Anforderungen nicht genügen, obwohl ihr kritisches Studium der jetzt bekannt gewordenen Untersuchungen zur experimentellen Epilepsie für die Berichtigung der erzielten Ergebnisse sehr förderlich war. Ebenso begrüßen wir dankbar in Hitzigs Resultaten eine experimentelle Bestätigung der klinisch gut festgestellten Tatsache, daß örtliche Entzündungsprozesse in der Hirnrinde epileptische Erscheinungen, besonders solche der fokalen Varietät, zustande bringen können. Aber als eine unsern Wünschen entsprechende Methode für das Hervorbringen experimenteller Epilepsie können wir diese Methode nicht anerkennen, besonders nicht, da ein näheres Studium der von ihm

---

[1]) Turtschaninow: Arch. f. exp. Pathol. u. Pharmakol. Bd. 84, S. 208. 1894.
[2]) Loco citato.

erwähnten Fälle die infektiöse Art der Affektion nicht außer Zweifel setzt. Es ist also ganz zu Unrecht, und diese Meinung beruht wohl nur auf einem oberflächlichen Studium des Gegenstandes, wenn diese Fälle Hitzigs als ein Beweis dafür vorgebracht werden, daß eine aseptische Exploration des Gehirns für die Entwicklung der Epilepsie neue Gefahren heraufbeschwört.

Campherverbindungen. Wir sind jetzt bei der Beschreibung der Wirkung der Campherverbindungen auf den Tierorganismus angelangt, und da wir in dieser Gruppe das zu finden glaubten, was wir suchten, nämlich ein Chemicum, daß im warmblütigen Tier (per os verabreicht) eine bestimmte, klinisch gut umgrenzbare Gruppe von Epilepsiefällen nachahmt, so werden wir uns bei diesem Gegenstand eine längere Zeit aufhalten.

Unsere Kenntnis der Campherwirkung ist im 19. Jahrhundert nur wenig fortgeschritten, während man schon im 18. Jahrhundert ziemlich vollständige Angaben gesammelt hatte, teils infolge Versuchen an Tieren, teils durch Proben an sich selbst[1]), teils durch zufällige Vergiftungen[2]). Alexander[3]) und besonders C. Wiedemann[4]) verdanken wir die meisten Besonderheiten über die Wirkung des Camphers, der übrigens eines der ältesten Arzneimittel ist, und dessen Geschichte auf die Chinesen im Mittelalter zurückgeht. Wir brauchen hier nur zu erwähnen, was über die Wirkung des Camphers auf das zentrale Nervensystem bekannt ist. Jene ersten Beobachtungen sind schon dadurch interessant, daß die durch Campher hervorgebrachten Krämpfe mit Recht den Namen „epileptiform" für sich in Anspruch nehmen dürfen. Denn sie werden durch Ruhepausen voneinander geschieden. Beim Menschen lenkten sie die Aufmerksamkeit auf die Ideenflucht, die Halluzinationen und die Verwirrung, die als Folge der Camphervergiftung auftreten, wodurch sich noch eine größere Vergleichbarkeit mit der echten Epilepsie ergibt.

Der Selbstversuch Purkinjes kann jetzt noch in seiner Beschreibung als klassisch gelten: „Purkinje nahm dann 2,4 g nüchtern morgens ganz früh auf einmal." Er schildert den Erfolg: „Bewegungen waren erleichtert; wenn ich ging, hoben sich die Schenkel über die Maßen, aber die Muskelkraft, gemessen am Heben von Gegenständen, war unverändert. Die Sensibilität der Haut- und Muskelnerven schien etwas abgestumpft, und nun folgte Gedankensturm, der so wild wurde, daß die Besinnung verloren zu gehen drohte. Durch wiederholtes künstlich von der Zungenwurzel aus erregtes Erbrechen wurde die Besinnung z. T. wiedergewonnen. Vier Stunden verflossen in diesem Zustande, da fühlte Purkinje eine ungemein schwüle Wärme im Kopf und Körper sich verbreiten und verlor das Bewußtsein. Eine halbe Stunde lang atmete er bewußtlos." „Als ich erwachte," — sagte er —„hatte ich lange zu tun, mich in meiner Persönlichkeit in der nächsten zeitlichen und räumlichen Umgebung zu orientieren, denn der ganze Morgen und die Nacht machten eine Lücke in der Linie des Lebens und lagerten sich in dunkler Unbestimmtheit vor die Seele, welche die Identität des persönlichen Bewußtseins wieder herzustellen strebte. Übrigens befand ich mich wohl und durchaus nicht ermattet, wie es nach anderen Arten von Rausch der Fall ist."

---

[1]) Alexander: Medizin. Vers. und Erfahr. S. 96. Leipzig 1773.
[2]) Husemann: Handbuch der gesamten Arzneimittellehre. Bd. I, S. 964. Berlin 1874.
[3]) Alexander: Neue Breslauer Sammlung aus dem Gebiete der Heilk. 1829.
[4]) Wiedemann, C.: Arch. f. exp. Pathol. u. Pharmakol. Bd. 6. 1877.

Bei Kaltblütern tritt die Lähmung in den Vordergrund. An Warmblütern stellte Wiedemann fest (auch unter Curarisierung und künstlicher Atmung), daß mit Krampfanfällen oder ohne solche der Blutdruck auf- und niedergeht, was erst nach Vagusdurchschneidung aufhörte. Im allgemeinen sind die Tiere (auch die Katzen) in ihrer Empfindlichkeit Campher gegenüber individuell sehr verschieden[1]).

Während Campher also schon deshalb ein Mittel war, das für das experimentelle Vorbringen epileptiformer Krämpfe manches versprach, so brachte mich doch das Studium von Lawsons Ergebnissen[2]) und die bekannt gewordenen Fälle zufälliger Vergiftung[3]) zum Experimentieren mit einer bestimmten Campherverbindung, wobei ein Atom H durch ein Atom Brom ersetzt wird, nämlich Monobromas camphorae und die Wahl dieser letzten Substanz war u. E. so ergebnisreich, daß wir sie jahrelang für unsere Zwecke benutzt haben. Während die bis jetzt dargestellten Methoden zur Auslösung experimenteller Epilepsie nur Erscheinungen hervorbringen konnten, die grosso modo an die Anfälle der genuinen Epilepsie erinnern, so zeigten sich bei den ebengenannten Warmblütern Erscheinungen, die in solchen zahlreichen klinischen Besonderheiten mit dem, was man bei einer bestimmten Gruppe von Epileptikern regelmäßig wahrnimmt, übereinstimmen, daß wir keinen Augenblick gezögert haben noch zögern werden, diese Bromverbindung für ein Studium auf breiter Grundlage und längerer Dauer zu empfehlen. Wir meinen hier die sog. myoklonische Epilepsie, m. a. W. die genuine Epilepsie mit myoklonischen und regionären Krämpfen[4]). Bevor wir jetzt zu der Beschreibung eigener Beobachtungen übergehen, seien hier noch einige Besonderheiten über die allgemein pharmako-dynamische Wirkung der gewählten Verbindung mitgeteilt.

§ 3. Bromcampher.

Eigentümlicherweise haben die ersten Beschreiber der chemischen und physiologischen Eigenschaften des Monobromcamphers ausschließlich auf die sedative Wirkung hingewiesen: Schwartz und Deneffe aus Gent[5]) und Hammond[6]).

Tatsächlich bekommt man aus Pathaults monographischer Beschreibung[7]) der ersten medizinischen Anwendung den Eindruck, daß zum Verschreiben des neuen synthetisch zusammengesetzten Chemicums eigentlich ohne eine feste Grundlage pharmako-dynamischer Tatsachen geschritten wurde, was sich vielfach später rächte, indem zwischen 1890 und 1900 verschiedene Fälle ernsthafter Vergiftung vorkamen. Gublers[8]) anfängliche Warnung — dieser Beobachter hatte nur negative Ergebnisse feststellen können — war damals eine „vox clamantis in deserto" geblieben, und hier wieder muß man sich darüber wundern, wie diese Substanz so lange Zeit unverdient für die verschiedenartigsten Affek-

---

[1]) Wiedemann: Einige Beiträge zur physiologischen Pharmakologie. Neue Sammlungen auf dem Gebiete der Heilkunde. S. 430. Breslau.
[2]) Lawson: Brit. med. journ. Bd. 11, S. 660. 1897.
[3]) Wertheim-Salomonson: Nederlandsch Tijdschr. v. geneesk., 1. u. 2. Hälfte. 1900.
[4]) Epilepsia. 2. Aufl., S. 161. 1909,
[5]) Schwartz u. Deneffe: Presse méd. belge 1871, S. 405.
[6]) Hammond: New York state journ. of med. May 1872.
[7]) Pathault: Monobromure de camphre. Paris 1876.
[8]) Gubler: Journ. de thérapeutique 1874, S. 870.

tionen anempfohlen wurde. Bourneville und nachher Lawson verdanken wir die ersten ausführlichen Versuche über die Wirkung des Monobromcamphers. Zunächst zeigte es sich, daß beim Meerschweinchen, beim Kaninchen und bei der Katze die Puls- und Atmungsfrequenz vermindert war. Besonders war Lawson und Bourneville die Temperaturabnahme auffallend, die besonders bei tödlichen Dosen auftritt, aber schon bei geringer Dosis (beim Kaninchen und hauptsächlich bei der Katze) 3—6° C betrug. Bourneville sah nach 71 Stunden die Temperatur auf 21° C sinken. Sobald jetzt die Temperatur um einige Grad gesunken ist, tritt die Wirkung auf das zentrale Nervensystem zutage. Diese Erscheinungen sind in den verschiedenen Tiergruppen verschieden. Bei den Kaninchen, Meerschweinchen und (?) Hunden tritt die hypnotische Wirkung stark in den Vordergrund, dermaßen, daß nach einer ziemlich geringen Dosis die so furchtsamen Kaninchen sich wie tote Tiere behandeln ließen. Dagegen bei den Katzen und, wie es scheint, beim Menschen tritt die konvulsivierende Wirkung bald auf. Besonderheiten über die Krampfformen, die unter Einfluß von Bromcampher auftreten, sind in der Literatur nur äußerst spärlich vorhanden. An der ersten Stelle sei hier die Untersuchung Trasbots erwähnt, der der Meinung war, diese Krämpfe stimmen in ihrer Art mit den Strychninkrämpfen überein. Diese Annahme wurde hauptsächlich von Pathault an Fröschen nachgeprüft, und es erwies sich, daß die Bromcampherkontraktionskurven ein ganz anderes Aussehen als die Strychninkurven haben. Während jene ersteren eine glatte, vollständig mit der normalen Muskelkontraktion übereinstimmende Gestalt zeigen, m. a. W. eine einfache klonische Zusammenziehung, so erkennt man anderseits in der Strychninkurve deutlich den tetanischen Charakter.

Hinsichtlich der Dosierung des Bromcamphers bei Warmblütern liegen uns die besonders bei Katzen erfolgten Wahrnehmungen Lawsons vor. Er bemerkte, daß die Krämpfe am meisten bei mäßiger Dose zutage treten, wodurch scheinbar ein Krampf ausgelöst wird, der mit dem Tod oder vollständiger Wiederherstellung endet. Kleinen und sehr großen Dosen folgt gar kein Krampf. Sowohl bei den mittelmäßigen als bei den größeren Dosen tritt die hypnotische Wirkung in Erscheinung. Im letzteren Falle ist das Tier so schlaff und so stumpfsinnig, daß man ohne Widerstand die Extremitäten in die absonderlichsten Stellungen bringen kann.

Da neben der konvulsivierenden Wirkung und der damit verbundenen sedativen Wirkung des Giftes, besonders der die Temperatur vermindernde Einfluß außergewöhnlich augenfällig ist, und, wie es uns scheint, für eine befriedigende Erklärung dieser Krämpfe vielleicht eine gewisse Bedeutung hat, fügen wir hier noch über diese eigenartige Wirkung des Bromcamphers einige Bemerkungen hinzu. Luchsinger und Hess[1]), sowie Harnack[2]) haben schon darauf hingewiesen, daß zahlreiche toxische Substanzen, die Krämpfe herbeiführen, zugleich die Temperatur zum Sinken bringen.

Luchsinger stellte für verschiedene dieser Substanzen fest, daß eine mäßige Temperaturabnahme die toxische Wirkung vermindert, und er sucht dies durch die Annahme zu erklären, daß alle Lebenserscheinungen bei niedriger Temperatur

---

[1]) Luchsinger u. Hess: Pflügers Arch. f. d. ges. Physiol. Bd. 35.
[2]) Harnack: Arch. f. exp. Pathol. u. Pharmakol. Bd. 40. 1897.

langsamer verlaufen und also zugleich eine kleinere Giftmenge in Umlauf kommen werde oder auch, daß der Widerstand verschiedener Gewebe, besonders des zentralen Nervensystems bei niederen Temperaturen viel größer sei als bei höheren. Harnack hat mit seinen Schülern Schweigmann, Meyer, Hochheim und Zuntz eine Reihe Untersuchungen angestellt mit dem Zweck, über die Ursache dieser Temperaturabnahme Aufschluß zu gewinnen. Ihr wichtigstes Ergebnis war die Feststellung, daß die temperaturvermindernde Wirkung jedenfalls primär ist, denn bei verschiedenen Giften, wie Santonin und Pikrotoxin, kann sie den Krämpfen vorangehen. Auch wird, ihrer Auffassung nach, diese Unabhängigkeit dadurch bewiesen, daß unter Äthernarkose die Krämpfe ausbleiben, jedoch die Temperatur abnimmt. Da nach ihren Versuchen mit genauer Messung der Calorien die Wärmeabgabe nicht zunimmt, schließen sie auf einen direkten Einfluß, der auf jene von ihnen angenommenen Zentren, welche die Thermogenese beherrschen, ausgeübt wird. Ebenso wie Pikrotoxin gibt Coriamyrtin, das elektiv hauptsächlich Krämpfe in den Hinterpfoten herbeiführt, bei Katzen bis 3⁰ Temperaturabnahme. Auch für Strychnin behauptet Kionka[1]), daß bei krampfverursachender Dosis die Temperatur abnehme, doch beruhe dies auf gesteigerter Wärmeabgabe.

Diesem Zustand von Temperaturabnahme mit Krämpfen sind beim Kaninchen die Ohrgefäße ausgesetzt, die Atmung geht schnell und die Tiere liegen lang ausgestreckt, als ob sie sehr warm sind. Wenn Harnack mit seinem Wärmekasten die Abkühlung verhindert, sterben die Tiere sehr bald. Dieselben Tiere, die bei kalter Temperatur kaum Krämpfe zeigen, sterben alsdann nach 15 Sekunden im Wärmekasten. Harnack nimmt an, die lebensgefährliche Wirkung der Krampfgifte werde durch die Abnahme der Temperatur geschwächt. Wie wichtig diese Abnahme sein kann, zeigt ein Versuch, wobei durch Santonin zusammen mit Äthernarkose die Temperatur bei einem Kaninchen um 13⁰ heruntergebracht wurde. Es wirkt einigermaßen befremdend, daß in dieser von Harnack systematisch durchgeführten Reihe Untersuchungen kein einziges Mal die doch naheliegende Frage gestellt wurde, ob nicht die Krämpfe selbst ein Verteidigungsmittel des Organismus seien, z. B. zwecks leichterer Ausscheidung chemischer Produkte oder in einer andern Weise.

Was die strychninartigen Substanzen angeht, so verhalten sich Kalt- und Warmblüter verschieden. Während bei den Kaltblütern im Fall einer Temperaturabnahme mehr Krämpfe zutage treten, wirkt diese Abnahme, wie wir es weiter oben gesehen haben, bei Warmblütern in entgegengesetzter Richtung. Übrigens ist die temperaturvermindernde Wirkung, wie es scheint, bei weitem nicht bei allen Warmblütern gleich; bei Hunden und beim Menschen soll man selbst Temperaturerhöhung wahrnehmen können (Zuntz).

Mit Bezug auf diese Ausführungen muß noch eine andere Reihe Tatsachen erwähnt werden, die auf eine ganz andere Beziehung zwischen Temperaturabnahme und Krampfzuckungen hinweisen. So zeigten die Versuche Zuntz und Löwys[2]) an, daß bei den Personen, die infolge von Temperaturabnahme mehr CO_2 ausscheiden, dieser erhöhte Stoffwechsel durch nicht zu verhindernde sichtbare Muskelspannungen und Zittern verursacht wurde. Unter Einfluß des

---

[1]) Kionka: Arch. internat. de pharmaco-dyn. et de thérapie. Bd. 5, S. 111. 1898.
[2]) Zuntz u. Löwy: Arch. f. Anat. u. Physiol. 1889, S. 558.

Zitterns kann die Sauerstoffaufnahme um das Doppelte steigen. Diese Reaktion des Organismus (Kälteschaudern) soll nach Turtschaninow (loc. cit.) und Richet[1]) im Mittelhirn zustande kommen, denn nach Rückenmarkdurchtrennung bleibt dieses Zittern im Hinterleib aus. Dagegen meinte Freusberg[2]) unter diesen Umständen doch noch Tremor wahrzunehmen. Bekanntlich lokalisierte Talma diese Tremorformen ins Rückenmark, Stephan ins Mittelhirn.

Husemann[3]) weist noch auf eine andere treffende Koinzidenz, daß nämlich so viele Krampfgifte (Pikrotoxin, Carbolsäure) zugleich eine narkotisierende Wirkung ausüben.

Die chemisch so verschiedenartigen Krampfgifte stimmen noch in einem Punkt, und zwar hinsichtlich der Erhöhung der Reflexerregbarkeit, überein. Was Strychnin anbelangt, so bezieht sich nach Meihuizen[4]) und besonders nach Sano[5]) diese Erhöhung nur auf Tastreize und nicht auf Schmerzreize, jedenfalls nicht auf die Reaktion der Pfoten bei Schwefelsäure. Bei Pikrotoxin gilt sie für beide. Wie elektiv diese Wirkung sich bei Monobromcampher zeigt, und welche individuellen Unterschiede dabei noch zutage treten, darauf werden wir später noch zurückkommen.

Soweit uns bekannt ist, verfügen wir, außer kümmerlichen Andeutungen in den Handbüchern für Pharmakodynamie, wie das von Binz, nicht über spätere Mitteilungen über die Wirkung des Bromcamphers. Wir werden also kurz mitteilen, was im allgemeinen während der wiederholten Versuche festgestellt worden ist. Nach den allgemeinen Bemerkungen werden wir die Gelegenheit haben, auf die Bedeutung dieser Ergebnisse für unsere Zwecke zurückzukommen.

II. Untersuchungen über die myoklonischen Reflexe als Grundlage der myoklonischen epileptischen Anfälle.

§ 1. Eigene Untersuchungen.

Wenn wir unsere beim Studium der bis jetzt vorgenommenen Untersuchungen zur experimentellen Epilepsie gewonnenen Ergebnisse zusammenfassen, so gelangen wir zu dem Schluß, daß die Physiologie der motorischen Teile des Hirns aus den fraglichen Beobachtungen einen sehr großen Nutzen gezogen hat. Ob es dabei gelungen ist, durch ein chemisches oder ein anderes Verfahren Anfälle hervorzubringen, in denen wirklich verschiedene Haupterscheinungen der echten epileptischen Anfälle wahrgenommen wurden, diese Frage kann, dank der großen Verschiedenheit der krampfauslösenden Mittel, welche die Pharmakodynamie uns zur Verfügung stellt, auch positiv beantwortet werden. Wir haben Mittel zur Hand, die verschiedene Arten abnormer Muskelbewegungen hervorbringen (Turtschaninow), von denen einige als Folge des Krampfanfalls einen postepileptischen Verwirrungszustand verursachen (Absinth, Campher), und weiter auch solche Mittel, die, jedenfalls bei gewissen Individuen und auch vor den Anfällen, Delirien und bei Versuchstieren auch Halluzinationen hervorbringen.

---

[1]) Richet: Arch. de physiol. 1893, S. 312.
[2]) Freusberg: Arch. f. Psychiatrie u. Nervenkrankh. Bd. 6. 1876.
[3]) Husemann: Arch. f. exp. Pathol. u. Pharmakol. Bd. 8, S. 102.
[4]) Meihuizen: Pflügers Arch. f. d. ges. Physiol. Bd. 7, S. 201.
[5]) Sano: Pflügers Arch. f. d. ges. Physiol. Bd. 124. 1908.

Wenn aber die Frage gestellt wird, ob uns aus der Literatur Mittel bekannt seien, die bis in die kleinsten Besonderheiten imstande sind, einige mehr oder weniger scharf umschriebene Unterformen der Epilepsie nachzuahmen, so muß dies verneint werden.

Nun ist in den späteren Jahren, seit Friedreichs und Unverrichts klassisch gewordenen Untersuchungen, eine Gruppe epileptiformer Erscheinungen in den Vordergrund getreten, die seit einigen Jahren der Gegenstand eines besonderen Studiums[1]) sind, und die, unserer Meinung nach, den Schlüssel zu einer fruchtbaren Untersuchung zur experimentellen Epilepsie bilden. Wir meinen die myoklonischen (und regionären) Zuckungsbewegungen und Anfälle. Von dieser Varietät genuiner Epilepsie sind allmählich genügend klinische Besonderheiten bekannt geworden, so daß wir, wenn wir bei Tieren einem vergleichbaren Symptomenkomplex begegnen, das Bild zu erkennen imstande sind.

Bei unseren ersten Beobachtungen über die Wirkung des Monobromcamphers hatten wir bemerkt, daß in den früheren Vergiftungsstadien die erste Erscheinung, die dabei aufzutreten pflegt, bisweilen noch vor Pupillenerweiterung, die erhöhte Erregbarkeit der vorderen Extremitäten und des Rückens ist gegenüber taktilen und, in einem späteren Stadium, besonders beim Kopf, gegenüber akustischen Reizen, die um so kräftiger wirksam sind, je mehr diese Reize unerwartet einwirken. Die hier gemeinten Reflexbewegungen erinnern in Form, Umfang und Schnelligkeit des Auftretens und der Verbreitung außergewöhnlich stark an die bekannt gewordenen regionären Zuckungsbewegungen einerseits und an die von Turtschaninow unter Einfluß von Santonin wahrgenommene Erscheinung des sog. „Zusammenfahrens" anderseits. Dieser letztere umschreibt die Erscheinung als „blitzartige Kontraktionen der gesamten Körpermuskeln". Es fiel uns diese Übereinstimmung um so mehr auf, da wir persönlich die Gelegenheit hatten (1898), die von Richet und Broca[2]) beschriebenen und damit verwandten Reflexbewegungen unter dem Einfluß taktiler und akustischer Reize bei ihren mit Chloralose narkotisierten Hunden in Paris anzusehen, und wir auf Grund dieser Erfahrungen an der physiologischen Verwandtschaft dieser verschiedenen Reflexbewegungsformen keinen Zweifel hegen.

Es ist gewiß bei epileptischen und besonders bei eklamptischen Kindern (Dritter Teil, Kap. V, § 1) bei plötzlichen Geräuschen oder Berührungen ein solches „Zusammenfahren" oft wahrgenommen worden, nämlich in den den Anfällen vorangehenden Perioden. Wie wir es schon früher beschrieben haben, sind verschiedene, mit dem Schlaf in Beziehung stehende Übergangszustände bei der myoklonischen Epilepsie Lieblingszeiten für das Auftreten spontaner, meistens partieller myoklonischer Zuckungen (Dritter Teil, Kap. III).

Die physiologische Untersuchung hat seit der genannten Veröffentlichung das Entstehen der Anfälle myoklonischen Typs beim Menschen neu beleuchtet. Zunächst kann, nach Analogie der Ausführungen A. Waller und Gotchs[3]) über Reflexe im allgemeinen, Strychninwirkung im besonderen, wie auch in Übereinstimmung mit Langendorff[4]), jetzt mit Sicherheit angenommen werden,

---

[1]) Epilepsia. Bd. 1, S. 166 u. 167. 1910.
[2]) Richet u. Broca: Arch. de internat. physiol. Bd. 9, S. 871. 1897.
[3]) Waller u. Gotch: Journ. of gen. physiol. Bd. 5. S. 11. 1890.
[4]) Langendorff: Nagels Handb. d. Physiol. Bd. 4, S. 251. 1909.

daß die myoklonischen Zuckungen, Zuckungsserien und Anfälle reflektorischer Art sind, obwohl dies keineswegs für jeden besonderen Fall bewiesen werden kann. Ferner haben Beobachtungen an Katzen gezeigt, daß diese Tiere, wie auch viele andere, besonders im Schlaf, hauptsächlich für myoklonische Zuckungen empfänglich sind. Dazu konnte auch noch eine bestimmte Beziehung zwischen den Schlafzuckungen und der großen Entladung selbst festgestellt werden. Es schien, als ob diese Tiere durch die Heftigkeit der Zuckungen im Schlaf gestört seien. Dabei trat die Reflexübererregbarkeit auf, die beim Menschen und bei Tieren den Übergang vom Wach- in den Schlafzustand begleitet, und demnach folgte also sekundär, beim Erwachen, ein großer epileptischer Anfall. Obwohl eine ähnliche Beziehung beim Menschen nur selten durch direkte Beobachtung wird bestätigt werden können, so darf doch per analogiam dieser Zusammenhang beim Menschen als bei weitem nicht selten vorausgesetzt werden.

Wir haben es hier mit einer Reflexgruppe zu tun, die unserer Meinung nach (die Herren Zwaardemaker, Magnus und Sherrington, die so freundlich waren, sich für diese Untersuchungen zu interessieren, teilen hierin unsere Ansicht) der Aufmerksamkeit der Physiologen noch zuviel entgangen ist. Eine der Ursachen dürfte darin erblickt werden, daß nach Domestikation diese Reflexe als rein physiologische Erscheinung in den Hintergrund treten und, wie wir es im Tiergarten Artis in Amsterdam bemerkt zu haben glauben, bei den in Gefangenschaft geborenen Warmblütern nur wenig oder gar nicht zum Ausdruck kommen. Dies verhindert nicht, daß ein partieller oder vollständiger myoklonischer Reflex bei 1 auf 6 oder 8 domestizierten Katzen regelmäßig wahrgenommen wird. Bei einigen Edentaten, nämlich dem Bradypus, fanden wir diesen Reflex besonders regelmäßig. Es war uns aus humanitären Gründen nicht möglich, eine Untersuchung nach dem Vorkommen dieser Reflexe beim normalen Menschen vorzunehmen, da eine der Bedingungen zu deren Zustandekommen in der ganz unerwarteten Anwendung taktiler oder akustischer Reize liegt, und dies uns sowohl bei Gesunden als bei Kranken nicht gut ausführbar, jedenfalls nicht unschädlich scheint. Da die myoklonischen Reflexe bei unseren gewöhnlichen domestizierten Versuchstieren niemals einen erheblichen Grad zu erreichen pflegen, mußte die Untersuchung meistens stattfinden, nachdem auf pharmakodynamischem Wege (hauptsächlich durch Bromcampher, aber auch durch Absinthessenz oder Chloralose) die für unsere Untersuchung notwendige Reflexerregbarkeit herbeigeführt war. Wir sehen deswegen in dem auch bei nicht vergifteten Tieren auftretenden myoklonischen Reflex erstens eine mit myoklonischen Krämpfen des Menschen verwandte Lebenserscheinung, weil hinsichtlich der Lokalisation in bestimmten Muskelgruppen und der Kontraktionsschnelligkeit die äußerliche Übereinstimmung auffallend ist. Doch dazu tritt noch eine unwidersprechliche innerliche Verwandtschaft ans Licht, wenn wir beim vergifteten Tier mit verstärkten myoklonischen Reflexen neben und infolge dieser Reflexe auch spontane myoklonische Zuckungen (eventuell eine Reihe Krämpfe) und alsdann auch myoklonische vollständige Anfälle auftreten sehen.

Ja, die weitere Beobachtung an Monobromcampherkatzen zeigte uns, daß diese regionären Reflexe sich regelmäßig, als späteres Stadium, über die ganze willkürliche Muskulatur ausdehnen unter dem Einfluß nicht nur taktiler (und zwar an der ganzen Körperoberfläche), sondern auch akustischer plötzlicher Reize, während schließlich als Vorstadium zu den eigentlichen epileptiformen Entladungen spontan, d. h. ohne merkbaren Reflexreiz, derartige vollständige Zuckungsbewegungen wahrgenommen werden. Also sollte die Untersuchung auf eine breitere Grundlage gestellt und namentlich auch die graphische Methode angewandt werden. Denn es handelt sich hier um ein Mittel, welches das Auftreten der Entladungserscheinungen in der fraglichen Gruppe (myoklonischer) epileptischer Kranken in den Einzelheiten nachahmt, und wir hatten die Hoffnung, auf diese Weise über den Mechanismus dieser Form epileptischer Krämpfe beim Menschen neue Aufschlüsse gewinnen zu können.

Die weitere Untersuchung hat unsere Erwartungen nicht getäuscht, denn, außer der gesetzmäßigen Aufeinanderfolge der Erscheinungen nach dem Vergiftungsgrad, Tastzuckungen, alsdann Geräuschzuckungen, danach isolierte spontane Zuckungen, weitere Zuckungsserien und endlich epileptische Anfälle, fanden wir da auch die folgenden Kennzeichen der regionären Krämpfe bei Epileptikern vertreten:

1. Die Augenblicke des Einschlafens und des Wachwerdens sind vorausbestimmte Zeiten für das Auftreten der Krämpfe.

2. Die Erscheinung der Kompensation: nämlich die spontanen (und auch die momentan durch taktile und akustische Reize ausgelösten) regionären Krämpfe bleiben, während eines Zeitraumes variabler Dauer, nach einem großen Anfall aus, um nach einiger Zeit wieder aufzutreten und (unter bestimmten später zu besprechenden Änderungen in der Latenzzeit) zu einem neuen Anfall zu führen. Bei mäßiger Vergiftung bleibt es oft bei einem Anfall. Am erneuten Auftreten regionärer Krämpfe kann man dies erneute Sichvorbereiten eines Anfalls voraussagen. Wie das Auftreten von Tastzuckungen den Geräuschzuckungen vorangeht, so finden wir kurz nach einem Anfall das Tier allen Reizen gegenüber refraktär. Diese Periode macht aber bei mäßig starker Vergiftung einer andern wieder Platz, in der Vorderpfoten und Rumpf für plötzliches Berühren empfindlich werden und nur noch bei Geräuschreizen refraktär bleiben. Danach erscheinen wieder die auf akustischem Weg ausgelösten Reflexbewegungen usw.

3. Ebenso wie im Anfang der menschlichen Epilepsie übt der vollständige Bromcampheranfall eine entscheidende Wirkung auf den Organismus aus. Nicht nur sind die spontanen Zuckungen zeitweise oder für immer verschwunden, sondern auch eine Anzahl klinischer Besonderheiten bezeugen unverkennbar, daß der vorangehende Vergiftungszustand verschwunden ist. So findet man bei Katzen nicht selten die vorher stark erweiterten Pupillen wieder ganz normal, die vorher schuppige und unregelmäßig angeordnete Behaarung wieder glatt. Unverkennbar ist auch ein günstiger Einfluß auf das Sensorium wie auch auf die vorher oft wahrgenommenen Schmerzsinnstörungen (segmentaler Ausbreitung). Besonders beweiskräftig sind die Fälle, in denen nach einer bestimmten mäßigen Dosis eine Katze einem großen epileptischen Anfall unterworfen wird und der Organismus dadurch sozusagen „entladen" ist, wobei alsdann oft schnell darauf, wie mit einem Schlag, wieder ein normaler Zustand von Reizbarkeit (physische und psychische), Pupillengröße, Haarstand usw. erreicht wird. Wir finden hier also die beiden für die regionäre und myoklonische Epilepsie beschriebenen Hauptkennzeichen kombi-

niert, nämlich Elimination eines Vergiftungszustandes durch den Anfall und die Erscheinung der sog. Kompensation:

Einerseits kann ein mäßig vergiftetes Tier durch eine lange Reihe reflektorisch ausgelöster oder spontan aufgetretener Krämpfe oder anders durch einen einmal auftretenden epileptischen Anfall entladen werden, und also kompensiert der Anfall ein längeres Weiterbestehen der erhöhten Reflexerregbarkeit[1]). Anderseits können bei stärkeren Vergiftungen, nach einer zeitlichen Entladung durch einen ersten Anfall, die reflektorisch ausgelösten wie auch die spontanen Kontraktionen während einer bestimmten Periode ausbleiben. Gleichwie die verschiedenen Formen myoklonischer Zuckungen in systematischer Ordnungsfolge nach der Giftverabreichung aufzutreten pflegen (zuerst Tastzuckungen, erst beim Anlegen des Reizes an den Kopf, dann auf den Lumbalteil der Wirbelsäule, dann an die Spitzen der oberen Extremitäten usw., alsdann Geräuschzuckungen, schließlich spontane Zuckungen), ebenso geschieht das Zurückkommen der Erscheinungen nach der zeitlichen Entladung durch einen Anfall in derselben Reihenfolge, nur schneller, ungefähr mit der Auftrittsschnelligkeit der Krämpfe nach intramuskulärer Einspritzung von in Öl aufgelösten Bromcamphers, innerhalb 15—20 Minuten; nicht so schnell aber als bei intravenöser Einspritzung von Absinth. Selten und nur bei geringerer Vergiftung scheidet nach Einspritzung von Bromcampher ein Zeitraum von einer halben Stunde den ersten vollständigen Anfall vom ersten neuen Auftreten der spontanen Zuckungen. Obwohl die Dauer der erscheinungsfreien Perioden nach dem Anfall, nach dem Grad der Vergiftung, der Menge vorher verabreichter Nahrung, dem Ernährungszustand und andern Umständen verschieden ist, fehlt diese Periode normalen Befindens nach einem Anfall bei mäßiger Dosis niemals gänzlich. Die Verhältnisse sind bei sehr starken Vergiftungen einigermaßen anders gestaltet. Es bleiben in solchen Fällen die reflektorisch bei semi-komatösen Tieren ausgelösten Anfälle ganz aus, und nach dem Anfall kommt es alsbald wieder zu spontanen Zuckungen und Anfällen (Status epilepticus). Diese Zuckungsbewegungen wie übrigens die Anfälle selbst zeigen in derartigen Umständen, wie wir es sehen werden, einen ganz anderen physio-pathologischen Charakter.

§ 2. Beobachtungsmethode.

Es wurde während der Untersuchung, die sich über einen sehr langen Zeitraum erstreckte, von direkter Wahrnehmung Gebrauch gemacht, wie auch von graphischen Methoden, einmal mit langsamer Trommel, wobei eine Stimmgabel, 10 mal per Sekunde, die Zeit angab, und schließlich hauptsächlich mit schnellerer Trommeldrehung und einer Stimmgabel zur Zeitmessung mit 50 Schwingungen per Sekunde. Engelmanns Kymograph wurde also sehr viel gebraucht. Zur Auslösung myoklonischer Reflexe wurden taktile Reize angewandt, das plötzliche Anstoßen eines Tieres (meistens Katzen, aber auch Hunde, Affen, Tauben, kleine Schlangen

---

[1]) Im selben Sinne spricht auch die wiederholt erfahrene Beobachtung, daß z. B. eine Dosis Bromcampher von 0,5 g beim selben Tier einen Tag lang stark erhöhte Reflexerregbarkeit und spontane Zuckungen sowie Somnolenz zur Folge hat; während ein folgendes Mal ein großer Anfall nach der Ingestion auftritt, während das Tier sich kurz darauf in jeder Hinsicht normal verhält, m. a. W. durch den Anfall auf plötzliche Weise entladen wird, während das erstemal die Vergiftungserscheinungen sich lange Zeit fühlen ließen.

und Tintenfische) mit einem mit Stanniol umwundenen Kupferstab, der am Augenblick der Berührung die Kette des Pfeilsignals schloß, das gewöhnlich durch ein Leclanché-Element genährt wurde. Als akustischer Reiz wurde bei der langsamen Trommeldrehung das ungemein aktiv gefundene In-die-Hände-Klatschen angewandt; um den Augenblick des Reizes dabei zu notieren, wurde oft zugleich der Zeitschlauch leicht gedrückt. Bei der schnellen Trommeldrehung erwies es sich zweckmäßiger, mit dem genannten Kupferstab auf eine Kupferröhre zu schlagen, wodurch zu gleicher Zeit für das Pfeilsignal der Kontakt hergestellt wurde.

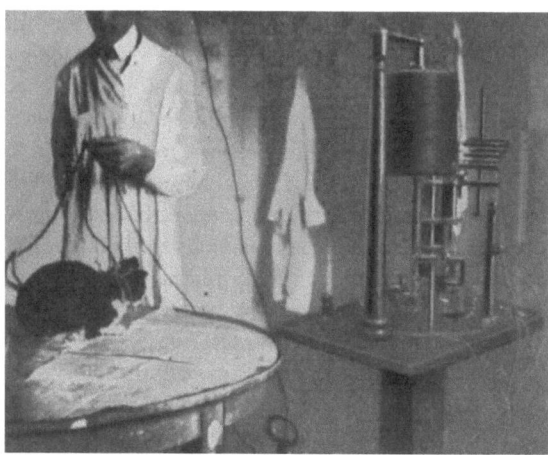

Abb. 1. Untersuchungsmethode. Eine Trommel auf dem Kopf, eine am Kreuz der Katze. Übertragung der Bewegung mittels Gummischläuchen auf zweckmäßige, von Gummi überzogene Trommeln und auf den drehenden mit Ruß geschwärzten Zylinder.

Um die Bewegungen des Tieres aufzeichnen zu können, wurde in den ersten Jahren das Tier auf eine Linoleumplatte gestellt, worunter ein leitender Gummischlauch in vielen Krümmungen gelegt war, so daß die geringste, und zwar die allererste Bewegung des Tieres (vgl. Abb. 18 und 19, S. 62 und 63) auf der Trommel mit einem eignen Hebel notiert wurde. Diese Methode wurde später beiseite gelassen, zunächst, weil auf diese Weise die Kurve nicht eine einzige Hebung zeigt, doch eine komplizierte Linie mit 3—4 elastischen Schwingungen. Eine andere Beeinträchtigung lag darin, daß nur allzu oft durch die taktilen Reize auf den Rücken des Tieres zu gleicher Zeit der Gummischlauch gedrückt wurde, und also der Anfang der Reflexbewegung selbst nicht genau notiert wurde. Schließlich gelingt es auf diese Weise niemals, den ersten Anfang der Bewegung zu bestimmen, da man über der Stelle, wo der Schlauch durch die Bewegung gedrückt wird, keine Gewißheit hatte. Eine einfache Überlegung lehrt, daß der Luftdruck sich in unsern Gummischläuchen mit einer Schnelligkeit von 230 m per Sekunde fortpflanzt. Der Schlauch war von 2,5—6 m lang, davon waren 1—2 m unter dem Wachstuch geschlängelt; für die Berechnung der Reaktionszeit nach Millisekunden war diese Methode also unbrauchbar.

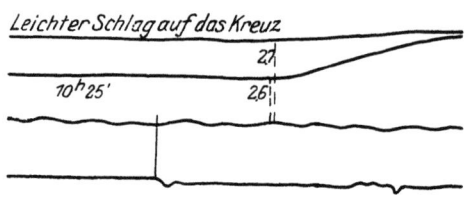

Abb. 2a. Taktiler myoklonischer Reflex einer nicht vergifteten Katze. Die obere Kurve wird durch die Rückentrommel, die zweite durch die auf den Kopf gebundene Trommel aufgezeichnet. Darunter die Stimmgabel (50 per Sekunde) und das Pfeilsignal.

Mit Hilfe der auf Anraten der Herren Zwaardemaker und Magnus aus Utrecht angewandten Trommeln Brondgeests bekamen wir viel genauere Ergebnisse. Diese Trommeln wurden auf dem Kopf und am Hüftteil des Versuchstieres (Katze oder Affe) festgebunden (siehe Abb. 1). Mutatis mutandis wurde diese Methode bei Tauben, Schlangen und Octopoden brauchbar befunden. (Beispiele siehe Abb. 3a und 3b.)

Bei der Untersuchung der Anfälle während und nach bestimmten Operationen (Hinterwurzeldurchschneidung, verschiedene Hirnverletzungen, Hirnrindenreizung) wurden die Hinter-

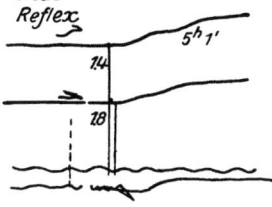
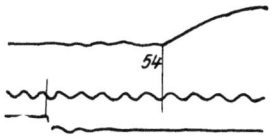
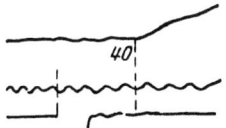

Abb. 2b. Akustischer myoklonischer Reflex derselben Katze.

Abb. 3a. Taktiler myoklonischer Reflex eines Tintenfisches (Eledone moschata).

Abb. 3b. Derselbe Reflex eines vergifteten Tieres mit erhöhter Erregbarkeit.

pfoten (Schlinge um die Fersen) durch einen Faden mit einem dazu angefertigten federnden Instrument verbunden, nach dem Prinzip von Mossos Ergograph (Abb. 4).

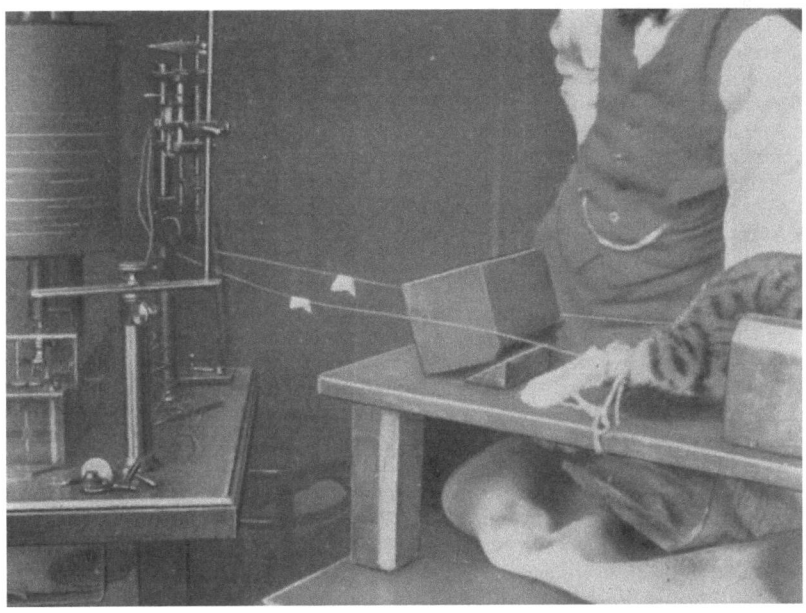

Abb. 4. Registrierung der Zuckungen der Hinterpfoten, nach dem Prinzip von Mossos Ergograph.

Es konnte mit diesem letzten Instrument festgestellt werden, daß die Form der Kurve der myoklonischen Reflexbewegung bei langsam drehender Trommel einen viel schnelleren Verlauf hatte, als wenn die motorische Hirnrinde gereizt und die gekreuzte Hinterpfotenbewegung aufgezeichnet wurde. (Dieser Unterschied zeigt sich auch, wenn man die Kurven in der Arbeit Fr. Francks mit denen in Sherringtons Buch „The Integrative nervous system" vergleicht.)

Neben Tieren, die eher — d. h. bei geringerem Vergiftungsgrad — mit taktilen Zuckungen reagieren, trifft man seltener Tiere an, die zuerst akustische Reflexe vorzeigen. Bei der Katze 212 traten sowohl bei Bromcampher- als bei Absinthvergiftung viel eher akustische Reflexzuckungen auf. Bei der Katze 106 wurden nur bei sehr starker Vergiftung reflektorische Tastzuckungen beobachtet. In der Regel wurden die Versuchstiere während längerer Zeit jedesmal nach drei Wochen auf ihre individuelle Empfänglichkeit und Reaktionsart, erst bei kleiner, später steigender Bromcampherdosis untersucht. Diese Voruntersuchung nahm gewöhnlich einige Monate bis über ein Jahr in Anspruch, in welcher Periode dafür gesorgt wurde, die myoklonischen Reflexe bei verschiedenen Vergiftungsgraden auch graphisch zu untersuchen, zur Feststellung der Latenzzeit, der besonderen Form der Anfälle usw. Nach einer längeren regelmäßigen Anwendung der Arznei wurde selten ein bestimmter Grad von Anpassung beim Versuchstier beobachtet. Es wurde dies möglichst vermieden, da aus inneren Gründen das Feststellen von Änderungen, z. B. infolge einer Operation, dadurch erschwert wird.

Beispiel aufeinanderfolgender Dosierungen:

Protokoll 1: Katze 160, starkes Exemplar.

17. Oktober 1907. 9 Uhr vorm. Einspritzung in den M. vastus von 0,25 g Bromcampher in gewärmter Öllösung. Keine Wirkung.

31. Oktober 1907. 9 Uhr vorm. 0,3 g idem, keine Wirkung.

8. November 1907. 0,4 g idem, keine Wirkung.

14. November 1907. 0,5 g idem, keine Wirkung.

5. Dezember 1907. 0,5 g idem, keine Wirkung.

21. Dezember 1907. 0,6 g idem, keine Wirkung.

14. Januar 1908 0,4 g Ätherlösung von Bromcampher, keine Wirkung.

30. Januar 1908. 0,8 g in Lösung idem, keine Wirkung.

20. Februar 1908. 0,5 g Bromcampher in Kapsel, keine Wirkung.

20. März 1908. 1 g Bromcampher in Kapsel, keine Wirkung. $^1/_3$ Spritze Curare, keine Wirkung.

8. April 1908. 1,5 g Bromcampher in Kapsel, sofort nach der Morgenfütterung, keine Wirkung.

27. April 1908. 10 Uhr 30 Min. vorm. 1,5 g Bromcampher in Kapsel, vor der Mahlzeit. Um 4 Uhr reflektorische taktile Zuckungen; keine akustischen oder spontanen Zuckungen. Um 5 Uhr nachm. erster Anfall. Nach dem Anfall dauern die reflektorischen und spontanen Zuckungen fort. 5 Uhr 24 Min. zweiter Anfall. Sofort darauf bleiben reflektorische und spontane Zuckungen aus. Das Tier ist bald wieder munter.

16. Juni 1908. 10 Uhr 30 Min. vorm. $^2/_3$ Spritze Curare, keine Wirkung.

12. August 1908. Um 10 Uhr vorm. 0,5 g Bromcampher. Um 6 Uhr nachm. weite Pupillen, kleine spontane Zuckungen.

23. August 1908. Um 10 Uhr vorm. 0,5 g Bromcampher. Um 1 Uhr nachm. erster Anfall, danach Zuckungen auf kräftige akustische Reize, keine taktilen Reflexzuckungen. Um 3 Uhr 10 Min. zweiter Anfall. Um 4 Uhr 22 Min. fortwährende akustische Reize, 2 in der Sekunde. Um 4 Uhr 27 Min. erfolgt ein Anfall, danach schaut das Tier verblödet herum. Das Tier reagiert wieder 10 Min. nach dem Anfall. Bei Versuch mit akustischem Reize erscheint die Erregbarkeit unregelmäßig. Das Tier reagiert oft stärker auf schwächere Reize als auf kräftigere. Um 5 Uhr 30 Min. wird das Tier spielerisch, Neigung zum Zucken nicht mehr vorhanden.

9. September 1908. 0,5 g Bromcampher per os, keine Wirkung.

10. September 1908. Das Tier liegt krank darnieder.

4. Oktober 1908. 10 Uhr 45 Min. vorm. 2 g Bromcampher in Kapseln. Um 3 Uhr nachm. geringe reflektorische Zuckungen.

25. Oktober 1908. Um 5 Uhr nachm. 2 g Bromcampher in Kapseln.

26. Oktober 1908. Das Tier wird tot aufgefunden.

NB.: Ein Jahr lang hatten intramuskuläre Einspritzungen mit Bromcampher in Öl und Äther, bis zu 4 g, keine Wirkung. Dagegen erfolgten auf eine Dosis von 1,5 g Bromcampher per os epileptische Anfälle, die für das Tier in kurzer Frist Entladung herbeiführten, mit Ausnahme vom 9. Sept., an welchem Datum eine gleiche Dosis keine Anfälle, sondern ein Kranksein von mehreren Tagen veranlaßte.

Neben den Tieren (1 auf 8 oder 10), die schon unter normalen Umständen myoklonische Reflexe zeigten, wurden auch Tiere angetroffen (Katzen), bei denen, nachdem einmal Anfälle oder Serienanfälle ausgelöst waren, während einer kürzeren oder längeren Periode, bisweilen für immer, das Fortbestehen der myoklonischen Reflexe, auch ohne Bromcampherverabreichung, beobachtet wurde.

Bei mehreren Versuchstieren wurde, nachdem einmal Anfälle ausgelöst waren, eine dauernde Charakteränderung angetroffen. Die vorher scheuen und erregbaren Tiere zeigten einen bestimmten Grad von Bewegungstrieb, gaben Köpfchen und ähnliches. Diese Charakteränderung blieb nicht selten unverändert fortbestehen. Eine ähnliche Änderung wird aber regelmäßig wahrgenommen, nachdem eine Katze oder ein Hund wiederholt für Versuche benutzt wurde und braucht also keine Folge der Anwendung der Bromverbindung oder der Anfälle zu sein.

Hatte man also genügend Angaben über die Wirkung von Bromcampher beim fraglichen Tier gesammelt, so wurde alsdann zum operativen Eingriff in das cerebrospinale System übergegangen. Nach ungefähr 3 Wochen wurde das Tier mit einer Bromcampherdosis, die vermuten ließ, daß epileptische Anfälle auftreten würden, injiziert; diese Anfälle wurden graphisch aufgezeichnet, und schließlich wurde das Tier getötet. Auf diese Art hatte man reichlich Gelegenheit nachzusehen, welche Änderungen im Auftreten der myoklonischen Reflexe und Anfälle die Folge des operativen Eingriffs waren. Nach der Marchimethode wurde die Verletzung an ununterbrochenen Serienschnitten geprüft.

Beispiel einer Katze mit ausschließlich akustischen Reflexen.

Protokoll 2. Graue Katze (212), mit weißen Pfoten und Brust. Lästiges Tier. Fleischnahrung.

8. November 1911. 2 Uhr 30 Min. nachm. $^3/_8$ g Bromcampher, keine Wirkung.
18. Januar 1912. 6 Uhr nachm. 0,5 g Bromcampher. Schluckte höchstens 0,25 g ein. Keine Wirkung. — 19. Januar $^3/_4$ Spritze Absinth, keine Wirkung.
11. Februar 1912. 10 Uhr 45 Min. $1^1/_4$ Spritze Absinth. 11 Uhr 15 Min. vorm. noch $^1/_2$ Spritze Absinth. 12 Uhr 15 Min. ein Anfall. Schon $^1/_2$ Stunde vor dem Anfall lief Schleim aus dem Maul; keine Tast-, wohl aber Klatschzuckungen. 5 Min. nach dem Anfall gänzlich entladen. Alle Einspritzungen wurden in den r. Schenkelmuskel gegeben. Das Tier, das gewöhnt war, viel zu schnurren, tat es noch nach der zweiten Einspritzung.
3. März 1912. 9 Uhr 10 Min. $2^1/_2$ Spritzen Absinth, in den r. Schenkel des noch nüchternen Tieres: 9 Uhr 35 Min. zwei Anfälle. Ausschließlich Klatschzuckungen, hauptsächlich des Kopfes. Um 10 Uhr 16 Min. und 10 Uhr 35 Min. noch ein Anfall.
23. März 1912. Operation. An beiden Seiten Freilegung der Lobi temporales. Es wurde nur rechts faradisiert, mit Krämpfen des linken Gesichtes: An beiden Seiten temporaler Lappen entfernt.
11. April 1912. 10 Uhr vorm. $1^1/_2$ Spritze Absinth, keine Wirkung. 12. Mai 1912. Das Tier ist seit einigen Wochen sehr hitzig.
12. Juni 1912. 6 Uhr nachm. 0,5 g Bromcampher. Hat am 14. Juni 1912 einen Status epilepticus.

Epikrise: Während das Tier vorher auf $^3/_8$ g Bromcampher nicht reagierte, starb es nach der Operation im Status nach 0,5 g. Ausschließlich akustische Reflexe.

Kurven dieses Tieres aufgenommen am 4. März 1912. Ausschließlich Klatschzuckungen.

Latenz: 10 Uhr 2 Min.: 64 μ[1]). — 10 Uhr 5 Min.: 60 μ. — 10 Uhr 6 Min.: 60 μ. — 10 Uhr 12 Min.: 92 μ. — 10 Uhr 13 Min.: 44 μ, jetzt kleine spontane Zuckungen im Kopf und Nacken. — 10 Uhr 15 Min.: 90 μ. — 10 Uhr 16 Min.: 54 μ, auf diesen Reflex anschließend ein Anfall, mit eigenem Rhythmus, im Anfang 9—10 in der Sekunde.

Es folgen noch einige Beispiele:

Protokoll 3. Graue Katze 219.

17. August 1911. 6 Uhr nachm. 0,5 g Bromcampher, keine Wirkung.

8. September 1911. 6 Uhr 30 Min. nachm. $^5/_8$ g Bromcampher. — 9. September 1911. Zeigt mäßige taktile Reflexe bei Klopfen auf den Rücken.

2. November 1911. 5 Uhr 30 Min. 0,75 g Bromcampher, geringe Wirkung.

20. Oktober 1911. 6 Uhr nachm. $^7/_8$ g Bromcampher. Tastzuckungen im Rücken und am Kreuz. 11 Uhr 30 Min. vorm. schwerer Anfall. Sehr weite Pupillen. Keine Eßlust. Was akustische Reflexe anbelangt, nur leichte Zuckung beim allerersten Schlag in die Hände.

8. November 1911. 5 Uhr 30 Min. $^7/_8$ g Bromcampher. 9. November 1911. Gleich vor 9 Uhr ein Anfall. Es wurden nur geringe Tastzuckungen wahrgenommen.

24. November 1911. 7 Uhr 30 Min. $^7/_8 + ^1/_{16}$ g Bromcampher. — 25. November 1911. Vor 9 Uhr ein Anfall. — 8. Dezember 1911. 6 Uhr nachm. $^7/_8$ g Bromcampher. 9. Dezember 1911. Ein Anfall.

3. Februar 1912. 8 Uhr nachm. $^7/_8$ g Bromcampher, keine Wirkung.

25. Februar 1912. 1 g Bromcampher. — 26. Februar 1912. Ein Anfall, darauf entladen.

15. März 1912. 6 Uhr nachm. 1 $^1/_8$ g Bromcampher. 16. März 1912. Ein Anfall, entladen.

2. April 1912. 6 Uhr 1,25 g Bromcampher. 3. April 1912. Hat sich nachts erbrochen, entladen, alsdann unwohl. 9 Uhr vorm. 1 g Bromcampher, keine Wirkung. 3 Uhr nachm. $^1/_2$ Spritze Absinth. Danach nur geringe Tastzuckungen.

26. April 1912. 6 Uhr 30 Min. nachm. $^7/_8$ g Bromcampher (frische Substanz), keine Reflex 27. April 1912. Wenig Eßlust. — 28. April 1911. Wieder normal. — 13. Mai 1912. 6 Uhr nachm. 1 g Bromcampher. Ein Anfall. — 31. Mai 1912. 6 Uhr 8 Min. nachm. 1 $^1/_8$ g Bromcampher, hat sich danach erbrochen. — 20. Juni 1912. 10 Uhr 30 Min. $^2/_{10}$ Spritze Strychnin, Lösung von 1: 10000 (ältere Flüssigkeit von 1: 100, neu aufgelöst); keine Wirkung.

15. Juli 1912. 6 Uhr nachm. 1 $^1/_8$ g Bromcampher, ein Anfall. — 2. August 1912. 6 Uhr 30 Min. 1 $^1/_8$ g Bromcampher, ein Anfall. — 27. September 1912. 6 Uhr nachm. 1 $^1/_8$ g Bromcampher, ein Anfall. Am folgenden Tage keine Eßlust. — 16. Oktober 1912. 6 Uhr nachm. 1 $^1/_8$ g Bromcampher, hat sich nachts erbrochen. Keine Wirkung.

8. November 1912. 6 Uhr nachm. 1,25 g Bromcampher. Unvollständig eingeschluckt, zugleich 1 g Aspirin. — 9. November 1911. Sieht krank aus. Keine Eßlust. Nachts hatte sie einen Anfall. Keine Tast- noch Klatschreflexe.

31. Dezember 1912. 9 Uhr 30 Min. vorm. 1,25 g Bromcampher. Nicht beobachtet.

3. Januar 1913. 2 Spritzen Strychnin 1: 10000 um 2 Uhr 20 Min. Hauptsächlich taktile Reflexe von Vorderpfoten und Schwanz aufgezeichnet.

11. Marz 1913. 6 Uhr nachm. 1,25 g Bromcampher, keine Wirkung. — 24. April 1913. 12 Uhr 30 Min. vorm. 1,25 g Bromcampher, keine Wirkung. 25. April 1913. Keine Eßlust. — 21. September 1913. 10 Uhr vorm. 1,25 g Bromcampher. 22. September 1913. Keine Eßlust. Hat sich erbrochen. Keine merklich erhöhten Reflexe. — 3. Oktober 1913. Operation usw.

Epikrise: Während der reichlich 2 Jahre dauernden Untersuchung überrascht uns die Regelmäßigkeit, mit der das Tier im Anfang auf $^7/_8$ g Bromcampher mit einem epileptischen Anfall reagierte, der alsdann auch das Tier vollständig entlud. Später wurde die Toleranz größer (bis 1,5 g), während überdies die Neigung zu Anfällen nachließ. Das Tier reagierte nur mit einem Tag Unwohlsein und Erbrechen. Die Messung der Latenz zeigt, daß Strychnin diese letzte verkürzt, während in der Regel nach einem mechanischen Reiz auf den Schwanz und die hintern Extremitäten, die Latenz für die auf den Rücken gestellte Trommel, geringer ist als die der Kopftrommel.

Protokoll 4. Katze 227.

25. September 1913. 6 Uhr nachm. 0,25 g Bromcampher. Leichte myoklonische Reflexe (Tastzuckungen) auf mechanischen Reiz.

4. Oktober 1913. 6 Uhr nachm. 0,5 g Bromcampher. 5. Oktober 1913. Tastzuckungen

---

[1]) Nur selten fanden wir eine ähnlich lange Latenz bei akustischen Zuckungen.

an beiden Vorderpfoten, Eßlust gut. — 25. Oktober 1913. 6 Uhr nachm. 0,75 g Bromcampher. 26. Oktober 1913. Tastzuckungen. — 8. November 1913. 6 Uhr nachm. $^7/_8$ g Bromcampher. Danach einen Tag lang reflektorische Tastzuckungen in den Pfoten. — 20. November 1913. 5 Uhr 30 Min. nachm. 1 g Bromcampher. 21. November 1913. Stirbt nach einer ununterbrochenen Anfallserie.

Epikrise: Dieses Tier hatte merklich wenig Neigung zu myoklonischer Epilepsie; es starb aber bei einer bestimmten Erhöhung der Dosis an Status.

Protokoll 5. Katze 168.

1. Dezember 1908. 6 Uhr nachm. 0,5 g Bromcampher, keine Wirkung. — 5. Januar 1909. 10 Uhr 30 Min. vorm. $^1/_{10}$ Spritze Curare, keine Wirkung. — 24. Januar 1909. 10 Uhr 20 Min. vorm. 0,75 g Bromcampher, keine Wirkung. — 17. Februar 1909. 6 Uhr nachm. $^7/_8$ g Bromcampher, keine Wirkung. — 3. März 1909. 10 Uhr 30 Min. vorm. 1 g nach der Mahlzeit. Keine Anfälle. Mittags leichte Tastzuckungen. 4. März 1909. Noch nicht normal. Keine Eßlust. 5. März 1909. Krank. Sitzt zusammengeduckt. Die Behaarung fühlt sich feucht an. Ist erkältet, niest viel. — 20. Marz 1909. Wieder normal.

Epikrise: Beispiel einer Katze, die bei mäßiger Bromcampherdosis Tastzuckungen zeigt, jedoch bei größerer Dosis niemals Anfälle, wohl aber ein protrahierendes Kranksein unter Einfluß von Bromcampher.

Protokoll 6 ist ein Beispiel, das ebenso wie Protokoll 1 die Notwendigkeit der Erhöhung der Bromcampherdosis anzeigt, um dieselbe Wirkung bei Wiederholung zu bekommen (innerhalb eines Jahres Erhöhung der Dosis von 0,75 auf 1,75 g) und auch die kombinierte Wirkung von Bromcampher und Absinth bei einem wenig zu Reflexzuckungen und Anfällen neigenden Individuum.

Protokoll 6. Katze 217. Sehr nervöse Katze.

19. Juli 1911. 6 Uhr nachm. $^3/_8$ g Bromcampher. 20. Juli 1911. Keine Wirkung, fraß morgens normal. 9 Uhr 30 Min. $^2/_3$ Spritze Absinth. Einzelne Reflexzuckungen beim Klopfen aufs Kreuz. 10 Uhr 10 Min. vorm. noch eine Spritze. Um 11 Uhr 30 Min. atmet schnell, Pupillen etwas größer, mäßige Tastreflexzuckungen. Nach 15 Min. heftige Tast- und Klatschzuckungen; alsdann um 11 Uhr 50 Min. Anfall. Danach definitiv entladen. Verlauf des Versuches mit Messung der Latenz in $^1/_{50}$ Sekunde:

20. Juli 1911	Reflex	Latenz der Kopfbewegung	Latenz der Rückenbewegung
10 Uhr 40 Min.	Schlag auf d. Kreuz		2,5
	desgl.	2,5	2,6
10 „ 57 „	desgl.		2,6
	desgl.		2,3
	desgl.		2,7
	desgl.	4,4	2,8
Atmet schwer, Pupillen weit			
11 Uhr 25 Min.	1. Vorderpfote	2,4	
11 „ 38 „	desgl.		2,7
11 „ 40 „	Kreuz	2,8	2,4
Spont. Einzelkrampf			
11 Uhr 40 Min.	Schlag	4,0[1])	
11 „ 41 „	„	2,6	
11 „ 42 „	Anfall	Periode der Krämpfe 7,8; 8; 7,1; 13,1; 14; 7,5; 8,8; 9; 12; 6,9; 9; 13.	
	Kreuz		3,0
	Rückenmitte		3,2
11 „ 58 „	Kreuz	2,3	2,7
	Schlag	0	
	Kreuz	3,6	3,2

[1]) Wenn ein reflektorisch ausgelöster Krampf zu schnell (vor dem Ablauf der refraktären Phase) nach einer spontanen Zuckung auftritt, ist die Latenzzeit anormal lang.

25. September 1911. 6 Uhr nachm. 0,75 g Bromcampher.
26. September 1911. Leichte Tastzuckungen. 10 Uhr 15 Min. $^1/_2$ Spritze Absinth. Darauf spontanes Zucken.
Um 11 Uhr 2 Min. Anfall.
10. Oktober 1911. 6 Uhr 30 Min. nachm. $^7/_8$ g Bromcampher. — 11. Oktober 1911. Keine Wirkung.
23. Oktober 1911. 6 Uhr 30 Min. nachm. 1 g Bromcampher. — 24. Oktober 1911. Keine Wirkung.
13. November 1911. 6 Uhr 30 Min. nachm. $1^1/_8$ g Bromcampher. 14. November 1911. Nachts ein Anfall. Danach entladen.
8. Dezember 1911. 6 Uhr 30 Min. nachm. $^{13}/_{16}$ g Bromcampher. 9. Dezember 1911. Hat Anfälle gehabt. — Morgens entladen.
19. November 1912. 6 Uhr nachm. $1^1/_8$ g Bromcampher. 20. Januar 1912. 6 Uhr nachm. Keine Wirkung.
9. Februar 1912. 6 Uhr nachm. $1^1/_8$ g Bromcampher. 10. Februar 1912. 6 Uhr nachm. Keine Wirkung.
1. März 1912. 6 Uhr nachm. $1^3/_{16}$ g Bromcampher. 2. März 1912. Nachts ein Anfall, entladen. Um 9 Uhr 30 Min. vorm. $1^1/_8$ g Bromcampher, keine Wirkung.
20. März 1912. 6 Uhr nachm. 1,25 g Bromcampher. 21. März 1912. Keine Wirkung. Heute wenig Eßlust.
3. April 1912. 9 Uhr 45 Min. 1,25 g Bromcampher. Heute keine Eßlust. — 4. April 1912. Ist wohl.
19. April 1912. 10 Uhr 5 Min. 1 Spritze Strychnin nitrat., $^1/_{100}$ %. Sofort darauf normal. Kein Speichelfluß, normaler Haarstand. Plötzlich ein Streckungskrampf der Hinter- und Vorderpfoten, wobei das Tier zu Boden fällt. Der Krampf dauert fort, ohne Bewußtlosigkeit; und mit nicht besonders weiten Pupillen. Darauf stand es auf, lief etwas herum und zeigte sich auf Berührung und Schlag sehr empfindlich. Bei leichten Bewegungen kamen spontane Streckungskrämpfe, mit wenig Speichel (hell, nicht schäumend). Nach dem 3. Krampf tritt der Tod ein.

Epikrise: Während am 19. Juli 1911 eine ganze Spritze Absinth keine Wirkung hatte, sieht man am 26. September 1911 beim durch die Bromcampherdosis des vorigen Tages intoxizierten Tier nach $^1/_2$ Spritze Absinth einen Anfall auftreten.

Protokoll 7. Beispiel einer größeren Empfänglichkeit (siehe Protokoll 1, S. 22) bei Bromcampher per os verabreicht, dann durch intramuskuläre Einspritzung. Beispiel einer größeren Bereitschaft mit Anfällen zu reagieren, wenn die Verabreichung in nüchternem Zustand erfolgt. (Unterschied in der Wirkung von 1,5 g Bromcampher am 8. April und am 27. April). Vgl. auch Katze 177, S. 27, 1. Juli 1909.

Protokoll 8. Wirkung der Nüchternheit bei der intramuskulären Einspritzung von Bromcampher.
Katze 177 E. Großes Exemplar.
29. März 1909. 4 Uhr 30 Min. $^5/_8$ g Bromcampher nach der Mahlzeit.
30. März 1909. Geringe Neigung zu taktilen und akustischen Reflexen. Sehr scheues Exemplar. 5 Uhr nachm. Hat heute noch nichts gegessen.
1. April 1909. Ist noch nicht in Ordnung.
3. April 1909. Ist ganz wohl.
10. April 1909. 10 Uhr vorm. $^5/_8$ g Bromcampher in nüchternem Zustand.
11. April 1909. Hat Status epilepticus. Reinigt sich nicht, frißt nicht.
30. April 1909. Über 6 Segmente, im untern Teil des Dorsalmarks, Wirbelbogen entfernt.
4. Mai 1909. Subdurale Einspritzung von Tropococain (0,25 ccm). Sei es durch das Tropococain, sei es infolge der begleitenden Markverwundung, während zweier Tage Parese beider Hinterpfoten.
8. Juni 1909. 11 Uhr vorm. Einspritzung in die Dura von Tropococain (0,5 ccm). Nach 2 Tagen ist die Lähmung noch nicht ganz verschwunden.
30. Juni 1909. Linke Hinterpfote steif, mit Ulcera bedeckt; analgetisch. Bewegt sich nur mit den Vorderpfoten. 5 Uhr 45 Min. $^5/_8$ g Bromcampher nach der Mahlzeit.

1. Juli 1909. Nachts ist vermutlich ein Anfall aufgetreten. Heute nur akustische Reflexzuckungen, die sich nach Futtereinnahme vermindern.

16. Juli 1909. $^3/_4$ g Bromcampher in Kapseln.

17. Juli 1909. Das Tier wird am Morgen bewußtlos auf der Seite liegend aufgefunden. Hat im Laufe des Tages eine Reihe Anfälle mit stets kürzeren Zwischenpausen (Status). Zwischen 9 Uhr und 11 Uhr kam es nicht mehr zu regelrechten Anfällen infolge der sehr großen Schwäche des Tieres, das, bewußtlos, oberflächlich atmete und statt Krämpfen nur einige automatische Bewegungen machte (atypische Entladungen, petit mal?). Man legt das Tier auf einen gewärmten Krug. Es wird ihm mit Hebel und Speiseröhrensonde[1]) ein Glas warme Milch und 3 Eßlöffel R. Tinct. canabis indic. 5 Brom. kal. 20, Aq. 1000 verabreicht. Darauf Zustand besser. Danach kam es wieder zu großen motorischen Anfällen, Status und Exitus. Während des ganzen Tages werden die Reflexzuckungen und die Anfälle mit dem Pantokymograph aufgezeichnet. Dabei zeigte sich, daß bei zunehmender Vergiftung die Latenzzeit der Tastzuckungen stets größer wurde, bis zu 140 Millisekunden. Anfälle traten nur auf, wenn die Latenz 3,6 fünfzigstel Sekunden oder weniger betrug, niemals wenn mehr (vgl. die Kurven dieses Tieres, Abb. 16, S. 64).

Protokoll 9 und 10. Beispiel einer Katze, die nicht mit Anfällen, sondern mit langwierigem Kranksein auf Bromcampher reagierte (wie auch in Protokoll 5).

Katze 163 E.

30. September 1908. 10 Uhr vorm. 1 g Bromcampher in Kapseln. Es erfolgt kein Anfall. — 4. Oktober 1908. Ist bis jetzt krank geblieben, weigerte sich zu fressen. Später wurde das Tier für andere Versuche benutzt.

Protokoll 10. Katze 168.

6. Januar 1909. 6 Uhr vorm. 0,5 g Bromcampher, keine Wirkung.

25. Januar 1909. 10 Uhr 30 Min. vorm. $^1/_{10}$ Spritze Curare.

29. Januar 1909. 10 Uhr 20 Min. Nach der Mahlzeit 0,75 g Bromcampher, keine Wirkung.

27. Februar 1909. 6 Uhr 15 Min. nachm. $^7/_8$ g Bromcampher, keine Wirkung.

3. März 1909. 10 Uhr 30 Min. vorm. 1 g Bromcampher nach der Mahlzeit. Es werden einige Tastreflexe aufgezeichnet. Keine Schlagreflexe. — 4. März 1909. Noch nicht normal. Keine Eßlust.

5. März 1909. Heute kränker als gestern, sitzt mehr stumpfsinnig zusammengeduckt. Das Haar fühlt sich feuchter an.

16. März 1909. Ist etwas erkältet.

20. März 1909. Ist normal, frißt und trinkt gut.

25. März 1909. In Äthernarkose ein großer Teil des Rückenmarkes frei präpariert. Schnell zugenäht. (Eingriff, worauf in der Regel Heilung glatt erfolgt.)

27. März 1909. Heute nacht ist das Tier gestorben.

Epikrise: Unter dem Einfluß einer mäßigen Bromcamphervergiftung sieht man hier nur taktile Reflexe, keine akustischen zutage treten. Bei einer schwereren Dosis kommt es kein einziges Mal zu Anfällen, doch wohl zu einem protrahierten Kranksein.

Protokoll 11. Beispiel einer größeren Empfänglichkeit für epileptische Anfälle kurz vor dem Partus.

16. März 1905. 10 Uhr 30 Min. vorm. $^3/_4$ Spritze Bromcampher in Öllösung. Um 12 Uhr 30 Min. schon erhöhte Reflexe. 3 Uhr 30 Min. erster großer Anfall. Um 4 Uhr 30 Min. (nach einem zweiten Anfall) jammert das Tier; zieht die Pfoten aus einer Kerzenflamme nicht zurück. 5 Uhr 20 Min. Zieht die Pfote schon nach 2 Sek. zurück. Keine spontanen Zuckungen.

20. März 1905. Partus. 4 tote, 2 lebende Jungen.

28. März 1905. 1 $^1/_5$ Spritze Bromcampher in Öl, um 12 Uhr 30 Min. nachm. Um 3 Uhr 30 Min. Zieht die Vorderpfoten erst zurück, nachdem sie 5 mal von der Kerzenflamme berührt sind.

4. April 1905. 9 Uhr vorm. 1 $^1/_5$ Spritze Bromcampher. Keine Erscheinungen außer einzelnen spontanen Zuckungen.

27. April 1905. 9 Uhr vorm. 1 $^1/_5$ Spritze Bromcampher (gewärmt). 4 Uhr nachm. Stark

---

[1]) Auch Koppang (Norsk magaz. f. laegevidenskaben 1913, Nr. 12) sah nach Magenausspülung bei Camphervergiftung schnell Genesung erfolgen.

erhöhte Reflexzuckungen. 4 Uhr 50 Min. Nach einigen heftigen Zuckungen ein großer langwieriger Anfall und Nachzuckungen.

Wiederholt findet man in den Versuchsprotokollen Fälle, in denen eine lange Zeit hindurch ungefähr dieselbe Dosis Bromcampher mit ungefähr gleicher Wirkung verabreicht wurde (o. a. Protokoll 3 und 6), mit dem Zweck, so präzis wie möglich die genau wirksame Dosis kennenzulernen. Wir haben gesehen, daß diese Dosis vom Ernährungszustand des Individuums (Fleischnahrung erhöht den Widerstand gegen das Gift) und vom Füllungszustand des Magens abhängig ist (bei gefülltem Magen kann das Tier mehr vertragen; auch verläuft eine längere Zeit, bevor die Wirkung sichtbar wird). Die wirksame Dosis beträgt für Katzen 0,5—1,5 g (in Kapseln). Weil, praktisch gesprochen, bei allen Exemplaren mit dieser Dosis erhöhte myoklonische Reflexe resp. Anfälle ausgelöst werden können, so muß man annehmen, daß der Mechanismus dazu im Nervensystem normaliter in Bereitschaft vorhanden ist; ebenso kann man, auf Grund der bekannt gewordenen Vergiftungsfälle, annehmen, daß beim Menschen ein ähnlicher Mechanismus bereit liegt, um casu quo mit Reflexsteigerung, spontanen Zuckungen und Anfällen zu reagieren (vgl. S. 38). Gleichwie wir bei Katzen Exemplare finden, wo das Stadium der Reflexerhöhung und der spontanen Zuckungen bis zum völligen Verschwinden in den Hintergrund tritt, ebenso wären die Fälle myoklonischer Epilepsie beim Menschen zu erklären, bei denen niemals von myoklonischer Reflexerhöhung als prodromales Stadium vor den Anfällen die Rede ist. Von diesem Gesichtspunkt aus gesehen, werden auch jene Fälle menschlicher Epilepsie, die ausschließlich zu bestimmten Zeiten einen großen epileptischen Anfall zeigen, größtenteils in den Rahmen der myoklonischen Epilepsie treten (vgl. Dritter Teil, Kap. IV).

Wie wir es weiter im Laufe dieser Abhandlung erklären werden, kann das regelmäßige und kurz nach einem Anfall erfolgte Entladensein der Katze, so daß so gut wie alle pathologischen Erscheinungen verschwunden sind, kaum anders gedeudet werden, als durch einen das Gift unwirksam machenden Einfluß des Anfalls, sei es durch dessen enttoxisierende Wirkung, sei es, indem er den Widerstand im zentralen Nervensystem erhöht. Wir haben versucht, diese Eigentümlichkeit noch näher zu untersuchen, indem wir zu bestimmen suchten, welche Menge Bromcampher das Tier noch vertragen kann, nachdem es, durch in den duralen Mantel angebrachtes Curare oder Cocainadrenalin oder nach Durchschneidung der motorischen Nerven, nicht mehr imstande ist, mit Krämpfen zu reagieren. Diese Versuche, deren Ergebnis mit unserer Voraussetzung übereinzustimmen schien, sind inzwischen noch nicht so weit fortgeschritten, daß sie schon jetzt ausführlich hätten mitgeteilt werden können.

§ 3. Vergleich zwischen den myoklonischen und den andern Reflexen.

In späteren Jahren werden unsere Kenntnisse in bezug auf die Reflexe sowohl bei Warm- als bei Kaltblütern, dank den Untersuchungen von Sherrington[1]), Maxwell, Magnan, Graham Brown, Jordan u. a., derart fortgeschritten sein, daß die Möglichkeit vorhanden sein wird, in kurzem eine ganz neue, auf neueren Einsichten gegründete Einteilung vorzunehmen. Bis

---

[1]) Sherrington: The integrative nervous system. 1912.

dahin werden wir uns damit begnügen müssen, unsere myoklonischen Reflexe in ihren Entstehungsbedingungen und Zeitverhältnissen mit denen, die wir bei den Haut- und den sog. tiefen Reflexen des Menschen und der höheren Wirbeltiere kennengelernt haben, zu vergleichen. Zunächst nehmen unsere myoklonischen Reflexe einen gesonderten Platz ein, weil, soweit uns bekannt ist, vielleicht sonst kein einziger Reflex verstärkt wird, wenn der Reiz ganz unvermittelt auftritt. Wir kennen im Gegenteil reflektorische Erscheinungen beim Menschen, die verstärkt und zu gleicher Zeit beschleunigt werden, wenn die Aufmerksamkeit des betreffenden Individuums auf das betreffende Organ gelenkt wird. Während die sog. tiefen Reflexe bei genügender Erholung sich bei ihnen gewidmeter oder nicht gewidmeter Aufmerksamkeit eher unverändert zeigen, werden die Hautreflexe eher verstärkt, falls der Reiz erwartet wird. Diese Eigentümlichkeit dürfte also in dieser Hinsicht auf eine gewisse Verwandtschaft unserer myoklonischen mit den sog. tiefen Reflexen hinweisen.

Zweitens kennen wir, außer vielleicht den durch den N. vagus besorgten Herzreflexen, der Darmperistaltik und dem Ejaculationsreflex, keinen einzigen, dessen Mechanismus eine solche lange Ruhezeit zwischen den einzelnen Reflexen erfordert wie der myoklonische. Hier gelangen wir an einen Vergleichspunkt mit den oberflächlichen Reflexen. Wie wir es im folgenden Abschnitt sehen werden, beträgt die Periode des Erschöpftseins (besser gesagt des „Gehemmtseins") für diesen Reflex (d. h. die refraktäre Phase) unter Umständen bis mehrere Sekunden; doch wird sie unter näher zu untersuchenden Umständen zu einem Minimum beschränkt. Es wird in erster Linie unsere Aufgabe sein zu untersuchen, welche Faktoren diese Erscheinungen beeinflussen.

Drittens ist die Latenzzeit (jedenfalls die der akustischen myoklonischen Reflexe, siehe Abb. 5 S. 30 und 9 S. 33, „acust" oder „Klapp") bedeutend kürzer als diejenige aller bestimmt als wirkliche Reflexe erkannten physiologischen Vorgänge. Wir sagen absichtlich „bestimmt als wirkliche Reflexe erkannt", weil bis vor kurzem die nichtreflektorische Natur der sog. tiefen oder Sehnenreflexe von einigen Physiologen und Neurologen noch behauptet wurde, und wir selbst uns imstande dachten, auf Grund eigener Untersuchungen 1899 über die reflektorische Natur jener Reflexe neuen Zweifel zu erwecken[1]). Die von uns während jahrelangen wiederholten Untersuchungen festgestellten Reflexzeiten dieser myoklonischen Reflexe haben einerseits die ganz gesonderte Stellung dieser Reflexe hinsichtlich der Latenzzeit anzeigen können und haben anderseits vielleicht auch auf die Art und das Wesen der sog. tiefen Reflexe Licht werfen können. Ja, sogar die mögliche Identität unserer myoklonischen mit jenen sog. tiefen Reflexen wird zur Sprache kommen. Die Kurve des myoklonischen Reflexes zeigt schon äußerlich eine treffende Übereinstimmung mit derjenigen des Sehnenvorganges (Kniereflex) und einen ganz andern Bau als z. B. die durch eine Extremität unter Einfluß einer faradischen Reizung der motorischen Hirnrindenzone gezogene Kurve.

Viertens nehmen unsere myoklonischen Reflexe in jedem Fall eine ganz gesonderte Stellung ein, indem diese Reflexe mit allmählichem Übergang, wenn sie durch Intoxikation genügend verstärkt sind, eine immer ausgesprochenere „after discharge" oder Reflexnachwirkung zeigen und dann vor bestimmt patho-

---

[1]) Muskens: Neurol. Zentralbl. 1899, S. 1074.

logischen Erscheinungen, für welche jedenfalls vorläufig noch die epileptischen Entladungen gehalten werden, den Platz räumen. Die einzigen Reflexe, die in dieser Hinsicht mit jenen eine gewisse Verwandtschaft haben, sind vielleicht die pathologisch erhöhten Sehnenreflexe, die infolge bestimmter Verletzungen des zentralen Nervensystems zu einem Klonus („épilepsie spinale", Brown-Séquard) führen können, ebenso wie das unter dem Einfluß der Kälte auftretende Schauern[1]).

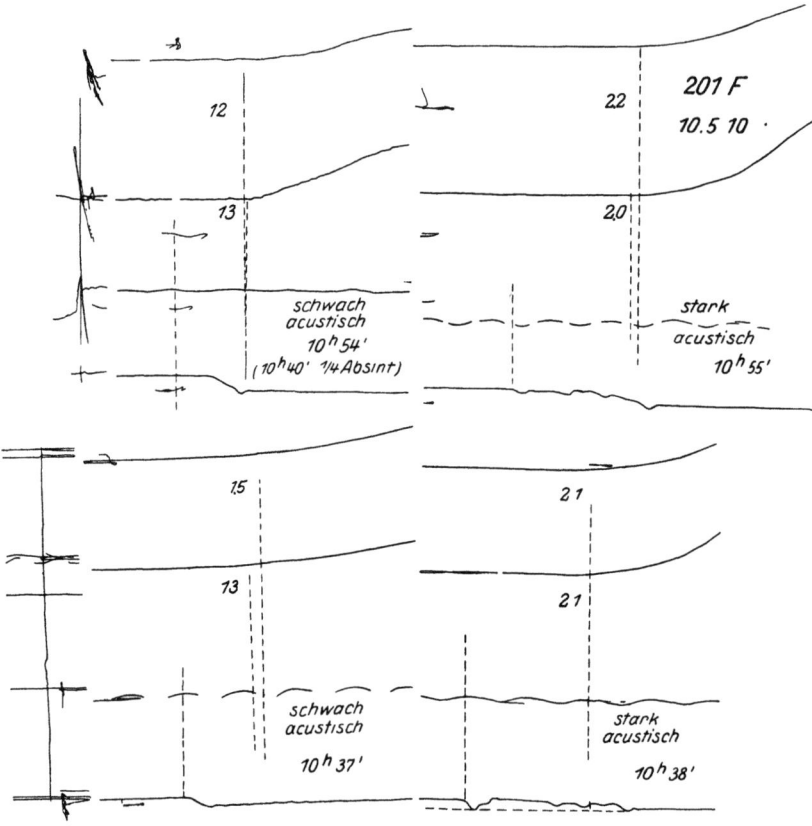

Abb. 5. Katze 201 F. Paradoxe Verhaltungsart der Reflexzeit bei schwachen und kräftigen Reizungen. Die Reflexzeit nach kräftigen (akustischen) Reizen ist länger. Die obere Kurve wird durch den Kopf, die untere durch das Kreuz aufgezeichnet. Die vierte Kurve zeigt elektromagnetisch den Augenblick an, worauf der akustische oder taktile Reiz angewandt wurde. Stimmgabel 50 per Sekunde.

§ 4. Die refraktäre Phase.

Hinsichtlich des zweiten Unterschiedspunktes verfügt die Physiologie glücklicherweise über Tatsachen, die diese Ausgleichsverhältnisse, denen wir beim Studium der myoklonischen, ja der meisten epileptischen Erscheinungen begegnen, aufklären können. Wir meinen die sog. refraktäre Phase, während der, ebenso

---

[1]) In beiden Fällen handelt es sich um alternierende Reflexe: Beugung und Streckung. Während der Beugung wird die Erregbarkeit der Extensoren größer (Sherrington: Brain 1910, S. 6).

wie nach jeder direkt oder reflektorisch ausgelösten Muskelkontraktion, die betreffenden Mechanismen durch eine erneute gleiche Reizung nicht zu einer gleichen Wirkung gebracht werden können.

Engelmann nahm an, daß die refraktäre Phase durch das einstweilige Vermindern seiner „Anspruchsfähigkeit" verursacht sei und faßte dies als Basis und Grundlage der eignen Rhythmizität des Herzschlages auf[1]). Eigne Untersuchungen[2]) haben aber gezeigt, daß die Funktion des Leitungsvermögens, die jedesmal nach dem Zustandekommen jeder Kontraktionswelle erschöpft ist, auch der Erscheinung der refraktären Phase zugrunde liegt. Marey[3]) konnte zeigen, daß die Dauer der refraktären Phase an erster Stelle von der Stärke des Reizes abhängig ist. Engelmann konnte diesen Befund auch für den Ureter bestätigen. Wir konnten dieses Verhältnis (siehe oben) auch in dem ganz verschieden liegenden Fall der von uns untersuchten Reflexempfänglichkeit des zentralen Nervensystems der Katze auf angewandte taktile und akustische Reize beobachten. Bei schwachen taktilen Reizen dauert die refraktäre Phase auch nach mäßiger Vergiftung oft viele Sekunden, oft bis zu einer halben Minute.

Bekanntlich sagt Verworn: Jede Rhythmik beruht auf einer interferierenden refraktären Phase. Es ist die fundamentale Eigenschaft der Ganglienzelle. Winterstein[4]) meint: Diejenigen Reflexe haben eine refraktäre Phase, deren biologische Bedeutung eine rhythmische Reaktionsweise erfordert. Das Prinzip: alles oder nichts ist (nicht für den ermüdeten Nerv, Vecsy) gültig nur für den Nerv, nicht für die Ganglienzelle.

Sherrington sieht in der refraktären Phase einen auf Hemmungen beruhenden Prozeß (Brain 1910, S. 6). Verworn und Froelich fassen sie als eine Ermüdungserscheinung auf. Diese letzte Auffassung kann aber im Falle der refraktären Phase beim Herzen keineswegs auf Gültigkeit Anspruch erheben. Seit es bewiesen ist, daß während der schwachen Kontraktion des Pulsus alternans sich nicht die ganze Muskelmasse des Ventrikels zusammenzieht (eigne Wahrnehmungen, von Hering und de Boer bestätigt), kann auf Grund dieses Befundes bei dem von uns untersuchten (durch Digitalis verursachten) Pulsus alternans[5]) nicht einfach von Ermüdung die Rede sein.

Baglioni meint, daß die refraktäre Phase ausschließlich eine Funktion der sensiblen Elemente sei (Phenolkurve). Nach den von Richet und Broca[6]) an verschiedenen Reflexen ausgeführten Messungen beträgt das Minimum der refraktären Phase $1/10$ Sekunde. Die letztgenannten Untersucher fanden auch, daß bei anhaltender Temperaturverminderung die refraktäre Phase länger wird. Sie stellten auch fest, daß die bei rhythmischer Cortexreizung gefundene refraktäre Phase und die der reflektorisch ausgelösten myoklonischen Zuckungen (bei mit Chloralose vergifteten Tieren) von derselben Ordnung sind.

---

[1]) Engelmann: Onderzoekingen uit het Physiol. Laborat. Utrecht, IV. Serie, 3. Teil, S. 53. 1895 und Pflügers Arch. f. d. ges. Physiol. Bd. 62. (Artikel: Refraktäre Phase) 1896.
[2]) Muskens, L. J. J.: Americ. journ. of physiol. 1898, S. 503.
[3]) Marey, J. E.: Excitations artificielles du coeur. Travaux du Laboratoire de M. Marey. Année psychol. Bd. 2 S. 63. 1875,
[4]) Winterstein: Pflügers Arch. f. d. ges. Physiol. Bd. 127. 1909.
[5]) Muskens: Journ. of physiol. Bd. 36, S. 104. 1907.
[6]) Broca, A. und Richet: Arch. de physiol. et de physico-chim. biol. Bd. 29, S. 876. 1897.

Wir glauben noch eine andere Parallele ziehen zu dürfen, nämlich einerseits zwischen den Änderungen in der Latenzzeit, die zwischen Sinus- und Vorkammer- und Vorkammer- und Kammerkontraktion verläuft, und anderseits zwischen dem Augenblick der Reflexreizung und der (myoklonischen) Muskelkontraktion. In beiden Fällen schreiben wir der Änderung im Leitungsvermögen eine Hauptrolle zu. Indem die Leitungszeit während der Diastole und kurze Zeit nachher bis $1/5$ Sekunde betragen kann, ist sie vor der folgenden normalen Systole viel kürzer. Dieselben Verhältnisse lassen sich mühelos durch schnell aufeinanderfolgende taktile Reize für unsern Reflex beweisen. Abb. 6 gibt drei $1/5$ Sekunde aufeinanderfolgende und notierte Reflexzuckungen wieder. Man sieht hier die Latenzzeit von 2,7 auf 5,6, also[1]) von $54\,\mu$ auf $112\,\mu$ steigen, wäh-

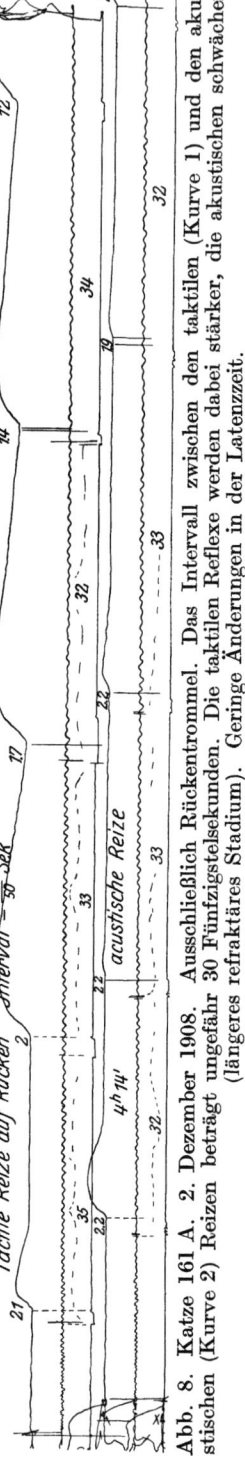

Abb. 8. Katze 161 A. 2. Dezember 1908. Ausschließlich Rückentrommel. Das Intervall zwischen den taktilen (Kurve 1) und den akustischen (Kurve 2) Reizen beträgt ungefähr 30 Fünfzigstelsekunden. Die taktilen Reflexe werden dabei stärker, die akustischen schwächer (längeres refraktäres Stadium). Geringe Änderungen in der Latenzzeit.

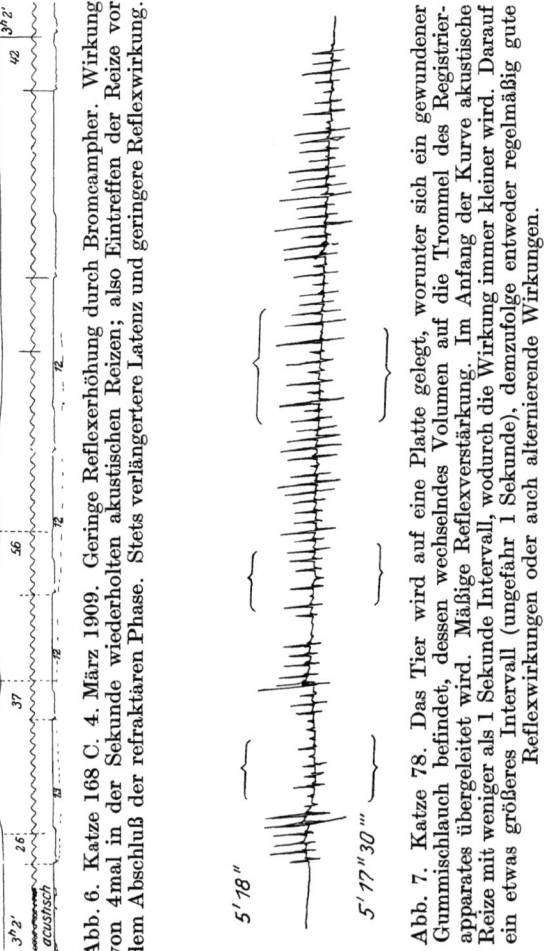

Abb. 6. Katze 168 C. 4. März 1909. Geringe Reflexerhöhung durch Bromcampher. Wirkung von 4mal in der Sekunde wiederholten akustischen Reizen; also Eintreffen der Reize vor dem Abschluß der refraktären Phase. Stets verlängertere Latenz und geringere Reflexwirkung.

Abb. 7. Katze 78. Das Tier wird auf eine Platte gelegt, worunter sich ein gewundener Gummischlauch befindet, dessen wechselndes Volumen auf die Trommel des Registrierapparates übergeleitet wird. Mäßige Reflexverstärkung. Im Anfang der Kurve akustische Reize mit weniger als 1 Sekunde Intervall, wodurch die Wirkung immer kleiner wird. Darauf ein etwas größeres Intervall (ungefähr 1 Sekunde), demzufolge entweder regelmäßig gute Reflexwirkungen oder auch alternierende Wirkungen.

---

[1]) Schwingungen der Tongabel: 50 per Sekunde.

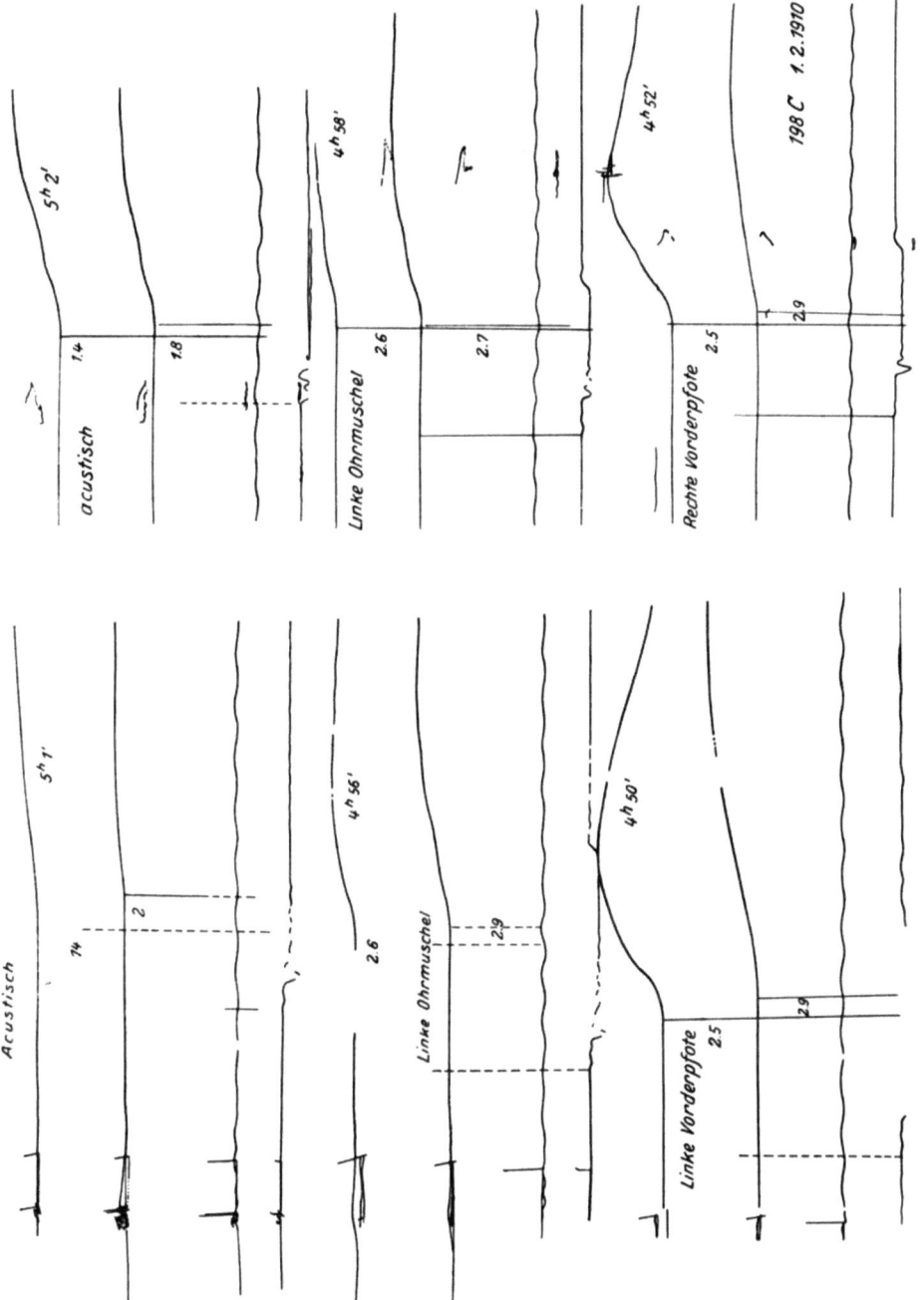

Abb. 9. Katze 198 C. Mäßige Bromcamphervergiftung zur Verstärkung der akustischen (die oberen 2 Figuren) und der taktilen myoklonischen Reflexe. Die obere Kurve wird durch die Kopftrommel, die untere durch die Rückentrommel aufgezeichnet. Diese Kurven illustrieren die unter günstigen Versuchsbedingungen wahrgenommenen, ziemlich geringen gegenseitigen Unterschiede in der Latenzzeit.

rend zugleich die Kraft der erfolgten Muskelbewegung jedesmal um so geringer wird, je länger sie dauert, obwohl die gefundenen Unterschiede ($^3/_{50}$ Sek.) von einer ganz andern Art[1]) sind als die beim Herzschlag wahrgenommenen.

―――――
[1]) Dieser Unterschied macht es wahrscheinlich, daß es sich in einem Fall um Änderungen in der Muskelleitung, im andern Fall um Änderung der Nervenleitung handelt.

Bei sehr kurz aufeinanderfolgenden Reizen kann man eine Kurve erhalten, die sehr an Pulsus alternans erinnert (Abb. 7). Wenn die Reize aber langsamer aufeinanderfolgen (Abb. 8), findet man alsdann richtig entwickelte taktile Reflexe, doch ist die Empfänglichkeit für die akustischen Reize (untere Kurve) eine ziemliche Zeit vermindert; kommt es aber zum Auftreten der Reflexe, so findet man eine gleiche Latenz wie das erstemal. Abb. 9 zeigt, daß die akustische Reflexzeit normalerweise bedeutend kürzer ist als die taktile.

§ 5. Auftreten und Mechanismus der sogenannten spontanen Zuckungen, Zuckungsserien und Anfälle.
Die betroffenen Muskelgruppen.

Nach den Angaben der vorigen Abschnitte können wir die folgenden Zustände unterscheiden, die alle langsam ineinander übergehen.

1. Völlige Abwesenheit der Reflexerregbarkeit, wie sie bei der Mehrzahl der domestizierten Haustiere gefunden wird.

2. Eine geringe Reflexerregbarkeit mit maximal langem refraktären Stadium, wie sie bei einigen domestizierten Katzen in normalem Zustande und auch regelmäßig nach geringer Vergiftung und als vorübergehendes Stadium nach einer stärkeren Vergiftung (Bromcampher und Absinth) gefunden wird.

3. Stark erhöhte Reflexerregbarkeit, wie man sie bei Katzen nach mäßig starker Vergiftung findet und auch bei den seltenen Tieren, die, ohne vergiftet zu sein, an myoklonischer Epilepsie mit sehr verkürztem refraktärem Stadium leiden.

Weiter muß man als Höhepunkt hinsichtlich der Reflexerregbarkeit und des Verkürztseins des refraktären Stadiums folgendes unterscheiden:

4. Das Auftreten quasi-spontaner Zuckungen und Zuckungsserien, mit sehr stark verkürztem refraktärem Stadium; myoklonische taktile Reflexe werden alsdann in der Regel aus allen Körperteilen leicht ausgelöst, während die konvulsiven Zuckungen, die zunächst sich auf die Adductoren und Flexoren ausbreiten, das ganze willkürliche Muskelsystem erreicht.

5. Auftreten spontaner Anfälle myoklonischer Epilepsie, die mit tonischen Krämpfen anfangen; hierauf folgen klonische Zuckungen mit zunehmender Verlängerung der Zwischenzeiten, während auch die Bewegungen größer werden; darauf ein Stadium von Betäubung und Erschöpfung, dem selbst ein Zustand relativ normalen Befindens mit maximal verlängertem Stadium folgt, m. a. W. ein Stadium der Entladung.

Wie sich hieraus ergibt, sind es diese zwei letzten Stadien, denen wir unsere Aufmerksamkeit besonders schenken müssen, sie sind uns durch ihre auffällige Verwandtschaft mit dem pathologischen Zustand, den wir als **myoklonische Epilepsie beim Menschen** bezeichnen, bekannt.

Indem wir nun für die ersten drei Stadien als charakteristisches Merkmal das stetige Kürzerwerden des refraktären Stadiums bei den durch äußerliche Reize ausgelösten Reflexen fanden, so fragen wir uns von selbst, ob wir es in den Stadien 4 und 5 nicht mit einem bis zur äußersten Verkürzung desselben Mechanismus zu tun haben, den wir in der Physiologie unter dem Namen des refraktären Stadiums kennen, wobei also ein oder mehrere uns nicht näher bekannte geringe Reize eine auslösende Rolle spielen sollen.

Da nun infolge der Unkenntnis der betreffenden Reize die direkte Zeitmessung der Dauer des refraktären Stadiums nicht möglich ist, sind wir auf die Untersuchung der übrigen Merkmale (Untersuchung der Latenzzeit nach künstlich verursachtem Reiz usw.) jener Endstadien angewiesen, wenn wir überhaupt auf diese Frage eine positive Antwort erhalten wollen. Verfolgen wir diese Wahrnehmungen bei der Katze, wo sog. spontane Zuckungen auftreten, so entsteht alsdann die Vermutung, daß die Reflexempfänglichkeit in diesem Stadium derart groß geworden ist, daß gewisse innere Reize, wie sie beim normalen Menschen gar nicht zur Beobachtung kommen, schließlich auch auf das Auftreten myoklonischer Reflexe hinwirken. Es ist a priori höchst unwahrscheinlich, daß gerade in diesem Stadium der Vergiftung die Zentren selbst durch das zirkulierende Gift gereizt werden sollten.

Da eine solche Vermutung genügend durch Tatsachen gestützt ist (z. B. muß ebenfalls beim Augenlidschlagreflex ein für uns unmerklicher Reiz angenommen werden) und in der weiteren Untersuchung über den Mechanismus der Anfälle eine

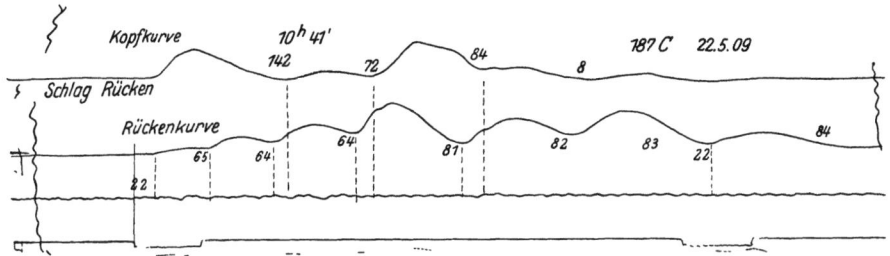

Abb. 10. Katze 187 C. 22. Mai 1909. Reflexverstärkung durch Bromcampher. Die obere Kurve ist durch die Kopftrommel, die untere durch die Rückentrommel aufgezeichnet. Dem taktilen Reiz auf dem Rücken folgt nach einer normalen Latenz ein kräftiger Reflex des Kopfes und eine Reflexnachwirkung, die aus 6 Krämpfen besteht, innerhalb 42 Fünfzigstelsekunden, hauptsächlich in der Rückenkurve sichtbar, mit einer Frequenz von 6,5, 6,4, 8,1, 8,2, 8,3 Fünfzigstelsekunden. Während dieser Krampfserie, d. h. diesem kleinen myoklonischen Anfall, sind die Pupillen erweitert. Dies ist einer der kleinsten myoklonischen Anfälle, die wir aufzeichnen konnten.

gewisse Rolle spielen wird, so gehört es zu unserer Aufgabe nachzuforschen, welcher Art diese feinsten Reize sind. Es können dabei 1. taktile, 2. akustische, 3. optische (propriozeptive und andere Reize der Sinnesorgane), 4. interozeptive Reize in Frage kommen. Für die spontanen Krämpfe bei Strychninvergiftung wurde schon von Stannius, C. Bernard und H. E. Hering (vgl. Sherrington: Integrative nervous system, 1910, S. 107) ein reflektorischer Ursprung angenommen. Was die taktilen Reize betrifft, so sahen wir, daß bei stärkerer Vergiftung die Reflexerregbarkeit regelmäßig mit dem Abnehmen der refraktären Phase immer größer wird. Es verhindert daher nichts die Annahme, daß von einem gewissen Zeitpunkt ab die Erregbarkeit einen Grad erreicht, an dem die Reize wirksam werden, die das zentrale Nervensystem durch taktile Bahnen normalerweise treffen, ohne jedoch von uns wahrgenommen zu werden. Hat dann zugleich die refraktäre Phase (gleichgültig, auf welchem Mechanismus sie beruht) einen bestimmten minimalen Wert erreicht, dann ist die Möglichkeit vorhanden, daß nicht nur quasi-spontane Einzelzuckungen, sondern auch quasi-spontane Serienzuckungen zutage kommen („after discharge" bei Sherrington). Abb. 10 (eigner Rhythmus der Rückentrommel: 6,5, 6,4, 6,4, 8,1, 8,2, 8,3, 8,4 Fünfzigstelsekunden).

Im Hinblick auf die Möglichkeit, daß allerfeinste akustische Reize in dieser Hinsicht eine Rolle spielen könnten, so müssen wir uns an das für diese Reize gefundene paradoxale Verhältnis erinnern, nämlich an die Zunahme des reflexogenen Vermögens bei schwächer werdenden Reizen (bis zu einem gewissen Grade, Abb. 5, S. 30). Zugleich nahm die Dauer der refraktären Phase ab. Für Reize jener Art wird es also schon besonders leicht sein, bei einem bestimmten Intoxikationsgrad quasi-spontan tätig zu werden und zu Zuckungen und Anfällen zu führen (ohne äußerlich von uns wahrnehmbare Reize). Hier soll man zunächst an die Reizung des Gehörorganes durch den Herzschlag denken. Daß die Frequenz der spontanen Zuckungen, als „afterdischarge" aufgefaßt, viel größer (bis 8 und 10 per Sekunde) als diejenige des Herzschlages ist, schließt diese Möglichkeit keineswegs aus.

Optische Reize haben wir in ihrer reflexogenen Wirkung absichtlich nicht untersucht, doch kam es uns wiederholt vor, daß plötzliche Lichtstrahlen bei einem intoxizierten Tier einen allgemeinen Reflex auszulösen vermochten. Gegen eine vorherrschende Rolle optischer Reize spricht jedenfalls die Tatsache, daß auch das Tier mit verbundenen Augen ebenso gut den Reflexen und Zuckungen unterliegt als das sehende. Doch können wir nicht mit Sicherheit ausschließen, daß eventuell chemische Reize (in casu Bromcampher) durch die Bahn des Blutumlaufes die Netzhaut oder andere Teile des optischen Systems reizen können.

Über die Wirksamkeit der durch das sympathische Nervensystem geleiteten Reize wissen wir nichts, wenn auch verschiedene Beobachtungen Langleys in diesem Sinne reden, und man müßte sich auf Wahrnehmungen am kranken Menschen berufen, um Beweise in dieser Richtung vorbringen zu können.

Da solche Schlußfolgerungen aus pathologischen Wahrnehmungen in unserm Rahmen vollständig vermieden werden sollen, so werden wir die Rolle eventuell intestinaler Reize gänzlich unberücksichtigt lassen.

Die Versuche Setchenows[1]) beweisen, wie geringe Nerventätigkeiten (direkte und reflektorische) auf die Tätigkeit des verlängerten Markes (wenigstens wenn es vom mehr proximalen Gehirn isoliert ist) einen intensiven Einfluß ausüben, und schon vor 40 Jahren stellte dieser Untersucher für das isolierte zentrale Nervensystem des Frosches das Bestehen quasi-spontaner elektrischer Entladungen fest, deren klassisch gewordene Beschreibung beim Wahrnehmen der myoklonischen Reflexe jeden Augenblick ins Gedächtnis gerufen wird. Gottlieb[2]) unterschied die Reflexkrampfgifte von denjenigen, die durch Summierung innerer Reize spontan Krämpfe verursachen. Die ersten sollten vom Rückenmark, die letzteren von höheren Zentren ausgehen. Matthaei[3]) sucht die Ursache der spontanen Entladungen in der nach einem Reize nachbleibenden Erhöhung der Erregbarkeit.

Auf Grund dieser Erwägungen können wir nur die Meinung aussprechen, daß wir nicht im geringsten die Enstehung der Spontanzuckungen aus gewissen für die gewöhnliche Wahrnehmung nicht merkbaren Reizen ausschließen können. Im zweiten Teil dieses Werkes (Einfluß der Eingriffe ins zentrale Nervensystem auf den Ablauf der Reflexe und der Zuckungen) wird die Frage zur Sprache

---

[1]) Setchenow: Pflügers Arch. f. d. ges. Physiol. Bd. 18. 1882.
[2]) Gottlieb und Meyer: Lehrbuch der Pharmakognosie 1890.
[3]) Matthaei: Dtsch. med. Wochenschr. 1922, Nr. 35.

kommen, ob die erwähnten Möglichkeiten auf experimentellem Weg näher bestimmt werden können.

Berühren die obenstehenden Ausführungen hauptsächlich das Problem der Ursachen spontaner Reflexzuckungen und Zuckungsserien, so erscheint ganz unabhängig davon die Frage nach der Form der aufgetretenen Reflexbewegung, m. a. W. welche Muskelgruppen an der Zuckung teilnehmen. Während bei geringer Reflexerregbarkeit das Berühren eines Beines einfach das plötzliche Einziehen der Extremität verursacht, sieht man bei Zunahme der Erregbarkeit oder Verstärkung des Reizes eine ganz vergleichbare Zuckung auftreten, wobei jedoch der Rumpf und alle Extremitäten einbezogen werden. Der Kopf wird in die Schultern eingezogen, der Rücken gekrümmt, die Extremitäten werden adduziert; der Pelz verliert seinen Glanz. Diese Form der Zuckung tritt ganz unabhängig von dem Ort oder selbst von der Art des Reizes auf.

Sobald aber die Dose noch größer wird und die Reflexnachwirkung (after discharge) einen gewissen Grad erlangt hat, geraten auch die Extensoren und die Abductoren in Zuckung, und zum Schluß gewinnen sie die Oberhand. Alsdann sieht man den Nacken sich nach hinten biegen, der Schwanz hebt sich, und in den Extremitäten werden sowohl die Beuger als die Strecker vom Krampf betroffen. Bei stärkerer Vergiftung würde dann hier zustande kommen, was Sherrington so treffend als „Konversion" des Reflextyps durch Strychnin bezeichnete; statt einander zu inhibieren, würden die Beugungs- und Streckungsbewegungen nebeneinander auftreten.

Um das Stereotypwerden der Reflexbewegungen bei Bromcamphervergiftung bei der Katze zu erklären, sollte man u. E. eine vergleichbare „Konversion" normaler Reflexe heranziehen können, es sei denn — was viel eher annehmbar ist — man identifiziere unsern myoklonischen Reflex mit L. Cushnys „startreflex"[1]) beim Menschen und beim Tier. Man nehme dann auch an, daß normalerweise bei dem vollständig entwickelten myoklonischen oder „start"-Reflex sowohl die Flexoren als die Extensoren in Krampf geraten, und daß die Strychnin- wie auch die Bromcamphervergiftung nichts anderes tut, als die Erregbarkeit für diesen Reflex zu erhöhen.

Wie steht es mit der refraktären Phase während eines Anfalles oder einer Zuckungsserie? Bei der Untersuchung des eignen Rhythmus während des Anfalles werden wir auf diese Frage zurückkommen, doch jetzt schon wollen wir erwähnen, daß es uns niemals gelang, während eines Anfalles einen Extrareflex[2]) (sit venia verbo) auftreten zu sehen. Es kann hier schon die Frage aufgeworfen werden, ob der rhythmische Charakter der Reflexzuckungen während des Anfalles nicht ebenso wie im Herzen in dieser refraktären Phase seine Grundlage hat. Da das tonische Stadium, wenigstens das bei den Katzen wahrgenommene, im Anfang des Anfalles nichts anderes ist als ein äußerst schnelles Aufeinanderfolgen klonischer Zuckungen (8—12 per Sekunde), so scheint uns die Vermutung begründet, daß im Anfang des Anfalles die Reflexempfänglichkeit derart groß ist, daß — unter Berücksichtigung der zahlreichen verschiedenen Reize, die

---

[1]) Cushny: Quart. journ. of exp. physiol. Bd. 12, S. 153. 1912.
[2]) Bekanntlich hat Engelmann die Dauer der refraktären Phase durch Auslösen außergewöhnlicher, zwischen den spontanen Herzzuckungen eingeschalteter, Extrazuckungen untersucht.

das zentrale Nervensystem jede Sekunde treffen — ein Maximum wirksamer Reize, und damit ein Maximum myoklonischer Reflexe (12 per Sekunde) für den gegebenen Augenblick ins Leben gerufen und dadurch scheinbar ein tonischer Krampfzustand ausgelöst wird.

Jedenfalls geben uns die Wahrnehmungen, die wir dem Leser jetzt darzustellen gedenken, das Recht, auf eine gewisse physiologische Gleichwertigkeit der entladenden Wirkung spontaner Zuckungen, reflektorisch ausgelöster Zuckungen und der regelmäßigen vollständigen Erscheinungsserie, die wir einen motorischen Anfall nennen, zu schließen. Von dem ungleichen Wert der verschiedenen Entladungsformen wird später noch die Rede sein.

§ 6. Vergleichbarkeit des motorischen Bromcampheranfalles und des epileptischen motorischen Anfalles der myoklonischen Art beim Menschen.

Diese Vergleichbarkeit beruht einerseits auf den in der Klinik über den Verlauf des Bromcampheranfalles[1]) beim Menschen gesammelten Erfahrungen, in dessen Verlauf sich alle Unterabteilungen des gewöhnlichen motorischen epileptischen

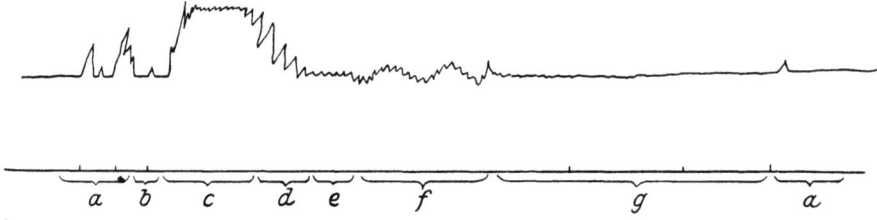

Abb. 11. Schematische Darlegung der verschiedenen Perioden des myoklonischen epileptischen Anfalles der Katze bei langsam gedrehtem Zylinder. Die obere Linie wird durch eine auf oder am Rücken befestigte Trommel aufgezeichnet. Taktile oder akustische Reize: a) Stadium incrementi der reflektorischen Erregbarkeit (nach dem 2. Reiz, der auf eine spontane Zuckung folgt, zeigt sich schon eine beschränkte Reflexnachwirkung); b) Stadium der Labilität der Erregbarkeit; c) spontaner großer Anfall, der aus schnell (10—12 per 1 Sekunde) aufeinanderfolgenden Totalzuckungen besteht (Streckung überherrschend); d) mit zunehmenden Intervallen immer größer werdende Einzelzuckungen; e) Ruhe, nur tiefe Atmung sichtbar; f) automatische Spring-, Lauf-, Such- und Pflückbewegungen; g) vollkommene Ruhe, Sopor, in der die taktilen und akustischen Reize (in der Grundlinie angedeutet) unwirksam bleiben. — h) Stadium incrementi der Reflexerregbarkeit; erster ausgelöster myoklonischer Reflex.

Anfalles zeigen lassen. Anderseits findet man diese Erscheinungen in ihren Unterabteilungen beim Studium der experimentell ausgelösten Anfälle bei Katzen und Primaten wieder. Die Abb. 11 zeigt einen graphisch aufgezeichneten Anfall einer Katze. Wir unterscheiden dabei sechs Perioden; zunächst eine prodromale, in der sowohl reflektorische wie auch spontane Einzelzuckungen außergewöhnlich oft und leicht auftreten. Wie diese prodromale Periode weiter in Unterabteilungen zerlegt werden kann, ist oben beschrieben worden. Darauf folgt ziemlich regelmäßig ein kurzer Zeitraum, der bisweilen nicht mehr als 1 oder 2 Sekunden beträgt, währenddessen diese Empfänglichkeit für Zuckungen zeitlich abnimmt (b). Diese kurze Auraperiode darf nicht einfach als eine verlängerte

---

[1]) Wertheim-Salomonson, J. K. A.: Nederlandsch tijdschr. v. geneesk., 1. u. 2. Hälfte, Bd. 2, Nr. 11, S. 506. 1900.

refraktäre Phase aufgefaßt werden, schon darum nicht, weil in gewissen Fällen auch dort, wo gar keine reflektorische oder spontane Zuckungen vorausgingen, die Reflexerregbarkeit unzweifelhaft abnorm niedrig eingestellt ist. Die in dieser kurzen Auraperiode angewandten Laut- oder Tastreize lösen bei dem meistens stumpfsinnig erscheinenden Tiere keine, oder nach einem ungewöhnlichen verlängerten Intervall Reflexzuckungen aus, die alsdann ihrerseits auf einmal in den vollständigen Anfall übergehen wollen. In dieser kurzen Periode müssen also im Leitungsvermögen wichtige Änderungen stattfinden, die ihrerseits vielleicht eine analoge Anfälle auslösende Wirkung ausüben wie die plötzlichen Änderungen im Leitungsvermögen oder in andern Funktionen des zentralen Nervensystems, wie sie [in einer bestimmten Periode der Zwaardemakerschen[1]) Vergiftungen], beim Menschen und bei den Tieren (vgl. Teil III, Kap. III) im Übergangsaugenblick vom Wachsein in den Schlafzustand und umgekehrt, unseres Erachtens eine gleiche Bedeutung besitzen.

Drittens haben wir den eigentlichen Anfall, der mit äußerst schnell aufeinanderfolgenden großen Zuckungen anfängt (c), denen nach einigen Sekunden etwas weniger kräftige und eventuell auch kräftigere Zuckungen folgen, die mit immer größer werdenden Intervallen auftreten (d). Bei einfacher Beobachtung scheint es, als ob erst tonische, darauf klonische Zuckungen (Einzelzuckungen) auftreten. Dieses ist aber, wenigstens hier, nur scheinbar der Fall und ausschließlich die Folge der Tatsache, daß im Anfang die kräftigen großen Zuckungen so schnell aufeinander folgen, daß sie zu einem tonischen Krampf zusammenzufließen scheinen. Erst später kommen bei einfacher Wahrnehmung die verschiedenen Zuckungen deutlich zutage, und zwar, wie gesagt, mit größer werdenden Intervallen. Darauf folgt eine Periode der Ruhe, in der die Kurve die schnelle Atmung deutlich zeigt (d). Alsdann sieht man, nach einer kurzen Periode von Erschöpfung (e), regelmäßig die kurze Periode der automatischen Bewegungen (f), die bei verschiedenen Tieren einen verschiedenen Charakter tragen. Während bei Katzen grobe Springbewegungen vorherrschen, oft mit Zeichen der Angst, wobei sie merklich unter Einfluß von Halluzinationen aggressiv sind, findet man bei den Affen ruhigere Desorientationsbewegungen, nämlich Pflückbewegungen, wie man ihnen auch so häufig beim Menschen begegnet. Schließlich tritt eine langwierige Periode von Unempfänglichkeit für reflektorische (und a fortiori für spontane) Zuckungen auf (g). Bei mäßiger Vergiftung beobachtet man nicht selten, daß damit ziemlich schnell ein normaler Zustand von Pupillenerweiterung, normaler Eßlust usw. eintritt. Nur wird dieser Zustand meistens nicht ohne eine noch zeitlich erhöhte Reflexerregbarkeit erreicht. Ist die Vergiftung stärker, so wird nach der Periode der Ruhe die Erregbarkeit wieder größer werden, bis endlich die spontanen Zuckungen aufs neue auftreten und dann wieder ein Anfall auftritt usw.[2]).

Bevor wir zu einer näheren Untersuchung dieser Perioden und der Faktoren,

---

[1]) Zwaardemaker, H.: Nederlandsch tijdschr. v. geneesk., 1. u. 2. Hälfte. Bd. 2, S. 42. 1887.

[2]) Nach der Beschreibung Francks und Pîtres (Arch. de physiol. 1882, S. 111) schließt sich an den durch Cortexreizung ausgelösten allgemeinen Anfall das tonische Stadium an den durch die Reizung verursachten Tetanus an und verlauft weiter identisch. Diese Autoren bemerken, daß die Zuckungsserien ebenso wie das sog. Frostschütteln bei der Einatmung stärker sind.

die sie beeinflussen, übergehen, müssen wir noch der Vollständigkeit wegen auf zwei Eigentümlichkeiten hinweisen, die den von uns untersuchten Bromcampheranfällen einen recht hohen Grad von Vergleichbarkeit, wenn nicht von Identität mit den großen epileptischen motorischen Anfällen (myoklonischer Art) beim Menschen verleihen. Wir denken dabei an die Änderungen im Bewußtsein der Versuchstiere, wobei man wiederum die zeitlichen von den bleibenden unterscheiden muß. Die zeitliche Bewußtseinsstörung, wie sie sich in jedem Anfall zeigt (nach der Ruheperiode mit schneller Atmung, die auf den Anfall folgt, und nur dann kann dieses natürlich festgestellt werden), muß als eine raptusartige Unterbrechung der geistigen Abstumpfung, der alle mit Bromcampher vergifteten Tiere mehr oder weniger unterliegen, aufgefaßt werden. Lawson beschreibt diese Abstumpfung charakteristisch, indem er sagt, daß man nach den Anfällen die Katze („can double up") hinlegen und bewegen kann, wie man will, ohne irgendeine widerstrebende Bewegung des Tieres zu merken. Doch haben wir daneben bei jenen Tieren, die wiederholt während längerer Zeiten Anfällen anheimfielen, bemerken können, daß diese Tiere im allgemeinen blöder wurden oder — wie die Angestellten sagten — aus lästigen und widerspenstigen Tieren gutmütige und folgsame wurden; eine bleibende Änderung also, die

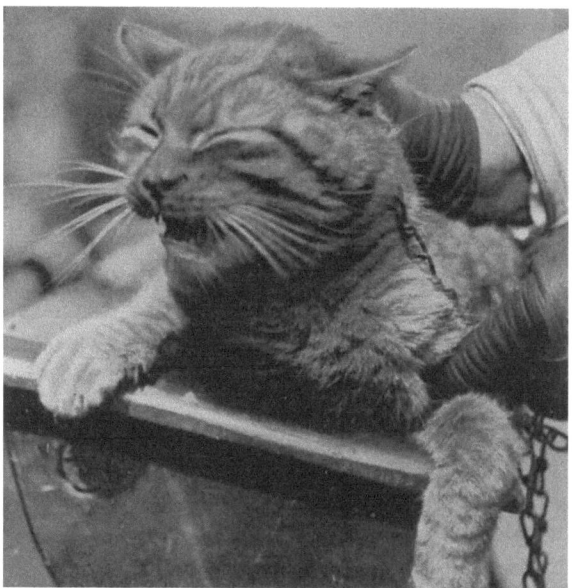

Abb. 12. Jacksonscher Anfall der Gesichtsmuskeln links bei der Katze 79.

vielleicht mit der dementmachenden Wirkung der frequenten großen Anfälle beim Menschen auf eine Linie gestellt werden muß. Neben dieser Beeinflussung des Tieres durch die wiederholten Vergiftungen (Folge der frequenten Anfälle?) fand man auch, daß anfänglich unwirksame Dosen später wirksam werden; es hatte bisweilen den Schein, als ob später geringere Gifte als im Anfang bei einzelnen Tieren genügten, um eine Anfallsserie hervorzurufen. Wir sehen hierin die klinisch so gut bekannte Tatsache, daß nach jedem Anfall der nächste leichter auftritt. Dagegen sehen wir auch nicht selten in unsern Versuchen Änderungen auftreten, die auf eine langsame Gewöhnung an Gift hinweisen, derzufolge man bei sehr vielen Tieren eine stets größere Dose anwenden muß[1]). (Vgl. Katze 160, August—Oktober 1908, S. 22.)

Nachdem wir also in den objektiv wahrnehmbaren und graphisch festzulegen-

---

[1]) In der Regel wurde zwischen den verschiedenen Versuchen mit demselben Tier ein Zeitraum von 3—4 Wochen eingeschoben.

den Besonderheiten der myoklonischen Reflexerscheinungen der Katzen und jener der myoklonischen Epileptiker ebenso viele Argumente für das Aufstellen einer Parallele zwischen diesen Gruppen physiologischer Reflexe einerseits und den gewiß pathologischen Erscheinungen anderseits gefunden haben, so wird jetzt die Kette der Beweisführung durch die Beobachtung geschlossen, die wir bei zwei von den hunderten von uns untersuchten Katzen (79 und 78) gemacht haben, nämlich daß diese spontan an epileptischen Erscheinungen litten, und zwar an vollständigen epileptischen Anfällen. Besonders beim Übergang vom Wachsein in den Schlafzustand wurden die betreffenden Anfälle bei einem Individuum wahrgenommen. Nach einer minimalen Bromcampherdose starb das Tier im Status epilepticus. — Beim andern Tier wurden außer einer allgemeinen erhöhten myoklonischen Reflexerregbarkeit Jacksonsche Zuckungen der linken Körperhälfte, nämlich der Gesichtsmuskeln, während eines ganzen Jahres festgestellt (Abb. 12). Die linke Körperhälfte war in dieser Periode für myoklonische Reflexe viel empfänglicher als die rechte. Unter hygienischen Lebensbedingungen verschwand diese Hemiepilepsie, und wir behielten nur ein reizbares Tier, das nur eine geringe Bromcampherdose brauchte, um wieder die früheren epileptischen Erscheinungen zu zeigen. Der mikroskopischen Untersuchung (van Gieson) der vollständigen Serie des Großhirns gelang es, auf beiden Seiten im Großhirn einen encephalitischen Prozeß mit Cystenbildung, Gefäßausdehnung und Leukocytenanhäufung festzustellen. Auf der rechten Seite war der Prozeß ausgedehnter, indem er auch die motorische Zone umfaßte.

III. Mechanismus der Entladungen.

§ 1. Von den Begriffen der Entladung, der „After discharge" (Schule Sherringtons) und der Kompensation.

In dieser Abhandlung wird regelmäßig der Ausdruck „Entladung" angewandt, der in der physiologischen Literatur noch gar. nicht, in der klinischen zuerst von Schroeder van der Kolk und später besonders von J. Hughlings-Jackson gebraucht wurde. Dieser Untersucher beobachtete, daß bei lokalen Affektionen der motorischen Hirnrinde es zu bestimmten Zeiten zu partiell-epileptischen Anfällen kommen kann, und sah alsdann nach dem Anfall das Individuum als entladen an, da der betreffende Patient erfahrungsgemäß nach einem solchen Anfall so gut wie sicher keine Anfälle mehr zu erwarten hatte.

Es kommt uns vor, daß der Sinn, in dem wir unsererseits diesen Ausdruck anwenden, ein tieferer ist und mit dem Gedanken Boerhaaves inniger übereinstimmt, der in seinen Aphorismen bemerkt, daß durch den epileptischen Anfall die Materia peccans unschädlich gemacht wird. Hiermit erklärt er, warum so oft der Epileptiker sich nach einem Anfall tagelang erfrischt fühlt und sowohl von seinen körperlichen als von den geistigen Beschwerden erlöst ist. Was beim Menschen aber nur ziemlich selten ins Auge fällt und übrigens erst nach einer Periode von wenigstens einigen Stunden eintritt, die sich unmittelbar an den Anfall selbst anschließen und während deren das Individuum ermüdet und erschöpft ist, sieht man bei unsern Katzen mit einer gewissen Regelmäßigkeit und überdies oft viel schneller einen ähnlichen Zustand von Wiederherstellung eintreten. Dieses gilt (siehe oben) auch für die weniger augenfälligen Besonderheiten, wie

z. B. die Pupillenerweiterung und den Glanz und den Stand der Haare; hauptsächlich in jenen Fällen, in denen ein einziger großer epileptischer Anfall das Tier zu einer definitiven Entladung bringt, kann man oft innerhalb weniger Minuten das vorher sichtlich kranke Tier lustig spielen, schnurren und Nahrung aufnehmen sehen. Doch auch bei jenen Tieren, die getrennt durch eine freie Zwischenzeit von einer halben Stunde und mehr mit einer Anzahl Anfälle jedesmal auf eine Bromcampherdose reagieren, kann man eine Zeitlang nach jedem Anfall eine ähnliche Verbesserung des allgemeinen Zustandes wahrnehmen. Den bei der menschlichen Epilepsie gefundenen Zuständen nähern sich die übrigens seltenen Katzen, bei denen der vorübergehende Entladungszustand nach einem Bromcampheranfall stundenlang dauert (Protokoll 12), um dann wieder einem zunehmenden Ladungszustand zu weichen. Diese Besserung im allgemeinen Zustand wird in der Regel erst nach einigen Minuten Erschöpfung, als Folge des Anfalles, erreicht und nach einer kurzdauernden intensiveren Vergiftung als zuvor, wie sie im Zustand der Pupillen und der Haut und hauptsächlich in den psychischen Äußerungen (Automatismen) merklich wird.

Protokoll 12. Katze 180 G. Kleines graues Exemplar.
3. Januar 1909. 5 Uhr nachm. 0,5 g Bromcampher nach dem Essen, keine Wirkung.
13. April 1909. 10 Uhr 30 Min. vorm. 0,5 g Bromcampher vor dem Frühstück. — 14. April 1909. Dem Aussehen des Sagemehles im Käfig nach zu urteilen, hat das Tier nachts Anfälle gehabt. Ist wohl, frißt und trinkt gut, ist etwas scheu.
18. April 1909. $^5/_8$ g Bromcampher nach dem Frühstück, keine Wirkung. — 26. April 1909. 0,75 g Bromcampher vor dem Frühstück. Zeigt kurz darauf taktile Reflexe, die noch stärker werden, nachdem das Tier gebrochen hat.
Akustische Zuckungen gibt es nicht; nur wird bemerkt, daß ein Schall die schon bestehende Neigung zu spontanen Zuckungen verstärkt. Jedesmal folgen jetzt Serien spontaner Zuckungen nacheinander, denen sich Perioden anschließen, in denen taktile Reize keinen Reflex auslösen.
7. Mai 1909. 1 g Bromcampher, keine Wirkung.
13. Mai 1909. Links wird über dem Großhirn die Dura bloßgelegt und durch eine Inzision in der Dura ein Stück steriler Kalbsarterie eingeführt. Die Haut sorgfältig zugemacht. Während der Nachnarkose war die rechte Pupille größer und nach unten gerichtet; die linke Pupille kleiner und nach oben gedreht. Beim Erwachen nahmen die Pupillen einen entgegengesetzten Stand ein.
17. Mai 1909. Ist ganz wohl. — 16. Juni 1909. 5 Uhr 30 Min. nachm. 1 $^1/_8$ g Bromcampher nach dem Essen, keine Wirkung.
29. September 1909. 1 g Bromcampher 6 Uhr nachm. — 30. September 1909. Diese Nacht ein Anfall. Auch heute morgen um 10 Uhr 30 Min.; unmittelbar zuvor wurde eine akustische Zuckung aufgeschrieben. Darauf waren bis Mittags akustische Zuckungen ganz ausgeblieben und die taktilen Reflexe äußerst gering. Nachmittags zeigte das Tier aufs neue Erweiterung der Pupillen, alsdann taktile und endlich akustische Reizungen. Diese blieben auch bestehen nach den Anfällen, die jetzt folgten, und wobei das linke Vorderbein früher zog als das rechte. In der Nacht gestorben, vermutlich in Status epilepticus.

Bei der Autopsie hatte man die größte Mühe, die Stelle des Fremdkörpers wiederzufinden (dieser hatte den Umfang eines Zündholzes gehabt und war $2^1/_2$ cm lang). Es wurde davon keine Spur mehr gefunden.

Epikrise: Da freilich ausgeschlossen werden kann, daß eine der Kapseln, in denen der Bromcampher eingeschlossen war, erst nach 10 Stunden aufgelöst war, muß man wohl annehmen, daß der Widerstand des Organismus in diesem Fall stark war, daß die ersten großen Anfälle jedesmal das Individuum für einige Stunden entluden, doch daß eine dritte Intoxikationswelle schließlich die Oberhand gewann. — Die Toxikologen haben übrigens für verschiedene Vergiftungen (Strychnin, Morphin, Arsen) Fälle beobachtet, in welchen die epileptogene Wirkung in Schüben verlief, der letzte mit dem Tode endigend.

Ähnliche Fälle nähern sich deshalb den in der menschlichen myoklonischen Epilepsie gefundenen Verhältnissen, weil da oft Tage und sogar Wochen von vollkommenem Wohlsein vorübergehen, bevor die geringen Erscheinungen (spontane Zuckungen), hauptsächlich morgens beim Aufstehen, wieder auftreten.

Jetzt ist es wichtig zu betonen, daß die sog. epileptische Ladung keineswegs ausschließlich durch epileptische motorische Anfälle zur Entladung gelangen kann. Im Gegenteil kann man in den leichteren Formen der Bromcampherintoxikation die Vergiftungserscheinungen (wie weite Pupillen, Verstumpfung) oft unter Einfluß einer beschränkten Anzahl gesonderter spontaner Zuckungen oder Zuckungsserien verschwinden sehen. Wir haben sogar Tiere zur Entladung kommen sehen, indem unsererseits eine große Anzahl myoklonischer Reflexzuckungen ausgelöst wurden, ohne daß es jemals zu einem Anfall kam, und auch durch einen Strychninkrampf (siehe weiter S. 81: Epicrise). Es sind dies die Fälle, bei denen in unseren Versuchsprotokollen erwähnt wird: „Nach Auslösung einiger Reflexe ist das Tier entladen, es verhält sich wie normal, frißt und schnurrt weiter!"

Es handelt sich hier, unserer Meinung nach, um eine fundamentelle Eigenschaft jener Nervenzentren, deren Funktion dem Auftreten der normalen und der durch Chemikalien verstärkten myoklonischen Reflexe wie auch dem der myoklonischen epileptischen Anfälle zugrunde liegt; eine Eigenschaft, die mit jenen der refraktären Phase, die auf jede Reflexwirkung folgt, verwandt, wenn nicht in der Tat identisch ist. Wenn in diesem letzten Fall (der refraktären Phase) das Nichtreagieren auf einer vorübergehenden Ermüdung des Mechanismus beruht, so gibt es Anlaß, im andern Fall — der definitiven Entladung — auf dessen vollständige Erschöpfung zu schließen.

Über den chemischen Mechanismus, der diesen Entladungen zugrunde liegt, wissen wir wenig oder nichts. L. Hill[1]) sah durch die Anämieanfälle den Kreislauf im Gehirn wieder zustande kommen. Wiedemann[2]) sagt, daß die Campheranfälle zum Tode oder zur Genesung führen, und zwar durch das Auseinanderfallen dieser Substanz in sauerstofffreie Camphoglykuronsäure und Uramido-Camphoglykuronsäure, beide unschädlich.

In der Klinik kennen wir analoge Erscheinungen. Denn in der myoklonischen Epilepsie geschieht es häufig, und es ist fast charakteristisch, daß jeden Morgen beim Aufstehen (der am meisten vorausbestimmte Zeitpunkt des Tages für die spontanen Entladungen) myoklonische Zuckungen auftreten, vereinzelt oder in Serie, daß nachher ein Entladungszustand eintritt, und daß erst am folgenden Morgen aufs neue und dann heftiger der Patient durch Zuckungen geplagt wird. Dieses pflegt zuzunehmen, bis eines Morgens eine vollständige Entladung (durch einen großen Anfall) auftritt. Nachher bleibt der Patient tage- und sogar wochenlang von jeder myoklonischen Erscheinung frei.

Mit dem Begriff der Entladung hängt derjenige der Kompensation unmittelbar zusammen. Man kennt aus den klinischen Epilepsiestudien den verwandten Begriff der Äquivalente. Die klassischen Autoren wollen damit

---

[1]) Hill, L.: Phil. Transact. Bd. 1903, S. 106. 1900.
[2]) Wiedemann: Handbuch der Arzneimittellehre S. 512. 1884.

angeben, daß bei bestimmten Individuen, die gewöhnt sind, zu bestimmten Zeiten einen epileptischen Anfall zu bekommen, die motorischen Anfälle durch psychische Entladungen, wie Wutausbrüche, wenigstens von kräftigen Muskelbewegungen begleitete psychische Zustände, ersetzt werden können (vgl. Teil III, Kap. IV). Implizite kann man annehmen, in unserer Gedankenfolge, daß beide gleicherweise imstande sind, das Individuum zu entladen.

Unseren Versuchen nach haben wir Anlaß, in toxikologischer Hinsicht sowohl beim Experimentieren als bei der klinischen Beobachtung diesem Begriff der „Kompensation" eine weitere Ausdehnung zu geben. Was die Versuche betrifft, so beobachteten wir, daß eine gleiche Bromcampherdose bei einer bestimmten Katze regelmäßig (vgl. Prot. 6, S. 28) zu einem epileptischen Anfall führte, wodurch das Tier entladen wurde. Es wurde beobachtet, daß, indem wir bei einem solchen mäßig vergifteten Individuum regelmäßig, während einer längeren Periode, mit Hilfe geeigneter Reize fortwährend Reflexzuckungen auslösten ohne den Anfall abzuwarten, wir dadurch ebensogut eine Entladung bewerkstelligen konnten (durch ein Zurückgehen also der leicht wahrzunehmenden sekundären Erscheinungen wie weite Pupillen, Hauthypalgesie gekennzeichnet), ohne daß es zu einem Anfall zu kommen brauchte. In einem solchen Fall traten die Reflexzuckungen kompensatorisch für den Anfall auf. Ähnlicherweise konnte oft ein wilder Ausbruch, Widerstand mit heftigem Sträuben an die Stelle eines Anfalles treten.

In der Klinik beobachtete man gleichfalls, daß eine große Anzahl spontaner myoklonischer Zuckungen beim Patienten an die Stelle eines (übrigens zur rechten Zeit auftretenden) epileptischen Anfalles treten und den „Kranken" entladen kann.

Beim chronischen Autointoxikationsprozeß, für den man die chronische myoklonische Epilepsie beim Menschen ansieht (vgl. Donath, S. 319) — in sehr vielen Fällen gewiß mit Recht —, bietet sich die Kompensation noch in einer andern Form dar. Ein oft wiederkehrender Bericht bei der Untersuchung eines Kranken enthält folgendes: regelmäßig Kopfschmerzen, über den Augen lokalisiert, stundenlang dauernd und nicht durch Arzneien, sondern nur nach einem kurzen Schlaf zurückgehend, zeigen sich beim jugendlichen Individuum. Zu einem bestimmten Augenblick, oft erst nach einigen Jahren, zeigen sich myoklonische Zuckungsbewegungen, jeden Morgen und oft nachts im Schlaf, möglicherweise auch tagsüber, wobei die Kopfschmerzen in den Hintergrund treten. Schließlich entwickeln sich, in einer dritten Phase, ab und zu große epileptische Anfälle. Jetzt bleiben die Kopfschmerzen ganz aus und die anfänglich täglichen Zuckungen beschränken sich auf das Auftreten als Prodrom des großen Anfalles. — Hier begegnen wir, in der Entwicklungsperiode dieses Krankheitszustandes, einer zweifachen Äußerung des Kompensationsphänomens. Die Zuckungen ersetzen die Kopfschmerzen, kompensieren diese und kommen ihnen zuvor. Nachher sind die großen Anfälle sowohl eine Kompensation für die Kopfschmerzen als für die Zuckungen.

Auf diesem Grenzgebiet der Physiologie und der Physiopathologie ziemt es sich, die originelle und sehr verlockend scheinende Umschreibung Sherringtons zur Befestigung des physiologischen Begriffs der motorischen epileptiformen Erscheinungen als „after discharge" zu besprechen. Zunächst wurde dieses Wort von Sherrington eingeführt, um die Reflexbewegung längerer Dauer bei kräftigem Reiz im spinalen Tier zu kennzeichnen. Gegen diesen hier rein deskriptiven Ausdruck kann kein einziger Einwand erhoben werden. Weiter wurde von Graham Brown festgestellt, daß die sog. epileptischen Zuckungen bei Meerschweinchen (von uns ebensowenig als von andern als epileptisch erkannt) nichts anderes sind als eine besondere Reflexnachwirkung des „Scratch"-Reflexes. Unabhängig davon sahen wir die myoklonischen epileptischen Krampfserien resp. Anfälle bei den Fleischfressern, unter Einfluß von Bromcampher und Absinthessenz, also diese wirklich epileptischen Erscheinungen, ausschließlich als Reflexnachwirkungen an. Auf Grund dieser Antezedentien aber — wie Graham Brown es jetzt tut[1]) — ohne weiteres von „after discharges" zu reden, überall, wo nach einer örtlichen Reizung der motorischen Hirnrindenzone (sowohl der grauen Substanz als der darunterliegenden weißen Substanz) epileptiforme Anfälle auftreten, dieses erscheint uns weder motiviert noch folgerichtig. Denn bis jetzt ist der Begriff und das Wort „after discharge" für Reflexnachwirkungen eingeführt worden, und als solches ist es nützlich, und kann es in den physiologischen Wortschatz aufgenommen werden. Indem man dieses Wort bei jeder corticalen Entladung anwendet, verläßt man den richtigen Standpunkt, daß wenigstens eine wirkliche Reflexwirkung voranzugehen braucht (denn niemand faßt heutzutage noch die cortical ausgelösten Bewegungen als Reflexbewegung auf!) und man verwirrt überdies die auch, nach dem Beispiel unserer Vorgänger, scharf zu beachtenden Unterschiede zwischen den corticalen und den von tiefern Zentren ausgelösten Entladungen. In dieser Beziehung würde man also gerade da, wo uns der genaue Begriff fehlt, ein verwirrendes Wort hinzufügen.

Ist uns schon der Mechanismus der Reflexe wenig bekannt, so fehlen uns so gut wie alle Angaben der Zentren und Bahnen, die beim einfachsten Reflex angetroffen werden.

Im zweiten Teil des vorliegenden Werkes (Einfluß der Eingriffe ins Nervensystem auf die myoklonischen Reflexe und Anfälle) wird es sich herausstellen, daß Untersuchungen, wie die hier dargestellten, imstande sind, nähere Auskunft zu vermitteln über die Zentren und Bahnen, die auf das Zustandekommen der hier untersuchten Reflexe und vermutlich auch der Reflexe im allgemeinen Einfluß ausüben. Denn wiederholt findet man im Laufe dieser Untersuchungen die Überzeugung ausgedrückt, daß die myoklonischen Reflexe allmählich in epileptische (myoklonische) Anfälle übergehen. Es wird nicht nur wiederholt auf die Vergleichbarkeit der Reflexe mit den Anfällen hingewiesen (u. m. S. 39, refraktäre Phase nach der Reflexwirkung verglichen mit dem Entladungszustand nach dem Anfall), doch wird auch die unabweisbare Schlußfolgerung, zu der wir gelangten, nachdrücklich hervorgehoben, nämlich, daß der myoklonische Anfall nichts anderes ist als eine speziell organisierte Reflexnachwirkung. Dieser Satz schließt ein, daß die Annahme der wenigstens partiellen Identität der Zentren, deren Mitwirkung für das Zustandekommen der myoklonischen Reflexe und Anfälle notwendig ist, wohl richtig ist. So werden deshalb auch umgekehrt die über die beim Anfall betroffenen Zentren und Bahnen gesammelten Angaben auch auf die Bahnen und Zentren für die einfachen normalen

---

[1]) Brown, Graham: Quart. journ. of exp. pyhsiol. Bd. 9, S.44 und ff 1915.

myoklonischen Reflexe Licht werfen können. Ebenso wie die Reflexe für uns der Weg waren, um die wahre biologische Bedeutung der Anfälle kennenzulernen, ebenso wird das Studium des Einflusses verschiedener Gehirnmutilationen auf die Anfälle, die Kenntnis der Zentren und Bahnen, die den normalen Reflex beeinflussen, fördern können. Man vermutete mehrere Einflüsse; wir werden sehen, daß sie Legion sind.

§ 2. Der myoklonische epileptische Anfall als zentrale Nachentladung („After discharge" Sherringtons) eines myoklonischen Reflexes angesehen.

Wir verdanken Sherrington[1]) hauptsächlich den Beweis, daß eine Anzahl Reflexbewegungen dadurch gekennzeichnet sind, daß bei einer bestimmten Intensität momentaner Reizung der eigentlichen Reflexbewegung eine länger dauernde, aus rhythmisch gleichartigen Bewegungen bestehende Nachwirkung folgt. Bei einzelnen wie beim Kratzreflex richtet sich die Aufmerksamkeit auf die „slight lengthening of duration and sequence of the terminal beats".

In Verbindung mit den vorigen Kapiteln kann es uns nicht schwerfallen, im myoklonischen Anfall eine zentrale Reflexnachwirkung wiederzuerkennen. Wir sahen nicht nur bei starker Vergiftung und erhöhter Reflexerregbarkeit auf einen einzigen akustischen oder taktilen Reiz eine Serie Zuckungsbewegungen und später noch einen myoklonischen Anfall folgen, sondern wir nahmen auch wahr, daß folgendes für den Anfall charakteristisch ist: das erst schnelle Aufeinanderfolgen der rhythmischen Krämpfe und dann die Verlängerung des Intervalles bei den letzten Zuckungen, wobei also die erst in der Kurve zu einem tonischen Krampf zusammengeschmolzenen Bewegungen vereinzelt und verstärkt wurden. Auch der Rhythmus selbst der Reflexbewegungen, die Sherrington beim enthirnten Hund beobachtete und die wir oben bei der Katze beschrieben, stimmt in beiden Fällen überein; jedenfalls ist er in beiden Fällen von derselben Art. Sherrington findet für den Beugungsreflex einen Rhythmus von $7\frac{1}{2}$—12 pro Sekunde. Ungefähr von der gleichen Breite sind die von uns in den myoklonischen Anfällen gemessenen Rhythmen (Abb. 10, S. 35). Ebenso wie Sherrington für die von ihm untersuchten Reflexe einen ziemlich großen Widerstand bei Anwendung eines einzigen Reizes fand, der doch durch eine Serie innerhalb einer bestimmten Zeit (1,5 Sekunden) angelegten Reize leicht überwunden wird, so sahen wir auch wiederholt auf eine Serie von innerhalb derselben Zeit aufeinanderfolgenden akustischen oder taktilen Reizen einen myoklonischen Anfall folgen. Doch übt die Häufigkeit der Reize in unserm Fall keinen Einfluß auf den Rhythmus der Entladungen aus: wie frequent sie auch waren, stets war das Ergebnis ein Anfall im gewöhnlichen Stil. Ebenso fand Schaefer (Textbook II, 1902, S. 110) Transmutation sehr frequenter faradischer Reize in eine Reizung von 10 bis 12 pro Sekunde. Diese Transmutation geschieht bestimmt (Sherrington) in der grauen Substanz, denn die refraktäre Zeit des afferenten sensiblen Nerven ist nach Sherrington nur 0,01 (nach Baglioni bedeutend mehr). Eine größere Intensität des Reizes vermag ebensowenig den typischen Charakter des Anfalles, d. h. der zentralen Nachwirkung des Reflexes zu ändern, als dies in den von Sherrington beschriebenen Reflexen möglich ist.

---

[1]) C. S. Sherrington. The integrative action of the nervous System. 1910. S. 37.

IV. Weitere Untersuchungen der myoklonischen Reflexe.

§ 1. Pflügers Gesetz. Konstanz der Latenz.

Während in der Wirkung des Bromcamphers, wie wir es oben gesehen haben, genügend individuelle Unterschiede zutage treten, so sind in den meisten Fällen die Verhältnisse derart, daß, sobald in allen Extremitäten der verstärkte Einzelkrampf zutage tritt, auch die auf plötzlich eintretende akustische Reize folgenden Reflexbewegungen bemerkbar werden. Es gibt aber Exemplare, bei denen die akustischen Reflexe sofort mit in den Vordergrund treten.

In diesem Stadium können leichte Berührungen genügen, auch nur an den Haaren, besonders dann, wenn sie gegen den Strich berührt werden. Um zu vermeiden, daß die Kurven durch den Schlag selbst verunreinigt werden, ist es auch erwünscht, nur die Haare zu berühren. Diese Verunreinigung kann man in den Kurven gut erkennen, da sie nur 4—8 Millisekunden nach den angelegten Reizen auftritt. In den früheren Stadien kann man nur auf graphischem Weg wahrnehmen, daß in der Regel jener Teil am ersten die konvulsive Reflexbewegung ausführt, der unmittelbar berührt wird — in Übereinstimmung mit dem Pflügerschen Gesetz. Der Unterschied beträgt aber nur einige Millisekunden, doch kam er bei verschiedenen Tieren deutlich zutage. Diese Regel stimmt regelmäßig, insofern bei einem Schlage auf den Kopf dieser und der Nacken auch eher reflektorisch zucken als der Rücken. Weniger regelmäßig gilt sie in Hinsicht auf die Schläge auf den Rücken, insofern dabei die Kopfbewegung in vielen Fällen früher aufgezeichnet wird als der Rückenkrampf. Was die akustischen Zuckungen anbelangt, so zeigte die Kopfbewegung sich dabei regelmäßig gleich vor der Rückenbewegung, doch auch hier fanden wir eine merkwürdige Ausnahme, und zwar bei einer nicht intoxizierten Katze (175 E), und der Unterschied betrug 18 μ. Bei normalen Katzen und in mäßig vergifteten Fällen beschränkt sich die Bewegung übrigens oft auf Nacken und Kopf. Die durch den Kopf aufgezeichnete Kurve zeigte bei vielen Tieren eine Anakrotie in diesem Sinne, daß die eigentliche Kopfbewegung erst nach einer kleinen langsamen Erhebung stattfindet. Obwohl wir hierüber keine Gewißheit erlangen konnten, so glaubten wir doch anfänglich, daß der Fall so gedeutet werden muß, daß erst die Nackenmuskelnstrecker des Kopfes und nachher die eigentlichen Kopfbeuger sich zusammenziehen. Seit den Untersuchungen Piérons über die Kniereflexe sind wir aber der Meinung, daß in derartigen Kurven der myoklonische Anfang des Reflexes deutlicher als gewöhnlich von der gleich darauf folgenden myotonischen Kontraktion zu unterscheiden ist.

Vergleichen wir die Latenzzeit der verstärkten myoklonischen Zuckungsbewegungen infolge Bromcamphervergiftung mit jener, die wir bei Tieren finden, die schon in normalen Verhältnissen solche deutliche taktilen und auch akustischen Krämpfe zeigen, daß man sie graphisch festlegen kann, so finden wir keinerlei Unterschied in deren Bedeutung. Im Gegenteil, man kann in Übereinstimmung mit den letzteren, was die Kniereflexe angeht, eine starke Festigkeit hinsichtlich der Latenzzeit der taktilen Reflexe feststellen, besonders in verschiedenen Umständen und dermaßen, daß Äthernarkose z. B., wie auch eine mäßige Bromcamphervergiftung sich nicht imstande zeigt, wichtige Änderungen in der Latenzzeit zu verursachen. Diese Festigkeit der Latenzzeit der taktilen Reflexe bei den Katzen (d. h. beim selben Individuum), sei es, daß sie unter normalen Verhältnissen leben, sei es, daß sie eine mäßige Bromcamphervergiftung erlitten, scheint uns auch den Beweis zu liefern, daß die Temperaturabnahme, wie sie durch Bromcampher zustande gebracht wird, nicht als die Ursache der präepileptischen Verlängerung der Latenzzeit bei den intoxizierten Katzen aufgefaßt werden kann. Obwohl also, nach Broca und Richet, nicht mehr bezweifelt werden kann, daß mit 10^0 Temperaturabnahme die Latenzzeit des Reflexkrampfes verdoppelt und noch länger werden kann, haben wir trotzdem — vorbehaltlich näherer Untersuchungen über diesen wichtigen Punkt — noch nicht das Recht, den Bromcamphereinfluß auf die Temperatur als die primäre, den Bromcamphereinfluß auf die Latenzzeit und die Anfälle als die sekundäre Wirkung anzusehen. Eine größere Verschiedenheit findet man für die akustischen Reflexe, insofern diese unter Äthernarkose nicht unbeträchtlich verlängert gefunden wurden. Übrigens auch in anderer Beziehung verhalten die akustischen Reflexe sich bei Äthernarkose verschieden. Der akustische Reflex verschwindet viel früher als der taktile, und dieser kommt viel später nach dem Aufhören der Ätherisation wieder zurück.

Es gibt noch in einer anderen Hinsicht, wie wir es schon oben sahen, einen prinzipiellen Unterschied zwischen den akustischen und den taktilen Reflexen. Während wir keine deutlichen Unterschiede in der Latenzzeit feststellen konnten, wenn wir den taktilen Reflex durch schwache oder durch sehr kräftige Reize auslösten, schien sich für die akustische ein wichtiger Unterschied zu ergeben. Wir fanden sowohl bei normalen Reflextieren als auch bei den durch Bromcampher und Absinth verstärkten Reflexen, daß die Latenzzeit unter dem Einfluß eines starken Schalles viel mehr betrug als bei schwachem Reiz.

Dieser Unterschied betrug im Versuch mit der Katze 201 16 Tausendstel Sekunden (Abb. 5, S. 30). Bei Katze 205 betrug die Latenz einen Tag nach der Injektion von 0,75 g Bromcampher nach sanftem Schlag: 1,6; nach ziemlich starkem Schlag: 2,5; nach starkem Schlag: 2,1. Bei der Katze 178 nach sanftem Schlag: 1,9 und 1,8; nach hartem Schlag: 2,6 und 2,6; nach sehr starkem Schlag: 2,1. Obwohl dieses paradoxe Ergebnis wiederholt bei verschiedenen Tieren festgestellt wurde, glauben wir doch, daß hier Umsicht geboten ist, da an andern Reflexen überzeugend bewiesen ist, daß mit der Intensität des Reizes die Latenz abnimmt. Es ist also erwünscht, daß die myoklonischen Reflexe in dieser Hinsicht mit andern Methoden untersucht werden. Denn zwei mögliche Quellen fehlerhafter Aufnahme können bei den kräftigen akustischen Reizen nicht genügend ausgeschaltet werden. Erstens ist es möglich, daß der unbestimmte Laut, der durch das Bewegen der blechernen Apparate verursacht wird, schon auf das Versuchstier eine Wirkung ausübt und den Reflex hemmt resp. die Latenz verlängert. Zweitens kann nicht ganz ausgeschlossen werden, daß bei einem leichten Schlag der elektrische Kontakt zwar momentan zustande kommt, daß jedoch die blecherne Trommel bei kräftigem Schlag zurückgestoßen wird und erst beim Durchdrücken der elektrische Kontakt zustande kommt, und also scheinbar eine verlängerte Latenz vorangehen muß. Um dieses letztere zu vermeiden, hatten wir übrigens stets sowohl die Trommel als den Stab, der darauf schlägt, mit Stanniolpapier umwickelt.

Gerade wegen der großen Konstanz der Latenz der myoklonischen Reflexe war die Verlängerung augenfällig, die wahrgenommen wird, wenn zufällig sofort (innerhalb einiger Sekunden) nach einer spontanen Zuckung ein akustischer Reflex ausgelöst wurde und die Aufzeichnung gelang. Dies geschah mit der Katze 217a um 11 Uhr 38 Min. Während die akustischen Reflexe zuvor kräftig waren, sowohl jene durch die Kopf- als die durch die Rückentrommel aufgezeichneten, mit einer Latenz von 50—54 μ, betrug diese jetzt 80 μ. Überdies war die Bewegung eine langsame und geringe. Hierin erkennt man unzweifelhaft die Wirkung der nicht abgelaufenen refraktären Phase, jedenfalls was die motorische Wirkung anbelangt, „the final common path" Sherringtons.

Was nun die Form der mit langsamer Trommel aufgezeichneten myoklonischen Reflexkurve angeht, so zeigt diese Kurve dieselben Kennzeichen wie die technisch so unanfechtbaren von Sherrington notierten Reflexschläge. In beiden Fällen wird eine vollkommen scharfe Kurve auf dem mit Ruß belegten Papier aufgezeichnet. In dieser Beziehung lohnt es sich darauf hinzuweisen, daß die spontanen myoklonischen Krämpfe ein ganz anderes Aussehen haben als die Kontraktionen, die durch die Beine unter Einfluß einer sehr kurzdauernden

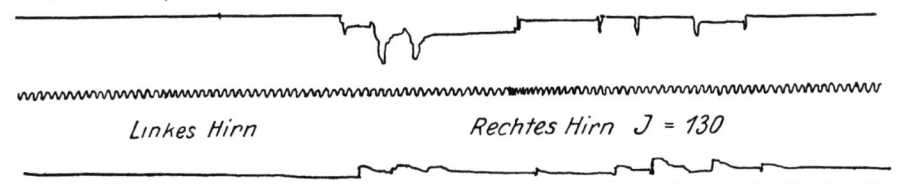

Abb. 13. Katze 88. Faradische Reizung der motorischen Hirnrinden nach Einschneiden in das linke Crus cerebri. Während die Reizung der Hirnrinde links keine Wirkung hat, ist dies im Gegenteil der Fall nach Reizung des rechten Hirns, $J = 130$. Das linke Hinterbein schreibt die obere Kurve, das rechte Hinterbein die untere. Der Unterschied in der Kurve muß der vorherigen Sektion der lumbalen Hinterwurzeln links zugeschrieben werden.

(Bruch einer Sekunde) faradischen Reizung der betreffenden motorischen Hirnrinde aufgezeichnet, stets gezogen sind (vgl. die betreffenden Kurven in Francks Buch). Es sei hier auch bemerkt, daß das Durchschneiden der Hinterwurzel der hinteren Extremitäten einen besonderen Einfluß auf die durch Hirnrindenreizung erlangte Kurve der Hinterbeine ausübt (siehe Abb. 13, S. 49). Nämlich die Kurve des linken Beines ist viel schärfer als die des rechten Beines, dessen Hinterwurzeln noch tätig sind.

Bei der schnelldrehenden Trommel ist es oft schwierig, den Anfang der Kontraktionskurve gut festzustellen; ganz besonders war dies der Fall nach Verabreichung von Strychnin. Die bei der Analyse der Kurven während des tonischen Stadiums des epileptischen Anfalles empfundenen Schwierigkeiten waren in den meisten Fällen ziemlich unüberwindlich, wie es bei der Analyse des „after-effect" vieler Reflexe der Fall ist [siehe Sherringtons Buch „Integrative nervous system" und Cleghorn und Stewart[1])]. Untersuchungen mit dem Galvanometer sind für die weitere Analyse auf diesem Gebiet äußerst erwünscht.

§ 3. Die Verlängerungs- (Kniesehnen-, Achillessehnen- und andere Reflexe) und Verkürzungsreflexe als eine der Formen der myoklonischen Reflexe.

Nach den oben dargelegten Besonderheiten drängt sich die Vergleichbarkeit der sog. tiefen Reflexe mit unsern myoklonischen taktilen Reflexen wie von selbst auf.

---
[1]) Cleghorn und Stewart: Americ. journ. of physiol. 1901, S. 281.

1. Wegen der übereinstimmenden Latenzzeit.
2. Wegen der in beiden Fällen gleichen, mit gleichgroßer Schnelligkeit anzuwendenden adäquaten mechanischen Reize.
3. Wegen der refraktären Phase bei beiden Reflexarten.
4. Wegen der Vergleichbarkeit der auf der Trommel geschriebenen Kurve.

Was den ersten Punkt anbelangt, so haben wir bei einer Katze das linsenförmige Gummikissen auf den Rücken gebunden und den taktilen myoklonischen Reflex aufgeschrieben, indem im ersten Fall der schnelle mechanische Reiz auf den Rücken selbst, im andern Fall auf den Kopf angelegt wurde. In beiden Fällen bekamen wir eine ziemlich plötzlich einsetzende, langgezogene Kurve. Die Stimmgabel schwang 50 mal pro Sekunde. Die gemessene Latenz betrug 2,1 und 2,4 Fünfzigstelsekunde.

Darauf haben wir noch einen taktilen Reflex aufgeschrieben, indem wir den Reiz auf die Trommel selbst anwandten. Man sieht dann nach einer Latenzzeit von 1,1 Fünfzigstelsekunde (zusammengesetzt aus der Zeit, welche für die Leitung der Luftwelle durch den Gummischlauch benötigt wird, und der Inertie des Mechanismus) einen schnellen Anfang, sodann eine Wiederholung desselben, die vermutlich der Elastizität des Kissens zuzuschreiben ist, und endlich wieder die langgezogene Kontraktion wie oben. Weiter haben wir bei zwei normalen Personen dasselbe linsenförmige Kissen mit der derselben Versuchsanordnung um den Schenkel gewickelt und bekamen nach einer etwas längeren Latenz[1]) ein paar analoge Kurven mit Anwendung von Jendrassiks Kunstgriff, der, nach dieser und andern Wahrnehmungen zu urteilen, nur einen kleinen Unterschied ergibt, was die Latenz angeht[2]). Selbst die geringe Undulation, von Piéron beim Kniereflex mit übereinandergeschlagenen Knien aufgezeichnet, kann man nicht selten beim myoklonischen Reflex beobachten. Der in bestimmten Umständen von Piéron wahrgenommene scharfe Kontrast zwischen dem myoklonischen Anfang und dem myotonischen gezogenen Ende der Kontraktion wird bei dieser Versuchsordnung selten und bei normalen Tieren überhaupt nicht beobachtet. Bekanntlich erkennen Sherrington, Graham Brown, Langelaan u. a. die Zweigliedrigkeit des Kniereflexes, und vermutet Botazzi aus guten Gründen, daß der kurzstündige vorangehende Krampf den Muskelfibrillen, die myotonische gezogene Kontraktion dem Sarkoplasma zuzuschreiben ist. Ziehen wir jetzt in Rechnung, daß die von Piper und Piéron gemessene Leitungsschnelligkeit im Nerven beim Menschen 100—120 m in der Sekunde beträgt, dann kann man die Latenz des Kniereflexes ruhig von derselben Art wie die der taktilen myoklonischen Reflexe erklären. Was die refraktäre Phase betrifft, stehen uns keine eigenen graphischen Tierversuche zur Verfügung, während von andern Untersuchern uns auch keine bekannt wurden, abgesehen von denjenigen P. Hoffmanns[3]), die noch einer Bestätigung bedürfen. Nach den von uns beim Menschen gemachten Beobachtungen glauben wir die Gewißheit erlangt zu haben, daß die refraktäre Phase auch für den Knie-

---

[1]) In allen diesen Fällen wurde nur die Bruttoreflexzeit, nicht die reduzierte Zeit festgestellt.
[2]) Piéron fand mit Jendrassiks Kunstgriff die Latenz um 10 μ kürzer; Frank auch Verkürzung bei einem kräftigeren Reiz.
[3]) Hoffmann, P.: Zeitschr. f. Biol. Bd. 68, S. 351. 1918.

reflex besteht und ungefähr von derselben Art ist wie die des myoklonischen Reflexes.

Auf Grund dieser Ergebnisse glauben wir das Recht zu haben, in den sog. Sehnenphänomenen [Verlängerungsreflexe: Knie- und Achillesphänomene und Verkürzungsreflexe: die von mir[1]) beschriebenen und später bei einem andern Muskel — M. tibialis anticus — von Wertheim Salomonson und P. Hoffmann[2]) gefundenen Reflexe, wie auch die Erscheinungen von Rossolimo und Klippel-Weil, von Noica[3]) erläutert] einen besondern Fall der hier behandelten myoklonischen Reflexe zu sehen, in diesem Sinne aber, daß unsere myoklonischen Reflexe zwischen den von Hoffmann genannten „eigenen Reflexen" (Sehnenreflexe) und Fremdreflexen eine Zwischenstellung einnehmen. Während sie mit den Hautreflexen das wechselnde Reflexfeld, das Bewußtwerden und die gezogene refraktäre Phase gemeinsam haben, besitzen sie die kurze Latenz und die ungewöhnliche Standhaftigkeit der Latenz der Sehnenreflexe [vgl. auch Dodge[4]), Castex[5]), Marinesco[6])].

Bekanntlich ist die genaue Zeitbestimmung des Kniereflexes noch ein Gegenstand der Diskussion. Während Waller[7]) 30—40 Millisekunden fand, Moeli und ter Meulen[8]) 55 Millisekunden, stimmen viele Untersucher darin überein, daß diese kurze Latenz ein ernster Einwand gegen die öfters behauptete Reflexnatur der sog. Sehnenphänomene ist. Denn kein einziger Reflex besitzt eine Latenzzeit, die annähernd so kurz ist wie die von den Untersuchern für die Kniephänomene festgestellte.

Was die übrigen bei den Warmblütigen gemessenen Reflexe mit kurzer Reflexzeit anbelangt, so bekommt man für den taktilen Augenlidreflex nach Exner[9]) bei starken Cornealreizen für den Menschen bis 60 Millisekunden, nach Frank[10]) für das Kaninchen wenigstens 70 Millisekunden, nach Garten[11]), auf photographischem Weg gemessen, 40 Millisekunden, nach Zwaardemaker und Lans[12]) beim Menschen im Durchschnitt (aus 69 Messungen) 88 Millisekunden. Für optische Reflexbewegungen beträgt die Reflexzeit wenigstens das Doppelte (Garten und Zwaardemaker und Lans).

Nun aber, wo die Reaktionszeit des oben beschriebenen myoklonischen Reflexes bei normalen Tieren in bestimmten Umständen nicht mehr als 20 Millisekunden beträgt, können wir feststellen, daß wir für die myoklonische Reflexbewegung (deren reflektorische Natur nicht bezweifelt werden kann) eine Reflexzeit kennen lernten, kürzer als die von jeglichen bei Warmblütigen wahrgenommenen Reflexen. Deshalb darf von jetzt ab das Zeitargument, daß stets als der

---

[1]) Muskens: Neurol. Zentralbl. 1899, S. 1083.
[2]) Hoffmann, P.: Dtsch. Zeitschr. f. Nervenheilk. Bd. 82, S. 269. 1924.
[3]) Noica: Rev. neurol. Bd. 26, S. 196. 1919.
[4]) Dodge: Zeitschr. f. allgem. Physiol. Bd. 12. 1911.
[5]) Castex: Journ. de physiol. 1922, T. 20, S. 239.
[6]) Marinesco: Journ. de physiol. 1922, T. 20, S. 345.
[7]) Waller, A.: Brain Bd. 10, S. 880.
[8]) Ter Meulen: Zeitschr. f. klin. Med. Bd. 5, S. 97. 1882.
[9]) Exner, S.: Pflügers Arch. f. d. ges. Physiol. Bd. 8, S. 531. 1879.
[10]) Frank, F.: Inaug.-Diss. Königsberg 1889.
[11]) Garten, S.: Pflügers Arch. f. d. ges. Physiol. Bd. 71, S. 488. 1898.
[12]) Zwaardemaker, H. und L. J. Lans: Zentralbl. f. Physiol. Bd. 13, S. 326. 1899.

wichtigste Einwand gegen die Reflexnatur der Kniephänomene galt, als verfallen betrachtet werden. Nach Pipers[1]) Untersuchungen mit Einthovens Galvanometer über die Schnelligkeit der Leitung in markhaltigen Nervenfasern soll die Zeit, die beim Menschen für den Verlauf des Impulses innerhalb des Rückenmarkes übrigbleibt, für die Verarbeitung des Reizes in 2 oder 3 Synapsen genügen, die Berechnungen Jollys[2]) als Grundlage genommen. Bekanntlich berechnete dieser Untersucher in Schaefers Laboratorium für die Synapsenzeit der elektrischen Änderung beim Kniereflex gut $2\,\mu$, für den Flexionsreflex gut $4\,\mu$ und nimmt aus diesem Grund für den Kniereflex den Ablauf von einer, für den Flexionsreflex von zwei Synapsen als notwendig an.

Über das vollkommen vergleichbare Betragen der tiefen Reflexe vor und während der Narkose siehe Kap. VI, § 1, S. 75. Bei der Katze 175 waren 5 cervicale Hinterwurzeln durchgeschnitten. Also fehlten, nach der Operation, zwar die von der behaarten Haut aus auszulösenden Reflexe, dagegen waren die Periostreflexe und auch die myoklonischen Zuckungen durch plötzliches Berühren der Knochen des Vorderbeines noch vorhanden. Also auch hier Zusammengehen von tiefen und von myoklonischen Reflexen. Auch kehrten in diesem Tier (175), nach der Narkose, ungefähr zu gleicher Zeit die tiefen Reflexe und darauf die myoklonischen Reflexe zurück. In Verbindung mit der engen Verwandtschaft zwischen den Kniesehnen- und den myoklonischen Reflexen wird jetzt die von Sherrington (und zuvor von Sternberg) entdeckte Tatsache verständlicher, daß der Kniesehnenreflex keineswegs ein monomuskulärer Reflex ist.

Die Untersuchung der Kniereflexe bei einem Patienten mit myoklonischer Epilepsie in verschiedenen Zeiten ergab einen Unterschied in der Form der Kurve. Wenn die Aufnahme in einer Periode gemacht wurde, in der die spontanen myoklonischen Reflexe und auch epileptische myoklonische Anfälle auftraten, konnte man den myoklonischen Anfang der Reflexbewegung deutlich wahrnehmen

Bei diesem Patienten wurden in der Latenz des Kniereflexes geringe Unterschiede gefunden.

14. Mai 1910. 10 Uhr vorm., nachdem um 8 Uhr ein großer Anfall wahrgenommen war: Rechter Kniereflex, Latenz: 4,2—4,6—4,0, mit Verstärkung nach eigner Methode[3]), 4,1 bis 3,6. — Linker Kniereflex, 4,3—4,5. Mit Verstärkung 3,7—3,6.

17. Mai 1910. Heute treten zum ersten Mal spontane myoklonische Krämpfe wieder auf: Latenz des rechten Kniereflexes: 3,7—3,8—3,8.

13. Juli 1910. Der Patient hatte vor einigen Tagen Anfälle und ist jetzt seit dieser Zeit frei von myoklonischen spontanen Zuckungen. Rechter Kniereflex: 3,0—2,6—2,4—3,1—3,3.

15. Juli 1910. Zum erstenmal wieder Zuckungen. Latenz: Rechter Kniereflex: 4,3 bis 3,9—3,6.

30. September 1910. Hatte heute Zuckungen. Linker Kniereflex: 4,1—3,8—3,8—3 bis 3,9.

In gewöhnlichen Zeiten zeigte der Reflex den gewöhnlichen Typ ohne ausgesprochenen Anfang.

Bei einer andern Patientin, gleichfalls Myoclonica, wurde regelmäßig ein Reflex mit mehreren Erhebungen wahrgenommen, wie sie bei bestimmten Personen auch von Piéron beobachtet wurden.

---

[1]) Piper: Pflügers Arch. f. d. ges. Physiol. Bd. 124, Heft 11 und 12. 1908.
[2]) Jolly: Quart. journ. of exp. physiol. Bd. 4, S. 68. 1911.
[3]) Muskens: Neurol. Zentralbl. 1899, Nr. 23, S. 1084.

Betreffs der Latenz kann noch erwähnt werden, daß, abgesehen von den regelmäßig wahrgenommenen Unterschieden in der Latenz bei verschiedenen Individuen, die wohl 10—15 μ betragen, die äußersten Grenzen selbst geringe Verschiedenheiten aufweisen, gleichviel in welche Haltung das Bein gebracht wird, ob man Jendrassiks oder den von mir beschriebenen Kunstgriff anwendet oder nicht. Nicht selten hatte es den Anschein, als ob mit diesen Kunstgriffen die Latenz meistens einige μ länger war als ohne sie.

Auch fanden wir, nicht regelmäßig, einen Unterschied in der Latenz beider Beine bei Hemiplegie, wobei, in Übereinstimmung mit den Autoren, am hemiplegischen Bein eine kürzere Latenz festgestellt wurde.

Soweit unsere Untersuchung sich über hemiplegische Patienten ausdehnt, zeigten sich die Reflexzeiten am chronisch gelähmten Bein des alten Apoplektikers mit stark erhöhten Reflexen im allgemeinen kürzer. Dagegen fanden wir in einem Fall, wo die Hemiplegie auf einer den Gehirndruck erhöhenden Affektion beruhte, die Latenz länger an der hemiplegischen Seite.

§ 4. Taktile und akustische Reflexerregbarkeit.

Wie es schon im Kapitel II beschrieben wurde, muß man als erstes auftretendes Symptom der Bromcamphervergiftung des zentralen Nervensystems die erhöhte Erregbarkeit des Tieres für den myoklonischen Reflex beim plötzlichen und besonders unerwarteten Berühren, in den Anfangsstadien erst nur bei kräftigen Berührungen, später auch bei schwächeren, ansehen. Als Maß dieser Erregbarkeit nehmen wir die Lebendigkeit und die Ausdehnung der sich an die Reizung anschließenden konvulsiven Bewegung, die, in den Anfangsstadien lokal bleibend, später die ganze willkürliche Muskulatur, nämlich die Bewegungs- und Dehnungsmuskeln umfaßt. Während im Anfang diese Übererregbarkeit nur an bestimmten Körperteilen merklich wird (namentlich am Kreuz und am Schädel bei kräftigem Klopfen), dehnt sich mit der Zunahme der Intoxikation der erst ausschließlich örtliche Krampf rasch über den ganzen Rücken, auf die Vorder- und Hinterbeine, sogar auf Bauch und Schwanz, und schließlich über den ganzen Körper aus, soweit aber unsere Beobachtungen reichen, nicht regelmäßig in Übereinstimmung mit dem Pflügerschen Gesetz, demzufolge die Zunahme der Ausdehnung des bewegten Gebietes vom unmittelbar betroffenen Körperteil aus geschieht[1]) (vgl. S. 47).

In mehr als in einem Fall waren wir imstande, durch regelmäßige und dauernde Beobachtung und Aufzeichnung der myoklonischen Zuckungen diese langsame Ausdehnung vom Kreuz aus über die ganze Körperoberfläche zu verfolgen. In der Regel tritt in diesem Stadium, wenigstens nachdem das Tier einige Zeit in Ruhe gelassen wurde, auch bei plötzlichen Geräuschen, die myoklonische Reflexbewegung auf, und zwar nur im Kopf, bei noch stärkerer Intoxikation auch die im Rücken. In dritter Instanz treten die spontanen Zuckungen auf, meistens erst im Anschluß an reflektorisch ausgelöste Zuckungen: erst vereinzelt,

---

[1]) Langendorffs Artikel: Reflex in Nagels Handbuch d. Physiol. Bd. 4, 8. Heft, S. 56. 1905. — Es wurde keine Bevorzugung der Ausdehnung in der Caudalrichtung bemerkt, wie McGrugan, Keeton und Sloan (Journ. of pharmacol. a. exp. therapeut. Bd. 8, S. 150. 1916) bei Strychnin bemerkten.

kurz darauf auch in Zuckungsserien, wovon die Abb. 10, S. 35, Abb. 22, S. 67 mittlere Kurve, Beispiele geben.

Die spontanen Zuckungsbewegungen unterscheiden sich bei direkter Wahrnehmung und in ihrem graphischen Verlauf nicht von den reflektorisch ausgelösten, wohl aber die Serien, weil dabei die einzelnen Krämpfe so schnell aufeinanderfolgen, wie man es mit ausgelösten Reflexbewegungen niemals zu sehen bekommt. Welche auch die unmittelbare Ursache der myoklonischen spontanen Zuckungen sein kann, ob wir dabei an eine endogene Ursache denken oder nicht, so kann als gewiß angenommen werden, daß auf Grund dieser regelmäßigen Wahrnehmung in diesem Stadium (Serienzuckungsbewegungen) die refraktäre Periode der betroffenen Nervenelemente ein Minimum beträgt. Ist dieses Stadium der spontan auftretenden Krämpfe gut entwickelt, so tritt der erste Anfall auf, meistens nach einer kurzen Ruhepause, aber auch oft unmittelbar im Anschluß an reflektorisch ausgelöste (also als rhythmische Reflexnachwirkung; after discharge, Sherrington) oder spontanen Einzelzuckungen. Nach dem Anfall, der scheinbar in tonischen, doch in Wirklichkeit in einer Serie von klonischen Zuckungen bestand, folgt ein Stillstand, in dem oft die äußerst schnelle Atmung notiert wird, und worauf die automatischen Bewegungen folgen, und danach Wiederherstellung des früheren Zustandes (vgl. Abb. 11, S. 38). In diesem Stadium und noch eine lange Zeit später ist eine vollkommene Areflexion vorhanden und treten auch keine spontanen Zuckungen mehr auf. Das Tier scheint etwas stumpfsinnig. Allmählich, und zwar in genau derselben Folge, treten dann wieder erst taktile, danach akustische und endlich spontane Zuckungen auf, die ihrerseits in einen epileptischen Anfall kulminieren.

Ist dies der Zustand der Mehrzahl der untersuchten Tiere, so gibt es Individuen, bei denen das Stadium der Prodromalzuckungen wenig ausgesprochen und eventuell von sehr kurzer Dauer ist. Ferner begegnet man öfters Tieren, bei denen auch nach einem vollständigen Anfall der geänderte Zustand, nämlich das Fehlen der Reflexerregbarkeit nicht sofort eintritt, doch wo erst noch einige spontane Einzelzuckungen auftreten, bevor das Tier eine normale Periode — Zustand allgemeiner Entladung — erreicht. Eine Entladung wird, bei weitem nicht selten, erst erreicht, nachdem sich dem ersten großen Anfall noch einer oder mehrere angeschlossen haben. Bei einigen für geringe und mäßige Dosen ganz indifferenten Tieren fand man, daß, nachdem selbst eine bestimmte Dose, wie von ± 1 g, bei Wiederholung kaum erhöhte Reflexerregbarkeit verursacht hatte, eine gleiche Dose in einer späteren Zeit sich ohne bekannte Ursache tödlich zeigte, aber nur, nachdem ein Status epilepticus vorangegangen war (vgl. Protokoll 4, S. 24). Eigentümlicherweise waren bei diesen Tieren (wie übrigens die prämortalen Anfälle immer vom gewöhnlichen Typ im selben Sinne abweichen) die Anfälle augenfällig häufig von einem ungewöhnlichen Typ, nämlich traten die Krämpfe hierbei sehr in den Hintergrund, und es stürzten die Tiere ohne irgendeine Steifheit der Extremitäten nieder (Entladung der hemmenden Zentren? Gowers), bis das Tier unter starker Temperaturabnahme starb. Dieser letzte Typ, nämlich mit dem Zurücktreten der Reflexerregbarkeit und der spontanen Zuckungen, wurde auch bei solchen durch das eine oder das andere Organleiden geschwächten und erschöpften Individuen gefunden (während bei gutgenährten Tieren, wie gesagt, die prämortalen Anfälle diesen Charakter immer annehmen).

Wiederholt hatten wir den Eindruck, daß diese ungewöhnliche Anfallsvariante uns an die beim Menschen nicht selten wahrgenommenen Formen von petit mal erinnerte, wo außer Muskelerschlaffung, Pupillenerweiterung und Bewußtseinsverlust ungefähr alle noch näher zu beschreibenden Elemente des großen vollständigen Anfalles fehlten. Nie fehlte bei allen von uns bei Katzen wahrgenommenen Entladungsformen irgendeine Erweiterung der Pupillen, Verwirrt- oder Glanzloswerden des Pelzes, irgendeine Form von Bewußtseinsstörung, insofern man es aus dem Betragen des Tieres schließen konnte, ebenso wie eine vorübergehende Abstumpfung der Schmerzempfindung über den ganzen Körper. Die Richtungslinien der Extremitäten wie auch bestimmte Stellen am Ende der Extremitäten blieben in der Regel noch empfindlich. In diesen ungewöhnlichen Anfallstypen kann man aber oft die obengenannten Stadien, doch stark gekürzt, wiederfinden. Wenn das den Anfällen vorangehende Stadium der erhöhten Erregbarkeit nur einige Sekunden beträgt, so wird man leicht diesen vorübergehenden Zustand übersehen. — Einen ähnlichen kurzen Prodromalzustand erhöhter Erregbarkeit des myoklonischen Reflexes findet man regelmäßig nach subcutaner Injektion von Absinthessenz; im letzten Fall folgt gewöhnlich innerhalb weniger Minuten ein Anfall.

Von großer Wichtigkeit für unsere theoretische Auffassung über diese experimentelle Epilepsie ist die Tatsache, daß ungefähr eines unter 10 Tieren gefunden wird, das normalerweise, ohne irgendeine Intoxikation, auf plötzliche taktile, oft auch auf akustische Reize reagiert. Der Umstand, wie auch die Beobachtung, daß auch normale Tiere nicht selten während des Schlafes (wie junge Hunde) ohne Ursache myoklonische Zuckungen zeigen und namentlich auch beim Einschlafen durch solche allgemeinen spontanen Krämpfe geplagt (resp. geweckt) werden, weist u. E. darauf hin, daß der durch Injektion von Bromcampher verursachte Erregbarkeitszustand mit Neigung zu spontanen Zuckungen und epileptischen Entladungen nichts anderes ist als eine Exazerbation eines bei normalen Individuen bestehenden Zustandes. Eine von uns beobachtete Katze, die zuvor seit geraumer Zeit, jede zwei bis drei Wochen, an spontanen epileptischen Entladungen litt, starb an einer ungewöhnlich geringen Bromcampherdose. Auch diese Katze zeigte in normalen Verhältnissen beim Einschlafen plötzliche vollständige myoklonische Krämpfe, die das Tier zu wecken pflegten und das Einschlafen oft eine längere Zeit verhinderten. Ganz ähnliche Verhältnisse beobachteten wir oft bei unsern Patienten, die an myoklonischer oder regionärer Epilepsie[1]) leiden, unter deren Verwandten (Eltern und Geschwister) häufig Personen gefunden werden, die die beinahe physiologischen Einzelzuckungen beim Einschlafen mit einer augenfälligen Regelmäßigkeit und Heftigkeit zeigen.

Beobachtet man, wie gesagt, während einer längeren Zeit eine große Anzahl Katzen, so findet man Individuen, die von Anfang an und schon bevor irgendwelche Campherverbindung verabreicht wurde, auf taktile plötzliche und akustische Reize mit Zuckungen antworten, als ob das Tier eine mäßige Bromcampherdose bekommen hätte. Öfter findet man aber Individuen, bei denen, nach einer einmaligen oder wiederholten Dosis Bromcampher die regionären und

---

[1]) Diese Form epileptischer Entladung muß von den sog. fokalen oder lokalen Jacksonschen Krämpfen, die auf Reizung der motorischen Hirnrinde beruhen, gut unterschieden werden (Teil III. Kap. III).

myoklonischen Krämpfe ausgelöst wurden, während einer Periode vieler Monate die Neigung zu Reflexkrämpfen im Normalzustand wahrnehmbar bleibt, um oft unbemerkt wieder zu verschwinden. Die Latenzzeit dieser normalen Krämpfe stimmt mit der an andern mit Bromcampher vergifteten Tieren überein. Die taktilen Zuckungen werden bei diesen nichtvergifteten Tieren, wie nach einer Intoxikation, leichter ausgelöst als die akustischen Krämpfe, während Tiere, die akustische Zuckungen zeigen, auch regelmäßig auf plötzliche taktile Reize reagieren.

Welches ist das Verhältnis zwischen den seltenen und schon in normalen Umständen zu deutlichen myoklonischen Reflexen disponierten Tieren und der Mehrzahl, bei der die myoklonische Erregbarkeit allein unter Einfluß konvulsivierender Mittel zutage tritt? Liegt es nicht auf der Hand, der Tatsache gegenüber, daß bei einem bestimmten Grad von Intoxikation alle Tiere die myoklonische Erregbarkeit zeigen, anzunehmen, daß diese Reflexe, ebenso wie die in der späteren Zeit von Sherrington, Philipson, Graham Brown u. a. entdeckten Reflexe in normalen Umständen durch zentrale oder periphere Einflüsse gehemmt werden, und daß diese Hemmung, die bei den in wildem Zustand lebenden Tieren vorhanden ist, noch in einem viel höheren Grad bei Domestikation besteht? Und liegt es nicht auf der Hand, an die berühmten Versuche Setchenows[1]) zu denken, dessen Entladungen erst zutage traten, wenn die hemmenden Einflüsse des Vorder- und des Mittelhirns ausgeschaltet waren? Welche geringen mechanischen Einflüsse (Luftschwingungen) die Aktivität des verlängerten Marks zu beeinflussen vermögen, zeigen diese Versuche gleichfalls sehr deutlich, und sie können es eher erklärlich machen, daß für uns unwahrnehmbare Reize bei einer gewissen Disposition des zentralen Nervensystems (wie beim Übergang vom Wachzustand in den Schlaf) wirksam werden können.

Da die übrigen Wirkungen des Bromcamphers nicht der Gegenstand eines speziellen Studiums sind, genügt es uns daran zu erinnern, daß die Pupillen schon in einer sehr frühen Zeit sich zu vergrößern pflegen, während zugleich die narkotische Wirkung zutage tritt. Nach dem Anfall pflegen die Pupillen wieder eine mehr normale Größe erreicht zu haben, um normal zu bleiben, falls der eine Anfall imstande war, das Tier zu entladen, während beim erneuten Auftreten der Ladungserscheinungen, nämlich der reflektorischen und später der spontanen Zuckungen, die Pupillen wieder langsam weiter werden. Wie eng die Pupillenweite an diese epileptiformen Erscheinungen gebunden ist, erkennt man am besten in jenen nicht seltenen Fällen, wo während jeder spontanen Zuckung die Pupillen wie mit einem Schlag erweitert werden, um sofort nach der Zuckung unmittelbar wieder zu ihrer vorherigen Weite zurückzukommen.

Auch die Schmerzgefühlsstörungen segmentaler Begrenzung pflegen, wie wir festzustellen meinten (aus der Natur der Sache stößt eine derartige Untersuchung auf große Schwierigkeiten), sich vor dem Anfall langsam zu entwickeln. Nur

---

[1]) Setchenow: Pflügers Arch. f. d. ges. Physiol. Bd. 27, S. 539. 1882. Dieser nahm in der frei präparierten cerebrospinalen Achse, nach Entfernung der vor dem Kleinhirn liegenden Teile, elektromotorische Erscheinungen wahr, die spontan und mit einer gewissen Regelmäßigkeit auftraten, und deren mit dem Galvanometer gemessene Wirkungen regelmäßig geringer wurden, wenn mit dem Präparat in Verbindung stehende periphische Nerven gereizt wurden (Frosch).

selten konnten wir kurz nach dem Anfall die Schmerzempfindlichkeit wieder zutage treten sehen. Die psychische Betäubung geht, soweit unsere Wahrnehmungen reichen, gewiß nicht parallel mit der Neigung zu myoklonischen Entladungen und noch weniger mit den Gefühlsstörungen; doch bekamen wir wohl den Eindruck, daß man, außer der zunehmenden Neigung zu Zuckungen, auch die Erweiterung der Pupillen, die zunehmende Betäubung und die Ausdehnung der Analgesie als Prodromalerscheinungen auffassen kann oder vielmehr als Zeichen einer zunehmenden (sit venia verbo) epileptischen Ladung oder einer Vergiftung des zentralen Nervensystems.

Alles in allem handelt es sich also beim Bromcampher um ein Gift, das, abgesehen von andern Intoxikationserscheinungen, die bei vielen nicht intoxizierten Tieren gefundenen myoklonischen (taktilen und akustischen) Reflexe verstärkte, und zwar dermaßen, daß bei einem bestimmten Grad der Giftwirkung Entladungserscheinungen in der Gestalt von Zuckungsserien, erst auf reflektorischem Weg, später spontan verursacht wurden, um schließlich zu regelrechten epileptischen Anfällen zu führen. Hand in Hand mit der obenbeschriebenen Klimax ging eine Verkürzung der von Broca und Richet entdeckten refraktären Phase vor sich, die erst nach dem Anfall wieder langsam einen normalen Wert erreichte; nur vorübergehend in jenen Fällen, wo mehrere Anfälle noch folgten. Wenn irgendwo, so haben wir hier die Gelegenheit festzustellen, wie fließend der Übergang zwischen physiologischen und physiologisch-pathologischen Erscheinungen ist, und wie präzis alle die Gesetze, die für das Zustandekommen eines Reflexes in Handlung treten, auch dort in Kraft bleiben, wo der physiologische Reflex unter Einfluß von Chemikalien zu unzweifelhaft pathologischen Erscheinungen geführt hat.

§ 5. Weitere Untersuchung über die Bromcampheranfälle selbst.

Der Wert, den die Untersuchung der Bromcampherepilepsie für die Kenntnis der myoklonischen Artung der menschlichen Epilepsie haben kann, wird an erster Stelle durch den Umstand bestimmt, daß wir jetzt über Wahrnehmungen einer Gruppe physiologischer Reflexe verfügen, die in vollkommener fortlaufender Linie einen Übergang nach einer Gruppe pathologischer, und zwar epileptiformer Erscheinungen zeigen. Daneben sind wir im Besitz gleichfließender Übergänge jener pathologischen Reflexerscheinungen in regelrechte und vollständige myoklonische Epilepsieanfälle mit Prodromen, präepileptischen und postepileptischen Erscheinungen in dem Sinne, wie wir es im Anfang dieser Untersuchung postulieren zu müssen glaubten. Ziehen wir dabei in Betracht, daß unser Studium über die myoklonischen und regionären Krampfarten beim Menschen uns gleichfließende Übergänge ermittelt, zwischen den bei normalen Personen so häufig wahrgenommenen Reflexerscheinungen beim Übergang vom Schlaf- in den Wachzustand (und umgekehrt) und der epileptischer Entladung, so muß man ein näheres Studium dieser Art der Epilepsie bei unsern Tieren für begründet halten.

Nun wollen wir unsere Aufmerksamkeit auf die Bewegungserscheinungen selbst richten. Schauen wir bei langsamer Trommeldrehung die während des Anfalls gezeichnete Kurve an, so ist die Form der Kurve in erster Linie von der Methode der graphischen Untersuchung abhängig. In allen Fällen aber kann man eine gesetzmäßige Folge unterscheiden: 1. Das Stadium der schnell aufeinanderfolgenden kräftigen Kontraktionen. 2. Das Stadium der stets mit längeren Perioden auftretenden größeren Zuckungen, dann ein Stillstand und endlich automatische Bewegungen. Während aber bei diesen Beobachtungen die Bewegungen des Tieres als ein Ganzes auf der Platte notiert werden, setzt die Traktionsmethode mit Mossos Ergographen uns instand, die Bewegung der zwei Beine gesondert aufzuschreiben, eventuell auch die von zwei symmetrischen Muskeln selbst (Gastrocnemius). Drittens sind wir imstande, mit Brondgeests Trommeln gleichzeitig die Bewegungen von Kopf und Kreuz übereinander zu registrieren. Diese verschiedenen Arten graphischer Untersuchung sind nicht als gleichwertig anzusehen, insofern die mit Gummi arbeitende Kraftübertragung (hauptsächlich die auf den Gummischlauch gelegte Platte) zu Nachschwingungen Anlaß gibt, die das Ergebnis in hohem Grad verdunkeln. Nur die direkte Aufzeichnung eines Beines und eines Muskels am Ergograph, wobei eine Federkraft im Gegendruck ausgeübt wird, kann als maßgebend in dieser Hinsicht anerkannt werden. Bei späterer vergleichender Untersuchung wurde dann auch eine regelmäßige Kontrolle auf die anderen Kurven ausgeübt.

Während das in einem vorigen Kapitel mitgeteilte Schema (Abb. 11, S. 38) den Anfällen entspricht, wie sie bei der großen Mehrheit der Tiere wahrgenommen werden, so findet man noch in einem großen Material andere Arten, die erwähnt werden müssen. Es soll an erster Stelle auf gewisse krampfarme Anfälle hingewiesen werden, die an das petit mal erinnern, und die wir ausschließlich nach schwerer tödlicher Intoxikation wahrnehmen konnten (siehe S. 54 und Abb. 16 S. 64). Diese Anfälle sind von kurzer Dauer, sie bestehen aus einer Synkope mit geringen oder fehlenden Krämpfen, die graphisch überhaupt nicht oder nur mit der größten Mühe feststellbar sind. Sie werden, ebenso wie die großen Anfälle, von erweiterten Pupillen, Bewußtseinsverlust und Salivation begleitet. Sie folgen gewöhnlich schnell aufeinander, und das Bewußtsein kommt in den Intervallen oft überhaupt nicht mehr zurück. Kann die totale Muskelerschlaffung bei Abwesenheit von Krämpfen uns nicht an Entladungen der hemmenden Zentren erinnern, deren Wichtigkeit Sherrington mit so viel Nachdruck betonte? Haben wir für diese Art Entladungen einen Fingerzeig für die Klinik, über die Pathogenese des petit mal, diese auch in anderer Hinsicht rätselhafte Form der epileptischen Entladungen?

An zweiter Stelle muß hier eine Art Anfälle genannt werden, die tatsächlich aus zwei Anfällen besteht. Nach der üblichen Vorbereitung fällt das Tier in eine Serie häufiger Krämpfe, die aber nur eine Sekunde oder wenig mehr dauert. Nach einem Augenblick Pause tritt der definitive große Anfall auf. Wir haben nur ein Tier wahrgenommen, das vom Anfang bis zum Schluß derartige Anfälle zeigte. Dabei war es auch augenfällig, daß im Gegensatz zu den normalen Verhältnissen nach dem Anfall noch eine kräftige Neigung zu Zuckungen bestehen blieb. Die betreffende Serienform kam u. a. nach einer Medianincision in das verlängerte Mark zustande (vgl. auch Katze 106, S. 62, 18. September 1906).

Drittens beobachtet man anstatt echter myoklonischer Anfälle eine Krise von quasi-spontanen heftigen Sprungbewegungen, welche Krise in einigen Fällen ebensogut wie ein regelrechter myoklonischer Anfall (after discharge) Entladung herbeizuführen imstande war (vgl. Teil III. Kap. XI).

Viertens lernten wir nach den Operationen im zentralen Nervensystem mehrere Varianten der gewöhnlichen Anfälle kennen, die im II. Teil besprochen werden (beschränkte Ausdehnung).

Schließlich wurden noch kurzwährende Anfälle wahrgenommen, die aber übrigens in jeder Hinsicht mit Bromcampheranfällen übereinstimmten, wenn wir bei Tieren, die zwar mit Bromcampher intoxiziert waren, aber doch nicht genügend, um epileptische Anfälle zu zeigen, Absinthessenz subcutan oder in die Ohrrandblutader einspritzten.

Dieses bringt uns zur Dosierung zurück.

Diesbezüglich kann man es als normal betrachten, wenn das Tier bei 0,5 g Bromcampher per os ausschließlich einige Neigung zu Zuckungen und weite Pupillen zeigt, während bei 1 g schwere Anfälle und nicht selten auch Status mit Lebensgefahr auftritt. Durch das Eingeben mit der Sonde von warmer Milch und Bromlösung, doch hauptsächlich, wie es uns schien, durch die Erwärmung, gelingt es in einem solchen Fall nicht selten, das Tier zu erhalten.

Ein anderer Typ ist besonders wenig geeignet zu Anfällen und braucht schon, um Zuckungen zu zeigen, 1 g Bromcampher; das Tier stirbt dann aber regelmäßig nach einem Status epilepticus, der einige Stunden oder einige Tage dauern kann.

An dritter Stelle kommen ab und zu Individuen vor, die sowohl bei größerer als bei kleiner Dose überhaupt keine Anfälle zeigen. Diese Tiere bleiben dann aber tagelang krank, mit verwirrtem Pelz, ohne Eßlust und stumpfsinnig (vgl. Protokoll 5, S. 25). In der Regel sterben sie schließlich ohne Anfälle und, wie es uns scheint, ohne jemals deutliche myoklonische Erscheinungen gezeigt zu haben.

Will man die Bedingungen für das Auftreten der Anfälle in ihren Beziehungen zu den akustischen und den taktilen Reflexen bestimmen, so könnte man sagen, daß die Bedingungen zu regelmäßigen Anfällen nur dann vorhanden sind, wenn die taktilen Reflexe außergewöhnlich kräftig entwickelt sind und regelmäßig auch schon akustische Reflexe (und meistens auch spontane Zuckungen) aufgetreten sind. Die Neigung zu Anfällen kann man sehr gut verstärken, indem man zu bestimmten Zeiten, z. B. jede Sekunde, durch ein Klatschen oder leichtes Klopfen den Reflex in Wirkung setzt. Bei stark geladenen Tieren sahen wir oft, daß ein Anfall ausblieb, bis ein von uns selbst ausgelöster Reflex oder ein näherndes Geräusch außerhalb des Zimmers einen Anfall auslöste.

V. Bedingungen für das Entstehen der myoklonischen epileptischen Anfälle.

§ 1. Ist ein bestimmter Zustand reflektorischer Erregbarkeit Bedingung für das Zustandekommen der epileptiformen Erscheinungen, für das Auftreten spontaner Zuckungen, myoklonischer Reflexnachwirkungen und myoklonischer Anfälle?

Die Beantwortung dieser Frage oder vielmehr dieser drei Fragen mußte auf große Schwierigkeiten stoßen, da der Zustand dieser Werte sehr wechselt und innerhalb ziemlich weiter Grenzen schwankt, selbst in normalen Verhältnissen und ohne irgendwelche reflexerhöhende Arzneien fließende Übergänge aufweist, deren Ursachen uns entgehen. Für die Latenzzeit verschiedener Reflexe wurde dies schon von Fano u. a. bemerkt.

Was die Reflexerregbarkeit anbelangt, so darf man die Frage aufwerfen, ob in der langen Reihe der Versuche die Reflexzuckungen ohne Ausnahme vor dem Anfall schon bei viel geringeren Reizen auftraten als normalerweise (d. h. in normalem Zustand und bei jenem leichten Grad der Intoxikation, bei dem nur erhöhte Erregbarkeit, doch keine Anfälle wahrgenommen werden)?

Hierauf ist zu erwidern, daß den Anfällen im allgemeinen zwar ein Zustand von erhöhter Reflexerregbarkeit vorausgeht, daß jedoch hier, wenn man die Sache näher betrachtet, Einschränkungen nötig sind. Zunächst ist die Periode der erhöhten Erregbarkeit, die der Anfallsperiode vorangeht, von sehr wechselnder Dauer; sie ist aber beim selben Tier nach einer gleichen Dose gewöhnlich ungefähr gleichlang. Während diese in der Regel einige Stunden beträgt, tritt unter Umständen der Anfall oder die Anfallsperiode ein, nachdem die erhöhte Erregbarkeit etwa eine Stunde gedauert hat (für taktile, meistens auch für akustische Reize, selten für die letzten allein). — An zweiter Stelle bemerkt man die Periode der erhöhten Reflexerregbarkeit oft nicht, es sei denn, man passe dauernd auf, bis ein Anfall auftritt. So kam es oft vor, daß eins der intoxizierten Tiere keine oder nur wenige spontane Zuckungen zeigte, bevor es für die graphische Untersuchung aufgespannt war, um dann sozusagen plötzlich und ohne Vorboten einen Anfall zu bekommen, obwohl die frühere Erfahrung mit diesem Tier uns gelehrt hatte, daß eine deutliche Periode von erhöhter Reflexerregbarkeit dem Anfall voranging.

— Dieser Punkt scheint uns für die Beantwortung der Frage nach der relativen Frequenz der myoklonischen Epilepsie beim Menschen sehr wichtig zu sein. Leicht ist gewiß die Diagnose für das Individuum, das morgens beim Aufstehen schon heftig bei den kleinsten Geräuschen erschreckt (Schreckzuckung), z. B. infolge einer spontanen Zuckung einen Gegenstand, wie einen Kamm, auf den Boden wirft, und dann gleich vor dem Frühstück einen Anfall bekommt. Schwieriger ist es schon, jene Fälle zu klassifizieren, die nur angeben, daß sie während einiger aufeinanderfolgender Nächte oft durch spontane Krämpfe geweckt wurden (die bei einzelnen gewisse Träume abzuschließen scheinen), um endlich in einen großen nächtlichen Anfall zu kulminieren. Und schließlich ist es schwierig, angesichts der obenerwähnten, bei Katzen gemachten Erfahrung myoklonische Epilepsie bei jenen Individuen auszuschließen, die zwar angeben, zeitweise beim Zuschnappen einer Tür oder bei ähnlichen Geräuschen Schreckzuckungen zu zeigen, die aber keine unmittelbare Beziehung zwischen diesen Zuckungen und ihren Anfällen bemerkten. —

Eine letzte Einschränkung zur festen Beziehung zwischen der erhöhten Reflexerregbarkeit und den myoklonischen Anfällen ist dadurch notwendig, daß es experimentell bewiesen werden konnte, daß gerade vor dem Anfall eine starke Fluktuation in dieser Erregbarkeit häufig, wenn nicht regelmäßig vorhanden ist.

Beispiel einer wechselnden Reflexerregbarkeit kurz vor dem myoklonischen Anfall.

Protokoll 13. Katze 106, ganz schwarzes Tier.

1. September 1906. Der rechte Occipitallappen wird bloßgelegt und mit einer Spatel subdural nach rechts gehoben. Mit dem kleinen Sucher versucht man, das rechte vordere oder hintere Corpus quadrigeminum wegzulöffeln. Nach dem Erwachen aus der Narkose

wird bemerkt, daß man vor dem linken Auge durch Hin- und Herbewegen der Hand kein Reflexblinzeln hervorrufen kann, jedoch an der rechten Seite.

3. September 1906. Das Tier zeigt nichts Besonderes. Es ist scheu, neigt zum Weglaufen und ist etwas falsch, beißt von sich aus seit der Operation.

4. September 1906. Es läuft schnell und sicher, springt wie gewöhnlich. Keine Abweichung.

18. September 1906. Um 9 Uhr vorm. intramuskuläre Einspritzung von 6 g lauwarmer Öllösung mit Bromcampher. Es wird graphisch mit dem Kymograph dem Auftreten von Zuckungen von 2—4 Uhr nachgegangen, sowie zwei großen Anfällen und dem allmählichen Vergehen der erhöhten Erregbarkeit. Die reflektorisch ausgelösten Zuckungen (hauptsächlich akustische; das Tier reagierte wenig auf taktile Reize) bestanden nämlich aus einem plötzlichen Aufheben und Adduzieren des rechten Vorderbeines (Folge der Operation?).

Während der langen Anfälle treten rhythmisch mit bestimmten Intervallen große allgemeine Zuckungsbewegungen zutage, wobei der Galoppsprung einigermaßen nachgeahmt wird; dieser Vergleich ist insofern ungenau, als hier die Bewegung der Hinter- und Vorderbeine gleichzeitig stattfindet. Nach dem ersten Anfall (3 Uhr 49 Min.) treten bald wieder akustische Zuckungen und spontane Zuckungen auf; erst nach dem langwierigen zweiten Anfall verschwindet die Übererregbarkeit. In der Periode der Vorbereitung zu den Anfällen sieht man regelmäßig, daß nach einer spontanen Zuckungsserie, selbst nach einigen akustischen Zuckungen, während 30—60 Sekunden kein einziger Reflex durch Händeklatschen (jedesmal in der Zeitkurve angedeutet) auszulösen war.

Da die akustischen Reize (Händeklatschen) jedesmal 5mal hintereinander mit einer Sekunde Intervall angewandt werden, sieht man oft, daß erst auf das zweite Klatschen eine Reflexzuckung folgt (als ob das Klatschen zwar die Erregbarkeit erhöhte, doch selbst nicht durch die Reflexbewegung beantwortet wird); alsdann nahm die Reflexbewegung noch jedesmal bis zu dem 5. Klatschen an Umfang zu. In andern Augenblicken reagierte das Tier nur auf den ersten oder auch nur allein auf den letzten Klatsch.

Abb. 14 S. 62 zeigt deutlich, wie um 3 Uhr 20 Min. noch keiner der 5 Klatsche (in der Zeitkurve) sichtbar durch eine Zuckung beantwortet wird.

Um 3 Uhr 23 Min. allein der zweite, um 3 Uhr 25 Min. alle 5 in geringem Maße, ebenso wie um 3 Uhr 26 Min. Doch um 3 Uhr 26,5 Min. folgen dem 2. und dem 3. Klatsch schon kleine spontane Zuckungen, während sich schon um 3 Uhr 27 Min. eine spontane Zuckungsserie dem ersten Klatsch anschließt, weniger als eine halbe Minute später, aber dann ergibt der letzte Klatsch eine gewaltige Wirkung.

Um 3 Uhr 28 Min. unterscheidet man ein Stadium decrementi und incrementi.

Um 3 Uhr 49 Min., gleich vor einem Anfall kurzer Dauer, wird auf den 2. Klatsch mit einer Reflexbewegung reagiert und mit einer Reflexnachwirkung (oder spontanen Zuckungen), während zwischen dem 4. und 5. Klatsch kleine spontane Zuckungen auftreten und der bald folgende Klatsch von einer heftigen Reflexzuckung gefolgt wird, der noch mehrere folgen; um 3 Uhr 49,5 Min. treten spontane heftige Zuckungen auf mit einigen Sekunden Intervall; dann ein kurzer tonischer Anfall, darauf eine lange Periode von wenigstens 10 Minuten, in der keine einzigen Reflex- oder spontanen Zuckungen wahrgenommen werden.

Beim Aufhören der Aufzeichnungen, nach dem 2. Anfall, sind die Pupillen wieder kleiner geworden, doch ist das Tier für Schmerzeindrücke noch unempfindlich. Auch eine Stunde später, während die Haut wieder glänzend geworden ist, treten unter dem Einfluß psychischer Eindrücke (z. B. wenn der Angestellte oder der Autor am Tier vorbeiläuft) Zuckungen und auch Zuckungsserien auf, die jetzt nicht mehr durch einfache taktile und akustische Reize ausgelöst werden können.

23. September 1906. Nach der Einspritzung hat das Tier keinen normalen Zustand mehr erreicht. Jetzt frißt es zwar, doch kann es infolge starker Neigung nach rechts umzufallen

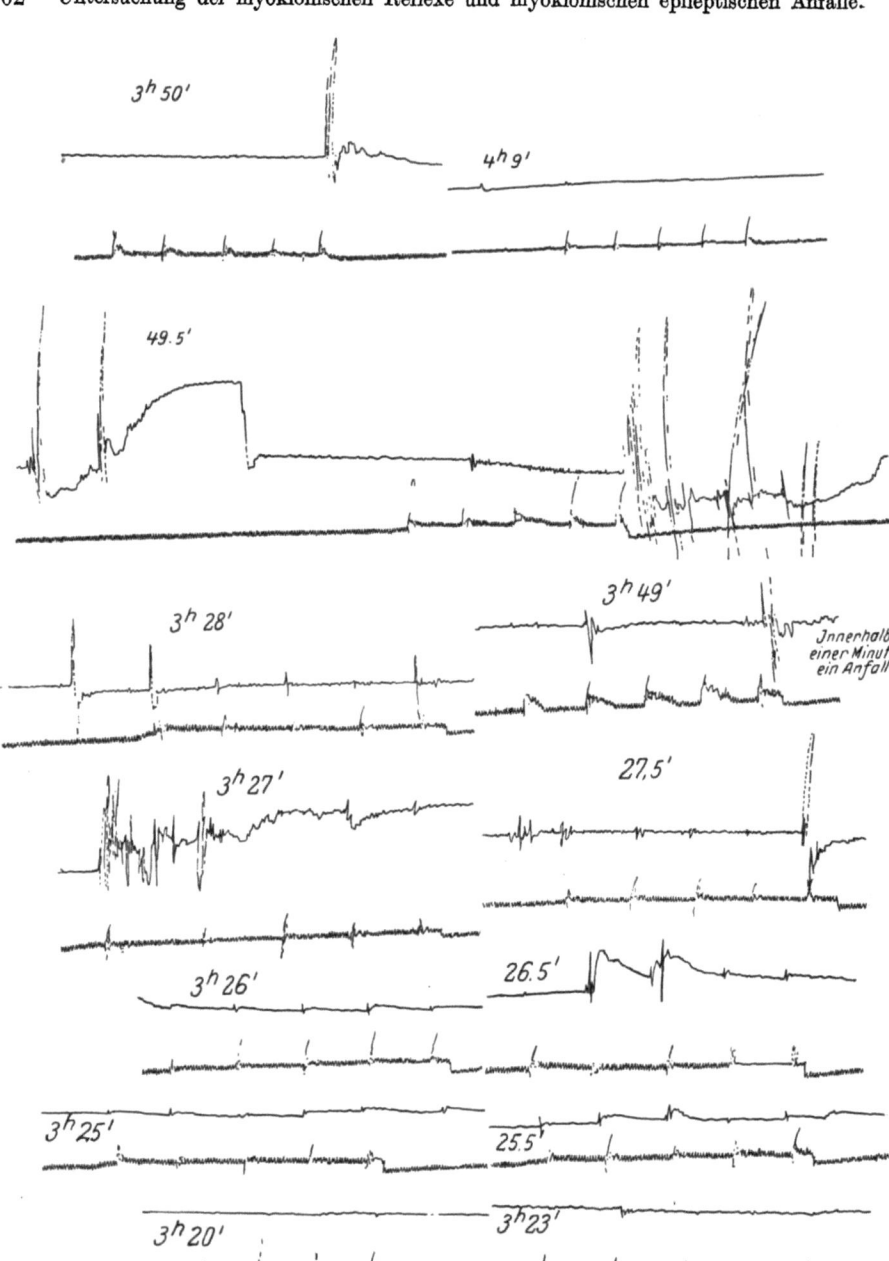

Abb. 14. Katze 106. 18. September 1906. Das Tier wird auf eine Platte gesetzt, deren Bewegungen registriert werden. Jede Minute werden 5 akustische Reize mit 1 Sekunde Zwischenpause angewandt. Der Entladungszustand endet um 3 Uhr 23 Min., als der zweite Reiz (in der Zeitkurve sichtbar) eine Reflexbewegung auslöst; danach reagiert das Tier auf alle Reize. Um 3 Uhr 26,5 Min. erscheinen zwei Reflexnachwirkungen; um 3 Uhr 27 Min. ein kleiner Anfall, danach eine kurze Periode verminderter Erregbarkeit (unvollständige Entladung), die um 3 Uhr 28 Min. wieder zunimmt, um 3 Uhr 49 Min. noch stark fluktuiert, während innerhalb 1 Minute ein großer myoklonischer Anfall auftritt.

Bedingungen für das Entstehen der myoklonischen epileptischen Anfälle. 63

nicht laufen und bewegt sich schlecht koordiniert. Es hat noch andauernd Zuckungen durch den ganzen Körper, meistens in Serienform. Ist schwach auf den Beinen und steif.

24. September 1906. Um 8 Uhr vorm. Einspritzung von 10 g warmer Öllösung. Hierauf bald einige Anfälle und um 10 Uhr exitus.

Autopsie (an Serienschnitten mit Marchifärbung): Ausschließlich eine kleine Verletzung des rechten Corpus quadrigeminums anterius. Entartung wird nur im Tractus tectopontinus rechts festgestellt.

Aus diesen oft bei andern Tieren wiederholten Beobachtungen kann man, unserer Ansicht nach, ruhig den Schluß ziehen, was die Reflexerregbarkeit anbelangt, daß in dieser Hinsicht die Bedingungen für das Zustandekommen

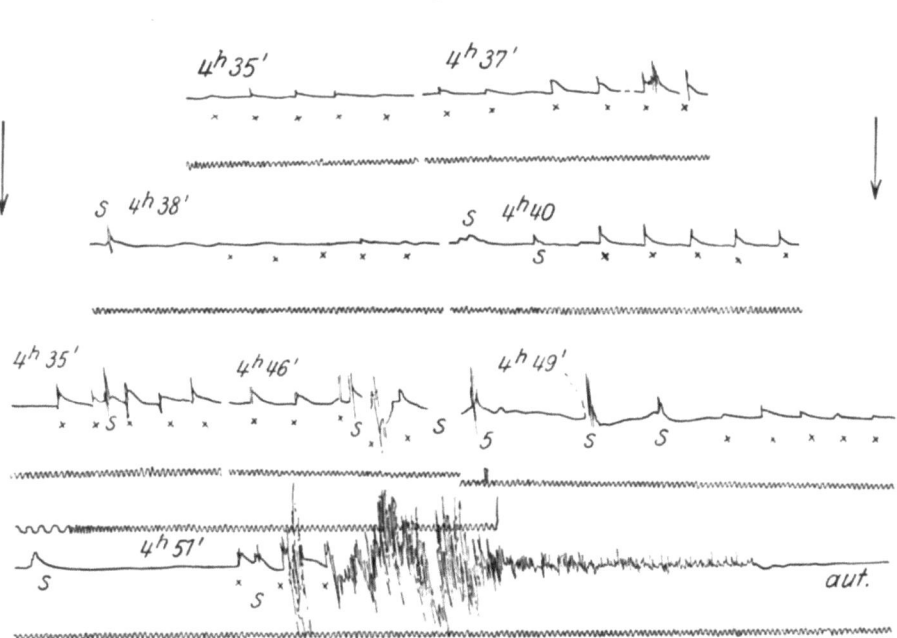

Abb. 15. Katze 93. 4. Juli 1906. Das Tier wird auf eine Platte gelegt, deren Bewegungen durch Luftdruck aufgeschrieben werden. Die Kurve liest sich von oben nach unten. Von 4 Uhr 35 Min. bis 4 Uhr 45 Min. stets größere Reflexwirkung durch 5maliges Händeklatschen mit 1 Sekunde Intervall (durch + angemerkt). Danach immer mehr Auftreten von spontanen Zuckungen (durch s angezeigt); so auch um 4 Uhr 50 Min. Um 4 Uhr 51 Min. folgt dem ersten Händeklatschreflex eine spontane Zuckung; dem zweiten Händeklatschreflex schließt sich eine Reflexnachwirkung (kleiner Anfall) an; der dritte Händeklatschreflex geht in einen großen myoklonischen Anfall über. Stimmgabel 10 per Sekunde.

epileptischer Anfälle vorhanden sind, wenn mittels einer mäßigen Bromcamphervergiftung die Reflexerregbarkeit erhöht ist und überdies ein labiler Erregungszustand eingetreten ist. Es hat den Anschein, als ob es um so eher zu einem Anfall kommen kann, je plötzlicher die Änderungen in der Erregbarkeit auftreten.

Bei der Katze 92 (Abb. 18a und b der Holländischen Ausgabe dieses Buches) sieht man nach dem Anfall von 2 Uhr 13 Min. ziemlich regelmäßig die reflektorische Erregbarkeit zunehmen, bis zu einem gewissen Maximum, wobei es den Anschein hat, als ob die spontanen Krämpfe (z. B. 2 Uhr 42,5 Min.) zu den Senkungen der Erregbarkeit beitragen. Nach dem Anfall von 2 Uhr 46,5 Min.,

64 Untersuchung der myoklonischen Reflexe und myoklonischen epileptischen Anfälle.

der sich einem mäßigen taktilen Reflex anschloß, folgt um 2 Uhr 48 Min. noch eine spontane Zuckung und nachher eine lange Periode von minimaler Erregbarkeit. Vgl. auch den Anfall von 4 Uhr 51 Min., Abb. 15.

Ganz ohne Analogie in der modernen Physiologie sind diese Erregbarkeitsverhältnisse übrigens nicht (Bowditch und Warren). Sherrington deutete darauf hin, daß das Kneten des Antagonisten den Kniereflex hemmt, doch daß dieser Reflex, unmittelbar nachdem das Kneten aufgehört hat, verstärkt ist. Hier haben wir also auf reflektorischem Wege erst eine abschwächende und unmittelbar darauf eine verstärkende Wirkung auf diesen Reflex.

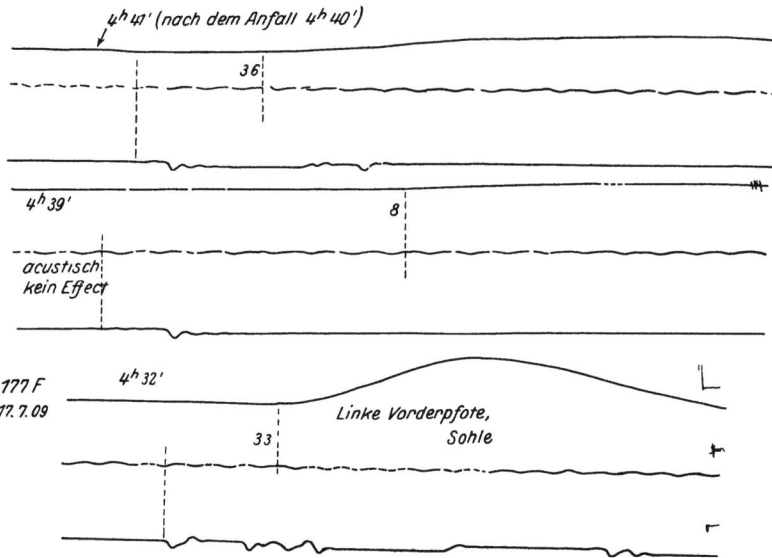

Abb. 16. Katze 177 F. 7. Juli 1909. Um 4 Uhr 32 Min., kurz nach Verabreichung von etwas warmer Milch, mit der Schlundsonde eingeführt, taktile Reflexe der Sohle des linken Vorderbeines. Um 4 Uhr 39 Min. abortiver Anfall oder momentane „Senkung" nach gleichem Reiz. Um 4 Uhr 41 Min. erster aufgenommener myoklonischer Reflex nach dem atypischen Anfall von 4 Uhr 40 Min.
Die Kurven lesen sich von unten nach oben.

§ 2. Ist ein bestimmter Wert der latenten Reflexzeit Bedingung für das Zustandekommen der epileptischen Anfälle?

Schauen wir jetzt die Verhältnisse in der Latenzzeit der Prodromalperiode näher an, gerade vor und unmittelbar nach dem Anfall, mit Bezug auf die Frage, ob in dieser Hinsicht feste Verhältnisse erkannt werden können, m. a. W. ob das Auftreten von Anfällen unmittelbar vom Zustand jener Latenz abhängig ist. Am besten für ein Studium dieser Frage geeignet sind die Katzen, deren Erscheinungen stundenlang aufgezeichnet werden konnten, und wobei Perioden von Anfällen (eventuell Status epilepticus) mit Perioden, wo auf keinerlei Weise Anfälle oder anfallartige Erscheinungen hervorgebracht werden konnten, abwechselten.

Protokoll 14. Katze 177. Großes graues Exemplar mit weißer Brust und weißen Beinen.
16. Juli 1909. 6 Uhr nachm. 0,75 g Bromcampher.
17. Juli 1909. Das Tier wird morgens, auf der Seite liegend, bewußtlos aufgefunden. Hat im Laufe des Tages verschiedene Anfälle mit immer kürzeren Zwischenpausen; doch während

2 Stunden war es ununterbrochen ohne Bewußtsein, mit kleinen Pupillen und — wie es schien — zu krank, um motorische Anfälle zu bekommen. Bei Perioden traten nur anfallartige Ohnmachten auf (Abb. 16, Kurve 2). In diesen Perioden war die Latenz der geringen ab und zu ausgelösten myoklonischen Reflexe abnorm lang (6—8 Fünfzigstelsekunden).

Nur nachdem dem Tier warme Milch mit Bromkalilösung in den Magen eingeführt worden war, erfolgte eine geringe Besserung, und es konnte bei einer Latenz von ± 6 bis 4 Fünfzigsteln wieder gehörige Reflexzuckungen aufweisen. Nach einer weiteren Besserung des Befindens kam es wieder zu Anfällen mit einer Latenz von ± 3 Fünfzigsteln (Abb. 16, Kurve 1 und 3). Gegen Abend starb die Katze nach einer Serie äußerst schwacher Anfälle.

Also: beim Zunehmen der Intoxikation nahm in diesem während des ganzen Tages graphisch untersuchten Tier die Latenzzeit der taktilen Zuckungen von 2—3 Fünfzigstelsekunden zu; sobald die Latenz mehr als 4 Fünfzigstelsekunden betrug, schienen die Bedingungen für das Auftreten von motorischen epileptischen Anfällen nicht mehr vorhanden. Wurde die Latenz noch bedeutend größer, die Leitung noch langsamer, dann fielen auch die geringen Reflexzuckungen aus.

Auf eine ähnliche Weise haben wir bei andern Individuen ein vergleichendes Studium dieses Auftretens der spontanen Zuckungen gemacht und ebenso der Latenz der ausgelösten taktilen und akustischen Reflexzuckungen. Dabei schien in der Tat eine geringe Verlängerung der Latenz (z. B. von 50 auf 56 bis 58 Millisekunden für taktile Zuckungen) in bestimmten Fällen eine der Bedingungen zu sein, unter denen die heftigen spontanen Zuckungen zutage treten, und eine weitere Verlängerung auf 65—80 Millisekunden schien die notwendige Bedingung für das Auftreten von Anfällen zu sein. Dadurch erscheint die Ansicht begründet, nach der mit zunehmender Intoxikation die Latenzzeit der taktilen Reflexe in geringem Maße zunimmt und, bis zu einem gewissen Maximum, mit der zunehmenden Neigung zu spontanen Zuckungen und epileptischen Anfällen Hand in Hand geht. Auch was die akustischen Reflexe anbelangt, werden ähnliche Beobachtungen gemacht. Auf der Abb. 17 sehen wir innerhalb einiger Minuten die Reflexzeit von 1,0 bis 1,3 Fünfzigstelsekunden auf 1,9 zunehmen, und es ist dieser letzte Reflex, der in diesem Fall zu einem großen motorischen Anfall Anlaß gibt und in diesen übergeht.

Wir haben hier alsdann eine Gruppe von zusammenhängenden Wahrnehmungen, die darauf hinzudeuten scheinen, daß die Verlängerung des Latenzstadiums entweder ein Ko-Effekt des Auftretens der epileptiformen Erscheinungen sein wird oder ihm zugrunde liegen kann. Es gibt aber eine andere Gruppe von Beobachtungen (taktilen Reflexen), die den Schluß rechtfertigen, daß gleich vor dem Auftreten des Anfalls das Gegenteil, also Verkürzung des Latenzstadiums, auftritt. So sehen wir in der Abb., 18, S. 67 wo nur die auf den Rücken gelegte Trommel aufgezeichnet wird und der Rücken regelmäßig taktil gereizt wird (außer um 5 Uhr 20 Min. Berührung des Kopfes), nach zwei Latenzen von 2,2 um 5 Uhr 16 Min. und um 5 Uhr 19 Min. die Latenzen sich um 5 Uhr 19 Min. bis auf 3,4 verlängern, während zugleich die schnelle Erhebung in der Kurve beweist, daß die myoklonischen Elemente in den Vordergrund treten. Um 5 Uhr 20 Min. aber (Kurve 2, von unten auf gerechnet) sehen wir nach einer plötzlich verkürzten Latenz ad 1,8 einen viel kräftigeren Krampf unter dem Einfluß desselben Reizes zustande kommen, während mit Intervallen von ± 16 Fünfzigstelsekunden noch Reflexnachwirkungen auftreten, soviel wie ein kleiner epileptischer Anfall, wobei eben die Pupillen erweitert werden. Darauf wird die Latenz auf 2,6, dann 2,0 (nicht in der Abb.) verlängert, dann auf einmal auf 1,5 verkürzt; hierauf kommt ein kleiner Anfall und nach einer Latenz von 2,6 ein geringer Reflex mit noch einer Nachwirkung (5 Uhr 30 Min.). Dieser letzte Fall zeigt gleichzeitig

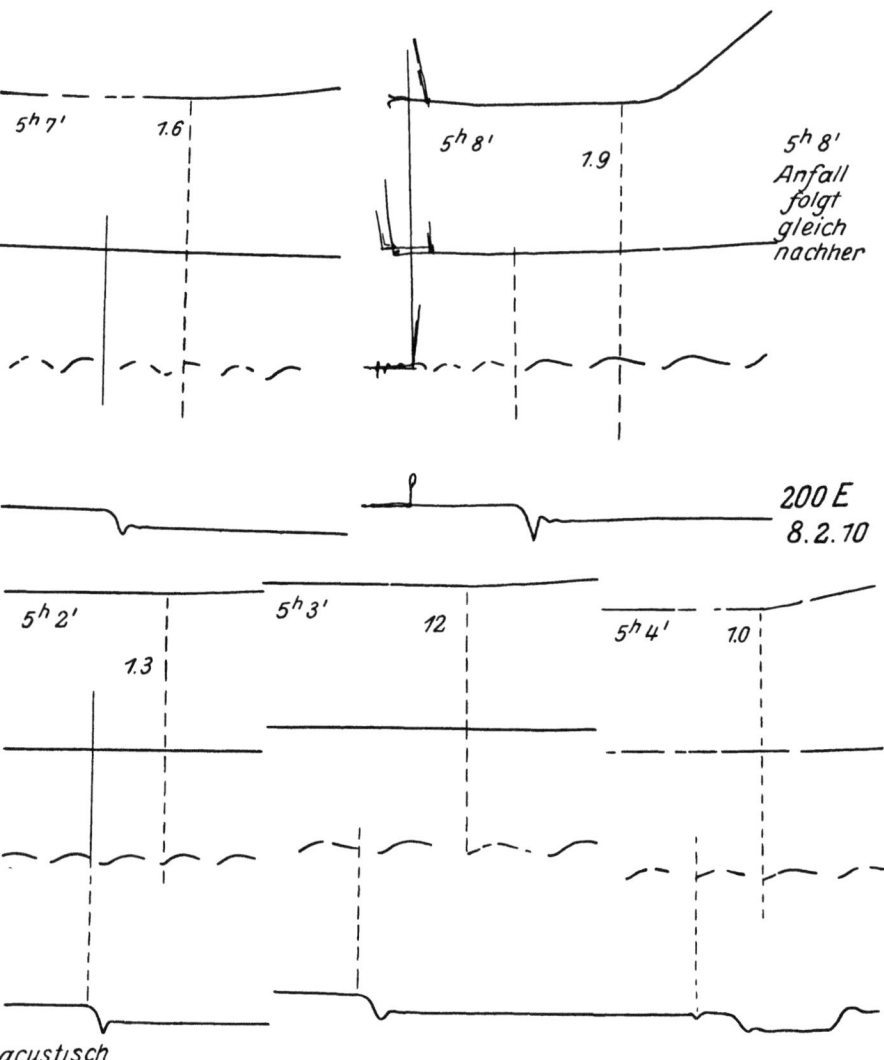

acustisch

Abb. 17. Katze 200 E. 8. Januar 1910. Akustische myoklonische Reflexe mit wechselnder Latenz von 5 Uhr 2 Min. bis 5 Uhr 4 Min. Darauf zunehmende Verlängerung der Latenz, bis um 5 Uhr 8 Min. ein myoklonischer Anfall erfolgt.

an, daß eine Nachwirkung oder ein Anfall sich keineswegs ausschließlich kräftigen Reflexwirkungen anschließt. Ähnliche Beobachtungen sind mehrmals gemacht worden, sie kommen sogar mit einer gewissen Regelmäßigkeit in den Versuchen wieder. Sie setzen uns in die Lage, die Ergebnisse genauer zu formulieren: Neben allgemeiner Verlängerung der Latenz gleich vor dem Anfall nimmt man unter Umständen eine starke Verkürzung der Reflexionszeit wahr. Wir glauben uns also berechtigt, hier festzustellen, daß eine gewisse Labilität gleich vor dem Zustandekommen der epileptiformen Erscheinungen die Regel zu sein scheint. Es sind die Zustandsänderungen in der Latenz (wenn man will, die Labilität des Leitungsvermögens, die ihr zugrunde liegt), ebenso wie die Änderungen in der Reflexerregbarkeit, die die Möglichkeit eines Durchbruchs epileptiformer Erscheinungen begünstigen.

Es muß hier daran erinnert werden, daß auch bei der menschlichen Epilepsie und nicht nur in ihrer myoklonischen Form die Entladungen sich in den Übergangsmomenten vom Wach- in den Schlafzustand und besonders vom Schlaf-

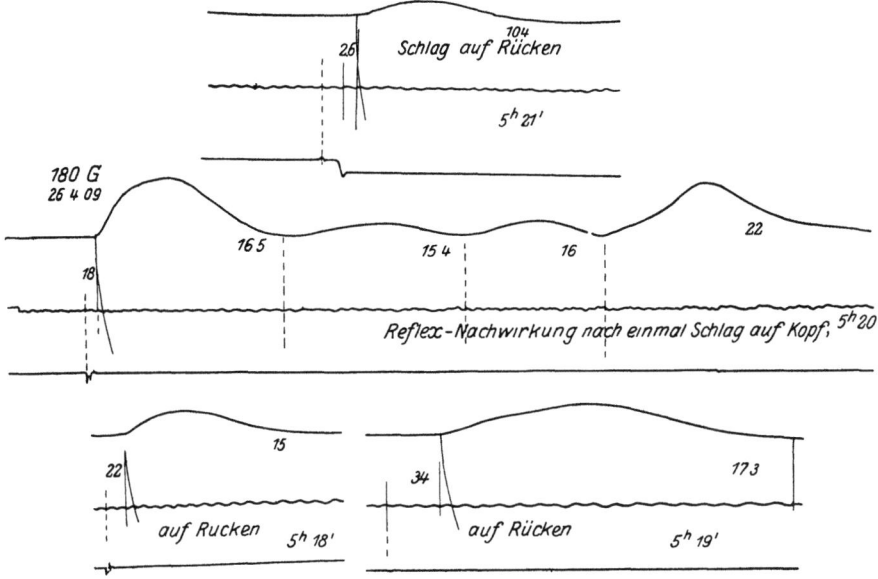

(Hälfte der natürlichen Größe der Kurve.)

Abb. 18. Katze 180 G. Trommel auf den Rücken gelegt. Taktile Reflexe des Rückens. Die Latenz, die um 5 Uhr 16 Min. und 5 Uhr 18 Min. 2,2 Fünfzigstelsekunde beträgt, wird um 5 Uhr 19 Min. zu 3,4 und um 5 Uhr 20 Min. zu 1,8, diesem letzten Reflex schließt sich eine Reflexnachwirkung oder kleiner myoklonischer Anfall (mit Pupillenerweiterung) an. Danach beträgt die Latenz 2,6 (5 Uhr 21 Min.) und um 5 Uhr 23 Min. 1,1; hier schließt sich wieder ein Anfall an; darauf wieder 2,6 Fünfzigstelsekunde.

in den Wachzustand vorzugsweise zeigen — also auch Augenblicke, in denen das Leitungsvermögen bedeutend geändert wird. Dies gilt sowohl für die vereinzelten spontanen Zuckungen als für die vollständigen epileptischen Anfälle.

Nach dem Anfall ist die Latenz, wie gesagt, in der Regel verlängert. Ein Beispiel jener Verlängerung zeigt die Abb. 19, wo die ersten aufgenommenen Reflexe nach den Anfällen von 5 Uhr 31 Min. und von 5 Uhr 39 Min. eine Latenz von 3,5 und 3,8 zeigen.

Zum Schluß wollen wir noch auf eine interessante Besonderheit hinweisen, nämlich daß in dem durch einen Reflex in casu ausgelösten Anfall (in der mittleren Kurve der Abb. 18 aufgezeichnet) — wahrscheinlich der kürzeste epileptische Anfall der je graphisch festgelegt wurde — schon das für den Menschen so wichtige Symptom der Pupillenerweiterung angetroffen wurde.

§ 3. Ist eine Änderung der refraktären Phase Bedingung für das Zustandekommen der epileptischen Anfälle?

Wie schon aus dem Vorhergehenden zu schließen ist, kann man, indem man den Reiz in regelmäßigen Zeiten anwendet, auch regelmäßig den myoklonischen Reflex auslösen. So sehen wir in der Kurve, Abb. 8, S. 32, bei einem Reizintervall von gut 30 Fünfzigstelsekunden (taktiler Reize auf die Wirbelsäule angelegt) jedesmal einen gehörigen Reflex zustande kommen. Wir sehen hier

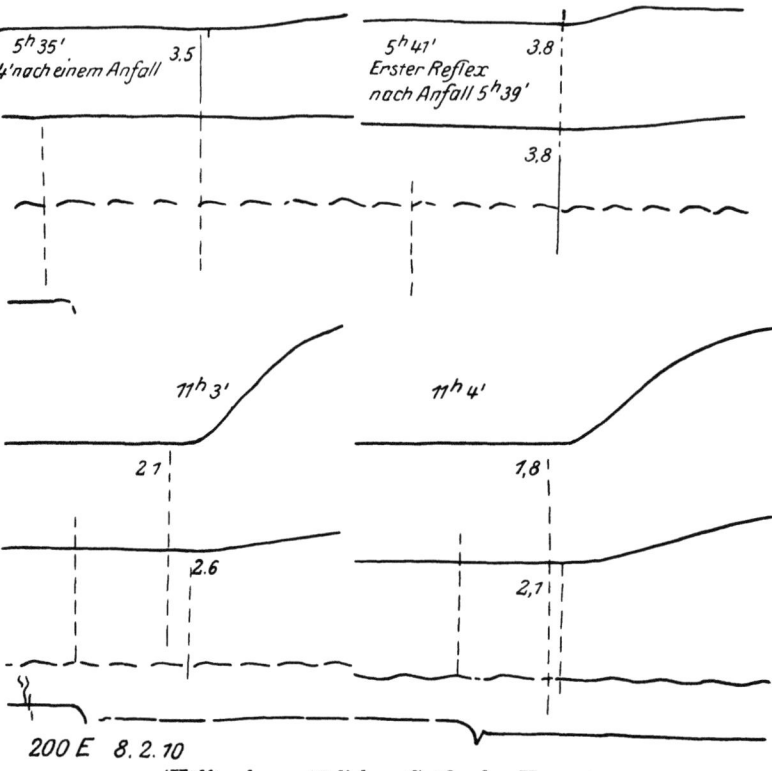

(Hälfte der natürlichen Größe der Kurve.)

Abb. 19. Katze 200. 8. Februar 1910. Die obere Kurve wird durch die auf dem Kopf liegende, die untere durch die auf dem Kreuz ruhende Trommel geschrieben. Taktile myoklonische Reflexe. Die Latenz beträgt, bevor es zu myoklonischen Anfällen kommt (untere Kurve), 2,1 und 2,6, 1,8 und 2,1. Die ersten aufgenommenen Reflexe, einige Minuten nach Anfällen, zeigen eine Latenz von 3,5 und 3,8 Fünfzigstelsekunden.

sogar, vermutlich infolge der „Bahnung", die Reflexbewegung stärker werden und die Reflexzeit nach jedem neuen Reiz von 2,1—1,2 kürzer werden. Daß dies nicht immer und unter allen Umständen der Fall ist, sieht man in der untern Kurve von 4 Uhr 24 Min., wo mit einem gleichen Intervall akustische Reize angewandt werden. Man sieht (bei schnelldrehender Trommel) die Latenz für diesen Reiz ungefähr die gleiche bleiben, aber der Umfang der Reflexbewegung wird kleiner. Während also für den taktilen Reiz die Erregbarkeit des Reflexapparates bei einer ähnlichen Reizfrequenz eher zunimmt, braucht dieser Apparat für den akustischen Reiz deutlich mehr Zeit, um sich zu erholen[1]).

---
[1]) Am 20. Juli 1911 wurde bei der Katze 217 wenigstens eine halbe Stunde nach einer kleinen spontanen Zuckung (zum Beweis, daß es hier erhöhte Erregbarkeit gab) ein aku-

Die refraktäre Periode dauert also für den akustischen Reiz länger. In der Abb. 20 sind innerhalb einer Sekunde zwei akustische Reize angewandt worden. Die Latenz beträgt das erstemal 1,5 Fünfzigstel, das zweitemal das Doppelte. Der Umfang ist in beiden Fällen ungefähr der gleiche. Eine Minute vorher wurde mit demselben Versuch (untere Kurve) beim selben Tier das erstemal nur eine geringe Bewegung mit Latenz ± 1,6 ausgelöst, während der zweite Reflex nach einer Latenz von 2,3 sich kräftig zeigte. In dieser Kurve sehen wir also eine langwierige Nachwirkung der refraktären Phase auf die Latenz, während zugleich durch den Bahnungseffekt die Wirkung verstärkt ist. So sehen wir also bei einem innerhalb einer Sekunde wiederholten Reiz verschiedene Wirkungen

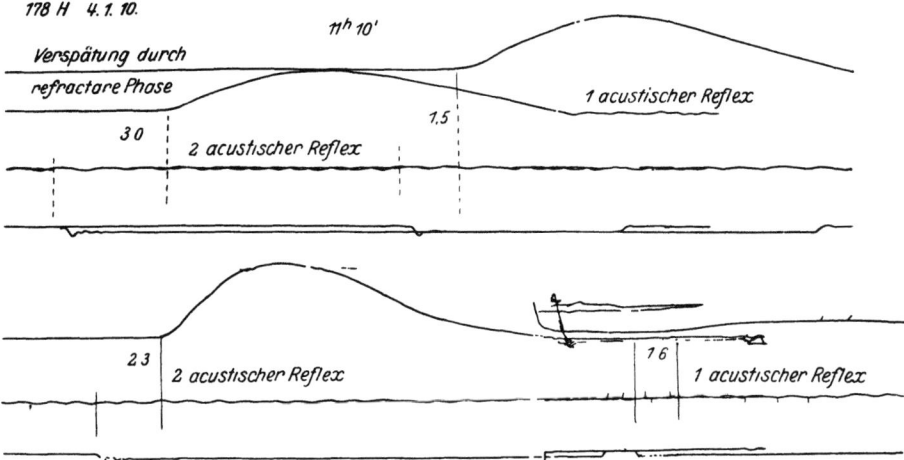

Abb. 20. 4. Januar 1910. Katze 178 H. Verschiedene Wirkungen auf die Latenz und auf das Kurvenergebnis von innerhalb 1 Sekunde wiederholten Reflexbewegungen, bei mäßiger Reflexverstärkung. In der Kurve 1 beträgt die Latenz für den ersten akustischen Reflex 1,5, für den folgenden 3 Fünfzigstelsekunden. In der Kurve 2 betragen diese 1,6 und 2,3. Während in der Kurve 1 beide Ergebnisse ungefähr die gleichen sind, ist in der Kurve 2 die Wirkung viel stärker.

davon auf die Latenz und auf das Ergebnis zustande kommen, während scheinbar ganz unabhängig davon die Erscheinung der „Bahnung" sich bemerkbar macht.

Wird der akustische Reiz noch schneller wiederholt, ± 4mal per Sekunde, dann kann man die Latenz (Abb. 6, S. 32) von 2 auf 5,6 Fünfzigstel sich verlängern sehen und dann weiter keinen Reflex mehr auftreten. Nach einiger Zeit kommt eine im Umfang sehr beschränkte Reizwirkung wieder zustande, doch nach einem verlängerten Intervall (4,2). Aus diesen Ergebnissen kann man den Schluß folgern, daß zu den Faktoren, die auf die Latenz einen Einfluß ausüben, gewiß auch jene Phase der refraktären Periode gehört, in der der Reiz angewandt wird. Es muß hier daran erinnert werden, daß Mendelsohn[1] gefunden hat, daß in den Froschmuskeln bei einer Frequenz von 40 Reizen in der Sekunde die

---

stischer Reflex ausgelöst. Während die Latenz eines akustischen Reflexes selten oder niemals mehr als 2 Fünfzigstel beträgt, war die Latenz hier nicht geringer als 4 Fünfzigstel. Gleichfalls ein Beweis, daß die refraktäre Phase für akustische Reize viel länger dauert als für taktile.

[1] Mendelsohn: Travaux du Laboratoire Marey. S. 99. 1878/79.

Latenz (in diesem Falle die Zeit, die zwischen dem Augenblick, in dem der Reiz in den Muskeln ankommt, und dem Anfang der Kontraktion, verläuft) innerhalb 18 Minuten sich von 8 auf 21 μ verlängert. Die refraktäre Periode der hier untersuchten Reflexformen ist unter allen Umständen auch bei maximaler Intoxikation viel zu lang, um Verhältnisse zu ermöglichen wie die bei den willkürlichen Muskeln in den Versuchen von Dubois-Reymond[1]) und Richet[2]) gefundenen. Diese stellten für den tetanischen Muskel eine erhöhte Erregbarkeit fest. Ein Reiz, der während einer Kontraktion ankommt, hat dort eine kürzere Latenz!

Wenn wir jetzt als Reflexnachwirkung eine Serie myoklonischer Zuckungen schnell (Abb. 10, S. 53 und Abb. 18, S. 67, mittlere Kurve) hintereinander mit kräftiger Wirkung spontan zustande kommen sehen, wie wir es bei einer Serie künstlich ausgelöster Reflexbewegungen niemals antreffen, dann scheint es uns erlaubt, den Schluß zu ziehen, daß man hier das vorübergehende Vorhandensein einer abnorm verkürzten refraktären Phase annehmen muß. Diese Vermutung erlangt eine feste Bestätigung in einer Wahrnehmung, wie sie uns die Abb. 10. S. 35 zeigt, wo wir in der Folge eines von der Wirbelsäule aus ausgelösten Reflexes mit ungekannt kurzen Intervallen von 6—8 Fünfzigstelsekunden eine Serie spontaner Zuckungen als Reflexnachwirkung zustande kommen sehen.

Zufällig wurde hier unmittelbar nach dem Ende der Serie von uns ein neuer Reflex ausgelöst, und dieser kam nach einer normalen Latenz zustande. Hier haben wir den direkten Beweis der ungewöhnlich verkürzten refraktären Phase, die in diesem Fall, nach der geringen Wirkung zu urteilen, mehr die Erregbarkeit als das Leitungsvermögen (Latenz 2,2) am Ende der Serie Zuckungen beeinflußt.

In Verbindung mit dem Inhalt der vorigen Kapitel sind diese Ergebnisse imstande, die Vermutung zu begründen, daß die Bedingungen für das Auftreten der Reflexnachwirkungen (d. h. der epileptischen Erscheinungen) der myoklonischen Reflexe erst dann vorhanden sind, wenn unter dem Einfluß der Intoxikation die refraktäre Phase zu einem gewissen Minimum zurückgeführt ist. Die Empfänglichkeit für anfallsartige Erscheinungen wird in der Phase, in der die refraktäre Periode bedeutend verlängert (2 bis 3 mal) ist, auf Null reduziert. Wie mit einem Ruck, innerhalb einiger Minuten, sahen wir beim Erwachen des Tieres (nämlich psychisch) die Empfänglichkeit sich erhöhen, mit einer erneuten Kürzung der Latenz; ebenso wie wir bei einem an myoklonischer Epilepsie leidenden Patienten plötzlich beim Erwachen die Neigung zu myoklonischen Krämpfen zutage treten sehen.

Man ist geneigt sich zu fragen, ob wir es vielleicht mit einer universellen Erscheinung zu tun haben, nämlich mit einer besonders erhöhten Reaktionsintensität, wenn in einem blockierten Nervenapparat plötzlich die Leitung wieder zustande kommt. Man denke hier auch an die außergewöhnliche Schmerzintensität, die vom Tabiker empfunden wird, wenn durch Summierung der Reize in einem Gebiet von verlangsamtem Schmerzgefühl die Schmerzleitung schließlich zustande kommt.

§ 4. Eigene Rhythmizität und maximal verkürzte refraktäre Phase.

Schon bei oberflächlicher Anschauung ist es auffällig, wie stark sich ein gewisser Rhythmus in der Kurve äußert, die durch die einzelnen Krämpfe wäh-

---

[1]) Dubois-Reymond: Gesammelte Abhandlungen. Bd. 2, S. 94.
[2]) Richet: Cpt. rend. hebdom. des séances de l'académie des sciences, 1879. 28. juillet.

rend der Anfälle und Zuckungsserien aufgeschrieben wird, und zwar ebensosehr während des Anfangs- (oder zu Unrecht tonisch genannten) Stadiums als in der späteren Phase, in der die klonischen Zuckungen mehr vereinzelt auftreten. Die erlangten Kurven deuten darauf hin, daß diese eigne Rhythmizität im Anfang der Bromcampheranfälle um 10 in der Sekunde schwankt (Abb. 21). Es darf in dieser Beziehung den mit langsam drehender Trommel aufgezeichneten Anfällen keine Beweiskraft zugedeutet werden und auch nicht den mit den elastischen Trommeln gewonnenen Ergebnissen, denn bei diesen beiden graphischen Methoden wirken die elastischen Schwankungen der schreibenden Hebel störend. Die bis jetzt mit Hilfe des federnden Ergographen gewonnenen Ergebnisse lassen die Auffassung zu, daß wir während des ganzen Anfalles dieselbe eigne Rhythmizität erkennen können, jedoch daß nur am Ende des Anfalles jedesmal ein oder zwei Krämpfe abortieren. Nur auf diese Art ist es vorläufig möglich zu erklären, daß die gemessene Periode der großen kräftigen klonischen Zuckungen am Ende des Anfalles in der Regel ungefähr ein einfaches Vielfache der im Anfang des Anfalles gemessenen Periode ist. Die Feststellung eines solchen, sich selbst während der ganzen Dauer des Anfalles gleichbleibenden Rhythmus scheint uns von großer Wichtigkeit zu sein und darauf hinzudeuten, daß den ganzen Prozeß hindurch (wie auch in der spontanen und der ausgelösten Zuckungsserie vor dem Anfall) die Erscheinungen auf einen einzigen Mechanismus zurückzuführen sind. Im allgemeinen sind auch hier die Übergänge fließend; nach den — im Anfang des Anfalles — gleich großen Wirkungen folgt oft ein kurzer Übergang, wobei der Alternanstypus zutage tritt (Abb. 21, C 2), alsdann der Trigeminustypus (eine große Wirkung und zwei kleine), dann bald eine auf 4 und eine auf 5 der ursprünglichen Periode. In der durch eine Reizserie ausgelösten Reflexreihe (Abb. 7, S. 32) sieht man gleichfalls analoge Typen.

Die Frage, ob es für jedes Individuum einen genauen bestimmten Rhythmus gibt, dessen Tempo sich während des Anfalles selbst nicht ändert, können wir nicht beantworten, da uns keine Doppeltgestell-Kymographtrommel zur Verfügung stand. Soweit uns bekannt ist, ist dieser Punkt auch in bezug auf andere Reflexnachwirkungen noch nicht untersucht. Namentlich erscheint es erwünscht, daß diese Untersuchung auch nach der galvanometrischen Methode von Einthoven verrichtet wird. Broca und Richet[1]) haben bewiesen, daß, wenn die elektrischen Reize auf die Hirnrinde chloralisierter Hunde zu frequent werden, gleichfalls auf jeden 2., 3., 4. Reiz nur eine Entladung kommt. Die genannten Autoren bewiesen auch (Ibid. S.442), daß sowohl die Reflexzeit als die refraktäre Phase der von ihnen gemeinten Reflexe bei einer Körpertemperatur von 35—46° minimale Werte beträgt [nämlich resp. 50 μ und 100 μ^2)]. Dieser Umstand, wie auch die von uns bei Bromcampherkatzen wahrgenommenen und oben beschriebenen Erscheinungen lassen es uns annehmbar erscheinen, daß eine ähnliche maximale Verkürzung der refraktären Periode (und der Latenz) — vorausgesetzt eine maximale Menge von Reizen, die die Zentren erreichen — das Zusammenfließen der Einzel-

---

[1]) Broca und Richet: Cpt. rend. des séances de la soc. de biol. 1897, S. 333.

[2]) Eigenartig ist es, daß einige mit anderm Zweck und andern Mitteln geführte Untersuchungen, wie es scheint, festgestellt haben, daß die höchst erreichbare Frequenz von verschiedenen willkürlichen Bewegungen (Klavierspielen, Typistenwettbewerb) gleichfalls 10 pro Sekunde beträgt.

krämpfe zu einem tonischen Krampfzustande bringt, und daß also das Erscheinen der maximal verkürzten refraktären Phase auf dem Boden der „eignen Rhythmik" der Anfallkrämpfe liegt, m. a. W. daß der Rhythmus während des Anfalles durch die Dauer dieser verkürzten refraktären Phase bestimmt wird. Vergleicht man die eignen Rhythmen, wie sie im Anfall wie auch in den vorangehenden (spontanen oder reflektorisch ausgelösten) Zuckungsserien wahrgenommen werden, so sehen wir beim selben Individuum ganz richtig denselben Rhythmus in Kraft bleiben. Es ist klar, daß es sich hier um einen Rhythmus

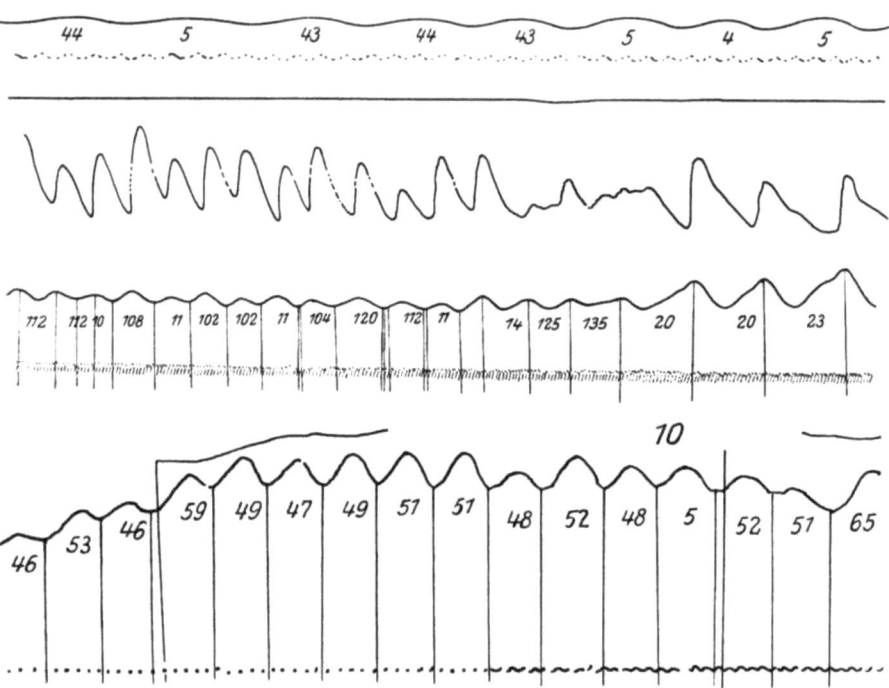

Abb. 21. Verschiedene graphisch festgestellte Krämpfe während des sog. tonischen Stadiums des myoklonischen Anfalls der Katze. In den 3 untern Kurven kommt ein Übergang zu einer bedeutend langsameren Frequenz, wobei die Periode ein einfaches Vielfache der vorherigen ist.

der zentralen Organe handelt, der durch alle Phasen des eigentlichen motorischen Anfalles bewahrt bleibt, einen Rhythmus, der nicht weit von 10 pro Sekunde verschieden ist; nur im Anfang geschehen die Kontraktionen mit maximaler Frequenz. In den späteren Perioden des konvulsiven Anfalles reagieren nur die Muskeln auf einen Teil der von oben rhythmisch herunterkommenden Reize.

Fragen wir uns jetzt, in welcher Hinsicht der Zustand des Tieres während der Zuckungsserien (oder im kurzwährenden Anfall, wobei nur der vollständige Bewußtseinsverlust, und der Zustand von Erschöpfung die folgenden automatischen Bewegungen fehlen) und während der großen Anfälle verschieden ist von dem Zustand in den Intervallen ist, so finden wir als konstantes Kennzeichen, daß das refraktäre

Stadium in den Intervallen länger ist, bis zu ± 1 Sekunde, und zu einem Bruch dieser Dauer ($^1/_{10}$ Sekunde) im Anfallszustand reduziert wird. Ist diese eingreifende und radikale Veränderung in der refraktären Periode primär oder ist sie ein sekundärer, aus andern Umständen fließender Zustand? Steht diese verkürzte refraktäre Phase in irgendeiner direkten Beziehung mit den erwähnten Änderungen im latenten Stadium? Die Antwort auf diese Frage müssen wir vorläufig noch schuldig bleiben.

Eine der am meisten auffallenden Erscheinungen war, daß nach den wahrgenommenen Anfällen in der Regel ein langdauernder Zustand eintrat, während dessen die myoklonischen Reflexe durch keinen einzigen Reiz ausgelöst werden konnten, wie auch die spontanen Zuckungen in der Regel gänzlich vermißt wurden. In den Fällen, in denen nur ein Anfall auftrat, war dies besonders deutlich, um so mehr, weil, vor allem in diesen Fällen, der Anfall einen tiefgreifenden Einfluß auf das ganze Befinden des Tieres ausüben konnte. Es war überraschend, wie stark der „entladende" Einfluß des vollständigen Anfalles auf das Tier sich dabei geltend machte. In einigen Minuten schien das Tier ganz normal. Die Pupillen von normaler Größe; die Haut glänzend und die Haare nicht mehr durcheinander. Auch die Art, wie das Tier sofort wieder Nahrung zu sich nahm, auf Schmerz- oder Wärme- und Gefühlsreize normal reagierte, war so deutlich, daß, wenn überhaupt, hier der wohltätige Einfluß des einen Anfalles deutlich zutage trat. Ein konvulsioniertes und danach stumpfsinniges, stark vergiftetes Tier sahen wir sich schnell in ein sich wohlfühlendes und gutgenährtes Tier umändern.

Zum Schluß müssen wir noch zu einer Frage Stellung nehmen, die der aufmerksame Leser sich gewiß gestellt haben wird, sowohl bei der Beschreibung des Anfalles als beim Anschauen unserer Kurven. Wie kommt es, daß bei den beschriebenen toxischen Anfällen ein tonisches Stadium, wie es bei der menschlichen Epilepsie als ein so regelmäßiges beschrieben wird, ganz vermißt wird? Man wird bemerkt haben, daß wir es vermieden haben, das Wort Tonus zu nennen. Die Ursache hierfür ist, daß während dieser Untersuchung unsere Auffassung über den Gebrauch der Wörter „tonisch" und „klonisch" und über ihren Begriff eine bedeutende Änderung erfahren hat. Wenn wir mit dem bloßen Auge die Bromcampheranfälle beobachteten, so zeigte sich regelmäßig, daß im Anfang des eigentlichen Anfalles eine plötzliche Erstarrung des ganzen Tieres in tonischem oder Krampfzustand auftrat, wie wir es auch beim Menschen wahrnehmen. Die graphische Untersuchung dagegen bot uns niemals etwas Ähnliches, nämlich das konstant Auf einer Höhe-Bleiben des Hebels. Im Gegenteil, die mit allen vier Methoden gemachten Erfahrungen lassen kaum einen Zweifel darüber zu, daß ganz gewiß auch in diesem Stadium bei hinreichender Aufzeichnungstechnik die einzelnen Kontraktionen zu unterscheiden sind; meistens sogar waren die Zuckungen, die überall mit derselben eignen Rhythmik auftraten, im Anfang jäher und heftiger. Die lokomotorische Bewegung, als Folge jener Muskelkontraktionen, kann aber in diesem Stadium nicht in den Vordergrund treten, gerade weil die schnell aufeinanderfolgenden so großen Kontraktionen zwischen den individuellen Zuckungen keinen genügenden Raum offen ließen, um jede Kontraktion mit dem bloßen Auge sichtbar zu machen. Daher kommt es, daß der tonische Charakter zwar mit dem bloßen Auge, nicht aber mit der graphischen Methode sichtbar wurde. Daher auch, daß unserer Ansicht nach die ganze

Theorie der tonischen und klonischen Kontraktionen, die doch einen bestimmten fundamentalen Unterschied zwischen diesen Krampfformen voraussetzt (Ziehen u. a.), dringend einer Revision bedarf, um so mehr, da verschiedene Physiologen und Kliniker den tonischen und den klonischen Krämpfen eine verschiedene Lokalisation im zentralen Nervensystem zuschreiben. Man wird sich aber erinnern, daß kein geringerer Autor als J. Hughlings-Jackson mehrmals die Meinung aussprach, daß die tonischen Krampfformen nichts anderes sind als eine Folge von äußerst schnell aufeinanderfolgenden klonischen Kontraktionen, eine Meinung, die wir auf Grund dieser Untersuchung vollständig unterschreiben können.

Während im zweiten Teil dieser Veröffentlichung der Einfluß der Versuche auf das zentrale Nervensystem und die Lokalisation der hier untersuchten Erscheinungen besprochen werden wird, wollen wir jetzt nachsehen, ob das, was uns über eine im zentralen Nervensystem angeborene Neigung zur Rhythmik bekannt ist, zur Erläuterung dieses Problems dienen kann.

Schon im Jahre 1879 lehrte Sewall[1]), daß man, bei Reizung eines willkürlichen Muskels mit vereinzelten Stromstößen bei einem Intervall von 0,026 Sekunden (Frequenz 38,4 pro Sekunde) in der Kurve die Zusammensetzung von einzelnen Zuckungen zu erkennen anfängt. Bei einer noch größeren Frequenz, nämlich von 38,8 pro Sekunde, fließt alles zu einem Tetanus zusammen.

Die größte Wirkung der Summierung von Reizen hat man bei 20,8 per Sekunde; der Reiz fällt dann auf die Spitze der vorangehenden Kontraktion. Wird frequenter gereizt, dann bekommt man bei den kleinen Unterschiedszeiten keinen Summierungseffekt mehr. Anderseits fanden Franck und Pîtres, daß bei Reizung des motorischen Nerven 45 Induktionsschläge pro Sekunde nötig sind, um die Kontraktion fusionieren zu lassen, also ist hier eine Frequenz von ungefähr derselben Ordnung nötig, ebenso wie bei der Reizung des Muskels. Bekanntlich hat Piper[2]) bewiesen, daß die salvenartigen Entladungen der willkürlichen Muskelimpulse mit dem Galvanometer eine Frequenz von 47—50 pro Sekunde aufweisen. Was die Frequenz der Reize von der Hirnrinde aus anbelangt, so fanden Broca und Richet[3]), daß 10 Reize pro Sekunde der normale Rhythmus ist, und sie stellten fest, daß physiologische Tremoren, wie Schüttelfrost, ebenso diese Frequenz haben. Auch Horsley und Schaefer[4]) fanden, daß sowohl Reizung der Hirnrinde als der corona radiata, wie auch Reflexkontraktionen (Muskelton) einen eignen Rhythmus von 10 oder weniger pro Sekunde haben. Hiermit stimmt die Tatsache überein, daß von Kries[5]), der mit dem Kymograph tetanische Muskelkontraktionen aufschrieb, Rhythmen von 8—40″ pro Sekunde fand, bei kräftigen Bewegungen aber bedeutend langsamere. Dagegen sind die schnellsten vereinzelten willkürlichen Bewegungen auf dem Klavier 10 pro Sekunde. Auch die Ergebnisse bei Wettbewerben von Maschinenschreibern sprechen in demselben Sinne. Von Schaefer[6]) wissen wir, daß der rhyth-

---

[1]) Sewall, L.: Journ. of physiol. Bd. 2, S. 172. 1879.
[2]) Piper: Pflügers Arch. f. d. ges. Physiol. Bd. 119, S. 301. 1907.
[3]) Broca und Richet: Arch. gén. de physiol. normale et pathol. 1897, S. 864.
[4]) Horsley und Schaefer: Journ. of physiol. Bd. 7.
[5]) v. Kries: Arch. f. Anatomie u. Physiol. 1886, Sup., S. 1.
[6]) Schaefer: Journ. of physiol. Bd. 7 S. 111.

mische Charakter des durch den Willen innervierten Muskels eine Ondulation von 8—13 pro Sekunde zeigt. Lovens Versuche[1]) geben für die Ondulation bei Strychninkrämpfen eine Rhythmik von 7—9 pro Sekunde an. Obwohl es noch nicht möglich scheint, diese voneinander nicht wenig verschiedenen Ergebnisse von einem Gesichtspunkt aus zu erklären, kommt es uns doch vor, daß diese Angaben zeigen, daß, in Übereinstimmung mit Broca und Richet, der eigne Rhythmus, an den die Wirkung des zentralen Nervensystems gebunden ist, nicht viel von 10 pro Sekunde abweichen kann.

Es stimmt auch hiermit überein, daß bei Aufzeichnung mit dem Kymograph der durch Bromcampher verursachten schnellen Krämpfe im sog. tonischen Stadium die Frequenz auch 8—12 pro Sekunde beträgt. Da in der Peripherie ein viel frequenterer Reiz mit der eignen Rhythmik übereinzustimmen scheint, kommt es wahrscheinlich vor, daß im Rückenmark oder in höheren Zentren diese schnellere Rhythmik in die langsamere, dem zentralen Organ eigene umgesetzt wird.

Alles in allem gelangen wir zum Schluß, daß wir über toxische Mittel (Bromcampher, zusammen mit Bromcampher auch Absinthessenz) verfügen, die imstande sind, bei Tieren Anfälle auszulösen, die auch in ihren Besonderheiten mit den menschlichen myoklonischen und regionären Anfällen übereinstimmen.

Im zweiten Teil werden Angaben gesammelt werden, die darauf hinweisen, daß verschiedene Verletzungen des zentralen Nervensystems modifizierend darauf einwirken können.

VI. Einfluß von Narkose, Strychnin, Absinth auf die myoklonischen Reflexe und Anfälle.

§ 1. Einfluß der Äthernarkose auf die myoklonischen Erscheinungen.

Als ein Beispiel der Wirkung der Äthernarkose wird hier das Protokoll eines Versuches mit der Katze 201 wiedergegeben, weil hier die Narkose bei einem Tier angewandt wurde, das im normalen Zustand ohne irgendeine Intoxikation deutliche taktile und akustische Reflexe zeigte. Bei einem derartigen Individuum kann man also ganz rein die Wirkung der Äthernarkose vom 16. Oktober 1910 untersuchen, während man bei den meisten andern Tieren erst Bromcampher oder Absinth verabreichen muß, um die myoklonischen Reflexe zu erwecken. Auch in anderer Hinsicht (z. B. mit Bezug auf die Latenz nach starkem und leichtem akustischen Reiz) sind die Beobachtungen an diesem Tier von Interesse.

Protokoll 15. Katze 201.

21. Janur 1910. 6 Uhr nachm. $^3/_8$ g Bromcampher per os. — 22. Januar 1910. Ausschließlich taktile Zuckungen.

2. Februar 1910. 10 Uhr vorm. 0,75 g Bromcampher. Mittags taktile und akustische Zuckungen aufgeschrieben. — 3. Februar 1910. Zahlreiche Kurven aufgeschrieben. Latenzzeit beim taktilen Reflex der Schwanzwurzel durchschnittlich: 3,4; der Rückenmitte 2,6; beim akustischen Reflex 1,9.

9. März 1910. 6 Uhr nachm. 0,75 g Bromcampher. — 10. März 1910. Bekommt um 9 Uhr vorm. einen schweren Anfall, vielleicht spontan, vielleicht auch, weil das Tier nachts das ausgebrochene Fressen der Katze 198, die im selben Käfig 1 g Bromcampher bekam, aufgefressen hat.

---

[1]) Loven: Zentralbl. f. d. med. Wissensch. 1881.

76　Untersuchung der myoklonischen Reflexe und myoklonischen epileptischen Anfälle.

8. April 1910. 5 Uhr 45 Min. nachm. $^7/_8$ g Bromcampher, keine Wirkung.
22. April 1910. 5 Uhr nachm. 1 g Bromcampher, keine Wirkung.
9. Mai 1910. 6 Uhr nachm. 1 g Bromcampher. — 10. Mai 1910. Zahlreiche Kurven lebendiger taktiler und akustischer Reflexe aufgeschrieben. Vor dem Anfall und auch nachher sind die Pupillen klein. Sogar bei jeder spontanen Zuckung werden die Pupillen momentan größer.
16. Oktober 1910. Untersuchung der Reflexe ohne Verstärkung durch Bromcampher oder Absinth und der Wirkung der Narkose auf die Reflexe. Latenz in fünfzigstelsekunden.

Reize	Zeit	Latenz des Reflexes	
		Kopftrommel	Rückentrommel
Klatschen	9 Uhr 40 Min.	—	1,9
Linkes Vorderbein	9 „ 42 „	—	3,0
Linkes Hinterbein		—	3,9
Rechter Kniereflex	9 „ 45 „	2,7	2,7
		2,7	2,7
		2,8	1,5
Rechts idem	10 „ 5 „	—	2,5
Rechtes Vorderbein		2,7	3,0
Rechtes Hinterbein		3,7	3,2
Kreuz		3,6	2,7
Kopf		1,7	—
Klatsch		2,2	2,2
Rechter Kniereflex		3,2	2,6
Äthernarkose. Pupillen weit. Kein einziger Reflex ist auszulösen. Das Tier ist ganz schlaff. Unsichere Kniereflexe		1,7	—
		1,2	—
Erster deutlicher Kniereflex		—	2,4
Idem			2,4
Idem			2,2
Kein akustischer noch taktiler Reflex anderswo auszulösen. Leichter taktiler Reflex		1,3	?
Rechtes Vorderbein			2,1
Kniereflex			2,3
Idem	10 „ 26 „		2,3
Erste deutliche taktile Zuckung des rechten Hinterbeines. Zuckung des Hinterbeines ist viel kräftiger als die des Vorderbeines	10 „ 27 „		3,1
			2,2
Kniereflex			2,3
Idem			2,3
Idem			2,2
Ist nach der Narkose noch etwas benommen geblieben. Kniereflex		2,6	
Erste akustische Zuckung nach der Äthernarkose . . .	10 Uhr 31 Min.		3,1
Rechter Kniereflex	10 „ 32 „		2,1
Pupillen reagieren	10 „ 32$^1/_2$ „		
Rechter Kniereflex			2,5
Klatsch			2,3

Man kann sowohl akustische als taktile Zuckungen auslösen, vor allem an den Hinterbeinen, die auch beim Berühren der Vorderbeine reagieren, während der Rumpf unbeweglich bleibt.

Epikrise. Man sieht also, daß bei diesem Tier nach der Narkose sich die Rückenmarksleitung, und zwar im caudalen Teil, zuerst erholt (vgl. 10 Uhr 31 und 32 Min.).

Ferner kommt zuerst der Kniereflex zurück, gleich darauf die myoklonischen Reflexe der Hinterbeinzehen, dann die der Vorderbeine und schließlich die akustischen myoklonischen Reflexe. Die ersten Knie- und myoklonischen Reflexe nach der Narkose zeigen deutlicher als zuvor den jähen myoklonischen Anfang in der Kurve.

Das Ausbleiben der Reflexe (und der myoklonischen Anfälle) bei vielen Tieren unter dem Einfluß der Äthernarkose wahrgenommen, kann nur als mit den von andern Untersuchern über die Wirkung der Narkose auf die Reflexe gemachten Erfahrungen in Übereinstimmung betrachtet werden. Bayliss[1]) bewies, daß die blutdruckerhöhende Wirkung der Reizung eines Nerven unter dem Einfluß der Narkose in eine blutdruckvermindernde Wirkung umgesetzt wird. Magnus bewies für die Vertebraten, daß verschiedene Reflexe in Vorzeichen nach dem Stand des Tieres im Raum modifiziert werden können[2]). Sherrington sah unter dem Einfluß der Narkose eine reizende, erhöhende Wirkung auf einen Reflex sich in eine hemmende Wirkung umsetzen und Graham Brown[3]) unter bestimmten Bedingungen eine Wirkung auf die Flexoren sich in eine solche auf die Extensoren umsetzen.

Beim Ätherversuch mit der Katze 201 (Abb. 22) und in vielen andern derartigen Experimenten mit stark erhöhten myoklonischen Reflexen unter dem Einfluß von Bromcampher, zeigt es sich also, daß die Narkose die Reflexe keineswegs gleichzeitig und gleichmäßig ausschaltet und wiederkommen läßt. Ohne Ausnahme sahen wir nach der Narkose den Kniereflex ganz zuerst zurückkommen und kaum oder gar nicht (Abb. 22, 11 Uhr 18 Min.) verspätet, alsdann die taktilen Reflexe am Hinterbein (Zehen); dann die der Vorderbeine, die der Nase und schließlich den akustischen myoklonischen Reflex. Es ist wichtig, diese Reihenfolge bei der Frage, worauf diese Dissoziation beruht, im Auge zu behalten. Diese Erscheinung stimmt gut mit der allgemeinen Ansicht überein, nach welcher in der Äthernarkose erst das Vorderhirn, dann das Mittelhirn, dann das Mark und endlich das verlängerte Mark unter den Einfluß der Narkose treten. Eine allgemeine Erscheinung ist diese Art der Rückkehr der Reflexe keineswegs. Denn beim Zusichkommen nach einem epileptischen Anfall, der unter Einfluß von Bromcampher oder von Absinth zustande kam, sieht man in der Regel erst die Nase, dann die Vorderbeine und das Kreuz, darauf die Hinterbeine reagieren und schließlich auch den akustischen Reflex auftreten. In diesem letzten Punkt gibt es also eine Übereinstimmung zwischen der Rückkehr der myoklonischen Reflexe nach der Narkose und nach den Anfällen. Nach diesen letzteren kommt das Wiedererscheinen in derselben Reihenfolge zurück, wie es im Kap. II, § 6, S. 30 als Folge einer Bromcamphervergiftung einer Katze beschrieben wird, die, wie die meisten, in normalem Zustand die myoklonischen Reflexe nicht zeigte.

Während es sich im allgemeinen bei der Beobachtung der myoklonischen Reflexe vor und nach der Narkose deutlich zeigte, wie sehr diese Reflexe im allgemeinen

---
[1]) Bayliss: Journ. of physiol. Bd. 14. 1893.
[2]) Magnus, R.: Pflügers Arch. f. d. ges. Physiol. Bd. 139, S. 567 u. ff. 1910.
[3]) Brown, Graham: Quart. journ. of exp. physiol. Bd. 4, S. 287. 1911.

78   Untersuchung der myoklonischen Reflexe und myoklonischen epileptischen Anfälle.

bezüglich der Latenzzeit konstant sind (vgl. das Protokoll für die Katze 201, S. 75), so haben wir doch in einigen Fällen beobachtet, daß im Anfang der Narkose zuerst die vom Kopf ausgelösten Reflexe sich etwas verspäten und dann ausfallen, um auch zuletzt — lange Zeit nach den Kniereflexen und nach denen der Hinterbeinzehen und dann nach den der Vorderbeinzehen — zurückkommen. Auch sahen wir einmal (198) eine Verlängerung der Latenz der erst wieder aufgetretenen Kniereflexe und der vom Schwanz ausgelösten Reflexe nach der Narkose und

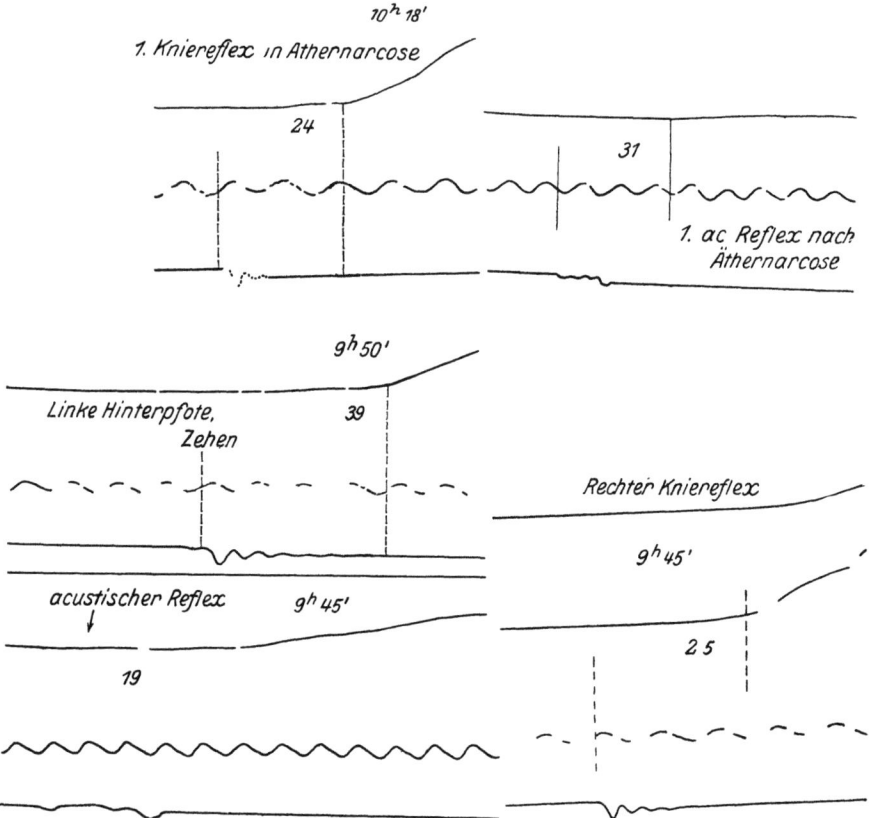

Abb. 22. Narkoseversuch. Katze 201. Keine Reflexerhöhung durch Bromcampher. Die Kurven lesen sich von unten nach oben und von links nach rechts. Vor der Narkose werden gemessen: Taktiler Reflex der Zehen am linken Hinterbein, Latenz 3,9; akustische Latenz 1,9; Kniesehnenreflex, Latenz 2,5. Beim Erwachen aus der Äthernarkose 10 Uhr 18 Min. erster Kniesehnenreflex, Latenz 2,4 und erst viel später der erste akustische Reflex mit einer abnormal langen Latenz: 3,1.

erst nachher den akustischen Reflex auftreten (mit normaler Latenz). Es scheint uns also, daß diese Verspätung des Reflexes wohl eine Regel sein kann sowohl beim Verschwinden im Anfang als auch beim Wiederkommen dieser Reflexe am Ende der Narkose, doch dann nur während einer sehr kurzen Periode, so daß dieses nur selten bemerkbar ist. Für alle Fälle können wir dies nicht beweisen. Auch beim Wiederkommen der Reflexe nach einem durch Bromcampher oder Absinth verursachten Anfall sahen wir die Latenz mehrmals verlängert; doch konnten wir dies ebensowenig regelmäßig feststellen. Auf Grund dieser Ergebnisse können wir nicht ausschließen, daß die beobachtete Verlängerung der Latenz nach dem epileptischen Anfall auf demselben Mechanismus beruht wie nach der Narkose.

Daß die zentripetale Leitung im Rückenmark nach der Narkose mehr verbessert wird als die zentrifugale, dafür lieferte u. a. auch die Katze 220 Material. In der Übergangsperiode nach der Narkose wird nach einem ersten vom linken Vorderbein ausgelösten Reflex nach 4,5 Fünfzigsteln — also eine abnormal verlängerte Latenz — nur eine Konvulsion des Kopfes wahrgenommen, während die Vorder- und die Hinterbeine und der Rumpf still blieben. Anderseits wurde mehrmals beobachtet, daß nach den Kniereflexen und den Hinterbeinreflexen zwar das Vorderbein, nicht aber nach den Vorderbeinreflexen auch die Hinterbeine und das Kreuz reagierten.

In weiteren Versuchen mit Äthernarkose fiel eine Änderung in der Form der Reflexkurve ins Auge. Während die Kontraktion zuvor den gewöhnlichen tonischen Verlauf zeigte, wurden die ersten Reflexe, sowohl die Knie- als die von andern Stellen ausgelösten Reflexe, durch einen scharfen Haken, d. h. einen schärferen myoklonischen Anfang die tonische Reflexkontraktion eingeleitet, ungefähr so, obwohl nicht so deutlich, wie wir es bei den mit Strychnin vergifteten Tieren kennenlernen werden.

§ 2. Strychninwirkung und myoklonische Reflexe. Kombinierte Strychnin- und Bromcampheranfälle.

Da es seit sehr langer Zeit bekannt ist, daß Strychnin die Erregbarkeit der taktilen Reflexe stark erhöht, und wir weiter oben sahen, daß dies auch zu den wichtigsten Wirkungen von Bromcampher gehört, liegt es auf der Hand, Unterschied und Übereinstimmung dieser beiden — schon von Pathault, Trasbot und Bourneville besprochenen Wirkungen — näher zu untersuchen. Da es keinen Nutzen hat, alle die verschiedenen Probleme, die mit der Strychninwirkung verbunden sind, in dieser Beziehung zu besprechen, so werden wir nicht auf die Meinung Verworns und Baglionis eingehen, nach der nur die sensiblen Elemente, und zwar im Rückenmark, durch dieses Gift beeinflußt werden und ebensowenig auf die Theorie Hammets[1]), der nach Curare-Strychnin-Versuchen nur Einwirkung auf den Übergang vom motorischen Nerven zum Muskel feststellte. Auch wollen wir die Frage beiseite lassen, ob es wahr ist, nach Baglioni, daß die tonischen Strychninkrämpfe dadurch zustande kommen, daß die Reflexbewegung selbst wieder einen neuen Reflexreiz verursacht und den Tetanus also unterhält, oder ob diese Auffassung unrichtig ist, nach B. Sanderson und Buchanan.

Wir wollen gleich darauf hinweisen, daß schon Husemann[2]) Strychnin zu den nicht — Bromcampher zu den — Narkose mitverursachenden Krampfgiften rechnete, eine Unterscheidung, die sich in der Tat in unseren Untersuchungen bestätigte. Das Bewußtsein wird, soweit geprüft werden konnte, in den Strychninkrämpfen nicht gestört. Ein zweiter bedeutender Unterschied ist, daß Strychninkrämpfe unter den Muskelgruppen ausschließlich die Extensoren treffen sollen, während, wie wir oben sahen, Bromcampher diesen Unterschied

---

[1]) Hammet, F.: Journ. of pharmacol. a. exp. therapy Bd. 7, S. 175. 1917.
[2]) Husemann: Arch. f. exp. Pathol. u. Pharmakol. Bd. 8, S. 102.

in jener ausgesprochenen Form nicht macht, wenigstens nicht bei stärkerer Dose. In unsern Versuchen fiel es, dem Bromcampher gegenüber, ins Auge, daß die Rückentrommel viel stärker und schneller reagierte als die Kopftrommel. Auch trat die Erhöhung der akustischen Reflexe wenig in den Vordergrund. Ein anderer Unterschied liegt im Verhältnis der Pupillen, die stets bei der Bromcampherwirkung erweitert sind, und die selbst bei den momentanen myoklonischen spontanen Zuckungen sich sprungweise erweitern (vgl. Katze 217, 19. April 1912, S. 26 und Katze 201, 10. Mai 1910, S. 76). Dagegen werden die Pupillen während der Strychninwirkung niemals erweitert befunden.

Im allgemeinen sind sich die Untersucher in sehr geringem Grade über die Strychninwirkung einig geworden, und es ist noch keineswegs erklärt worden, wie es kommt, daß A. Waller[1]) die Latenzzeit unter Einfluß von Strychnin verlängert und Mendelsohn[2]) die latente Muskelzeit verkürzt fand. In dieser Beziehung liegen uns dann auch die Verhältnisse nicht einfach vor Augen, wie es aus den bei der Katze 219 (siehe S. 24) gemachten Aufzeichnungen ersichtlich ist. Zu einer kategorischen Erklärung, daß Strychnin die Latenzzeit verkürzt oder verlängert, geben unsere Versuche dann auch keinen Anlaß. Was die akustischen Reflexe angeht, so findet man diese nicht so früh und so heftig verstärkt wie die taktilen; bei einzelnen Tieren sogar, wie 224, fanden wir oft die Latenzzeit für den akustischen Reflex ein wenig verlängert, so daß die des taktilen Reflexes, vor allem in der Schwanzgegend, im Vergleich dazu verkürzt schien. Weiter fanden wir darin keine neue Unterstützung für die von Bayliss und Sherrington angenommene Konversion hemmender Wirkungen in reizende, ebensowenig wie Bremer[3]) auf Grund ganz anderer Experimente. Zwar sehen wir hier, daß in Abweichung der bei Bromcamphervergiftungen gemachten Beobachtungen in unseren Versuchen am Kopf und an den Vorderbeinen nicht nur der Kopf zuerst reagiert, sondern daß auch nach taktilen Reizen an Schwanz und Hinterbeinen die Rückenbewegung sich am ersten bemerkbar macht. Dieses bei Strychninwirkungen wiederholt wahrgenommene frühere Reagieren des direkt betroffenen Körperteils[4]), besonders des Beckens, darf vermutlich als ein Beweis zu dem Schluß zugelassen werden, daß bei leichter Strychninvergiftung mehr als bei Bromcampher die Reflexe lokal bleiben, d. h. auf den betroffenen Körperteil beschränkt bleiben, und besonders gilt dies für die Hinterbeine.

Sobald die Strychninwirkung mehr in den Vordergrund tritt, zeichnen sich der Strychninhacken, d. h. der myoklonische Anfang der Kontraktion schärfer als gewöhnlich gegen das myotonische Ende der Kurve ab. Kopf und Rücken reagieren hier zu gleicher Zeit. Bei stärkerer Strychninwirkung treten einige vollständige Streckkrämpfe auf, nachdem einzelne spontane Zuckungen vorangegangen sind, und nach einigen schiebenden Streckbewegungen der Vorderbeine stirbt das Tier nach der 2. oder 3. allgemeinen Erstarrung. In Abweichung des Status epilepticus durch Bromcampher ist das Bewußtsein und das allgemeine

---

[1]) Waller, A. D.: Quart. journ. of exp. physiol. Bd. 1. 1908.
[2]) Mendelsohn: Travaux du laboratoire de Marey, 1878/79, S. 99.
[3]) Bremer, F.: Cpt. rend. des séances de la soc. de biol. 1922. 4. Nov., S. 1055.
[4]) Die Abweichungen von dieser Regel treten hauptsächlich in diesem Sinne auf, daß oft nach einem taktilen Reiz auf die Vorderbeine nichts destoweniger zuerst die Rückentrommel reagierte.

Befinden des Tieres durch die ersten Anfälle wenig oder gar nicht gestört (vgl. die Wahrnehmung am 19. April 1912 an der Katze 217, S. 26).

Als ein Beispiel der merkwürdigen kombinierten Wirkungen (S. 79 und 81 29. Nov. 1912) von Strychnin und Absinth, die zu interferieren scheinen, obwohl sie in manchen Fällen einander zu unterstützen schienen wie Strychnin und Bromcampher, geben wir hier einen Teil des Protokolls von 228 wieder.

Protokoll 16. Katze 228 E, schwarzer Rücken, weiße Brust.

25. September 1912. 6 Uhr nachm. 0,25 g Bromcampher, keine Wirkung.

14. Oktober 1912. 6 Uhr nachm. 0,25 g Bromcampher, keine Wirkung.

9. November 1912. Gestern 0,75 g Bromcampher. Heute nacht ein Anfall. Um 9 Uhr vorm. spontane und akustische Zuckungen. Appetit gut, ist lebendig.

29. November 1912. 6 Uhr nachm. 0,75 g Bromcampher. Nachts ein Anfall. — 30. Dezember. 5 Uhr 30 Min. nachm. 0,75 g Bromcampher. — 31. Dezember 1912. Nachts zwei Anfälle. Ist lebhaft. Hat den ganzen Morgen spontane Zuckungen. 2 Uhr 30 Min. 2 ccm Strychnineinspritzung von $^1/_{10000}$. Um 2 Uhr 45 Min. noch 1,5 ccm. Um 3 Uhr 2 g Absinth, ebenfalls subcutan.

Schwacher Reflex. Danach 3 spontane Zuckungen. Darauf Anfall als kombinierte Wirkung von Strychnin und Absinth: klonische Zuckungen wie durch Absinth verursacht und alsdann tonische Krämpfe, wobei die Hinterbeine rückwärts, die Vorderbeine vorwärts gestreckt werden, ohne Bewußtseinsverlust. Zunge blau-schwarz, Cornealreflex vorhanden; dabei schaute das Tier umher und wurde sofort darauf wieder wohl. Die Hinterbeine waren noch einige Zeit paretisch. Noch einige Minuten zeigte es myoklonische Zuckungen und war nachher entladen. Dabei fiel die Rückenbewegung aus.

1. Februar 1913. Ulcus am linken Hinterbein.

11. März 1913. 0,75 g Bromcampher um 6 Uhr nachm. — Nachts ein Anfall. — 12. März 1913. Am Morgen leichte taktile Reflexe.

30. März 1913. Ulcus ganz geheilt.

8. April 1913. 12 Uhr vorm. 0,75 g Bromcampher. Nachts Anfälle.

28. Mai 1913. 1 Uhr nachm. 0,75 g Bromcampher. — 29. Mai 1913. Nachts Anfälle. Am Morgen leichte taktile Reflexe.

21. September 1913. 0,75 g Bromcampher 10 Uhr vorm., keine Wirkung.

3. Oktober 1913. Operation usw.

Epikrise: Während erst die taktilen, nachher die akustischen Reflexzuckungen aufgetreten waren und also ungefähr 2 Stunden nach der Strychnin-Absinth-Verabreichung die Erscheinungen der Pupillen, Haare, und vor allem die lebhafte Erregbarkeit auf einen herannahenden Absinthanfall deuteten, kam zu unserm Erstaunen ein typischer Strychninkrampf zutage, mit blauer Zunge, ungeänderten Pupillen und ungestörtem Bewußtsein. Da dieses das einzige Tier gewesen ist, das sich nach einem solchen vollständigen Strychninanfall erholte, und dieses Tier überdies nachher so gut wie entladen war, glauben wir, daß die Absinthdose die gewöhnliche Wirkung hatte und daß der Strychninkrampf, dadurch ausgelöst, bevor es zu einem Absinthanfall kam, dieselbe entladende Wirkung ausübte wie der regelrechte Absinthanfall. Diese Beurteilung des Falles schließt also einerseits die Erkenntnis ein, daß Absinth und Strychnin in dem betreffenden Verhältnis eine gegenseitig adjuvierende Wirkung hatten; und anderseits, daß nicht nur die Reflexladung als Folge der Absinthvergiftung — wie es in verschiedenen Absinthanfällen beobachtet wurde — durch eine allgemeine Konvulsionsserie entladen wird, doch daß dieses auch in einem ausschließlichen Extensionskrampf der Fall sein kann[1]). Es darf auf Grund dieses Versuches nicht ausgeschlossen werden, daß auch eine mäßige Strychnin-„Ladung" durch einen einmaligen Strychninkrampf entladen werden kann.

Protokoll 17. Katze 226. Schwarz, gefleckter Rücken und weiße Brust.

18. September 1912. 6 Uhr nachm. 0,5 g Bromcampher, keine Wirkung.

---

[1]) Der Bewußtseinsverlust wäre also für die entladende Wirkung nicht unentbehrlich; ein Schluß, zu dem auch andere Beobachtungen führen: Entladung durch eine Serie Zuckungen (S. 43 und 44) oder unvollständige Anfälle (III. Teil, Kap. VII, § 4), heftige Körperbewegungen (III. Teil, Kap. XI, § 3 oder ein Wutausbruch (III. Teil, Kap. VII, § 1 und Kap. XI, § 7).

5. Oktober 1912. 9 Uhr vorm. 0,5 g Bromcampher vor der Mahlzeit, keine Wirkung.
25. Oktober 1912. 6 Uhr nachm. 0,75 g Bromcampher, keine Wirkung.
16. November 1912. 6 Uhr nachm. 0,75 g Bromcampher, keine Wirkung.
3. Dezember 1912. 6 Uhr nachm. 0,75 g Bromcampher, keine Wirkung.
17. Januar 1913. 6 Uhr nachm. $^7/_8$ g Bromcampher, keine Wirkung.
29. Januar 1913. 2 Uhr 14 Min. nachm. Einspritzung: 2 Spritzen Absinth. Äthernarkose. Aufgespannt.

	Zeit	Latenz des Reflexes	
		Kopftrommel	Rückentrommel
Rechtes Vorderbein		2,3	2,0
Rückenmitte		2,1	2,3
Linkes Vorderbein		1,7	3,0
Rückenmitte		1,7	
Klatsch	2 Uhr 36 Min.	2,4	2,8
Klatsch		2,2	3,0
Äthernarkose (leichte)			
Rechtes Hinterbein	2 „ 40 „	3,3	4,0
Linkes Hinterbein		2,7	2,8
Rechtes Vorderbein		2,8	3,0
Erwacht aus der leichten Narkose.			
Linkes Vorderbein		2,5	3,0
Klatsch		2,4	3,0
Rechtes Vorderbein		2,7	3,1
Linkes Hinterbein		2,7	2,9
Zwei spontane Zuckungen und dann Erwachungs-Anfall	2 „ 53 „		
2 Spritzen Strychnin	2 „ 56 „		
Rechtes Vorderbein	2 „ 58 „	5,0	2,6
Linkes Vorderbein		2,2	3,2
Absinthanfall. Rechtes Vorderbein	2 „ 59 „	2,2	2,7
Rechtes Vorderbein	3 „	1,8	3,0
Rechtes Vorderbein	3 „ 8 „	2,3	2,8
Rechtes Hinterbein		2,3	3,0

Jetzt starke myoklonische Reflexe. Extension der Vorderbeine als erste Strychninerscheinung.

	Zeit	Kopftrommel	Rückentrommel
Noch 2 Spritzen Strychnin	3 Uhr 10 Min.		
Leichtes Klatschen		3,6	
Leichter Schlag auf rechtes Hinterbein		2,7	3,2
Absinthanfall	3 „ 15 „		
Rechtes Hinterbein	3 „ 16 „	2,4	
Absinthanfall	3 „ 17 „		
Klatsch	3 „ 20 „	2,2	2,2
Idem		2,1	2,1
Idem	3 „ 26 „	2,2	2,5
Absinthanfall	3 „ 28 „		
Rechtes Vorderbein		2,5	2,3

3 Uhr 29 Min. Anfang als Absinthanfall, doch sofort darauf Strychninkrampf, wobei in der Kurve keine vereinzelten Krämpfe zu unterscheiden sind. 100 g warme Milch mit der Magensonde eingegeben.

	Zeit	Kopftrommel	Rückentrommel
Rechtes Vorderbein	3 Uhr 38 Min.	2,0	—
Linkes Hinterbein		2,8	
Rechtes Hinterbein	3 „ 39 „	2,5	3,0
Linkes Vorderbein		2,3	3,0
Klatsch		2,5	3,0

3 Uhr 41 Min. Anfang wie ein Absinthanfall. Sofort darauf Erstarrung mit blauer Zunge wie im Strychninkrampf.

Linkes Hinterbein	3 Uhr 49 Min.	3,1	—
Linkes Vorderbein	3 „ 50 „	2,7	(gering)
Klatsch	3 „ 51 „	2,5	—
Schlag (Nase)	3 „ 51 „	2,5	—

3 Uhr 52 Min. Schwacher Starrkrampf mit nach hinten ausgestreckten Hinterbeinen wie durch Strychnin, was den Tod des Tieres herbeiführt.

Epikrise: Infolge der Injektion von 4 Spritzen Strychnin zeigte dieses lebendige, auf Bromcampher schlecht reagierende Tier erhöhte Reflexe mit Strychninhacken, wobei die Rückenbewegung ausgedehnt, die Kopfbewegung gering war.

Nachdem am 29. Januar 1913 das Tier um 3 Uhr 14 Min. nach 2 Spritzen Absinth verstärkte myoklonische Reflexe gezeigt hatte und beim Verschwinden der leichten Narkose einen Anfall, um 2 Uhr 53 Min., wurden sofort nach dem Anfall noch 2 Spritzen Strychnin gegeben. Unmittelbar darauf sehr verstärkte myoklonische Reflexe und innerhalb 3 Minuten ein neuer Absinthanfall. Nach noch 2 Spritzen Absinth folgt erst noch ein Absinthanfall und dann innerhalb 20 Minuten zwei Strychninkrämpfe, nach deren letztem das Tier stirbt. Da dieselbe Dose Strychnin am 31. Dezember 1912 zugleich an dieselbe Katze verabreicht war und man annehmen kann, daß dieses wenig zu Anfällen geneigte Tier leicht die 2 Spritzen Absinth vertragen hatte, zeigt sich hier deutlich die adjuvierende Wirkung des Strychnins, um 2 Uhr 56 Min., selbst in der auf den Absinthanfall folgenden refraktären Periode. — Ebenso fand Gurber eine adjuvierende Wirkung von Strychnin mit Pikrotoxin.

§ 3. Absinthwirkung.

Unter den epileptogenen Mitteln hat die Absinthessenz schon früh die Aufmerksamkeit vor allem französischer und englischer Untersucher auf sich gezogen. Jenen ersten Untersuchern, vor allem Magnan[1]), verdanken wir eine gute Untersuchung über die Anwendung dieses Giftes und ihre Ergebnisse bei verschiedenen Tierarten. Am schnellsten sah er bei intravenöser Einspritzung beim Hund Zuckungen, „secousses", auftreten die bei den Kopf- und Nackenmuskeln sowie in den Vorderbeinen anfingen, später stellten sich Anfälle ein, überdies ganz schnell Delirien; bei Warmblütigen meistens mit tonischer Extension, bei Vögeln von Opisthotonus und Umfallen begleitet. Mit dem Verschwinden der Krämpfe dehnten sich die Gefäße im fundus oculi[2]), während das Gehirn hyperämisch aus der angebrachten Schädelöffnung zum Vorschein kommt. Mit jedem Anfall erhöht sich die Temperatur. Er zieht daraus den Schluß, daß es auf Grund dieser Tatsachen nicht angängig ist, den Bewußtseinsverlust einer Gehirnanämie zuzuschreiben. Da er nach einer Sektion des verlängerten Markes zur Höhe des 12. Gehirnnerven alternierende lokale Krämpfe des Kopfes und des Hinterleibes wahrnahm, verwarf er die Vermutungen Kußmauls und Tenners, nach denen die Quelle der epileptischen Krämpfe nur in Pons und im verlängerten Mark zu suchen ist. Ferner haben Cadeac und Meunier[3]), Horsley, Boyce, Russell und Graham Brown den Einfluß von bestimmten Verletzungen des zentralen Nervensystems auf die Anfälle untersucht; wir werden später noch darauf zurückkommen. Nach Fr. Franck und Pîtres erhöht Absinth, ebenso wie Strychnin, die Erregbarkeit der motorischen Hirnrinde.

---

[1]) Magnan: Arch. gén. de physiol. 1873, S. 125 und die Abhandlung: Recherches sur les centres nerveux, Paris 1876.

[2]) Dasselbe beobachteten wir während eines Bromcampheranfalles, wobei die Katze von uns mit dem Augenspiegel untersucht wurde. Als das Tier nach einem Anfall, während der Spiegelung, starb, wurden die Netzhautgefäße plötzlich maximal enger.

[3]) Cadéac und Meunier: Lyon méd. Bd. 1, S. 443. 1889.

In der Tat haben eigne Beobachtungen uns davon überzeugt, daß wir in der Absinthessenz ein wertvolles epileptogenes Mittel besitzen, da subcutane und intravenöse Einspritzung dieses Giftes imstande ist, in kurzer Zeit, innerhalb einiger Minuten dieselbe Serie Erscheinungen herbeizuführen, die man auf die obenbeschriebene Weise langsam nacheinander auftreten sieht, wenn man mittels Bromcampherverabreichung per os innerhalb einiger Stunden erst erhöhte taktile, dann akustische Reflexe mit Reflexnachwirkungen erscheinen sieht, dann spontane Zuckungsserien und schließlich vollständige Anfälle. Hiermit — mit dem innerhalb einiger Minuten vollzogenen Auftreten der ganzen Erscheinungsfolge — ist jetzt auch ganz kurz das Ergebnis unserer Untersuchungen über die Absinthwirkung dargelegt. Durch die Tatsache, daß bei Absinthwirkung die Temperatur steigt, diese dagegen bei Bromcamphervergiftung fällt, ist zugleich jene Meinung widerlegt, nach der die Temperaturabnahme bei der Produktion der Anfälle selbst durch Bromcampher eine ursächliche Rolle spielt.

Was das Bewußtsein anbelangt, so ist schon bei subcutaner Einspritzung einer mäßigen Menge Essenz eine leichte Betäubung sichtbar. Einen besonderen Charakter der automatischen Bewegungen, die sich dem Anfall anschließen, mit jenen nach den Bromcampheranfällen verglichen, haben wir nicht erkannt.

Sobald die Absinthwirkung sich kräftig zeigt, wie wir es auch bei Bromcamphervergiftung sahen, erweitern sich die Pupillen mäßig und in zunehmendem Grad, um nach den Anfällen sehr bald wieder normal zu werden. Diese Erweiterung und neue Verengerung der Pupillen nach dem Anfall geschieht aber bei Absintheinfluß oft sprungweise, gleich vor und nach dem Anfall. Hand in Hand damit geht eine vorübergehend verminderte Lichtempfindlchkeit der Pupillen.

Im Kap. II § 6 sind schon Protokolle von Absinthvergiftungen aufgenommen worden, u. a. Katze 217, S. 25, ein Tier, daß schon in normalen Verhältnissen (ohne künstliche Verstärkung) die Reflexe zeigte, und Katze 219, S. 24. Dieser sowie zahlreiche andere Fälle lehren, daß von einer regelrechten Wirkung im Sinne eines verkürzten oder verlängerten Latenzstadiums nicht die Rede sein kann. Zwar fiel bei der Katze 217 ins Auge, wie die Latenz am 20. Juli 1911 von 2,6 auf 4,0 verlängert wurde, wenn zufällig gleich (ein Bruchteil einer Sekunde) vor dem Kontakt (wodurch auch der Stromschluß im Signal) eine spontane Zuckung zustande kam. Dies wurde auch in andern Fällen wahrgenommen unter Bromcamphereinfluß, und läßt diese Beobachtungen sich in allgemein physiologischer Hinsicht ähnlichen in der Herzphysiologie wahrgenommenen Verhältnissen nähern. Das Intervall $As-Vs$ kann man unter analogen Umständen (Extrakontraktion des A, vor dem Aufhören der refraktären Phase) verlängert finden.

Noch eine stärkere Verlängerung der Latenz trifft man bisweilen beim Aufzeichnen des ersten Reflexes nach einem Anfall.

Protokoll 18. Katze 220 hatte am 31. Oktober 1911 um 6 Uhr nachm. 0,75 g Bromcampher in die Nahrung bekommen und zeigte am folgenden Tag nur mäßig erhöhte Reflexe. Um 10 Uhr 10 Min. wurde noch 0,6 Spritze Absinth gegeben, subcutan; um 11 Uhr 20 Min. werden verschiedene Reflexe aufgeschrieben. Um 11 Uhr 22 Min. erfolgte ein Anfall, so daß in diesem Fall die Verstärkung der Bromcampherwirkung, selbst durch eine geringe Absinthverabreichung, schon ganz deutlich war. Um 12 Uhr 24 Min. konnte der erste Reflex, auch des rechten Vorderbeines, aufgeschrieben werden, mit einer Latenz von 4,5 (Kopf) und ? (Rumpf). Eine Minute später wurde beim selben Reflex eine normale Latenz aufgezeichnet (siehe auch Abb. 17, S. 66).

Was die Wirkung des Schlafes und der Narkose betrifft, so wurde hier ebenso wie im Fall des Bromcamphers beobachtet, daß das Erwachen aus dem Schlaf ebenso wie aus der Narkose zu einem myoklonischen Anfall zu prädisponieren scheint (siehe Katze 226, S. 82, um 2 Uhr 53 Min.). In einem Fall (Katze 240) werden unter Einfluß von 0,75 g Bromcampher verstärkte Reflexe aufgezeichnet, doch mit den für Bromcampher normalen glatten Kurven. Nach der subcutanen Einspritzung von 2 g Absinth trat innerhalb 5 Minuten, gleich vor dem Anfall, in der Kurve 1 eine Dissoziation ein, Abb. 23 (2, 3, ja 4 Nasen) — wohl ein Beweis dafür, daß es besonders der Absintheinfluß ist, der zu der erwähnten Dissoziation in der Kurve disponiert. In einem andern ähnlichen Fall wurde unter Einfluß von Absinth Verlängerung der Latenz wahrgenommen.

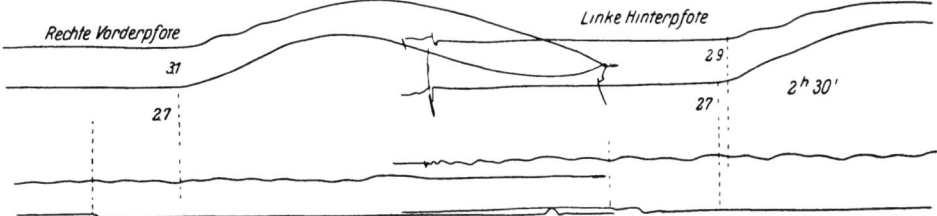

Abb. 23. Dissoziation der Kurven (Nasenbildung, unter Einfluß von Absinth, kurz vor einem Anfall).

VII. Übersicht der beschriebenen reflektorischen und epileptiformen Erscheinungen mit deren physiologischer Bedeutung.

Es gibt eine wenig untersuchte Reflexgruppe, die trotzdem unter den im Freien lebenden warmblütigen Tieren sehr allgemein ist, nämlich der sowohl die Strekkungs- und die Biegungsmuskeln des Rumpfes und der Extremitäten betreffende Krampf beim unerwarteten Berühren (ebenfalls durch ein plötzliches Geräusch). Richet und Broca untersuchten diese Reflexe bei Hunden nach vorheriger Verstärkung durch Chloralose. L. Cushnys[1] unkoordinierter „start-reflex", der sich ebenfalls auf Strecker und Beuger bezieht, und der insbesondere durch Strychnin und bei Tetanus außerordentlich verstärkt sein soll. darf mit der von uns als „myoklonischer Reflex" beschriebenen Erscheinung identisch angesehen werden. Z. T. deckt sich dieser Reflex auch mit dem, was die Deutschen „Klopfreflex" nennen, jedoch nicht ganz, weil die Reflexe nur vom Periost aus zustande kommen sollen, während der myoklonische Reflex bei genügender Erregbarkeit des Individuums schon bei ausschließlichem Reiz auf die Haut und die Haare zustande kommt, wie auch bei unerwarteten Geräuschen. Die klinisch so in den Vordergrund tretenden Periost- und Sehnenreflexe (sowohl die Verlängerungs- als die Verkürzungsreflexe) treten aber ganz in den Rahmen der myoklonischen Reflexe ein und sind als deren lokale oder regionäre Vertreter anzusehen, wenn man ihre Latenzzeit, ihr Betragen während der Äthernarkose, während der epileptischen Anfälle und nach Eingriffen ins Gehirn (siehe II. Teil) für charakteristische Merkmale ansieht.

---

[1] Cushny: Quart. journ. of exp. physiol. Bd. 12, S. 153. 1919.

Alle diese Reflexe bestehen bei graphischer Darstellung aus einem anfänglich schnellen myoklonischen Anfang und einem darauffolgenden langsameren myotonischen Element. Der Bau dieser Kurve tritt deutlich infolge der Strychninverabreichung (Strychnin-nase) und in der Prodromalperiode des myoklonisch-epileptischen Anfalls bei den Versuchstieren zutage; es wurde ebenfalls eine übereinstimmende Änderung in der Kniereflexkurve bei zwei myoklonischen Patienten wahrgenommen in den dem Anfall vorangehenden Perioden, in denen spontane Zuckungen entstanden.

Die taktilen myoklonischen Reflexe kommen, ohne absichtliche Verstärkung durch chemische Stoffe, nur bei einzelnen Exemplaren unter den domestizierten Katzen zur Wahrnehmung; selten fehlt bei einer Katze der akustische Reflex ganz und gar. Bei geringer Intensität des Reizes oder bei höherer Reizungsschwelle bleiben sie regionär und selbst örtlich auf den Beugungs- oder den Streckungsmuskeln einer Extremität beschränkt. Bei zunehmender Erregbarkeit, unter Einfluß einer Bromcampher- oder Absinthessenzvergiftung, breitet sich der Krampf über den ganzen Muskelapparat aus, während zugleich Reflexnachwirkungen (Sherrington) mit eigner Rhythmik zur Wahrnehmung kommen. Auch ohne absichtliche Reizung entstehen spontane Krämpfe, Krampfserien, von Pupillenerweiterung begleitet, und endlich tritt der myoklonisch-epileptische Anfall auf mit Bewußtseinsverlust, Pupillenerweiterung, Salivation, sogar Enuresis, kurz, mit allen Erscheinungen des myoklonischen epileptischen Anfalles, wie er beim Menschen beschrieben wird[1]). Ein solcher Anfall besteht aus einer zu Unrecht tonisch genannten Periode, in der die individuellen Krämpfe schnell aufeinanderfolgen (10—15 pro Sekunde), während erst später die vereinzelten Krämpfe deutlich werden, mit immer größer werdendem Intervall. Nach einem kurze Zeit währenden Zustand intensiverer Vergiftung als zuvor, vor allem nach der Pupillengröße und dem psychischen Befinden zu urteilen, mit frequenter Atmung, folgen bei Katzen automatische Bewegungen, bei Affen auch wohl Halluzinationen. Oft ist das Tier kurz nach einem großen Anfall entladen, d. h. es hat seinen Vergiftungszustand radikal überwunden: das Bewußtsein, die Behaarung, die Pupillengröße, die Eßlust sind wieder normal; Zuckungsbewegungen kommen nicht mehr vor. Nur bei stärkeren Vergiftungen folgen mehrere Anfälle, bevor der Entladungszustand eintritt. In diesem Fall bemerkt man, ebenso wie bei unseren myoklonischen Patienten, daß während einer kurzen Periode nach dem Anfall die erhöhte Reflexerregbarkeit ganz verschwunden ist, um langsam wieder zu erscheinen.

Wie überall beim Studium der Tätigkeit des zentralen Nervensystems, namentlich bei den konditionellen Reflexen, macht jeder Reflex den Weg für den nächstfolgenden bequemer, was auch für die myoklonischen Reflexnachwirkungen und Anfälle zutrifft. Es gibt unter den Katzen Exemplare, die zu dieser Entgiftungsart wenig Neigung zeigen; diese bleiben oft wochenlang krank, als Folge einer einmaligen Vergiftung, z. B. mit 1 g Bromcampher. Katzen mit mehr Anfall-Bereitschaft (Redlich, v. Frisch), mit niedriger Toleranz (Timme) vertragen größere Dosen des Giftes als die anderen.

In der obenerwähnten Klimax: verstärkte myoklonische Reflexe, Reflexnachwirkungen, spontane Zuckungen, Zuckungsserien, Anfall, ist die immer zuneh-

---

[1]) Epilepsia Bd. 2, S. 161. 1911.

mende Verkürzung der refraktären Phase sehr typisch. Während die Phase von Nichtreagieren (nach einem Reflex) in der Regel und bei geringer Vergiftung viele Sekunden beträgt, d. h. daß ein anderer myoklonischer Reflex während dieser Zeit nicht ausgelöst werden kann, findet man im Stadium der Vergiftung, in dem Anfälle auftreten, daß diese Phase nicht mehr wie einen Bruchteil einer Sekunde beträgt.

Was die Latenzzeit der myoklonischen Reflexe angeht, so zeigte diese in vielen Beziehungen eine bemerkenswerte Konstanz. Sie war für akustische Reize immer sehr klein, kleiner als irgendein anderer, bei Katzen mit mechanisch-physiologischen Methoden gemessener Reflex. Während für die taktilen Reflexe die Regel Rosenthals sich als gültig erwies, nämlich daß mit größerer Intensität des Reizes die Latenz kürzer wird, scheint für den akustischen myoklonischen Reflex das paradoxale Verhältnis zu bestehen, daß bei größerer Intensität des Reizes die Latenz länger wird. Alle Experimentfehler konnten hierbei aber nicht ausgeschaltet werden.

Vorherige Reflexbahnung scheint in einer Serie ausgelöster Reflexe einen Einfluß auf die Latenz auszuüben (im Sinne einer Verkürzung). In dieser Untersuchung wurde Material gesammelt, aus dem ersichtlich ist, daß kurz bevor es zu einer epileptischen Entladung kommt, eine bestimmte Labilität in der Reflexzeit bemerkbar ist. Wahrscheinlich ist diese, mit der maximal verkürzten refraktären Phase kennzeichnend für den Zustand, in dem der sensu-motorische Apparat in den dem Anfall vorangehenden Zustand verkehrt. Beim Erwachen aus der Äthernarkose, ebenso wie aus dem epileptischen Anfall wird die Latenz verlängert befunden. Übrigens zeigte sich, wie Piréron es auch für die Kniereflexe fand, die Latenz der myoklonischen Reflexe unter verschiedenen Bedingungen von großer Konstanz.

Der epileptische Anfall der myoklonischen Art muß also als eine mit physiologischen Mitteln zu untersuchende Entladungsweise des Organismus bei bestimmten Vergiftungszuständen angesehen werden. Er muß als eine, bestimmten Gesetzen folgende, eigentümlich zusammengesetzte Reflexnachwirkung aufgefaßt werden, deren nützliche Auswirkung sich vom Gebiet des ursprünglichen myoklonischen Reflexes, welcher der Ausgangspunkt war, weit entfernt ist. Übergangszustände zwischen Reflexbeziehungen und allgemein als pathologisch erkannten Erscheinungen fallen also in den Bereich unserer Untersuchungen, wie auch der darauf durch verschiedene Teile des zentralen Nervensystems ausgeübte Einfluß. Ebenso wie Graham Brown und Williamina Abel ohne wahrnehmbar anatomische Abweichungen im Nervensystem die Beziehung zwischen dem Kratzreflex und der besonderen Krampfform von Brown-Séquard erkannten, welch letztere mit der menschlichen Epilepsie gewiß nichts zu tun hat, so scheint es einen allmählichen Übergang unter Einfluß von Nervengiften zwischen dem myoklonischen Reflex und dem epileptischen Anfall beim Tier und beim Menschen zu geben.

Es ist nicht anzunehmen, daß die myoklonischen Reflexe in der Hirnrinde zustande kommen, denn die nach Novi und Grandis[1]) und auch nach Franck und Pîtres dazu benötigte Zeit ist viel größer und von einer andern Ordnung

---

[1]) Novi und Grandis: Riv. sperim. di freniatr., Arch. ital. per le malatt. nerve. ment. Bd. 13. 1887.

als die unserer Ergebnisse. Nach den Experimenten der letzten Untersucher spielt die Hirnrinde nur die Rolle als Auslöserin der Anfallserscheinungen. Die erst tonisch, später klonisch von Franck und Pîtres vereinzelt aufgezeichneten Krämpfe kommen, nach der Ansicht dieser Untersucher, in subcorticalen Zentren zustande und folgen doch auf die bekannte Art aufeinander, wie Albertoni es beschrieben hat, z. B. rechtes Vorderbein, rechtes Hinterbein, linkes Hinterbein, linkes Vorderbein. Auch Fuchs[1]) schloß sich dieser Auffassung der Verhältnisse an, und auch die in unseren Untersuchungen ans Licht gebrachten Tatsachen lassen sich wohl in diesem Sinne deuten. — Tatsächlich muß man sich von unserm Standpunkte (der myoklonische Anfall eine Reflexnachwirkung, was uns kaum mehr diskutabel erscheint) wundern, daß verschiedene Untersucher jetzt noch in der Cortex cerebri die Quelle und Grundlage des epileptischen Anfalls erblicken. Denn die Latenz der motorischen grauen Rinde beträgt 65 μ währenddem die Latenz des myoklonischen Reflexes — des Fundaments des epileptischen Anfalls — bedeutend geringer ist (20—40 μ)!

Die Physiologie bietet uns übrigens wenig deutliche Begriffe über den Ort im Nervenapparat, in dem die Krämpfe zustande kommen können. Nach Harnack können Phenolkrämpfe noch nach Durchschneiden des N. ischiadicus zustande kommen; nach andern fällt der Carbolsäuretremor in einer Körperhälfte nach Durchschneiden des gekreuzten Crus cerebri aus; ebenso der Schüttelfrost. Was die in der pharmakologischen Literatur niedergelegten Wahrnehmungen anbelangt, so zeigen nur die Santoninversuche Turtschaninows eine bestimmte Ordnungsfolge, die mit derjenigen beim Bromcampher vergleichbar ist. Erst treten Streckkrämpfe auf, dann allgemeine Erstarrungen, endlich die epileptischen Anfälle, erst tonisch, dann klonisch. Bei keinem der andern krampferweckenden resp. epileptogenen Mittel tritt aber so deutlich wie bei Bromcampher und Absinth die entladende Wirkung zutage.

Verschiedene in dieser Untersuchung über das reflexerhöhende und epileptogene Vermögen von Bromcampher und Absinth festgestellte Tatsachen sind im Prinzip mit der myoklonischen Epilepsie beim Menschen vollständig vergleichbar. Da sehen wir unter bestimmten Einflüssen, unter bestimmten Lebensaltern Reflexzuckungen und Spontanzuckungen auftreten, vor allem beim Einschlafen und beim Aufstehen und danach das Individuum nach einer Reflexserie in einen Zustand von Entladung treten, in dem diese Reflexe ausbleiben. Diese vorübergehenden Erscheinungen pflegen von Tag zu Tag zuzunehmen, bis es zu einem myoklonischen epileptischen Anfall kommt, wonach während längerer Zeit, tage- bis wochenlang, der Zustand der Entladung fortdauert; woraufhin dann von neuem, jedesmal stärker, besonders morgens vor dem Frühstück und in stets zunehmendem Maße die Zuckungen (hier besser „Spontanzuckungen" genannt, weil der auslösende Reiz uns unbekannt bleibt) auftreten. Ist es einmal zu regelmäßigen Entladungen (Anfällen) gekommen, dann vermehrt sich mit dem regelmäßigen Vorkommen jener Anfälle die Neigung dazu. Während aber bei der Bromcampherepilepsie im Tier stets zuerst deutliche Reflexreize (taktile und akustische) vorhanden sind, treten beim myoklonischen Menschen die sog. Spontanzuckungen sofort in den Vordergrund.

---

[1]) Fuchs: Wiener klin. Wochenschr. 1910, 28. April.

Wie sehr die Klinik, ohne physiologische Voruntersuchung, außerstande ist, das wirkliche gegenseitige Verhältnis der Erscheinungen zu entdecken, zeigt sich u. a. hierin, daß der ausführlichste Beschreiber der Myoklonie beim Menschen (Lundborg) als einen regelmäßigen Befund die senso-klonische Reaktion (Zuckungen auf plötzliches Geräusch) beschrieb, womit er nichts anderes als unsere erhöhten taktilen und akustischen myoklonischen Reflexe meinte. Kein Wunder, wenn die Bedeutung der mit dem Zustand der Myoklonie veränderlichen Kniereflexe den Klinikern entging. Daß man sich übrigens stets davor hüten soll, die Parallele zwischen der Myoklonie beim Menschen und beim Tier zu eng zu ziehen, ergibt sich u. a. hieraus, daß bei der Katze bei zunehmender Vergiftung zuerst erhöhte Reflexe, dann Anfälle und erst dann bei stärkerer Vergiftung dauernde, auch Muskelteile betreffende nichtrhythmische Krämpfe entstehen, während für die menschliche myoklonische Epilepsie manche Autoren als Kennzeichen annehmen, daß die Krämpfe schon im Anfang gerade solche Muskeln treffen, die physiologisch nicht zusammenwirken, in keinem einzigen Reflex, während auch Unterteile von Muskeln vereinzelt konvulsionieren. Anderseits gibt Lundborg an, daß erst im Endstadium der myoklonischen Epilepsie die erhöhten Reflexe regelmäßig festgestellt werden (?).

Was die Vergleichbarkeit mit menschlichen Verhältnissen anbelangt, so findet man auch dort, ebenso wie bei unsern Katzen, eine große Verschiedenheit. Beim normalen Individuum sind die normalen Reflexe wenig oder gar nicht entwickelt, wie wir es auch bei domestizierten Vierfüßlern fanden; hier aber findet man auch vorübergehend erhöhte Erregbarkeit beim Einschlafen und beim Erwachen. Wir haben öfters die Gelegenheit gehabt, hierauf und auf die erhöhten Reflexe beim Schlafengehen und beim Erwachen hinzuweisen, wie es auch eine klinische Tatsache ist, daß das Erwachen und das Einschlafen Vorzugszeiten für die epileptischen Anfälle sind. In dieser Beziehung ist es wichtig, daran zu erinnern, daß Landois und Zwaardemaker in einer ganz andern Beziehung beim Einschlafen erhöhte Erregbarkeit feststellen.

Während die übrigens so vergleichbaren Einwirkungen von Bromcampher und Absinth sich nicht einmal gänzlich decken, gibt es bedeutende Unterschiede in der Beeinflussung der taktilen und akustischen myoklonischen Reflexe durch verschiedene andere toxische Stoffe, sowohl was die betroffene Muskelgruppen als die Art des Auftretens und den Verlauf der Erscheinungen (Bewußtseinsverlust, psychische Störungen) betrifft. Schon Turtschaninows Untersuchung lehrte uns zahlreiche Modalitäten in dieser Hinsicht kennen (s. o.). Die hier berichteten Wahrnehmungen über die Strychninwirkung, wobei u. a. das Bewußtsein nicht gestört wird, zeigen tatsächlich nur eine ferne Verwandtschaft mit den myoklonischen Erscheinungen, obwohl man die Dissoziation der aufgezeichneten Reflexbewegung, die beim Strychnin die Regel ist, auch bei der Absinthwirkung kurz vor dem Anfall ziemlich regelmäßig antreffen kann. Die Äthernarkose läßt auf eine besondere Weise bestimmte Reflexgruppen nacheinander ausfallen (zuletzt eine besondere lokale Form des myoklonischen Reflexes, die sog. Sehnenreflexe, namentlich den Kniereflex) und wiederkehren. Man muß annehmen, daß es zwischen verschiedenen Nervengiften und diesen und andern Reflexgruppen zahlreiche Affinitätsarten gibt. Es ist möglich, daß Bromcampher und Strychnin — in bezug auf die Art und Weise, in der sie gegenseitig ihre Einwirkungen zu kombinierten Anfällen verstärken — auf verschiedene Elemente des Reflexbogens einwirken (z. B. wie Baglioni annimmt, resp. auf den motorischen und den sensiblen Teil).

Der Charakter der in unsern Versuchen wahrgenommenen myoklonischen Anfälle ändert sich — die tonisch-klonischen Zuckungen fielen so gut wie ganz aus — sobald unter Einfluß einer schweren Vergiftung u. a. der Nahrungszustand ernstlich gelitten hatte. Der Bewußtseinsverlust, Pupillenerweiterung, Enuresis usw. blieb bestehen, so daß die Anfälle den Charakter des „petit mal" des Menschen annahmen. Unter bestimmten, hier nicht näher zu besprechenden Umständen sieht man beim Menschen den sog. „petit mal" an die Stelle der myoklonischen Anfälle treten.

Unter diesen Umständen haben wir Anlaß, uns zu fragen, ob hier nicht auf dem Boden einer bestimmten (schon bei Vögeln, Fischen und Weichtieren festgestellten) Reflexgruppe ein anderer für den Organismus ebenfalls nützlicher Erscheinungskomplex sich entwickelt hat, auf rein physiologischer Grundlage, z. B. mit dem Zweck, bestimmte Gifte unwirksam zu machen.

Schon früher wurde die Aufmerksamkeit auf die Tatsache gelenkt, daß Nervengifte aller Art die eine oder die andere Krampfform bei höheren Tieren, nämlich bei warmblütigen, ins Leben rufen. So kann man auch annehmen, daß das ganze zentrale Nervensystem, namentlich auch das Rückenmark, bei dieser Erscheinungsgruppe eine Rolle zu spielen hat. Wie Turtschaninow es für eine Anzahl Vergiftungen anfing, und wie wir es für einige andere fortgesetzt haben, ist überhaupt eine Detailuntersuchung über alle diese verschiedenen Formen sehr erwünscht. Ganz gewiß spielen myoklonische Reflexe dabei eine Rolle als Ausgangspunkt; sie bilden einen Übergang zu den bis ins Pathologische reichenden epileptischen Entladungen.

Unter verschiedenen Individuen findet man ziemlich bedeutende Unterschiede. Die Untersuchung bewies, daß die Tiere mit bestimmter Veranlagung zu den myoklonischen epileptischen Anfällen eine größere Dose der Vergiftung ertragen konnten als die nicht derartig ausgerüsteten Exemplare. Ferner wurde bei mehreren Tieren eine Grenze der Vergiftung festgestellt, wobei ein einziger vollständiger Anfall, dem eine längere Periode erhöhter Reflexerregbarkeit und allgemeinen Krankseins (Pupillenerweiterung und psychische Störung) voranging und dem eine gleiche Periode nachfolgte, das Tier ganz entlädt, und, wie mit einem Schlag, alle Vergiftungserscheinungen plötzlich zum Verschwinden bringt. Ob die die epileptischen Anfälle begleitenden Nebenerscheinungen (Bewußtseinsverlust, Pupillenerweiterung, vasomotorische und psychische Abweichungen, eventuell Enuresis) ebenfalls eine „entladende Wirkung" auf das zentrale Nervensystem ausüben, können wir weder behaupten noch verneinen. Es scheint dieses der Fall sein, wo wir in den kurze Zeit währenden Reflexnachwirkungen und spontanen Zuckungsserien momentan eine Pupillenerweiterung und zugleich eine leichte psychische Betäubung auftreten sahen. Diese plötzlich, auch bei einer einzigen Zuckung stattfindende Pupillenerweiterung kann aber auch auf irgendeine Weise durch den Krampf selbst verursacht werden.

Auch beim soviel schwieriger erklärbaren „petit mal", der beim Menschen so oft die myoklonische Epilepsie begleitet, aber doch auch noch mono-symptomatisch auftritt, bleibt die genannte Trias (Bewußtseins- und vasomotorische

Störung, Pupillenerweiterung) erhalten. Die Tatsache, daß man beim Erwachen aus dem Anfall und aus der Äthernarkose eine gleich verlängerte Latenz der myoklonischen Reflexe findet, kann auf verschiedene Weise erklärt werden.

Ferner ist es in dieser Beziehung wichtig, daß medizinal angewandte Bromverbindungen mit Kalium und Natrium bei Anwendung während längerer Zeit auch Pupillenerweiterung und chronische Verblödung hervorrufen, Erscheinungen, die gewiß auch bei den während einer langen Zeit häufig wiederholten großen Anfällen ohne Bromanwendung auftreten.

Tatsächlich wird man, falls unsere Auffassung die richtige ist, bei der myoklonischen Epilepsie erst dann das Gebiet der Physiologie verlassen und dasjenige der Pathologie betreten haben, wenn einmal diese bleibenden Änderungen (Pupillenerweiterung, bleibende Verblödung, Darmabweichungen, konstante segmentale Gefühlsstörungen) durch allzu oft und chronisch ausgelöste Reflexnachwirkungen und Anfälle hervorgerufen sind.

Nach diesen Ergebnissen treten also die epileptischen Erscheinungen in die Reihe der ursprünglich reflektorisch ausgelösten Syndrome mit bestimmtem physiologischen Boden, wie Entzündung (Metschnikoff), Schüttelfrost (Richet) und ähnliches. Sie stellen, ebenso wie der Entzündungsprozeß, der Schüttelfrost und das Fieber[1]) einen den Organismus gegen bestimmte (u. a. chemische) schädliche Stoffe beschützenden Mechanismus dar, der im zentralen Nervensystem aller darauf untersuchten höheren Säugetiere parat vorhanden ist. Es ist anzunehmen, daß er zuerst bei höherem Intoxikationsgrade — wenn die gewöhnlichen physiologisch-chemischen Abwehrmittel nicht mehr zureichend sind — in Wirkung tritt; eine Eigentümlichkeit, die um so wichtiger ist, als das Auftreten eines epileptischen Anfalles für das Wohlbefinden des Organismus nicht ohne Bedenken ist, da jeder Anfall für den nächsten den Weg bahnt. So muß man die Tatsache erklären, daß der gesunde Organismus nur selten oder niemals dieses Verteidigungsmittel in Anspruch nimmt, und daß anderseits anfallartige Erscheinungen im Endstadium beinahe aller Nervengifte wahrgenommen werden.

Vielleicht zeigt der Schluckreflex — in kleinem Maßstab — mehr als irgendein anderer Reflex eine Verwandtschaft in unserem Sinne mit dem myoklonischen Reflex. Es handelt sich hier um einen Reflex, der nur unter besonderen Umständen (u. a. bei Gastritis) zutage tritt und alsdann bei einem gewissen Reizbarkeitsgrad klonische Merkmale und ein sehr abgekürztes refraktäres Stadium, wie auch eine Reflexnachwirkung, namentlich 2, 3 oder 4 Nachzuckungen aufweist. Jedem Kliniker ist die Beharrlichkeit dieses Schluckreflexes bekannt, der bestimmt eine eigne nützliche Bedeutung haben muß, der aber, nachdem er einmal ausgelöst wurde und sich des öfteren wiederholt hat, zu einer großen Beschwerlichkeit werden kann. Tagelang noch ist bei solchen Patienten eine kleine Magenüberladung oder der Gebrauch einer weniger passenden Nahrung genügend um dieses äußerst unbequeme Symptom wieder hervorzurufen.

Der Vergleich zeigt uns weiter noch Folgendes. Wie man der Wiederkehr des lästigen Schluckreflexes nur dadurch vorbeugen kann, indem man mit Hilfe besonders sorgfältiger hygienischer Maßnahmen dem Schluckmechanismus eine lange Zeit hindurch Ruhe gibt, damit wieder ein normaler Widerstand gegen das Aufleben des Reflexes entstehe — ebenso ist das einzige uns angewiesene Mittel dem chronischen Epileptiker zur Seite zu stehen, demselben dabei behilflich zu sein mit besonders sorgfältigen hygienischen Maßnahmen eine recht

---

[1]) Stokvis, B. J.: Geneesk. bladen 1900, S. 284; Brunton, Lauder: St. Barth. Hosp. Reports 1871, S. 416 und Harnack: Münch. med. Wochenschr. 1910, S. 1936.

lange anfallfreie Zeit herbeizuführen, um auch bei ihm wieder einen quasi-normalen Widerstand gegen den ungewünschten Reflexmechanismus wachsen zu lassen.

Die in der Literatur mehr als einmal aufgeworfene Frage nach dem Zusammenhang zwischen der durch Bromcampher hervorgerufenen Abkühlung und den Anfällen muß, unserer Ansicht nach, im negativen Sinne beantwortet werden. Nach Magnan soll bei Absinthvergiftung die Temperatur nach jedem Anfall zunehmen, um im Status epilepticus zu enden. Eigne Wahrnehmungen haben wir in dieser Beziehung nicht gemacht. Auch Harnack gelangte zu der Ansicht, daß der Einfluß von Bromcampher auf die Temperatur von der krampfauslösenden Wirkung ganz unabhängig sei.

Zum Schluß möchten wir die Frage stellen, welche Bedeutung die myoklonischen Reflexe in der animalen Ökonomie besitzen. Die Auseinandersetzung über die Bedeutung der Sehnenreflexe, die wir P. Hoffmann verdanken, kann, unserer Ansicht nach, ganz auf die myoklonischen Reflexe im allgemeinen übertragen werden. Den Sehnenreflexen (sowohl den Verkürzungs- als den Verlängerungsreflexen) schreibt er für die Erhaltung eines bestimmten Standes der betroffenen Extremitäten bei wechselnder Belastung einen großen Wert zu. Er gibt als Beispiel an, daß jemand einen Holzblock in der Hand hält, auf den er selbst oder ein anderer mit einem Hammer schlägt. In diesem Fall sollte der Holzblock eigentlich ganz nachgeben, denn eine willkürliche Gegenbewegung der Person, die den Block festhält, würde zuviel Zeit in Anspruch nehmen. (Die Reaktionszeit des Menschen beträgt 0,15 Sek..) Der Sehnenreflex sorgt dafür, daß die Gegenbewegung schon 0,015 Sek. nach dem Kontakt einsetzt. (Hoffmann maß diese Dauer, indem er untersuchte, nach wieviel Zeit der Aktionsstrom im Biceps einsetzt.)

Über die alte Frage der Lokalisation und über den Einfluß der Resektion und Reizung verschiedener Teile des zentralen Nervensystems wird im zweiten Teil dieser Veröffentlichung ausführlich berichtet werden.

Zweiter Teil.

Der Einfluß der Eingriffe im Zentralnervensystem auf die myoklonischen Reflexe und die myoklonischen epileptischen Anfälle.

I. Einführung.

Wie schon in der Geschichte der experimentellen myoklonischen Epilepsie gezeigt wurde, umfaßt die Literatur dieses Gebietes eine Anzahl kombinierter Versuche, wie z. B. Vergiftungen von Tieren, bei denen zuvor bestimmte Gehirnteile entfernt wurden. In diesem Verfahren liegt m. E. eine große Gefahr, nämlich die, daß man Beobachtungen physiologischer und physiopathologischer Natur sammelt, ohne zuvor die gleichen physiologischen Erscheinungen beim intakten Nervensystem sorgfältig untersucht zu haben. Nur nach einem solchen Vorstudium wird es uns gelingen, bestimmte scharf umschriebene Fragestellungen zu formulieren. Wir werden dadurch auch einen besseren Einblick in die wenig genaue Art und Weise bekommen, mit der in früheren Zeiten das Wort „Epilepsie" zu Unrecht für eine Anzahl von Anomalien, die mit der menschlichen Epilepsie nichts zu tun haben, gebraucht wurde. Nur nach einer solch ausführlichen vorbereitenden Arbeit lohnt es sich, Untersuchungen über die Wirkung der Exstirpation und der Reizungen von verschiedenen Teilen der cerebrospinalen Achse anzustellen. Anderseits ist diese eingehende Untersuchung bei jeder besonderen Form von experimenteller Epilepsie notwendig, wenn man den gewöhnlichen Fehler, die Wirkung eines ganz anderen Faktors des Eingriffes als Folge der Verletzung anzusehen, vermeiden will. Beispielsweise sei hier erwähnt, daß man in der pharmakologischen Literatur wiederholt (u. a. kürzlich von Morita[1]) den Hinweis findet, nach einem bestimmten Eingriff (etwa Entfernung einer Hemisphäre oder des Kleinhirns) komme eine bestimmte Art von Anfällen nicht mehr oder nur bei stark erhöhter Dosis vor. Nun haben analoge Versuche gezeigt, daß das aseptische Öffnen des Schädels und der Dura an und für sich, ohne irgendeine Verletzung des Gehirns, eine vollständig identische, wenn auch vorübergehende Folge hat (siehe S. 98). So wird es klar, daß die Ergebnisse derartiger unvollkommener Versuche mit der größten Vorsicht aufgenommen werden müssen, und daß sie hinsichtlich der prinzipiellen Fragen nur einen sehr relativen Wert besitzen.

---

[1] Morita: Archiv f. experim. Pathologie, Bd. 78. 1915.

Aus der Geschichte der Epilepsie-Forschung wissen wir, daß als eigentlicher Herd, als Fokus, als Zentrum der epileptischen Erscheinungen nacheinander ungefähr alle Teile der cerebrospinalen Achse, und zwar vom Rückenmark bis zur Großhirnrinde, angesehen worden sind.

Besonders waren die Kliniker am eifrigsten bestrebt, eine solche Stelle als den zentralen Punkt festzustellen, von wo aus der epileptogene Reiz seinen Ursprung nimmt. Dabei wurde nur zu sehr außer acht gelassen, daß eine derartig exklusive Lokalisation durchaus nicht nötig ist. Man schätzte den Ausgangspunkt der Anfälle zu sehr als eine anatomische, zu wenig als eine physiologische Tatsache ein. Man übersah, daß die gesamte Funktion eines Komplexes von Kernen und deren Verbindungen der Genese der Anfallserscheinungen zugrunde liegen kann. In den letzten Jahren haben wir die von Hughlings Jackson und Gowers so scharf gezogene Grenzlinie zwischen der sogenannten genuinen, bestimmt nicht in einem Fokus, wenigstens nicht im Großhirn, lokalisierten Epilepsie einerseits und der fokalen, wohl sicher kortikalen Epilepsie anderseits sich immer mehr verwischen sehen.

Unter den Klinikern neigt man jetzt mehr der zuerst von den Physiologen Albertoni und Luciani angegebenen Lehre zu, nach welcher jede Epilepsie letzten Endes von der motorischen Hirnrinde abhängig ist. Die Tatsachen, die sich mit dieser Lehre nicht recht vereinbaren lassen, werden ihr dem Sinne nach derart angepaßt, daß man annimmt, der Ursprung der genuinen Epilepsie müsse auf die in früher Jugend erworbenen Herde encephalitischer und anderer Natur, die aber keine Narbe hinterlassen hätten, zurückgeführt werden. Doch bleiben dabei zahlreiche Beobachtungen auch neuerer Autoren, wie Redlich, Bolten, Claude und François, von denen der älteren, wie Schroeder van der Kolk, Turtschaninow u. a. gar nicht zu reden, gänzlich ungeklärt. Deshalb ist eine neue Bearbeitung dieses Gebietes auf Grund der Untersuchungen über die myoklonische Epilepsie sicher aktuell. Auch liegt m. E. gewiß keine Veranlassung vor, auf jenem Wege, nämlich der Lehre der exklusiven Großhirn-Lokalisation, fortzuschreiten. Die klinische Beobachtung eines großen Krankenmaterials und die Gesamtheit aller pharmakologischen Untersuchungen auf diesem Gebiete geben uns im Gegenteil ganz andere Richtlinien. Wir haben heute wie in den Zeiten der ersten Veröffentlichungen von Hughlings-Jackson noch dieselben Gründe für die Annahme, daß neben den vollständigen, beide Körperhälften umfassenden epileptischen Anfällen mit Bewußtlosigkeit und Zungenbiß die rein einseitigen (oder wenigstens regelmäßig in einer Körperhälfte oder einer Extremität einsetzenden) Anfälle, nämlich die sogenannten Jackson-Anfälle, eine ganz besondere und wirklich fokale Bedeutung haben. Dieser Unterscheidung erkenne ich also auch jetzt noch einen so großen und bleibenden Wert zu, daß ich nicht zögere, zu den echten Epilepsien nur jene Fälle zu zählen, bei denen die großen motorischen Anfälle in gleicher Weise beide Körperhälften betreffen.

Dieser Leitgedanke gilt jetzt noch, sowohl für die Klinik als für die experimentell hervorgebrachten epileptischen Anfälle. Diese Feststellung hat für uns eine praktische und die Untersuchung erleichternde Konsequenz, weil sie uns einen Anhaltspunkt gibt zur Beantwortung der Frage, welche einseitigen Verletzungen des Zentralnervensystems imstande sind, den ursprünglich doppelseitigen, unter dem Einfluß von Campherbromid und Absinth entstandenen Entladungen einen einseitigen Charakter zu geben. Es ist also zweckmäßig, meine ich, bei unsern Untersuchungen über die Folgen von einseitigen Abtragungen eines Gehirnteils sich stets die Frage vorzulegen, ob die nach der erwähnten Verletzung aufgetretenen Anfälle im Gegensatz zu den früher unter dem Einfluß epileptogener Gifte ausgelösten anfallsartigen Erscheinungen einen ausschließlich einseitigen Verlauf zeigen. Nur in diesem letzteren Falle werden wir annehmen dürfen, daß durch die Verletzung mittelbar oder unmittelbar bestimmte Kerne oder Bahnen betroffen sind, deren normales Funktionieren für die Entstehung der echten epileptischen Anfälle Bedingung ist (siehe S. 45).

Es sei hier noch ein Wort über die anatomisch-physiologische Methode hinzugefügt, die in dieser Untersuchung so viel wie möglich befolgt worden ist. Im Gegensatz zu der jetzt noch von Fachphysiologen allzuviel befolgten Methoden grobanatomischer Kontrolle, wobei man sich nämlich noch mit den grobanatomischen Befinden der Autopsie zufriedenzustellen pflegt, haben wir unserseits nur solchen Fällen von Abtragung einen absoluten Wert zuerkannt, bei denen das Zentralnervensystem nach der Marchimethode gefärbt und in Serienschnitte zerlegt wurde. Die moderne anatomische Untersuchung hat nur zu klar bewiesen, daß die endgültigen Verletzungen oft über die Grenze der beabsichtigten und grob anatomisch auch als richtig befundenen Abtragungen hinausgehen (u. a. wegen der von der Gefäßrichtung abhängigen, unregelmäßig verlaufenden, durch Thrombose erweichten Gebiete), daß solch eine etwas umständliche Kontrolle unerläßlich schien. Ebenso wurden die vor und nach der Gehirnverletzung angestellten Experimente mit dem Panto-Kymograph so vollständig wie möglich aufgezeichnet.

II. Verschiedene Exstirpationen von Gehirnteilen und -häuten.

§ 1. Einfluß der aseptischen Entfernung des Schädeldaches und der Dura mater über der motorischen Sphäre auf die myoklonischen Reflexe und die myoklonische Epilepsie.

Zu Beginn meiner Untersuchungen über den Einfluß der Hirneingriffe auf die durch Campherbromid verstärkten myoklonischen Reflexe und epileptischen Anfälle habe ich bei einigen Katzen und Hunden die Wirkung nachgeprüft, die durch Entfernung des Schädeldaches an sich, sowie besonders durch Eröffnung der Dura mater an verschiedenen Stellen oder durch Entfernung der Dura mater hervorgebracht wird.

Die aseptische Entfernung des knöchernen Schädeldaches zeigte in drei Fällen (1 Hund, 2 Katzen) weder einen regelmäßigen, noch tiefgehenden Einfluß auf die benötigte Dosis Campherbromids. In einzelnen Fällen (wie Protokoll 2, S. 96) schien es, als ob nach Entfernung des Knochens selbst abnorm hohe Dosen (1 Gramm BrCa[1]) weniger wirksam blieben.

---

[1] Camphora monobromata.

Protokoll 1. Katze J. Kleines schwarzes Exemplar. 25. April 1901 0,25 g Bromcampher per os. Innerhalb einer Stunde gehäufte vollständige Anfälle, die eine Magen-Ausspülung notwendig machen.

22. Mai 1901. Über der rechten Seite wird das Schädeldach entfernt.

26. Mai 1901. 3 Uhr nachm. 0,25 g Bromcampher. Weder Anfälle noch erhöhte Reflexe. Um 6 Uhr frißt das Tier wieder.

5. Juni 1901. 0,75 g Bromcampher. Nach 20 Min. ein schwerer und vollständiger Anfall, der sich anscheinend mehr auf die l. Körperhälfte bezieht, mit Kopfdrehung nach l. Die folgenden Anfälle sind sicher doppelseitig.

14. Juni 1901.. Die Wunde wird geöffnet. In die Dura werden zahlreiche Öffnungen gemacht.

21. Juni 1901. Nach 0,75 g Bromcampher innerhalb 20 Min. ein Anfall ausschließlich über der l. Körperhälfte. Auf der gleichen Seite die vier darauf folgenden Anfälle.

Protokoll 2. Katze a. 11. Mai 1901. 11 Uhr vorm. 0,375 g Bromcampher. Um 1 Uhr 15 Min. schwerer Anfall. Atmet darauf schwer und ist betäubt. Speichelt stark.

14. Mai 1901. Über der r. Seite gewölbtes Schädeldach entfernt. Bleibt noch einige Tage schwach und niedergeschlagen.

5. Juni 1901. 4 Uhr 20 Min. 1 g Bromcampher. — 8 Uhr 40 Min. ein Anfall. Um 11 Uhr 20 Min. noch einer, doppelseitig.

14. Juni 1901. Zahlreiche (7) Öffnungen in der Dura über der r. Hemisphäre. Während der Narkose sind die Augen nach l. gedreht. Dabei Zuckungen der l. Körperhälfte.

20. Juni 1901. 1 Uhr 20 Min. nachm. 1 g Bromcampher. Um 5 Uhr ein Anfall nnd nach 30 Min. noch einer, wobei hauptsächlich die Zuckungen der l. Körperhälfte in den Vordergrund treten. Abends sitzt das Tier still, frißt nicht. Die myoklonischen Reflexe sind noch wenig erhöht. — Nach etwas Klopfen auf den Rücken kann noch ein Anfall ausgelöst werden, wobei vielleicht mehr Zuckungen rechts. Der Anfang des Anfalls wurde nicht beobachtet. — Es besteht besonders Hypalgesie der r. Körperhälfte.

27. Juni 1901 1 g Bromcampher ohne Wirkung.

6. Juli 1901. 0,75 g Bromcampher ohne Wirkung.

18. Juli 1901. 10 Uhr vorm. 1,25 g Bromcampher. 10 Uhr 35 Min. schwerer Anfall auf beiden Seiten.

Was das Anlegen von Öffnungen in der Dura betrifft, so ist nach diesem und nach einem ähnlichen Versuch eine zeitweilige Änderung in dem Sinne festzustellen, daß die Zuckungen der gekreuzten Körperhälfte mehr in den Vordergrund treten, d. h. derjenigen, welche zu jener Hemisphäre gekreuzt liegt, an welcher die Duraöffnungen angebracht sind. Die Annahme liegt nahe, daß die Spannungsänderungen in der Hemisphäre, wo die Öffnungen angelegt sind, das frühzeitigere Auftreten der Konvulsionen in der betroffenen (gekreuzten) Körperhälfte befördern. Bei geöffnetem Schädel und offenen Hirnhäuten kann man das infolge Bromcamphervergiftung stark kongestionierte Gehirn nach außen hervorquellen sehen, besonders während eines Anfalls. Dieser Einfluß auf die Reflexe und auf die Form der Anfälle ist jedoch nur temporär; er hält nur einige Wochen an. Bei den bis jetzt besprochenen Eingriffen (Entfernung des Schädeldaches, Öffnungen in der Dura) zeigte sich in der benötigten Bromcampherdosis vor und nach der Operation kein erheblicher konstanter Unterschied. In den jetzt folgenden Protokollen handelt es sich um Fälle, in denen die Dura mater über einen großen Teil der Hemisphäre, nämlich über der motorischen Zone, entfernt wurde.

Protokoll 3. I. Kater 20. Juli 1901. Schädeldach über der r. Hemisphäre entfernt. — Elektrische Untersuchung der motorischen Zentren durch die Dura hindurch.

21. August 1901. 0,75 g Bromcampher per os ohne Wirkung.

29. August 1901. 2 Uhr nachm. 1 g Bromcampher (frisches Material). Unmittelbar darauf starkes Speicheln. Um 4 Uhr ein schwerer Anfall.

6. September 1901. Dura mater über der ganzen gewölbten r. Hemisphäre entfernt.
10. September 1901. Um 1 Uhr 30 Min. nachm. 0,75 g Bromcampher. — Um 4 Uhr nur leicht erhöhte Reflexe der r. Seite. Um 5 Uhr 30 Min. ein schwerer Anfall, nachdem zuvor r. maximal erhöhte myoklonische Reflexe beobachtet waren. Zu Beginn des Anfalls lief das Tier fünfmal nach links herum.
17. September 1901. 1 Uhr nachm. 0,6 g Bromcampher; keine Wirkung.
1. Oktober 1901. 2 Uhr 5 Min. nachm. 0,75 g Bromcampher; keine Wirkung.
8. Oktober 1901. 2 Uhr 20 Min. nachm. 1 g Bromcampher; keine Wirkung.
15. Oktober 1901. 2 Uhr nachm. 1,25 g Bromcampher. 4 Uhr 40 Min. nachm. zwei Anfälle unmittelbar nacheinander, an der r. Vorderpfote einsetzend.
15. Oktober 1901. Auch über der l. Hemisphäre wird die Dura entfernt.
30. Oktober 1901. 0,75 g Bromcampher. Nur leicht erhöhte Reflexe rechts. Das Tier erscheint etwas stumpfsinnig.
8. November 1901. 1 g Bromcampher; keine Wirkung.
22. November 1901. 1,5 g Bromcampher. Nach anderthalb Stunden zeigt sich das Tier Nadelstichen gegenüber wenig empfindlich. — Es sind erhöhte myoklonische Reflexe vorhanden.
2. Dezember 1901. 2 Uhr nachm. 1,75 g Bromcampher; keine Wirkung. Dieses Tier wurde weiterhin noch zu anderen Versuchen verwendet, wobei sich herausstellte, daß bei ihm schon eine sehr geringe Ätherdosis zur Narkose genügte.

Epikrise. Nach doppelseitiger Entfernung der Dura über beiden Hemisphären war eine mehr als doppelte Dosis (1,75 g Bromcampher) noch nicht ausreichend, um myoklonische Anfälle zu erzeugen, während dies vorher schon mit 0,75 g Bromcampher möglich war. Als die Dura nur über der r. Hemisphäre entfernt war, waren die myoklonischen Reflexe fast ausschließlich an der r. Körperhälfte erhöht; und ein Anfall setzte in der r. Vorderpfote ein.

Die folgende Beobachtung scheint darauf hinzuweisen, daß die Dosis, die notwendig ist, um die Erscheinung nach Entfernung der Dura hervorzubringen, nur zeitweilig verstärkt zu werden braucht[1]).

Protokoll 4. Katze Nr. 5. Graues Exemplar.
21. Juli 1901. 2 Uhr 10 Min. nachm. 0,75 g Bromcampher. 4 Uhr 30 Min. erhöhte Reflexe.
11. August 1901. 1 Uhr nachm. 0,5 g Bromcampher (frisch). 3 Uhr nachm. Nach wenigen vorangehenden symmetrischen Krämpfen ein deutlicher Extensionskrampfanfall; besonders das tonische Stadium dauerte lang.
20. August 1901. Über der r. motorischen Zone (im weitesten Sinne) wird die Dura mater entfernt.
26. August 1901. 2 Uhr nachm. 0,5 g Bromcampher, keine Wirkung.
30. August 1901. 2 Uhr nachm. 0,75 g Bromcampher. Um 5 Uhr nachm. noch keine erhöhten Reflexe.
3. September 1901. 2 Uhr nachm. 1,0 g Bromcampher. Kurz darauf erscheinen an der r. Körperhälfte die erhöhten myoklonischen Reflexe. 2 Uhr 20 Min. nachm.: Der Anfall, der zunächst ausschließlich rechts einsetzte, geht auf die l. Seite über.
9. September 1901. 8 Uhr 40 Min. vorm. 1,25 g Bromcampher. Um 10 Uhr 30 Min. erhöhte Reflexe an der r. Seite, darauf gehäufte Anfälle, zunächst ausschließlich an der r. Körperhälfte, wobei das Tier meistens nach l. fällt. Manegebewegungen nach links. Dauernd erhöhte Reflexe an der r. Körperhälfte. Auch nachts noch verschiedene Anfälle.
13. September 1901. 2 Uhr nachm. Auch über der l. Hemisphäre umfangreiche Exstirpation der Dura. Zur Narkose ist viel Äther nötig. Während der faradischen Reizung werden besonders Streckbewegungen der Vorder- und Hinterpfoten ausgelöst. Stirnschädel breit geöffnet. Die kruzialen Windungen sind jetzt von der Dura entblößt. Verschluß der Hautwunde.

---

[1]) Diese Beobachtung der Zeitweiligkeit der Auswirkung der Operation wirft auch Licht auf die Zeitweiligkeit der günstigen Effekten einer Trepanation ohne weiteres auf den Zustand der Epileptiker.

18. September 1901. 0,75 g Bromcampher, keine Wirkung.
1. Oktober 1901. 0,75 g Bromcampher (feiner Puder), keine Wirkung.
5. Oktober 1901. 1 Uhr 30 Min. nachm. 1,25 g Bromcampher (abgestanden), keine Wirkung.
16. Oktober 1901. 1 Uhr 30 Min. nachm. 1,25 g Bromcampher (frisch).
17. Oktober 1901. Das Tier war heute nacht mit einer anderen Katze zusammen, die viel Anfälle hatte. Deshalb ist der Einfluß einer gewissen psychischen Infektion, wie er von mir häufig wahrgenommen wurde, nicht ausgeschlossen. 10 Uhr 10 Min. vorm.: ein schwerer doppelseitiger Anfall, wobei besonders auffällt, daß kurz (15 Min.) vor dem Anfall fast keine erhöhten Reflexe vorhanden waren. Beim Anfall fließt ein wenig weiße Flüssigkeit aus einer kleinen Öffnung der Schädelwunde. Darauf Entladungen (keine erhöhten Reflexe mehr).
30. Oktober 1901. 2 Uhr nachm. 1 g Bromcampher. Blieb ganz wohl. Fraß den ganzen Tag. Keine Erscheinungen.
9. November 1901. 2 Uhr nachm. 1,25 g Bromcampher, keine Wirkung.
16. November 1901. 2 Uhr nachm. 1,5 g Bromcampher. Abends Anfälle um 10 Uhr und 11 Uhr 30 Min., nicht schwer; das Tier war vorher analgetisch.
23. November 1901. 2 Uhr nachm. 1,75 g Bromcampher. Gegen 6 Uhr abends Speicheln. Ist Nadelstichen gegenüber unempfindlich. Leicht erhöhte Reflexe. Kein Anfall.
2. Dezember 1901. 2 Uhr nachm. 2 g Bromcampher. Schon um 4 Uhr, also zwei Stunden nach der Ingestion, verstärkte Reflexe. Um 5 Uhr ein Anfall, der gleichmäßig die r. und l. Körperhälfte betraf, mit unfreiwilliger Defäkation.
26. Februar 1902. Injektion von Tinct. Absinthi, keine Wirkung
4. März 1902. 1,25 g Bromcampher (frisch); starb im Status epilepticus.

Aus den vorangehenden Protokollen kann man folgende Schlüsse ziehen: Die per os verabreichte Dosis Bromcampher muß, wenigstens während einiger Monate, verstärkt werden, um die gleiche Wirkung, Verstärkung der myoklonischen Reflexe, zu erhalten. Auch zeigte sich dieses Resultat später als vor dem operativen Eingriff. Die Entfernung der Dura mater auf beiden Seiten zeitigt die stärkste Wirkung; doch begegnet man auch solchen Fällen, wo die einseitige Entfernung der Dura im Bereiche der motorischen Zone für beide Körperhälften die Wirkung des Bromcamphers vermindert. In der Folge werden wir also dort, wo bei geöffneter Dura verschiedene Großhirnteile entfernt werden, dieses Ergebnis berücksichtigen müssen. Es wurde auch bei gewissen Versuchen wiederholt beobachtet, daß die in regelmäßigen Intervallen auftretenden Anfälle, evtl. ein Status epilepticus, coupiert werden, sobald die Dura breit geöffnet wird. Die Erfahrung am Operationstisch lehrt dasselbe beim Menschen.

§ 2. Exstirpation von Teilen des Großhirns.

Bei verschiedenen Katzen werden vor und nach der Exstirpation des Vorderhirns (inkl. der motorischen Zone) die myoklonischen Reflexe untersucht. Es zeigte sich in allen diesen Fällen, daß in der Körperhälfte, die der Verletzung entspricht, d. h. mit ihr gekreuzt ist, die evtl. zuvor vorhandenen taktilen myoklonischen Reflexe fehlen; oder in einzelnen Fällen, daß sie nur schwach und mit einer sehr langen refraktären Phase vorhanden waren. Nach einer Dosis Bromcampher oder Absinth, die in der Regel stärker als vorher sein mußte, konnten ausschließlich an der Körperhälfte der Verletzung erhöhte Reflexe ausgelöst werden, also nach Vorderhirnverletzung rechts nur an der rechten Körperhälfte. Trat ein Anfall auf, so spielte er sich an derselben rechten Körperhälfte ab. Meine Versuche stimmen hierin überein mit den von Korányi und Tauszk[1]), die durch Anwendung von Galle auf den Cortex Krämpfe auslösten, welche ausblieben nach Exstirpation der Hemisphäre. Das Ausbleiben der primären Krämpfe auf der Körperseite, die korrespondierte mit dem bei Katzen exstirpierten Vorderhirnpole, verhinderte jedoch nicht, daß der Anfall, wenn der Anfall besonders schwer war, auch auf die andere, und zwar auf die ganze Körperhälfte, übertrat. Diese letztere Beobachtung stimmt mit ähnlichen von Fr. Franck und Pîtres überein; sie stellten nämlich fest, daß auch die Muskelgruppen, deren motorisches corticales Zentrum exstirpiert war, trotzdem im Verlauf eines Anfalls mit zu Konvulsionen gebracht werden können. Auch Unverricht[2]) bestätigt dies. Damit sei keineswegs gesagt, daß die hier besprochenen Krämpfe und myoklonischen Anfälle mit den durch elektrische Reizung der motorischen Hirnrinde (Franck und Pîtres) ausgelösten in eine Reihe gestellt werden müssen. Wohl aber folgt m. E. daraus eine Übereinstimmung insofern, als auch bei der Erzeugung der myoklonischen Krämpfe und Anfälle die motorische Hirnrinde eine gewisse Rolle spielt.

In der Regel war vor und nach der Operation in der Latenz der taktilen und akustischen Reflexe kein Unterschied bemerkbar; nur in einem Fall zeigten sich Unterschiede, die nicht ganz aufgeklärt werden konnten. Diesen Fall geben wir ausführlich wieder.

Protokoll 5. Katze 205 D. Schwarzes Exemplar.
1. August 1910. 9 Uhr nachm. $^3/_8$ g Bromcampher. — 2. August 1910. 8 Uhr vorm. ein Anfall wahrgenommen. Um 9 Uhr vorm. noch etwas erhöhte Reflexe, hernach normal. — 30. August 1910. 6 Uhr nachm. $^3/_8$ g Bromcampher. — 31. August 1910. leichte Schläge erzeugen Zuckungen. — 17. September 1910. Das Tier zeigte in den letzten Wochen taktile myoklonische Reflexe: Zuckungen auf leichte Klätsche auch ohne Verstärkung durch Bromcampher.

8. Oktober 1910. Aufzeichnungen ohne Bromcampher.

	Reflexe	Latenz Kopfkurve (in Fünfzigstelsekunden)	Latenz Rückenkurve
	Schlag Rückenmitte	2,0	2,2
	Schwanzwurzel	2,35	2,35
	R. Vorderpfote (Zehe)	1,8	2,0
	R. Vorderpfote	2,5	2,7
	L. Hinterpfote	2,1	1,8
10 Uhr 33 Min.	Noch $^2/_3$ Spritze Absinth	1,9	2,2
	2 Klatsche	0	0
	R. Vorderpfote	2,2	2,5
	L. Vorderpfote	1,6	—
	R. Kniereflex	2,1	2,3
	Schläge r. Vorderpfote, zweimal	2,2	2,5
		1,9	2,0
11 Uhr 9 Min.	Klatsch	1,6	2,5

Äthernarkose setzt ein. Nach dem Erwachen werden, mit Zwischenzeiten, zunächst drei Kniereflexe ausgelöst; nur die Rückentrommel registriert.
1er Kniereflex: 4,0; 2er: 3,1; 3er: 2,8.

---

[1]) Korányi und Tauszk: Internationale Klinische Rundschau 1890.
[2]) H. Unverricht: Epilepsie. Sammlung klinischer Vorträge 1897.

R. Vorderpfote. 10 Uhr 20 Min. 3,5 (Vorder- und Hinterpfoten reagieren).

Reflexe	Latenz Kopfkurve (in Funfzigstelsekunden)	Latenz Rückenkurve
R. Hinterpfote	—	2,3
R. Vorderpfote	2,7	2,2
L. Vorderpfote (reagiert weniger als r. Vorderpfote)	—	2,5
Erster Klatsch, der eine Reaktion auslöst	2,0	—
Klatsch	1,5	1,0
R. Hinterpfote	2,6	—
R. Hinterpfote	3,4	2,7
R. Kniereflex	2,8	22.

Wie in der Regel bei Äthernarkose treten die myoklonischen Reflexe an den Vorderpfoten früher als an den Hinterpfoten auf. Erst kommen die Kniereflexe, alsdann die taktilen Reflexe der Zehen, darauf die der Vorderpfoten, zuletzt die akustischen Reflexe zurück.

1. November 1910. Operation an der l. Hemisphäre des Großhirns. Aus den Schädelknochen ungewöhnlich starke Blutung. Um die l. Hemisphäre herum wird, soweit erreichbar, alle graue Substanz ausgelöffelt. Mittags wird der Verband verloren. Beim Fleischfressen dreht das Tier den Kopf stark nach l.

3. November 1910. Ist wohl. Dauerndes Ausfließen von Sekreten aus der zum Teil offen liegenden Wunde. Läuft stets nach l. (in den ersten Tagen wohl auch mal nach r., aber jetzt nicht mehr). Taktile Reize lösen zuweilen Zuckungen in der l. Körperhälfte aus.

10. November 1910. Myoklonische Reflexe der l. Körperhälfte.

2. Februar 1911. Über der r. Hemisphäre wird die Dura mater soweit wie möglich entfernt. Danach ist die r. Pupille weiter als die l.

20. Februar 1011. Manegebewegung nach l. wie vor der zweiten Operation.

6 Uhr nachm. 1 g Bromcampher.

21. Februar 1911. Vor 9 Uhr ein Anfall. Reflexempfindlichkeit war größer vor als nach dem Fressen. Bei den Krämpfen auf Tippberührung zuckt die l. Körperhälfte hauptsächlich oder ausschließlich.

10. März 1911. 6 Uhr nachm. $^3/_4$ g Bromcampher.

11. März 1911. o. B. 10 Uhr vorm. Eine Spritze Absinth. — 10 Uhr 20 Min. Spontaner Krampf. — 10 Uhr 30 Min. Ein Anfall; die r. Körperhälfte scheint nicht mit zu zucken.

Klatsch (akustischer Reflex).

Reflexe	Latenz Kopfkurve (in Funfzigstelsekunden)	Latenz Rückenkurve	
11 Uhr 26 Min. 2,4.			
L. Hinterpfote	3,0	0	
L. Vorderpfote	2,2	2,5	
Klatsch	2,2	2,4	
Klatsch	2,1	—	
Leichter Klatsch	2,1	2,6	
Harter Klatsch	2,4	3,1	
„ „	2,3	2,7	Wird beweglicher
Leichter Klatsch	2,2	—	
„ „	2,2	—	
Starker Klatsch	2,2	—	
Ganz leichter Klatsch	2,1	—	
Harter Klatsch	2,2	—	
Leichter Klatsch	2,3	—	
L. Vorderpfote	2,1	—	
L. Vorderpfote	0	0	

Reagiert immer weniger.

19. Juli 1911. Seit der ersten Operation liegt r.-seitige Hemianopsie vor. Sehr deutlich bekommt es das Fleisch erst in Sicht und will danach greifen, sobald es in das l. Gesichtsfeld gekommen ist. Es treten wohl nur an der l. Körperhälfte myoklonische Reflexkrämpfe (auch ohne Bromcampher) auf.

	Reflexe	Latenz Kopfkurve (in Funfzigstelsekunden)	Latenz Rückenkurve
3 Uhr 47 Min.	L. Vorderpfote	3,4	3,3
	L. Schenkel	3,0	3,5
	L. Vorderpfote	2,4	2,8
	L. Hinterpfote	3,4	2,6
	L. Kniereflex	3,0	—
	R. „	2,9	—
4 Uhr 1 Min.	L. Vorderpfote	3,0	—
	L. Hinterpfote	4,3	3,0
	L. Ohr	2,0	—
	L. Hinterpfote	3,3	—
	L. Kniereflex	2,7	—
	R. „	3,5	—
4 Uhr 30 Min.	Noch $^1/_2$ Spritze Absinth,		
4 Uhr 35 Min.	Kein Reflex.		
5 Uhr.	L. Vorderpfote	3,7	4,4
5 Uhr 4 Min.	L. Vorderpfote	3,6	4,4
	L. Hinterpfote	3,5	3,4
	L. Hinterpfote	3,5	3,5
	L. Vorderpfote	2,8	3,2
	L. Hinterpfote	3,3	—
5 Uhr 20 Min.	Klatsch	1,0	1,4
	L. Vorderpfote	2,4	3,0

Das Tier ist benommen. An der r. Körperhälfte keine Reflexe.

6. Oktober 1911. Stets starke Manege nach L. in einem Radius von 20 bis 50 cm. Nur ausnahmsweise einige Schritte vorwärts oder nach rechts. Auch die Krämpfe bleiben ausschließlich l. — Beim Laufen wird die l. Vorderpfote hoch aufgehoben.

27. Oktober 1911. 1 g Bromcampher. In der folgenden Nacht ein Anfall. Fraß gut danach. — 28. Oktober. Zwei Anfälle.

29. Oktober 1911. Noch einige spontane Krämpfe. Um 11 Uhr noch ein Anfall.

8. Dezember 1911. 5 Uhr 30 Min. nachm. 1 g Bromcampher. Stirbt im Status. Bei der Autopsie zeigte sich der Rest der l. Hemisphäre erweicht, nämlich Hirnrinde und Corpus striatum. Nach Härtung erweist sich die sekundäre Atrophie der l. Thalamus-Kerne als weit fortgeschritten (am wenigsten in den medialen Kernen); das Cornu Ammonis, das unberührt blieb, ist stark (hydropisch?) gequollen. Von der Capsula interna ist nichts übrig geblieben. Das Ganglion habenulae, Meynerts Bündel, der N. opticus, das Corpus Luysii und die Mamillargegend wenig verändert. (Abb. 24.) Der Vorderteil des Globus pallidus ist erweicht (cfr. die nächst folgende Abhandlung des Autors in Brain).

Epikrise von Katze 205. An diesem während längerer Zeit bezüglich der myoklonischen Reflexe untersuchten Tiere konnten wir die Wirkungen auf die Anfälle und die Reflexe beobachten, nachdem über der l. Hemisphäre die graue gut 4 mm dicke Rindenschicht so weit wie möglich entfernt worden war (d. h. insofern sie von einer großen temporo-occipitalen Schädelöffnung aus erreichbar war).

Es zeigte sich zunächst, bezüglich der Steigerung der myoklonischen Reflexe, daß hier keine wichtigen Unterschiede in der dazu benötigten Bromcampher- und Absinth-Dosis vorlagen. Es war besonders augenfällig, wie nach der Operation die myoklonischen Reflexe ausschließlich an der linken (operierten) Körperhälfte leicht auszulösen waren. Nur die Kniereflexe bleiben rechts bestehen. Das besondere Verhalten der Kniereflexe in bezug auf die myoklonischen Reflexe kann mit dem späteren Verschwinden und früheren Auftreten bei Beginn und Ende der Äthernarkose auf eine Stufe gestellt werden. Ferner zeigte die ganze Reihe der Beobachtungen, daß die verschiedenen Eingriffe auf die Latenz

102 Der Einfluß der Eingriffe im Zentralnervensystem auf die myoklonischen Reflexe.

der Reflexe keinen oder keinen deutlichen Einfluß ausübten. Es bleibt unerklärlich, warum die Latenz der Schlagreflexe (nach Bromcampher und Absinth) am 11. März 1911 länger ist als am 11 Januar 1911 (gleichfalls nach Bromcampher und Absinth, nicht im Protokoll aufgenommen) und normaliter (also ohne medikamentöse Verstärkung am 8. Oktober 1910).

Protokoll 6. 186a. Schwarze Katze, wildes Exemplar.

9. Juli 1909. 10 Uhr vorm. $1/_4$ g Bromcampher. — 4 Uhr nachm. Leichte Krämpfe auf Antippen am Rücken.

26. Juli 1909. 5 Uhr 45 Min. nachm. $1/_2$ g Bromcampher. — 10 Uhr nachm. Schwerer Anfall. Danach Entladung.

24. September 1909. 1 Uhr 30 Min. nachm. (nach der Mahlzeit) $1/_2$ g Bromcampher.

25. September 1909. Leichte Zuckkrämpfe. 9 Uhr vorm. noch $1/_8$ g Bromcampher. Aufzeichnung einer Anzahl Reflexe.

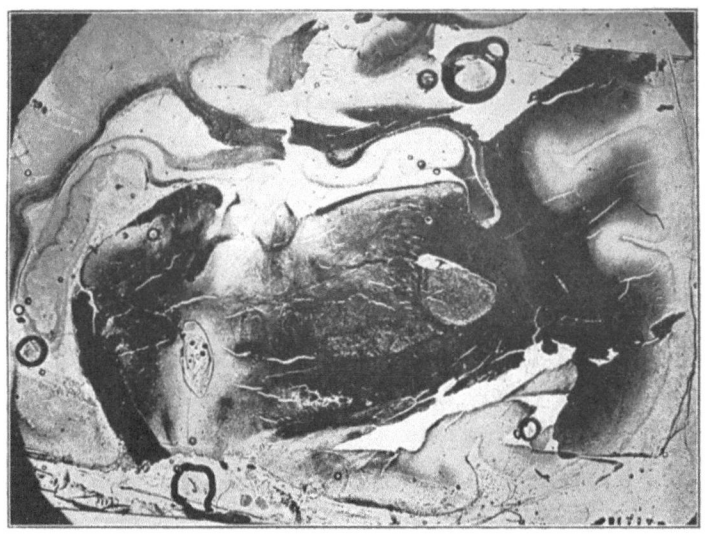

Abb. 24. Katze 205. Atrophie des l. thalamus nach Exstirpation des Palliums und des Vorderteils des Nucl. lentiformis und des Globus pallidus der l. Hemisphäre.

4. Oktober 1909. Über der l. Großhirnhemisphäre Dura weit geöffnet. Der Vorderpol des Großhirns links (in der Größe einer Fingerkuppe) wird entfernt. Schon mittags läuft das Tier gut herum.

5. Oktober 1909. Keine Neigung zum Fallen.

9. Oktober 1909. Neigung zum Laufen nach l. Dabei wird die volare Seite der l. Vorderpfote auf den Boden gelegt, doch tut das Tier niemals einen Fehltritt. Am r. Auge viel Tränen. Die l. Körperhälfte, besonders der Kopf, zeigt sehr deutliche taktile Reflexe. Das Tier frißt gut. Zieht man eine der Pfoten durch die Flamme einer brennenden Kerze oder sticht sie mit der Nadel, so wird keine der Pfoten zurückgezogen. — Das Tier verhält sich ruhiger als vorhin, es ist etwas benommen. Während es früher wild war, ist es jetzt ganz zahm.

2. November 1909. Löffelweise wird die ganze l. Hemisphäre exstirpiert. Nach vier Stunden starke Manege nach l., das Laufen selbst ist vollkommen gut.

15. November 1909. Infolge eingetretener Kälte stirbt das Tier: Nach Osmium-Färbung des ganzen Gehirns zeigte sich die Pyramidenbahn in ihrem ganzen Umfang entartet (Abb. 25). Die frontalen und temporalen Windungen waren ganz entfernt; vom N. lentiformis und teilweise auch vom Globus pallidus war der am meisten laterale Teil getroffen (in Verbindung mit der Manegebewegung). Ein Strang feiner Fasern läuft von diesen getroffenen Teilen des Corpus striatum nach der Gegend des roten Kerns (vgl. Brain 1914, S. 410, im Separat S. 60).

Epikrise Auch an diesem Tier zeigte sich, daß die Entfernung der grauen Substanz (des Vorderhirns) das Entstehen der myoklonischen Reflexe erschwert, ja unmöglich macht.

Protokoll 7   191b.   Graue Katze.

28. Juli 1909. 5 Uhr 45 Min. nachm. $^3/_8$ g Bromcampher (nach der Mahlzeit).

29. Juli 1909. Deutliche Schlag- und Klatschkrämpfe bis 4 Uhr nachm.

24. September 1909. 5 Uhr 30 Min. nachm. $^1/_2$ g Bromcampher. — 25. September 1909. Noch $^1/_4$ g Bromcampher (vor der Mahlzeit). Frißt und trinkt gut nach $^1/_2$ Stunde. Um 11 Uhr 30 Min. vorm. werden deutliche Klatsch- und Schlagkrämpfe aufgezeichnet.

Durchschnittslatenz von 6 leichten Schlägen der r. Vorderpfote = 2,1—2,6.
„   von 8   „   „   „ l.   „   = 2,2—2,9.

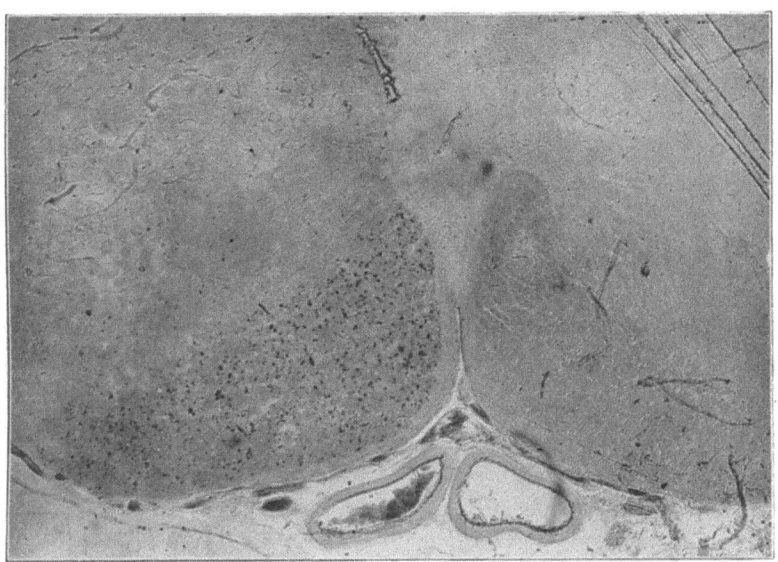

Abb. 25.   Katze 186.   Entartung der Pyramidenbahn.

15. September 1909. 5 Uhr 40 Min. nachm. $^5/_8$ g Bromcampher, keine Wirkung.

16. September 1909. 8 Uhr vorm. noch $^1/_4 + ^1/_8$ g Bromcampher in Öl, intramuskulär. Um 10 Uhr leichte Zuckungen.

1. Dezember 1909. 5 Uhr 30 Min. nachm. $^3/_4$ g Bromcampher.

2. Dezember 1909. Schlag- und Klatschkrämpfe aufgezeichnet.

7. Dezember 1909. Äthernarkose. L. Gehirn bloßgelegt und faradisch gereizt: im wesentlichen deutliche Flexion der r. Hinterpfote. Vorderpol gänzlich entfernt; Marginalwindung bleibt sichtbar. Läuft noch drei Tage nach links. Die r. Vorderpfote kann man in alle möglichen Lagen bringen, ohne daß das Tier reagiert. Mareyscher Fallversuch: positiv (d. h. das Tier fällt auf die Pfoten). Es ist etwas benommen und trotzdem spielerisch. R. Hemianopsie. Reinigt sich ungenügend.

12. Januar 1910. $^3/_8$ g Bromcampher nach der Mahlzeit, 5 Uhr nachm., ohne Wirkung.

13. Januar 1910. 9 Uhr 15 Min. vorm. $^1/_4$ g Bromcampher. Fraß nichts, war aber im übrigen wohl. Um 11 Uhr vorm. werden Zuckungen (nach Schlag) der l. Pfoten aufgezeichnet. Noch einige Manegebewegungen nach l.

28. Januar 1910. 6 Uhr nachm. $^1/_2$ g Bromcampher.

29. Januar 1910. Hat um 6 Uhr einen schweren Anfall gehabt.

10. März 1910. 10 Uhr 54 Min. vorm. $^1/_3$ Spritze Absinth. Gegen Nadelstiche ist das Tier an der l. Körperhälfte unempfindlich. Die Reflexzuckungen zunächst in der l. Vorderpfote. An den Hinterpfoten zeigt sich weniger Unterschied. Keine spontanen Zuckungen. Gegen 11 Uhr, während die Reflexzuckungen regelmäßig aufgezeichnet werden, wird das Tier

mehr benommen, jedoch unruhig. Links ist auch ein deutlicher Reflex der Ohrmuschel bemerkbar, rechts aber nicht.

Durchschnittslatenz von 7 Reflexzuckungen der r. Vorderpfote: 2.5— 0
„ „ 10 „ „ l. „ 2,2—2,9.

1. April 1910. 5 Uhr 30 Min. nachm. $^1/_2$ g Bromcampher, keine Wirkung.
15. April 1910. 5 Uhr 30 Min. nachm. $^5/_8$ g Bromcampher, keine Wirkung.
29. April 1910. 5 Uhr 30 Min. nachm. $^7/_8$ g Bromcampher. Darauf folgte ein Anfall, wonach das Tier nicht mehr reagierte. Die Zuckungen begannen in der l. Gesichtshälfte, dann in der l. Vorderpfote, in der l. Hinterpfote und dann in der r. Körperhälfte. Am Ende des Anfalls sprang das Tier nach r. herum.
14. Mai 1910. $^7/_8$ g Bromcampher.
15. Mai 1910. Reflexkrämpfe aufgezeichnet; um 11 Uhr ein Anfall.
9. Juni 1910. Klettert ausgezeichnet im Käfig und springt leicht heraus. Fallprobe normal. Gegen früher ist das Tier ruhig.
14. September 1910. L. Pupille weiter als die r. Mit den rechten Pfoten macht es in der letzten Zeit beim Laufen abnorme Bewegungen. Jedesmal streckt es die Pfote nach vorn, als ob es den Boden betasten wollte. Dies geschieht so schnell, daß es oft einem Krampf ähnlich sieht. Mareys Fallprobe bei $^1/_2$ m Fallhöhe noch ungenügend. Beim schnellen Laufen stolpert das Tier, d. h. es legt die r. Hinterpfote auf die Vorderpfote. Legt beim Trinken oft die r. Vorderpfote in die Wasserschüssel. Kniereflexe: R. = L. Es zieht die r. Hinterpfote stets zurück, wenn man sie 2—3 mal durch die Flamme gezogen hat, die l. Hinterpfote erst nach dem sechsten Mal.

Epikrise. In diesem Falle waren die Reflexe der r. Körperhälfte nach der Exstirpation des l. Vorderpols nicht ganz verschwunden; waren sie vorhanden, so waren sie etwas verspätet und zeigten eine lange refraktäre Phase und beschränkten sich meist auf eine Kopfbewegung. Bei den an der l. Körperhälfte einsetzenden Anfällen zuckte später die r. Körperhälfte freilich mit. In diesem Falle, wo die Autopsie fehlt, war das Corpus striatum vermutlich angegriffen (dauernde Manege).

Protokoll 8. 198c. Große Katze.
14. Januar 1910. 6 Uhr nachm. $^1/_2$ g Bromcampher.
15. Januar 1910. 9 Uhr vorm. noch $^1/_4$ g Bromcampher. Erst treten taktile, später auch Klapp- (akustische) Reflexe auf. Ein Anfall und danach keiner mehr.
1. Februar 1910. 9 Uhr 15 Min. vorm. $^3/_4$ g Bromcampher. Taktile und Klappreflexe aufgezeichnet. Um 3 Uhr 17 Min. noch eine Einspritzung mit Absinth. Darauf keine wichtige Änderung in der Latenz.
21. Februar 1910. $^3/_4$ g Bromcampher, keine Wirkung.
12. Februar 1910. 10 Uhr vorm. Sechs kleine Spritzen Chloral. Danach wackelt das Tier.
23. März 1910. 6 Uhr 15 Min nachm. 1 g Bromcampher, keine Wirkung.
17. April 1910. 5 Uhr 35 Min. nachm. $1^1/_4$ g Bromcampher, keine Wirkung.
2. Mai 1910. 5 Uhr 30 Min. nachm. $1^1/_2$ g Bromcampher, keine Wirkung.
16. Juli 1910. 10 Uhr vorm. Während leichter Äthernarkose Einspritzung mit Absinthessenz in die Ohrvene. Um 11 Uhr vorm. nur taktile Krämpfe der Schwanzwurzel, die Durchschnittslatenz wird kürzer, parallel mit dem Schwächerwerden der Reflexe.
3. August 1910. 10 Uhr vorm. $1^1/_2$ g Bromcampher. 3 Uhr 40 Min. Gesteigerte myoklonische Reflexe.
17. September 1910. 10 Uhr 30 Min. 1 Spritze Absinth. Um 4 Uhr 41 Min. noch eine in die Ohrvene. Bis 12 Uhr nur Klappreflexe auf leichtes Händeklatschen hin. Bei stärkeren Schlägen weniger. Zahlreiche Aufzeichnungen.
11. Oktober 1910. L. wird der Vorderpol der Großhirnhemisphäre exstirpiert, inkl. des Hirnrindenteiles, deren Faradisierung Krämpfe in der rechten Gesichtshälfte und in der r. Vorder- und Hinterpfote auslöste. Großer Blutverlust.
12. Oktober 1910. R. Vorderpfote stark nach vorn ausgestreckt. L. Pupille < R.
15. Oktober 1910. Läuft meistens Manege nach l. Zuckungen über der l. Körperhälfte.
4. Oktober 1910. Springt ungern aus dem Käfig. Das Tier hat jetzt eine Fistel, woraus regelmäßig etwas Liquor cerebro-spinalis abtropft.

10 Uhr 40 Min. vorm. 1$^1/_3$ einer Spritze Absinth, im l. Schenkelbein subcutan. Innerhalb 5 Min. folgt ein Anfall und dann noch sechs innerhalb 15 Min. Danach schnelle Atmung; es können Zuckungen ausgelöst werden. Dauernd kleine spontane Krämpfe der l. Vorderpfote. Erhöhte Reflexe der l. Körperhälfte. Dabei tropft aus der Fistel keine Flüssigkeit. Die Pupillen sind zwischen den Anfällen schmal, während der Anfälle maximal erweitert.

11 Uhr 20 Min. ein linksseitiger Anfall; auch um 11 Uhr 40 Min. Danach Entspannung.

23. November 1910. 10 Uhr nachm. $^5/_8$ g Bromcampher, keine Wirkung. Erbricht. Die Fistel ist in den letzten Tagen geschlossen.

10. Dezember 1910. 3 Uhr 30 Min. nachm. $^3/_4$ g Bromcampher, bricht es aus.

29. Dezember 1910. Nasen- und Luftröhrenkatarrh; stirbt.

Epikrise: Bei diesem Tier wurden nur linksseitige Anfälle nach Exstirpation des l. Vorderpols (Corpus striatum unversehrt), wahrgenommen. Es zeigte sich kein Unterschied in der Latenzzeit vor und nach der Operation.

An Hand dieser Versuche darf auf den ganz verschiedenen Verlauf der Kurven hingewiesen werden, welche 1. durch die Pfoten aufgezeichnet werden, a) bei Reizung der Hirnrinde und b) der darunter liegenden weißen Substanz, nach Entfernung der Hirnrinde, und 2. jener Kurven, welche durch die myoklonischen Reflexe vor und nach der Entfernung der Hirnrinde aufgezeichnet werden. Denn Bubnoff und Heidenhain[1]) hatten in Übereinstimmung mit Fr. Franck und Pîtres[2]) gezeigt, daß nach Entfernung der Hirnrinde (also bei Reizung der darunter liegenden weißen Substanz) die Latenz der aufgezeichneten Zuckung, wie auch die Dauer der aufgezeichneten Contraction abgekürzt war.

Obwohl man also einerseits aus dem Ausbleiben resp. erschwerten Auftreten der myoklonischen Reflexe z. B. an der linken Körperhälfte, nach Entfernung der Hirnrinde der rechten Seite, schließen muß, daß die Hirnrinde auf das Zustandekommen jener Reflexe in der Tat einen gewissen Einfluß ausübt, so erweist sich doch anderseits aus dem Unabänderlichbleiben der Latenz der myoklonischen Reflexe vor und nach der Entfernung der Hirnrinde (Protokoll 7, am 10. März 1910), daß diese Reflexe, wenn sie zustande kommen, in hohem Maße von der Hirnrinde unabhängig sind. Es steht fest, daß der Mechanismus der myoklonischen Reflexe einer ganz andern Ordnung angehört als derjenige der durch direkte Reizung der Hirnrinde hervorgebrachten Krämpfe. Man kann auch mit Sicherheit den Schluß ziehen, daß die Reflexzentren für die myoklonischen Reflexe in tiefer gelegenen Zentren gesucht werden müssen, obwohl die Hirnrinde in der besonderen Reflexnachwirkung — für welche wir den epileptischen Anfall halten — eine gewisse Rolle spielt. Es ist in diesem Zusammenhang interessant, daß Spiegel und Kakashita[3]) unlängst darauf hinwiesen, daß die akustischen Reflexe (auch auf die Pupillen) im verlängerten Mark zustande kommen.

Bezüglich der myoklonischen Reflexe finden wir auch keineswegs eine Bestätigung der Resultate von Libertini und Fano[4]) (kürzere Dauer der Latenz der Hinterpfotenreflexe im Vergleich zu derjenigen der Vorderpfote); vielmehr

---

[1]) Bubnoff und Heidenhain: Pflügers Archiv f. d. ges. Physiol., Bd. 26. 1881.
[2]) Fr. Franck und Pîtres: Arch. de physiologie. 1882.
[3]) Spiegel, E. und T. Kakashita: Klin. Wochenschr. 1926, S. 510.
[4]) Libertini und Fano: Arch. ital. de biol. XXIV, F. 3. 1895, S. 438.

das Gegenteil. Ferner wollen wir daran erinnern, daß Boyce[1]), in Übereinstimmung mit dem Ergebnis unserer meisten Versuche, das Ausbleiben der Absinthkrämpfe an der Körperhälfte beobachtet hat, die dem durchschnittenen Pedunculus cerebri entspricht (die also mit ihm gekreuzt ist). Übrigens auch L. Hill sah nach Entfernung des Großhirns die Erstickungskrämpfe weniger heftig werden, und V. Horsley[2]) beobachtete bei Meerschweinchen Ausbleiben der Zuckungen, und nur noch das Auftreten eines tonischen Krampfes nach einer Absinthdosis, nachdem er zuvor die Hirnrinde entfernt hatte.

Es ergeben sich aus meinen Versuchen keine positiven Anhaltspunkte für einen unmittelbaren Einfluß des Corpus striatum auf die Entstehung der myoklonischen Reflexe und Anfälle. Wir wollen der Versuchung widerstehen, auf die Tatsache einzugehen, daß in der Tat mit der fortschreitenden Entwicklung der neostriatalen Motilität (also hauptsächlich der Pyramidenbahn) die größere Entwicklung der myoklonischen Reflexnachwirkung — wofür wir den epileptischen Anfall halten (Erster Teil) — zusammengeht. Und die Versuchung ist um so größer, als die von Féré[3]), Dexler, P. Clark[4]), d'Allende Navarro und mir an Vögeln beobachteten epileptiformen Anfälle gewisse Abweichungen zeigen (Vorherrschen des tonischen Krampfs, postepileptische Parese), die möglicherweise mit der starken Entwicklung der Corpora striata jener Tiere in Verbindung stehen. Was andere Vierfüßler angeht, so macht Lafosse[5]) die wichtige Mitteilung, daß er unter 130000 Solidungulaten 4 epileptische, unter 25000 Hunden dagegen 255 epileptische gefunden hat. Kaninchen sind empfänglicher; man denke dabei an die Hypoglykämieanfälle, die als Test für die Insuline dienen; doch ist, nach Macleods Beschreibung bei Hunden die Myoklonie viel mehr ausgesprochen.

Wir gelangen also zu dem Schluß, daß die Entfernung der Hirnrinde keinen dauernden vernichtenden Einfluß auf die Entstehung der myoklonischen Reflexe der gekreuzten Körperhälfte ausübt. Auch die Latenzzeit unterliegt von dieser Seite keiner merklichen Beeinflussung.

§ 3. Einfluß der Eingriffe innerhalb und in der Umgebung der hinteren Schädelhöhle auf die Wirksamkeit der Bromcampherdosen.

Wiederholt haben wir während vieler Versuchsreihen die Tatsache gefunden, daß nach einem Eingriff in das Kleinhirn oder dessen Nachbarschaft die Katzen, die für den entscheidenden, 2—4 Wochen nach der Verletzung stattfindenden Versuch präpariert wurden, außergewöhnlich hohe Bromcamphergaben brauchten, um die bekannte Erhöhung der myoklonischen Reflexe und Anfälle zu zeigen. Dieses fiel uns desto mehr auf, weil die an der hintern Schädelhöhle operierten Tiere, wenigstens nach einem Eingriff in das Kleinhirn, bekanntlich bald eine Gewichtsverminderung zeigen, und man deshalb — bei geringerem Gewicht — eher erwarten könnte, daß nach dem Eingriff eine geringere Dosis genügen müßte.

---
[1]) Boyce: Philosoph. Transact. 1893.
[2]) Horsley, V.: Reports Brown's Institution 1886.
[3]) Féré: Cpt. rend. de la soc. de biol. 1894, I, S. 937.
[4]) Clark, P.: Americ. journ. for Nervous and Mental diseases 1904, Nr. 8.
[5]) Lafosse: Traité de pathologie vétérinaire. Toulouse 1867.

Mit der Absicht, näher festzustellen, welcher Eingriff im besonderen dieser notwendigen Erhöhung der Dosis nach der Operation zugrunde liegt, habe ich ohne Auswahl in einer Tabelle jene Fälle zusammengestellt, bei denen schon vorher mittels der steigenden Bromcampherdosis festgestellt war, bei welchem Minimum der Giftmenge die Reflexe erhöht befunden waren. In dieser Übersicht wurden auch einige Fälle, die zuvor nicht untersucht worden waren, und einige Fälle mit Eingriffen in das Großhirn (212, 211 und 108) zum Vergleich beigefügt.

Tabelle 1. Dosierung und Wirkung vor und nach dem operativen Eingriff in das Kleinhirn und andere Gehirnteile.

Nr.	Dosierung vor der Operation	Operativer Eingriff	Wirkung nach der Operation
78	Bromcampher, in Öl gelöst: 0,6 g; nach 20 Min Speichelfluß. Innerhalb 60 Min. Anfall. Zwei Stunden fünf Anfälle.	R. Kleinhirn. Großer Teil der Hirnrinde erweicht. R. Monakow verwundert.	$2^4/_5$ g (Öllösung). Nach einigen Stunden Status.
Katze C.	1 g Bromcampher in Kapseln.	R. Kleinhirn. Teil der Hirnrinde und des Nucl. dentat. entfernt.	2 g Bromcampher in Kapseln. Danach Speichelfluß, sonst keine Anfälle. Motorische Hirnrinde r. und l. bloßgelegt, Reaktion nur auf sehr starken Strom.
69	1,3 g (Öllösung); nach 6 Stunden Krämpfe und Analgesie, kein Anfall.	Das ganze Kleinhirn bloßgelegt. R. und l. Hirnrindeteile entfernt.	3,0 g (Öllösung); danach Status und Exitus.
221	$^5/_8$ g Bromcampher, keine Wirkung.	Nadelstiche, r. und l. der Mittellinie, durch den Nucl. tecti, in das Mark.	$^3/_4$ g Bromcampher + 1 Spritze Absinth; darauf werden Krämpfe und Anfälle wahrgenommen. Das Tier stirbt nach ausführlichen Reizversuchen und Bloßlegen der hintern Schädelhöhle.
70	1 g Bromcampher (in Öl), nach 5 Min. ein Anfall.	Längsschnitt-Inzision in den Pons.	$2^3/_4$ g Bromcampher (in Öl); nach $1^1/_2$ Stunden Anfälle, stirbt in Status.
212	$^3/_8$ g Bromcampher, keine Wirkung.	Rechts und links vom Großhirn, über der motorischen Zone, Schädeldach m. Dura entfernt.	$^1/_2$ g Bromcampher. Innerhalb 24 Stunden Exitus.
203	Nach $^5/_8$ g Bromcampher (in Kaps.) Erhöhung der myoklonisch. Reflexe. Nach $1^1/_8$ g einen Tag lang Krämpfe.	Rechts wird die Kleinhirnrinde reichlich weggelöffelt.	$^5/_8$ g Bromcampher (in Kaps.) und $4^1/_2$ Spritzen Absinth. Danach Anfälle. Stirbt nach Nadelstichversuchen.
118		Stich durch Deiters' Gegend und Formatio reticularis; rechts, in der Höhe des Überganges der med. und lat. Schleife.	$2^4/_5$ g Bromcampher (in Öl). Danach zwei schwere Anfälle und Exitus. Innerhalb 14 Tagen ante mortem jedesmal $1^1/_5$, $^1/_3$, $^2/_3$ und $1^1/_5$ Spritze Absinth, ohne Wirkung.

Tabelle 1. (Fortsetzung.)

Nr.	Dosierung vor der Operation	Operativer Eingriff	Wirkung nach der Operation
86		Stich durch Deiters' Gegend und gänzlich durch die Formatio reticularis pontis (lateral).	$1^4/_5$ g Bromcampher (in Öl), keine Anfälle.
133		Entfernung der Formatio vermicularis cerebelli.	$^2/_5$ g Bromcampher (in Öl) in kaltem Zimmer (Januar). Am folgenden Tag tot gefunden (keine Anfälle).
139		Hintere Schädelhöhle geöffnet. Stich durch das Kleinhirn ins hintere Längsbündel.	$1^1/_2$ g Bromcampher (in Öl) in kaltem Zimmer (März). Am folgenden Tag tot aufgefunden.
241		Stich durch die Commisura posterior (Schädel geöffnet über der r. Hemisphäre).	Stirbt nach $1^3/_4$ Spritze Absinth.
241		Stich durch den r. Nucl. tecti und das hintere Längsbündel.	$^1/_2$ g Bromcampher (in Kaps.) und 1 Spritze Absinth; Krämpfe und Zufälle beiderseits. Stirbt infolge der Nadelstiche.
108		Stich durch das Mittelhirn, nach Hemisphärenbloßlegung r.; Blutung in beiden Formationes reticulares mesencephali.	$1^1/_3$ g Bromcampher (in Öl), stirbt in Anfällen.
88		Stich in das Corpus trapezoides rechts.	2 g Bromcampher (in Öl) und 1 Spritze Absinth. Stirbt nach breiter Bloßlegung des Rückenmarks.
92		Stich durch die Medulla, dadurch Verletzung der beiden Formationes reticulares.	3 g Bromcampher (in Öl). Darauf Anfälle. Stirbt nach Nadelstichversuchen am Großhirn.
VII	0,75 g Bromcampher. Nach 100 Min. schwerer Anfall, hauptsächlich der l. Körperhälfte.	Verletzung r. Kleinhirn (Nucl. dentatus und Deiters' Kern inklusive).	2 g Bromcampher. Nach 8 Min. ein Anfall. Hierauf die motorischen Zonen bloßgelegt. Bei faradischer Reizung zeigen sich keine besonderen Unterschiede; nur im Vorderpfotenzentrum mit gleichem Strom: R. linke Pfote zuckt auf; L. nihil.
222	1 g Bromcampher, Anfälle und ein Tag erhöhte Reflexe.	Stich quer durch das Kleinhirn und gänzlich durch die Formatio reticularis pontis (lateral).	2 Spritzen Absinth: innerhalb 35 Min. erhöhte Reflexe, an der rechten Körperhälfte mehr als an der linken (3 mal wiederholter Versuch).
229	0,75 g Bromcampher, keine Wirkung.	Verletzung am Corpus restif. und Umgeb. 8 Tage vor dem Exitus noch ein Stich in VIII desc. und X-Kern.	0,75 g Bromcampher. Am folgenden Tag tot gefunden.

Es erscheint mir auf Grund dieser Erfahrungen nicht zweifelhaft, daß nach einem cerebellaren Eingriff die Dosis tatsächlich in der Regel erhöht werden muß, wenn man dieselbe Wirkung erzielen will (Erhöhung der myoklonischen Reflexe, Auftreten von myoklonisch-epileptischen Anfällen). Da die hauptsächlichsten Unterschiede sich sowohl auf Katzen beziehen, bei denen ausschließlich das Kleinhirn, aber nur die Hirnrinde (69, 203), oder auch die Kleinhirnkerne betroffen waren, als auch auf Katzen, bei denen die knöcherne Kapsel entfernt und die Dura in großem Umfang geöffnet worden war, während die Verletzung selber jedoch ausschließlich den Pons und die Medulla betraf, so glaube ich mich zu dem Schluß berechtigt, daß die Bloßlegung des Kleinhirns an sich der entscheidende Faktor ist, um so mehr, als mutatis mutandis aus den Versuchen der Bloßlegung des Großhirns (in der motorischen Zone) eine ähnliche Folgerung gezogen worden ist — wie auch für den Absinth von Bouché[1]). Im letztgenannten Falle war die notwendige Erhöhung der Dosis allerdings nicht so bedeutend. Ist der Hirndruck also wirklich ein Faktor bei der Entstehung der myoklonischen Reflexe und Anfälle, und beruht das augenfälligere Resultat bei der hinteren Schädelhöhle auf dem größeren Einfluß der Schädel- und Dura-Bedeckung in dieser Gegend auf den Hirndruck im allgemeinen, oder muß hier vielmehr daran gedacht werden, daß gerade innerhalb der hinteren Schädelhöhle die medullaren Zentren liegen, deren normale Funktion unter bestimmten Druckverhältnissen für das Zustandekommen dieser Reflexe und Anfälle Vorbedingung ist? Wir glauben diese Frage hier aufwerfen zu müssen, ohne die Antwort darauf jetzt schon erteilen zu können.

In diesem letzteren Sinne muß vielleicht einer meiner Fälle mit cerebellarem Eingriff gedeutet werden, wo in diesen Zentren oder jedenfalls dicht dabei ein Entzündungsherd vorlag und wo eine abnorm geringe Dosis Bromcampher den Status epilepticus hervorrief.

Protokoll 9. Katze 35. 8. April 1904. Vor 4 Wochen wurde das knöcherne Schädeldach über dem r. Kleinhirn entfernt. Damals wurde schon unter dem r. Ohr eine Schwellung wahrgenommen, die jetzt zugenommen zu haben scheint. Es liegen jedoch keine Erscheinungen vor, die auf eine Krankheit im Innern des r. Ohrs hinweisen. Jetzt wird unter Chloroform-Äthernarkose die Dura mater breit geöffnet, das Kleinhirn mit einem Holzspatelchen nach links gedrückt und der N. vestibularis (oder was dafür gehalten wurde) durchschnitten.

20. April 1904. Das Tier hat noch immer starke Neigung, mit dem Vorderkörper nach r. zu rollen. Die Augen stehen in der gewöhnlichen zu diesem Zwangszustand gehörenden Stellung.

12. Mai 1904. Läuft noch kriechend und vorsichtig über den Boden. Wackelt kaum noch; Augenstand normal. Um 12 Uhr 36 Min. nachm. 3 Kapseln Bromcampher zu 0,125 g, also 0,375 g. Um 3 Uhr nachm. hat das Tier schon 4 Anfälle gehabt, die r. einsetzen und sich auf die r. Körperhälfte beschränken. Auch fällt es nach den Anfällen nach r. (vielleicht dadurch, daß infolge der Benommenheit die gegen das Rollen gerichteten Kompensationsbewegungen ausbleiben). Das Tier stirbt im Status epilepticus.

Autopsie. Die Marchi-Färbung der meisten Präparate mißlang. Auch die Rechts-links-Zeichen an den Durchschnitten sind undeutlich. An der einen Seite findet man auf dem Corpus restiforme, da wo es die Medulla abgrenzt, Zeichen einer Verletzung. Auch große Fettblasen in der V. descendens und in der Gegend des Monakowschen und Gowersschen Bündels. — Weiter hinauf ist die mediale Hälfte des Corpus restiforme

---

[1]) Bouché: Epilepsia, V., S. 34. 1914.

etwas verkleinert (vermutlich entartet). — Nur einige Präparate des Rückenmarkes und des Pons sind gut gefärbt. Im Rückenmark findet man an einer Seite Entartung des Monakowschen Bündels und des Vorderstrangrandbündels. Im Pons ist an einer Seite das mediale Bündel entartet.

Epikrise. Die Beobachtungen waren zu unvollständig, um Anspruch auf Genauigkeit erheben zu dürfen. Jedoch glaube ich nicht die Möglichkeit ausschließen zu können, daß in diesem Falle das Vorhandensein eines Eiterprozesses (im Ohrinnern?) im verlängerten Mark einen Reizzustand gesetzt hat, sei es unmittelbar, sei es reflektorisch, der die abnorme Empfänglichkeit für myoklonische Reflexerhöhung durch Bromcampher erklären kann.

§ 4. Einfluß von experimentellen Verletzungen am Kleinhirn auf die Anfälle.

Unter den Versuchen in der hinteren Schädelhöhle bei Katzen müssen wir einen Unterschied machen zwischen den Fällen, in denen dem verlängerten Mark irgend eine Verletzung beigebracht wurde und das Kleinhirn sozusagen accidentell infolge der Passage des gebrauchten Instrumentes getroffen wurde, und anderseits den Versuchen, bei denen unter Ausschluß der Medulla das Kleinhirn getroffen wurde. Wegen der ganz besonderen Wichtigkeit, die in verschiedener Hinsicht den Medullaverwundungen eigen ist (Verletzung von ev. „Krampfzentren", von großen zentrifugalen Leitungsbahnen), werden wir in der ersten Gruppe zu unserem Zweck jene Fälle absondern und ihnen eine besondere Aufmerksamkeit widmen, in denen die Osmium-Untersuchung eine Entartung des Corpus restiforme, des mittleren oder des vorderen Crus cerebelli zeigt. Nirgends kann der Unterschied zwischen der bezweckten und der tatsächlich erzielten Verletzung größer sein als in dieser Gegend des Gehirns; denn hier wie anderwärts zeigen sich durch Thrombose erweichte, unregelmäßig verlaufende Gefäßgebiete; aber hier sind die Druckverhältnisse kompliziert und durch Schwellung, Blutung usw. beeinflußbar. Voran steht ein Fall (203), wo fast ausschließlich die Kleinhirnrinde getroffen war. Es wurden nur wenige Fasern des Crus superior entartet gefunden. Dann folgen die Kernverletzungen und weiter jene, die mit einer Verletzung der Medulla und des Gehirnstammes kombiniert sind. In der Tabelle wird die Verletzung nach den Ergebnissen der Marchi-Untersuchung kurz beschrieben.

Zunächst kann der Fall 203 den Beweis liefern, daß ein krankhafter Prozeß der Kleinhirnrinde auf die Reizbarkeit der kontralateralen motorischen Hirnrinde einen gewissen Einfluß ausübt (sowohl betreffs der mechanischen als der faradischen Reizbarkeit), und zwar, daß er diese vermindert. Dagegen wird an der Doppelseitigkeit der Anfälle nichts geändert.

Bei den Katzen 79 und 80 dagegen sind auch die cerebellaren Kerne, hauptsächlich der Nucleus dentatus getroffen, so daß das Crus cerebelli superior eine große Anzahl entarteter Fasern enthält. Jedoch zeigen sich die myoklonischen Reflexe leichter an der einen, und zwar an der operierten Seite auslösbar; auch die myoklonischen Anfälle setzen an dieser Seite ein, resp. bleiben auf sie beschränkt. Auch hinsichtlich anderer Reflexe, nämlich des Plantarreflexes, zeigte sich bei der Katze 79 ein Unterschied zugunsten der operierten Seite. Wo frühere Untersuchungen (R. Russell) bewiesen haben, daß nach Entfernung einer Hemisphäre des Kleinhirns die epileptiformen Krämpfe der operierten Körperhälfte heftiger und weniger koordiniert auf-

Tabelle 2. Einfluß der cerebellaren Verletzungen auf die Reflexe und die Anfälle.

Bezweckte Verletzung	Durch Marchi-Untersuchung vorgefundene Entartungen	Zustand der myoklonischen Reflexe und Anfälle	Bemerkungen über faradische Reizung usw.
203. (Siehe Protokoll 10.) Entfernung eines großen Teils der r. Kleinhirnrinde.	Die Kerne waren so gut wie unversehrt geblieben.	203. Keine Einseitigkeit beim Auftreten der Reflexe und Anfälle. Beim Anfall werden die Vorderpfoten geradeaus gestreckt, danach wird ausschließlich die l. Vorderpfote aufgehoben. Kopf stark nach hinten gebogen.	Faradisation der Hirnrinde: Auf der r. Hemisphäre ist ein schwacher, auf der l. ein stärkerer Strom nötig. Nach Absinth-Injektion können, selbst bei geringer mechanischer Reizung der Dura über der motorischen Hirnrinde rechts totale Krämpfe (r. und l. Körperhälfte; Dura-Reflexe?) ausgelöst werden. — Lange noch nach der l. Hemisphäre reagiert die r. Hirnrinde auf den Strom
79. Stich mit Probst's Nadel in das Kleinhirn (bis zu den Striae acust.?).	Ausschließlich Verletzung des r. Kleinhirns, einschließlich der Kleinhirnkerne (Nucl. dentat. und Crus cer. sup. teilweise entartet).	79. Nach Bromcampherverabreichung sind die Reflexe stärker an den r. Pfoten als links.	80. Nach Bloßlegung der beiden motorischen Cortices: sowohl vom r. als vom l. Zentrum aus kann man kräftige starke Bewegungen auslösen, von der rechten Seite jedoch weniger. — Weder von der Hirnrinde noch vom bloßgelegten Dorsalmark aus kann man durch kräftiges Faradisieren Anfälle auslösen. Farad. Reizung des oberen Dorsalmarkes (in der Längsrichtung gestellte Elektroden): nur Zuckungen der l. Pfote.
80. Wie oben.	80. Wie oben. Stärkere Entartung im Crus sup. cerebelli.	80. R. Körperhälfte reagiert ausschließlich; auch r. besonders die spontanen Konvulsionen. Wenn beide Pfoten auf akustische Reizung hin reagieren, so gelt die r. Pfote 50 Millisekunden voran.	
78. Versuch mit Probst's versteckter Nadel, aufsteigende Vestibularis-Verbindungen zu treffen.	Längsincizion im r. Kleinhirn und r. Crus sup. (durch Forels Faszikel bis in den roten Kern durchdringend). Entartung des Corp. restif., Ram. desc. N./V., Crus cerebelli und Monakow-sches Bündel (gering).	78. Bei den akustischen myoklonischen Reflexen fällt der Krampf der linken Vorderpfote zuerst auf, und diese zuckt am kräftigsten.	Nach halbseitigem Durchschneiden des oberen Dorsalmarkes (rechts) ergibt die faradische Reizung des Halsteiles vom Mark nur Bewegungen der l. Hinterpfote.

Tabelle 2. (Fortsetzung.) Einfluß der cerebellaren Verletzungen auf die Reflexe und die Anfälle.

Bezweckte Verletzung	Durch Marchi-Untersuchung vorgefundene Entartungen	Zustand der myoklonischen Reflexe und Anfälle	Bemerkungen über faradische Reizung usw.
68. Es wird eine Hemisektion des Gehirnstammes versucht (über und durch das Kleinhirn).	R. Kleinhirn von Blutung durchsetzt. Der Stamm war ausschließlich in der Pons getroffen. Entartung vom r. pyr. Bündel und vom r. Monakowschen Bündel.	68. Myoklonische Reflexe und Anfälle, ausschließlich an der r. Körperhälfte (Kurve Abb. 28, S. 119).	Absceßbildung.
70. Oberflächliche Incizion im r. Crus cerebelli ad pontem.	R. Corpus restiforme, r. Crus cerebelli sup. und r. Monakowsches Bündel entartet.	70. Reflexe ausschließlich der l. Körperhälfte. Die Anfälle setzen links ein, später auch rechts.	Während einiger Tage rollt das Tier nach r. Es stirbt während der Vorbereitung zur faradischen Reizung.
221. (Siehe Protokoll 21, S. 150.) Nadelstich durch das Kleinhirn, gleich rechts der Mittellinie, und links etwas mehr seitlich (um 2 Teile des Längsbündels zu treffen).	R Nucl. dentat. und Crus cereb. ant. getroffen und entartet. Im r. pyr. Bündel (also gekreuzt im Rückenmark links) gibt es wenig entartete Fasern. Durch den Stich wurde auch der mediale Teil der Form. reticularis rechts durchstochen.	221. Myoklonische Anfälle werden ausschließlich an der link. Körperhälfte ausgelöst (keine Anfälle infolge rascher Bloßlegung).	Faradische Hirnrindenreizung. R.: jeder 2 Reiz ergibt einen Krampf links. — L.: jeder 5. Reiz (Stromstoß) ergibt einen Krampf rechts. Das Nackenmark reagiert r. = l.
239. 1. Verletzung: Stich in r. Thalamus opticus. Keine Folgen bemerkt. 2. Verletzung: nicht ausgeführt, da die Medulla beim Öffnen des Foramen magnum unabsichtlich verwundet wurde.	2. Verletzung: Verwundet und aufsteigend entartet war ausschließlich das r. Corpus restiforme, da wo es sich von der Medulla noch nicht loslöst. L.: Pyramiden-Seitenstrangbahn infolge der 1. Verletzung mäßig stark entartet.	239. Die r. Körperhälfte ist auf leichte Schläge empfindlicher als die l. Pfoten.	Das Tier fiel leichter nach l. um als nach r. (Folge der Nebenverletzung der Ram desc. N./VIII.).
VIII. Verwundung der r. Hemisphäre des Kleinhirns.	Verletzung am r. Kleinhirn (Nucl. dentatus und Deiters' Kern einschließlich).	VIII. Sehr erhöhte Reflexe über (keine Aufzeichnung über Einseitigkeit).	Faradische Hirnrindenreizung: Von der r. motorischen Zone aus, viel bessere Reaktion u. mit schwächerem Strom, als von der l. Hirnrinde aus.

treten, erweisen sich jetzt auch die myoklonischen Reflexe selber stärker an diese Seite, indem die myoklonischen Anfälle auch in dieser Körperhälfte einsetzen. — Der Fall 78, wo die Verletzung ausgedehnter, resp. das ganze Crus superior cerebelli entartet war, während der Gehirnstamm vom rechten roten Kern ab durchbohrt war, also eine ganze Reihe von Komplikationen vorlagen, scheint mit der obigen Annahme nicht übereinzustimmen; man muß jedoch bedenken, daß durch die Verletzung am rechten roten Kern der Kleinhirneinfluß des linken Kleinhirns in stärkerem Grade ausgeschaltet war, als der vom unmittelbar getroffenen rechten. Ebenso muß man bei den Beobachtungen an Nr. 221 (Stich durch r. Kleinhirn, ausschließlich linksseitige Reflexe) die Tatsache berücksichtigen, daß die Formatio reticularis rechts getroffen war. (Kapitel V, S. 147). In den Fällen (239 und 68), wo die Capsula interna oder die Pyramidenbahn durch die Verletzung getroffen ist (rechts), werden nur an der rechten Körperhälfte (deren Pyramiden-Innervation also unversehrt ist) erhöhte Reflexe gefunden; auch die Anfälle beschränken sich auf diese Körperhälfte. Bei Nr. 239 wirken beide Momente (rechts die fehlende cerebellare und links die fehlende Pyramiden-Innervation) in derselben Richtung, mit dem Erfolg nämlich, daß die erhöhten Reflexe nur rechts auftreten.

Sehr lehrreich ist ferner der Fall 68, weil hier auf der rechten Seite die noch ungekreuzte Pyramidenbahn getroffen wurde, ebenso wie das Monakowsche Bündel. Während also an der r. Körperhälfte die rubrospinale Innervation fehlt, entbehrt die l. Körperhälfte der Pyramiden-Innervation. Da die Reflexe und Anfälle hier (68) ausschließlich rechts auftraten (Abb. 28, S. 119), kann man auf Grund dieses Versuchs den Schluß ziehen, daß der Pyramideneinfluß den rubrospinalen überwiegt, wenn dieser letzte Einfluß tatsächlich vorhanden ist.

Auf Grund dieser Beobachtungen glauben wir uns zu der Folgerung berechtigt, daß zu den Kernen, deren Verletzungen den früher doppelseitigen Erscheinungen einen einseitigen Charakter geben können, die Kleinhirnkerne (Nucl. dentatus) gehören, und zwar in dem Sinne, daß (in Übereinstimmung mit Russell) ihre Entfernung oder Verletzung die Reflexe an der getroffenen Körperhälfte verstärkt, ebenso wie die Reflex-Nachwirkungen (myoklonischer Anfall) an dieser Seite früher und vollständiger auftreten. Nach einer Verletzung des Crus inferior und Crus superior cerebelli wurde dasselbe Ergebnis erzielt.

Die Literatur weist verschiedene Angaben auf, die sich auf die physiologische Wechselwirkung zwischen motorischer Hirnrinde und dem gekreuzten Kleinhirn beziehen. Rossi[1]) hat gefunden, daß die faradische Erregbarkeit der motorischen Hirnrinde nach Exstirpation des gekreuzten Kleinhirns vermindert wird. Dies stimmt mit unseren Angaben im Falle 203 (fast ausschließliche Kleinhirnrinden-Verletzung) und 221 (auch Nucl. dentatus getroffen) überein. Dagegen fand R. Russell erhöhte Erregbarkeit in der gekreuzten motorischen Zone einige Minuten nach Exstirpation einer zerebellaren Hälfte. Das von mir untersuchte Material (Verminderung der faradischen Reizbarkeit der motorischen Hirnrinde sowohl nach Entfernung der Kleinhirnrinde

---

[1]) Rossi: Arch. di fisiol. Vol. 10, Fasc. 3. 1912.

als auch nach Exstirpation der darunterliegenden Kleinhirnkerne) vereinfacht in keiner Weise das Problem der Ursprungstelle der myoklonischen Anfälle. Wir fanden die erhöhten myoklonischen Reflexe auf der gleichen Körperhälfte, auf der die Kleinhirnkerne getroffen waren, doch zu gleicher Zeit auch verminderte Erregbarkeit der gekreuzten motorischen Hirnrinde. Es kann also eine Beziehung zwischen gesteigerter Erregbarkeit der motorischen Hirnrinde und erhöhter myoklonischer Reflex-Erregbarkeit der gekreuzten Körperhälfte, wie Boyce[1]) zu glauben scheint, nicht angenommen werden. Übrigens fanden wir auch bei der Katze 203 neben beiderseits gleichen myoklonischen Reflexen einen sehr deutlichen Unterschied in der faradischen Erregbarkeit der beiden motorischen Hirnwindungen (43 und 49 mm Rollenabstand).

Bei der physiologischen Untersuchung der Abhängigkeit des Kleinhirns von dem gekreuzten Großhirn ist man in der Interpretation der entdeckten Tatsachen schon öfter auf Schwierigkeiten gestoßen. Beck und Bickeles[2]) fanden beim Ableiten des Aktionsstromes auf das Kleinhirn, bei der thermischen Reizung des Großhirns, daß freilich in den meisten Fällen die positive Wirkung gekreuzt war, doch daneben gab es Fälle, in welchen dieser cerebrocerebellare Einfluß hauptsächlich gleichseitig ist. Bezüglich der Anatomie der cerebro-cerebellaren Verbindungen hat schon von Gudden festgestellt, daß in den meisten Fällen eine hemi-cerebrale Verletzung mit Atrophie des gekreuzten Kleinhirns einhergeht und nur in einigen Fällen mit Atrophie der gleichseitigen Kleinhirnhälfte.

Protokoll 10. Katze 203.

25. März 1910. 6 Uhr nachm. $^1/_4$ g Bromcampher.

26. März 1910, keine Wirkung.

2. April 1910. 9 Uhr vorm. 0,5 g Bromcampher, keine Wirkung.

22. April 1910. 0,5 g Bromcampher, keine Wirkung.

27. Juni 1910. 0,5 g Bromcampher — 28. Juni 1910. Taktile Reflexe verstärkt, 2 Anfälle; danach Erschlaffung.

27. Juni 1910. 0,5 g Bromcampher, keine Wirkung.

23. August 1910. 0,375 g Bromcampher, keine Wirkung.

9. September 1910. 0,5 g Bromcampher. — 10. September 1912. Leicht erhöhte taktile Reflexe.

29. September 1910. 0,625 g Bromcampher. Mäßig verstärkte taktile Reflexe.

14. Oktober 1910. 6 Uhr nachm. 0,875 g Bromcampher. — 15. Oktober 1910. Es liegt nur geringe Reflex-Steigerung vor.

6. Dezember 1910. Hintere Schädelhöhle bloßgelegt. Das Kleinhirn wird rechts (links nur wenig) nach breiter Dura-Öffnung, weggelöffelt. Langsam kommt das Tier zu sich.

8. Dezember 1910. Kann gar nicht laufen, Neigung, nach rechts abzuweichen. Liegt auf dem Bauch, die Vorderpfoten nach vorn ausgestreckt. Tastet mit der l. Vorderpfote unsicher in der Luft. Starrt stumpf, mit weiten Pupillen, vor sich hin. Es bekommt Milch mit einer Pipette und einige Stückchen Fleisch.

10. Dezember 1910. Frißt spontan, läuft noch nicht. Wackelt dauernd. Versucht zu laufen und weicht nach r. und l. ab.

13. Dezember 1910. Ist wohl, läuft wackelig. Keine Zwangslagen, bleibt gutartig.

30. Dezember 1910. Bevorzugt noch immer die Bauchlage. Beim Herunterfallen, mit dem Rücken nach unten, kommt es auf die Pfoten zu stehen (Marey positiv). Keine Zwangslagen. Die l. Vorderpfote scheint vor der Kerzenflamme weniger empfindlich zu

---

[1]) Boyce: Philos. Transactions 1894 und Neurol. Zentralbl. 1894, S. 466.
[2]) Beck und Bickeles: Pflügers Arch. f. d. ges. Physiol. Bd. 143, S. 283. 1911.

sein als die r. Pfote. Beide Hinterpfoten werden sofort kräftig zurückgezogen; die Vorderpfoten erst nach 4—7 Sek.

4. Januar 1911. Springt, ein wenig plump, vom Tisch herab. Läuft frei und sicher nach beiden Seiten. Die Pfoten zieht es leicht und koordiniert los, um sie wieder niederzulegen, wenn man sie am Finger nach oben hakt. Nur die r. Vorderpfote tut das nicht. Das Tier läßt diese am Finger gehakt und steht wie unschlüssig. Nach einigen Sekunden fängt es wohl an zu ziehen, doch es gelingt ihm nur mäßig und langsam.

6. Januar 1911. 6 Uhr nachm. 0,5 g Bromcampher. Innerhalb zwei Stunden ein Anfall; sofort darauf Erschlaffung. Schnurrt. Abends um 6 Uhr noch 0,625 g Bromcampher. — 7. Januar 1911. Ganz erschlafft. 9 Uhr vorm. eine Spritze Absinth subcutan in den Schenkel.

9 Uhr bis 11 Uhr. Noch 4 Spritzen Absinth. Das Tier atmet schwer wie ein Asthmatiker.

Beim Anfall um 11 Uhr werden beide Vorderpfoten gerade ausgestreckt, darnach hebt das Tier die l. Vorderpfote auf, während die r. Vorderpfote gerade ausgestreckt bleibt; der Kopf wird stark nach hinten gebogen. Die Krämpfe im Gesicht sind doppelseitig.

11 Uhr 5 Min. Aufgespannt und Kleinhirn bloßgelegt, Dura mater geöffnet. Hinterpfotenzuckung wird von der gekreuzten motorischen Zone aus beobachtet: L. Hirnrinde: $i = 43$, der r. Hirnrinde: $i = 49$. Von der l. Hirnrinde aus ist überall starker Strom nötig. — Kurz vor einem epileptischen Anfall kann man von der motorischen Zone aus mit ziemlich schwachem Strom allgemeine Krämpfe hervorbringen. Noch eine Spritze Absinth um 11 Uhr 30 Min. Darauf dauernd Krämpfe schon bei mechanischer Berührung der motorischen Hirnrinde. Auch ein Stromstoß am Rückenmark (Elektroden in der Längsrichtung) ergibt allgemeine Hinterleibkrämpfe. — In den ersten 5 Minuten nach einem Anfall kann man nur vom Rückenmark aus derartige Krämpfe hervorrufen; erst später auch von der Hirnrinde aus. Als der Status epilepticus einsetzt, ist die Hirnrinde nicht länger erregbar (selbst für $i = 15$); das Rückenmark ist weniger erregbar. — Jackson-Krämpfe kann man überhaupt nicht mehr auslösen. Bei einem längeren Zwischenraum zwischen zwei Anfällen kommt zuerst die Erregbarkeit des Rückenmarkes wieder, alsdann die des Gehirns. Gerade vor dem Anfall reagiert das Rückenmark auf $i = 48$, die Hirnrinde auf $1 = 30$.

11 Uhr 25 Min. Die Anfälle werden schwächer. Auch jetzt noch reagiert die r. Hirnrinde besser als die l.

11 Uhr 35 Min. Nur von der r. Hinrinde aus kann man noch einen Krampfanfall um 11 Uhr auslösen: Rhythmik: 3,8—4,2—4,4—4,6—10,8—11.

Autopsie: Marchi-Serie, ziemlich vollständig. Die caudalen Teile des Kleinhirns sind rechts nur oberflächlich verwundet. Der Nucleus dentatus ist beinahe ganz frei von Verletzung: nur an der Oberseite ist der Kern leicht getroffen. Die Hirnrinden-Verletzung verschwindet aus dem Gesichtsfeld, wo aus dem Querdurchschnitt das Corpus restiforme ganz in das Kleinhirn aufgegangen ist. Mehr nach oben findet man nur das dritte Fünftel (von oben herab) des Crus. sup. entartet ($\pm$ 120 Fasern) (Abb. 26).

Das Hakenbündel links ist nicht ganz frei. — Wenige Fasern im Ram. desc. des Crus. sup. zur Formatio reticularis. Im Rückenmark sind keine Entartungen festzustellen.

Protokoll 11. Katze 239, kleines Exemplar.

10 April 1914. R. Cerebrum bloßgelegt; mit einer Lanzette wird in der Höhe des Corpus striatum bis zum Boden eingestochen. — Nach der Operation hält das Tier den Kopf nach unten und nach rechts. — 11. April 1914. „Déviation conjuguée" nach r., während der Kopf nach oben gehoben wird. Das Tier kann wohl ein wenig nach l. gucken, doch guckt und dreht es sich mit Vorliebe nach r. Die l. Vorderpfote tritt jedesmal unter den Körper, wodurch Neigung zum Fallen nach l. entsteht. — Das Tier läßt die l. Hinterpfote etwas schleppen. — 2 Stunden später: Das eigentümliche Starren nach nach r. und nach oben ist wieder bemerkbar, es guckt beinahe nach hinten. Klettert nicht. — 11. April 1914. Noch geringe Neigung nach l. umzufallen. — 12. April 1914. Läuft normal. — 13. April 1914. Marey-Fallversuch, auf 15 cm ziemlich schlecht. Läuft aber vollkommen gut. Die l. Vorderpfote wird mit der Dorsalseite aufgesetzt. Es springt spontan, und ziemlich gut, vom Tisch herab. Nur läßt es, wenn es auf den Tisch ge-

bracht wird, die beiden Vorderpfoten über dem Tischrand hängen Von Zwangsbewegung ist keine Rede. — 14. April 1914. Läßt sich weder nach r., noch nach l. rollen. Alles normal. — 14. April 1914. Fallversuch auf 10 cm Abstand (mit dem Rücken nach dem Boden) normal. Läßt die Pfoten noch über dem Tischrand hängen. — 17. April 1914. Nichts Besonderes außer einer geringen Astereognosie der l. Pfoten.

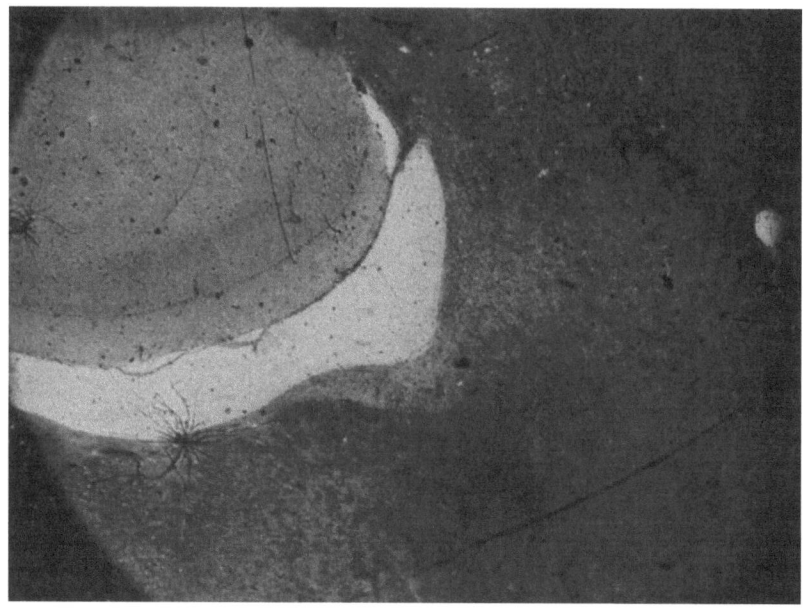

Abb. 26. Katze 203. Geringe Entartung des 3. Fünftels des crus sup. cerebelli rechts.

21. April 1914. Rechts wird das Kleinhirn bloßgelegt und das Hinterhauptloch rechts geöffnet. Dabei gleitet das Instrument ab. Atmungsstillstand. Durch gleichzeitiges rhythmisches Ziehen der Zunge und Drücken auf dem Brustkasten kehrt die Atmung wieder. Mit einer gebogenen Nadel wird de visu der Ramus desc. nervi VIII rechts angestochen. Während der Narkose steht das r. Auge etwas tiefer. — 5 Uhr nachm. Auf den Boden aufrecht hingestellt, rollt es nach links. Wieder erwacht droht es nach l. umzufallen. Der Kopf scheint etwas nach vorn unten gewendet. Kratzt mit beiden Vorderpfoten, zittert mit beiden Hinterpfoten.

Wackelt mit dem Kopf, der zur Wendung nach r. neigt. Zu sich gekommen und auf die Füße gestellt, zeigt es sich äußerst ataktisch, schwankt hin und her und fällt schließlich auf die l. Seite. 5 Uhr 30 Min. Manege nach l., rollt nach r. 5 Uhr 40 Min. Manege nach l. mit kurzem Radius; Neigung zum Rollen nach r. und ein wenig zum Klettern. 5 Uhr 45 Min. Die Neigung zum Rollen nach l. dauert fort. Demzufolge zuweilen Pseudomanege nach l. (da es, um nicht nach l. umzufallen, mit der r. Pfote nach vorne schlägt). Die plötzliche schnelle Neigung zum Fallen ist stets nach l. gerichtet. Auch wenn das Tier irritiert ist, fällt es nach l. Es bevorzugt die l. Seite, wenn es liegt.

22. April 1914. L. Pfoten astereognostisch. Läuft jedoch viel besser. Klettert exzessiv, wenn es in seinen Käfig steigen will. Weigert sich abwärts zu springen und fällt, wenn man es dazu treibt, ataktisch zu Boden. Kriecht auf dem Bauch am Boden. Läßt sich nach r. und nach l. auf den Boden drücken. Fallversuch normal auf $1/_2$ m Abstand, auf einen geringeren Abstand nicht. — 23. April 1914. Springt spontan vom Tisch herab, schlägt jedoch mit dem Hinterleib auf den Boden. An den r. Pfoten kann man gute Reflexkrämpfe auslösen, an der l. Körperhälfte gar nicht. Es läßt sich leichter nach l. als nach r. rollen.

24. April 1914. 4 Uhr nachm. 1²/₃ Spritze Absinth. Die Reflexkrämpfe der r. Pfoten sind lebendiger geworden. Latenzzeit ± 2,3, sowohl für die r. als für die l. Pfote. Bloßlegung der l. motorischen Zone und des l. verlängerten Markes. Vergleichung der Stromstärke (Rollenabstand), wobei man mit faradischem Strom von der l. Hirnrinde aus Extension der r. Hinterpfote und von der l. Medulla aus Extension der l. Hinterpfote auslösen kann.

Zeit	Motorische Hirnrinde Rollenabstand	Zeit	Nackenmark Rollenabstand	
4 Uhr 59 Min.	22			
Danach epileptischer Anfall.				
5 Uhr	17			
5 „ 1 Min.	22	5 Uhr 1,5 Min.	23	25
5 „ 3 „	21	5 „ 2,5 „	24	
5 „ 4 „	21	5 „ 4 „	24	
		5 „ 5 „	30	
5 „ 6 „	21	5 „ 6 „	30	
5 „ 7 „	20			
5 „ 7½ „	Anfall			
5 „ 8 „	20	5 „ 8 „	20	
5 „ 9 „	20			
		5 „ 10 „	28	
5 „ 11 „	20	5 „ 11,5 „	28	
5 „ 12 „	20	5 „ 12,5 „	27	
		5 „ 13 „	21	
		5 „ 13,5 „	27	
		Danach 1 g Absinth.		
		R. Vorderhirn bloßgelegt.		
5 „ 15 „	Anfall			
5 „ 16 „	Anfall			
5 „ 17 „	20			
5 „ 18,5 „	Anfall	5 „ 18 Min.	28	
5 „ 19 „	15	5 „ 19 „	26	
5 „ 19,5 „	18,5	5 „ 20 „	25	
5 „ 20,5 „	17			
5 „ 22,5 „	17	5 „ 22 „	24	
5 „ 23,5 „	16	5 „ 23 „	24	
		5 „ 24 „	Anfall	
5 „ 25,5 „	20	5 „ 25 „	22	
5 „ 27 „	17			
5 „ 28,5 „	17	5 „ 28 „	24	
		5 „ 29 „	26	
5 „ 30 „	22	(Während spontaner Krämpfe.)		
5 „ 30,5 „	18	5 Uhr 31 Min.	24	
(Sofort nach den Krämpfen.)				
5 Uhr 32 Min.	18			
5 „ 33 „	16	5 „ 32,5 „	21	
Exitus.				

Nach dem Anfall erweist sich also die faradische Erregbarkeit der beiden Regionen als vermindert. In einem Fall war dies deutlicher an der motorischen Hirnrinde zu sehen, im andern am Nackenmark. Autopsie, vollständige Marchi-Serie. Erste Verwundung: Stich durch die r. lateralen Thalamuskerne und Pes pedunculi, den N. opt. treffend. Mäßige Entartung im mittleren Teil des Pedunculus (vgl. Abb. 27); geringe Entartung nach dem Globus pallidus hin einerseits, und anderseits nach Forels lenticulärem Bündel. Überdies findet sich eine frische Verwundung im l. Corpus restiforme, die darauf beschränkt bleibt, ohne daß es jedoch in diesem Bündel zu einer aufsteigenden Entartung kam. (Das Tier lebte nach diesem Eingriff nur noch drei Tage.)

Epikrise. Die gesteigerte Reflexerregbarkeit der r. Körperhälfte muß auf Grund der andern Beobachtungen der Unversehrtheit der diese Seite innervierenden Pyramidenbahn zugeschrieben werden und vermutlich nicht der Verletzung der sensiblen Thalamuskerne, nach den Beobachtungen in Kap. IV, § 2.

118 Der Einfluß der Eingriffe im Zentralnervensystem auf die myoklonischen Reflexe.

Protokoll 12. Katze 68; kleiner Kater. 25. Mai 1905. Versuch einer Hemisektion des Hirnstammes rechts, vorne längs des mittleren Lobus des Kleinhirns. Keine Spur von Rollbewegung. Hält danach das r. Auge geschlossen, während die r. Pfoten paretisch scheinen. Starke Kopfwendung nach l. — 28. Mai 1905. Kopfwendung nach l. wie zuvor. R. Auge eitert. Die Katze frißt gut. Leichte Schläge auf die r. Körperhälfte lösen auf dieser Seite Reflex-Zuckungen aus; auf der l. Hälfte nicht.

5. Juni 1905. Wundsekretion einer oberflächlichen Kopfwunde. Das Tier vermag nicht zu laufen und zu stehen. Es magert immer mehr ab. Die Kopfwendung nach r. dauert an.

6. Juni 1905. Das Tier liegt auf der l. Seite, läßt sich nicht auf die r. Seite legen. Bei einem Versuch in diesem Sinn wird der Kopf maximal nach r. gewendet, so daß er

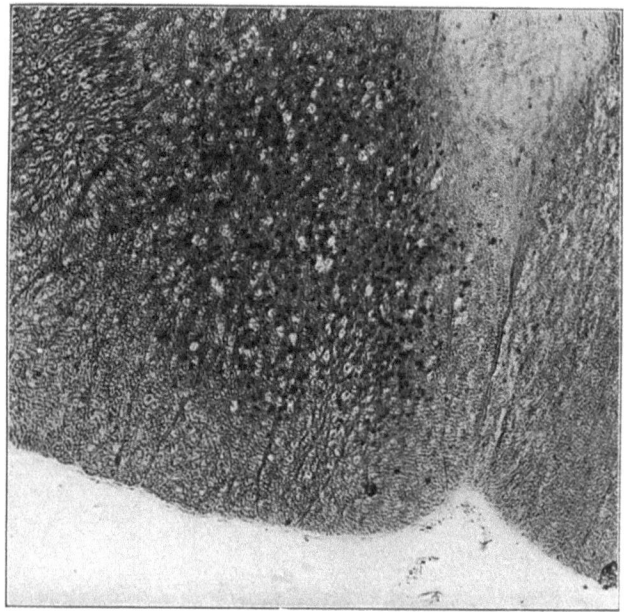

Abb. 27. Katze 239. Entartung der l. Pyramidenseitenstrangbahn im dorsalen Mark.

auf der l. Backe ruht. In dieser Lage bleibt es alsdann eine unbestimmte Zeit liegen und zeigt so gut wie gar keine spontane Bewegungen.

8. Juni 1905. 9 Uhr vorm. Volle Spritze. Bromcampher in Öl aufgelöst. Darauf folgen rechtsseitige Anfälle. Auch nur rechtsseitige Zuckungen (Abb. 28, untere Kurve). Auch nach Bloßlegung der Hemisphären und des Kleinhirns bleibt die Kopfwendung nach r. Exitus.

Autopsie. Marchi-Serie. Erweichung des Kleinhirns rechts, einschließlich des Nucl. dentatus. Auch die r. Ponshälfte ist zum Teil erweicht (Abb. 29) einschließlich des Crus. med., eines Teiles des Pyramidenbündels, des Monakowschen Bündels, der absteigenden Trigeminuswurzel und der lateralen Schleife. Die Formatio reticularis ist nur lateral durch die Verletzung getroffen. Kleine Blutung im medialen Teil des hintern Längsbündels. Nach unten und nach oben sind die betreffenden Bündel entartet, u. a. die Pyramidenbahn und das Monakowsche Bündel.

Protokoll 13. Katze 221. Kleines graues Exemplar.

25. März 1912. 6 Uhr nachm. 0,375 g Bromcampher, keine Wirkung.

10. April 1912. 7 Uhr nachm. 0,5 g Bromcampher. Nachts erbrochen, keine Wirkung.

3. Mai 1912. 6 Uhr 30 Min. nachm. 0,5 g Bromcampher (frische Kapseln), keine Wirkung.

24. Mai 1912. 6 Uhr nachm. 0,675 g Bromcampher, keine Wirkung.

2. Juli 1912. Kleinhirn in Narkose bloßgelegt, Dura geöffnet. Durch das Kleinhirn hin wird gleich rechts neben der Mittellinie das hintere Längsbündel angestochen; links

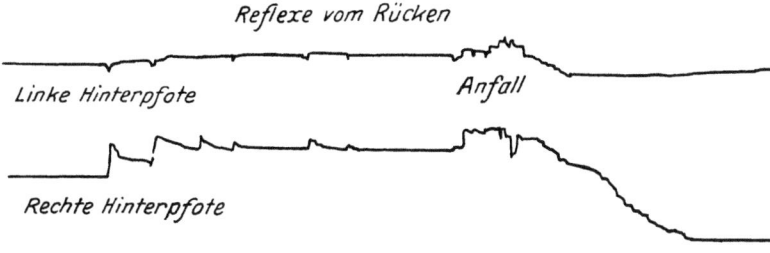

Abb. 28. Katze 68. 8. Juni 1906. 9 Uhr 4 Min. vorm. Schallreflexe ausschließlich der r. Hinterpfote. Mosso-Apparat. Die obere Kurve wurde durch die l., die untere durch die r Hinterpfote gezeichnet. Stimmgabel zwei Schwingungen in der Sekunde. Verletzung der r. Ponshälfte; Entartung der r. Pyramidenbahn, r. Monakow und lat. Schleife.

idem, doch seitlicher. Nach der Operation klettert das Tier beständig herum und ist unruhig, neigt sich nach l. hin, fällt zuweilen nach r. um (?). — 3. Juli 1912. Läuft mit niedrigem Rücken, wie ein labyrinthloses Tier, stark kriechend. Neigt zuweilen den Kopf nach l., zuweilen Manege nach r. Will nicht auf der r., wohl aber auf der l. Seite liegen (l. Fascic. Deiters ascendens). „Unlust zur Bewegung." — 4. Juli 1912. Will keine Sekunde auf

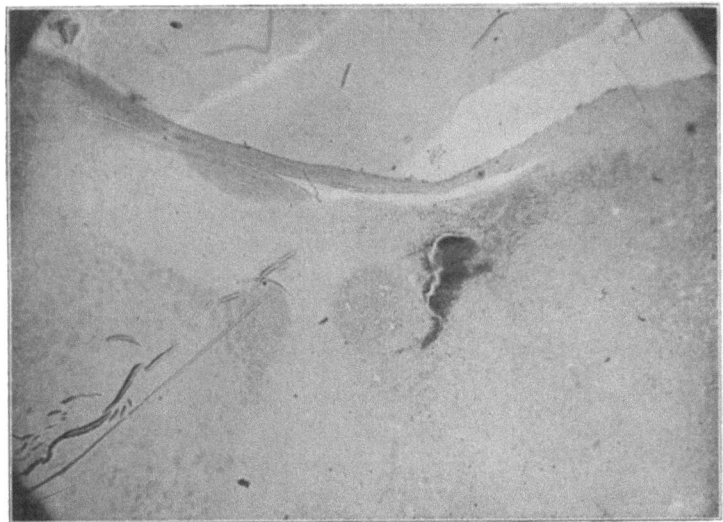

Abb. 29. Katze 68. Hemisektion Pons. Rechte Hälfte erweicht (leicht gefärbte Area) mit Blutung im hintern Längsbündel.

der r. Seite liegen bleiben, wohl aber auf der linken. Dabei ist die l. Vorderpfote ausgestreckt. Zeigt noch das geduckt am Boden Laufen wie alle in der Mittellinie des verlängerten Markes angestochenen Tiere. — 5. Juli 1912. Es vermeidet zu laufen, besonders wenn es eine Augenkappe aufgesetzt bekommt. Läßt sich jetzt auf die r. und die l.

Seite legen. — 6. Juli 1912. Keine Zwangsbewegung. 8. Juli 1912. Noch immer geducktes Laufen. Hat etwas steife Vorderpfoten, zeigt etwas „stepping". Bleibt auf der r. und der l. Seite liegen. Will es nach einem hoch gehaltenen Stückchen Fleisch greifen, so gelingt es dem Tier wohl, doch fällt es alsdann nach hintenüber, übrigens wohl koordiniert, sowohl nach r. als nach l., so daß es auf die Pfoten zu stehen kommt, indem es sich während des Falles umdreht. Läßt man es, den Rücken nach unten, fallen, so fällt es nicht auf die Pfoten, erst aus einer Höhe von 1 m oder darüber.

19. Juli 1912. 6 Uhr nachm. 0,75 g Bromcampher.

20. Juli 1912. Taktile Reflexzuckungen der l. Körperhälfte. 10 Uhr 15 Min. noch 1 Spritze Absinth. Beide Großhirnhemisphären bloßgelegt. Faradische Reizung; bei einem Rollenabstand von 80 mm (i = 80) kann man beiderseits kräftige Krämpfe der kontralateralen Körperhälfte auslösen (11 Uhr 15 Min.). 11 Uhr 16 Min. Noch 1 Spritze Absinth.

11 Uhr 18 Min. Die l. Körperhälfte reagiert stark auf mechanische Reize, die r. Hälfte sehr wenig.

11 Uhr 19 Min. Heftige Krämpfe durch faradische Reizung der r. und l. motorischen Hirnrinde, Strom 80.

11 Uhr 20 Min. Von der r. Hirnrinde aus ergibt jeder 2. Reiz (kurzer Stromstoß = 90) einen guten Vorderpfotenkrampf; von der l. Hirnrinde aus jeder 5. Reiz.

11 Uhr 22 Min. Mit gleichen Intervallen wird die r. Vorderpfote mechanisch gereizt (leichter Schlag): jeder dritte Reiz ergibt einen Krampf; leichte Schläge auf die l. Vorderpfote: jedem Schlag folgt ein schwerer Krampf.

(Es ergibt sich daraus eine kürzere refraktäre Phase der l. Vorderpfote, die mit der kürzeren refraktären Phase der r. motorischen Hirnrindenreizung übereinstimmt.)

11 Uhr 36 Min. Querinzision durch den Thalamus opticus, im distalen Teil. Danach kann durch Hirnrindenreizung keine Contraction mehr hervorgebracht werden.

11 Uhr 45 Min. Nackenmark und Kleinhirn freigelegt. Faradische Reizung des verlängerten Markes da, wo das Corpus restiforme unter den Fol. cerebelli verschwindet. Rechts: i ± 120 (mM): Krampf der r. Vorderpfote. Links: i = 120, idem der l. Vorderpfote.

11 Uhr 50 Min. Derselbe Versuch, dieselbe Folge.

11 Uhr 52 Min. Derselbe Versuch, gelungen mit i = 150. Faradische Reizung des Kleinhirns hat keine Wirkung.

11 Uhr 54 Min. Leichte Schläge auf die l. Hinterpfote ergeben gute myoklonische Reflexkrämpfe; bei der r. Hinterpfote nichts oder undeutliche Wirkung. Niemals zeigte das Tier spontane Krämpfe oder Anfälle.

Autopsie: Siehe S. 151 und Abb. 38, S. 151.

III. Unterbrechung verschiedener Bahnen.

§ 1. Verletzungen der Pyramidenbahn (jedoch Unversehrtheit des Monakowschen Bündels) und die darauf folgende Einseitigkeit der Reflexerhöhung und der myoklonischen Anfälle.

Für diese Rubrik verfügen wir über vier Experimente (158, 186, 239, 240), die der Übersichtlichkeit wegen in der Tabelle 3 (S. 121 bis 123 aufgeführt werden.

Mit geringer Mühe könnte man die Zahl der an der Pyramidenbahn verletzten Katzen noch erhöhen (191, 68, 202, 233, 240. — Siehe § 2, S. 137). Die vorgebrachten Beispiele, für welche zahlreiche Kurven am lebenden Tier aufgenommen wurden, mögen genügend zeigen, welchen stark vermindernden, in den ersten 2 Wochen vernichtenden Einfluß die Unterbrechung dieser Bahn auf die Entstehung sowohl der taktilen als der akustischen Reflexe ausübt. Es fällt a posteriori ins Auge, daß in diesen Fällen über das Auftreten der Anfälle nirgends Bemerkungen gemacht werden; nämlich über die Frage,

Tabelle 3. Pyramide und Monakowsches Bündel.

Nr.	Ort und Umfang der Verletzung	Reflexe und Anfälle	Bemerkungen
114	Stich in das Mittelhirn, zur Höhe der Corp. quad. post., wodurch r. Monakow gänzlich und auch r. Pes pedunc. (im medialsten Teil) getroffen war und r. Schleife idem. Aufsteigend; r. Crus cerebelli sup. gänzlich, l. Crus cer. sup. fast gänzlich entartet, ebenso r. Schleife (Abb. 37, S. 144).	Linksseitige Anfälle (durch $^1/_3$ g Bromcampher in Öl). Sofort nach den Anfällen kann man an der r. Körperhälfte taktile myoklonische Reflexe auslösen.	Keine motorische Störungen, außer Kletterbewegungen, 4 Tage lang. R. Monakow bis ins Sakralmark entartet. Geringe Pyramiden-Entartung, nicht tiefer als bis zum Nackenmark zu verfolgen.
108	Stich in den Hirnstamm, zur Höhe des r. roten Kerns. Demzufolge Entartung im RM. des l. Monakowschen Bündels und der l. Pyramiden-Seitenstrangbahn (in keinem der beiden Fälle bis zum Sakralmark).	Nach $1^2/_3$ g Bromcampher (in Öl) Status epilepticus und Exitus. Keine Aufzeichnung über den Verlauf der Anfälle.	Keine motorisch. Störungen, außer 10 Tage lang Neigung zum Umfallen nach links und Ataxie der l. Hinterpfote.
113	Stich in das r. Corp. restiforme, durch Deiters' Gegend, in den lateralen Teil der Formatio reticularis pontis und tegmentum bis in den r. Pes pedunculi (Abb. 30, S. 123). Vollständige Entartung im RM.: des r. Monakowschen u. des l. Pyramiden-Seitenstrangbündels.	Nach 1 g Bromcampher (in Öl) treten myoklonische Krämpfe und Status epilepticus auf, währenddessen Exitus. Keine weiteren Besonderheiten.	Langwierige Manegebewegung nach r. und Kopfwendung nach r. Neigung zum Klettern und zum Wackeln. In den Pfoten keine motorische Störungen.
118	Stich mit Probsts Nadel r. unter das Kleinhirn, in Deiters' Gegend, durch den lateralen Teil der Formatio reticularis pontis, bis in den r. Pes pedunculi. Entartung im RM.: r. Monakows und l. Pyramiden-Seitenstrangbündel (weniger umfangreich).	Nach $^1/_5$ g, $^1/_3$ g, $^2/_3$ g und $1^1/_5$ g Bromcampher (in Öl) kein Ergebnis. Jedoch nach $2^4/_5$ g Bromcampher (in Öl) erfolgten 2 Anfälle. Darauf Exitus.	Keine motorischen Abweichungen, außer Lateropulsion und Umfallen nach rechts.
158	Exstirpation des Vorderpols der l. Hemisphäre. Während derselben Narkose, Stich mit Probsts Nadel durch den Wurm, etwas links der Mittellinie bis zur Basis cranii. Darauf wurde die Nadel verschoben und gedreht und alsdann wieder ausgezogen derart, daß das Kleinhirn wohl durchstochen, doch kaum verwundet wurde.	Nach 2,5 g Bromcampher (nur linksseitige) Reflexsteigerung durch akustische, nicht durch taktile Reize. Spontane kleine Zuckungen links. Nach den myoklonischen Anfällen noch einige Zuckungen ausschließlich links.	Manegebewegung nach links, fällt nach rechts um. (Diese Erscheinungen können in casu sowohl auf der Verletzung des medialen Teils des linken hintern Längsbündels als auf der des l. Corpus striatum beruhen). Der l. Pes pedunculi ist gänzlich entartet, während in der Medulla noch einmal der l. Pyramidenstrang getroffen ist. Starke und vollständige Entartung der r. Pyr.-Seitenstrangbahn. (Vgl. Abb. 35 und 36, S. 142).

Tabelle 3. (Fortsetzung.)

Nr.	Ort und Umfang der Verletzung	Reflexe und Anfälle	Bemerkungen
186	Exstirpation des Vorderpols der l. Hemisphäre. Nach 4 Wochen wird die ganze l. Hemisphäre entfernt. In der darauffolgenden Nacht Exitus.	Auch ohne Verstärkung durch Bromcampher zeigen die taktilen Reflexe (besonders die des Kopfes) sich über der l. Körperhälfte viel stärker. Kein deutlicher Unterschied in den Latenzzeiten der myoklonischen Reflexe der l. und der r. Körperhälfte.	Das Tier ist stumpfsinniger als früher. Eine Woche lang Manege nach l. Der Pes pedunculi ist über der ganzen Breite diffus entartet. In der gekreuzten Pyr.-Seitenstrangbahn merklich weniger Entartung als bei 158.
91	Stich mit Probsts Nadel in die Formatio vermicularis cerebelli, nach vorne links bis zum Boden; darauf wird die Nadel verschoben und gedreht. Das Kleinhirn ist kaum verwundet, das l. Längsbündel ist getroffen. Ferner ist die l. Formatio reticularis und die Schleife durchstochen und ein distaler Teil des Pes pedunculi zerstört (nämlich der laterale Teil).	Es können myoklonische Reflexe ausgelöst werden, besonders durch taktile Reize. Die Hinterpfoten zucken dann gleichmäßig, dagegen von den Vorderpfoten die linke zuerst und am stärksten. Doppelseitige Anfälle nach 2 g Bromcampher und 1 Spr. Absinth. Corticale Erregbarkeit: von der r. und l. Hirnrinde aus kann man mit $i = 180$ Zuckungen der gekreuzten Extremitäten auslösen.	Uhrzeigerbewegung nach r., während 10 Tagen. Der laterale Teil des Pes pedunculi ist entartet. (Geringe Pyramiden-Entartung im R. M. rechts); ferner das l. Monakowsche Bündel, das hintere Längsbündel (auf- und hinabsteigend), das prädorsale Bündel und die mediale Schleife (mäßig) entartet (Abb. 31, S. 126).
239	1. Operation: Stich mit Probsts Nadel (die Dura ungeöffnet) in den lateralen Teil des r. Thalamus, demzufolge lat. Thalamuskerne und Capsula interna durchstochen. Lateraler Teil des r. Pes pedunculi entartet, bis in die sakrale Gegend. 2. Operation: Zur Höhe des Hinterkopflochs wird das r. Corpus restiforme getroffen. Das Tier überlebt die letzte Verwundung nicht lange genug, um von diesem Eingriff noch Entartung zeigen zu können.	Myoklonische Reflexe besser, wenn nicht ausschließlich (auch ohne Bromcampher) in der r. Körperhälfte. Es fehlen Aufzeichnungen über die beobachteten Anfälle und starke Bromcampher- und Absinthdosen. Freilegung der beiden motorischen Hirnrinden u. der Oblongata. Faradische Reizversuche. Jedesmal nach einem Anfall findet man in allen drei Teilen Verminderung der Erregbarkeit, in einem Fall mehr an der Hirnrinde, im andern Fall an der Medulla. Es gibt in der Erregbarkeit der r. und der l. Hirnrinde einen Unterschied zugunsten der linken (S. 117).	Während 1½ Tagen sinnlose Kopfwendungen nach rechts, und nach oben (keine geregelte „Deviation conjuguée" nach r.). Das Tier läßt sich leichter nach l. als nach r. umrollen. Die l. Pfoten sind astereognostisch bis in die Todesstunde. (R. Nucl. ventralis thalami getroffen.) Nach der 2. Operation abwechselnd Neigung z. Klettern und zum Kriechen mit dem Bauch am Boden.
240	1. Operation: Stich m. einem schmalen Messer r. in das Vorderhirn; r. Nucl. dendatus und Vorderteile des Nucl. lentiformis getroffen und zahlreiche entartete Fasern nach dem Corp. striatum hin. Weniger entartete Fasern durch die Lam. med. ventralis nach dem Hypothalamus hin. Capsula interna unversehrt	Nach d. 1. Operation: Meistens in der r. Körperhälfte taktile und akustische Krämpfe; nur am Tage der Operation mehr links. 2 Tage lang Astereognosie in der l. Vorderpfote. „Deviation conjuguée" nach rechts. Das Tier liegt mit dem Kopf vorüber; läßt sich nach l. rollen. L. laterale Gesichtsfeldbeschränkung. Auch links regelrechte (obwohl geschwächte) Reflexe.	Nach der 1. Operation beschränken sich die geringen Entartung. auf das Vorderteil des Corp. striatum (inkl. der septalen Kerne) und die frontale Hirnrinde.

Tabelle 3. (Fortsetzung.)

Nr.	Ort und Umfang der Verletzung	Reflexe und Anfälle	Bemerkungen
240	2. Operation: Stich mit Probsts Nadel durch das Kleinhirn, senkrecht in die Medulla, gleich r. von der Mittellinie, demzufolge das Längsbündel, die Nebenolive u. das Pyramidenbündel zerstört sind. Entartung der r. Pyramidenbahn bis ins Sakralmark.	Nach der 2. Operation: Keine Zwangsbewegungen. Myoklonische Reflexe fast ausschließlich rechts. Bei zahlreichen Versuchen keine Abweichungen in der Latenzzeit. Faradische Reizung der Hirnrinde: rechts braucht man einen stärkeren Strom als links, um kontralaterale Zuckungen hervorzubringen (S. 154).	Nach der 2. Operation: R. Pyramide bis in die l. Sakralgegend entartet. R. hinteres Längsbündel (vorderes Randbündel) und vestibulo-spinales Bündel zum Teil auch entartet bis tief ins r. M. Auch Degeneration des distalen Teils des Corp. trapezoides und Tr. olivo-cerebellaris (Winkler und Potter, Abb. 30). Aufsteigend: R. lateraler Strang stark, linker Strang in geringem Maße entartet.

ob diese Anfälle auf die mit Pyramiden-Innervation versehene Körperhälfte beschränkt bleiben oder sich besonders auf diese Hälfte beziehen — oder nicht. In Beziehung auf Boyces Beobachtungen ist dies letztere auch eher

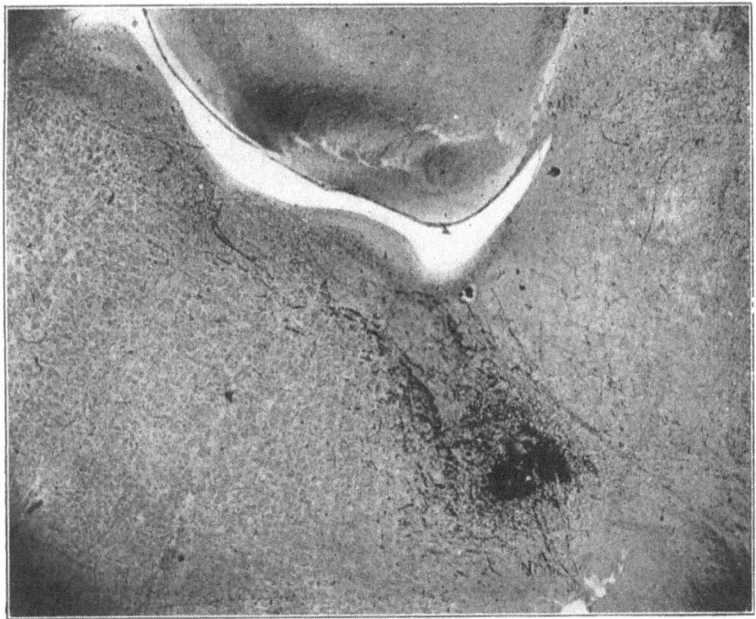

Abb. 30. Katze 113. Verletzung in Deiters Region.

wahrscheinlich. Während der weiteren Untersuchung wird man auf diesen Punkt besonders achten müssen.

Hinsichtlich der weiteren Schlußfolgerungen, die man aus diesen Experimenten ziehen kann, wollen wir auf Katze 91 hinweisen, in welchem Fall der rechten Körperhälfte (wenigstens der r. Vorderpfote) die Pyramiden-Innervation und die Monakowsche Innervation der linken Körperhälfte fehlte. (S. 122. Abb. 31, S. 126.) Das frühere Auftreten der Krämpfe in der l. Vorderpfote scheint den Beweis zu liefern, daß die Pyramiden-Innervation, bezüglich der Vorderpfoten, die Bedeutung der Monakow-Innervation in starkem Maße übertrifft.

Dasselbe finden wir im Fall 68 (S. 118).

Am gründlichsten ist die Pyramiden-Innervation zweifellos bei der Katze 158 vernichtet, denn, nachdem hier die motorischen Zentren der linken Seite exstirpiert waren, wurde in derselben Sitzung die linke Pyramide im verlängerten Mark durch einen Nadelstich unterbrochen (Abb. 35 und 36, S. 142). Kein Wunder also, wenn hier in der kurzen Zeit, bevor das Tier geopfert wurde, nicht nur die Reflexkrämpfe, sondern auch die spontanen myoklonischen Krämpfe ausschließlich in der linken Körperhälfte aufgetreten sind.

Schließlich zeigten die Fälle 205 (S. 139), 186 (S. 102) und 191 (S. 103) definitiv, wenn man die Latenzzeiten der myoklonischen Reflexe vor und nach der Operation (Entfernung der motorischen Zone) vergleicht, daß dieser Eingriff keine dauernden Änderungen in der Latenz hervorbrachte.

Im Fall 239 beeinflussen gewiß beide Momente (die fehlende Pyramiden-Innervation der linken Körperhälfte und die Verletzung am rechten Corpus restiforme) die Ungleichheit beider Körperhälften, und zwar in demselben Sinn. Die geringe corticale Erregbarkeit der r. Hemisphäre zwischen den Anfällen steht gewiß in Beziehung zur Pyramidenverletzung. Im Fall 240 sieht man deutlich, wie die Vorderhirnverletzung, welche die Capsula interna unversehrt ließ, auf die myoklonischen Reflexe nur einen geringen — obwohl unleugbaren — Einfluß ausübte. Dagegen trat in der Reflex-Erregbarkeit beider Körperhälften ein sehr ausgesprochener Unterschied merklich zutage, nachdem in der zweiten Operation die Pyramidenbahn und die Schleife getroffen waren. Das heißt, an der linken Körperhälfte, wo die Pyramiden- und die Schleife-Innervation fehlte, konnten keine myoklonischen Reflexe ausgelöst werden.

Man kann deswegen mit Sicherheit feststellen, daß nach Unterbrechung der Pyramidenbahn irgendwo zwischen der motorischen Hirnrinde und den Vorderhörnern, im Anfang die Empfänglichkeit für myoklonische Reflexe und Anfälle stark vermindert wird, doch läßt sich daraus nicht der Schluß ziehen, als sei diese Bahn, und also die motorische Hirnrinde, der eigentliche Leiter und der Ursprung der Reflexe und zugleich der Anfälle. Denn erstens kann man schon bald nach diesem Eingriff einen epileptischen Anfall, der in der gesunden (noch mit Pyramiden-Innervation versehenen) Körperhälfte begonnen hat, auch auf die Körperhälfte, der die Pyramiden-Innervation fehlt, übergehen sehen[1]. Zweitens sieht man einige Zeit nach der Operation (z. B. bei der Katze 191), besonders nach einer stärkeren Dose Bromcampher, sehr deutliche Reflexe und Reflex-Nachwirkungen in der zuerst gar nicht reagierenden Körperhälfte wieder auftreten. Da wir aus dem I. Teil dieses Werkes

---

[1] Ebenso sah M. Rothmann (Zeitschr. f. klin. Med. Bd. 44, S. 184. 1902), nachdem er einige Wochen auf das Ausschleifen der stellvertretenden Bahnen nach Sektion der Pyramidenbahn einer Seite gewartet hatte, beide Körperhälften gleichmäßig auf (faradische) Reizung der Hirnrinde reagieren.

wissen, daß diese Reflex-Nachwirkungen infolge einer immer kürzeren refraktären Phase allmählich in vollständige myoklonische Anfälle übergehen, so können wir einen prinzipiellen Unterschied in der Lokalisation der myoklonischen Reflexe und der Anfälle nicht mehr anerkennen. Die Versuche Turtschaninows, die am selben Tage angestellt wurden, an dem der Pyramidenbahn oder der Hirnrinde die Verletzung zugefügt war, haben diese Tatsache keineswegs berücksichtigt[1]).

Insbesondere können auch seine Beobachtungen beim Schnitt durch die beiden Pyramidenbahnen am Hirnstamm ohne anatomische Nachuntersuchung nicht als einwandfrei beurteilt werden; denn gerade diese Verletzungen erweisen sich in den Serienschnitten oft viel ausgedehnter als wohl beabsichtigt war. Es traten im Verhalten der verschiedenen myoklonischen Reflexe unterm Einfluß der Pyramiden-Verletzungen ziemlich starke Unterschiede zutage. Während die Kniereflexe nach Unterbrechung der Pyramidenbahn niemals fehlen, vermißte man in der pyramidenfreien Körperhälfte den taktilen Ohrreflex noch lange, nachdem die myoklonischen taktilen Reflexe der Extremitäten wieder aufgetreten waren.

Zum Schluß werden wir im Kapitel IV, § 3 den Beweis liefern, daß bei totaler Ausschaltung der Hirnrinde, ja nach Durchschneidung des Rückenmarks, die myoklonischen Reflexe im Prinzip erhalten sind, allerdings mit einem einigermaßen veränderten Charakter. — Wir halten es auch nicht für möglich, noch zu einer weiteren Schlußfolgerung zu gelangen, als daß die Pyramidenbahn auf die mehr caudal gelegenen Krampfzentren einen erleichternden Einfluß ausübt, in diesem Sinne, daß je mehr Fasern der Pyramidenbahn unterbrochen sind, desto schwieriger die Entstehung der gewöhnlichen myoklonischen Reflexe wird, wenigstens in den ersten zwei Wochen nach der Verletzung.

Die hier dargestellten Versuche erklären verschiedene ab und zu von Klinikern gemachte Beobachtungen vollständig, wie z. B. einen Fall von Oebeke[2]), der an einem Epileptiker, nachdem eine Hirnblutung die motorische Hirnrinde an einer Seite ausschaltete, nur noch an der Seite der Blutung Zuckungen bemerkte. Während unserer Versuche fehlten ebenso in den ersten Wochen nach der Exstirpation der Hirnrinde an einer Seite die myoklonischen Reflexe und Anfälle an der gekreuzten Körperhälfte.

Luciani[3]), der Physiologe, der zuerst die motorische Hirnrinde als Generator der epileptischen Anfälle darstellte, fand seine Gründe in der Tatsache, daß Hitzig, Franck, Pîtres und Albertoni während ihrer Versuche in der Tiefe graue Substanz hatten sitzen lassen. Der Balken war in seinen Augen der Leiter der von der einen Hirnrinde ausgehenden Impulse. Später nahmen Prus,

---

[1]) Hinsichtlich der Tatsache, daß bei T.s Hunden nach Santoninvergiftung und Schnitt durch die motorischen Zentren, während den alsdann noch auftretenden Entladungen mit Pupillenerweiterung usw. nur noch die Gesichtsmuskeln konvulsionieren — so können wir T.s Erklärung nicht annehmen, als seien hier stets zufällig die Zentren jener Muskelgruppen unversehrt geblieben.

[2]) Oebeke: Berliner klin. Wochenschr. 1888, Nr. 37.

[3]) Luciani: Riv. sperim. di freniatr., arch. ital. per le malatt. nerv. e ment. 1878, S. 617.

Probst[1]) und Karplus[2]) diesem Argument jede Beweiskraft. Monakows Fall[3]), wo Anfälle im linken Arm einsetzten, während rechts die ganze motorische Hirnrinde zugrunde ging, zeigte an, wie relativ nur der Wert jener Hypothese ist, welche die Hirnrinde als Ausgangspunkt aufstellt! In einem solchen Fall kann, so glaubt man, die Narbe in der Capsula interna, dem gekreuzten medullären Zentrum, den Impuls abgeben[4]). Übrigens ist die genuine Epilepsie, nach Collier, noch immer eine der häufigsten Ursachen einseitiger Krämpfe, m. a. W. der einseitige Charakter eines Krampfanfalls steht nicht notwendigerweise gleich mit corticaler Epilepsie!

§ 2. Gleichzeitige Verletzung an der Pyramidenbahn und am Monakowschen Bündel.

Der Fall 91 ist zunächst von großem Interesse, weil hier nach der Durchschneidung der lateralen Hälfte des l. Pes pedunculi (r. Vorderpfotenanteil

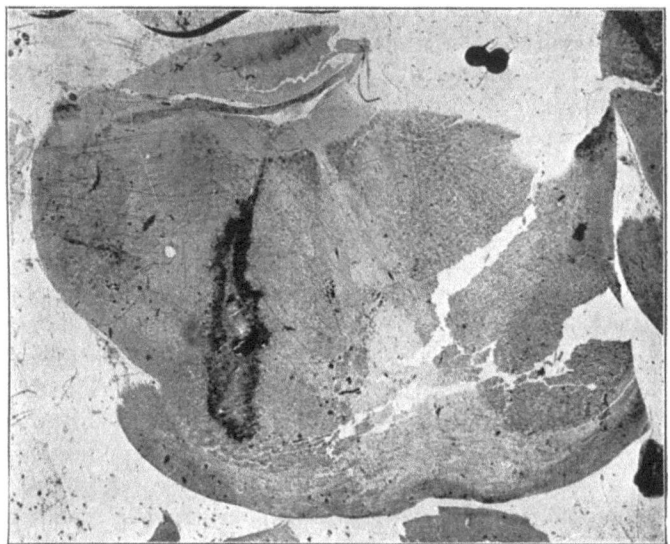

Abb. 31. Katze 91. Verletzung der lateralen Hälfte des l. Pes pedunculi.

der Pyramidenbahn) (Abb. 31, siehe S. 126) zwar beide Hinterpfoten reagierten, jedoch die r. Vorderpfote weniger lebendig. Zweitens war auch hier der l. Monakow in seinem ganzen Umfange entartet. Es scheint also, als ob die Durchschneidung des Monakow der Entstehung der Krämpfe in der l. Körperhälfte sehr wenig Abbruch getan hätte.

Dagegen fehlt der r. Körperhälfte im Falle 114 (partielle Photographie der Verletzung, siehe Abb. 37, S. 144) die Monakow-Innervation und der l. Körper-

---

[1]) Probst: Jahrb. f. Psych. 1901, S. 31.
[2]) Karplus: Wien. klin. Wochenschr. 1914, S. 645.
[3]) v. Monakow: Arch. f. Psychiatrie u. Nervenkrankh. Bd. 27, S. 407.
[4]) Bubnoff und Heidenhain und auch Franck und Pitres nehmen nicht an, daß es möglich sei, durch elektrische Reizung der weißen Substanz vollständige Anfälle auszulösen.

hälfte ein Teil der Pyramiden-Innervation. Doch sind da linksseitige Anfälle aufgetreten! Es scheint also, daß der Einfluß einer totalen Monakow-Durchschneidung den einer partiellen und hohen Pyramiden-Durchschneidung übersteigen kann. — Man darf also dem Monakow-Bündel eine gewisse, bescheidenere Rolle nur schwerlich absprechen, es sei denn, daß sich erweisen ließe, die Verletzung am r. Tegmentum in der Gegend der hintern Corp. quadrigemina übe einen vernichtenden (gleichseitigen) Einfluß auf eine evtl. epileptogene Funktion des Tegmentum aus.

Aus dem Fall 108 kann man nur den Schluß ziehen, daß epileptische Anfälle auch noch nach Durchtrennung der Pyramiden- und der Monakow-Bahn an derselben Seite, in Höhe des roten Kernes, auftreten können (absteigende Entartung, vgl. Abb. 32 und Brain 1914, S. 370, separat S. 20), wie auch nach einer Verletzung am Tegmentum in Höhe der Corp. quad. ant., vorausgesetzt, daß man eine starke Bromcampherdose benutzt. Es fehlen uns leider genaue Angaben über die beobachteten Anfälle. Ebenso sind erhöhte Reflexe beiderseits — und Anfälle — nach ausgedehnter Verletzung am lateralen Teil der Formatio reticularis möglich (Katze 113, S. 121, Abb. 30, S. 123 — Photographien (Brain 1914, S. 360, separat S. 18 — und Katze 118, S. 121), während im Rückenmark rechts Monakows Bündel und links die Pyramiden-Seitenstrangbahn vollständig entartet sind.

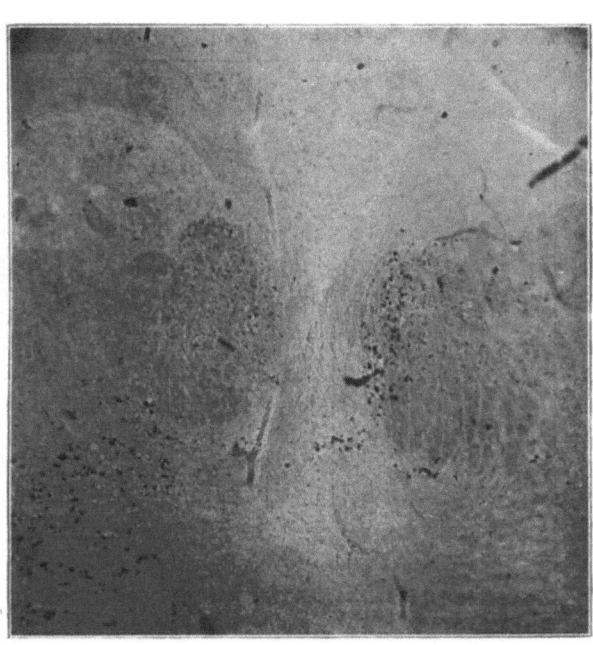

Abb. 32. Katze 108. Verletzung am Mittelhirn mit absteigender Entartung des r. Tr. interstitio-spinalis, mit dicken, der l. Tr. commissuro-medullaris, mit feinen Fasern, l. Monakows Bündel und l. Pyramidenbahn — beide letzteren nicht sichtbar.

In diesen beiden Fällen aber war dazu eine starke Bromcampherdose notwendig. Aus der Tatsache, daß wir im vorigen Kapitel III, § 1, S. 120, mit derselben Verletzung (Fehlen der Pyramiden-Innervation rechts und der Monakow-Innervation links) beim Fall 91 besonders an der l. Vorderpfote erhöhte Reflexe und Anfälle gefunden haben, dürfen wir deshalb mit einer um so größeren Wahrscheinlichkeit den Schluß ziehen, daß in der Tat beim Fall 91 die Verletzung ausschließlich am lateralen Teil des l. Pes pedunculi die Ursache der größeren Erregbarkeit der l. Vorderpfote ist; denn der r. Vorderpfote fehlt auf diese Weise ihre Pyramiden-Innervation.

Wenn wir von den gleichzeitigen Verletzungen an der Pyramidenbahn und

128 Der Einfluß der Eingriffe im Zentralnervensystem auf die myoklonischen Reflexe.

am Monakowschen Bündel die Bilanz ziehen, so bleibt auf jeden Fall Katze Nr. „114" eine Erscheinung, die darauf hinweisen könnte, daß man auch dem Monakowschen Bündel für die Entstehung der gesteigerten myoklonischen Erregbarkeit und der Anfälle eine gewisse Rolle zuschreiben muß..., es sei denn, daß sich ein gleichseitiger Einfluß des Tegmentum vom Mittelhirn auf die Entstehung der myoklonischen Erscheinungen erweisen ließe.

§ 3. Verletzungen ausschließlich des Monakowschen Bündels.

Der Fall 92 scheint uns von großem Interesse zu sein wegen der scharfen Umgrenzung der Verletzungen (l. Formatio retic. pontis und l. Monakowschen Bündels — während das Kleinhirn und die Pyramidenbahn unversehrt

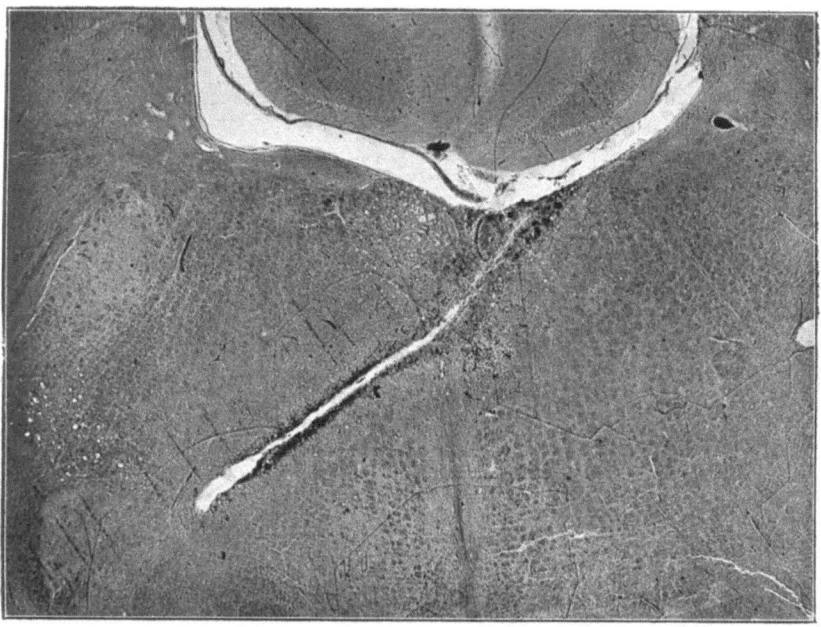

Abb. 33. Katze 92. Verletzung (oraler Teil) an der dorsomedialen Area des verlängerten Marks; Schleife und Pyramide unversehrt. Linker Monakow entartet.

sind!) und der bestimmten Rechtsseitigkeit der Erscheinungen (vgl. Abb. 33 und 34, S. 128). Noch einmal, das Monakowsche Bündel scheint für die Entstehung der erhöhten Reflexerregbarkeit und der Anfälle durchaus notwendig zu sein, es sei denn, daß Formatio reticularis pontis dazu unentbehrlich sein sollte. Der Fall 78 kann neben 92 gestellt werden und ist durch die Annahme erklärlich, daß die Unversehrtheit des Monakowschen Bündels für beiderseitige Anfälle mit normalen, beiderseitigen Anfang, unerläßlich ist. Es kommt auch hier aber die Komplikation hinzu, daß die Formatio reticularis, in diesem Falle mehr oral, im Hirnstamm getroffen ist.

Oberflächliche Verletzungen da, wo nur das Monakowsche Bündel mit wenig Komplikationen erreichbar ist, findet man in VIII und 36. Da wir über mehrere Fälle verfügen, aus denen ersichtlich ist, daß Entartung der Schleife und selbst Durchtrennung der Hinterwurzeln auf die Beiderseitigkeit der konvulsiven (myoklonischen) Erscheinungen keinen Einfluß ausüben, könnte man dazu verführt werden, die gefundenen Abweichungen der Durchschneidung des Monakowschen Bündels zuzuschreiben. Die Abweichung in VIII ist die Abnahme der corticalen faradischen Erregbarkeit der r. motorischen Zone. Wie wir es aber schon vorhin gesehen haben, ist diese Abnahme regelmäßig nach einer Verletzung der gekreuzten Kleinhirnkerne wahrnehmbar, während wir aus anderen Fällen wissen, daß eine derartige Verletzung erhöhte myoklonische Reflexe an derselben Körperhälfte ermöglicht. Hier aber sind diese Kerne nicht unversehrt, denn das r. Corpus restiforme ist entartet. Wenn wir annehmen — und es hat viele Gründe für sich —, daß die Durchschneidung des hinteren Kleinhirnstieles auch auf die faradische Erregbarkeit der Hirnrinde eine hemmende Wirkung ausübt, so kann in diesem Fall die Verletzung des rubrospinalen Bündels eine zufällige Komplikation gewesen sein.

Der Fall 36 würde mit mehr Bestimmtheit für einen Einfluß des rubrospinalen Bündels auf die myoklonischen Erscheinungen sprechen, wäre nicht in den Aufzeichnungen ausschließlich von Asymmetrie der Bauchmuskeln die Rede.

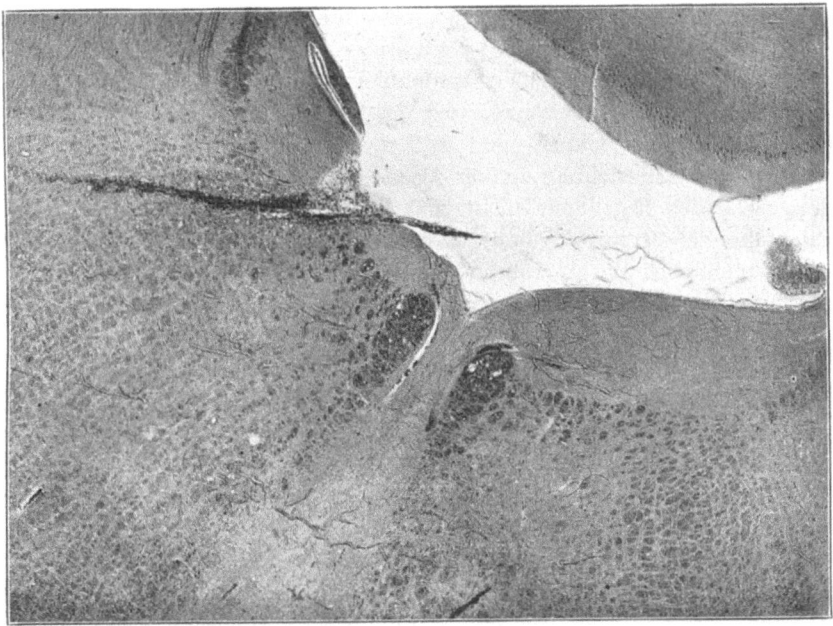

Abb. 34. Katze 92. Caudales Ende der Verletzung.

Es ergibt sich also aus unserem gesamten Material, daß wir eine gewisse Funktion des Monakowschen Bündels als Leiter myoklonischer Krämpfe dort, wo die Pyramidenbahn nicht mehr zugänglich ist, nicht ausschließen dürfen. Doch steht die Rolle von Monakows Bündel in der Leitung der Krämpfe weit hinter derjenigen der Pyramiden-Seitenstrangbahn zurück. Das Material (Fälle einer Verletzung von Monakows Bündel in Pons und Medulla) läßt es noch zweifelhaft erscheinen, ob Monakows Bündel mit Krampfleitung wirklich etwas zu tun hat, falls weitere Untersuchungen den Beweis liefern würden, daß eine Verletzung der Formatio reticularis in Pons und Medulla (evtl. auch des Tegmentum des Mittelhirns) auf die Konvulsibilität (und zugleich auf die myoklonischen Reflexe) der gleichseitigen Körperhälfte einen hemmenden Einfluß ausübt.

Betrachten wir nun die Ergebnisse anderer Untersucher bezüglich dieses Problems über andere Reflexe, über die Leitung corticaler Impulse oder cortical ausgelöster Krämpfe usw.

Was den ersten Punkt betrifft, so will ich daran erinnern, daß die Untersuchung Rothmanns[1]) über den Verlauf der corticalen Impulse im Rückenmark nur einen relativen Unterschied aufdecken konnte; d. h. falls nur die rubro-spinalen Bündel funktionsfähig blieben, konnte man zwar noch von der Cortex Krämpfe auslösen, aber nur mit viel stärkerem faradischem Strom. Was das Studium der Reflexe und den Einfluß, den die verschiedenen Teile des Hirnstammes auf sie ausüben, betrifft, so fehlt es immer noch unseres Wissens an einer systematischen Untersuchung über diesen Einfluß, selbst auf die am besten beobachteten Reflexe, wie die Kniereflexe, wenn wir von Magnus und de Kleyns jüngsten Untersuchungen über diesen Einfluß auf die Stellreflexe absehen. Wohl kennen wir in der klinischen Literatur die noch immer nicht gelöste Kontroverse über das Vorhandenbleiben oder Schwinden der Patellarsehnenreflexe nach totaler Quersektion des Rückenmarks. Die enge Verwandtschaft zwischen den Sehnen- und den myoklonischen Reflexen läßt uns die Frage stellen (in Beziehung zu der Darstellung in § 2), ob die anderen sich widersprechenden Ergebnisse nicht zum Teil darauf beruhen können, daß die Vernichtung der cerebro-fugalen Bündel die Entstehung dieser Reflexe in der Tat ganz unmöglich macht, während der Reflex, wenn auch in geänderter Form, zwei Wochen nach der Durchschneidung der Pyramidenbahn — und noch viel später, falls auch die Funktion des Monakowschen Bündels gestört ist — wieder auftritt. In dieser Beziehung sind die Versuche Turtschaninows sehr wichtig (l. c.), da sie zeigen, daß nach Durchtrennung des Großhirnstieles das bei Santoninvergiftung wahrgenommene „blitzartige Zusammenfahren" bestehen bleibt.

Turtschaninows Beschreibung läßt noch bezweifeln, ob dies in der Tat durch Berührungs- oder Lautreize ausgelöste Reflexe sind. Wenn diese Krämpfe mit unsern myoklonischen Reflexen verwandt oder identisch sind, ist dieses Ergebnis von großem Interesse, weil hier diese Reflexe noch vorhanden blieben, unmittelbar nachdem die Beziehung mit dem Großhirn unterbrochen war, während der rote Kern möglicherweise noch bestehen blieb (Decerebration[2])). Vom physiologischen Standpunkt aus muß man den positiven Ergebnissen Turtschaninows, wenn sie von anderer Seite bestätigt werden, vor unserm negativen Resultat den Vorzug geben.

Alles in allem darf man auf Grund dieser Serie von Versuchen eine Wirkung des rubrospinalen Bündels auf die myoklonischen Reflexe nur dann ableugnen, wenn weitere Untersuchungen einen positiven Einfluß einer Verletzung an der Formatio reticularis pontis (und auch am Tegmentum des Mittelhirns) als wahrscheinlich ergeben.

---

[1]) Rothmann: Zeitschr. f. klin. Med. 1902, Nr. 44.
[2]) In Übereinstimmung mit unsrer eignen Erfahrung (Katze 24, S. 139): Fortbestehen der myoklonischen Reflexe nach Decerebration. Vgl. auch S. 149.

IV. Einfluß verschiedener Verletzungen.

§ 1. Wirkung der Verletzung der Formatio reticularis auf die Beiderseitigkeit der myoklonischen Reflexe.

Selbstverständlich wird jenen Fällen von Verletzung der Formatio reticularis die größte Bedeutung zugeschrieben werden, die so wenig wie möglich von Verletzungen anderer wichtiger Teile (nämlich herabsteigende und aufsteigende Faserverbindungen) begleitet sind. Man wird alsdann wiederum einen Unterschied machen müssen zwischen jenen Nebenverletzungen, denen man nach vorangehender Untersuchung sicherlich bei der Entstehung der bilateralen myoklonischen Erscheinungen (Reflexe, spontane Zuckungen, Anfälle) eine Rolle zuschreiben muß, als Verletzung der Pyramidenbahn, des Kleinhirns, vielleicht auch des rubrospinalen Bündels, und anderseits jenen Verletzungen, von denen wir wissen oder vermuten, daß ihnen eine ähnliche Bedeutung abgeht (wie der spinalen Hinterwurzel, der Schleife und des vestibulospinalen Bündels).

Nr. 86 (S. 132) verdient unsere Aufmerksamkeit als negativer Fall, weil da mit einer starken Dosis bilaterale Reflexkrämpfe (keine Anfälle) noch ausgelöst werden konnten, obwohl der laterale Teil der Formatio reticularis in Höhe der VII. Wurzel durch das verwundende Instrument durchbohrt war. Wenn deswegen die späteren Fälle den Beweis liefern können, daß gewisse pontine und medullare Teile der Formatio reticularis bei den myoklonischen Reflexen eine gewisse Rolle spielen, so wird diese Beobachtung gewiß nicht — wenigstens nicht in gleicher Weise — für die ganz lateral gelegenen Teile der medullaren Formatio reticularis gelten dürfen. Auch der Fall 108, wo die Verletzung einen großen Teil der Formatio reticularis des Mittelhirns an der rechten Seite ausschaltete (Photographien der herabsteigenden Entartung, siehe Abb. 32, S. 127), zeigte, ebenfalls nach einer ungewöhnlich starken Dosis, $2^1/_2$ g Bromcampher (in Öl), beiderseitige Anfälle. Auch diesem stark oral vorgeschobenen Teil der Formatio kommt hinsichtlich der myoklonischen Reflexe keine wichtige Rolle zu.

Die ferner in Tabelle 4 dargestellten Fälle vertreten nur Verletzungen in einer Gegend (Pons und Medulla), wo keine einzige Verwundung denkbar ist, ohne daß auch andere wichtige Bahnen und Zentren zugleich ausgeschaltet werden. Bei der Beurteilung dieser Fälle ist also eine besondere Vorsicht geboten.

Bei der Katze 88 finden wir im Auftreten der myoklonischen Reflexe einen bestimmten Unterschied, und zwar zum Nachteil der rechten Körperhälfte, während auch an der rechten Seite eine Verletzung die Formatio reticularis ganz lateral getroffen hat. Während auf Grund des vorigen Kapitels keine große Wahrscheinlichkeit besteht, daß die geringe Verletzung des Monakowschen Bündels die Ursache dieses Unterschiedes rechts und links sein könnte, so möchte man auf Grund der Verletzung hier, am mediodorsalen Teil der Formato reticularis, vermuten, daß der mediale Teil der Formatio für diese Reflexe eine Bedeutung hat.

Noch mehr im Sinne dieser Vermutung spricht die Beobachtung 221 (Stich durch das r. Kleinhirn und die Medulla, ausschließlich linksseitige

Tabelle 4. Verletzungen der Formatio reticularis.

Verletzung	Reflexe und Anfälle	Bemerkungen
92. Stich in den med.-dorsalen Teil der Formatio reticularis, mäßige Entartung der l. Pyramide und des l. Monakow. (Abb. 33 und 34, S. 128).	Faradische Reizung der l. Hirnrinde: gleichzeit. Krampf in beiden Pfoten. Farad. Reizung r.: die l. Pfote zuckt mehr.	Nur die r. Vorderpfote zuckt im Reflexkrampf, selten auch die r. Hinterpfote; Anfälle besonders rechts.
86. Lateraler Stich der Nadel, bei unversehrtem Kleinhirn, in den lateralen Teil der Form. retic. in Höhe des Austrittes des N. VII und auf dieser Ebene bleibend. Die VII. Wurzel wird medial, die Oberolive an der Oberseite leicht getroffen. Entartung reticulospinaler Fasern in den Vordersträngen bis ins Sakralmark.	Nach 1,8 g Bromcampher werden myoklonische Reflexe an beiden Seiten zugleich wahrgenommen; keine Anfälle.	Starke Ataxie bis zum Exitus. Schluckt schlecht.
108. Siehe Tabelle 3, S. 121.		
88. Verletzung am r. Tuberc. acustic. durch einen Stich, bei unversehrtem Kleinhirn, vom 4. Ventrikel aus; V. und VI. Wurzel getroffen, wie auch das Monakowsche Bündel. Entartung vom r. Gowerschen Bündel und rechten Corp. trapezoides, sehr beschränkt und sehr lateral getroffen.	Nach 2 g Bromcampher (in Öl) zwar taktile, aber keine akustisch. Reflexe. Die l. Körperhälfte reagiert viel besser.	Kopf stark nach r. gedreht
221. 2 senkrechte Stiche durch die r. Formatio retic., scharf umgrenzte Entartungen, ohne weitere Erweichung zu verursachen. (Abb. 38, S. 151).	L. Körperhälfte reagiert viel besser auf taktile Reize. Die motor. Hirnrinde ist rechts leichter erregbar als links.	Neigung auf der r. Seite zu liegen und zum Klettern.
235. Erster Stichkanal, dicht bei der Mittellinie, via r. hinteres Längsbündel, in die Formatio reticularis bis in die Area Monakow, wobei die laterale Schleife (lateraler Teil) und das Pyramidenbündel durchstochen werden und entarten. Diese Verletzung verursacht nur verminderte Reflexe links (infolge der Verletzung der Schleife und der Pyramidenbahn). Nach 14 Tagen Stich durch den scheinbar vereiterten ersten Stichkanal, demzufolge Absceßbildung in der ganzen Form. retic. rechts, wodurch die myoklonischen Reflexe der r. Körperhälfte sich verminderten resp. verschwanden.	Für die Wahrnehmung der myoklonisch. Reflexe war Zureichung von Bromcampher überflüssig.	Nach dem 1. Stich, infolge Verletzung des N. vestibularis (evtl. auch des lateralen Teils des hinteren Längebündels) Neigung zum Rollen nach rechts. Infolge Verletzung des Ramus desc. N. VIII nach dem 2. Stich mehr Neigung z. Rollen nach links.
91. Über das Kleinhirn wird Probsts Nadel links in den oberen Brückenteil eingestochen, wodurch der laterale Teil der Pyramide und die laterale Schleife (lateral) getroffen werden. L. Monakows Bündel mäßig, r. Crus sup. cerebelli wenig entartet. Links also ist der mediale Teil der Formatio retic. pontis getroffen (Abb. 31, S. 126).	Nur taktile, keine akustischen myoklonisch. Reflexe; die beiden Hinterpfoten und die linke Vorderpfote zucken mehr. Nach 2 g Bromcampher beiderseit. Anfälle. Faradisch. Reizung der Hirnrinde: kein Unterschied r. und links.	Manegebewegg. nach r. Das Tier liegt mit der l. Vorderpfote weit ausgestreckt.

114, 241 und 242 siehe S. 139.

Reflexe (Abb. 38, S. 151)). Denn hier stehen wir vor der Wahl: den Unterschied zwischen der rechten und der linken Körperhälfte entweder der beschränkten Nebenverletzung des rechten Kleinhirns oder der Verletzung der Formatio reticularis zuzuschreiben. Dieses Dilemma kann in dem letzten Sinn entschieden werden, wenn man bedenkt, daß nach unsern eigenen Erfahrungen, wie auch nach den vorangehenden Beobachtungen Russells, die Folge der cerebellaren Verletzung umgekehrt, d. h. verstärkend gewesen sein würde.

Der Fall 235 scheint uns für die Interpretation deutlicher zu sein.

Protokoll 14. Katze 235. Bunt gelbes Exemplar. 22. September 1913. Über dem Kleinhirn wird der Knochen entfernt, wodurch eine starke Blutung auftritt, was einen großen Wachsgebrauch notwendig macht. Während das Kleinhirn nach vorne gedrückt wird, wird Probsts Nadel in die Medulla eingeschoben und nach hinten gedrückt. Während der Narkose ist die Bauchatmung links stärker als rechts (r. Fasc. solitarius?). Der Cornealreflex kommt rechts früher wieder; der linke Reflex ist verspätet und schwach (sekundäre aufsteigende Trigeminus-Verbindung?); die Pupillen weit. Beim Erwachen bewegt das Tier die r. Vorderpfote viel mehr als die l. (r. laterale Schleife?). Taktile Reflexe scheinen rechts stärker zu sein. Die r. Hinterpfote in eine abnorme Lage gestellt, wird sofort in normale Stellung zurückgebracht; dagegen nicht die l. Pfote (Schleife?). Erwacht, zeigt das Tier eine größere Neigung, auf der r. Seite zu liegen (N. vestibularis). Neigung zur Manegebewegung nach l. (r. hinteres Längsbündel). — Nach $1^{1}/_{2}$ Stunden: Die r. Vorderpfote wird gekreuzt über der Brust gehalten, gegen das Gesicht zu. Überall starke myoklonische taktile Reflexe. — Das Tier macht spontane Rollbewegung nach rechts. Den Kopf weit nach vorne ausgestreckt, neigt das Tier dazu, nach vorn umzufallen (Nucl. raphe?). Es rollt nach links (Reizungssymptom des r. N. vestibularis oder Ausfallsymptom des Ram. desc. n. VIII).

Nach 4 Stunden: das Tier liegt auf der l. Seite (Reizungssymptom r. N. vestibularis?), nicht ganz auf der Flanke; aufgenommen, rollt es nach l., der Kopf nach l. gedreht. Hustet fortwährend, Neigung zum Fallen nach vorn. — Nach 6 Stunden: Sitzt auf allen vier Pfoten, jedoch in abnormer Haltung. Kopf und Augen nach l. gedreht (r. hinteres Längsbündel), Hinterleib flach auf dem Boden (Nucl. raphe?). Hütet sich vor Bewegung (hinteres Längsbündel). Nur als sein Geselle im Käfig einen schweren Anfall hat, kriecht es erschrocken etwas nach vorne, mit dem Bauche flach über dem Boden, nach Art der Tiere, deren beide hintere Längsbündel durchschnitten sind. Bisweilen Neigung zur Retrogression (Nucl. raphe), bisweilen zum Umfallen auf die rechte, bisweilen auf die linke Seite. Die l. Vorderpfote kann in abnorme Lage gestellt werden (r. lat. Schleife). Der Verband ist heruntergefallen.

23. September 1913. Lage auf der r. Seite (r. N. vestib.). Selten, alle 10 Minuten ein Versuch, aufrecht zu sitzen, wobei Neigung zur Wendung von Kopf und Augen nach links besteht. Schwebend und etwas schwankend (Nucl. Deiters), fällt das Tier nach rechts (Ausfallsymptom des r. N. vestib.). — Abends: Liegt auf der r. Seite, den Kopf nach l. gedreht. Unlust zur Bewegung (hinteres Längsbündel). — 24. September 1913. 10 Uhr vorm. Fällt auf die r. Seite, mäßige „Deviation conjugée" nach l. Die l. Vorderpfote wird bisweilen auf das Dorsum gesetzt (r. laterale Schleife). Augen nach r. rotiert, r. Auge niedriger als das l. (r. N. vestibularis)

25. September 1913. Läuft unsicher, vorwiegend nach r. (r. N. vestibularis); keine Manegebewegung. Bauch auf dem Boden (Nucl. raphe). — Abends: das Tier zeigt „stepping" (Symptom von Nucl. tecti, Nucl. raphe und senkrechte tiefe Fasern). Bleibt auf keiner von beiden Seiten liegen. Läßt sich nach r. und nach l. umstoßen. Fiel einmal nach r., einmal nach l.

26. September 1913. Ist äußerst ataktisch; nur geringe Vorliebe, sich nach r. eher als nach l. umstoßen zu lassen; sehr geringe Neigung, nach l. zu gehen, mehr als nach r.; streckt die Vorderpfoten hoch aus, weit offen, der Rumpf niedrig über dem Boden (Nucl. raphe).

27. September 1913. Läßt man das Tier aus 80 cm Höhe, die Pfoten nach oben, herunterfallen, so fällt es mit einem lauten Klatsch auf Bauch und Knie (N. vestibul.); der Körper fällt etwas nach r. gedreht nieder und rollt noch ein wenig nach r. (r. N. vestib.).

28. September 1913. Läuft lustig und fest herum. Etwas steif und mit den Vorderpfoten ein wenig hoch ausschlagend. Selbst über ein Gitter tritt es korrekt vorwärts. Keine Zwangsneigung oder Kopf-Schiefstand. Läßt sich weder nach r. noch nach l. umstoßen. **Die r. Körperhälfte und der Rücken neigen mehr, die l. Körperhälfte weniger zu Krämpfen als vor der Operation.** (Dieser Zustand der myoklonischen Reflexe muß nach den mikroskopischen Ergebnissen dem leichten Reizzustand in der Umgebung der aseptischen Passage der Nadel durch die r. Formatio reticularis und der örtlichen Unterbrechung der r. medialen Schleife zugeschrieben werden.)

29. September 1913. Äthernarkose. Oberflächlich unter dem Verband ein wenig trübe Flüssigkeit. Das Tier wurde in Ruhe gelassen wegen Ausbrechungsgefahr der Infektion im Innern des Schädels.

30. September 1913. Ist wohl, „steppt" noch ein wenig; Fallversuch, selbst von 1 m Höhe, negativ, d. h. das Tier fällt auf die r. Seite. — 31. September 1913. Es springt spontan oben aus dem Käfig. Zieht man es an der l. Vorderpfote, so zieht das Tier diese Pfote nicht zurück und die linke Hinterpfote nur schlecht (der laterale Teil der medialen Schleife ist mehr getroffen als der mediale Teil); die r. Pfoten zieht es normal zurück. Klettert auch und frißt gut. Narkose; rechts wird in die genähte und infolge der Sekretion ein wenig klaffende Wunde eingestochen, um einen andern Teil des hintern Längsbündels zu treffen. Erwacht, fällt es zweimal nach r. Nach 10 Minuten läßt es sich auf den Boden wohl nach links, nicht aber nach rechts stoßen (Ausfallsymptom infolge der Verletzung in der 2. Operation, Ram. desc. N. VIII). Der Kopf ist bisweilen noch nach r. gedreht. Geht stets mit der l. Flanke an der Wand entlang (Ram. desc. VIII). Der Kopf ein wenig nach l. gedreht (r. Ram. desc. VIII). Nach 1 Stunde liegt es auf der r. Seite, läßt sich aber nur nach links umrollen. Fallversuch negativ, fällt dabei auf die l. Seite. Springt ziemlich hoch herunter und fällt nur mit dem Hinterleib ein wenig flach nieder (Nucl. raphe). Kopf etwas nach l. gedreht (r. Ram. desc. VIII).

1. Oktober 1913. Läßt sich willig nach l., dagegen nach rechts nur mit Widerstand umrollen. Geringe Ataxie und überhaupt keine Titubation. Um 3 Uhr nachm. Kopf etwas nach l. gedreht. Bei Aufregung fällt es nach l. um. — Ist neugierig; streckt sich aus, mehr als nach der 1. Operation. Läßt sich leicht auf die l. Seite, aber ungern auf die r. Seite legen. Fallprobe negativ. **Myoklonische taktile Krämpfe stärker an der l. Seite.** Ist etwas unwohl, läuft und bewegt sich aber gut.

2. Oktober 1913. Ist etwas stumpfsinnig und läßt sich nach beiden Seiten gut umstoßen. Wenn es sich schüttelt, so fällt es nach links um. Läuft unsicherer, mit niedrigem Bauch und zitternd.

3. Oktober 1913. Läßt sich besser nach l. als nach r. umrollen. Jetzt nimmt es beide Pfoten aus abnormen Lagen schnell zurück. **Die l. Körperhälfte reagiert schneller mit Zuckungen auf Berührung.** (Nach den Präparaten ist die Formatio reticularis rechts erweicht.) Läuft etwas steif, jedoch nicht unbeholfen, fällt bisweilen spontan nach l. um. Ist etwas apathisch; das Kinn kann man leicht aufheben. Fallversuch von 1 m Höhe ziemlich gut, von $1/2$ m schlecht. Geringe Kopfwendung nach links. Um 8 Uhr nachm. 0,5 g Bromcampher.

4. Oktober 1913. Tot aufgefunden. Gehirn und Rückenmark entfernt. Autopsie und Marchi-Färbung. Der Stichkanal geht in den 4. Ventrikel ein, durchbohrt das l. hintere Längsbündel, trifft den Nucl. dorsalis raphe und die Form. retic. (den Nucl. med. teilweise, den Nucl. lat. gänzlich) und durchstickt die Facialiswurzel. Die distalen Vestibularisfasern sind getroffen, wie auch die laterale Schleife, aber nicht der Ram. desc. V, die Area Monakow und das Corpus restiforme. Um diesen ursprünglichen Stichkanal herum ist eine Erweichung eingetreten, — nach der geringen Osmiumfärbung zu urteilen, erst nach der 2. Operation, welche die Formatio reticularis in größerem Umfange traf. Aufsteigende Entartung infolge des ersten Stichkanals: partiell das hintere Längsbündel rechts (lateraler Teil) und die Schleife. Herabsteigend: Fasern in beiden hinteren Längsbündeln und prädorsalen Bündeln, im vestibulo-spinalen Bündel, in den Randbündeln (r. > l.) und Monakows Bündel. Der Stichkanal, einige Tage vor dem Tode gemacht, befand sich

etwas mehr caudal, durchbohrte den r. Ram. desc. N. VIII, den Ram. desc. N. V., die Fibrae arcuatae int. und die Olive, um in die r. Pyramide auszumünden.

Die im Anfang an der r. Seite erhöhten Reflexe müssen vermutlich der Verletzung des r. Kleinhirns zugeschrieben werden. Dagegen kann die Steigerung der myoklonischen Reflexe an der l. Körperhälfte nach dem 2. Stich unmöglich mit der Verletzung in der r. Pyramide verbunden werden, da diese, wie wir sahen, eine Steigerung der Reflexe der r. Seite als Folge gehabt hätte. In Beziehung mit dem Vorhergehenden glauben wir diese Erscheinung nicht anders als durch die Infektion des ersten Stichkanals bei der 2. Operation und die dadurch verursachte Absceßbildung der r. Formatio reticularis erklären zu können. Wäre die ausgedehnte Erweichung als eine primäre Folge der 1. Operation aufgetreten, dann wären unzweifelhaft mehrere Entartungen nach oben und nach unten gefolgt. Jetzt war die nötige Zeit dazu nicht vorhanden.

Im Falle 68 (Protokoll 12, S. 118 und Tabelle 2, S. 112) lag ein vergleichbarer Erweichungsprozeß vor, der aber nur den ganz lateral gelegenen Teil der Formatio reticularis pontis und der Medulla erreichte. Man erinnere sich, daß dort die ausschließliche Rechtsseitigkeit der Anfälle der Ausschaltung des r. Kleinhirns (auch infolge der Erweichung) zugeschrieben wurden. Im Fall 235 war das Kleinhirn nicht erweicht.

Wenn wir aus dem Vorhergehenden den Schluß ziehen dürfen, daß die Formatio reticularis, besonders der mediale Teil, auf das Zustandekommen der myoklonischen Reflexe und Anfälle einen gewissen Einfluß ausübt, so scheint es uns, daß die jetzt folgenden Fälle in dem gleichen Sinne interpretiert werden können, während sie zugleich imstande sein können, den aktiven Teil der Formatio reticularis zu beschränken.

Die Katze 91, mit einer ausgedehnten Verletzung der medialen Formatio an der l. Seite, zeigte taktile Reflexe und beiderseitige Anfälle (Tabelle 3 und 4). In beiden Erscheinungen bemerkte man aber, daß beide Hinterpfoten in gleicher Weise, jedoch die l. Vorderpfote besser und mehr als die r. Vorderpfote, konvulsionierten. Da ausschließlich der laterale Teil der lateralen Schleife (r. Vorderpfotenteil) und ebenso der laterale Teil der Pyramide getroffen ist (Abb. 31, S. 126), so darf man m. E. mit Sicherheit den Unterschied in den Reflexen ausschließlich der Verletzung zuschreiben. Aus dem Auftreten von beiderseitigen Anfällen und Reflexen bei Verletzung des medialen Teils der Formatio reticularis pontis kann man mit Rücksicht auf das Vorhergehende den Schluß ziehen, daß diese Funktion ausschließlich dem medullaren Teil der Formatio zukommt; ferner, daß für das normale Auftreten der myoklonischen Reflexe ein normales Funktionieren der Schleife Bedingung zu sein scheint. Auf diesen Punkt kommen wir im folgenden Abschnitt noch zurück.

Im Fall 92 dagegen (siehe Tabelle 3, S. 121) finden wir die Schleife und das Pyramidenbündel unversehrt, dagegen mehr caudal, den medialen Teil der r. Formatio reticularis medullae verwüstet. Eine Photographie dieser Verletzung findet man in den Abb. 33 und 34, S. 128. Der Umstand, daß die Anfälle in der r. Vorderpfote einsetzen, während das l. rubrospinale Bündel bis unten in die Sakralgegend entartet ist, darf m. E. hinsichtlich der im vorigen Abschnitt gestellten Frage nach der Funktion des rubrospinalen Bündels bei den Anfällen als die Probe aufs Exempel angesehen werden. Denn wir kommen sonst zu dem Dilemma, die (anfängliche) Rechtsseitigkeit der Anfälle entweder der Entartung vom l. Monakow-Bündel oder der Verletzung der l. Formatio reticularis zuzuschreiben. Da wir jetzt aus dem Vorhergehenden mit Sicherheit annehmen zu dürfen glauben, daß die Formatio reticularis medullae (medialer Teil) auf das Auftreten der Reflexe und der Anfälle einen positiven Einfluß ausübt, so darf man mit Recht bezweifeln, ob das rubrospinale Bündel mit diesen Erscheinungen wirklich etwas zu tun hat[1]); um so mehr, als das Bündel in diesem Fall vollständig bis ins Sakralmark entartet ist, und es also unerklärlich sein würde, warum hier gerade die Vorderpfote eine besondere Stellung einnehmen sollte. Diese Tatsache findet eine bessere Erklärung, die ganz in den Rahmen unserer sonstigen Ergebnisse paßt, wenn wir annehmen, daß gerade hier die Kerngruppe links, die bei der Entstehung der Reflexe und der Anfälle die Hauptrolle spielt, getroffen ist und daß hier der Vorderpfotenteil mehr getroffen war, als der die Hinterpfote beeinflussende Teil.

Schwieriger ist die Erklärung des Falles 114, wo die Anfälle während des Status einen ungewöhnlichen Verlauf zeigen. Wiederholt wurde nach zwei linksseitigen Anfällen jedesmal spontane und abgesonderte Krämpfe hauptsächlich in der r. Körperhälfte wahrgenommen.

Sofort nach einem großen Anfall werden diese rechtsseitigen Reflex(?)-Zuckungen zu unserer Verwunderung wahrgenommen, so daß in diesem Fall nicht, wie gewöhnlich, ein Anfall auch die Reflexmöglichkeit für eine gewisse Periode ausschloß (refraktäre Phase).

Die Verletzung der Katze 114 findet man in den Abb. 37, S. 144 photographiert (Abb. 2 der Brain-Abhandlung 1914, S. 358). Muß man der medial angelegten Incision — demzufolge Verletzung zahlreicher sich kreuzenden Verbindungen — in casu die relative Selbständigkeit der Körperhälften zuschreiben und ist vielleicht die intensive Verletzung der Schleife (der hier links gänzlich entartet ist) für das Ausfallen der rechten Körperhälfte in den Krämpfen verantwortlich?

Indem Nothnagel[2]) die nähere Bestimmung des Krampfzentrums, mittels eines elektrischen Stroms, wegen der Stromschleifen, für unmöglich erachtete, suchte er mit Hilfe einer Einspritzung irritierenden Materials den Umfang der Lokalisation zu bestimmen. Den niedrigsten Punkt, von dem er allgemeine Krämpfe mit Pupillenstarre auslösen konnte, setzte er in die Höhe des Punktes der Ala cinerea, den höchsten dicht bei dem Locus caeruleus. Auch Binswangers Lokalisation auf Querschnitten deckt sich ziemlich mit dieser Begrenzung. In Beziehung mit der hier ungefähr ebenso gefundenen Lokalisation des Zentrums für die myoklonischen Reflexe ist die Bemerkung Binswangers von großem Interesse, daß nach der mechanischen Verletzung der betroffenen Gegend, auf Stoßen am Tisch, heftige Krämpfe und Anfälle wieder einsetzten[3]). Es ist interessant, daß die um die Jahrhundertwende von

---

[1]) Auch mit Enthirnungsstarre scheint dieses Bündel nichts zu tun zu haben (Spiegel und Nishikawa: Arb. a. d. neurol. Inst. d. Wiener Univ. Bd. 24, S. 250 1923).

[2]) Nothnagel: Virchows Arch. f. pathol. Anat. u. Physiol. Bd. 44. 1868 und Volkmann, V.: Samml. klin. Vorträge 1872, Nr. 39.

[3]) Binswanger: Arch. f. Psychiatrie u. Nervenkrankh. Bd. 19. 1888.

Bischoff[1]) und H. C. Hering an Hunden resp. Affen angestellten Untersuchungen — Auslösung allgemeiner epileptischer Krämpfe von der Cortex nach Verletzung des Hirnstammes — ebenfalls auf eine besondere Rolle gewisser Zentra in der Haube hinweisen. Prus fand diesen Einfluß gleichzeitig mit der gereizten Hirnoberfläche, gekreuzt zu der krämpfenden Peripherie; Hering jedoch umgekehrt.

Daß das Auftreten vollständiger epileptischer Anfälle nicht nur vom pontin-medullaren Krampfzentrum Schroeders van der Kolk und Binswangers abhängig ist, wird außer durch unsere Versuche auch noch durch die Tatsache bewiesen, daß ein durch einen Stich in das Zentrum ausgelöster Anfall plötzlich aufhört, wenn man die Crura cerebri durchschneidet (Bechterew)[2]).

§ 2. Wirkung von Verletzungen der zentripetalen Verbindungen (Durchschneidung der Hinterwurzeln, der Schleife usw.) auf myoklonische Reflexe und Anfälle.

Die Lage der Schleife im Gehirnstamm ist so gestaltet, daß eine ausschließliche Verletzung dieser Bahn nicht denkbar ist. Anteroposteriör gerichtete Verletzungen werden in der Regel auch die Pyramidenbahn treffen; und selten sind die Verletzungen, wobei nicht auch die Formatio reticularis und andere wichtige Zentren und Verbindungen getroffen werden. Ist es deshalb ausgeschlossen, daß mit Hilfe einiger beweiskräftiger Versuche der Einfluß der Schleife auf die hier erwähnten Erscheinungen bestimmt werden könnte, so hielten wir doch für angezeigt, alle jene Fälle (Tafel 5, S. 138) zusammenzustellen, bei denen die zentripetale Leitung der taktilen Reize: die Hinterwurzeln einer Extremität, die Hinterstränge, die Schleife, die ventralen Thalamuskerne und evtl. die für sensibel gehaltenen Hirnrindenteile, durch die Verletzung getroffen waren.

Entscheidende Ergebnisse erhielten wir nur durch die Hinterwurzeldurchschneidung (Katze 175). Wie zu erwarten war, fehlen die taktilen myoklonischen Reflexe an der betroffenen Extremität, solange dafür gesorgt wird, daß das Knochen- und Bändersystem durch den mechanischen Reiz nicht getroffen wird, denn in diesem Falle wird der mechanische Reiz durch die unempfindlichen Teile übertragen. Dagegen wurde mit Gewißheit festgestellt, daß bei einem bestimmten Grad der Intoxikation in jener Extremität spontane Zuckungen auftraten, meistens zugleich mit spontanen Krämpfen anderer Teile des betroffenen Schultergürtels. Auch während vollständiger myoklonischer Anfälle wurde beobachtet, daß das unempfindliche Bein auf normale Weise mitzuckte (Prot. 17, S. 144).

— Dieses Ergebnis ist imstande, auf die im I. Teil diskutierte Frage (S. 38) Licht zu werfen, nämlich. ob die sog. spontanen Zuckungen (wie auch jene bei Strychnin- und Tetanuskrämpfen) von reflektorischer Art sind oder nicht. Während er sehr gut denkbar ist, daß viele spontane Zuckungen in der Tat reflektorisch, evtl. durch Reizung proprioreptiver Endorgane, z. B. des Darmes,

---

[1]) Bischoff: Wien. klin. Wochenschr. 1899, Nr. 39.
[2]) v. Bechterew: Neurol. Zentralbl. 1895, S. 394.

Tabelle 5.

Verletzungen und Entartungen	Myoklonische Reflexe und Anfälle
175. Durchschneidung der r. Hinterwurzeln von C5–D3. Aufsteigend entartet: R. Hinterstränge, Gowers und Flechsigs Bündel. Absteigend: R. Seitenstrang (S. 145).	Das r. Vorderbein reagiert nicht auf taktile Reize auf die Haut; doch wohl, wenn der Stoß sich auf das Knochensystem übertragen kann. Auf akustische Reize zuckt aber das r. Vorderbein zusammen mit dem l. Auch werden kleine spontane Zuckungen im l. Vorderbein wahrgenommen, und während eines allgemeinen Anfalls zuckt dieses Bein mit.
68. Das r. Kleinhirn ist in Absceß aufgegangen; der Stamm ist nur in der Ponsgegend betroffen. Entartet: Aufsteigend: R. laterale Schleife (lat. Teil). Absteigend: R. Pyramide und r. Monakow.	Ausschießlich Reflexe und Anfälle rechts. (Der linken Körperhälfte fehlt die Schleifen- und Pyramiden-Innervation.) (S. 118 und Abb. 28 und 29).
91. Entartet: Aufsteigend: L. Schleife. Absteigend: L. Monakows Bündel und lateraler Teil des l. Pes penduculi. Abb. 31, S. 126.	Am leichtesten auszulösen sind die myoklonischen Reflexe des l. Vorderbeines. (Dem r. Vorderbein fehlt die Schleifen und Pyramiden-Innervation.)
158. Exstirpation des l. Vorderpoles des Großhirns. Kleinhirnkerne sind unversehrt.	Ausschließlich linksseitige Reflexerhöhung und Anfälle. (Der r. Körperhälfte fehlt die Schleifen- und Pyramiden-Innervation.) Siehe auch Tafel 2, S. 111 und Abb. 35 und 36, S. 142
191. L. Vorderpol des Großhirns (inklus. marginale Windungen) entfernt, wodurch Ataxie der r. Beine (Vorderbein mehr als Hinterbein) (S. 103).	Die taktilen Reflexe des r. Vorder- und Hinterbeins fehlen; später, nach Monaten, schwach vorhanden mit langer refraktärer Pause und Verlängerung der Latenz (8 Tausendstel Sek. Verlängerung) und nur nach extra starker Bromcampher- und Absinthdose. Taktile Ohrreflexe bleiben abwesend. — Die myoklonischen epileptischen Anfälle setzen im l. Gesicht ein; dann l Vorderbein, l. Hinterbein, dann r. Körperhälfte. Gegen das Ende des Anfalles springt das Tier nach r. herum Nach dem Anfall läuft es nach l. Es ist etwas stumpfsinnig, doch wird es nach Absinthverabreichung ungeduldig. Dabei wird die r. Körperhälfte Schmerzreizen gegenüber unempfindlich. In der ersten halben Stunde zucken nur die l. Beine (vor allem das Vorderbein) auf taktile Reize hin. Kniereflexe: r. und l. vorhanden.
198. Dieselbe Verletzung wie 191. Ausschließlich unvollständige Entartung der Pyramidenbahn und einiger corticalen Verbindungen mit den vorderen Thalamus-Kernen. Corpus striatum unversehrt.	R. Hinterbein vor allem ataktisch, wird steif ausgestreckt. L. Pupil < r. Manege nach l. in den ersten Tagen. Taktile Reflexe normal an der l. Körperhälfte, in der Regel fehlen sie rechts. Ein einziges Mal wird ein taktiler Reflex des r. Vorderbeines wahrgenommen, schwach, doch ohne Latenz-Änderung. — Nach Absintheinspritzung auch nur links spontane Zuckungen (besonders am Vorderbein) und Anfälle. Nach 5 Wochen getötet.
202. Ringsherum der l. Hemisphäre wird soweit wie möglich die graue Substanz weggelöffelt.	Vorher gab es bei diesem Tier normaliter, ohne Bromcampher-Verstärkung, deutliche myoklonische Reflexe. — Nach der Operation: Während es in den ersten Tagen nur ab und zu Manege nach r. zeigte, blieb diese Zwangsbewegung mit Déviation conjuguée weiter konstant bestehen, bis zum Tode (nach 13 Monaten). R. Hemianopsie. Reflektorische und auch spontane Zuckungen an der l. Körperhälfte wahrgenommen, nur bisweilen, bei starker Brom-

Tabelle 5. (Fortsetzung.)

Verletzungen und Entartungen	Myoklonische Reflexe und Anfälle
	campherdose, auch an der r. Körperhälfte und dann ohne Latenzänderung. Bei Zuckungen und Anfällen zuckt die l. Körperhälfte so gut wie allein. Beiderseits nur Kniereflexe mit gleicher Latenz vorhanden.
235. Siehe Tafel 4 (S. 132) und Prot. 14 (S. 133). Verletzung der Schleife und Pyramidenbahn rechts im verlängerten Mark.	Verminderte (nicht fehlende) myoklonische Reflexe der l. Körperhälfte.
24. Verletzung der Schleife und der Pyramide.	An der Körperhälfte, der die Pyramiden- und Schleifen-Innervation fehlt, sind so gut wie gar keine myoklonischen Reflexe auszulösen.
114. Mediane Incision, wodurch gerade oral von Wernekinks Kreuzung alle kreuzenden Verbindungen durchschnitten sind. Ferner ist die r. Schleife entartet (vgl. Prot. 16, S. 143 und Abb. 37, S. 144).	Auffälliger Unterschied beider Körperhälften. — Nach geringer Dose in gleichmäßigen Intervallen linksseitige Anfälle; rechtsseitige myoklonische Reflexe können fortwährend ausgelöst werden, auch unmittelbar nach linksseitigen Anfällen. Wenn in einem Anfall beide Körperhälften zucken, ist der Rhythmus der Krämpfe rechts ein anderer als links.
241. 1. Operation: Vertikale, mediane Incision in das Mittelhirn, wodurch die Commissura posterior und die intrarubralen Kreuzungen durchschnitten wurden und entarteten, wie auch aufsteigende orale Verbindungen der roten Kerne (l. > r.), die Lamina medullaris ventr. thalami (r. > l.) und verschiedene hypothalamo-striatale Verbindungen. Absteigend entartet: Beide hintere Längsbündel, beide Monakows Bündel und beide Tr. rubrobulbares (Horsley und Sachs) 2. Operation: Nach Bloßlegung des Foramen magnum, Versuch einer Verletzung des r. Desc. n. vestibularis, mit Hilfe einer Nadel; dieser wurde nicht getroffen, wohl aber der r. Nucl. gracilis und Cuneatus und das Vorderhorn.	Nach der ersten Operation wird kein Unterschied in den Reflexen aufgezeichnet. Nach der zweiten Operation viel stärkere myoklonische Reflexe der l., als der r. Körperhälfte. Dieser Unterschied kann auf einer Verletzung der Hinterstrangkerne beruhen. Es ist aber nicht ganz ausgeschlossen, daß auch die gleichseitige Tr. reticulospinalis getroffen ist. Das Tier lebte nur noch 6 Tage, so daß die Bestätigung der Verletzung, wie sie sonst in diesen Versuchen durch das Studium der Entartungen möglich ist, hier fehlen mußte.
242. Mediane Incision, etwas distal von den roten Kernen (14 Tage vor dem Exitus), und danach (4 Tage vor dem Exitus) noch linksseitige Hemisektion zur Höhe des l. roten Kernes, wobei nur der Pes pedunculi und die meist lateralen Teile des Tegmentum unversehrt bleiben.	Das durch den letzten Eingriff in Enthirnungsstarre gebrachte Tier zeigte unterm Einfluß von 0,50 g Bromcampher und einer Spritze Absinth deutliche myoklonische Reflexe, an beiden Seiten gleich. Es wurde dies durch die Kurven bestätigt, wobei auch die Reflexzeiten sich von gleicher Dauer erweisen.

zustande kommen, darf es, nach den Ergebnissen der Katze 175, doch nicht ausgeschlossen werden, daß eine direkte chemische Reizung bestimmter Zentren der Erscheinung zugrunde liegen kann. Doch liefern diese dafür gewiß keinen direkten Beweis. —

An Beobachtungen über Durchschneidung der Hinterstränge verfügen wir nur über diejenigen an der Katze 222 (S. 152). Nach Sektion der Hinterstränge (dorsales Mark) wurde kein Unterschied im Auftreten der Reflexe wahrgenommen; nach tieferem Einschneiden an beiden Seiten wurden, jedenfalls unmittelbar nach diesem Eingriff, gar keine myoklonischen Reflexe mehr ausgelöst und vom Mark aus weniger regelmäßig Krämpfe; die corticale Erregbarkeit blieb dieselbe wie zuvor.

Wir verfügen auch über eine Reihe Versuche zur Frage, welche die Wirkung einer gleichzeitigen Verletzung der sekundären zentripetalen, den Tastsinn leitenden Bahn und der Pyramidenbahn ist, sowohl im Gehirnstamm als in der Hirnrinde. Die Wirkung ist dieselbe wie nach Unterbrechung der Pyramidenbahn allein (Kap. III, § 1), nämlich, vorläufig fehlen die myoklonischen Reflexe in der betroffenen Körperhälfte.

In 114 ist die Schleife rechts so gut wie ganz durchstochen und die Pyramidenbahn rechts nur leicht getroffen. Dieser Fall ist durch diesen Umstand wichtig, daß hier die Verletzung in einer anteroposteriören Richtung sehr tief durchgedrungen war, so daß alle kreuzenden Bündel, oral von Wernekinks Kreuzung, durchgeschnitten waren. Dieses ist nun der einzige Fall in unserer Reihe, in dem es eine vollständige Unabhängigkeit der zwei Körperhälften hinsichtlich der hier untersuchten myoklonischen Erscheinungen gab. Die Anfälle waren hauptsächlich linksseitig und setzten an dieser Seite ein (siehe S. 143, Verletzung, Abb. 37, S. 144). Während nun in der Regel, nach einem myoklonischen Anfall, auch wenn eine Seite überwiegt, die sämtliche myoklonischen Reflexe — auch die akustischen Reflexe — während einiger Zeit ausbleiben (refraktäre Phase, siehe I. Teil), konnte man hier sofort nach dem Anfall wieder an der rechten Körperhälfte die taktilen Reflexe auslösen.

Es fehlt jedoch der linken Körperhälfte die Schleife und für einen geringen Teil die Pyramideninnervation. An der rechten Seite fehlt zwar die Monakow-Innervation, doch auf Grund des Kap. III, § 3 kommen wir zu der Annahme, daß eine einseitige Verletzung dieses Bündels keinen überwiegenden Einfluß auf Doppelseitigkeit der myoklonischen Erscheinungen ausübt. Man muß also wohl annehmen, daß ein wichtigeres Element, als die Verletzung jener Bündel, die Einseitigkeit der Anfälle in 114 beherrscht. Die Verletzung ist ausgedehnt, doch überall rechts von der Mittellinie gelegen. Also müssen wir damit rechnen, daß hier nahe bei der Mittellinie (Subst. reticularis) ein Zellenkomplex gelegen ist, der einen gleichseitigen positiven Einfluß auf die hier untersuchten Erscheinungen ausübt — ein Schluß, zu dem auf anderen Wegen G. Holmes[1]) bezüglich gewisser Tremoren und Bouché[2]) bezüglich Absinthkrämpfen gelangte. So wäre anzunehmen, daß links, wo diese Gegend, wie auch die gleichzeitig herabsteigenden Verbindungen unversehrt sind, die Anfälle auftreten, während rechts ausschließlich die taktilen myoklonischen Reflexe — und zwar ohne Beziehung mit den linksseitigen Entladungen — zustande kommen.

Der Wert der Katze 114, hinsichtlich der Frage, ob im Gehirnstamm Zellengruppen gelegen sind, die auf das Zustandekommen der myoklonischen

---

[1]) Holmes, G.: Brain, Autumn. 1904. [2]) Bouché: Epilepsia V., S. 36, 1914.

Erscheinungen einen gleichseitigen Einfluß ausüben, wird durch die Beobachtung bei 241 erhöht, wo die mediane Incision in einer höheren (mehr oralen) Ebene geschah und wo nichts besonderes notiert wurde. Auch die Wahrnehmung nach der 2. Operation kann in diesem Sinne gedeutet werden.

Bei der Katze 242 wurden die myoklonischen Reflexe an beiden Seiten normal, gleich und von gleicher Latenz, befunden, obwohl eine Hemisektion des Mittelhirns den Einfluß des linken Prosencephalon ganz ausschaltete (Abb. 39, S. 155) außer der ersichtlich so wichtigen Pyramidenbahn, während zugleich eine Mittellinienincision, etwas oral von derjenigen bei 114, zuvor angebracht worden war. Dieses in zweierlei Hinsicht positive, durch Kurven und eine vollständige Serie Durchschnitte authentisch gewordene Ergebnis scheint uns instand zu setzen, a) einen bedeutenden bleibenden Einfluß der Schleife (links ganz durchschnitten) auf die myoklonischen Reflexe auszuschließen. Ferner zeigt dieser Versuch, daß b) im Gegensatz zur Substantia reticularis pontis, eine Verletzung des Mittelhirns auf das Zustandekommen der Reflexe keinen Einfluß hat — wenigstens nicht im Sinn einer synergischen Zusammenarbeit der Reflexe beider Körperhälften. Schließlich c) beweist die Hemisektion des Mesencephalon — wobei der Pes pediculi unversehrt blieb —, daß außer der erwähnten Wirkung der Pyramidenbahn, von allen oral vom oberen Pons gelegenen Teilen des Hirns wahrscheinlich kein direkter Einfluß auf den Verlauf und das Zustandekommen der myoklonischen Reflexe und Krämpfe ausgeübt wird.

§ 3. Myoklonische Reflexe bei isoliertem Lendenmark.

Während in unseren späteren Versuchen wiederholt während Registrationsexperimenten das Rückenmark halb- oder doppelseitig durchschnitten wurde, geben diese unmittelbar nach der Operation verrichteten Aufzeichnungen niemals solche bestimmten Ergebnisse als eine im Anfang ausgeführte Untersuchung eines Hundes, bei dem einige Zeit zuvor ein Teil des dorsalen Rückenmarkes total entfernt worden war.

Protokoll 15. 26. Februar 1901. Pudel. Über dem 5. bis 6. dorsalen Rückenmarksegment wird die Dura mater bloßgelegt und die Theca weit geöffnet. Schließung der Wunde in Etagen. Knie- und Plantarreflexe werden in den darauffolgenden Tagen im paraparetischen Tier wahrgenommen.

2. März 1901. Wunde geöffnet und 5 Segmente des dorsalen Markes vollständig exstirpiert. Schließung der Wunde in Etagen. — Nach diesem Eingriff waren die Knie- und die Plantarreflexe nicht mehr deutlich festzustellen, und nach einigen Tagen gewiß ganz verschwunden. Das Tier hat stark abgenommen. Incontinentia urinae et alvi. Ulcera am Hinterleib.

12. März 1901. Um 9 Uhr: 1,5 g Bromcampher. — 9 Uhr 40 Min. vorm.: Jammert etwas. Beim Beklopfen der Knochen im Hinterleib wird noch ein (scheinbar) verlangsamter myoklonischer Reflex wahrgenommen. — 10 Uhr vorm. Sozusagen choreatische Zuckungen werden fortwährend über der willkürlichen Muskulatur des Vorderleibes wahrgenommen. Bei Handklatsch ein guter akustischer Reflex. Das l. Hinterbein hängt ganz schlaff, während das r. Hinterbein rhythmische Extensionsbewegungen zeigt, jede 5. oder 6. Sekunde. Bei der Untersuchung wird das Vorhandensein eines Kniereflexes festgestellt, doch keine Contraction des M. quadriceps, wohl aber des M. biceps.

10 Uhr 10 Min. vorm. Der Vorderleib des Tieres gerät, nach krampfhaften Backenbewegungen, in einen Anfall mit Salivation. Inzwischen setzt das r. Hinterbein ungehindert seine Extensionsbewegungen fort, obwohl die Häufigkeit während des Anfalls etwas

142 Der Einfluß der Eingriffe im Zentralnervensystem auf die myoklonischen Reflexe.

verlangsamt scheint. Vor und nach dem Anfall kann auf Schmerzreize weder vom Vorder- noch vom Hinterleib eine Reaktion ausgelöst werden.

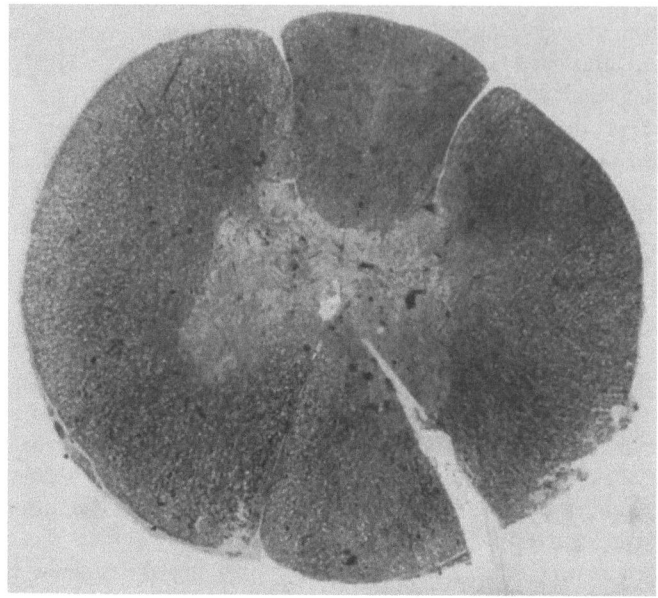

Abb. 35. Katze 158. Entartung der r. Pyramidenseitenstrangbahn (infolge einer Verletzung der l. Pyramide) und der l. Vorderstrang-Randbündel (infolge einer Medullarverletzung).

11 Uhr vorm. Langwierige Anfälle ohne Schrei, mit Salivation, mit tonisch-klonischen Krämpfen, folgen aufeinander. Inzwischen ist der Plantarreflex des r. Hinterbeines feststellbar geworden, verlangsamt doch lebendig, mit einem deutlichen refraktären Stadium. Kurz nach dem Anfall des Vorderleibes hält das Hinterbein mit seinen Bewegungen inne. — Dieses Aufhören der rhythmischen konvulsiven Bewegungen im Hinterleibe wird nach jedem Anfall im Vorderleibe beobachtet.

Exitus. 13. April 1901. Die Totenstarre ist im l. Hinterbein mehr ausgesprochen als im rechten. Der Kadaver ist besonders trocken; bei der Incision in die Muskeln zeigt sich kein Tropfen Blut. Mißbildung des Thorax, indem die 6 unteren Rippen ihre normale Lage in der Wirbelsäule eingebüßt haben; sie sind noch hinten der Wirbelsäule entlang abgerutscht. Die ganze Öffnung in der Wirbelsäule ist mit einem normalen gelatineartigen Granulationsgewebe gefüllt, das 6 cm in der Breite und 1,5 cm in der Tiefe mißt. Nirgends eine Spur von Eiter. Am präparierten Rückenmark, sowohl über als unter dem Hiatus, fällt eine starke venöse Rötung

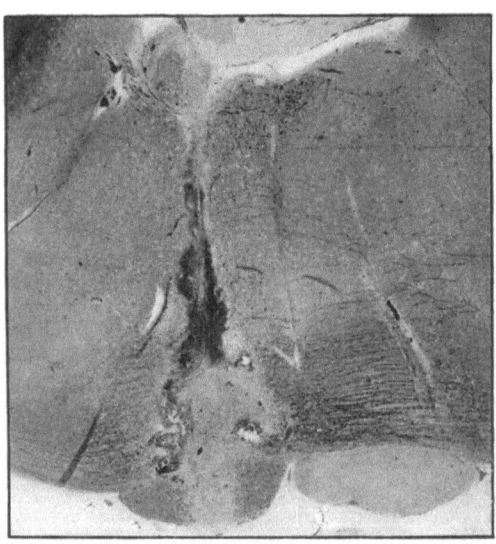

Abb. 36. Katze 158. Stich in das Mark, links von der Mittellinie.

auf, bis zu 3 cm Entfernung von der Wunde. Fast keine Erweichung. Übrigens keine Gefäßabweichungen, weder unten noch oben. — Ein Blutgerinnsel, 5 cm lang, befindet sich in der durch den temporalen Lappen und das Kleinhirn gebildeten Ecke. — Marchi-Färbung. Entartungen wie üblich.

Das Auftreten also der (verspätet scheinenden) Reflexbewegung am Hinterleib beim Berühren des Knochens kann bezweifelt werden, da es schwierig ist, die Übertragung des Stoßes auf den Vorderleib ganz auszuschließen. Die Rückkehr des Plantarreflexes unterm Einfluß der Bromcampher-Vergiftung ist schwieriger auf diese Weise zu erklären, und ganz außer Zweifel steht das Vorkommen spontaner rythmischer Bewegungen im Hinterleib, unterm Einfluß der Vergiftung des isolierten Rückenmarkes. Daß diese rythmischen Bewegungen im Hinterleib nach dem Anfall des Vorderleibes eine Zeitlang ausbleiben, zeigt den Zusammenhang mit den oben erwähnten Tatsachen (I. Teil, Kap. III, § 1, S. 41 unten), indem die Entladung des Tieres durch den Anfall im Vorderleib ihren Einfluß auch auf den Hinterleib gelten läßt; vermutlich in diesem Sinn, daß durch den Anfall das Gift unwirksam gemacht wird. Das Ausbleiben der motorischen Erscheinungen am Vorderleib, nach dem Anfall des Vorderleibes, könnte man noch ausschließlich gewissen Eigenschaften des zentralen Nervensystems zuschreiben, indem man ein langes refraktäres Stadium annimmt. Diese Erklärung ist natürlich für den nicht mehr mit dem Vorderleib in Nervenverbindung stehenden Hinterleib ausgeschlossen.

Die jetzt folgende Wahrnehmung an der oben wiederholt erwähnten Katze 114 (Tafel 3, S. 121 und S. 126 unten) muß ebenfalls in diesem Sinn gedeutet werden, daß bei isoliertem Rückenmark im Hinterleib tatsächlich Wirkungen der Bromcampher-Intoxikation festzustellen sind. Dieses war das einzige Tier unserer Versuche, bei dem beide Körperhälften sich, bezüglich der myoklonischen Anfälle, voneinander unabhängig verhielten (Mittellienienverletzung auf dem Übergang Pons-Mittelhirn).

Protokoll 16 Katze 114. 28. Oktober 1906. Verletzung, S. 144. $^1/_4$ Spritze Bromcampher in Öl, aufgelöst. 29. Oktober 1906. Hat Zuckungen, doch keine Anfälle.

30. Oktober 1906. $^1/_4$ Spritze Bromcampher in Öl. 31. Oktober 1906. Nachdem von 11 Uhr vorm. ab regelmäßig die Reflexe und die Anfälle aufgeschrieben wurden, werden um 1 Uhr 15 Min. die beiden Hirnrinden bloßgelegt.

Bei faradischer Reizung der l. Hirnrinde zuckt das r. Hinterbein; der r. Hirnrinde: beide Hinterbeine zucken.

Nachdem in der Gegend des 6. dorsalen Segmentes Hemisektion der rechten Seite des Rückenmarkes vorgenommen ist, werden nur noch Zuckungen des r. Beines wahrgenommen, beim Klopfen auf den Rücken. Nachdem das Rückenmark gänzlich durchschnitten ist, erfolgt beim Klopfen auf den Rücken noch ein geringes Zucken beider Hinterbeine. Diese Krämpfe sind ausschließlich schwache Extensionsbewegungen (vorher überwogen die Flexionsbewegungen). Bei Reizung der Hirnrinde erkennt man jetzt ausschließlich die Wirkung auf den Vorderleib. Bei der Autopsie erwies sich, daß das Rückenmark tatsächlich ganz durchschnitten war.

Epikrise. Obwohl hier auch keine Gewißheit erlangt werden konnte, daß das Berühren des Rückens nicht auf den stark reagierenden Vorderleib übertragen wurde, so darf doch aus der Änderung der Art der Reflexbewegung (Extension statt Flexion) mit großer Wahrscheinlichkeit der Schluß gezogen werden, daß bei isoliertem Hinterleib doch noch ein taktiler myoklonischer Reflex, wenn auch stark geschwächt und in geänderter Form, möglich ist. — Ferner müssen wir noch unsere Aufmerksamkeit auf die Konversion des myoklonischen Reflexes nach Isolierung des Rückenmarkes richten. Während der Reflex normalerweise zuerst die Flexoren betrifft, finden wir im Hinterleib nur noch Extensions-

144 Der Einfluß der Eingriffe im Zentralnervensystem auf die myoklonischen Reflexe.

reflexe. Dasselbe fanden wir beim Hund am 12. 3. 1901 (S. 141), wo einige Wochen vorher ein Teil des Dorsalmarkes entfernt worden war.

Es scheint uns also der Schluß erlaubt zu sein, daß diese Konversion sowohl sofort nach der Isolierung des Lendenmarkes als einige Wochen nach der Durchschneidung des Brustmarkes eintritt. — Eigentliche Krampfanfälle sahen weder Wiedemann noch Gottlieb[1]) im Hinterleib von Säugetieren; wohl beobachteten sie bei Vögeln unterm Einfluß von Pikrotoxin, Laufbewegungen. Im selben Sinne spricht auch die Wahrnehmung bei 175 (vgl. Tafel 5, S. 138). Bei diesem Tier wurden am 6. Juni 1910 die Hinterwurzeln rechts von C 5 bis D 3 durchschnitten.

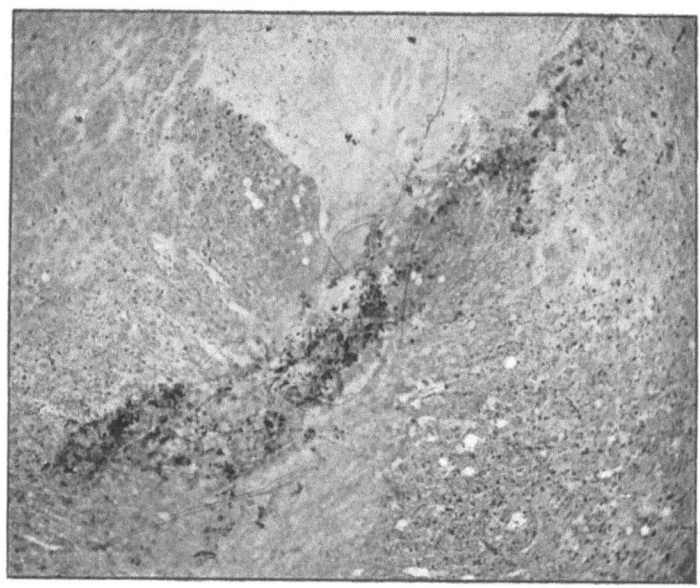

Abb. 37. Mittenincision ins Mittelhirn der Katze 114. (Siehe S. 143.)

Protokoll 17. Katze 175. 8. Juli 1910. 1,125 g Bromcampher per os.
7. Juli 1910. 8 Uhr vorm. noch 0,75 g Bromcampher und gegen 10 Uhr noch eine Spritze Bromcampher in Öl und eine Spritze Absinth. Von 9 Uhr ab Aufzeichnungen. Von 10 Uhr vorm. ab epileptische Anfälle, die sich mit immer kürzeren Intervallen bis zum Status wiederholen. Nachdem zwischen den Anfällen keine Aufzeichnung von Reflexen mehr möglich ist, wird das Tier aufgespannt (Hinterbeine). Nach einem Anfall kann man deutlich stets Bewegung des l. Hinterbeins durch Klopfen auf den Tisch hervorrufen. Während des Anfalls wird beobachtet, daß beide Vorderbeine die Krämpfe zugleich und in gleichem Stand und Richtung beginnen, jedoch daß während des Anfalls der Stand des rechten (deafferenzierten) Beines sich änderte; dieses wurde nämlich dicht beim Rumpf gehalten. Beim Berühren des r. Schultergürtels zuckte nur das r. Vorderbein. Auch wurde eine spontane Zuckung vom r. deafferenzierten Vorderbein allein wahrgenommen. — Durchschneidung des Rückenmarkes zur Höhe des Schulterblattes. Darauf können beiderseits die Kniereflexe noch ausgelöst werden. Auch kann man mit einem leichten Schlag auf einen der knöchernen Teile im Hinterleib noch eine (Reflex?)-Zuckung des Hinterleibes hervorrufen. Der Hinterleib nimmt aber am Anfall des Vorderleibes nicht teil.

---

[1]) Gottlieb: Arch. f. exp. Pathol. u. Pharmacodynamie Bd. 30, 30. 1892.

Fortwährend sieht man in den Muskelmassen des Hinterleibes fibrilläre und fasciculäre Contractionen. Durch Klopfen auf den Tisch kann man die Erregbarkeit des Vorderleibes bis zur Auslösung myoklonischer Anfälle verstärken. Manchmal scheint es, als ob der Hinterleib an den allgemeinen Krämpfen teilnehme. Sofort nach einem Anfall kann man, indem man auf den Tisch klopft, während der Vorderleib in Ruhe bleibt (entladen ist), deutliche Streckbewegungen des l. Hinterleibes auslösen. Das rechte Hinterbein bleibt im Ruhestand. — Diese Verhältnisse ändern sich nicht nach Hemisektion des Großhirns links.

Um 12 Uhr 15 Min. wird auch auf der r. Seite der Frontalpol des Großhirns ausgeschaltet. — Beim Klopfen auf den Tisch reagiert das l. Vorderbein noch, das r. Vorderbein dagegen nicht. Jetzt werden die beiden Schnitte ins Großhirn durch den Thalamus vereinigt. Darauf folgen Laufbewegungen der Vorderbeine r. > l. Das l. Vorderbein reagiert weiter auf Klopfen, auch das r. Vorderbein; das r. Hinterbein viel weniger. Darauf Exitus. Gehirn und Rückenmark werden konserviert. Schließlich wird das Fell präpariert.

Es erweist sich aus diesem Versuch unserer Ansicht nach unzweideutig, daß bei isoliertem Lendenmark myoklonische taktile Reflexe ausgelöst werden können; nur ist der Typ geändert; an die Stelle von Adduktion und Flexion tritt Extension. Im Vorderleib wurde der Reflex ebenfalls noch nach Ausschaltung der Vorderpole des Großhirns und des vorderen Teiles des Thalamus ausgelöst.

Während alle Untersucher, seit M. Halls Experiment (Hund, dorsale Rückenmark und Carotiden durchschnitten; nur Verblutungskrämpfe im Vorderleib), darüber einig sind, daß vollständige Anfälle nicht eine Funktion des Rückenmarks sein können, sind ihre Ansichten über die myoklonischen und choreatischen Krämpfe geteilt. Während Chauveau, Legros und Onimus[1]), ferner Harnack[2]) die choreatischen Bewegungen eines Hundes nach Rückenmarksektion verschwinden sahen, glaubte Quincke[3]) bei einem Chorea-Hund noch nach Halsmarksektion im Hinterleib periodische Krämpfe festzustellen, auch sahen Magnan (I. Teil, S. 9) bei Absinth-, Bertet und Joliet[4]) bei Carbolvergiftung ebenfalls Krämpfe. Vermutlich waren es im letzten Fall die höher erwähnten fibrillären und fasciculären Krämpfe, die unserer Ansicht nach als eine allgemeine Vergiftungserscheinung zu deuten sind. Versuche mit Föten über das schon frühe Bestehen eines reflexogenen Vermögens im Rückenmark (Minkowski[5]) weisen in dieselbe Richtung hin.

Zum Schluß wollen wir hier noch auf die Katze 175 hindeuten (S. 138), bei der es sich erwies, daß die Durchschneidung sämtlicher Hinterwurzeln einer Extremität, einige Wochen vorher, keineswegs verhinderte, daß in den spontanen Zuckungen, Zuckungsserien und Anfällen die betreffende Extremität tatsächlich mitzuckte. — Dagegen verfügen wir über Fälle, wie die Katze 88, wo die Hinterwurzeln-Durchschneidung nicht einige Zeit vorher geschah, doch während des Versuches. Da zeigte es sich, daß diese eben vorher ausgeführte Bloßlegung des Markes und Hinterwurzel-Durchschneidung tatsächlich einen bedeutenden Einfluß sowohl auf die Wirkung der Hirnrindenreizung als auf die

---

[1]) Legros und Onimus: Journ de l'anatomie et de la physiol. 1870, Nr. 4.
[2]) Harnack: Arch. f. exp. Pathol. u. Ther. Bd. 7, 188.
[3]) H. Quincke: Arch. f. exp. Pathol. u. Ther. 1885, 370.
[4]) Bertet und Joliet: Gaz. méd. de Paris 1872, S. 187.
[5]) Minkowski: Schweiz. med. Wochenschr. 1922, Nr. 29 und 30.

myoklonischen Erscheinungen ausübte. Bei diesem Tier wurde um 4 Uhr 45 Min. nachm. das Rückenmark bloßgelegt. Von diesem Augenblick ab konnte man keine einzige myoklonische Erscheinung der distalen Extremitäten mehr feststellen. Ferner wurden um 5 Uhr 30 Min. die Hinterwurzeln der l. hinteren Extremität durchschnitten. Jetzt werden die motorischen Hirnrinden faradisch gereizt. Von der l. Hirnrinde konnten Zuckungen des r. Hinterbeines wie normaliter ausgelöst werden, von der r. Hirnrinde aber nicht. — Mit starkem Strom kommen doch von beiden Hirnrinden die Krämpfe der gekreuzten Extremität zutage. Die Kurve des deafferenzierten Beines ist aber viel schärfer als die des r. Hinterbeines (siehe Abb. 17 S. 49).

Anhang zu IV., über direkte faradische Reizung des Rückenmarkes.

Die Katze 203 (vgl. Tafel 2, S. 111) hatte am 6. Januar 1912 0,625 g Bromcampher bekommen und am 7. Januar 1912 um 9 Uhr vorm. eine Spritze Absinth. Das Tier atmet wie ein Asthmatiker, ruhig und tief, doch stark quietschend. Ein großer Anfall trat auf, wobei beide Vorderbeine gerade ausgestreckt wurden, wonach das l. Vorderbein sich aufhebt und das r. Vorderbein ausgestreckt bleibt, der Kopf stark nach hinten gebogen. Die Zuckungen im Gesicht waren gleichseitig. — 10 Uhr 5 Min. $^3/_4$ Spritze Absinth. Aufgespannt; motorische Zonen bloßgelegt. Berührung der r. Hirnrinde mit Elektrode $i = 48$: l. Hinterbein zuckt. Idem, r. Hirnrinde: $i = 43$: r. Hinterbein zuckt. — 10 Uhr 30 Min. 3 Spritzen Absinth unter der Haut im r. Schenkel. Darauf fortwährend Zucken bei Berührung der linken Hirnrinde durch Elektroden, auch ohne Strom. Das bloße Berühren der l. Hirnrinde verursacht eine allgemeine Zuckung, doch dies gelingt viel regelmäßiger, wenn der Strom durchgelassen wird. — Wenn direkt auf das bloßgelegte (Theca geschlossen) Rückenmark angelegt wird, ruft der Strom Hinterleibzuckungen hervor. In den ersten 5 Minuten nach einem Anfall kann man durch Reizung der Hirnrinde nichts, doch vom Rückenmark aus Hinterleibzuckungen (jedoch zu gering, um aufgezeichnet zu werden) hervorrufen. — Nach einiger Zeit mit Status epilepticus bleiben die Hirnrinden gänzlich unerregbar (selbst bei $i = 15$), während auch das Rückenmark weniger erregbar wird (Strom $i = 30$ hat noch Wirkung). Lange Zeit nach einem Anfall steigt die Erregbarkeit aufs neue, so daß eben vor dem Anfall mit mäßigen Strom von der Hirnrinde aus wiederum einige Zuckungen wahrzunehmen sind. Es können aber zwischen den Anfällen keine Jackson-Krämpfe mehr ausgelöst werden. Gleich vor dem Anfall reagiert die Hirnrinde auf $i = 38$, das Rückenmark auf $i = 48$. — 11 Uhr 25 Min. Die Anfälle werden schwächer. — Langsames Zunehmen der Erregbarkeit nach den Anfällen wie vorher. Die r. Hirnrinde reagiert noch immer besser als die l. — 11 Uhr 30 Min vorm. Nur von der r. Hirnrinde kann man mit $i = 40$ von einem begrenzten Punkt eine Reaktion bekommen; von der l. Hirnrinde nichts mehr. — Totale Durchschneidung des dorsalen Markes: bei Reizung des proximalen Teiles des Rückenmarkes zuckt auch der Kopf. — Es kann nicht festgestellt werden, ob diese Zuckung des Kopfes nicht indirekt zustande kommt als Reflex auf die mechanisch übertragene Zuckung, die durch den lokalen Krampf verursacht wurde.

Dieser Versuch scheint uns den Schluß zuzulassen, daß die direkte Erregbarkeit des Rückenmarkes, wie auch die reflektorische Erregbarkeit des isolierten Lendenmarkes (S. 141) vor dem Anfall zunimmt, um nachher, während einiger Zeit, nur ein Minimum zu betragen. Die Unterschiede in der Erregbarkeit waren aber am Rückenmark nicht so bedeutend wie an den Hirnrinden. — Ferner sah man bei diesem Tier, dessen Kleinhirn rechts getroffen war, daß die l. motorische Hirnrinde dauernd weniger erregbar war. — Ein ähnliches Ergebnis bekamen wir bei einem Tier mit derselben Verletzung, nämlich bei der Katze (am 2. Juli 1901). — Auch bei andern Tieren, gleichfalls im Ladungszustand, haben wir das Rückenmark mit faradischem Strom gereizt, ohne aber jemals etwas anderes als einen einzigen Krampf des Hintertieres zu verursachen.

V. Faradische Reizung der motorischen Hirnrinde und des verlängerten Markes.

Als allgemeine Regel wurden in diesen Versuchen während einer längeren Zeit mit Intervallen von je wenigstens 3 Wochen ein Versuch veranstaltet, d. h. nach Verabreichung verschiedener Dosen Bromcampher und Absinth wurden Reflexe und Anfälle registriert, und zum Schluß wurde das Tier aufgespannt und das Großhirn und das verlängerte Mark bloßgelegt. Dann wurde mit einer warmen Salzlösung die Oberfläche warm und feucht gehalten und wurden je nachdem Resektionen angebracht oder faradische Reizungen angewandt, um deren Wirkung in Zusammenhang mit den vorherigen Wahrnehmungen zu untersuchen. Dabei erwies es sich, daß es nicht nur die motorische Hirnrinde, sondern auch die lateralen Teile des verlängerten Markes (wo der Markrand unter die cerebellaren Folia verschwindet) waren, deren faradische Reizung regelmäßig vollständige Anfälle (nämlich einen tonischen Krampf beider im letzten Fall gleichseitigen Extremitäten) auslösen konnte, besonders wenn es der verabreichten Bromcampher- oder Absinthdose gelungen war, den nötigen Ladungszustand herbeizuführen.

Während die auf die Hirnrinde angewandte faradische Reizung, aus der Natur der Sache in ihrer Wirkung (vor allem auf die gekreuzte Körperhälfte) je nach dem gereizten Zentrum wechselte, hatte das Anlegen der Elektrode an das Mark unmittelbar und regelmäßig eine konvulsive Bewegung beider Vorder- und Hinterbeine zur Folge (oder bei schwachem Strom, der gleichseitigen Hinterbeine), die denselben Charakter zeigte wie der Krampf, mit dem ein myoklonischer Anfall zu beginnen pflegt. Da aber die darauf gerichtete Beobachtung die Schwierigkeit bewies, den hier austretenden N. accessorius vor den Versuch komplizierenden Stromschleifen zu hüten, wurde ausschließlich der Krampf des gleichseitigen Hinterbeines (meistens Adduktion) als das bezweckte Ergebnis der Reizung angesehen.

Die Reizungsversuche zeigten zunächst, daß die Erregbarkeit (gemessen nach dem zum Erlangen der Wirkung benötigten Minimum-Rollenabstand der üblichen Dubois-Reymondspulen) sowohl der motorischen Hirnrinde als des Markes — im ersten Fall mit gekreuzter, im zweiten Fall mit hauptsächlich gleichseitiger Wirkung auf das Hinterbein — stark wechselt, und zwar zu- und abnimmt mit dem Ladungs- und Entladungszustand des Individuums. Das heißt, kurz vor einem spontanen Anfall trifft man eine maximale Erregbarkeit an; kurze Zeit nach dem Anfall eine minimale Wirkung. Dieser Unterschied scheint aber, wenigstens in vielen Fällen, für das verlängerte Mark viel weniger zu betragen und von kürzerer Dauer zu sein (vgl. auch S. 117).

Bei einem normalen (nichtoperierten) Exemplar (166) wurde ausschließlich über den motorischen Hinrinden, während eines Status epilepticus, die Dura bloßgelegt und durch die Dura hindurch faradisch gereizt.

Protokoll 18. Katze 166. Nicht operiertes Exemplar. 30. November 1908. 0,5 g Bromcampher, keine Wirkung. — 10. Dezember 1908. 9 Uhr 45 Min. vorm. 0,75 g Bromcampher, keine Wirkung. — 3 Uhr 10 Min. Großer Anfall, eingeleitet von spontanen Zuckungen. Die taktilen Reflexe waren viel deutlicher als die akustischen. — 1. März 1909. 1 g Bromcampher (nach der Mahlzeit), keine Wirkung.

148 Der Einfluß der Eingriffe im Zentralnervensystem auf die myoklonischen Reflexe.

25. Januar 1909. 10 Uhr vorm. 1 g Bromcampher vor der Mahlzeit. 6 Uhr nachm. Anfälle, jedesmal spontane Zuckungen vorangegangen.

7. April 1909. 12 Uhr 45 Min. nachm. 1,5 g Bromcampher. Um 3 Uhr nachm. treten die Anfälle auf; sie werden immer heftiger bis zum Exitus (4 Uhr 55 Min.). 4 Uhr 10 Min. nachm. Das Tier wird aufgespannt. Bloßlegung. 4 Uhr 15 Min. i = 155 mM. (Rollenabstand) auf l. Hirnrinde. Schwache Reaktion des r. Hinterbeines. Als Nachwirkung ein Anfall um 4 Uhr 16 Min. 4 Uhr 17 Min. Reizung der r. Hirnrinde, Strom wie zuvor, schwache Zuckungen des r. und l. Beines. 4 Uhr 19 Min. r. Hirnrinde: i = 180, schwache Zuckungen des l. Beines. 4 Uhr 31 Min. spontaner Anfall. Sofort darauf: l. Hirnrinde: i = 180, keine Wirkung. 4 Uhr 31,5 Min. r. Hirnrinde: i = 150, Zuckungen des l. Beines. 4 Uhr 32 Min. l. Hirnrinde: i = 150, Zuckungen beider Beine. 4 Uhr 33 Min. spontaner Anfall. Sofort darauf: r. Hirnrinde: i = 150, Zuckungen des l. Beines. 4 Uhr 34 Min. l. Hirnrinde: Zuckungen r. Bein. 4 Uhr 35 Min. r. Hirnrinde: i = 150, Zuckungen beider Beine. 4 Uhr 35,5 Min. kleiner Anfall. 4 Uhr 37 Min. r. Hirnrinde: schwache Zuckungen des l. Beines. 4 Uhr 37,5 Min. l. Hirnrinde: Zuckungen r. Bein. 4 Uhr 38 Min. r. Hirnrinde: beide Beine. 4 Uhr 39 Min. l. Hirnrinde: beide Beine (mit stets dem gleichen Strom i = 150). 4 Uhr 40 Min. r. Hirnrinde: beide Beine schwach. 4 Uhr 41 Min. l. Hirnrinde: beide Beine (r. > l.). 4 Uhr 42 Min. l. Hirnrinde: beide Beine schwach. 4 Uhr 43 Min. l. Hirnrinde: beide Beine (r. > l.). 4 Uhr 44 Min. kleiner Anfall. 4 Uhr 45 Min. r. Hirnrinde: l. Bein > r. Bein. 4 Uhr 49 Min. r. Hirnrinde: l. > r. 4 Uhr 50 Min. l. Hirnrinde: r. > l. 4 Uhr 50,5 Min. Anfall. 4 Uhr 51 Min. r. Hirnrinde: l. Bein äußerst schwach. 4 Uhr 53 Min. r. Hirnrinde: beide Beine, beinahe unsichtbar. 4 Uhr 54 Min. l. Hirnrinde, keine Wirkung. 4 Uhr 55 Min. l. und r., keine Wirkung. Exitus.

Bei diesem Tier, das zuvor keiner einzigen Operation unterworfen wurde, nimmt die Erregbarkeit der Hirnrinde vor dem Anfall zu, um sich nach dem Anfall schwächer zu zeigen, mit Ausnahme jener Fälle, in denen bald darauf ein zweiter Anfall erfolgte. Dann blieb die gesteigerte Reaktion bestehen. Diese verminderte Erregbarkeit nach dem Anfall ist u. a. auch daraus ersichtlich, daß bei Reizung der Hirnrinde erst ausschließlich am gekreuzten Hinterbein Zuckungen auftreten. Danach zucken beide Beine schwach, dann stärker, bis ein Anfall erfolgt.

Der nächste Fall (224) bietet Reizungen der r. Hirnrinde und des l. verlängerten Markes und zeigt, daß die Erregbarkeit dieser Teile untereinander in Zusammenhang mit den Anfällen keineswegs parallel zu gehen braucht.

Protokoll 19. Katze 224. 3. August 1919. 9 Uhr 50 Min. vorm. Äthernarkose. Über dem r. Vorderhirn Dura bloßgelegt. Reizung der Hirnrinde durch die Dura hindurch. Mit Strom i = 90: leichtes Einziehen des r. Vorderbeines. 10 Uhr 20 Min. vorm. Auch das verlängerte Mark wird bloßgelegt: in dieser Gegend, unter der verdickten Dura befindet sich eine Cyste. Links wird die Dura entfernt nnd das Mark dort gereizt, wo das Corpus restiforme unter das Kleinhirn verschwindet. Mit sehr schwachem Strom i = 250 erfolgt nur ein Krampf in den durch den N. accessorius innervierten Muskeln. Bei einer Stromstärke i = 120 und i = 110 und i = 100 kann man schwache Bewegungen der Zehen des l. Hinterbeines oder auch Extension des Hinterbeines mit Zehenbewegungen beobachten.

10 Uhr 44 Min. vorm. Reizung der Hirnrinde, wie vorher i = 90. Leichtes Einziehen des r. Vorderbeins.

10 Uhr 50 Min. vorm. $^3/_4$ Spritze Absinth. Nach 4 Min. leichte taktile Reflexe im Rücken und in den Hinterbeinen.

10 Uhr 55 Min. L. Vorderhirn: i = 90 wie vorher.

11 Uhr. R. Corp. restif. Bei i = 140 zuckungsartiger Krampf des l. Vorderbeines (und des r. Hinterbeines). (Modifizierte Pyramidenwirkung?)

11 Uhr 5 Min. Noch eine Spritze Absinth.

11 Uhr 6 Min. L. Vorderhirn: i = 80 (Einziehen des r. Vorderbeines).

11 Uhr 8 Min. Anfall. Sofort darauf Medulla: i = 160, Krampf über die r. Körperhälfte. 5 Min. später nicht einmal mehr bei i = 120.
11 Uhr 10 Min. L. Hirnrinde: i = 70. L. Mark: i = 100 (l. Körperhälfte).
11 Uhr 15 Min. Noch eine Spritze Absinth.
11 Uhr 16 Min. Sofort noch einen kleinen Anfall, Hirnrinde i = 10 (?).
11 Uhr 18 Min. L. Mark: i = 180 (Krampf l. Körperhälfte).
11 Uhr 20 Min. Noch eine Spritze.
11 Uhr 21 Min. Hirnrinde: i = 70. Mark: i = 200, kein Anfall.
11 Uhr 25 Min. Hirnrinde: i = 70. Mark: i = 245 (schwacher Strom).
11 Uhr 26 Min. Anfall infolge der Manipulation und des wiederholten Auslösens von Reflexen. Kurz darauf Hirnrindeerregbarkeit: i = 70 und Mark: i = 160.
11 Uhr 40 Min. Nach noch $1^1/_2$ Spritze: vom Mark, sowohl r. wie l. i = 245, bis ein Anfall erfolgt. Danach ist lange Zeit mit i = 200 vom Mark nichts mehr zu bekommen; wohl aber bei i = 170.
11 Uhr 45 Min. Hirnrinde: i = 170. Mark: i = 245. Sofort darauf großer schwerer Anfall mit schweren allgemeinen Krämpfen und Schreien. Danach ist vom Mark nichts mehr zu sehen mit i = 190, wohl bei i = 150.
11 Uhr 48 Min. Ist noch entladen. Hirnrinde: i = 40. Mark: i = 150.
11 Uhr 50 Min. Noch entladen. Derartig, daß man bei Reizung des Markes ausschließlich eine gekreuzte (also Pyramiden-) Wirkung bekommt. Allmählich nimmt die Erregbarkeit zu, und man bekommt wieder gleichseitige Zuckungen vom Mark aus. In diesem Stadium incrementi der Erregbarkeit kann man, sofort nach einer mit faradischem Strom ausgelösten gleichseitigen Zuckung, mit demselben Strom keine Reaktion mehr bekommen (refraktäre Phase). Dieses würde niemals, wenigstens nicht in diesem Grad, bei der Hirnrinde beobachtet.
12 Uhr. Querschnitt ins Mittelhirn, demzufolge Enthirnungserstarrung. Dabei bleiben die taktilen Zuckungen bestehen, während man mit i = 130 vom Mark aus gleichzeitige Zuckungen auslösen kann. Auch mit viel stärkerem Strom, z. B. i = 120, ruft man nur gleichseitige Zuckungen herbei. Anfälle werden nicht mehr wahrgenommen. Exitus.

Diese Beobachtung erscheint uns wichtig, weil aus ihr mit Bestimmtheit die Wirkung von Absinth ersichtlich ist, die Erregbarkeit der Zentren des verlängerten Markes zu erhöhen, jedoch — in diesem Fall — nicht im selben Maße auf die Hirnrinde. Diese erhöhte Erregbarkeit bleibt noch kurze Zeit nach dem Anfall bestehen, um nach einigen Minuten schnell zu sinken und dann wieder ein wenig zuzunehmen. In diesem Stadium incrementi kann, nach einem gleichseitigen Krampf, wenn durch einseitige Faradisation des verlängerten Markes ausgelöst — oder nach einer spontanen doppelseitigen Zuckung — zunächst keine neue Zuckung hervorgerufen werden: also refraktäre Periode. In diesem Stadium incrementi ist die Dauer der refraktären Phase der Markreizung von derselben Art wie die der Reflexzuckungen, bei mäßiger Bromcamphervergiftung. Man hat also alle Gründe, anzunehmen, daß der Mechanismus der refraktären Phase bei den myoklonischen Reflexen nicht nur, nach Sherrington (l. c. S. 113), im Rückenmark seinen Sitz hat, sondern auch höher, nämlich in den Zentren und Verbindungen, die bei diesen Versuchen am Mark in Frage kommen. Nach der Enthirnung ändert sich nichts an den vom verlängerten Mark auszulösenden gleich(halb-)seitigen Zuckungen. Doch wird kein einziger Anfall mehr als Folge davon gesehen. Dieser Versuch, ebenso wie die Beobachtung in Kap. I, § 2, S. 90 und 120 von der Abhängigkeit der Anfälle vom Unversehrtsein der Pyramidenbahn, zeigt, daß — obwohl die normalen Reflexzuckungen in den Zentren des verlängerten Markes zustande kommen — der tonisierende Einfluß der Hirnrinde für das Zustandekommen der Reflexe und vor allem der vollständigen myoklonischen Anfälle von einiger Bedeutung ist.

Die Wahrnehmungen an der Katze 233 zeigen ebenfalls deutlich den starken, die Erregbarkeit vermindernden, Einfluß der Anfälle selbst auf den Medullarrand ohne Vermittlung der Hirnrinde. Bei diesem Tier war drei Wochen vorher eine Zwischenhirnverletzung (r.) angebracht worden, wodurch bis zum Tod Déviation conjuguée (nach r.) von Kopf und Augen und Neigung zum Fallen (nach l.). Da bei dieser Katze 233 die motorische Hirnrinde unversehrt war (keine Entartung in der Pyramidenbahn), liefert dieser Fall zugleich den Beweis (Unterschied der Reflexe r. und l.), daß der Einfluß des Vorderhirns sich nicht ausschließlich auf die erregbare motorische Hirnrinde, und selbst nicht auf die Hirnrinde beschränkt. Zum selben Schluß gelangten wir bei der Katze 240, S. 123 und S. 154.

Protokoll 20. Katze 233. 3. August 1913. Gestern 0,5 g Bromcampher, demzufolge myoklonische Reflexe auszulösen sind, über der linken Körperhälfte viel schwächer. Absintheinspritzung. Nach einem allgemeinen Anfall starke Kopfdrehung nach r., maximal nach l. Die starke Wendung nach r. wird in allen folgenden Anfällen bemerkt. 11 Uhr 45 Min. nachm. fortwährend spontane Zuckungen und Anfälle. Beide motorische Hirnrinden bloßgelegt, wobei sich ein starker Absinthgeruch bemerkbar macht. Auch mit starkem Strom sind keine Krämpfe durch Reizung der Hirnrinde zu erzielen. Darauf wird das Mark bloßgelegt und wird der Medullarrand regelmäßig faradisch gereizt. Jedesmal kann man gleichseitige Krämpfe, namentlich des Hinterbeines, mit schwachem Strom hervorrufen (i = 180). Jedesmal braucht man nach einem Anfall viel stärkere Ströme (i = 150). Nach dem Aufhören der Atmung kann man noch eben einen geringen Krampf sehen. In den Präparaten zeigt sich, daß drei Wochen vor dem Exitus bei der Operation die r. laterale Schleife (lateraler Teil) und der Nucl. ventralis thalami getroffen sind, ferner, daß der Nucl. lentiformus rechts durchstochen, dagegen die Capsula interna unversehrt ist.

Daß der tonisierende oder vielmehr erleichternde (Graham Brown) Einfluß eines bestimmten Zustandes der Großhirnrinde auf die medullären Zentren gegenseitig wirkt, darauf deuten die Feststellungen an der Katze 221. Auch vermögen diese einigermaßen näher zu bestimmen, welche Zentren und Bahnen der Sitz der refraktären Phase der myoklonischen Reflexe sind.

Protokoll 21. Katze 221. Operation am 2. Juli 1912, vgl. S. 132: Zwei vertikale Stiche durch das r. Kleinhirn hindurch, durch die Formatio reticularis, wobei die Pyramidenbahnen unversehrt bleiben (Abb. 33, S. 151).

20. Juli 1912. 10 Uhr 5 Min. vorm. Eine Spritze Absinth. Darauf können einige taktile Zuckungen, ausschließlich an der l. Körperhälfte, ausgelöst und graphisch festgelegt werden. Beide Vorderpole des Großhirns werden breit bloßgelegt.

11 Uhr 15 Min. vorm. Von den motorischen Zonen werden mit Strom i = 180, sowohl r. als l. von den kontralateralen Körperhälften kräftige Zuckungen hervorgerufen.

11 Uhr 16 Min. 2. Spritze Absinth.

11 Uhr 18 Min. Die l. Körperhälfte reagiert kräftig auf Klopfen. R. wenig oder nicht.

11 Uhr 19 Min. Stromstärke i = 180. Sowohl von der r. als von der l. Hirnrinde können heftige Zuckungen der contralateralen Körperhälfte ausgelöst werden.

11 Uhr 20 Min. Stromstärke i = 90. Von der r. Hirnrinde löst jede zweite, von der l. Hirnrinde jede fünfte Reizung (mit ± 1 Sek. Intervall) einen typischen Vorderbeinkrampf aus.

11 Uhr 22 Min. Klopfen auf das r. Vorderbein: jeder dritte Schlag ergibt eine Zuckung (lange refraktäre Phase). Klopfen an das l. Vorderbein: jeder Schlag löst eine schwere Zuckung aus.

11 Uhr 36 Min. Thalamus beiderseits quer durchschnitten. Darauf ist Reizung der Hirnrinde, wie stark auch, unwirksam.

11 Uhr 45 Min. Nackenmark und Kleinhirn bloßgelegt.

Faradische Reizung, Elektrode auf den lateralen Rändern des Markes sowohl r. wie l. bei i = 121; Krämpfe des gleichseitigen Vorderbeines. Auch mit i = 150 dasselbe.

(Spätere Versuche zeigten, daß diese Krämpfe vermutlich auf Reizung des N. accessorius beruhen; siehe Katze 222.) Klopfen auf das l. Hinterbein ergibt regelmäßig einen taktilen Reflex, beim Klopfen auf das r. Bein erfolgt meistens nichts.

Autopsie: Die weiße Substanz des Kleinhirns, in Durchschnitten, ist rechts mit Entartungskörnchen besät, und da auch der Nucl. dentatus (mit dem Corp. restiforme) getroffen war, gab es eine ausgesprochene Entartung des Crus. sup. cerebelli. Ferner war das hintere Längsbündel getroffen und aufsteigend (stark) und absteigend (schwach) entartet. In der getroffenen r. Substantia reticularis (Abb. 38) waren r. > l. prädorsale Bündel absteigend entartet.

Epikrise. Infolge der Wahrnehmungen in Kap. II, § 4, S. 110 kann es als ausgeschlossen gelten, daß das ungleiche Reagieren der Körperhälften auf der Affektion des Kleinhirns beruht. Denn auf diesem Grund hätte man eine bessere Reflexerregbarkeit an der r. Seite erwarten müssen. Da Pyramiden- und Monakows-Bündel unversehrt sind, hat man, unserer Ansicht nach, die stärkere Reaktion der l. Körperhälfte der Verletzung der Formatio reticularis rechts zuzuschreiben.

Wir glauben dann auch die längere refraktäre Phase, die sowohl bei Reizung der l. Hirnrinde als beim Klopfen auf das r. Hinterbein gefunden wird, dieser Verletzung zuschreiben zu müssen. Es soll aus diesem Versuch der Schluß gezogen werden, daß eine Verletzung des Zentrums des r. verlängerten Marks nicht die Erregbarkeit selber (d. h. die Reizungsschwelle) der gekreuzten Hirnrinde ändert, sondern nur die re-

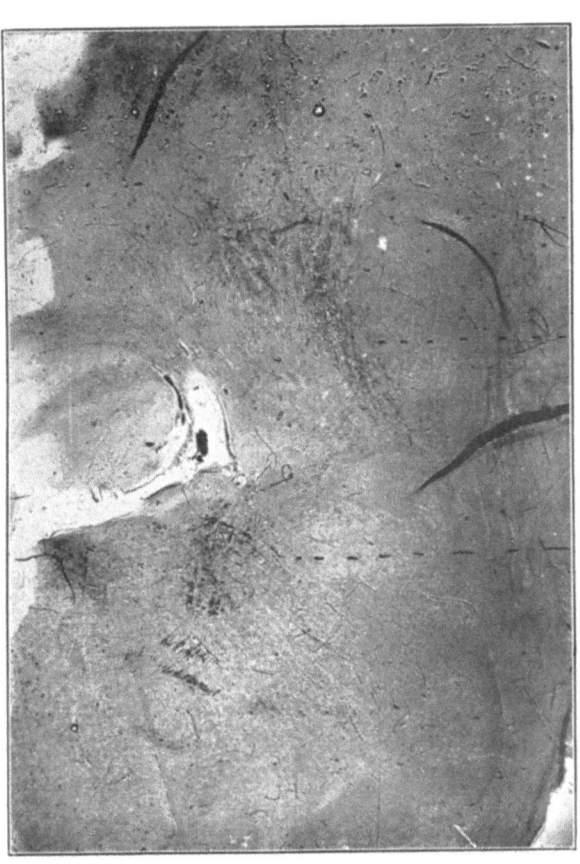

Abb. 38. Katze 221. Verletzung (zwei Nadelstiche) der r. Formatio reticularis. Partielle Entartung des Crus sup. cerebelli. Verletzung der Form. ret. pontis.

fraktäre Phase für faradische Reize auf die l. motorische Hirnrinde, ferner, daß sie auch die des taktilen myoklonischen Reflexes des r. Hinterbeines verlängert. Also scheint das Zentrum des verlängerten Markes sowohl auf die gleichseitigen myoklonischen Reflexe, wie auch auf die gekreuzte Hirnrinde einen gewissen tonischen (erleichternden) Einfluß auszuüben, und zwar hauptsächlich durch Beeinflussung der refraktären Phase. Wenn wir uns jetzt aus dem I. Teil, Kap. IV und V daran erinnern, wie nach der physiologischen Analyse der myoklonischen Erscheinungen die stets zunehmende Verkürzung der refraktären Phase der mehrmals erwähnten Klimax (myoklonische Reflexe, Reflexnachwirkungen, Zuckungsserien und vollständige myoklonische Anfälle) zugrunde liegt, dann wird es klar, wie das Pons-Oblongata-Zentrum in der Produktion der myoklonischen Reflex- und Anfallerscheinungen eine überwiegende Rolle spielt.

Die Beobachtung an der Katze 222 lehrt, daß gewiß nicht die Hinterstränge, wenigstens nicht ausschließlich, die aufsteigenden Reize weiterleiten, die den myoklonischen Reflex auslösen.

Protokoll 22. Katze 222. 27. Juli 1912. 10 Uhr 30 Min. vorm. In leichter Narkose wird das Tier aufgespannt. 2 Spritzen Absinth. Motorische Zone und Mark bloßgelegt.

11 Uhr 5 Min. Erste spontane Zuckungen.

11 Uhr 15 Min. Mit $i = 200$ wird vom Medullarrand rechts ein Krampf des r. Hinterbeines ausgelöst.

11 Uhr 30 Min. Dura über den Hirnrinden geöffnet. Reizung mit $i = 85$ rechts und links: Öffnung der gekreuzten Vorderbeinklaue.

11 Uhr 35 Min. Mit $i = 180$ vom Medullarrand (Corpus restiforme) Krampf des gleichseitigen Hinterbeines.

11 Uhr 45 Min. Sektion der Hinterstränge rechts im Nackenmark bei C 1.

11 Uhr 46 Min. Wie höher, um 11 Uhr 35 Min.

11 Uhr 48 Min. Von den Vorder- und den Hinterbeinen und vom Rücken aus sind keine myoklonischen Reflexe auszulösen.

11 Uhr 50 Min. R. und l. werden bei C 1 die Hinterstränge noch tiefer eingeschnitten. Danach Erregbarkeit der Hirnrinde wie oben (um 11 Uhr 30 Min.). Jetzt sind weniger regelmäßig, von den Medullarrändern aus, mit schwachem Strom Hinterbeinkrämpfe auszulösen (r. besser als l.). Nach Querschnitt in den r. Thalamus opticus bei Reizung der Medullarrändern noch Zuckungen der Hinterbeine ausgelöst (r. > l.).

Nach Thalamussektion auch der l. Seite: Dasselbe Resultat. Schließlich wird das Nackenmark zur Höhe des Punktes des Calamus scriptorius durchschnitten. Durch Reizung des Medullarrandes werden noch Krämpfe des Vorderbeines ausgelöst. Nach dem Aufhören der Atmung und der Durchschneidung des N. accessorius noch Schulterzuckungen, die kenntlich auf Stromschleifen durch den N. accessorius beruhen.

Aus diesem Versuch kann der Schluß gezogen werden, daß die leitenden Elemente, und zwar die aufsteigenden für die peripherischen Reflexe und die absteigenden für die durch Medullarrandreizung ausgelösten Hinterbeinkrämpfe nicht in den Hintersträngen, sondern mehr ventral im Nackenmark gelegen sind.

Der Versuch um 11 Uhr 50 Min. scheint darauf zu deuten, daß die zentrifugale Leitung der Reizungswirkung des verlängerten Markes in einem Niveau, der mit dem zentralen Kanal übereinstimmt, zustande kommt.

Der weitere Versuch scheint die schon früher geäußerte Vermutung zu bestätigen, daß man den bei Medullarrandreizung verursachten Vorderbeinkrämpfen, wegen der Stromschleifen in N. accessorius, keinen Wert beilegen kann.

Bei den Katzen 239 und 240 wurden systematische Reizungen während des Status epilepticus, abwechselnd auf der Hirnrinde und auf dem verlängerten Markrand, angewandt. Aus der Natur der Sache erfährt die wiederholte Feststellung des Minimalstromes, der den Krampf des gekreuzten resp. gleichseitigen Hinterbeines auslöst, große praktische Schwierigkeiten und wird also oft nur approximativ genau gelten dürfen.

Protokoll 23. Katze 239. Verletzung und Folgen vgl. Kap. III § 1, S. 120. Auch ohne Bromcampher-Verstärkung sind die myoklonischen Reflexe dieses Tieres der r. Körperhälfte mehr ausgesprochen.

Faradische Reizung der motorischen Hirnrinde und des verlängerten Markes.

24. April 1910. Um 4 Uhr Einspritzung (Absinth).
4 Uhr 11 Min. und 4 Uhr 18 Min. ein epileptischer Anfall.
(Rhythmus der Kurve: 5 — 6 — 12, 5 — 6 — 5 — 9 — 6 — 12 — 23 — 6,5 — 8).
Bloßlegung des l. Vorderhirns und des l. Nackenmarks. Faradische Reizung.

L. motorische Hirnrinde		L. Nackenmark	
Zeit	Minimale Stromstärke	Zeit	Minimale Stromstärke
		4 Uhr 59 Min.	220
5 Uhr	170		
5 Uhr 0,5 Min.	Anfall		
5 Uhr 1 Min.	220		
		5 Uhr 1,5 Min.	230
		id.	250
5 Uhr 2 Min.	210		
		5 Uhr 2,5 Min.	240
5 Uhr 3 Min.	210		
		5 Uhr 3,5 Min.	240
		5 Uhr 5,5 Min.	300
5 Uhr 6 Min.	210		
		5 Uhr 6,5 Min.	300
5 Uhr 7 Min.	200 (schwächer)		
5 Uhr 7,5 Min.	Anfall		
		5 Uhr 8 Min.	230
5 Uhr 8,5 Min.	200		
5 Uhr 9 Min.	200		
		5 Uhr 10 Min.	280
5 Uhr 11 Min.	200		
		5 Uhr 11,5 Min.	280
5 Uhr 12 Min.	220		
		5 Uhr 12,5 Min.	270
		5 Uhr 13 Min.	210
		5 Uhr 13,5 Min.	270
5 Uhr 14 Min.	210		
5 Uhr 15 Min.	2 Anfälle. Darauf eine Spritze Absinth.		
	R. Vorderhirn weiter gereizt.		
5 Uhr 17 Min.	200		
		5 Uhr 18 Min.	280
5 Uhr 18,5 Min.	Anfall		
5 Uhr 19 Min.	150		
		5 Uhr 19,5 Min.	269
		5 Uhr 20 Min.	250
5 Uhr 20,5 Min.	170		
		5 Uhr 22 Min.	240
5 Uhr 22,5 Min.	170		
		5 Uhr 23 Min.	240
5 Uhr 23,5 Min.	160		
		5 Uhr 24 Min.	Anfall
		5 Uhr 25 Min.	230
		5 Uhr 26 Min.	230
5 Uhr 27 Min.	170		
		5 Uhr 28 Min.	240
5 Uhr 28,5 Min.	170		
		5 Uhr 29 Min.	260
	Spontane Zuckungen, während deren		
5 Uhr 30 Min.	220		
Sofort darauf	180		
		5 Uhr 31 Min.	240
5 Uhr 32 Min.	180		
		5 Uhr 32,5 Min.	210
5 Uhr 33 Min.	160		
Exitus.			

154 Der Einfluß der Eingriffe im Zentralnervensystem auf die myoklonischen Reflexe.

Protokoll 24. Katze 240. Verletzung usw. siehe S. 122.

Reizungsversuche.

Zeit	Vorderhirn	Zeit	Nackenmark	Zeit	Vorderhirn	Zeit	Nackenmark
5 Uhr 37 Min.	55					5 Uhr 58,5 Min.	Anfall
Darauf ein Anfall.				5 Uhr 59 Min.	(r.) 50		
5 Uhr 38 Min.	45			5 Uhr 59,5 Min.	(l.) 60	6 Uhr	(r.) 100
		5 Uhr 39 Min.	150			6 Uhr 1 Min.	(l.) 130
		5 Uhr 41 Min.	120	6 Uhr 1,5 Min.	(r.) 40		
5 Uhr 41,5 Min.	60			6 Uhr 2 Min.	(r.) 70		
5 Uhr 42 Min.	80			6 Uhr 2,5 Min.	Anfall		
5 Uhr 42,5 Min.	Anfall					6 Uhr 3,5 Min.	(r.) 110
5 Uhr 43 Min.	80					6 Uhr 4 Min.	(l.) 100
5 Uhr 44 Min.	Kleiner Anfall			6 Uhr 4,5 Min.	(r.) 40		
5 Uhr 44,5 Min.	70			6 Uhr 5,5 Min.	(l.) 70		
5 Uhr 51 Min.	50			6 Uhr 7,5 Min.	(r.) 65		
5 Uhr 51,5 Min.	70			6 Uhr 8 Min.	(l.) 70		
						6 Uhr 9 Min.	(r.) 160
		5 Uhr 52 Min.	135			6 Uhr 9,5 Min.	Anfall
		5 Uhr 53 Min.	140	6 Uhr 10 Min.	(r.) maximaler Strom.		
		5 Uhr 53,5 Min.	130	6 Uhr 10,5 Min.	id.		
		5 Uhr 54 Min.	120			6 Uhr 11 Min.	(r.) 90
		5 Uhr 54,5 Min.	90			6 Uhr 11,5 Min.	(l.) 90
5 Uhr 56,5 Min.	(r.) 40					6 Uhr 12 Min.	(l.) 100
5 Uhr 57 Min.	(l.) 70						
		5 Uhr 58 Min.	(r.) 150	6 Uhr 12,5 Min.	(r.) 20		

Aus diesen Reizungsversuchen von 5 Uhr 37 Min. bis 6 Uhr 12 Min. an der Katze 240, ebenso wie aus den bei 239, kann unserer Ansicht nach ziemlich sicher der Schluß gezogen werden, daß sowohl die Erregbarkeit der motorischen Hirnrinden als die des Markrandes jedesmal nach einem Anfall abnimmt. Kurz nach der Bloßlegung fällt dieser Unterschied weniger auf, und scheint schneller wieder auf die normale Höhe zu steigen, als wenn der Versuch etwas weiter fortgeschritten ist. Bei 240 ist die an der Hirnrinde benötigte Stromstärke fortwährend beinahe zweimal so stark wie diejenige am verlängerten Mark. Auch verschwindet die faradische Erregbarkeit beim Absterben am ehesten an der Hirnrinde.

Aus den Aufzeichnungen der Reflexkrämpfe dieses Tieres ist deutlich ersichtlich, wie nur selten nach einer mäßigen Bromcampherdose, von der linken Körperhälfte, der die Pyramiden-Innervation fehlt, ein Reflexkrampf auslösbar ist. Kommt aber ein Reflex zustande, dann ist die Reflexzeit nicht nennenswert von derjenigen der rechten Seite verschieden. (Die Latenz beträgt im Anfang des Versuches $\pm {}^2/_{50}''$.) — Kurz nach der Absinth-Verabreichung sieht man die Kurven sich dissoziieren.

Starke Schwankungen und auffallende Unterschiede in der Erregbarkeit der Hirnrinde und des Markes werden unter normalen Umständen nicht gesehen und auch nicht bei solchen Katzen, denen Bromcampher und Absinth verabreicht waren, doch wo die Wirkung in der Gestalt von Anfällen ausblieb.

Protokoll 25. Katze 242. Nach 0,5 g Bromcampher und einer Spritze Absinth werden die motorischen Zonen und das Mark bloßgelegt. Abwechselnd werden die verschiedenen Teile faradisch gereizt; es wird der schwächste Strom notiert, mit dem von der Hirnrinde eine kontralaterale und für das Mark einen gleichseitigen Krampf (für das Hinterbein) ausgelöst wird. — Verletzung siehe S. 139 und Abb. 39.

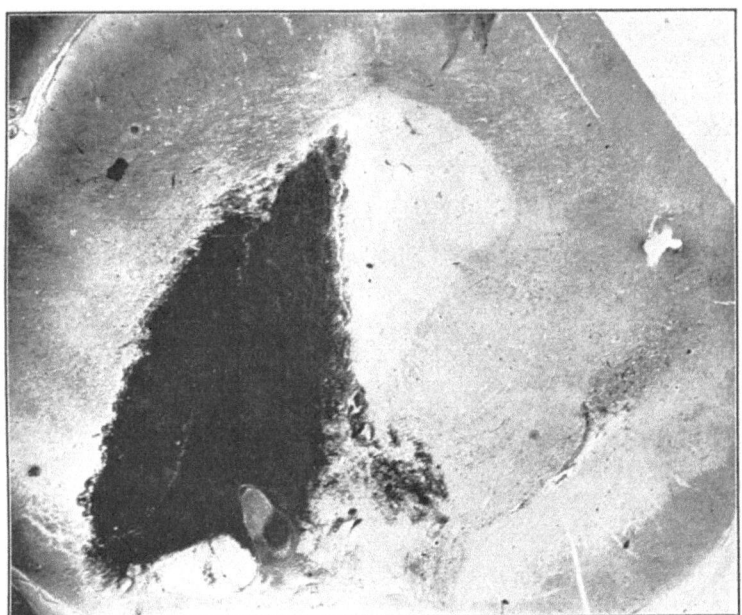

Abb. 39. Katze 242. Blutung an der Stelle der Verletzung des Mittelhirns.

Zeit	Motorische Hirnrinde links	rechts	Zeit	Mark links	rechts
4 Uhr 40 Min.	50	50			
4 Uhr 46 Min.		90			
4 Uhr 46,5 Min.	50	50			
			4 Uhr 47 Min.		90
			4 Uhr 48 Min.	120	
			4 Uhr 51 Min.	120	120
4 Uhr 52 Min.		65			
4 Uhr 53 Min.	50				
4 Uhr 59 Min.	65	65			
5 Uhr	Eine Spritze Absinth.				
			5 Uhr 1 Min.		70
			5 Uhr 2 Min.	100	
			5 Uhr 5 Min.	100	100

Obwohl diese Versuche keineswegs als abgeschlossen anzusehen sind, so kann doch mit Sicherheit der Schluß gezogen werden, daß es im Gehirn hauptsächlich zwei Stellen gibt, deren faradische Erregbarkeit im allgemeinen unterm Einfluß der in diesen Untersuchungen angewandten epileptogenen Mittel erhöht wird, doch vor allem und besonders periodische Änderungen erfährt, sobald es zu epileptischen Anfällen kommt. Es sind die motorischen Hirnrinden und die lateralen Teile des verlängerten Markes, dort wo dieser Gehirnteil unter dem Cerebellarrand frei wird. Für beide Zonen gilt die Tatsache, daß kurz vor der Entladung die Erregbarkeit (für das Mark ist bei

Bromcampher-Vergiftung, welcher Anfälle folgen, gewöhnlich ein Rollenabstand zweimal so groß als für die motorische Hirnrinde genügend) ein Maximum erreicht, um meistens nachher vorübergehend ziemlich bedeutend abzunehmen. Die Ausnahmen von dieser Regel waren teils dadurch zu erklären, daß bald ein zweiter Anfall folgte, teils blieben sie jedoch ungeklärt. In manchen Fällen schien es, als ob die Medulla-Unterschiede vor und nach dem Anfall stärker waren als in der Hirnrinde, in anderen Fällen als ob im einen Anfall die Hinrnrinde, im andern besonders das verlängerte Mark die Unterschiede zeigte.

Was die Hirnrinde anbelangt, so wurden die Unterschiede in der Erregbarkeit sowohl bei geschlossener als bei geöffneter Dura wahrgenommen; am ehesten und am meisten reagierten natürlich die gekreuzten Extremitäten. In einem Fall besonderer Erregbarkeit vor dem Anfall reagierte im Stadium incrementi die Hirnrinde auch mit einer allgemeinen Zuckung auf eine einfache Berührung mit der Elektrode, ohne daß der Strom durchgeschickt wurde. Die Erregbarkeit der Hirnrinde zeigte sich in zwei Fällen an einer Seite vermindert, nachdem einige Wochen früher eine Verletzung an das gekreuzte Kleinhirn angebracht worden war, wobei auch der Nucl. dentatus getroffen wurde (siehe Katze 203, S. 114 und 117).

Auf die Reizung des verlängerten Markes aber reagierte die gleichseitige Körperhälfte, vor allem das Hinterbein, während bei einem etwas stärkeren Strom ein myoklonischer Krampf durch alle Extremitäten ging. Die faradische Erregbarkeit des verlängerten Markes rechts und links unterliegt vermutlich, die Reflexerregbarkeit ganz sicher dem Einfluß einer eventuellen Verletzung der motorischen Hirnrinde. Wir haben Grund zu der Annahme (Katze 221, S. 150), daß eine Verletzung, die die Pons- und die Medullazentren oder deren absteigende Bahnen trifft, auf die Erregbarkeit der motorischen Hirnrinde einen unmittelbaren Einfluß ausübt. Was die Zentren und Leitungsbahnen dieser experimentell-konvulsivischen Erscheinungen anbelangt, so verfügen wir unter der Rubrik „Reizungsversuche" nur über 221 und 222[1]).

Die Wahrnehmungen bei 221 deuten darauf hin, daß die der Formatio reticularis pontis inferior angebrachte Verletzung für den Unterschied in der Reflexerregbarkeit beider Körperhälften, wie auch für den kennzeichnenden Unterschied in der Reaktion der motorischen Hirnrinden verantwortlich zu machen ist. Von der l. Hirnrinde reagierte jeder 5. Reiz; von der r. Hirnrinde jeder 2. Reiz. Auf taktile Reize reagierte die r. Körperhälfte jedes dritte Mal, die l. Körperhälfte jedesmal.

Aus diesen Ergebnissen wird es also klar, daß es zwischen der Hirnrinde und den medullaren Zentren für die myoklonischen Reflexe ein bestimmtes Verhältnis gibt, nämlich daß die Hirnrinde vom verlängerten Mark aus beeinflußt wird (und umgekehrt)[2]); denn sonst wäre es unverständlich, warum in diesem Falle (221) ein deutlicher Unterschied in der refraktären Phase der Hirnrinde zutage tritt, ohne irgend eine Verletzung der Großhirnhemisphäre oder der Pyramidenbahn. Daß bei Reizung des verlängerten Markes der Katze 221 rechts

---

[1]) v. Bechterew beobachtete (Neurol. Zentralbl. 1889, S. 516) allgemeine Konvulsionen bei Einstich in die substantia reticularis.

[2]) Beritoff, J.: Journ. russe de physiol. Bd. 1. 1917 und Ergebn. d. Physiol. Bd. 20, 418. 1919.

und links kein Unterschied in der Erregbarkeit auftritt, spricht keineswegs gegen diese Auffassung. Denn man muß wohl annehmen, daß die faradische Reizung am lateralen Rand des Rückenmarks in der Regel nicht die pontinen Zentren selbst erreicht, sondern nur die daraus zentrifugalen absteigenden Verbindungen.

Aus den Beobachtungen der 222 darf der Schluß gezogen werden, daß jedenfalls nicht nur die Hinterstränge den zentripetalen Reiz für die myoklonischen Reflexe aufwärts führen; denn die Sektion dieser Stränge hatte keinen Einfluß auf das Zustandekommen dieser Reflexe. Schließlich spricht der Endversuch stark dafür, daß das abwärts leitende Bündel der medullären (pontinen) Zentren in der Tat der Tr. reticulo-spinalis sein kann, da die myoklonische Reaktion infolge einer Reizung des Medullarrandes ausbleibt, nachdem der Schnitt durch die Hinterstränge bis zum Niveau des zentralen Kanals vertieft worden ist.

VI. Zusammenfassung der Ergebnisse.

§ 1.

Im ersten Teil dieser Untersuchung gelangten wir zu dem Schluß, daß es sich bei den myoklonischen Anfällen um eine besondere Art von Reflex-Nachwirkungen handelt („after discharge" Sherringtons), eine Form, die wir bei stets zunehmender Erregbarkeit auf experimentellem Wege sich allmählich entwickeln sehen konnten, und zwar aus den taktilen und akustischen Reflexkrämpfen, deren Besonderheiten mit den gewöhnlichen physiologischen Methoden untersucht wurden. Obwohl im Anfang die myoklonischen Reflexe bei allen Tiergattungen (selbst bei den kopffüßigen Weichtieren) gefunden wurden, konnte es doch festgestellt werden, daß diese Lebenserscheinung erst in jenen Formen zu ihrer vollständigen Entwicklung und zugleich zu ihrer für den Organismus offensichtlich nützlichen Wirkung gelangt (Ausschaltung toxischer Substanzen aus dem Kreislauf), bei denen die Pyramidenbahn zu vollständiger Entwicklung gekommen ist, so daß die Vermutung entstand, dieser belangreiche Leiter für Willensimpulse könne auch für das Zustandekommen jener Reflexe und Reflex-Nachwirkungen eine wichtige Rolle spielen.

Die experimentelle Untersuchung, die den Zweck verfolgte, nähere Auskunft über die Zentren und Bahnen, deren Funktion mit dieser Gruppe von Erscheinungen eng verbunden ist, zu ermitteln, hat in der Tat diese Vermutung zu einer Gewißheit machen können. Jede Verletzung des zentralen Nervensystems, welche Entartung — bewiesen durch die Osmium-Färbung — der Pyramidenbahn zur Folge hatte, rief in der betroffenen Körperhälfte eine Erschwerung für die Auslösung der myoklonischen Reflexe und der hier oben als überaus wichtig erwiesenen Reflexnachwirkungen hervor. Mehrmals sah man, wie Tiere, bei denen vorher schon, ohne Verstärkung der Reflexe durch Bromcampher oder Absinthessenz, nach einer der motorischen Hirnrinde — auch in geringerem Maße an anderen Hirnrindenteilen — oder der Pyramidenbahn angebrachten Verletzung, die myoklonischen taktilen Reflexe nachgewiesen werden konnten, diese sich kurz nach der Operation überhaupt nicht und später nur in geringem Maße und nur ab und zu zeigten. Zu einem myoklonischen Anfall dieser Körperhälfte konnte es allein kommen, wenn ein an der andern Körperhälfte entstandener epileptischer Anfall sich auf die depyramidisierte Hälfte ausdehnte. — Ebenso schien nach Wegnahme der temporalen Windungen der akustische Reflex erschwert, doch bei starker toxischer Verstärkung der Reflexe noch auslösbar. Entfernung von nicht motorischen Teilen der Hirnrinde hatte nur eine Schwächung, niemals ein vollständiges Verschwinden der taktilen Reflexe zur Folge. — Belangreich ist, daß in diesen Fällen von entfernter Hirnrinde und durchgeschnittener Pyramidenbahn kein merkbarer Unterschied in der Latenzzeit vor und nach der Verletzung gefunden wurde.

Aus dem näheren Studium der Verhältnisse ging ferner noch hervor, daß das Bestehenbleiben der myoklonischen Erscheinungen in rudimentärer Form, nach Hirnrinde- und Pyramidenverletzung, keineswegs — wie man geneigt ist anzunehmen — eine Folge unvollständiger Ausschaltung der betreffenden Nervenelemente (motorische Hirnrinde, Pyramidenbahn) sein kann. Denn auch wenn man die vordere Hälfte oder sogar die ganze Hemisphäre des Großhirns exstirpierte (Enthirnung), brachte dies keine Änderung in die erzielten Ergebnisse; daß nämlich die myoklonischen Reflexe in rudimentärer Form bestehen blieben. Dieses Ergebnis braucht uns weniger zum Staunen zu bringen, seit wir von Wertheimer und Lepage[1]) wissen, daß beide motorischen Hirnrinden mit beiden Rückenmarkhälften in Faserverbindung stehen und von Rothmann[2]) und Probst, daß man mit einer etwas stärkeren Stromreizung der Hirnrinde, auch wenn beide Pyramidenbahnen durchschnitten sind, an beiden Körperhälften epileptiforme Krämpfe verursachen kann.

Ferner wissen wir, daß auch nach Wegnahme beider Großhirnhemisphären (Versuche von Goltz und Rothmann) epileptische Anfälle auftreten können. Auf diese Tatsache wurde durch jene unserer Wahrnehmungen Licht geworfen, die darauf hinweist, daß im Pons und im Rückenmark die Reflexzentren für die myoklonischen Reflexe gefunden werden; auf diese Zentren wird aber durch die Großhirnrinde ein erleichternder Einfluß ausgeübt. — Übrigens stimmen die Wahrnehmungen von Sherrington und Leyton, Magnus und de Kleyn, Saito und Nikishawa mit der gefundenen relativen Autonomie der Reflexzentren im verlängerten Mark überein.

Zuletzt konnten wir selbst bei isoliertem Rückenmark im Hinterleib das Vorhandensein eines zwar modifizierten, myoklonischen Reflexes feststellen.

Es erwies sich weiter, daß außer der motorischen Hirnrinde und der Pyramidenbahn noch eine Anzahl andere Teile des zentralen Nervensystems auf das Zustandekommen der Reflexe und der Anfälle einen Einfluß ausüben können. Im Laufe einer solchen Reihe Versuche ergab sich, daß namentlich Verletzungen im Pons und im verlängerten Mark imstande sind, den bei den betreffenden Tieren vorher wahrgenommenen doppelseitigen Erscheinungen (myoklonische Reflexe, Zuckungsserien und große Anfälle) einen einseitigen Charakter zu geben, d. h. nur an einer Körperhälfte konnten nach der erwähnten Verletzung die taktilen Reflexe ausgelöst werden; die myoklonischen Anfälle setzten an einer Seite ein und blieben hauptsächlich auf diese beschränkt; die faradische Erregbarkeit (nämlich die Reizungsschwelle) der bloßgelegten motorischen Zonen war zwar beiderseits die gleiche, jedoch die refraktäre

---

[1]) Wertheimer und Lepage: Arch. de physiol. Bd. 29, 876. 1897.
[2]) Rothmann: Zeitschr. f. klin. Med. Bd. 44, 184. 1902.

Phase der betroffenen (gekreuzten) motorischen Zone war verlängert. Dieser Unterschied rechts und links konnte in bestimmten Fällen auf die Durchschneidung des Monakowschen Bündels zurückgeführt werden, deren normale Funktion auch nicht ohne Bedeutung für das normalerweise doppelseitige Auftreten myoklonischer Zuckungen und Anfälle schien. In andern Fällen, in denen weder das Pyramiden- noch das Monakowsche Bündel, doch wohl die Formatio reticularis getroffen war, nahm die Vermutung an Wahrscheinlichkeit immer mehr zu, daß auf diesem Niveau der cerebrospinalen Achse ein Doppelzentrum gelegen sein muß, dessen einseitige Verletzung imstande ist, in der betreffenden Körperhälfte die myoklonischen Reflexe usw. auszuschalten.
— Dieses Niveau — der distale Teil des Pons und der orale Teil des verlängerten Markes — scheint auch deshalb für die Lokalisation eines solchen Doppelzentrums geeignet, weil höhere halbseitige Verletzungen[1]), außer wenn sie das Pyramiden- (oder Monakows) Bündel betreffen, sich nicht imstande zeigten, den doppelseitigen Charakter der myoklonischen Reflexerscheinungen zu ändern.

Eine andere Reihe Beobachtungen in diesen Untersuchungen, die zu einem gleichen Ergebnis führen, sind die faradischen Reizungsversuche des verlängerten Markes, im Vergleich zu der Reizung der motorischen Hirnrinden. Die faradische Erregbarkeit der motorischen Großhirnzonen schien unter dem Einfluß der angewandten epileptogenen Mittel nicht nur erhöht, sondern auch in ihrer Auswirkung geändert. Zwar kann man mit einem eben wirksamen Strom leicht einen fokalen Krampf der betreffenden gekreuzten Extremitäten auslösen, doch der Charakter dieses Krampfes wurde ein anderer; er ist jäher, mehr myoklonisch geworden. Überdies schien der lokale Krampf eine größere Neigung als normalerweise zu allgemeiner Ausdehnung zu besitzen, d. h. die ganze betreffende Körperhälfte, ja auch die andere Körperhälfte in den Krampf zu ziehen. Über eventuelle Latenzänderungen bei Hirnrindenreizung unter dem Einfluß von Bromcampher und Absinth haben wir keine Messungen ausgeführt.

Dies alles gilt für Reizungen der Hirnrinde sowohl bei geschlossener als bei geöffneter Dura. In einem Falle schien die Erregbarkeit so stark zu sein, daß ein Krampf der gekreuzten Extremitäten ebenso auftrat, wenn bei Berührung der Hirnrinde der Strom durch die angelegten Platinelektroden zog, als wenn dies nicht geschah. Im letzten Fall war die mechanische Berührung der Hirnrinde mit der Elektrode schon ein erkennbar genügender Reiz — was unter normalen Umständen (ohne Bromcamphervergiftung) niemals von uns festgestellt wurde.

Während verschiedener Versuche, während Status epilepticus infolge Verabreichung der üblichen epileptogenen Mittel, wurde die Elektrode auch an das verlängerte Mark gelegt bei geschlossener Dura, und zwar dort, wo der Medullarrand unter die Kleinhirnumkapselung verschwindet. Ein hier angewandter faradischer Strom löste ebenfalls einen halbseitigen, bei Zunahme der Erregbarkeit einen doppelseitigen Krampf aus. Im Gegensatz zum halbseitigen Krampf nach Faradisierung der motorischen Hirnrinde betraf dieser Krampf aber zuerst die gleichseitige Körperhälfte. Da es sich deutlich zeigte, daß hier sehr leicht Stromschleifen durch den N. accessorius zustande kommen,

---

[1]) Bei der Katze 233 (S. 150) schien auch eine Verletzung des Nucl. lentif. corp. striati einen schwächenden Einfluß auf die gekreuzten Reflexe auszuüben — es sei denn, daß in casu die Verletzung des Nucl. ventralis thalami sich als die Ursache erweisen würde.

wurde ausschließlich bei Reizung des Medullarrandes auf den Krampf des Hinterbeines geachtet.

Zunächst sahen wir, daß die Erregbarkeit des verlängerten Markes bedeutend stärker (meistens zwei mal so groß) als die der motorischen Hirnrinde ist. Ferner erkannten wir, daß der Erregbarkeitsgrad sowohl der Hirnrinde als der des verlängerten Markes, der unter normalen Umständen während eines Versuches ziemlich gleichmäßig bleibt, während eines Status epilepticus stark schwankt und ab- und zunimmt mit dem Zustand von Entladung und Ladung, in dem die Katze sich befindet.

Gleich bevor es zu einem Anfall kommt, bildet sich eine sehr große Erregbarkeit, die auch bestehen bleibt, wenn auf den ersten Anfall sofort ein zweiter folgt. In der Regel aber sinkt die Erregbarkeit nach dem Anfall (in vielen Fällen nicht unmittelbar, sondern nach einer kurzen Periode großer Erregbarkeit) sprungweise, um nachher allmählich wieder zuzunehmen. Dieses gilt sowohl für die Hirnrinde als für das verlängerte Mark; doch gibt es Wahrnehmungen, die darauf hinzuweisen schienen, daß in gewissen Fällen nur die Erregbarkeit der Hirnrinde abnahm, und die des verlängerten Markes ungefähr gleich blieb, während in anderen Fällen viel mehr das verlängerte Mark dem Einfluß des Anfalles unterlag.

Es wird, unserer Ansicht nach, auch die hervorragende Bedeutung dieses medullarpontinen Zentrums für die myoklonischen Reflexerscheinungen durch die Tatsache beleuchtet, daß im Stadium incrementi der Erregbarkeit nach einer epileptischen Entladung die refraktäre Periode nach der Reizung des Markes ganz von derselben Art zu sein scheint wie die der zu gleicher Zeit untersuchten myoklonischen Reflexe (Katze 224, S. 140).

Eine ähnliche Übereinstimmung zwischen der refraktären Periode bei rhythmischer Hirnrindenreizung und derjenigen der zugleich untersuchten Reflexzuckungen (bei Chloralosevergiftung) wurde schon von Broca und Richet (loc. cit.) beschrieben.

Bei einem andern Tier (221, S. 150) wurde beobachtet, daß nach einer Verletzung des verlängerten Markes rechts die refraktäre Phase sowohl der Wirkung der gekreuzten Hirnrindenreizung als der taktilen Reflexe der gleichseitigen Körperhälfte verlängert ist; daß also nach beiden Seiten durch diese Verletzung ein Einfluß und zwar auf die refraktäre Phase — d. h. eins der Elemente der Reflexerregbarkeit — ausgeübt wird.

Kann man auf Grund dieser Tatsachen schließen, daß der Reflex im medullarpontinen Zentrum seinen Sttz hat und hier eigentlich zustande kommt? Keineswegs. Denn zweckentsprechende Versuche mit vollständig isoliertem Rückenmark haben bewiesen, daß tatsächlich Rudimente der myoklonischen Reflexe bestehen bleiben, doch an die Stelle der Adduktion und der Flexion trat alsdann Extension.

Also überrascht uns, was die Lokalisation im Nervensystem anbelangt, eine merkwürdige Ubiquität. Der myoklonische Reflex, im Prinzip im isolierten Rückenmark vorhanden, unterliegt einer starken Beeinflussung seitens der Pyramidenbahn und der Hirnrinde; er ist besonders in seiner Entstehung auch vom medullarpontinen Zentrum (siehe oben) abhängig, doch steht er auch unter dem Einfluß des gleichseitigen Keinhirns.

Was dieses letztere betrifft, so ließen die Versuche an der hintern Schädelhöhle uns einigermaßen verwickelte Verhältnisse erkennen. Die Entfernung des Schädeldaches an dieser Stelle, wenigstens wenn zugleich die Dura mater eröffnet wurde, hatte zur Folge, daß eine größere Dose des epileptogenen Giftes nötig war, um die gleiche Wirkung wie zuvor zu erreichen. Dasselbe fand man, obwohl in weniger starkem Grad, nach Entfernung der Dura mater über dem Großhirn. Da bekanntlich gerade die palliative Operation der hintern Schädelhöhle bei erhöhtem Gehirndruck auf die Druckverhältnisse einen starken Einfluß hat, würde man aus diesem Grunde an einen Einfluß des Standes des Gehirndruckes auf die medullarpontinen Zentren zu denken haben. Wenn ausschließlich die Kleinhirnrinde verwundet oder entfernt wurde, zeigte sich die Erregbarkeit der kontralateralen motorischen Hirnrinde vermindert; der doppelseitige Charakter der myoklonischen Reflexerscheinungen und Anfälle aber blieb unverändert. Dort, wo die Kleinhirnkerne getroffen waren (nach der Entartung im Crus superius zu urteilen), waren die myoklonischen Reflexe an der betreffenden Körperhälfte eher auslösbar.

Aus diesen Ergebnissen ist wohl ersichtlich, daß man, wie es schon geschehen ist, nicht das Recht hat, beim Studium des Kleinhirns und dessen Einflusses auf die Lebenserscheinungen, einfach an eine gewisse Identität zwischen dem Kleinhirneinfluß und dem der gekreuzten roten Kerne zu denken, welche beide via Monakows Bündel zustande kommen. Denn die Verletzung der rechten Kleinhirnkerne verstärkt rechts die myoklonischen Reflexe, so daß vom linken roten Kern dasselbe erwartet werden darf. Anderseits sahen wir, wenn die Sektion in Monakows Bündel auf die myoklonischen Reflexe einen Einfluß ausübt, daß sie diese schwächer macht.

Was die Durchschneidung der hinteren Wurzel anbelangt, so waren nachher natürlich die myoklonischen Reflexe ausgefallen: doch das deafferenzierte Bein zuckte richtig mit, sobald es zu spontanen Krämpfen und Anfällen kam. Es ging aus den gemachten Experimenten nicht hervor, daß die Durchschneidung der Schleife einen bedeutenden Einfluß auf das Zustandekommen der myoklonischen Reflexe und Anfälle hätte.

§ 2. Vermutlich bei den myoklonischen Reflexen betroffene intrazentrale Verbindungen.

Ein Versuch zur Feststellung der Bahnen, durch welche die Reflexreizung, die den myoklonischen Reflex auslöst, geleitet wird, wird mit den Ergebnissen der hier dargelegten Untersuchungen rechnen müssen.

1. Unter Umständen ist es auch möglich, bei isoliertem Rückenmark einen myoklonischen Reflex in rudimentärer Form auszulösen.

2. Die besonderen Bahnen, durch welche die myoklonischen Reflexe, Reflexnachwirkungen und Anfälle ausgelöst werden, sind die taktilen und die akustischen Zufuhrwege.

3. Die Dauer der refraktären Phase (das Element im Reflex, von dem die Möglichkeit des Auftretens von Reflexnachwirkungen und Anfällen abhängig ist) wird in den im Übergang von Pons zum Mark gelegenen Krampfzentren, die die Reflexe der gleichseitigen Körperhälfte beeinflussen, bestimmt.

4. Die Hirnrinde, deren direkte Reizung eine refraktäre Phase zeigt, und zwar von derselben Art wie diejenige bei direkter Reizung des gekreuzten Medullazentrums und des aus der Peripherie durch taktile Reize ausgelösten Reflexes, übt mit der Pyramidenbahn, vielleicht auch in einem geringeren Grad mittels Monakows Bündel und möglicherweise noch durch andere Bündel, einen bestimmten verstärkenden Einfluß auf die Reflexe aus.

Auf Grund dieser Schlußfolgerungen aus den vorherigen Untersuchungen gelangt man zur folgenden Vorstellung der Verhältnisse. Ein elementarer Reflex kommt in den einzelnen Rückenmarksegmenten zustande. In den örtlichen medullaren Zentren wird die nötige Erregbarkeit durch die Pyramideninnervation unterhalten.

Die eigentlichen Kennzeichen des taktilen myoklonischen Reflexes (Schnelligkeit, Regelung der refraktären Phase) kommen aber erst dann zustande, sobald das medullare Zentrum seine Mitwirkung verleihen kann. Dieses medullare Zentrum beeinflußt die homolaterale Körperhälfte.

Setzt der gegenwärtige Zustand der Anatomie uns in den Stand, näher zu bestimmen, welche Bahnen die Verbindung zwischen den Hinterwurzeln und dem medullaren Zentrum aufrecht erhalten? Wir müssen hier bedenken, daß in der medialen Schleife die taktilen Reize nach der sensiblen Kreuzung ankommen, während in der lateralen Schleife die akustischen Reize ihren Weg nach oben verfolgen. Wir wissen ferner, daß die hinteren Corpora quadrigemina der Knotenpunkt dieses wichtigen Verbindungsweges sind und daß dieser in absteigender Richtung den gekreuzten Tr. tectoreticularis aussendet. Im doppelt gekreuzten Verlauf dieser Bahn, wie auch in dem Umstand, daß auf diesem Weg die taktilen und die akustischen Bahnen einen gemeinsamen Knotenpunkt im Mittelhirn erreichen können, sehen wir ebenso viele Gründe, die eine nähere Untersuchung dieser Unterabteilung der Frage erwünscht scheinen lassen. Übrigens sind wir uns wohl dessen bewußt, daß kaum die ersten Versuche einer Lokalisation der Reflexwege im zentralen Nervensystem gemacht worden sind [1]).

VII. Allgemeine Schlußfolgerungen.

Am Ende des ersten Teils waren wir zu dem Schluß gelangt, daß es sich bei den myoklonischen epileptischen Anfällen der höheren Wirbeltiere um gewisse, auf eine besondere Weise — zu dem Zweck nämlich, bestimmte Gifte unwirksam zu machen — differenzierte Reflexnachwirkungen handelt. Die im Laufe des zweiten Teils dieses Werkes gesammelten Erfahrungen gestatten uns den Versuch, unserer Ansicht nach, die Bedeutung jener Anfälle in der physiologischen Ökonomie etwas näher zu bestimmen und zu diskutieren, inwieweit von einer Lokalisation die Rede sein kann.

Obwohl die Elemente für das Zustandekommen der einfachen taktilen myoklonischen Reflexe schon im isolierten Rückenmark vorhanden sind, befindet sich im Pons und im verlängerten Mark ein Zentrenpaar, von dem jedes für seine eigne Körperhälfte [2]) das Zustandekommen jener besonderen

---

[1]) Winkler, C.: Handbuch der Neurologie I, 2. Teil. 1920.
[2]) Eine andere wichtige Gruppe von Reflexerscheinungen, nämlich die Magnus-de Kleynschen Reflexe auf Kopfdrehung und die tonischen Reflexe auf die Körpermuskeln

Reflexnachwirkungen in ihrer vollständigen Form (gleichzeitige Krämpfe der ganzen willkürlichen Muskulatur) ermöglicht. Diese Zentren sind dazu imstande, indem sie jenes wichtige Element in der Mechanik jener Reflexe beherrschen, dessen Änderung (I. Teil, Kap. V, § 3) dem Entstehen der Anfälle aus einfachen Reflexen zugrunde zu liegen schien, nämlich die refraktäre Phase. Es ist möglich, daß die Formatio reticularis pontis und der Medulla sich ganz oder teilweise mit der Stelle dieser Zentren deckt. Verletzungen dieser Gegend waren, mehr als anderswo, imstande, dem ehemals doppelseitigen Auftreten der myoklonischen Anfälle weiter einen einseitigen Charakter zu geben. Da andere physiologische Tatsachen und klinische Ergebnisse für diese Gegend eine besondere Bedeutung für die Erhaltung des Bewußtseins vindizieren[1]), liegt es auf der Hand, zunächst an diese lokale Besonderheit zu denken bei der Frage, warum gerade bei den myoklonischen Anfällen (im Unterschied zu den Jackson-Anfällen) der Bewußtseinsverlust so früh eintritt. Dasselbe kann für die Salivation gelten, möglich auch für die Pupillenerweiterung. Obwohl auf Grund dieser Versuche eine gewisse Unabhängigkeit dieser medullaren Reflex- und Anfallzentren vorausgesetzt werden muß, so konnte doch — u. a. aus dem Wechseln der faradischen Erregbarkeit vor und nach den Anfällen und dem direkten Einfluß der Großhirnrinde und der Pyramidenbahn auf die Funktion der erwähnten Zentren — der Beweis einer gewissen Wechselwirkung zwischen der motorischen Hirnrinde und diesen medullären Krampfzentren geliefert werden: Die diesbezügliche von Schroeder van der Kolk, Fr. Franck, Pîtres, Binswanger, Ziehen, Redlich, Sarbo und A. Fuchs[2]) früher ausgesprochene Erwartung hat also eine experimentelle Bestätigung erlangt. Neben den eigenen Beobachtungen scheinen mir auch diejenige Bischoffs[3]) und Prus' für die hervorragende Rolle der nichtcorticalen Zentren zu sprechen. Sonst könnte man kaum erklären, weshalb man durch Cortexreizung bei doppelseitiger Verletzung der Haube und intakter Pyramidenbahn keinen epileptischen Anfall mehr hervorrufen kann.

Ohne Zweifel müssen wir deshalb in der myoklonischen Epilepsie einen Mechanismus erblicken, der bei jedem höheren Tier wirkungsbereit vorhanden ist, um, sobald bestimmte Gifte über eine bestimmte Masse in den Kreislauf gekommen sind, zu reagieren. Der ganz vergleichbare Symptomenkomplex beim Menschen — die myoklonische Epilepsie — tritt jetzt ungezwungen auf seinen nosologischen Platz, wobei aber bemerkt werden muß, daß — weit davon entfernt, als eine seltene Form der Epilepsie vereinzelt zu stehen — diese Form vielmehr als der Prototypus der genuinen Epilepsie angesehen werden kann. Wenn man diese Erscheinung so auffaßt und auch im Auge

---

sind, nach diesen Autoren, von derselben Örtlichkeit abhängig, während der gleichseitige Einfluß vorzuherrschen scheint. Dieser Punkt war, wie es scheint, noch nicht der Gegenstand einer speziellen Untersuchung (Pflügers Arch. f. d. ges. Physiol. Bd. 178, S. 177. 1920).

[1]) U. a. ist es wohlbekannt, wie Tumoren in dieser Gegend mehr und eher als anderswo von Coma begleitet sind. Auch die Kriegserfahrung betreffend Gehirnerschütterung (Breslauer, Dtsch. med. Wochenschr. 1919, Nr. 13) weist auf das verlängerte Mark als auf die Stelle, wo die geringste Abweichung (Druck) Bewußtseinsverlust verursacht.

[2]) Fuchs, A.: Wien. klin. Wochenschr. 1910, 28. April.

[3]) Bischoff: Wien. klin. Wochenschr. 1899, Nr. 39.

behält, daß die eigentlichen erhöhten taktilen Reflexe — auch bei Katzen — in den Hintergrund treten können, während die spontanen, von uns regionär genannten Krämpfe in den Vordergrund treten, m. a. W. daß der eigentliche Ursprung der Myoklonie ganz verloren gehen kann, dann lehrt auch die klinische Wahrnehmung, daß unter den Epilepsieformen die myoklonische in ihren verschiedenen Abstufungen am meisten vorkommt, in Übereinstimmung mit den früheren Beobachtungen Russel Reynolds, der bei 81 % seiner Epileptiker interparoxysmale konvulsive Erscheinungen wahrnahm. Tatsächlich bilden nur die sogenannten „petit mal" und die psychischen Äquivalente im allgemeinen (Traumzustände, Poriomanie usw.) eine gesonderte Symptomengruppe. Sie müssen, wie es im dritten Teil dieser Arbeit dargelegt wird, als atypische, unvollständige Anfälle oder Entladungen, teils als Intoxikations- oder Ladungserscheinungen aufgefaßt werden, während die großen vollständigen Anfälle die typischen Entladungen darstellen.

Bis jetzt haben wir es vermieden, auf die lange Reihe der von anderer Seite über das Krankheitsbild der sog. Myoklonie in denselben Jahrzehnten, in denen wir die hier dargestellten Beobachtungen an Tieren machten, geführten Untersuchungen Bezug zu nehmen. Wie gering der Nutzen der Versuche zur Erläuterung der klinischen Tatsachen und der wirklichen Verhältnisse bis jetzt gewesen ist, darauf wurde schon im I. Teil hingewiesen. Es ist hier der Ort zur Feststellung (unter Hinweis auf den von Pierce Clark[1]) kürzlich veröffentlichten Bericht über die in den letzten 15 Jahren über Myoklonie und myoklonische Epilepsie erschienenen Arbeiten), in welchem Maße die physiologischen und die klinischen Tatsachen sich decken, und namentlich ob die Untersuchung nach der Lokalisation in beiden Fällen zu gleichlautenden Schlußfolgerungen führt oder nicht. Unter dem Kennzeichen der myoklonischen Krämpfe bemerkt Clark hauptsächlich, sie seien „short, sudden and lightning like". Während die Intensität des Klonus große Variationen in individuellen Fällen zeigt, ist dies nicht weniger der Fall mit dem Rhythmus, der von 10 auf 240 in der Minute wechselt, welche niedrigste Frequenz mit dem Rhythmus der von uns untersuchten myoklonischen Anfälle übereinstimmt. Bei der Katze ging die Frequenz bis zu 15 pro Sekunde, wodurch ein bedeutender Unterschied im Wesen der zwei „Myoklonie" genannten Erscheinungsgruppen gezeigt wird. (Vgl. III. Teil, Kap. II, S. 171.) Er betont noch stärker die große Variabilität. „The very essence of the movements is variability, in degree, interval and synchronism" (S. 33). Clarks wie auch Shanahans Beschreibung der menschlichen Myoklonie unterscheidet sich dadurch von der unsrigen, daß diese Autoren die matutinalen Einzelkrämpfe nicht in die myoklonischen Erscheinungen einreihen, doch diese vielmehr für „motorische Erscheinungen von petit mal" halten, während wir auf die Bedeutung des Überganges vom Schlaf- in den Wachzustand, sowohl beim Menschen als beim Tier, als eine bevorzugte Periode für myoklonische Erscheinungen hingewiesen haben. Bei der Besprechung der Lokalisationsfrage betont Clark, daß sowohl bei einem exquisit corticalen Leiden wie Dementia paralytica, sowie bei lokalen Rückenmarkprozessen (Myelitis) Myoklonie wahrgenommen wurde, eine Tatsache, die auf demselben Boden steht wie die — übrigens modifizierten — bei Tieren mit isoliertem Lendenmark wahrgenommenen myoklonischen Reflexerscheinungen. In der echten myoklonischen Epilepsie von Unverricht (progressiver Typus) und Lundborg (stationärer Typus) bleibt bis spät im Verlauf der Krankheit der Unterschied zwischen guten und schlechten Tagen bestehen; nach einer großen Entladungsserie folgen normale Tage (Entladungszustand vergleichbar mit der refraktären Periode nach dem Auflösen des Reflexes und der längeren myokloniefreien Periode, die nach unseren Wahrnehmungen auf einen myoklonischen Anfall der Katze zu folgen pflegt). In den letzten Stadien der Krankheit fallen die guten Tage aus und treten die myoklonischen Erscheinungen fortwährend auf, erschweren die Aufnahme von Nahrung und führen den Kranken, mittelbar oder unmittelbar, zum Untergang. Übrigens wurde niemals bei echter Myoklonie (autoptisch untersuchte Fälle) etwas

---

[1]) Clark: Americ. journ. of nerv. a. ment. dis. 1919, II, S. 17.

wie eine regelmäßige Lokalisation gefunden, so daß die klinischen Beobachtungen nur theoretische Erörterungen zulassen. Diese letztere führen Clark zu Vergleichen zwischen diesen konvulsiven Erscheinungen und den bekannten, in den späteren Jahren so oft besprochenen, extra-pyramidalen motorischen Krankheitserscheinungen und Lähmungen. Zahlreich doch sind die in der Literatur dargestellten Fälle von Spastizität, Contractur, Tumor, choreiformen Bewegungen, Athetose oder der Paralysis agitans ähnlichen Erscheinungen, im allgemeinen rhythmische automatische Bewegungen bei unversehrter Pyramidenbahn, doch mit Defekten im Hypothalamus, Corpus striatum und im Mittelhirn. Wenig genau aber ist Clarks Gedankengang dort, wo er auf Grund dieser neuen Ergebnisse, auch was die myoklonischen Erscheinungen betrifft, für das Mittelhirn eine bedeutende Rolle vindiziert, wie er uns den Beweis dafür schuldig bleibt, daß choreatische und athetoide Bewegungen in myoklonische übergehen können. Flataus und Sterlings Fälle, wie belangreich sie auch seien, vermissen das in einer ähnlichen Frage unentbehrliche Verdikt der Autopsie; ebensowenig liegt ein Beweis vor der Fischer- und Leysenschen Annahme, daß das extrapyramidale Nervensystem die Grundlage, den Hintergrund für die Pyramiden-Innervation und des epileptischen Anfalls schafft. Doch muß Clark, Sterling und Flatau zugegeben werden, daß mit den klinischen Ergebnissen mehr und mehr Anweisungen gesammelt werden, die auf die Möglichkeit hinweisen, daß der Gehirnstamm bei der Entstehung myoklonischer Erscheinungen nicht unbeteiligt ist. Doch nähern diese modernen Autoren sich keineswegs der Vermutung, zu der die ersten Epilepsieuntersucher Schroeder van der Kolk, Nothnagel, Franck kamen, nämlich, daß im verlängerten Mark ein Krampfzentrum das Ganze der epileptischen Erscheinungen beherrschen muß. Denn als Resultat der klinischen Tatsachen zieht Clark den Schluß, daß man die myoklonischen Erscheinungen beim Menschen auf ultramikroskopische Änderungen des Mittelhirns zurückzuführen hat; dabei bleibt er, seltsam genug, bei der Meinung, wie noch zahlreiche andere klinische Untersucher, daß der eigentliche epileptische Anfall stets von der motorischen Hirnrinde ausgeht. Ostertag[1]) meint auf Grund eines nicht eindeutigen anatomisch untersuchten Falles, der myoklonische Komplex beruhe auf Änderungen des thalamo-rubro-cerebellären Systems.

Einschlägige Beobachtungen an niederen Tieren liegen nur wenige vor. O. Polimanti[2]) bemerkte an Fischen, daß Injektion von Curare zwischen Telencephalon und Diencephalon kräftige Reflexzuckungen (klonische und tonische) zur Folge hatte, z. B. wenn sie beim Schwimmen von anderen Tieren berührt werden. Auch nach parenteraler Einverleibung von Chinin, nicht jedoch von Curare.

Vergleichen wir mit diesem von pathologischer Seite erreichten Endergebnis die aus dem Studium der Verletzungen des Gehirnstammes bei experimentell epileptisch gemachten Tieren gewonnenen Angaben, so überrascht uns die Übereinstimmung, insofern auch im Experiment die große Schwierigkeit hervortrat, der motorischen Hirnrinde einerseits und den medullären und pontinen Zentren anderseits, jedem seinen eigenen Anteil an den Erscheinungen zuzuschreiben. Doch beide Untersuchungsreihen weisen auf den Gehirnstamm als auf die Hauptquelle der myoklonischen Erscheinungen. Nach der Pathologie handelt es sich um einen Einfluß aus dem Mittelhirn, der nach der anderen Körperhälfte überkreuzt. Nach dem Experiment handelt es sich um einen reflektorisch ausgelösten Einfluß aus der Gegend der Substantia reticularis pontis und der Medulla nach derselben Körperhälfte. Es ist nicht ausgeschlossen, daß beide Ergebnisse schließlich zur Übereinstimmung gelangen können, wenn bei weiterer experimenteller Arbeit in der Tat eine zwischen Mittelhirn und Rückenmark kreuzende Verbindung zwischen beiden Teilen gefunden wird, entweder im Sinne eines supranucleären Mittelhirnzentrums, welches das gekreuzte medulläre

---

[1]) Ostertag, B.: Arch. f. d. ges. Psychiatrie u. Nervenkrankh. Bd 73, 652. 1925.
[2]) Polimanti, O.: Zool. Jahrb., Abt. f. Zool. u. Physiol. Bd. 30, H. 4, S 512. 1911.

Krampfzentrum beherrscht, oder in diesem Sinne, daß die weitere Untersuchung zeigen würde, daß unsere Experimente nicht einen Kern, sondern nur eine etwas höher kreuzende Bahn (nach Kap. III, § 3, S. 128 gewiß nicht die rubrospinale Bahn) getroffen haben. In diesem letzten Fall wäre auch die Schwierigkeit verschwunden, eine direkte, also nicht gekreuzte Verbindung zwischen einem Reflexzentrum im Mark und dem Endapparat annehmen zu müssen — was ohne Zweifel eine Schwierigkeit bedeutet in Anbetracht der Tatsache, daß alle motorischen und sensiblen supranucleären Verbindungen (Pyramidenbahn, supranucleäre vestibulare Verbindungen[1]), die uns bekannt sind, über die Mittellinie kreuzen. — Übrigens sprach in der eignen Untersuchung mehreres zugunsten der Auffassung Monakows, daß für das Zustandekommen von Cloni nicht nur die Hirnrinde, sondern auch Thalamus, Pons, Metulla oblongata und selbst das Rückenmark funktionieren muß, während vorher schon Unterricht für eine Produktion echter epileptischer Erscheinungen ein normales Funktionieren des Rückenmarkes und der Hirnrinde für nötig hielt.

Was die myoklonischen Bewegungen bei verschiedenen Infektionskrankheiten, wie Chorea electrica Dubini, betrifft (bei der auch epileptische Anfälle auftreten), bei Malaria und besonders bei der letzten Grippeepidemie von 1919, so hatte schon Schupfer ebenso wie Brush[2]) als dessen Sitz die ganze cerebrospinale Achse erklärt.

In bezug auf die vergleichende Physiopathologie sehen wir unserseits das wichtigste Ergebnis des Vorhergehenden hierin, daß die bedeutendste Gruppe der epileptischen Anfälle, nämlich die der myoklonischen, sich ungezwungen ableiten und restlos erklären läßt aus einer hier zum erstenmal untersuchten Reflexgruppe, nämlich der taktilen und akustischen myoklonischen Reflexe.

---

[1]) Muskens: Brain 1914, S. 404.
[2]) Brush: Americ journ. of med. sciences, Dezember 1899.

Dritter Teil.

Die epileptischen Störungen beim Menschen und ihre Behandlung.

I. Einteilung der Epilepsien.

Schwierigkeit der Klassifikation bei der jetzigen chaotischen Sachlage. Die Fälle im Anfangsstadium sind wissenschaftlich und sozial die wichtigsten. — Verschiedene endogene und exogene Vergiftungen in verschiedenen Lebensaltern und traumatische Epilepsie.

Die Auffassung über die pathognomischen Erscheinungen der Epilepsie, zu welcher wir infolge der vorangehenden physiologisch-anatomischen Untersuchung gelangt sind, weicht von derjenigen unserer Vorgänger ab. Im myoklonischen epileptischen Anfall haben wir, auf Grund physiologischer Tatsachen, eine zweckmäßig geänderte Reflexnachwirkung gesehen und haben ihr, auf Grund der experimentellen, teils auch der klinischen Erfahrung, eine nützliche physiologische Wirkung bei bestimmten Vergiftungszuständen zugeschrieben. Die sich logisch an die physiologischen Vorarbeiten anschließende Behandlung des Stoffes stellt uns zunächst vor die Frage: „Welche von den beim Studium der Versuchstiere wahrgenommenen Erscheinungen, vor allem der myoklonischen Reflexe, Reflexnachwirkungen, myoklonischen Zuckungen und Zuckungsserien, finden wir beim Menschen wieder?" In den Kapiteln II, III und IV werden wir ausführlich darauf eingehen. Um aber den Kontakt zwischen den in der Klinik gangbaren Vorstellungen und den auf physiologischem Wege gewonnenen Gesichtspunkten aufrecht zu halten, scheint es uns zweckmäßig, hier eine Besprechung über die Einteilung der klinisch beobachteten Epilepsieformen einzufügen.

Der chaotische Zustand, in welchem sich unsere tatsächliche Kenntnis der epileptischen Erscheinungen befindet, kommt nirgends deutlicher zum Vorschein als dort, wo die Verfasser von Monographien und Lehrbüchern sich zur Aufgabe stellten, eine Klassifikation auszuarbeiten — eine Schwierigkeit, der einige spätere Verfasser entgingen, indem sie überhaupt keine Klassifikation der genuinen Epilepsie vorlegten. Diese Schwierigkeit hat erstens ihren Grund in der Tatsache, daß ein Ordnungsprinzip fehlt, sei es auf klinischem, sei es auf physiologischem oder anatomischem Gebiet, für die Beurteilung der Symptome, und zweitens in den großen Schwierigkeiten, welche die Beobachtung der Epilepsiekranken in der Praxis liefert; endlich in der Tatsache, daß man bei der Untersuchung einer typisch entwickelten Epilepsie — und diese Fälle bilden bei weitem die Mehrzahl der uns zu Rate ziehenden Kranken — einen verwickelten Komplex von Erscheinungen antrifft, der jeder deutlich umschriebenen und auf diesen Erscheinungen fußenden Klassifikation spottet. Auf die Dauer entwickelten sich bei den Kranken 3, 4, 5 und mehr Gruppen von Erscheinungen, die nur zum Teil als Entladungen gelten können; die zuerst undeutlich und meistens nur flüchtig auftretenden automatischen Bewegungen und mentalen Prozesse werden verwickelt und ziehen sich in die Länge, und jede Klassifikation der schließlich auf ungefähr dieselben Endzustände hinauslaufenden Krankheitszustände erscheint zwecklos. Demzufolge sahen Gowers, Féré und Binswanger von einer systematischen klinischen Einteilung ab, und ihnen verdanken wir vor allem eine genaue Beschreibung der einzelnen Symptome. Von den jüngeren Autoren schließt Turner sich den ebengenannten Vorgängern an, während Vogt[1]) und Cestan[2]) sich mit einer ätiologischen Beschreibung begnügen, weil es noch an einer Biologie der Epilepsie fehle.

Da also für unsere Kenntnis der Epilepsie, die in den Einrichtungen für chronische Epileptiker und a fortiori die in den Irrenanstalten vorhandenen Kranken nur ein weniger passendes Studienmaterial darbieten und sie von uns als Endprodukte verschiedener Krankheitsprozesse aufgefaßt werden, so werden wir unsere volle Aufmerksamkeit zunächst auf die beginnenden Fälle, mit ungefähr normaler Psyche, richten müssen. Denn nur in dieser Gruppe werden wir die Möglichkeit haben, Vergleichsobjekte zu dem bei der physiologischen Voruntersuchung beobachteten Material zu finden. Wie wir es in den Kapiteln über Prophylaxe und Therapie sehen werden, sind diese beginnenden Fälle zugleich auch von größtem Interesse auf sozialem Gebiete. Wir wünschen in unseren Ausführungen, von Anfang an, unsere volle Aufmerksamkeit jener Gruppe leichterer, oft zum Zurückgehen neigender, c. q. anfangender Fälle zu widmen, die wiederholt bei wissenschaftlichen Diskussionen besonders über die pathologische Anatomie der Epilepsie ein unübersteigliches Hindernis bilden.

Eine Einteilung der klinisch vorkommenden Fälle, die sehr deutlich zeigt, welche Stellung der myoklonischen Epilepsie bei Menschen und Tieren bezüglich der andern klinisch bekannten Gruppen zuerkannt werden muß, scheint uns folgende zu sein:

A. Durch bestimmte bekannte Gifte ausgelöste epileptische Anfälle. Hört die Zufuhr der von außen in den Magen oder in die Gefäße gebrachten Gifte auf, so weichen auch in der Regel[3]) die epileptischen Erscheinungen (Bromcampher, Absinth, Blei, gewisse Gasvergiftungen, Carbolsäure usw.). Weiter die Anfälle, die bei durch künstliche Atmung wiederbelebten Personen nach Ertränkung, Schneelawine und ähnlichen Ereignissen (Anoxämie) auftreten. Zu dieser Rubrik gehören also nicht nur die experimentelle, mittels Bromcampher und Absinth bei Katzen und Affen ausgelöste Epilepsie und die klinisch beobachteten Fälle einmal aufgetretener epileptischer Krämpfe infolge

---

[1]) Vogt, H.: Allg. Zeitschr. f. Psych. u. Neurol. Bd. 64, S. 418. 1907.

[2]) Cestan, R.: Les épilepsies. Paris 1922.

[3]) Ebenso wie sich beim Menschen eine chronische Epilepsie einer akuten Alkoholvergiftung und einem epileptischen Anfall anschließen kann, so besteht auch die Möglichkeit, daß epileptische Erscheinungen nach einer Absinthvergiftung zu chronischer Epilepsie führen können. Bei ein paar hundert Katzen aber haben wir dies kein einziges Mal wahrgenommen, wohl aber verminderte Toleranz (siehe darüber S. 169 unter B).

zufälliger Vergiftung mit Bromcampher (vgl. S. 12, 38ff.) und einer einmaligen Absinthdosis, sondern auch sowohl die Personen, die nach einer Erstickung wiederbelebt, nur einmal motorische und psychische epileptische Erscheinungen zeigen, als auch jene, bei denen sich die epileptische Gewohnheit und demzufolge chronische Epilepsie nach diesem einzigen Anfall entwickelten, schließlich auch noch eine Vielheit von Krampfformen, wie sie u. a. von Turtschaninow bei verschiedenen Krampfgiften festgestellt wurde. Die myoklonische Varietät scheint dabei wohl eine der meist frequenten zu sein.

B. Die durch nur zum Teil bekannte, endogen ausgelöste Gifte hervorgebrachte Epilepsie. Darunter gehört die große Mehrheit der dem Neurologen vorkommenden Fälle, mit ihrer bekannten Symptomen-Verschiedenheit, u. a. die verschiedenen Formen myoklonischer Epilepsie, die wir kennen lernen werden; ferner vielleicht einige Fälle vom „petit mal" mit seinen psychischen Automatismen usw., kürz eine Mehrheit der großen Gruppe der genuinen Epilepsie. Auf Grund der von uns vertretenen Lehre können wir diese oft von Haus aus gesunden Individuen, bei denen sich nach einer oder mehreren epileptischen Entladungen (Reflexnachwirkungen) die epileptische Gewohnheit entwickelte, nicht auf ein und dieselbe Stufe stellen, wie die infolge einer Hirnverletzung epileptisch gewordenen Personen. Jedenfalls entstehen diese Fälle zum Teil dadurch, daß ein Individuum, nachdem es wiederholt infolge einer in gewissen Fällen offensichtlichen Vergiftung (wie Verstopfung) durch einen myoklonischen Anfall entladen wurde, die epileptische Gewohnheit erlangt hat, derartig, daß die Entladung durch einen Anfall bei je länger desto geringerer Vergiftung auftritt. Auch in unseren Versuchen sahen wir ab und zu Katzen, die — nachdem es einmal zu Anfällen gekommen war — leichter mit geringerer Dosis als zuvor reagierten (Toleranzabnahme)[1]. Sauerbruch beobachtete dies ebenfalls während Krampfstudien mittels Cocainvergiftung. In der Mehrheit aber wurden, wie es scheint, genügend Antikörper gebildet, so daß man, um Anfälle zu sehen, stets größere Giftdosen verabreichen mußte. — Die Veranlagung zu epileptischen Erscheinungen sowohl in ihren myoklonischen als in anderen Formen (o. a. „Petit mal"), oft erblich, scheint auch als minderwertige Mutation (Sprungvariation) von Mensch und Tier entstehen zu können.

C. Die von örtlicher Gehirnaffektion (nicht von Trauma) abhängige Epilepsie. Zu dieser gehören sowohl die Fälle reiner Jacksonscher Anfälle durch lokale Reizung bei einem Krankheitsprozeß in den zentralen Windungen, als die vollständigen Anfälle bei einem Tumor infolge allgemeiner Druckerhöhung oder Verletzung tieferer Teile (außerhalb der Hirnrinde). Dazu kommen weiter die zahlreichen Fälle echter Epilepsie, die auf dem Boden einer pränatalen und in der Jugend erlittenen encephalitischen Verletzung entstehen.

D. Traumatische Epilepsie. Dazu gehören die durch ihre günstige Prognose vereinzelt stehenden Fälle einer durch traumatische Schädelverwundung verursachten Epilepsie (günstig wenigstens insofern, als sie durch Friedenszeit-Verletzungen verursacht sind), aber auch die äußerst seltenen Fälle, in denen eine periphere Nervenverwundung an einer der Extremitäten als einzige Ursache angenommen werden kann (sog. Reflexepilepsie).

---

[1] Timme, W.: Arch. of neurol. a. psychiatry, V. 9, S. 649, 1923, nennt diesen Vorgang Schwellenherabsetzung (Lowered threshold).

Es ist diese sowohl die Ätiologie als die Symptome berücksichtigende Einteilung, die wir weiter in diesem Buch befolgen werden.

Wenn man nur die Ätiologie und nicht die Symptome ins Auge faßt, so kann man noch bei der echten Epilepsie unterscheiden: Eclampsia infantum, Reflexepilepsie infolge einer Affektion am peripheren Nervensystem, oder vom Ohr, vom Auge, oder vom Magen aus, Epilepsia gravidarum, parturientium (Eclampsia) et puerperarum, Epilepsia traumatica (meistens im Anfang fokale, später allgemeine Anfälle), alcoholica, plumbica, cardiaca (Stokes-Adams), arteriosclerotica und senilis und die Epilepsie, die sich an Erstickung anschließt, an Fettembolie(?) (nach Beinoperationen und orthopädischen Eingriffen) und die lokale Rückenmarksleiden begleitet.

In allen diesen ätiologisch so sehr verschiedenen Gruppen ist es bis jetzt noch nicht gelungen, wichtige Unterschiede aufzudecken. Ausschließlich „Grand mal", selten ausschließlich „Petit mal" oder Äquivalentes, ebenso wie myoklonische Erscheinungen, kommen scheinbar ohne Regelmäßigkeit dabei vor. Echte maligne, fortschreitende myoklonische Epilepsie scheint aber ziemlich selten in den ätiologisch genau nachzuweisenden Gruppen vorzukommen.

Eine andere brauchbare Einteilung, die nur die Symptome und die Entwicklung berücksichtigt, ist folgende:

1. Partielle oder Jacksonsche Epilepsie.

2. Primäres „Grand mal". Die anderen Entladungsformen (Petit mal, Myoklonie) entwickeln sich nur im Anschluß an die größeren Anfälle.

3. Primäres „Petit mal". Die anderen Entladungsformen (Grand mal, Myoklonie) entwickeln sich nur im Anschluß an die kleinen Anfälle.

4. Primäre „myoklonische Epilepsie". Die anderen Entladungsformen (Grand mal, Petit mal) entwickeln sich nur im Anschluß an die Myoklonie. Diese betrachten wir als die Hauptform und ist der mittels Campher-monobromide bei Katzen (und beim Menschen) produzierten Epilepsie vergleichbar. Mit dem Unterschied jedoch, daß im Falle der akuten Vergiftung das ganze Vorgehen (bis zum Auftreten von Status epilepticus) innerhalb einiger Stunden abläuft, während im Falle der myoklonischen Epilepsie beim Menschen Jahre und Jahre vergehen. Meistens zeigen sich zuerst die typischen Kopfschmerzen, dann erfolgen während längerer Zeit die myoklonischen Zuckungen; endlich regelmäßig auftretende komplette Entladungen.

Eine vierte Einteilung, die besonders die Lebensperiode des ersten Auftretens berücksichtigt, ist folgende:

1. Kinderkrämpfe. Da in der Jugend beim Menschen die Neigung zu konvulsiven Bewegungen, nämlich zu myoklonischen Reflexen und Anfällen sehr entwickelt ist und mit einer solchen Regelmäßigkeit auftritt, daß man die epileptiformen Entladungen beim Einsetzen einer Infektionskrankheit fast physiologisch nennen könnte, so soll man hier genaue Unserschiede machen.

Es sollen hier alle jenen Krampfformen ausgeschlossen werden, die besondere Reaktionen des kindlichen Organismus auf das Nervensystem schädigende irgendwelcher Noxen darstellen, wie Glottiskrämpfe, Carpopedalspasmen, Affekt- oder Wutkrämpfe sowie auch Tetanus der Neugeborenen. Die beiden ersten kommen dann auch nicht nur bei sog. spasmophilen Kindern, sondern auch bei Meningitis und anderen lokalen und allgemeinen Hirnprozessen vor. Dagegen sehen wir die Gelegenheitskrämpfe, denen erhöhte myoklonische Erregbarkeit vorangeht und die alle Kennzeichen der myoklonischen Reflexe aufweisen, samt den eklamptischen und den bei Encephalitis wahrgenommenen Anfällen, die nicht auf einer tastbaren Hirnverletzung beruhen, als ganz im Rahmen der zur Epilepsie gehörenden Krämpfe an.

In Anbetracht der bei kleinen Kindern schon normalerweise sehr deutlichen myoklonischen Reflexe, wie sie sich in den heftigen allgemeinen Zuckungen bei unerwarteter Berührung oder plötzlichem Geräusch zeigen, ist es wahrscheinlicher, daß diese Gelegenheitskrämpfe myoklonische epileptische Anfälle sind, die stark erhöhten myoklonischen Reflexen, evtl. auch spontanen und Reflexzuckungen vorausgehen.

2. Pubertätsepilepsie. Die große Bedeutung dieses Lebensalters, sowohl bei Kindern, die in den ersten Lebensjahren Krampfzustände erlitten, als bei solchen, die nichts davon erfuhren, tritt deutlich in Gowers Statistik über das erste Entstehen der echten Epilepsie zutage. Unter Gowers Fällen fing $1/_7$ zwischen dem 12. und dem 15. Jahr an. In unserer eigenen Statistik entstehen 65 vH der Fälle im zweiten Jahrzehnt.

3. Menstruale Epilepsie. Hierauf und auf die folgende Gruppe kommen wir in einem besonderen Kapitel noch zurück.

4. Schwangerschaftsepilepsie und Eklampsie (wie Nr. 3).

5. Klimakterische Epilepsie. Ebenso wie das Klimakterium psychische Unstetigkeit — und die davon abhängigen Psychosen — hervorbringt, so sieht man auch in einigen Fällen vorhandene Epilepsie eine Exazerbation zeigen, evtl. auch, aber selten, echte Epilepsie für das erstemal entstehen, nicht selten auch zum Stillstand kommen.

6. Senile Epilepsie. Es wird angenommen, daß Arteriosklerose hier die unmittelbare Ursache ist[1]). Alle Unterformen, wie im Jugendalter, zeigen sich unter dieser Rubrik. Keineswegs ist die Prognose der Fälle jenseits der 50 Jahre als schlechter denn in der Jugend zu betrachten.

Alle diese Fälle gehören der Natur nach zur echten idiopathischen Epilepsie. Was die Symptome anbelangt, so werden alle auftretenden Ladungs- (Kopfschmerzen, Stimmungswechsel, Gefühlsstörungen) und Entladungserscheinungen (Grand mal, Petit mal, myoklonische Epilepsie) ohne Unterschied bei allen angetroffen, und der Beweis ist keineswegs geliefert, daß zum Beispiel psychische Komplikationen evtl. bei seniler Epilepsie häufiger auftreten als in jüngeren menstrualen Fällen usw.

II. Die myoklonische Epilepsie.

Das Wort Myoklonie für zwei weit auseinander liegende Erscheinungsgruppen angewandt. Große Frequenz der myoklonischen Erscheinungen in verschiedenen Formen der Epilepsie.

Da wir gesehen haben, daß die myoklonischen (das Individuum bei unerwartetem Berühren und plötzlichen Geräuschen beschützenden) Reflexe und die (den Organismus bei zahlreichen Vergiftungen und Infektion beschützenden) myoklonischen epileptischen Anfälle bei den niederen Vierfüßlern eine so wichtige Rolle spielen, können wir erwarten, daß bei einer noch höheren Entwick-

---

[1]) Lüth und Schupfer: Monatsschr. f. Psychiatrie u. Neurol., Bd. 7, 1901, S. 282.

lung des Nervensystems — und besonders beim Menschen — dieser Erscheinungsgruppe eine nicht weniger wichtige Rolle zukommen wird. Es gilt dies weniger für die myoklonischen Reflexe, denn wiederholt ist darauf hingewiesen worden, daß die Domestikation — das habituelle Leben unter Bedingungen einer besonderen Art Sicherheit — die myoklonischen Reflexe bei Menschen und Tieren in den Hintergrund drängt[1]): Jedenfalls ist die Hemmung des Großhirns so stark, daß diese Reflexe ohne absichtliche Verstärkung durch Chemikalien kaum oder nicht in Erscheinung treten. Dagegen werden wir reichlich Gelegenheit haben zu der Beobachtung, zu welchem Formenreichtum epileptischer Erscheinungen — außer der typischen myoklonischen Epilepsie, die sich jener der Versuchstiere anschließt — die Verhältnisse beim Menschen führen können, wie: Vollständige (myoklonische) Anfälle mit, aber auch gänzlich ohne vorangehende myoklonische Reflexe und Spontanzuckungen, eine sehr große Anzahl kleine Formen epileptischer Entladungen ohne Krampferscheinungen, psychische Komplikationen usw., von traumatischer Epilepsie und ähnlichem gar nicht zu reden. Beim Menschen werden wir das Auftreten verschiedener Epilepsieformen sehen, sobald — gleichwie durch welche Ursache — degenerative Faktoren wirksam sind (3a, S. 173) und werden wir den großen Einfluß der familiären Veranlagung kennen lernen, während auch als rezessives Kennzeichen (Sprungvariation) eine mehr als normale Veranlagung des Organismus zu myoklonischen Entladungen und alsdann als pathologischer Prozeß (Epilepsie) zutage tritt.

Da die Myoklonie und die myoklonische Epilepsie des Menschen bis jetzt gänzlich von der experimentellen Myoklonie getrennt untersucht worden sind, so haben wir uns veranlaßt gesehen, in kurzen Zügen der Geschichte des Gegenstandes nachzugehen. Die Spontanzuckungen als Prodromerscheinung vor dem epileptischen Anfall sind so frequent, daß sie scharfsehenden klinischen Beobachtern wie Boerhaave, Tissot, Russell Reynolds[2]) unmöglich entgehen konnten, und als „Petites secousses", Epilepsia minor usw. beschrieben worden sind (3c, S. 173), später auch von Rabot und Hoffman[3]).

Der Begriff und das Wort Myoklonie wurden erst 1881 durch Friedreich in die Medizin eingeführt, also einer krankhaften Bewegungsform, die nur selten und sporadisch vorkommt, und — weiteren Veröffentlichungen zufolge — jedesmal von andersartigen myoklonischen und sonstigen Erscheinungen begleitet ist, und der der Name Paramyoklonus beigelegt wurde. Mit Epilepsie hatten diese schnellen, unwillkürlichen, keine Bewegungswirkung hervorbringenden Krämpfe unmittelbar nichts zu tun, und es liegt mehr in den äußerlich vergleichbaren Muskelzuckungen, wenn spätere Untersucher, besonders Unverricht, van Lair[4]), Lundborg, dieses Wort für die mit Epilepsie verwandten Zustände übernommen haben.

---

[1]) In bestimmten Umständen von Unsicherheit scheinen diese Reflexe wieder hervorzutreten. C. Darwin erzählt, daß auf seiner Reise durch die argentinische, von den Indianern unsicher gemachte Wildnis, um 1835, er bemerken konnte, wie seine beiden Reisegefährten, ein Halbblutindianer und ein Fährtenspürer, beim geringsten Geräusch im Busch zugleich aufschraken. Er bemerks dazu: „What an awfull life these men lead!"

[2]) Russell Reynolds schätzte auf wenigstens 74 vH. die Anzahl der Epileptiker, die in den interparoxysmalen Perioden kleinere motorische Erscheinungen zeigten.

[3]) Hoffmann: Neurol. Zentralbl. 1901, S. 1017.

[4]) van Lairs (Rev. de méd. 1889, S. 115) Definition von myoklonischer Bewegung

Die beste Untersuchung (was Vollständigkeit und Genauigkeit angeht) über Myoklonie und Myoklonusepilepsie verdanken wir Lundborg[1]), der auf Grund von Literaturstudien und eignen Fällen folgendes unterscheidet:

1. Myoclonia symptomatica, bei verschiedenen Nervenkrankheiten wahrgenommen, auch bei Infektionskrankheiten (wie Malaria, Diphtherie, Typhus, Grippe).

2. Myoclonia simplex s. essentialis s. Myoclonus multiplex. Diese ist ein chronisches Leiden, das auf einer erblichen konstitutionellen Veranlagung des Nervensystems (erbliche familiäre Myoklonie) oder sonst auf Intoxikationen beruht, von denen einige bekannt geworden sind (Urämie, Quecksilber- und Bleivergiftung).

Die jetzt folgenden Myoklonien treten nur gemeinsam mit Epilepsie auf.

3. Myoklonusepilepsie (Myoclonia epileptica), die zwei Formen aufweist:
a) die progressive Form, Unverrichts familiäre Krankheit,
b) die intermittierende (sporadische) Form von Rabot.

Als dritte und größte Gruppe wird hier

c) die mit myoklonischer Epilepsie einsetzende genuine Epilepsie besprochen werden.

Lugaro[2]) hat in einer sehr lesenswerten Abhandlung das Künstliche der Untereinteilung der myoklonischen Erscheinungen auf Grund ihrer verschiedenen Lokalisation im zentralen Nervensystem dargelegt, und zwar auf Anlaß von Brissauds etwas willkürlicher Formel: Die Tics sind cerebral, Myoklonie ist bulbär[3]). Dagegen erklärt Lugaro, übrigens nicht weniger apodiktisch: „Es gibt einen Status neuroclonicus, in dem das Abnorme die Schnelligkeit der Bewegung und der Mangel eines Reizes ist. Dieser Status kann in allen Höhen des Zentralnervensystems vorkommen, und es gibt also alle möglichen Übergänge und Kombinationen. An der einen Seite steht als Äußerstes: Die „Maladie des Tics convulsifs" mit ihren psychischen und die spinalen Myoklonien mit ihrer peripher gelagerten anormalen Schnelligkeit." Wir erwähnen diese Stelle aus der Myoklonieliteratur, damit es um so schärfer hervortritt, daß man notwendigerweise auf Irrwege gelangt, wenn man beim Studium der Myoklonien nicht vom physiologischen Standpunkt, nämlich vom myoklonischen Reflex ausgeht. Da Myoklonie am häufigsten in Verbindung mit Epilepsie gesehen wird, widmet Lundborg mit Recht der Myoklonusepilepsie den größten Teil seiner Arbeit. Er zeigt (S. 27), daß man alle möglichen Übergänge zwischen intermittierender Myoklonie und Myoklonusepilepsie antrifft. Die außergewöhnliche hohe Frequenz irgendwelcher myoklonischen Krämpfe (spontane Einzelzuckungen, wie diese im ersten Teil dieses Buches beschrieben wurden (S. 34, 53, 56, 83 und 86), die zutage tritt, wenn man ein großes Material

---

gilt vollständig für die myoklonischen spontanen Zuckungen unserer Epileptiker: „Contractions forcées, brusques, incoordinées, rhythmiques ou arhythmiques, avortées ou suivies d'un déplacement." Für viele Fälle stimmt Spratlings Umschreibung (Paediatrics Dez. 1905, S. 767): „Lightninglike contraction of trunk and proximal muscles of extremities, which are not possible at will."

[1]) Lundborg, H.: Die progressive Myoklonus-Epilepsie. Upsala 1903.
[2]) Lugaro: Rivista di neurologica 1896, S. 389.
[3]) Brissaud, Leçons des maladies nerveuses. Paris 1893.

frischer Epilepsien untersucht, tritt nirgends so deutlich in Erscheinung als bei Russell Reynolds[1]).

— Die Verwirrung in der Myoklonieliteratur beruht schließlich darauf, daß die Aufmerksamkeit der Neurologen sich ungefähr zu gleicher Zeit auf zwei verschiedene Bewegungsanomalien gerichtet hat: 1. auf eine ziemlich selten vorkommende unwillkürliche kontinuierliche Bewegungsform der willkürlichen Muskeln, die, schneller als bei der Myokymie, weniger rasch als bei der Chorea electrica, nur selten Anlaß zur Lokomotion des betroffenen Körperteils gibt, meistens mit einer ungeregelten Rhythmik von 200 bis 300 in der Minute (Marinesco, Gorn) und 2. auf die in Beziehung mit Epilepsie oft vorkommenden, in der Tat wesentlich damit verbundenen myoklonischen Krämpfe willkürlicher Muskeln, die stets eine Masse betreffen — obwohl nicht immer Lokomotion darauf folgt —, durch einen Berührungs- oder Geräuschreiz reflektorisch hervorgebracht werden, aber auch spontan (wenigstens ohne bekannten Reiz) niemals mit der oben genannten hohen Frequenz produziert werden, nämlich höchstens, wie sie im I. Teil dargestellt wurden, in der Reflexnachwirkung (oder im myoklonischen Anfall) 12 bis 15 per Sekunde (S. 71).

Es ist noch nicht bewiesen, daß diese beiden Bewegungsformen innerlich verwandt sind[2]). Von Identität kann nicht die Rede sein.

Die erste Bewegungsform wird bei Hirnleiden als Dementia paralytica (Lambrani, Souques, Moniz) und Hirnverletzung beschrieben (Hämatoma — Murri, Chauffard, Ferrannini, Fragnito, Hoch), aber auch bei Rückenmarksleiden, Myelitis (Raymond) und multipler Sklerose (Strümpell, Heilig, Remak, Farge, Goria), bei Intoxikation, Alkohol (Lafargue, Mott, Söldner), Blei (Marie, Meinertz), Urämie (Perrero, Levi, Follet), Lues (Dana, Muratow, Strassmann, Simonelli, Hermann, Leubuscher), Auto-Intoxikation des Darmes (Peiper), Hypopara-thyroidismus (Lundborg, Wagner, Falconer), Infektionen (Marinesco, Lalage), nach Partus (Clark und Prout, Feinberg), bei Hysterie (Möbius, Böttiger, Huchard, Fiessinger, Murri, Carrière), während ferner Starr, Schupfer, Homen, Bechterew, Koschewnikoff, Lugaro, Eussière und Maillet, Goldflamm, Bregmann, Lenoble und Aubinau, Meyssier, Papillon und Gy, Valobra, G. Stewart, Hunt, Poggio, Gorn, Abadie und Molin de Teyssiere, Zylberlast, Roger und Robitschek verschiedene klinische Besonderheiten dieses eigenartigen Bildes beschrieben haben. Das von Seeligmüller für diese Bewegungsform eingeführte Wort „Myoklonie" wurde von Ziehen und Bresler auch für die epileptiformen Zuckungen benützt; diese Zuckungen waren bereits von R. Reynolds, Rabot, Turtschaninow (nach Carbolvergiftung), Unverricht, Vanlair, Lundborg, Seppilli und d'Alloco, Lambrani, Verga und Gonsalez, Buzzard und vom Verfasser selbst in Beziehung mit den gleichzeitigen vorkommenden epileptischen Anfällen untersucht worden.

---

[1]) Russell Reynolds: Epilepsie. Deutsch herausgegeben von H. Beigel. Erlangen 1865. S. 66.

[2]) Abgesehen davon, daß der Rhythmus beider Bewegungsarten verschieden ist, sprechen auch gewisse klinische Beobachtungen dagegen. So sieht man in Fällen myoklonischer Undulation nach Infektionskrankheit (Grippe) die Kniereflexe sehr schwach auftreten (Ramsay Hunt: Journ. of the Americ. med. assoc., 11. Sept. 1920, S. 713 und C. Roger, Aymès und Pourtal: Rev. de méd. 1923, S. 385), was bei verstärkten myoklonischen Reflexen wohl niemals vorkommt. — So haben wir denn auch nirgends in der Literatur, außer dem von Bödeker und Kalischer widersprochenen Fall Veits, Tabes und genuine (myoklonische) Epilepsie in einem Individuum kombiniert gefunden. — Nur Jelliffe und White (Diseases of the nervous system S. 871 und 880, 1919), haben, soweit uns bekannt, zwischen den myoklonischen Prodromalzuckungen und dem, was sie echte Myoklonie nennen, einen ausdrücklichen Unterschied gemacht.

Russell Reynolds fand unter 57 Epilepsiefällen, daß bei 74 vH klonische Zuckungen in den Perioden zwischen den Anfällen auftraten. Diese Beobachtung, die wir auf Grund eines sehr großen Epilepsiematerials (gegen 3000 Fälle) ziemlich bestätigen können, veranlaßt Lundborg wie auch andere Autoren, unter Hinweis auf die geringe Zahl der Patienten, über die Genauigkeit dieser Angabe Zweifel zu äußern. Dagegen erachten wir, auf Grund eigner Anschauung, Reynolds Angabe als keineswegs übertrieben, sondern vollkommen in Übereinstimmung mit unseren Beobachtungen an nicht-veralteten Fällen.

Da die myoklonischen Zuckungen wegen ihres flüchtigen Auftretens vom Arzt nur äußerst selten bemerkt werden können, und diese Erscheinungen von den Patienten und ihrer Umgebung entweder nicht bemerkt, oder nicht beachtet werden, kann infolgedessen nur eine sehr zielbewußte anamnestische Nachforschung (siehe Kap. III, S. 177) nach myoklonischen Zuckungen von entscheidender Bedeutung sein[1]). In den meisten Fällen treten die Zuckungen lange Zeit (Jahre!) vor dem ersten Anfall auf, was mit der Entstehung der myoklonischen Epilepsie, die wir bei Tieren kennen lernten und wo auch in der Regel myoklonische Zuckungen den Anfall einleiten, übereinstimmt. Es ist klar, daß für den Laien diese Symptome erst dann eine Bedeutung bekommen, nachdem es einmal im Anschluß daran zu aktuellen Anfällen gekommen ist. In anderen, weniger häufig vorkommenden Fällen wird uns mitgeteilt, daß erst, nachdem es zu großen epileptischen Anfällen gekommen ist, die myoklonischen Zuckungen sich gezeigt haben. Obwohl diese letzte Angabe in sehr vielen Fällen ungenau sein kann, muß man doch annehmen, daß sie in anderen Fällen auf Wahrheit beruht. Im allgemeinen nehmen die großen Anfälle die Aufmerksamkeit so sehr in Anspruch, daß die sekundären Erscheinungen in den Hintergrund treten, und — falls man nicht ausdrücklich nach ihnen fragt, der Aufmerksamkeit des Patienten und seiner Umgebung ganz entgehen. In den Jahren 1907—1908 haben wir an dreimal 50 Patienten, männlichen und weiblichen, die relative Frequenz, mit welcher myoklonische Erscheinungen in irgendeinem Stadium der Krankheit wahrgenommen waren, untersucht. 1920 haben wir dieselben Aufzeichnungen wiederum bei 50 Frauen und 50 Männern gemacht.

Regionäre oder myoklonische Zuckungen in den einzelnen Stadien der Krankheit

		Frauen	Männer
Erste Reihe (50 Fälle)		35	22
Zweite „ „		36	34
Dritte „ „		32	26
Vierte „ „	(zehn Jahre später an neuen Fällen aufgenommen)	26	29
	Zusammen	129	111

Diese Fälle sind keineswegs ausgewählt, sondern wie sie einer nach dem andern kamen, aufgenommen worden: Genuine Epilepsie und Hysteroepilepsie; nur sporadisch wurden zweifelhafte Fälle fokaler und traumatischer Epilepsie in die Statistik aufgenommen. Ausgeschaltet wurden die Fälle mit deutlichen Geistesstörungen und auch die Fälle von Hysteroepilepsie, in denen die funktionellen Störungen im Vordergrund standen. Der Wert dieser Sta-

---

[1]) Muskens, L. J. J.: Regional and myoclonic convulsions. Epilepsia, Bd. 1, S. 163, 1909.

tistik wird durch den Umstand erhöht, daß die Fälle verschiedenen Gesellschaftsschichten entstammen und dabei doch keine großen Unterschiede zutage treten.

Mit dem Vorkommen also bei 55 vH. der männlichen und 65 vH. der weiblichen nicht veralteten Fälle ist der nosologische Wert der myoklonischen Erscheinungen in Übereinstimmung mit Russell Reynolds bestimmt, und auch vom rein pathognomonischen Standpunkt aus ist es erklärlich, daß wir diese Gruppe von Symptomen in den Mittelpunkt des Interesses stellen wollten. Von den 200 Frauen zeigten nur 51 während einer längeren Zeit (Monate bis Jahren) ausschließlich dieses nur selten lästige Symptom, von den 200 Männern nur 28. Bei 46 dieser 200 Frauen traten angeblich die myoklonischen Zuckungen kurz nach dem ersten großen Anfall auf, desgleichen bei 52 der 200 Männer. Bei 32 Frauen und 31 Männern konnten keine bestimmten Angaben über diesen Punkt erhoben werden.

Es scheint also, daß die Frequenz der in beiden Gruppen bei mehr als der Hälfte der Fälle auftretenden myoklonischen Zuckungen, bei Frauen noch größer ist als bei Männern.

Ferner: Wenn wir das Auftreten der Zuckungen kürzere oder längere Zeit vor den Anfällen als typisch ansehen, da diese Reihenfolg in einem langen Termin das nachahmt, was wir sonst innerhalb einiger Stunden bei den vergifteten Katzen vorkommen sehen — so wird bei Männern die abnorme Reihenfolge, nämlich erst Anfälle und dann Zuckungen — bei den Katzen sehr selten — häufiger beobachtet als bei Frauen.

III. Nähere Beschreibung der regionären und myoklonischen Zuckungen beim Menschen.

Eigentümlichkeiten während des Schlafes, beim Wachen und bei geringer Bewußtseinsstörung. Matutinale Zuckungen. Bedeutung der Nachtruhe für die Entstehung der myoklonischen Erscheinungen. Weniger deutliche Klimax beim Menschen in den myoklonischen Erscheinungen.

Wenn wir die myoklonischen Zuckungen unserer epileptischen Patienten beobachten und diese neuromuskulären Erscheinungen einerseits mit choreatischen und Jacksonschen Zuckungen, andererseits mit den plötzlichen örtlichen Ruckbewegungen des echten Paramyoklonus und den noch mehr partiellen Zuckungen, die wir als fasciculäre und fibrilläre Krämpfe bezeichnen (Sehnenhüpfen) vergleicht, so fällt es nicht schwer, bei den myoklonischen Zuckungen die regionäre (sich auf einen Körperteil beziehende) und die örtliche (auf einen Muskel oder Unterteil beschränkte) Bewegung zu unterscheiden. „Regionäre Zuckungen" dürfen die größeren, mit entschiedener Lokomotion eines Körperteils verbundenen Bewegungen genannt werden, weil dabei ein oder auch beide Arme nach vorn oder zur Seite geworfen werden und der Kopf plötzlich nach vorn oder nach hinten gebeugt wird. „Myoklonische Zuckungen" im engern Sinne nennen wir ferner die örtlichen Muskelbewegungen, wobei es nicht zur Lokomotion eines Körperteiles kommt. In vielen Fällen sieht man diese verschiedenen Krämpfe beim gleichen Individuum vereinigt, doch meistens kommen bestimmte Bewegungstypen bei demselben Patienten immer wieder vor. Sie sind niemals schmerzhaft, und der Patient klagt in der Regel über sie nur, weil er sie als ein prodromales Symptom kennt, das zu einem epileptischen Anfall führt; es müssen übrigens nicht selten die Patienten und ihre Umgebung zur Beobachtung dieser einfachen Beziehung angehalten werden. Sie kommen im Schlaf vor; oft werden die Patienten durch den in diesem Fall regelmäßig allgemeinen oder nur eine Extremität betreffenden Krampf geweckt, der im Anfang des Leidens beim Einschlafen zustande kommt. Besonders die frühen Morgenstunden sind für myoklonische Erscheinungen charakteristisch.

Unsere eignen Beobachtungen — nicht nur mit Bezug auf die myoklonische Epilepsie — scheinen darauf hinzuweisen, daß vielmehr der Augenblick, in welchem der Patient aufsteht oder, in anderen Fällen, wenn er sich zum erstenmal im Bett erhebt, eine krampfauslösende Wirkung hat. In zahlreichen anderen Fällen erscheinen die ersten myoklonischen Zuckungen während des Ankleidens, und zwar so, daß zum Beispiel der Patient mit einem unwillkürlichen Ruck auf den Boden geworfen wird, weshalb das Ankleiden erschwert wird. Oft folgen 2, 3 Krämpfe schnell aufeinander — wie dies auch bei Versuchen beobachtet wurde — und es geschieht absolut nicht selten, daß die Patienten angeben, einen Augenblick eine Bewußtseinstrübung bemerkt zu haben, während das Bewußtsein bei einer einzigen Zuckung doch ungestört bleibt. Patienten, die sich selbst gut beobachten, erklären, selbst während einer einzelnen Zuckung eine vorübergehende Trübung des Bewußtseins wahrzunehmen, die aber so schnell vorübergeht, daß sie sofort den Schmerz spüren, wenn sie durch den Krampf zu Boden fallen!

Kommt es bei solchen Patienten mit matutinalen Zuckungen zu einem vollständigen Anfall, so tritt dieser oft vor dem Frühstück auf; bei nicht wenigen Patienten übt die Nahrungsaufnahme einen beruhigenden Einfluß auf die Zuckungen aus. In andern Fällen aber scheint es erst nach dem Frühstück zu einer großen Entladung kommen zu können.

Beispiel: Krankheitsgeschichte I. G. H., 30 Jahre alt, ledig, Fabrikangestellter. Einziges Kind einer vom Vater verlassenen Mutter, in sehr bedürftiger Lage.

Klagen. I. Zuckungen, ausschließlich beim Aufstehen, innerhalb von $1^1/_2$ Jahren, vom 17. bis zum 19. Jahr; niemals nachts oder beim Liegen. Beim Waschen fing es an. Er ließ alles aus den Händen fallen und fiel selbst um; dabei will er das Bewußtsein verloren haben, denn er wußte nicht, daß er gefallen war. Er hatte deshalb gelernt, sich beim Waschen festzuhalten, um nicht zu fallen. Ziemlich regelmäßig traten jeden Morgen die Zuckungen auf; nur ein- oder zweimal in der Woche war er davon frei. Nachdem im 19. Jahr die Anfälle aufgetreten waren, hörten diese Morgenzuckungen spontan auf, traten aber nachts regelmäßig auf, sowohl im Schlaf als im Wachen. Hatte er derartige Zuckungen mehrmals in der Nacht, so erwartete er am folgenden Morgen einen Anfall.

II. Anfälle; ohne Vorboten fällt er um; im Anfang nur, und jetzt hauptsächlich, morgens. Er fällt nach vorn oder hinten: verwundet sich, ruft nicht, sieht blaß aus. Keine Enuresis. Stets Zungenbiß links. Zuckt beiderseits. Nach 10 Minuten kommt er wieder zu sich, ist benommen und leicht im Kopf, kann sich sofort an alles wieder erinnern; muß zum Abort. Frequenz 3 Anfälle pro Monat, seit 11 Jahren.

III. Enuresis hatte er vom 14. bis zum 17. Lebensjahr, mehrmals in der Woche; sie hörte von selbst auf. — Das Gedächtnis des Patienten ist geschwächt. Alle übrigen Funktionen sind gut.

Familiengeschichte. Es sind uns keine Besonderheiten bekannt.

P. G., 9-Monats-Kind, normal geboren, nach einer für die Mutter äußerst unruhigen Schwangerschaft wurde er von der Mutter ernährt, hatte keine Krämpfe. Im 13. Jahr kam er in eine Fabrik; ohne bekannte Ursache bekam er im 14. Jahr Enuresis, 3 Jahr später Zuckungen und nach $1^1/_2$ Jahr die Anfälle, bei deren Auftreten die Zuckungen ganz in den Hintergrund traten; neulich verlor er infolge seiner Krankheit seine Stellung. Er wurde von mehreren Ärzten ohne Erfolg behandelt.

S. P., 14. Oktober 1907. Keine organischen Abweichungen. Er hat dauernd belegte Zunge und schlechte Zähne. Patient wurde nach einer Anstalt für chronische Epileptiker geschickt.

Aus dem folgenden Auszug einer Krankheitsgeschichte geht hervor, wie eigentümlich die Bedingungen für das Auftreten der Zuckungen bei gewissen Patienten sein können.

Auszug der Krankheitsgeschichte. Nr. 1. A. M., 28 Jahre, Gemeindearbeiter, Liernursystem. Er konnte nur mäßig lernen und hatte im 3. Lebensjahr ein heftiges Kopftrauma durchgemacht. Der Großvater mütterlicherseits war Potator. Der Sohn des Bruders der Mutter hatte epileptische Anfälle, welche die Ursache seines Ertrinkungstodes wurden. Seit 6 Jahren leidet er an Zuckungen (mit Streckung beider Arme nach vorn), die sofort auftreten, wenn er einen Augenblick gelegen hat, und besonders, wenn er, wenn auch wenig, geschlafen hat. Er vermeidet also, sich einen Augenblick hinzulegen, wenn er müde ist. Ferner treten die Zuckungen auf, wenn er seine Aufmerksamkeit auf etwas richtet, z. B. wenn er Karten spielt oder bei der Arbeit genau aufpassen muß (Zimmern, Zählen), aber auch, wenn er eine „langweilige" Arbeit macht, z. B. ein Rad dreht. Kurz nach den Zuckungen entwickelten sich beim Patienten heftige epileptische Anfälle, von zweimal wöchentlich bis zweimal im Monat. In den ersten Jahren war deutlich Kompensation vorhanden, d. h. er war einige Tage vor dem Anfall frei von Zuckungen. Später blieben die Zuckungen bestehen. Die klinische Beobachtung ergab, daß er nachts nur Zuckungen bekam, wenn er wach war.

In der Regel werden Zungenbiß, Enuresis, Verfärbung des Gesichts bei Zuckungen oder Zuckungsserien nicht bemerkt. Doch gibt es Beobachtungen, auf Grund deren die Annahme schwierig ist, daß wir es hier mit einer ausschließlich peripher zustande kommenden Erscheinung zu tun haben. Zunächst ist das Bewußtsein in vielen Fällen nur leicht gestört (der Patient weiß oft nicht, wie er bei heftigen Zuckungen auf den Boden zu liegen kommt) und besonders sieht man in bestimmten Fällen, hauptsächlich wenn einzelne Zukkungen schnell aufeinanderfolgen (Reflexnachwirkung, vgl. I. Teil, S. 37, 54 ff.), ebenso wie bei unsern betreffenden Versuchstieren eine momentane Pupillenerweiterung zustande kommen. Es muß auch erwähnt werden, daß in einigen Fällen die Umgebung den Eindruck bekam, daß Verstand und Gedächtnis bei regelmäßigem Auftreten der Zuckungen zu leiden hatten (auch ohne daß große epileptische Anfälle auftraten).

Der mit myoklonischen Zuckungen nicht selten einhergehende Sturz nach hinten oder vorn zeigt deutlich einen Zusammenhang mit dem Vorherrschen der Strecker oder Beuger der Wirbelsäule. Was das Fallen beim myoklonischen Anfall betrifft, so scheint es überflüssig, mit R. Hunt eine statische Störung anzunehmen.

Fragen wir uns jetzt: Woran liegt es, daß der Anfang und besonders auch das Ende der Nachtruhe auf eine so augenfällige Weise für das Auftreten der myoklonischen Erscheinungen bevorzugt wird? Zunächst müssen wir darauf hinweisen, daß es auch bei normalen gesunden Personen vorkommt, daß sie kurz nach dem Einschlafen mit einer allgemeinen Zuckung wach werden, wobei es oft den Anschein hat, als schließe diese Zuckung sich ungezwungen einem Traum an. Dies gilt im besondern für nervöse Personen und Verwandte von myoklonischen Epileptikern und von Epileptikern im allgemeinen. Auf Grund dieser Tatsache liegt es auf der Hand, an einen etwaigen mit der Physiologie des Schlafes zusammenhängenden Faktor zu denken, der also auch bei normalen Individuen wirksam ist (Wiersma). Nach Fischer und Leyser[1]) würde der Schlaf den Anfall auslösen, weil der Cortex-Ausschaltung zufolge vegetative und hormonale Schwankungen freies Spiel erlangen.

Ferner hört man auch viele myoklonische Epileptiker darüber klagen, daß die myoklonischen Zuckungen sich, sobald sie sich zur Ruhe begeben, auch mittags, einstellen, besonders wenn sie ermüdet sind. Es zeigt sich daraus, daß, sobald das Individuum nach erfolgter Anstrengung zur Ruhe kommt, schon eine gewisse Bereitschaft zu myoklonischen Erscheinungen sichtbar wird.

Schließlich erfahren wir, wenn wir eingehende Fragen an unsere Patienten richten, daß oft im Anfang der Krankheit der heftige Anfall meistens von einer Einzelzuckung ausgeht, die den Patienten weckt, etwa $1/_2$ Stunde nach dem Einschlafen. Im weiteren Verlauf der Krankheit zeigen sich die Anfälle auch zu andern Zeiten des Schlafes und auch des Tages. — Wir wollen versuchen festzustellen, ob wir auch von anderen Autoren über die Physiologie des Schlafes Tatsachen erfahren können, die auf dieses eigentümliche Zusammentreffen Licht werfen.

Nach den Untersuchungen Michelsons[2]) und Lambranis[3]) kann man bei gesunden Personen im Verlauf des Schlafes zwei Typen unterscheiden: zunächst den Abendtyp, der in sehr kurzer Zeit den tiefsten Schlaf erreicht, während er den Rest der Nacht in einem wechselnden Zustand geringer Schlaftiefe verbringt. Diese Personen sind morgens am besten ausgeruht und vertreten die gesunde Mehrheit. Beim Morgentyp dagegen wird nur langsam ein wenig tiefer Schlaf erreicht, die Schlaftiefe ist am Ende der Nacht noch ansehnlich, und der Körper fühlt sich nur mäßig ausgeruht.

Eine andere Gruppe von Beobachtungen, die sich auf unser Problem beziehen können, sind die von Mosso[4]) und Czerny[5]), nach welchen in der ersten halben Stunde des Schlafes die Hirnpulsationen (an Patienten mit Schädeldefekt wahrgenommen) beim Beginn des Schlafes sofort tiefer wird, so tief, wie sie im Wachzustand nur bei sehr gespannter Aufmerksamkeit erreicht wird.

Nimmt man u. a. mit Preyer als Ursache des Schlafes Anhäufung von Ermüdungssubstanzen an oder nach der, übrigens von L. Hill mit Recht verworfenen, Theorie zeitliche Hirnanämie, so muß man in jedem Fall annehmen, daß es gerade in der ersten Schlafperiode physiologische Verschiedenheiten gibt, die vermutlich mit der größeren Neigung zu myoklonischen Krämpfen und Anfällen in dieser Periode in Beziehung stehen. Schließlich muß noch daran erinnert werden, daß Mac William[6]) im normalen Schlaf, zum Teil von Träumen unabhängige, eigenartige, überraschend starke Blutdruckschwankungen fand.

Ebenso schwierig, wenn nicht noch schwieriger, ist es zu erklären, warum morgens beim Erwachen, beim Aufrechtsitzen im Bett und besonders nach dem Aufstehen die myoklonischen Bewegungen auftreten, evtl. einer myoklonischen epileptischen Entladung vorausgehen. Vorläufig kann man nur den Schluß ziehen, daß viel mehr als bis jetzt erkannt worden ist, die Schlafperiode mit chemischen oder andern Änderungen im Organismus verbunden ist, die mit der Neigung zu myoklonischen Entladungen eng in Beziehung stehen. Daß wir es hier mit allgemeinen und nicht nur beim Menschen gefundenen Verhältnissen zu tun haben, darauf weisen die Feststellungen an Katzen beim Übergang vom schlafenden in den wachenden Zustand hin (I. Teil, S. 43). Obwohl uns der genaue Mechanismus, der diesen Erscheinungen zugrunde liegt, entgeht, so haben wir doch genügend Anlaß, uns in der Praxis die Erfahrung zu eigen zu machen, daß z. B. myoklonische Epileptiker so oft beim plötzlichen Gewecktwerden, also bei übermäßig schnellem Übergang vom schlafenden in den wachsenden Zustand, einen Anfall bekommen. In den an die

---

[1]) Fischer und Leyser: Monatsschr. f. Psychiatrie u. Neurol., Bd. 56, S. 216. 1924.
[2]) Michelson: Dissertation. Dorpat 1891.
[3]) Lambrani: Atti d. accad. d. scienz. med. e nat. in Ferrara 1909.
[4]) Mosso, A.: Der Kreislauf im Schädel. Leipzig 1881.
[5]) Czerny: Jahrb. f. Kinderheilk., Bd. 16, 1896.
[6]) William, Mac: International Physiological Congress of Edinburgh 1923 und Brit. med. Jour., September 1923.

Hausgenossen der Epileptiker über die Anfallprophylaxe erteilten Anweisungen wird dann auch von uns regelmäßig die Notwendigkeit betont, die Patienten nur durch ein sehr langsames anschwellendes Geräusch, z. B. durch ein erst sanftes, alsdann allmählich lauter werdendes Klopfen zu wecken, daß ferner beim Aufstehen und Ankleiden hauptsächlich alle plötzlichen Geräusche sorgfältig vermieden werden müssen, usw.

Obwohl wir sehr selten myoklonischen Epileptikern begegnen, die spontan über die sensoklonische Reaktion (nach Lundborg) klagen, womit nur gesagt wird, daß sie durch ein plötzliches Geräusch oder eine plötzliche Berührung eine myoklonische Reflexzuckung oder Serienzuckung (siehe die Experimente) bekommen, so hört man doch nicht selten von der Umgebung, daß beim Zuschlagen der Tür oder bei irgendeinem plötzlichen Geräusch der Patient einen Krampf bekommt. Insbesondere sind bei Kindern, hauptsächlich bei sehr jungen Kindern, die myoklonischen Reflexe ausgesprochen (vgl. S. 190). Die Pflegerin in einem Säuglingsheim bemerkt z. B., daß bei irgendeinem plötzlichen Geräusch, z. B. beim Zuschlagen der Tür, ungefähr alle Kinder im gleichen Augenblick durch einen allgemeinen Krampf in Bewegung kommen!

Haben wir also zahlreiche Vergleichungspunkte zwischen den myoklonischen Reflexen der Warmblüter und den Erscheinungen beim Menschen, namentlich beim Myoklonicus, — sie jedoch auf dieselbe Stufe zu setzen, geht deshalb nicht, weil noch viel weniger als bei domestizierten Katzen (S. 28) der taktile und akustische Reflex regelmäßig beim Menschen normalerweise angetroffen wird.

Auch kann man nicht ohne weiteres das Zustandekommen des myoklonischen Anfalls bei Menschen und Tieren auf eine Stufe setzen; denn während als Regel beim Versuchstier eine regelmäßige Klimax beobachtet wird, zuerst verstärkte myoklonische Reflexe bestimmter Teile, alsdann aller Körperteile, darauf spontane Krämpfe und endlich der vollständige myoklonische Anfall, so fehlen in den meisten Fällen beim myoklonisch epileptischen Menschen deutliche Reflexzuckungen; auch kann — was beim Tier äußerst selten vorkommt — jede Spur einer spontanen Zuckung vor der großen Entladung fehlen. Doch ist andererseits die Übereinstimmung besonders treffend; denn ebenso wie wir bei Katzen, bei einem gewissen Grad von Reflexsteigerung, während einer Reihe von Krämpfen die Pupille momentan sich erweitern sahen, so wird diese Pupillenerweiterung auch beim epileptischen Patienten während einer Zuckungsserie ohne Bewußtseinsverlust gesehen; womit in beiden Fällen das Vorhandensein eines unvollkommen entwickelten epileptischen Anfalls dargelegt ist, der die meist vollständige Übereinstimmung bei Mensch und Tier darbietet, was die somatischen Erscheinungen betrifft. — Es ist zweifellos der geringen Kenntnis der Existenz und der Eigenart der myoklonischen Reflexe unter Ärzten zuzuschreiben, daß die große Bedeutung dieser Reflexe für die Entwicklung des myoklonischen, der genuinen Epilepsie überhaupt, noch nicht volle Würdigung gefunden hat. Stein[1]) zwar vermutete einen Zusammenhang der reflektorischen und spontanen Zuckungen mit den Anfällen, weil er sowohl die Frequenz der Anfälle als das Auftreten der Zuckungen mit Bromsalzen beeinflussen konnte.

---

[1]) Stein, R.: Jahrb. f. Psychiatrie, Bd. 30, 1907.

IV. Vulgäre oder genuine Epilepsie mit myoklonischer Epilepsie als Ausgangspunkt. Anfang und Verlauf.

Meist typische Entwicklung der myoklonischen Epilepsie. Erscheinungen der Kompensation. Beispiele. Unterschied zwischen Ladungs- und Entladungserscheinungen.

Wen wir bei der Besprechung der gewöhnlichen Epilepsie die myoklonische Epilepsie als Ausgangspunkt nehmen, tun wir nichts als die Schlußfolgerung aus der von Russell Reynolds mit Recht betonten übergroßen Frequenz myoklonischer Zuckungen bei epileptischen Patienten ziehen, und zugleich handeln wir in logischer Übereinstimmung mit der im ersten Teil dieser Arbeit besprochenen Veranlagung der höheren Tiere zu myoklonischer Epilepsie. Die Klinik lehrt uns, daß monosymptomatische Epilepsie (ausschließlich große Anfälle, ausschließlich myoklonische Zuckungen, ausschließlich Kopfschmerzen epileptischen Charakters, ausschließlich psychische Abweichungen epileptischer Art) jedenfalls zu den Ausnahmen gehört und daß im Laufe der Zeit das Krankheitsbild durch diese verschiedenen Erscheinungen verwickelt wird. Zu den Zuckungen und den Kopfschmerzen fügen sich die Anfälle und psychischen Abweichungen. Wir verzichten also auf die didaktische Bedeutung, die es hätte, wenn wir unter besonderen Rubriken die Krankheitsfälle unterbrächten, in denen eine der genannten Erscheinungen als Ausgangspunkt oder als vorherrschendes Symptom auftrat, und wir erachten es als zulässig, die relativ selten unter der Rubrik „menschliche Epilepsie" vorkommenden Fälle, in denen ab ovo starke vollständige Anfälle auftraten, als eine Unterart der myoklonischen Epilepsie zu beschreiben. Wir tun es nach Analogie der Tatsache, daß auch bei Tierversuchen sporadische Fälle vorkamen, in denen ohne die gewöhnliche Klimax (verstärkte myoklonische Reflexe, spontane myoklonische Zuckungen, myoklonische Anfälle, Status epilepticus) eine bestimmte Dosis Bromcampher unmittelbar und ohne Übergänge heftige epileptische Anfälle herbeiführte (vgl. S. 28 Mitte und S. 60 Zeile 20).

Während wir im Kapitel über Kinderkrämpfe sehen werden, daß in den ersten Lebensjahren eine gewisse verstärkte Neigung zu myoklonischen Reflexen physiologisch zu beachten ist, so wird auch das Studium der Anfangsstadien der myoklonischen Epilepsie im engern Sinne uns lehren, daß diese Neigung oft in der Form nächtlichen Aufschreckens[1]) bis in die Pubertät fortdauern oder auch in dieser Periode oder später von neuem auftreten kann. Unter dem Einfluß einer Vergiftung oder einer heftigen Erregung und zwar meistens einige Stunden später kann bei derartigen Individuen, ziemlich plötzlich, zum erstenmal ein epileptischer Anfall vorkommen. Alsdann, aber auch erst dann, wird die Aufmerksamkeit der Umgebung auf den Krankheitszustand gelenkt, und dann hat man noch eine gewisse Schwierigkeit, einen genauen Bericht über die Zeit des erstmaligen Auftretens, die Frequenz und die Bedeutung der meistens schon lange bei derartigen Kindern vorhandenen myoklonischen Reflex- und Spontanzuckungen zu ermitteln, die in vielen Fällen von Kinderärzten zu ihrer großen Gruppe der Spasmophilie gerechnet werden.

---

[1]) Stern, R.: Wien. klin. Wochenschr. 1909, S. 415.

In einer großen Anzahl anderer Fälle zogen die betreffenden Kinder die Aufmerksamkeit auf sich durch die Reaktion mit stundenlangen Kopfschmerzen auf das langdauernde Verbleiben in einem Schulzimmer oder einem anderen abgeschlossenen Raum mit mehreren Personen, oder auf animiertes Spielen, auf verlangsamte Entleerung und ähnliches mehr.

Anamnestisch kann man noch eine dritte kleinere Gruppe unterscheiden, in der die Kinder im Anfang schon weniger gut lernten, ohne deswegen in allen Fällen rückständig genannt werden zu dürfen.

Erscheinungen der Kompensation. In den zwei ersten Gruppen gelingt es ohne Mühe, in vielen Fällen eine kompensatorische Beziehung zwischen den zwei Haupterscheinungen aufzuweisen, insofern wir vernehmen können, daß die häufigen — in der Stirn, hinter und über den Augen sitzenden, stundenlang dauernden und nicht nach Arzneien, sondern nach einer kurzen Schlafperiode verschwindenden — Kopfschmerzen Monate und Jahre vorangingen und in den Hintergrund traten, sobald mit einiger Regelmäßigkeit die myoklonischen Erscheinungen sich offenbarten. Diese Kompensation wurde auch von Webber[1]) beschrieben.

Die sowohl klinisch und diagnostisch als physiologisch (vgl. S. 43 unten) wichtige Erscheinung der Kompensation tritt viel stärker in den Vordergrund, wenn wir die zwei Hauptsymptome in Verbindung mit den ersten Anfällen untersuchen.

Bei zahlreichen Patienten ist es nämlich auffällig, wie eine wesentliche Besserung der zwei prodromalen Symptome: myoklonische Zuckungen und präepileptische Kopfschmerzen, auftrat und den Patienten wenig oder nicht mehr belästigten, sobald die starken Anfälle mit einer gewissen Regelmäßigkeit aufzutreten anfingen.

Einige Beispiele mögen hier diese wichtige Erscheinung der Kompensation in der Entwicklung der Epilepsie verdeutlichen.

Krankheitsgeschichte Nr. 2. G. P., 18 Jahre, Zigarrenmacher. Kleine Anfälle, in der Regel einer in der Woche, stets nachdem er einige Stunden Magenbeschwerden hatte; vorher meistens morgens bei nüchternem Magen, wenn er noch im Bett liegt oder schon aufgestanden ist; die zwei letzten Male zu einer andern Zeit. Bisweilen kündigen Stumpfheit und schlechte Laune die Anfälle tags zuvor an. Vorher stets Zuckungen. Er fällt plötzlich mit einem lauten Schrei um, zuckt mit Händen und Füßen, es wird ihm angst und bange, dreht Augen und Kopf zur Seite; regelmäßig Zungenbiß, keine Enuresis. Er bleibt eine halbe Stunde bewußtlos. Nachher hat er Kopfschmerzen und fühlt sich noch eine ganze Zeit unwohl. Dies dauert schon 8 Jahre.

II. Zuckungen, wobei er bisweilen nur eben das Bewußtsein verliert und niederfällt. Dauern die Zuckungen lange (bevor ein Anfall auftritt), so wird er ängstlich und schwindlig und bricht bisweilen. Dauer: 6 Jahre, nach Angabe des Patienten; vermutlich aber schon vor den Anfällen.

III. Der Patient hat oft Magenbeschwerden, Aufstoßen. Stets vor einem Anfall. Keine Kopfschmerzen. Regelmäßige Entleerung. Mentalität normal.

P. G. Nach einer normalen Geburt und Muttermilchernährung bekam er im 2. Lebensjahr Krämpfe, wobei sich die Augen verdrehten und er stundenlang bewußtlos wurde, die sich in den nächsten Monaten vermehrten. Im 10. Lebensjahr stürzte er von der Treppe und war bewußtlos. Im 16. Jahre hatte er lange Zeit bei seinen Tauben auf dem Boden gestanden und fiel darauf in einem großen Anfall mit Krämpfen um; danach war er eine lange Zeit bewußtlos. Nach einiger Zeit wiederholten sich die Anfälle, und morgendliche

---

[1]) Webber, Boston med. a. surg. journ. 1893, S. 481.

Zuckungen traten hinzu. Er hat jetzt abwechselnd wochenlange Perioden, in denen die Zuckungen den ganzen Tag auftreten und die Anfälle ausbleiben, und Perioden mit regelmäßig wiederkehrenden Anfällen, fast ohne Zuckungen.

Er zieht die Anfälle vor, besonders die nächtlichen, weil er dann tags darauf Zigarren machen kann und in bezug auf die Zuckungen nichts zu befürchten hat.

F. G. Der Vater ist nervös, arbeitet in einer Blindenanstalt. Die Mutter hatte Anfälle (bis zu ihrem 70. Jahr) mit Bewußtseinsverlust, nachdem sie sich geärgert hatte Ferner hat Patient vier gesunde Brüder und eine Schwester mit Migräne.

S. P. 1. Oktober 1906. Patient ist gut gebaut und genährt. Die Haut im Gesicht ist mit eingezogenen Narben von Bromaknepocken besät. Keine Analgesie, keine organischen Störungen. — 29. September 1923. Den Patienten hatten wir aus dem Auge verloren, und er zeigte sich erst wieder auf Aufforderung. Seit 6 Jahren ist er ganz von Zuckungen frei. Er ist noch immer Zigarrenmacher, verdient sich also die Kost und wohnt bei seinen Eltern. Gedächtnis und Verstand haben sich in diesen Jahren wohl gar nicht gelitten. Seine Heftigkeit und seine Nervosität haben sich in diesen Jahren wohl gebessert. Dagegen zeigt sich regelmäßig um die 3. Woche, ohne Prodrome, ein Anfall, viel kürzer als früher, mit Zungenbiß, und zwar nachts, eine Stunde nach dem Einschlafen. Er wird nur dann wach, falls er sich in die Zunge beißt; sonst muß ihm seine Mutter den Anfall mitteilen. Wenig Magenbeschwerden. Er kann wohl Rindfett, aber kein Schweinefett vertragen. Er gebrauch stets mäßige Bromdosen. Der Patient ist jetzt vollständig unempfindlich, selbst an den Augenrändern.

Epikrise. Dieser Fall, der sich dadurch von anderen unterscheidet, daß der Geist trotz des langen Bestehens der myoklonischen Epilepsie beinahe nicht gelitten hat, zeigt, daß auf die Dauer die Zuckungen ganz ausbleiben können und ein gewisser Gleichgewichtszustand erreicht wird. Um die 3. Woche zeigt sich ein wenig lästiger, jetzt verkürzter Nachtanfall. — Während einer langen Periode kompensierte ein einziger Anfall eine Zuckungsserie, die stundenlang dauerte.

Auch hinsichtlich der Entwicklung der Erscheinungen evtl. der einen Entladungsform aus der andern, ist dieser Fall merkwürdig, weil die myoklonischen Zuckungen, die im Anfang das ganze Krankheitsbild beherrschten, in späteren Lebzeiten ganz ausblieben, während regelmäßige verkürzte Entladungen zu festgesetzten Zeiten auftraten.

Auch in den folgenden Aufzeichnungen trat Kompensation zutage während einer im übrigen typischen Entwicklung des Krankheitsprozesses.

Auszug aus der Krankheitsgeschichte (A. K.-G.) Nr. 2. L., 25 J. Zuckungen seit 6 Jahren; Beklemmungen seit 4 Jahren; Anfälle seit 6 Monaten nach Sturz auf den Kopf im 18. Lebensjahr. Einige Tage vor der ersten (verspäteten) menstruellen Periode zeigten sich die Zuckungen, nach 2 Jahren „petit mal"; alle diese Erscheinungen verschwanden vollständig beim Auftreten der großen Anfälle, die infolge Behandlung ganz ausblieben (1923, seit 12 Jahren).

A. K.-G. Nr. 3. S., 9 J. Zuckungen von der ersten Jugend an. „Déviation conjuguée" nach r. ohne totalen Bewußtseinsverlust und plötzliches Fallen seit 2 Jahren. Anfälle seit 3 Monaten. Alle atypischen Entladungsformen blieben nach dem Auftreten der großen Anfälle aus (1923: seit 4 Jahren in einer Anstalt aufgenommen).

A. K.-G. Nr. 4. L., 20 J. Seit 8 Jahren bis 20 kleine Anfälle pro Tag und öfters auch Zuckungen. Mit 14 Jahren erschienen Kopfschmerzen, alsdann die großen Anfälle, und beim Auftreten der Anfälle zeigten sich die kleinen Anfälle usw. nicht mehr.

A. K.-G. Nr. 5. B., 20 J. Der Vater Potator, die Schwester hatte Krämpfe. Kopfschmerzen seit dem 14. Jahr; Zuckungen beim Einschlafen und beim Erwachen, stundenlang, seit 5 Jahren. Anfälle seit 4 Jahren. Beim Auftreten der Anfälle bleiben die Zuckungen vorläufig ganz weg, um später wieder vorzukommen.

A. K.-G. Nr. 6. C., 12 J. Anfälle und Zuckungen von ihrem 2. Jahre ab. Als diese vor 4 Jahren unter dem Einfluß von Arzneien ausblieben, traten Angstzustände auf. Der Vater ist Epileptiker.

A. K.-G. Nr. 7. M., 18 J. Leidet, nach Sturz auf den Kopf im 2. Jahr, an Anfallsserien, wofür kompensatorisch unzählige Benommenheitszustände auftreten. Nur nach diesen letzteren, nicht nach den Anfällen, hat er tagelang Kopfschmerzen.

A. K.-G. Nr. 8. P., 15 J. Nach Krämpfen im 2. Jahr hatte sie tagelang dauernde Benommenheitszustände mit Kopfschmerzen. Seitdem vor 9 Jahren die Zuckungen mit den Kopfschmerzen auftraten, hat sie niemals mehr ausgedehnte Perioden von Benommenheit gehabt, nur noch als kurzes Prodrom vor einem Anfall.

A. K.-G. Nr. 9. E., 15 J. Im 7. Jahr Diarrhöe. Als nach 2 Jahren Diarrhöe weniger wurde, traten die Kopfschmerzen in den Vordergrund und wurden schlimmer; nach einiger Zeit einmal in der Woche entweder ein heftiger Anfall oder eine Nacht lang dauernd Zuckungen.

Viele Patienten teilen spontan mit, daß die geringste Obstipation die Zuckungen mehr zutage kommen läßt.

A. K.-G. Nr. 10. B., 22 J. Traumatische Epilepsie nach Schädeltrauma mit Schädeldefekt. — Er kann regelmäßig das Auftreten von Zuckungen erwarten, wenn er morgens keine Entleerung gehabt hat. Da er dies als unangenehm empfindet, hält er stets von sich aus das Klistier bereit.

A. K.-G. Nr. 11. W., 30 J. Leidet an myoklonischer Epilepsie. Hat er einen Tag keine Entleerung, so werden die Zuckungen ärger; auch nachdem er zuviel gegessen hat. — Er beobachtet, daß, sobald er morgens etwas ißt, die Zuckungen mehr spatiiert werden.

Viele Patienten bemerken die günstige Wirkung eines zeitigen Brechens des Nüchternseins auf die Zuckungen; wenigstens gelingt es ihnen, den großen Anfall zu verhindern, indem sie morgens sofort Nahrung einnehmen.

A. K.-G. Nr. 12. P. Sw., 24 J. Bei ihm kam es nur zu großen Anfällen vor dem Frühstück. Er erklärt jetzt (1916), seit 9 Jahren frei von Anfällen zu sein, zum Teil dadurch, daß er stets sofort nach dem Erwachen ein Butterbrot ißt.

A. K.-G. Nr. 13. J., 28 J. Leidet seit 16 Jahren an Kopfschmerzen, seit 11 Jahren an Anfällen und Zuckungen, nachdem er in seinem 4. Lebensjahr 6 Stunden lang Krämpfe hatte. Keine Epilepsie-Erblichkeit. — Er berichtet, nach ungenügendem Frühstück stets mehr Zuckungen zu haben.

Während bei der Mehrheit der Patienten die Ruhe und namentlich auch das Liegen die Zuckungen sowie den Anfall zutage treten läßt (Nr. 12 und 13), gibt es andere (Nr. 14), bei denen die Ruhe oder eine andere Haltung dazu beiträgt, den eigentlichen Anfall zu vertagen. Man hört ziemlich oft, daß die Patienten durch kräftige Muskelbewegungen den drohenden Anfall verhindern, worauf auch von R. Stein die Aufmerksamkeit gelenkt wurde.

A. K.-G. Nr. 14. G., 20 J. Myoklonische Epilepsie. Nach einem arbeitsreichen Tag bekommt sie am folgenden Morgen um 11 Uhr Zuckungen. Sie legt sich hin, bekommt ein paar heftige Zuckungen, und es geht vorüber. Falls sie es nicht täte, würde, wie die Erfahrung zeigt, ein Anfall erfolgen.

A. K.-G. Nr. 15. V., 25 J. Chronische progressive Epilepsie mit später aufgetretenen myoklonischen Zuckungen. — Er kann die Zuckungen unterdrücken, indem er kräftig durchmarschiert. Liegen oder Sitzen ist auch gut, jedoch beim längeren Stillstehen brechen die Zuckungen durch und gelegentlich auch der Anfall.

A. K.-G. Nr. 16. C. K., 17 J. Wie seine 3 Brüder leidet er an myoklonischer Epilepsie, Söhne eines Alkoholikers, in der mütterlichen Familie herrscht erbliche Epilepsie. Morgens fangen die Zuckungen an, im Schlaf, während er liegt; aufgestanden, verliert er einen Augenblick das Bewußtsein. Es gibt im Auftreten der Anfälle eine Klimax: im Schlaf, wachliegend, stehend. Bei diesen Zuckungen geht der Rumpf hinten über; beide Hände in der Luft ausgestreckt. Beim Anfall beugt sich der Rumpf meistens nach vorn. — Nach 15 Jahren ist der Fall noch progressiv. Jetzt 5 Anfälle in der Woche.

A. K.-G. Nr. 17. K., 39 J. Seit 15 Jahren Anfälle, wenn sie sich zur Ruhe hinlegt und dann einschläft. Sie muß dann ihren Mann oder ein Möbelstück festhalten, schüttelt dies und flucht. Um den Schlaf ihres Mannes nicht zu stören, schläft sie auf einem Stuhl! Nach 20 Jahren 1923 ist diese Frau schon seit Jahren gesund und frei von Anfällen.

In den Fällen 15 und 17 trat eine kräftige Muskelbewegung für eine Zuckungsserie oder einen Anfall kompensierend auf (vgl. S. 81, Fußnote). Gegenseitige Kompensation zwischen anderen Symptomgruppen kommen viel weniger regelmäßig vor, scheinen aber nicht ganz zu fehlen.

A. K.-G. Nr. 18. W. B., 4 J. Sohn eines Arztes. Epilepsie-Erblichkeit in der Familie. Der Vater bemerkte, daß die plötzlichen roten Verfärbungen, Kongestionen, vorher frequent, nicht mehr gesehen wurden, nachdem die Anfälle aufgetreten waren.

A. K.-G. Nr. 19. P. M., 18. J. Vom 2. Lebensjahr ab, nach Krämpfen (nach einem Sturz auf die r. Stirn), die unmerklich in Anfälle übergingen, leidet er auch an Schwindel, später an Zuckungen und Kopfschmerzen. Die Anfälle wechseln mit Schwindelzuständen ab, der Patient ist aber nach einem Schwindelzustand viel länger benommen als nach den Anfällen.

A. K.-G. Nr. 20. C., 12 J. Er leidet an Anfällen (seit dem 2. Lebensjahr) und myoklonischen Zuckungen. Nachdem vor 4 Jahren die Anfälle unter dem Einfluß von Arzneien ausblieben, sind Angstanfälle aufgetreten.

Bei wenigstens zwei meiner Patienten hörten Nasenblutungen auf, sobald die Anfälle auftraten.

Die Kopfschmerzen, von denen in diesen Fällen die Rede ist, sind typisch (siehe Differentialdiagnose, S. 255); nur selten gibt es Ausnahmen, sowohl was die Lokalisation als die Faktoren angeht, die darauf Einfluß haben. Natürlich haben Neurologen mit reicher Erfahrung (Schuller[1]), Spitzer, Marburg) bei ihren Studien auf diese Kopfschmerzen und Migräne, auf Hirndruckänderungen geachtet, doch haben sie in dieser Hinsicht kein positives Ergebnis erzielt. Unzweifelhaft spricht die kompensatorische Wechselwirkung mit Anfällen und Zuckungen stark für die Annahme, daß wir es hier mit einem Vergiftungssymptom zu tun haben, worauf wir später noch zurückkommen.

Außer der chronischen Kompensationsform (vgl. A. K.-G. 2—9) gibt es also noch eine andere, und zwar eine auf kurze Frist, die bis in viel spätere Jahre, ja, bis zum Ende, sehr häufig beobachtet wird. Man darf sogar sagen, daß dieses kompensatorische Auftreten von Erscheinungen gleichfalls zur Physiopathologie der menschlichen Epilepsie gehört, wie wir es auch in der myoklonischen Epilepsie der Versuchstiere gesehen haben.

Dort sahen wir dasselbe Versuchstier einmal auf eine bestimmte Dosis Bromcampher mit einer Stunden bis Tage dauernden Periode spontaner Zuckungen und Zuckungsserien reagieren, ein andermal auf dieselbe Dosis, nach einigen prodromalen Zuckungen, mit einem heftigen myoklonischen Anfall, wonach das Tier entladen und wieder innerhalb kurzer Zeit in guter Verfassung war. Ebenso läuft die kompensatorische Abwechslung der Erscheinungen (Zuckungen, Anfälle, Kopfschmerzen) wie ein roter Faden durch die Krankheitsgeschichten der myoklonischen Epilepsie. Tagelang zeigt der Patient spontane Zuckungen („die schlimmen Tage" Unverrichts), besonders morgens vor dem Ankleiden und vor dem Frühstück, bis die Zuckungen eines Morgens in einen epileptischen Anfall übergehen. Alsdann ist der Patient viele Tage hintereinander frei von den gewöhnlichen Zuckungen, die allmählich in den Hauptzeiten (morgens, vor dem Frühstück, beim Ausruhen nach der Arbeit, beim

---

[1] Schuller, Jahrb. d. Psychiatrie u. Neurol. 1907, S. 287.

Einschlafen im Bett) wieder auftreten. — Bei einem anderen Epileptiker findet man, daß eine bestimmte Dosis Alkohol das erstemal einige Tage Kopfschmerzen epileptischen Charakters, ein andermal tagelang, während der Morgenstunden oder beim Einschlafen, heftige Zuckungen verursacht, während ein drittes Mal der Patient ziemlich plötzlich durch das Auftreten eines myoklonischen Anfalls in kurzer Frist entladen wird und wieder in normalen Zustand kommt. Diese Form der Kompensation ist so banal, daß wir davon absehen können, besondere Beispiele vorzulegen. Man darf sagen, daß wenigstens in den ersten Jahren der Krankheit die Umgebung nach einem Anfall mehrere Tage hindurch die Sicherheit hat, daß zunächst kein neuer Anfall auftritt, so sicher, daß in diesen ersten dem Anfall folgenden Tagen die Überwachung der Patienten vollständig vernachlässigt wird. Diese Überwachung ist in der Tat in den schlechten Tagen notwendig, denn bisweilen kommen infolge der Heftigkeit der Zuckungen ernsthafte Verletzungen zustande.

Es ist nicht selten, daß das Stadium der ausschließlichen myoklonischen Zuckungen schon zeitweilig dadurch kompliziert wird, daß z. B. Schwindelzustände mit vasomotorischen Störungen oder auch wohl das „Petit mal" auftreten, und zwar meistens gerade an den Tagen, wo die Zuckungen frequent sind, an jenen Tagen also, in denen der Patient, was die Zuckungen betrifft, sich im Ladungszustand befindet.

Bleiben sodann nach dem Auftreten der starken Anfälle die Zuckungen einige Tage aus (oder auch wohl für eine längere Zeit), dann kann man auch sehr oft an jenen Tagen die Schwindelanfälle und „Petit mal" verschwinden sehen.

Es ist in diesem Stadium der Krankheit, in dem also die myoklonischen Zuckungen und Anfälle mit psychischen Erscheinungen, Stimmungswechsel und Dämmerzuständen kompliziert werden und in dem auch bleibende psychische Defekte (zunächst Gedächtnisverlust) anfangen sich zu zeigen, in welchem die Vergleichbarkeit der myoklonischen Epilepsie beim Menschen mit der bei Warmblütern wahrgenommenen experimentellen toxischen Epilepsie erschwert wird. Doch fehlen diese s. v. v. psychischen Komplikationen keineswegs bei den Katzen.

Im Stadium der sog. automatischen Bewegungen, das die Wiederkehr des Bewußtseins nach dem starken myoklonischen Anfall ankündigt, sieht man diese mit Bromcampher vergifteten Tiere halluzinieren, als ob sie gegen einen eingebildeten Feind kämpften. Man sieht sie vor, aber auch nach dem Anfall heftige Progressionsbewegungen machen, wie in der Epilepsia progressiva beim Menschen. Man kann Affen nach dem Bromcampheranfall, die typischen Pflück- und Abwehrbewegungen ausführen sehen, mit dem Mund schmatzen hören (Geschmack-Halluzination), kurz, man trifft bei den Tieren die postepileptischen psychischen Störungen wirklich an. Die Vergiftung, jedenfalls die des psychischen Organs, erreicht ihren Höhepunkt nicht vor, sondern unmittelbar nach dem Anfall. — Im experimentellen Teil dieser Arbeit (S. 149, Zeile 36 und S. 160, Zeile 13) wurde die Aufmerksamkeit auf die Tatsache gerichtet, daß die Übererregbarkeit in den medullären Krampfzentren und der motorischen Hirnrinde ein vorübergehendes Maximum erreicht unmittelbar nach einem Anfall, um schnell darauf — es sei denn, daß sich noch ein zweiter Anfall anschließe — abzunehmen. Wir glaubten den postepileptischen Automatismus dieser zeitlich maximalen Erregbarkeit aller betroffenen Zentren zuschreiben zu müssen, die vermutlich auf einer vorübergehenden durch den Anfall selbst gesteigerten und infolge des zeitlichen Eindringens von gewissen Giften in den Blutkreislauf möglichen Vergiftung beruht. — Das ausschließliche Auftreten des sog. „Petit mal" haben wir bei Tieren niemals wahrgenommen. Nur bei einem durch schwere Vergiftungen erschöpften Individuum (Katze) kann man unter Umständen die Krämpfe in den Hintergrund treten sehen; die ganze Entladung besteht alsdann ausschließlich in einem schlaffen Niederstürzen ohne Bewußtsein (S. 65 oben und Abb. 20 und S. 58, Zeile 22).

Wird aber durch die bestehenden Unterschiede die Annahme einer unüberbrückbaren Kluft begründet, zwischen der toxischen Epilepsie bei Tieren, in der die myoklonischen Erscheinungen Grundlage und Kern der Erscheinungen bilden und der menschlichen genuinen Epilepsie, wobei in vielen Fällen dieselben myoklonischen Erscheinungen nur ein vorübergehendes Stadium darstellen? Keineswegs. Wir erkennen nur graduelle Unterschiede an und können sowohl in den postepileptischen als in den bleibenden psychischen Änderungen beim Epileptiker nur sekundäre Unterschiede mit dem experimentell Wahrgenommenen sehen.

Wenn Psychiater mit Erfahrung, wie Aschaffenburg, in den Stimmungsänderungen, deren symptomatischer Bedeutung wir übrigens ganz beistimmen, den Kern des epileptischen Prozesses, erkennen und selbst Jelgersma Epilepsie wesentlich als eine Psychose ansieht, so erblicken wir darin eine einfache Folge des ungünstigen Studienmaterials des Psychiaters, der meistenteils veraltete Fälle, Residuen eines längst abgelaufenen Prozesses zu sehen bekommt.

Ein typisches Beispiel dafür, zu welchen Mißverständnissen die Trennung der Studien über die toxische Epilepsie bei Tieren und die menschliche Epilepsie führen kann, sind die am Ende des vorigen Jahrhunderts beschriebenen Fälle reflektorischer, angeblich durch Reizung der Pleura ausgelöster Epilepsie. Auboin, Raynaud und Cérenville[1]) beschrieben echte Epilepsieanfälle, die während und nach Carbol- und Thymolspülungen (mit Kochsalzlösungen) der Pleurahöhlen nach Rippenresektion auftraten.

Während damals die Kenntnis der toxischen Epilepsie, hauptsächlich nach Vergiftung mit Phenolen, schon fortgeschritten war und zu einer Erklärung dieser Fälle hätte in Frage kommen sollen, gaben diese Fälle, die zum Teil einen tödlichen Verlauf hatten, selbst Féré Anlaß, die damalige Lehre über Reflexepilepsie zu unterstützen! Man glaubte, u. E. zu Unrecht, diese epileptischen Anfälle als durch Reflexwirkung ausgelöst, nämlich infolge der anormalen Reizung der Pleura mit chemischen (epileptogenen) Verbindungen aufzufassen! Und doch war damals schon unter Pharmakologen und Physiologen das epileptogene Vermögen von Carbol und verwandten Verbindungen Gemeingut.

Es sind also die gesamten vergleichend-pathologischen und pharmakologischen Erfahrungen, die den Gesichtswinkel bestimmen, von wo aus man das Krankheitsbild der echten Epilepsie betrachten muß. Wir entdecken sodann als Kern und Typ: Die myoklonische Epilepsie, deren Erscheinungen wir in kurzem Verlauf bei den Versuchstieren, nach einmaliger Bromcampherverbindung entstehen sehen und untersuchen konnten, und deren Symptomen wir in langsamem Tempo, meistenteils im zweiten Dezennium sich beim Menschen haben entwickeln sehen. Wir werden in den folgenden Kapiteln Gelegenheit haben, die verschiedenen Arten, in denen die Krankheit einsetzt, darzulegen, die so verschieden sind, daß von der bei Tierversuchen in den Vordergrund tretenden Reflexerhöhung in vielen Fällen wenig oder nichts mehr zu

---

[1]) Cèrenville: Revue méd. de la Suisse Romande 1887 und 1888

sehen ist, und die Krankheit mit einem großen Anfall, sogar mit einem Traumzustand, in anderen Fällen mit Psychismen anfangen kann. Im späteren Verlauf fügen sich alsdann noch oft myoklonische Zuckungen hinzu.

Infolge der meistens schleichenden Entstehung der Krankheit, in diesem Sinn, daß das Zusammenvorkommen der größeren und kleineren Entladungen in der Regel nur ein fortgeschrittenes Stadium einer konstitutionellen Abweichung darstellt, ist es eigentlich nicht möglich, eine genaue Statistik des Anfangsalters zusammenzustellen. Deshalb haben wir für 500 männliche und 500 weibliche Patienten Tabellen des Alters, in dem sie in Behandlung kamen, zusammengestellt. Das Ergebnis stimmt mit dem unserer Vorgänger ziemlich überein (vgl. S. 172); nur fällt ins Auge, daß im 2. Jahrzehnt bei weitem die häufigsten Fälle dieser Krankheit vorkommen, anders als man es wohl erwarten könnte (früheres Auftreten der Pubertät bei der Frau, Bolk[1]), für die männlichen Patienten die ersten 5 Jahre, für die weiblichen die letzten 5 Jahre derselben) die größten Zahlen abgeben.

Ebenso wie im Anfang trifft man auch im späteren Verlauf die größten Unterschiede an, wovon wir wiederholt Beispiele anführen werden. Während es nur allen Gesetzen der Physiologie (S. 40, Zeile 37 und S. 68, Zeile 8) entspricht, daß unter gleichbleibenden Umständen die Anfälle stets schneller aufeinander folgen, begegnet man Patienten, die schon jahrelang an nächtlichen Anfällen zu festen Zeitpunkten litten, oft sogar, ohne daß sie etwas davon wußten.

Neben schlimmeren Fällen, die auch unter günstigen Umständen für die Behandlung, zu einer frühzeitigen physischen und psychischen Entartung führen (davon sind meistens eine Encephalitis, oder sonst besonders ungünstige hygienische Verhältnisse die Ursache), trifft man Patienten, die nur in einigen Perioden ihres Lebens mit den Anfällen zu tun haben, und bei denen niemals etwas von Demenz bemerkt wird. Während im allgemeinen die atypischen Entladungen, wie Dämmerzustände, mit Recht gefährlicher als die heftigen Anfälle für die Mentalität erachtet werden, trifft man Patienten an, die jahrzehntelang täglich zahllose schwache Anfälle hatten, mit ungefähr intakter Psyche.

Von den großen Unterschieden im späteren Verlauf wird weiter unten noch die Rede sein; spontane Intermissionen, d. h. zeitweiliges Freibleiben von Erscheinungen, kommen nicht selten vor, doch sind wir lange nicht immer imstande anzugeben, welche günstigen Faktoren, welche Änderung in Gewohnheiten oder Umgebung dieses Resultat herbeiführten. Wir werden uns keineswegs darüber wundern, wenn es sich später nur allzu oft herausstellt, daß Fälle sogenannter zum Stillstand gelangter Krankheit nichts anderes waren, als Beispiele langer Remissionen. — Dabei soll man, nach Turner, berücksichtigen, daß unter Behandlung lange Remissionen vorkommen, die, sobald die Medikation unterbrochen wird, wieder einen Rückfall zeigen. Und weiter, daß man bei der Untersuchung mit gutem Erfolg behandelte Patienten regelmäßig zu hören bekommt, daß die Remission abgebrochen wurde, infolge irgendeiner interkurrenten Affektion, wie Schwangerschaft, Schlag auf den Kopf, Schrecken, Infektionskrankheit, syphilitische Infektion.

---

[1] Bolk, L.: Nederlandsch tijdschr. v. geneesk. 1923. Bd. 1, S. 1530.

Obwohl wir noch nicht in der Lage sind, einen endgültigen Bericht über die ersten 600 von uns behandelten Patienten zu veröffentlichen, scheint es uns doch beim Erforschen des Befindens vor 15 und 20 Jahren behandelter Patienten, daß es ein radikaler Unterschied ist zwischen den damals schon chronischen Fällen und jenen Patienten, die damals nur noch kurz die Entladungen zeigten und die sich uns jetzt, nach soviel Jahren, in großer Prozentzahl in ungefähr vollständigem Wohlbefinden vorstellten. In der ersten Gruppe findet man vielleicht bei der Mehrzahl, daß Aufnahme in eine Anstalt für chronische Epileptiker oder Geisteskranke erfolgte oder daß die Patienten an ihrer Krankheit, in Status, oder an einem interkurrenten Leiden (größenteils an Tuberkulose) gestorben sind.

In Kapitel VII werden wir per analogiam und per observationem zur Einsicht gelangen, daß der Kliniker in den Ladungserscheinungen bei echter Epilepsie an der ersten Stelle Vergiftungssymptome und in den Entladungen oder Anfällen Entgiftungsprozesse zu sehen hat (S. 211).

Bevor wir zu einer Besprechung der ätiologischen Momente übergehen, welche die, nach Redlich, in jedem menschlichen Individuum bereitliegende Veranlagung zu epileptischen Anfällen zum Ausdruck bringen, so daß es zur vollständigen Entwicklung des Krankheitsbildes kommen kann, halten wir es für angebracht, ein oder zwei Kapitel über einige Lebensperioden des Menschen, in denen diese Veranlagung schon normalerweise verstärkt wird, einzufügen. Wir haben hier also Zustände vor uns, in denen mehr als sonst die Gefahr besteht, daß der defensive Charakter eines epileptischen (myoklonischen) Anfalls verloren gehen kann, gleich wie der seinem Wesen nach ebenso defensive Prozeß der Entzündung und der Fiebererhöhung der Temperatur[1]) unter bestimmten Umständen diesen Charakter verliert; Zustände, bei deren Behandlung es in der Tat, nach Krompecher[2]), schwierig ist, rein objektiver Untersucher zu bleiben.

Hier sollen also die Lebensphasen skizziert werden, die zur Entwicklung der (myoklonischen) Epilepsie und ihrer Folgezustände in hohem Maße beitragen. Es sind diese das Kindesalter mit seinen verschiedenen Kinderkrämpfen und die besonders gefährdeten Perioden der Frau in ihren Geschlechtsfunktionen.

V. Kinderkrämpfe oder Konvulsionen und ihre Bedeutung für das Entstehen der Epilepsie.

§ 1. Verschiedene Krampfformen im jugendlichen Lebensalter.

Das Kindesalter galt immer als eine Periode, in der das Individuum durch verschiedene Ursachen besonders zu Krampfzuständen mit oder ohne Bewußtlosigkeit geneigt ist. Es ist deshalb befremdend, daß selbst ein so scharfer Beobachter wie Gowers — obwohl er sich von der engen Beziehung dieser

---

[1]) Stokvis, B. J.: Geneesk. bladen 1901, Nr. 9, S. 284; Brunton, Lauder: St. Bartholomews Hosp. Reports 1871, S 206, und Richet: Dictionnaire de Physiologie, Art. Chaleurs, S. 87.

[2]) Krompecher: Virchows Arch. f. pathol. Anat. u. Physiol., Bd. 230, S. 392. 1922.

Zustände mit Epilepsie und ihrer klinischen Bedeutung[1]) bewußt war — kaum weiter geht als zwischen der Eklampsie bei Rachitis und der durch einen encephalitischen Prozeß verursachten einen Unterschied zu machen. Andererseits ist es merkwürdig, wie die Kinderärzte — auch die am ausführlichsten die einzelnen Formen von Kinderkrämpfen beschreiben (Thiemich, Comby, Hochsinger) — kaum die encephalitischen Herde erwähnen, die bei den Neurologen eine so große Rolle spielen. Bei Schroeder van der Kolk, Féré und Binswanger suchen wir vergeblich nach einem adäquaten Interesse für die verschiedenen Formen von Kinderkrämpfen. Doch zeigen die Schriften der Kinderärzte zahlreiche Versuche, in diesem Chaos Ordnung zu schaffen. Seit Henoch[2]) bemerkte, daß auch bei geringen Ursachen selbst ganz gesunde Kinder eine konvulsive Bewegung des ganzen Körpers zeigen, finden wir aber nirgends, auch nicht in der ausführlichsten Analyse der Kinderkrämpfe, die es gibt (in der Hochsingers[3]), nähere Auskunft über die Lebendigkeit der an verschiedenen Stellen von uns[4]) skizzierten myoklonischen Reflexe, schon bei Kindern. Und doch glauben wir, daß die Erkenntnis dieser physiologischen Tatsache die Grundlage einer genaueren Einsicht in das Entstehen einer Anzahl Kinderkrämpfe bildet. Wohl hat man in der pädiatrischen Literatur an der Hand verschiedener Theorien die große Neigung zu Krämpfen zu erklären versucht. Alle diese Theorien aber konnten nur wenig befriedigen, und sie erwiesen sich auch zum Teil als nicht stichhaltig. So glaubte Soltmann, daß die bei jungen Tieren und Menschen unvollständige Entwicklung der Markscheidenhülle der Nervenbahnen dabei eine Rolle spielte. Dazu kam dann, daß die noch nicht elektrisch erregbare Hirnrinde ihren hemmenden Einfluß noch nicht gelten lassen konnte. Dieses letztere, die Nicht-Erregbarkeit der Hirnrinde, ist aber (Paneth) auf Grund erfolgter Versuche später widersprochen worden, indem auch klinische Wahrnehmungen damit nicht übereinstimmten. Es ist nämlich bekannt, daß auch bei Neugeborenen eine corticale, z. B. während der Geburt erlittene Blutung, fokale epileptiforme Krämpfe hervorbringen kann. Auch soll Rachitis schon von Jenner als ätiologisches Moment bei Kinderkrämpfen erkannt worden sein, nach Gowers, evtl. durch fehlerhaftes Wachstum besonders der Deckenkochen, Störungen in der Entwicklung des Großhirns herbeiführen und dadurch Neigung zu Anfällen; ungenügende Kalkaufnahme soll nach Czerny und Stheemann[5]) außer Rachitis auch die Übererregbarkeit der Nervenzentren verursachen. Die schon von Erb bei Tetanie der Erwachsenen gezeigte Übererregbarkeit der

---

[1]) Gowers, W. R.: Epilepsy 1901, S. 23. „Even a single fit in infancy indicates the need for carefull supervision" — enthält einen wertvollen Rat, der nur allzuviel mißachtet wird. Idem Baginsky: Lehrbuch der Kinderkrankheiten 1902, S. 585.
[2]) Henoch: Vorlesungen über Kinderkrankheiten 1887, S. 151.
[3]) Hochsinger: Dtsch. Klinik, Bd. 7, S. 469. 1912.
[4]) Muskens: Myoklonische Reflexe. Kon. Akademie van Wetenschappen. Natuurkundige Afdeeling. Zitting van Dec. 1921, Zentralbl. f. Physiol., Bd. 26, S. 533, 1912, und Epilepsia, Bd. 4, S. 174, 1913.
[5]) Stheemann, H. A.: Nederlandsch tijdschr. v. geneesk., 1917, I, S. 1436. Die Krankheitsgeschichten zeigen, daß der Verfasser den Begriff der Spasmophilie äußerst weit ausdehnt, gewiß zu weit vom neurologischen Standpunkt, wenn er dazu Kinder mit spastischen Darmstörungen zu den Spasmophilikern rechnet.

peripheren Nerven (Trousseau gelang es, durch Druck auf den Sulcus bicipitalis einen Tetanieanfall auszulösen; Chvostek sah bei einem Perkussionsschlag auf den N. facialis das ganze durch diesen Nerv innervierte Muskelgebiet zusammenzucken) wurde von Hansen und Thiemich[1]) auch bei Krampfkindern festgestellt. Obwohl Hochsinger dies später für die echte Kindereklampsie bestätigte, die fast ausschließlich bei künstlich ernährten Kindern unter schlechten Lebensbedingungen, u. a. bei Magendarmstörungen und ungenügender Luftzufuhr zustande kommt und oft mit Glottis- und anderen Atmungskrämpfen kompliziert ist, so fehlt es uns bis jetzt noch an einem Versuch zur Differenzierung der Kinderkrämpfe, wobei sowohl mit der neurologischen als mit der pädiatrischen Erfahrung Abrechnung gehalten wird.

Ist es ein Wunder, daß für die Lösung der über alles wichtigen Frage nach dem Zusammenhang von Kinderkrämpfen und Epilepsie kaum die ersten Schritte gemacht sind? Dazu gesellt sich auch die Erfahrung, daß es sich für die Kinderärzte als äußerst schwierig erwies, die von ihnen beobachteten Patienten während einiger Jahrzehnte im Auge zu behalten. Andererseits erlangen die Neurologen durch eine katamnestische Untersuchung nach den Besonderheiten in der frühen Jugend vorgekommener Kinderkrämpfe nur wenige Angaben. Dies ist nicht nur der Fall, weil man in der Regel auf diese Erscheinungen bei Kindern wenig acht gibt, sondern auch weil die von den Eltern mitgeteilten Angaben dort, wo mehrere Kinder waren, wenig vertrauenswürdig sind. Die Ereignisse im Jugendalter der Kinder, in dem diese noch so wenig Individualität besitzen, werden von den Müttern oft verwechselt.

Da es bei den Ärzten noch so wenig zu einer tiefergehenden Analyse dieser Erscheinungen kam, ist es kein Wunder, daß das Publikum ausschließlich den Sammelnamen Kinderkrämpfe für die verschiedenartigsten Abweichungen anwendet. Wir wollen hier untersuchen, was alles unter diesem Namen verstanden wird.

1. Während der Brustmilchernährung vorkommende unwillkürliche Muskelzuckungen.

Bei gesunden Kindern sieht man besonders während der Ernährung, aber auch während des Schlafes, bei jungen Hunden hauptsächlich während des Schlafes, örtliche Muskelzuckungen besonders der Lippen und der äußeren Augenmuskeln, aber auch der Extremitäten auftreten, die, soweit uns bekannt ist, keine tiefere Bedeutung haben. Dabei wird eine Schnute gemacht und ein Auge oder beide Augen schnell und kurz zugedrückt; es zeigen sich auch faszikuläre Zuckungen, besonders der Gesichtsmuskeln, so daß die Mütter oft von „Lachkrämpfen" reden. Nach einigen Monaten bleiben sie aus.

Aus der Untersuchung von P. Flechsig[2]) wissen wir, daß gerade in diesen ersten Lebensmonaten der Gyrus centralis posterior schon markhaltig ist, während die Markumhüllung im Gyrus centralis anterior sich gerade dann in vollem Wachstum befindet. Es ist also sehr wohl anzunehmen, daß die Markscheidenumhüllung im motorischen Gyrus selbst oder das organisch in Kon-

---

[1]) Thiemich: Rev. d'hyg., 1903, III, S. 309.
[2]) Flechsig, P.: Anatomie des menschlichen Gehirns, Bd. 7 u. 8. Leipzig 1920.

taktkommen mit den sensiblen Provinzen diesen örtlichen Konvulsionen, auch „Wachstumskrämpfe" genannt, zugrunde liegt.

2. **Tonische Krämpfe** ernsthaft kranker Säuglinge. Bei schwerkranken (besonders erblich syphilitischen) jungen Säuglingen (oft prämortal) sieht man tonische Krämpfe oder besser noch, Krampfzustände auftreten (Hochsingers Myotonie). Hier spielt der von Soltmann erwähnte Faktor (die noch nicht eingetretene Funktion der Pyramidenbahn) vermutlich eine Rolle, und es handelt sich um eine nicht von der Pyramidenbahn (womöglich vom Corpus striatum) abhängige Bewegungsstörung.

Dieser Untersucher weist auch darauf hin, daß während bei Erwachsenen 50 und mehr Reizungen per Sekunde nötig sind, um Tetanus zu bekommen, bei den Neugeborenen schon 16 Reize per Sekunde dies fertig bringen; auch die Muskelcontractionskurve der Neugeborenen ist eine andere mit langsamerem Verlauf. Es besteht also eine größere Neigung zum tonischen Krampf als im späteren Leben. Von diesem Gesichtspunkt aus ist die Frage berechtigt, ob die unter 1. erwähnten gewiß langsamer als die myoklonischen Zuckungen verlaufenden Konvulsionen ätiologisch mit den späteren myoklonischen Zuckungen zusammenhängen.

3. Bei der Aufnahme der Anamnese unserer chronischen Epilepsiekranken, bei denen eine etwaige hemiplegische Abweichung vorhanden ist — nicht nur bei Kranken, die eine deutliche Hemiplegie aufweisen, evtl. mit Contractur und Athetose, sondern auch in Fällen, in denen das einseitige Auftreten der Anfälle oder irgendein objektiv wahrnehmbares Zeichen auch in den Zwischenzeiten, wie verstärkte Reflexe an einer Körperseite, vorhanden ist —, vernimmt man in der Regel von der Mutter einen Bericht über einen tagelangen in der frühen Jugend durchgemachten Krankheitszustand, den die Neurologen als einen encephalitischen Prozeß aufzufassen pflegen. Aus der Natur der Sache kann nach einer so langen Periode oft nicht entschieden werden, ob es sich um eine primäre nichteiterige Encephalitis handelte oder ob dieser Prozeß auf einem Herd beruhte, zusammen auftretend mit oder als Folgezustand irgendeiner infektiösen Kinderkrankheit (Keuchhusten, Scharlach, Diphtherie, weniger oft Lungenentzündung, Typhus, Cerebrospinalmeningitis, Erysipel, Nabelinfektion usw.). Wir vernehmen alsdann, daß die Bewußtlosigkeit Stunden bis Tage dauerte, daß eine mehr oder weniger ausgesprochene Hemiplegie vorhanden war oder nicht, daß der Patient das, was er vom Sprechen schon konnte, verlernt hatte, und nur sehr langsam, mit der Genesung der Hemiplegie, wieder die normale Entwicklung fortsetzen konnte.

Aus der großen Frequenz im Auftreten dieser Staupen bei unseren Epileptikern im allgemeinen (hier meinen wir nicht mehr die Fälle mit irgendeiner einseitigen Erscheinung) folgt nach allen unseren Vorgängern, daß die Kindheitsencephalitis als Ursache der später sich entwickelnden Epilepsie eine wichtige Rolle spielt. Féré findet unter 100 Fällen 34 mal Kinderklampsie. Unter unseren letzten 40 nicht ausgesuchten Fällen echter Epilepsie fanden wir 11 mal langwierige Krämpfe mit stundenlang dauerndem Bewußtseinsverlust; in 6 jener Fälle war direkte Erblichkeit (d. h. Epilepsie bei den nächsten Verwandten) vorhanden. Nur in zwei Fällen hatten die epileptischen Anfälle sich sofort der Encephalitis angeschlossen. Die beiden Fälle hatten deutlich eine Andeutung von Hemiparese und waren geistig am meisten zurückgeblieben. Eigentümlicherweise wurde Neigung zu Obstipation und belegter Zunge nicht weniger oft bei der auf sog. Encephalitis beruhenden Kinderepilepsie als in den genuinen Fällen gefunden, so daß wir Grund haben zu der Annahme, daß entweder die Hirnverletzung indirekt häufig zu Magendarmstörungen führt (vgl. S. 352) oder wahrscheinlicher, die Hirnerkrankung nur dann zu epileptischen Manifestationen führt, wo Magen-Darmstörungen vorhanden sind.

Gowers diagnostizierte Encephalitis 1. auf Grund einseitigen Anfangs, 2. auf Grund eines schweren ersten Anfalls, der bei einer Infektionskrankheit oder nach einem Kopftrauma auftritt, 3. auf Grund zeitlicher Lähmung; Kriterien, die (vgl. S.195) uns den Gelegenheitskrämpfen gegenüber keineswegs als stichhaltig erscheinen. — Was Kopftrauma bei der Geburt mit nachbleibender Lähmung betrifft, so fand Turner unter seinen epileptischen Patienten nicht weniger als 5,8 vH.

4. Ganz unabhängig von den oben erwähnten Krämpfen und auch von der Kindertetanie stehen die Gelegenheitskrämpfe, die bei Kindern im Fall von Fieberaffektionen (meistens bei der ersten Temperaturerhöhung) auftreten. Vom zweiten bis zum achten Jahr beobachtet man diese, auch wohl bei übrigens gesunden Kindern gesunden Stammes. Obwohl anscheinend nur, wenn direkte Epilepsie-Erblichkeit vorhanden ist, sich daraus echte, chronische Epilepsie entwickelt (Turner sagt, daß er unter seinen Epileptikern keine Kinderkrämpfe in der Anamnese finde bei jenen Kranken, die in ihrer Familie keine Epilepsie haben, während auch Féré auf die Erblichkeit der Veranlagung zu Kinderkrämpfen im allgemeinen Nachdruck legt), zeigen die Anfälle alle Kennzeichen der echt myoklonischen epileptischen Anfälle, mehr als in einer der anderen Formen von Kinderkrämpfen. Es geht ihnen eine Periode stark erhöhter myoklonischer Reflexe voran, und bisweilen folgt auch eine solche nach. Es ist ferner sehr wahrscheinlich, daß wir es hier beim Menschen mit dem Analogon der bei Tieren (unter dem Einfluß von Vergiftung) untersuchten myoklonischen Anfälle zu tun haben. Es bleibt dabei noch die Frage offen, ob in diesen Fällen die von den Mikroben verursachte Vergiftung oder Stoffwechselprodukte der erhöhten Körpertemperatur die Ursache sind. Für letzteres spricht der Umstand, daß derartige Kinder bei jeder Fieberaffektion, gleich durch welche Mikroben sie verursacht sei, mit einem Anfall reagieren, — für ersteres die Tatsache, daß die Kinder durch leichtere Vergiftung, wie Carbol (Comby, Hochsinger), Alkoholgebrauch der Amme — auch Säuglinge einer Eklampsiemutter — diese Anfälle zeigen. Auch eine Magenüberladung, ein psychischer Ruck kann die Ursache sein (Thiemich, De Bruin). Die Kinder, die auf diese Weise auf Temperaturerhöhung reagieren, zeigen einen Anfall sowohl bei einer geringen Angina oder Bronchitis, wie auch im Anfang einer Lungenentzündung usw. Die Diagnose kann nur gestellt werden, wenn sofort nach dem Anfall die Temperatur genommen und aufgezeichnet wird. Es gibt Kinder, die zwischen ihrem 2. und 10. Lebensjahr jedesmal im Anfang eines Fiebers, durch Bronchitis u. a. mit einem Anfall reagieren und nur dann, — und andere, die nur einmal in ihrer frühen Jugend einen Gelegenheitskrampf durchmachten; bisweilen wohl so schwer, daß eine stundenlang dauernde Bewußtlosigkeit und sogar eine leichte Hemiplegie und Aphasie sich daran anschlossen. Es folgt hier eine in einer Sommerpension aufgezeichnete Wahrnehmung, die für beide Typen ein Beispiel liefert.

Krankheitsgeschichte Nr. 3. E., der $2^1/_2$ Jahre vorher vollkommen gesunde Junge, wohnte Juli 1915 in einer Pension, wo während der Wintermonate ein Tuberkulöser in extremis verpflegt wurde. Vom 15. Juli bis zum 1. August spielte er ohne Beschwerden im Garten. Am 1. August kam noch eine andere Familie mit zwei Kindern hinzu. Am 5. August wurde das vierjährige Kind der zweiten Familie unwohl, kam in einen langdauernden Anfall mit beiderseitigen tonischen und klonischen Krämpfen, ab- und zunehmend, in allen Extremitäten und im Gesicht, mit erweiterten Pupillen, indem es fünf Stunden ohne Bewußtsein lag. Wieder zu sich gekommen, stieg die Körpertemperatur auf 39,5°, und einen halben Tag später zeigte das Kind Aphasie. Dieser kleine Junge hatte vorher dreimal einen ähnlichen Krampf durchgemacht und danach Bronchitis gehabt. Auch das zwei Jahre alte kleine Brüderchen, das schon schwächlich war, zeigte in Anschluß an die Krankheit des älteren Bruders dieselben Krämpfe, ziemlich schwer, ohne Aphasie. Beide litten danach einige Tage an Bronchitis.

E. spielte regelmäßig mit den beiden Kindern, auch als sie schon fieberfrei waren, aber noch nicht Bronchitis hatten. Es liegt auf der Hand anzunehmen, daß er von diesen Kindern angesteckt wurde, denn nach zwei Tagen war er abends sehr beklommen; um 12 Uhr wurde des Patienten Mutter geweckt, indem E. schrie, weil er es so warm hatte, wie er sagte. Plötzlich fiel er hintenüber im Bett in allgemeinen Krämpfen mit Enuresis und Blässe. Die Konvulsionen dauerten eine Minute. Nach 35 Minuten kam er wieder zu sich, sah bleich aus, erzählte von längst vergangenen Zeiten und wurde nach $^3/_4$ Stunden wieder bewußtlos, ohne Zuckungen, mit rotem, später feuerrotem Kopf. Darauf schlief er einige Stunden, hatte am folgenden Tag 39° C[1]) und hustete. Er hustete bis September. Bezeichnend war die Wirkung der Affektion insofern, als der seit Monaten trockene Junge mehrmals des Nachts Urin ließ. Im weiteren Verlauf wurde beim Sprechenlernen keine Besonderheit bemerkt. Der Patient war leicht erregbar. Die früher schon so lebendigen myoklonischen Reflexe schienen abnorm stark. An der rechten Halsseite war eine geschwollene Drüse zu fühlen, die nie wieder (es sind acht Jahre her) zurückging. Beim Klopfen mit dem Perkussionshammer auf die Backe war eine Zuckung der Facialismuskeln bemerkbar. Tiefe Reflexe lebhaft.

Am 11. November 1915 sah der Patient schlecht aus, aß wenig, war beklommen. Um $8^1/_2$ Uhr wurde die Mutter aufmerksam, weil er weinte; sie fand ihn, wie er in die Luft starrte mit weiten Pupillen und unsicher mit den Händen zitterte. Keine Enuresis. Am 24. November sah der Patient wieder schlecht aus und machte Lärm. Um 1 Uhr nachts wurde die Mutter durch das schnappende Geräusch der Backen geweckt, während eines Anfalls, der jetzt 40 Minuten dauerte, ohne Enuresis. Er kam nach weiteren 30 Minuten zu sich. Auffällig war die sehr große Reflexerregbarkeit, besonders gleich bevor Patient zu sich kam, so daß ein geringes Geräusch eine vollständige Konvulsion auslöste. Um 6 Uhr morgens stellte sich noch ein solcher Anfall mit myoklonischer Übererregbarkeit ein. Temperatur war jetzt auf 38,7° gestiegen. Während dieser Nacht wurden kleine konvulsive Bewegungen wie bei jungen schlafenden Hunden beobachtet (siehe unter 1. S. 191). Im Lauf von vier Jahren wurden noch vier bis sechs derartige ähnliche Konvulsionen wahrgenommen, nach denen stets erhöhte Temperatur (bis 42°) und ein Aufflackern der chronischen Bronchitis beobachtet wurde. Die Krämpfe hatten oft mehr den Charakter kalter Schauer mit geringer Anteilnahme der Beine. Stets blieben Erregbarkeit und erhöhte myoklonische Reflexe bestehen. Das Kind lernte gut; nur hatte es zeitweilig im r. Ohr geringe Taubheit (Flüsterstimme auf 2 m) infolge eines Mittelohrkatarrhs. Die chronische Bronchitis nahm allmählich ab, doch wurde noch im 9. Lebensjahr die Maserninfektion mit myoklonischer Übererregbarkeit, mit einem Gelegenheitsanfall, und einer Bronchitis kompliziert. Die Mutter des Patienten hatte in ihrer Jugend auch einmal einen großen konvulsiven Anfall durchgemacht.

Was die beiden andern Kinder anbelangt, so vernahmen wir nach sieben Jahren von ihrer Mutter, daß diese niemals mehr Krämpfe gehabt hatten und gut lernten.

---

[1]) Die Frage erhebt sich, ob in solchen Fällen der Gelegenheitsanfall nicht anstatt des sog. „Fröstelns" tritt, welches in so vielen Personen den Fieberzustand, im Falle irgend einer Infektion, einleitet. Man stelle sich vor, daß in einem Kinde wie diesem, das schon mehrmals mit einem kompletten Anfall reagierte, auch geringere Temperaturerhöhungen zu einem Anfall, statt des Fröstelns, Anlaß geben.

Epikrise: In diesem Falle ist es nicht zweifelhaft, daß E., der von sich aus für die Infektion durch eine der vielen in der Pension vorhandenen Mikrobenarten sich nicht empfänglich zeigte, in der Tat angesteckt wurde, nachdem vorher sein Spielkamerad infiziert war, der mit einem so schweren Krampf und darauffolgender Aphasie und Bronchitis reagierte. Die im Lauf der Zeit bei E. aufgetretenen myoklonischen Anfälle waren stets von einer erhöhten Temperatur begleitet, die einen Rückfall der Bronchitis ankündigte. Nur während kurzer Zeit nach der Infektion war der Patient, theoretisch gesprochen, in Gefahr, ein myoklonischer Epileptiker zu werden. Sehr geringe Ursachen brachten ihn zu vollständigen epileptischen Entladungen, während die myoklonischen Reflexe sehr stark waren. Die gesunden Tendenzen (keine Epilepsie in der Familie) behielten in casu wie wohl meistens die Oberhand.

Müssen wir jetzt irgendeine geringe, äußerst beschränkte Hirnverletzung annehmen, sei es bei E. und dem 2jährigen Jungen, der (bis zu seinem 10. Jahr) niemals mehr an Krämpfen litt, sei es bei dem Jungen mit kurz dauernder Aphasie? Keineswegs. Die Krämpfe waren in allen 3 Fällen Gelegenheitskrämpfe, d. h. myoklonische Anfälle, die in Beziehung mit den vorhergehenden erhöhten myoklonischen Reflexen, ebenso wie die Bromcampheranfälle, als ein Verteidigungsmittel des Organismus aufzufassen sind. Es ist wohl nicht zu entscheiden, ob in einem solchen Fall die kurz dauernde Hemiparese und Aphasie, wie Ashbey[1]) es will, als postepileptische Hemiplegie aufzufassen fassen ist, oder vielmehr als eine örtliche Intoxikation der betroffenen Hirnrindenteile.

Bei E. wurden niemals lokale Hirnerscheinungen wahrgenommen, wohl bestand jahrelang eine auffällige Erregbarkeit. Wir haben es hier also mit Kindern zu tun, die bei einer Infektion mehr als normaliter die myoklonischen Reflexe zeigten, bis ein myoklonischer Anfall auftrat; auf spätere Fieberintoxikationen pflegte das eine (E.) mit einem myoklonischen Anfall zu reagieren. Die zwei anderen Kinder, die 1915 die besonders schweren Krämpfe zeigten, haben seitdem niemals mehr daran gelitten, lernten gut und entwickelten sich, nach 1921 erhaltener Auskunft, in erfreulichem Sinne. Auch hier kann man, obwohl es während einiger Stunden Aphasie hatte, keine bleibende Verletzung annehmen; vielmehr einen zeitlichen, örtlichen Intoxikationsprozeß, der als ein Übergang zum encephalitischen Entzündungsprozeß (S. 192) zu deuten ist.

Ein anderer, nicht so genau beobachteter Patient ist der Fall 4. Hier bebestand eine größere Gefahr, daß Epilepsie sich entwickeln konnte. Denn, nachdem eine Anzahl Anfälle aufgetreten waren, traten als Komplikationen Enuresis und Kopfschmerzen hinzu. Es ist anzunehmen, daß trotz der direkten Erblichkeit (Epilepsie des Vaters) diese Gefahr drohende Möglichkeit überwunden wurde infolge der dieser Patientin gewidmeten Sorgfalt.

Krankengeschichte Nr. 4. W. An. kam, 3 Jahre alt, unter Beobachtung und blieb es von 1908 bis 1921. Im Jahr 1907 ein Krampfanfall, nachdem sie zwei Tage vorher fiebernd und reizbar gewesen war. Plötzlich wurde sie blaß, bekam Speichelfluß, Enuresis, Zungenbiß, verliert das Bewußtsein, zieht Hände und Füße an sich, schnarcht und kommt mit Kopfschmerzen wieder zu sich. Nach 2 Monaten wiederholt sich der Vorgang und weiter innerhalb eines Jahres noch 7- bis 8mal; jedesmal, soweit es nachzuprüfen war, fieberte sie

---

[1]) Ashbey, H.: Lancet, 21. Jan. 1915.

oder war jedenfalls nachher krank. Ferner zweimal in der Woche Enuresis und auch ein paarmal in der Woche Kopfschmerzen. Entleerung unregelmäßig. — Belanglose Vorgeschichte, außer der Tatsache, daß der Vater bis zu seinem 13. Jahr Anfälle hatte mit Nasenbluten. Auch des Vaters Vater hatte Anfälle. Ein Bruder des Vaters hatte Anfälle bis zu seinem 20. Jahr. Es bestehen keine organischen Störungen. — Nachdem die Patientin im Januar 1908 noch 7 Anfälle in einer Nacht gehabt hatte, erfolgte ihre Aufnahme für einen Monat in die Anstalt für Epileptiker.

Sie hatte Milchdiät und die Hygiene ihrer Lebensweise wurde genau geregelt, auch bekam sie eine minimale Menge Bromsalz (1 Löffel Extratrank I. Siehe das Kapitel über Therapie). 1911 (in ihrem 6. Jahr) hat sie bei einer Erkältung noch einen nächtlichen Anfall gehabt, 1912 noch einmal Mundzuckungen im Schlaf. 1913 hatte sie eine vorübergehende leichte Facialisparese, nachdem sie einen Tag vorher Neigung zum Erbrechen gehabt hatte. 1915 trat die Periode ohne Beschwerlichkeiten auf. Sie hatte auch Diphtherie. 1921 ist sie ein blühendes junges Mädchen von 16 Jahren, ohne Beschwerden. Starke Adipositas und beschränktes Intellekt.

Epikrise. Wir haben es hier mit einer erblich belasteten Patientin zu tun, die während einer langen Zeit (vom 3. bis zum 4. Jahr) Gelegenheitsanfälle bekam, vermutlich unter dem Einfluß von Fieber. Durch eine sorgfältig vorgeschriebene Hygiene und Anfallprophylaxe gelang es einer weiteren Entwicklung der Epilepsie, wozu sie unseren Angaben nach Veranlagung zeigte, zu entgehen.

Gewiß bis zum 10. Lebensjahr muß man diese Gelegenheitskrämpfe casu quo mit Aufmerksamkeit verfolgen. In diesen Fällen, die wir wegen ihrer großen theoretischen und praktischen Bedeutung einer besonderen Rubrik zuteilen, nehmen die Kinderärzte Spasmophilie an und finden dabei, oder auch nicht, die von ihnen für so wichtig gehaltene Übererregbarkeit der peripherischen Nerven, auch dem galvanischen Strom gegenüber. Abgesehen davon, daß die Übererregbarkeit gewiß oft nichts anderes als eine Manifestation erhöhter myoklonischer Reflexe ist (im Fall des E., S. 194, am 24. November konnten wir persönlich einige Stunden vor einem Gelegenheitskrampf eine besondere Empfindlichkeit für Geräusche, eine myoklonische Zuckung aller willkürlichen Muskeln feststellen), wurde niemals Glottiskrampf beobachtet.

4. Kindereklampsie im engeren Sinne.

Dieser Krankheitszustand ist fast ausschließlich von Kinderärzten untersucht worden. Charakteristisch für diese Anfälle ist, daß die Glottis- und Atmungsmuskeln bei den Krämpfen sehr oft in Mitleidenschaft gezogen werden, und daß diese mit Bewußtseinsverlust und ferner mit übermäßiger Erregbarkeit, sowohl unmittelbar als reflektorisch, der peripherischen Nerven verbunden sind. Die Glottiskrämpfe kommen auch ohne allgemeine Krämpfe und auch bei Meningitis und Encephalitis vor, und scheinen deshalb eine besondere, der Jugend eigne Reaktionsform zu sein. Auch sollen rein einseitige, gewiß durch Darmstörung (Verstopfung) verursachte Krämpfe vorkommen (Henoch[1]). Nach den Beschreibungen der Kinderärzte kann man feststellen, daß die myoklonischen Reflexe stark erhöht sind. Die Affektion tritt oft im Winter (unreine Luft!) besonders bei rachitischen Kindern auf. Man glaubt, daß Mangel an Kalksalzen beiden Affektionen zugrunde liegt. Magendarmstörungen und Mangel an frischer Luft spielen in der Ätiologie eine wichtige Rolle. Bei sehr jungen Kindern soll (Escherich) das Fehlen der Muttermilch ein belangreicher,

---

[1]) Henoch: Vorlesungen über Kinderkrankheiten 1887, S. 159.

übrigens nicht unwidersprochener Faktor sein. — Auf den von Mann angegebenen Grenzwert der Erregbarkeit der peripherischen Nerven (Kathoden-Contraction unter 5 MA, während Pirquet[1]) die Anode empfindlicher fand) wird vielleicht von Kinderärzten ein allzu großer Wert gelegt, ebenso auf das Zeichen von Chvostek und dasjenige von Trousseau. Jedenfalls, was das Symptom von Chvostek anbelangt, kommt dieses uns selbst bestreitbar vor. Wenn man in einer Frauenklinik eine große Anzahl gesunder neugeborener Kinder (1—10 Tage) untersucht, findet man, daß fast bei allen Kindern, die nicht schlafen und auch nicht schreien, diese Zuckung der mimischen Muskeln ausgelöst werden kann. Auch kann man bei ungefähr der Hälfte dieser Säuglinge akustische oder andere (taktile) myoklonische Reflexe feststellen. Die Schwester des Säuglingsheims, die über Frühgeburten eine große Erfahrung hatte, bemerkte spontan, daß diese Kinder bei einem plötzlichen Geräusch, z. B. wenn die Tür zugeklappt wird, momentan alle miteinander oft besonders heftig zusammenzucken. Daß auch neurologisch geschulte Kinderärzte auf das Bestehen der myoklonischen Reflexe zu wenig acht geben, beweist u. a. Henochs und Bosserts Bemerkung[2]), daß so viele gewöhnliche Kinder, hauptsächlich bei leichtem Schlaf, bei geringem unerwartetem Geräusch Zuckungen zeigen, oft mit einer Andeutung von Glottiskrampf[3]), besonders spasmophile Kinder. Kurz, es erhebt sich die Frage: Inwieweit sind die Chvostek- und Trousseau-Zeichen auf die erhöhte myoklonische Erregbarkeit zurückzuführen? — Daß anderseits Kinderärzte das Unbefriedigende der herrschenden Spasmophilielehre mehr und mehr empfinden, tritt immer deutlicher zutage (vgl. Reyher[4]) O. Bossert[5]), obwohl Peritz auch bei erwachsenen Epileptikern die spasmophile (anodische) Übererregbarkeit festzustellen meinte). Unzweifelhaft gibt es eine gegenseitige Verwandtschaft zwischen allen diesen Krampfkrankheiten, Gelegenheitskrämpfen, Kindereklampsie und Encephalitis.

In allen ist ein erblicher Faktor vorhanden; sie kommen in denselben Familien öfter vor, und können jede für sich in Epilepsie übergehen. Es wird die Sache in der Tat zu eng aufgefaßt, wie W. Nolen[6]) und Aschaffenburg meinen, wenn man die Diagnose Epilepsie für jene Fälle vorbehalten will, wo jede Veranlassung fehlt (W. Birk, Frey und Fuchs). Sind da genügend Anfälle mit besonderer Veranlassung aufgetreten, hat sich die Anfallgewohnheit festgesetzt, dann werden die „Veranlassungen" von uns einfach nicht mehr anerkannt.

Phosphorlebertran ist in zahlreichen Fällen imstande, die Anfälle zum Stehen zu bringen. Hauptsächlich werden diese Anfälle bei Kindern von 1, 2 oder 3 Jahren gesehen, seltener in späterem Alter. Während die Gelegenheitskrämpfe niemals gefährlich sind, kann der besondere Atmungskrampf, wenn er bei diesen Kindern vorkommt, Lebensgefahr herbeiführen.

---

[1]) Pirquet: Wien. med. Wochenschr. 1907.
[2]) Bossert: Zeitschr. f. d. ges. Neurol. u. Psychiatrie, Bd. 67. 1921.
[3]) Diese Beobachtung Henochs führt uns zur Annahme, daß es zwischen den myoklonischen Reflexen und Anfällen bei Kindern, d. h. Gelegenheitskrämpfen, und der echten Eklampsie Übergänge gibt.
[4]) Reyher: Klin. Wochenschr. 1923, II.
[5]) Bossert, O.: Jahrb. f. Kinderkrankh. 1924, S. 329.
[6]) Nolen, W.: Klinische Voordrachten 1901.

Irgendein Defekt in der geistigen Entwicklung bleibt bei der Hälfte dieser Kinder zurück (Thiemich und Birk). Der spasmophile Zustand wird auch Tetanie genannt, weil dabei regelmäßig Chvosteks und Trousseaus Erscheinung gefunden werden. Wir führen hier als Beispiel ein Kind aus der neurologischen Poliklinik an, das, obwohl es etwas älter ist und mit Muttermilch genährt, u. E. trotzdem zu dieser Gruppe gehört.

Krankengeschichte 5. M. v. V., kommt am 5. Mai 1919 zur Untersuchung. Patient ist 3 Jahr alt und ist das 4. von 5 Kindern. Außer dem Patient hatte auch sein Brüderchen die englische Krankheit. Drei Kinder starben in einem Krampf, 18 Monate, 1 Jahr und 4 Jahr alt. Die Krämpfe dieser Kinder verliefen alle wie die des Patienten. Das Kind wird böse, holt den Atem tief herauf, kann aber nicht ausatmen, wird blau, schließlich schwarz. Tonische, darauf klonische Krämpfe. In den letalen Krämpfen dieser Geschwister kam es nicht mehr zum Ausatmen. Sie hatten diese 3—4 mal pro Tag. — Auch der Patient hatte sie wohl 6 mal täglich. Der Patient hat jetzt innerhalb einer Woche vier Krämpfe gehabt. Schon in seinem ersten Lebensjahre hatte er im Sommer den ersten Krampf. Er hatte wie gewöhnlich gespielt und die Brust bekommen. Plötzlich wurde er an beiden Seiten steif, während sich die Augen nach r. drehten. Kein Fieber. Am folgenden Morgen war er wohl. Die zweite Konvulsion kam 3 Wochen später, zu Hause in einem sehr warmen Zimmer. Die Mutter bemerkte auch, wenn er sich beim Laufen irgendwo anstieß, erschrak oder böse wurde, daß hierauf ein Anfall auftrat. Die Mutter sagt, daß dieses Kind, ebenso wie ihre anderen Kinder, die Krämpfe bekommt, indem beim Weinen der Atem stockt; es scheint, daß es beim Schreien wohl leicht einatmet, doch schwer exspiriert (Atmungskrampf). Nach dieser Zeit ist er von den Anfällen niemals ganz frei gewesen. Im ganzen erlitt er bis jetzt etwa 40. Im Winter alle 3—4 Wochen, und wenn die Wärme kommt, öfter. Nach einem Anfall ist er müde und schläfrig und geht zu Bett. Er ist reinlich, doch sehr schwierig zu behandeln und heftig. Er kann sich nicht aussprechen, und dann folgt bisweilen ein Anfall.

Persönliche Geschichte. Die Mutter hatte bei diesem Kind eine schwere Schwangerschaft, sie war in jener Zeit nervös und ängstlich wegen eines sadistisch veranlagten Chefs ihres Mannes, der sie belästigte. Patient war und ist nachts unruhig. Viele Nachtzuckungen, auch tagsüber, wenn er schläft. Auch ist er furchtsam und zuckt bei einer Kleinigkeit zusammen (sensomyoklonische Reaktion Lundborgs oder taktile myoklonische Reflexe).

Familiengeschichte. Drei Geschwister starben infolge dieser Atmungskrämpfe. Die Mutter der Mutter und ihre beiden Schwestern starben in der Irrenanstalt. Keine Anfälle in der Familie.

April 1921. Das Kind sah während der zwei Jahre der Beobachtung stets blaß aus, hatte oft Diarrhöe, während welcher es vorzugsweise einen Anfall bekommt; auch lebhaftes Spielen löst den Anfall aus. Phosphorlebertran und Anfallsprophylaxe übten wohl eine Wirkung auf den Verlauf des Leidens aus, doch erst nachdem es uns gelungen war, ihm eine andere Wohnung zu besorgen, blieb er während längerer Zeit frei von Anfällen.

Auszug aus der Krankengeschichte Nr. 20. L. K., Tochter einer Epilepsiekranken, die in unserer Poliklinik behandelt wird. Am 17. Tag nach der normalen Geburt — die Mutter hatte in der Schwangerschaft viel Entladungen gehabt — wurde die Patientin auf einmal blau, wie im Ärger. Das geschah ein paarmal in der Woche. Der erste große Krampf trat im 7. Monat auf. Einige Tage später wurde sie von der Brust genommen. Der Wechsel von blauer und blasser Farbe, wobei sie nicht hinstürzte, wurde seltener. Im 3. Lebensjahr kam der erste große epileptische Anfall, wobei sie hinstürzte und mit Händen und Füßen zuckte. Seitdem hat die Epilepsie sich entwickelt; jetzt in ihrem 17. Jahr hat sie regelmäßig Serienanfälle und wird in der Gesellschaft infolge ihres unmotiviert heftigen Auftretens unmöglich.

5. Tetanie bedeutet dasselbe Krankheitsbild, wie es bei Erwachsenen vorkommt.

6. Affekt- oder Wutkrämpfe. Schon im Säuglingsalter bekommen diese Kinder, auf neuropathischer Grundlage, wenn sie ihren Willen nicht durch-

setzen, Atmungsstillstand beim Schreien; sie werden cyanotisch, der Kopf fällt schlaff hintenüber, sie reagieren fast nicht auf Reize und scheinen das Bewußtsein zu verlieren[1]). — Das eine und das andere ähnelt den Atmungskrämpfen der sog. spasmophilen Kinder; es muß aber scharf davon getrennt werden, denn diese sog. Affektkrämpfe haben eine sehr günstige Prognose. — Ebenso wie in den Glottis- und Carpopedalkrämpfen sehen wir in dieser Affektion eine dem Kindesalter eigene Reaktionsweise. Sie haben ebensowenig als die beiden genannten Reaktionen dieselbe Dignität als die die myoklonische Epilepsie so genau nachahmenden Gelegenheitskrämpfe, denen wir auf Grund der vorhergehenden Untersuchung eine nützliche (zur Neutralisierung bestimmter Gifte) defensive Rolle zuschreiben.

7. Habituelle Zwangsbewegungen in einer der drei Dimensionen [„jactatio capitis nocturna"[2])]. Diese Affektion hat im Grunde mit Kinderkrämpfen nichts zu tun und wird auch zu Unrecht von den Kinderärzten unter dieser Rubrik verzeichnet. Es handelt sich hier um automatische, zum Teil im Schlaf, zum Teil im wachen Zustand auftretende Bewegungsformen, die im Anfang mit der Entwicklung der halbkreisförmigen Bogengänge eng in Beziehung stehen und mit Lustempfindungen verbunden sind, ebenso wie die Kinder so gerne auf dem Drehstuhl Platz nehmen (Drehung in der horizontalen Ebene) oder gewiegt werden (Drehung in der frontalen Ebene) und schaukeln (Drehung in der vertikalen antero-posterioren Ebene) oder in einem Karussell Platz nehmen (Manege-Bewegung, gleichfalls Zwangsbewegung in der horizontalen Ebene). Erst ziemlich spät, wie wir es annehmen müssen (obwohl die vestibularen, sekundären Bahnverbindungen zu den allerersten gehören, die im Fetus die Markscheide erhalten), kommen diese halbkreisförmigen Kanäle zu ihrer vollständigen Funktion, worauf auch die bekannte Tatsache hinweist, daß die kleinen Kinder, solange sie noch nicht gut gehen können, für Seekrankheit nicht empfindlich sind. Wer einmal am Bord des schaukelnden Schiffes eine todkranke Mutter mit Erbrechen hat liegen sehen, während das vollkommen gesunde Kind an ihrer Seite weiterspielt, vergißt niemals diesen Kontrast.

Diese habituellen Bewegungen [Zapperts Bedingungsreflexe[3])] behalten gewisse Kinder lange, ja im Schlaf bis zum 20. Jahr, bei; sie entbehren, wie es scheint, jeder pathologischen Bedeutung.

§ 2. Beziehung zwischen den Kinderkrämpfen und der Epilepsie.
Gelegenheitskrämpfe, Kindereklampsie und infektiöse Encephalitis. Statistik.

Das Fehlen einerseits einer Gelegenheit für die Kinderärzte, ihren Krampfkindern weiter im Leben nachzugehen, andererseits die Schwierigkeiten und die Unsicherheit, die der Neurologe bei seiner anamnestischen Untersuchung empfindet, sind wohl die Ursache dafür, daß unsere Kenntnisse dieses Zu-

---

[1]) Feer, E.: Lehrbuch der Kinderkrankheiten 1907, S. 494, und Friedmann, M.: Allg. Zeitschr. f. Psychiatrie u. Neurol. Bd. 9, S. 257, 1912. Neumann (Arch. f. Kinderheilk. 1905, S. 99) ratet Hautreize, eine Tracht Prügel an, wenn das Kind den Atem anhält.

[2]) Vgl. Thomson, J.: Traité des maladies de l'Enfance IV, 1905, und de Lange, Corn.: Nederlandsch tijdschr. v. geneesk. 1915, II, S. 1142.

[3]) Zappert, Arch. f. Kinderheilk. Bd. 73, S. 111. 1923.

sammenhanges so sehr beschränkt sind. Und doch, man kann die Wichtigkeit dieser Frage kaum unterschätzen, denn es ist klar, daß wir hier das Problem der Epilepsiebekämpfung in seiner Wurzel treffen. Auch wurde, nicht zum wenigsten mit Rücksicht auf diesen Zweck, 1903 in Holland die Errichtung einer klinischen Zentralstelle für jene Fälle empfohlen.

Untersuchen wir an Hand unserer Ausführungen über die verschiedenen Formen der Kinderkrämpfe, welche Gruppen für ein näheres Studium zu diesem Zweck in Frage kommen, so wird schnell ersichtlich, daß hierbei die Gruppen 1, 2, 6 und 7 ausscheiden und daß man also auf die Gruppen 3, 4 und 5 als Quelle für sich anschließende oder sich später entwickelnde Epilepsie die volle Aufmerksamkeit richten muß. Wo Turner[1]) sagt: „The most common demonstrable cause of epilepsy is infantile convulsion", ist die Feststellung wichtig, welche Gruppe oder Gruppen hier die Hauptrolle spielen. Am radikalsten in dieser Hinsicht ist Féré, der die Kinderkrämpfe (ätiologisch und symptomatologisch) für identisch mit der Epilepsie hält. 34 vH. der Epilepsiefälle hatten Krämpfe in den Kinderjahren. Gowers schätzt ebenso wie Turner diesen Prozentsatz auf 10 vH[2]). Keiner dieser Autoren spezifiziert aber die verschiedenen Kinderkrämpfe, und darauf kommt es u. E. an.

Binswanger sagt (S. 91): „Die Kindereklampsie ist nicht nur nach Féré und Voisin ein Stadium, sondern auch eine vorbereitende Ursache der Epilesie." Seinen Versuch zur Differenzierung der beiden (nach ihm) in den Symptomen sehr verschiedenen Krankheitszustände: Eklampsie und Epilepsie, um nämlich — bei der außergewöhnlichen Variabilität dieser Krankheitszustände — in der Kindereklampsie mehr Übereinstimmung mit den Meerschweinchenkrämpfen als in regelrechter Epilepsie zu finden, halten wir aber keineswegs für nachahmenswert.

Auf 1000 männliche Individuen mit epileptischen Erscheinungen fanden wir 99, bei welchen wir Gelegenheitskrämpfe a posteriori glaubten diagnostizieren zu können; darunter befanden sich viele Krämpfe beim Durchbruch der Zähne und zahlreiche nicht näher bestimmte Krämpfe, auch einige Fälle, in denen die Krämpfe unmerklich in spätere offenbare Epilepsie übergingen. — Auf 1000 weibliche Individuen betrug diese Zahl 75. Encephalitis glaubten wir bei 1000 männlichen Kranken 143mal, bei 1000 weiblichen 116 mal zu erkennen; dagegen Glottiskrämpfe nur 13- und 12mal. Alles zusammen also 225 mal Kinderkrämpfe bei 1000 männlichen Individuen mit epileptischen Erscheinungen und 203 mal bei weiblichen.

Für eine kleine Gruppe von gewiß echter Epilepsie (200 Fälle), wobei besonders auf die Frequenz der Kinderkrämpfe geachtet wurde, finden wir, daß in 27,5 vH. der Fälle Kinderkrämpfe (als Sammelnamen für Encephalitis, Gelegenheitskrämpfe und Eklampsie) vorkommen. Einem derartigen Verhältnis können wir aber nur einen Wert beimessen, wenn wir über die relative Frequenz der Gelegenheitskrämpfe bei gesunden Personen Bescheid wissen. Da

---

[1]) Turner, W. A.: Epilepsy, S. 48. Mac Millan & Co. 1907.
[2]) Dieser Prozentsatz ist nach Burr (Arch. of pediatr. Bd. 39, S. 303. Mai 1922) 15 vH. Dieser Autor faßt die Zwischenzeit zwischen den Kinderkrämpfen und der späteren Epilepsie als eine lange Intermission auf.

wir persönlich diese Frequenz sehr hoch einschätzen, wird man den oben erwähnten Prozentsatz von 27,5 vH. nicht hoch anschlagen dürfen.

Fragen wir jetzt: welches Licht werfen die im ersten Teil dieser Arbeit dargelegten Untersuchungen über myoklonische Reflexe und Epilepsie auf dieses Problem? Es sei erstens darauf hingewiesen, daß erhöhte myoklonische Reflexe physiologisch bei Kindern vorhanden sind, und zweitens, daß die zu Gelegenheitskrämpfen veranlagten Kinder diese besonders zeigen (die Mutter im Fall 4, S. 195, sah mehrere Kinder zugleich bei einem plötzlichen Geräusch von Konvulsionen ergriffen werden), wie auch ausgesprochene nächtliche spontane Zuckungen. Drittens bemerken wir tatsächlich bei den Gelegenheitsanfällen der Kinder (hauptsächlich bei Fieber) auch Varietäten der Anfälle derselben Ordnung wie diejenigen der Erwachsenen. Wir können deshalb auch Binswangers Argument, der auf Besonderheiten der Kinderkrämpfe, die von denen der gewöhnlichen Epilepsie abweichen, hinwies, nicht hoch einschätzen. Auch ziehen wir nicht mit Féré den Schluß, daß Kinderkrämpfe symptomatologisch epileptischen Anfällen gleich sind, doch stellen wir wohl die Identität des gewöhnlichen epileptischen Anfalls mit den Gelegenheitskrämpfen fest. Ätiologisch gleichzustellen geht aber nicht an, denn ... es ist uns nicht bekannt, daß epileptische Erwachsene besonders auf geringe Fiebererhöhungen mit einem Anfall reagieren. Unsere Schlußfolgerung liegt also auf der Hand: ebenso wie wir die myoklonischen Anfälle in den Versuchen mit Tieren als ein Verteidigungsmittel des Organismus gegen bestimmte Vergiftungen kennen lernten, ebenso erkennen wir jetzt dem Kindesalter normaliter eine erhöhte myoklonische Erregbarkeit zu und müssen also zu einer Verneinung der strikt pathologischen Natur der echten Gelegenheitsanfälle gelangen. Erst später kommt, unter den besondern Sicherheitsbedingungen, unter denen das Kind lebt, die Hemmung dieser myoklonischen Reflexe zustande (und damit auch ein mehr natürlicher Widerstand gegen das Auftreten des myoklonisch-epileptischen Anfalls); ebenso wie wir auch bei domestizierten Katzen nur selten noch — z. B. am Ende der Schwangerschaft[1]) — das Bestehen der myoklonischen Reflexe, ohne Verstärkung durch Bromcampher, aufweisen konnten, zum Unterschied von ihren in wildem Zustand lebenden Rassegenossen.

Will man also zu einer genauen Einsicht in die Frequenz der Entstehung der Epilepsie aus den Gelegenheitskrämpfen kommen, so wird es zuvor eine uns von Kinderärzten übermittelte Angabe der Frequenz jener Krämpfe bei einer großen Anzahl von Kindern geben müssen. Danach soll entweder von den Pädiatern oder von den Neurologen eine Statistik geliefert werden, welche die Frequenz der Epilepsie von Kindern, die Krämpfe hatten, und von Epileptikern, die in der Jugend verschiedene Krämpfe zeigten (siehe S. 200), beleuchtet. Dabei wird man berücksichtigen müssen, daß die Wahrnehmung des Gelegenheitskrampfs sehr delikat ist, daß dieser oft von klugen Eltern

---

[1]) Frisch, H. (Allg. Zeitschr. d. Psychiatrie u. Neurol. Bd. 65, 1922, S. 231) nennt nicht nur die frühe Jugend und die Schwangerschaft, sondern auch die Pubertät, die Menstruation und das Klimakterium Perioden erhöhter Neigung zu epileptischen Erscheinungen. Die konvulsive Toleranz sei erhöht durch relativen Reichtum des Organismus an Kalk und Magnesium; herabgesetzt durch Kalium und Natrium.

nicht bemerkt oder nicht auf seinen wahren Wert geschätzt wird. Ferner wird man als Diagnostikum der Gelegenheitskrämpfe besonders auf die beschränkte Dauer und die nachher erhöhte Temperatur achten. Eigentliche Eklampsie wird man nur dort, wo der Anfall mit irgendeiner Atmungsstörung verbunden war, annehmen. Und man wird gut tun, die Diagnose „Encephalitis" auf die Fälle mit langwährendem Bewußtseinsverlust und lange nachhaltenden hemiplegischen Erscheinungen zu beschränken.

Wir sind also der Meinung, daß neben Encephalitis auch Gelegenheitskrämpfe und Eklampsie (oft von Glottiskrämpfen begleitet) und möglicherweise auch sog. Affektkrämpfe für die Entwicklung der Epilepsie eine Bedeutung haben. In nosologischer Hinsicht möchten wir die Gelegenheitskrämpfe neben die myoklonischen Anfälle der Versuchstiere stellen und ihnen eine den Organismus verteidigende Funktion zuschreiben. Für die Glottis- und die Carpopedalkrämpfe und die Affektkrämpfe der spasmophilen Kinder finden wir keine Analogie bei den erwachsenen Epileptikern und sehen darin ganz getrennt stehende infantile Reaktionen des Nervensystems auf bestimmte von Stoffwechselstörungen abhängige toxische Stoffe. — Neben den traumatischen und infektiösen Ursachen der langwährende Lähmung und Epilepsie herbeiführenden Encephalitis lernten wir unter den Gelegenheitskrämpfen Fälle kennen, in denen vorübergehende Aphasie und Hemiplegie beobachtet wurden. Zur Annahme eines Herdprozesses als Ursache dieser nur einige Stunden oder Tage dauernden Erscheinungen ist kein Anlaß vorhanden.

§ 3. Schlußfolgerungen hinsichtlich der Praxis.

Die dargelegte Analyse der Kinderkrämpfe mit Bewußtseinsverlust zeigt, daß es sich für den Hausarzt empfiehlt, bei jedem Fall von Kinderkrämpfen, zu dem er gerufen wird, die Temperatur zu messen. Findet er auch nach wiederholten Krämpfen regelmäßig Temperaturerhöhung (evtl. auch eine infektiöse Ursache) und Fehlen von Atmungskrämpfen, so kann er innerhalb gewisser Grenzen und mit Rücksichtnahme auf die von Gowers angedeutete Notwendigkeit einer langwährenden Kontrolle bis weit in die Pubertät hinein, die Prognose im allgemeinen günstig stellen. Die Sache liegt anders, wenn es ausgesprochene Herdsymptome in Gestalt ausschließlich einseitiger Krämpfe mit einer längere Zeit nachhaltenden Hemiplegie oder Aphasie sind. Denn in diesem Fall hat er es wahrscheinlich mit einem encephalitischen Herd zu tun, der noch nach Jahrzehnten zu echter Epilepsie Anlaß geben kann. Auch anders liegt die Sache, wenn Atmungskrämpfe zu dem Anfall hinzutreten. Denn einerseits kann wirklich bei dieser Form unmittelbar der Tod eintreten, und andererseits wissen wir mit Sicherheit (den Prozentsatz kann man nur annähernd schätzen), daß diese Kranken zu Epilepsie veranlagt sind.

Der Umstand, daß sowohl in unserer Statistik zur Ätiologie der echten Epilepsie als bei unsern Untersuchungen über Kinderkrämpfe so häufig Gemütserregungen während der Schwangerschaft verzeichnet wurden, führt uns dahin, der intensiven Versorgung des psychischen Gleichgewichts der Mutter während der Schwangerschaft unter den vorgeschlagenen Maßnahmen zur Vorbeugung der Epilepsie einen Platz einzuräumen.

In der Praxis kann sich die Frage erheben, ob es sich um einen der genannten Kinderkrämpfe oder um Kinderepilepsie handle. Mit Recht betont

H. Vogt[1]) nachdrücklich, daß in der Regel eklamptische Anfälle zahlreich hintereinander auftreten, während dies bei Epilepsie nicht der Fall ist. Zur Differentialdiagnose den Gelegenheitskrämpfen gegenüber, die durch eine Verdauungsstörung oder eine Infektion hervorgerufen sind, kann dieses Kennzeichen ohne Zweifel seine Geltung besitzen. Während die eklamptischen Anfälle in der Regel an der meistens vorhandenen Rachitis und besonders an den Atmungsstörungen (und der galvanischen Übererregbarkeit) erkannt werden, entspricht der Gelegenheitskrampf gänzlich unserer Beschreibung der großen motorischen Anfälle.

Wir sehen uns also veranlaßt zu fragen, ob es symptomatologisch wohl einen prinzipiellen Unterschied zwischen all diesen Krampfformen gibt, einschließlich den urämischen Anfall, den Eklampsieanfall der Gebärenden, den Vergiftungsanfall durch Bromcampher, Absinth, Cocain (Feinberg), Santonin (Jelliffe), Apomorphin (Amsler[2]), evtl. auch durch Hypoglykämie (Macleod), Cinchonidin (Albertoni), Pikrotoxin (Grünwald, Pollock) usw.? Wir glauben dies nicht, vorausgesetzt, daß man die Symptome des autonomen Nervensystems (u. a. Pupillenverhältnisse — Pollock[3]), nicht zu den wesentlichen Erscheinungen rechnet.

Ebenso wie in der Krankengeschichte Nr. 3 (S. 194) vor dem Gelegenheitskrampf erhöhte taktile und akustische Reflexe vorhanden waren, so sah Vogt bei Kinderepilepsie infolge des Lärms einer fallenden Kiste einen Anfall auftreten (es handelte sich also um einen myoklonischen, von einem akustischen myoklonischen Reflex ausgelösten Anfall). Vom Standpunkt der hier vorgetragenen Lehre haben wir es mit einem Reflexmechanismus zu tun, der auf unzählige Vergiftungen, ob diese endogener (durch Stoffwechselabweichung und Schwangerschaftsgifte) oder exogener Natur seien, reagiert. Die Erfahrungen der Toxikologen und Tierärzte sind mit der von uns postulierten Allgemeinheit der myoklonischen Epilepsie in Übereinstimmung.

Die meist verschiedenen Hirnprozesse (Encephalitis usw.), ebenso wie die erbliche Veranlagung sind die vorbereitenden, die Intoxikationen die auslösenden Ursachen Binswangers. Epilepsie kommt nur bei einem kleinen Prozentsatz der ehemaligen an Kinderkrämpfen leidenden Kranken zustande, usw.

Wo es unsicher bleibt, ob es sich um Kinderkrämpfe oder Epilepsie handelt, empfiehlt es sich, das Sichere dem Unsicheren vorzuziehen und ohne Aufschub die in Kap. XI, § 4 beschriebenen Vorsorgungsmaßnahmen anzuwenden.

VI. Einfluß der Periode und der Schwangerschaft auf die Entstehung und den Verlauf der Krankheit.

Verschiedene Wirkung der Menarche bei der Entstehung der Krankheit. Beispiele und Behandlung. Verschiedene Wirkung von Schwangerschaft und Menopause. Schwangerschaftsepilepsie. Eklampsie.

Alle Autoren von Delasiauve bis zu Gowers und Binswanger weisen darauf hin, daß die Periode auf den Verlauf der schon bestehenden Epilepsie einen großen Einfluß ausübe. Erst Turner lieferte uns wertvolle statistische Angaben für die Bedeutung dieser Tatsache. Dieser Einfluß zeigt sich dann in häufigeren Anfällen während der Periode, oder gleich nachher, oder auch wohl einige Tage vorher. Jedoch viel wichtiger erscheinen uns, hauptsäch-

---

[1]) Vogt, H.: Die Epilepsie im Kindesalter. Berlin: S. Karger. 1910.
[2]) Amsler, C.: Arch. f. exp. Pathol. u. Pharmakol. Bd. 97, 1923, S. 11.
[3]) Pollock, C. P.: Arch. of neurol. a. psychiatry 1923, Vol. 9, S. 604.

lich auch in therapeutischer Hinsicht, die Fälle, in denen die Epilepsie sich in Zusammenhang mit dem Auftreten der ersten Menstruationen entwickelt. Es muß hier u. E. ein Unterschied gemacht werden. Es ist eine unzweifelhaft allgemeine Erfahrung, daß die epileptischen Anfälle zum erstenmal vor dem Anfang der ersten regelmäßigen Menstruation auftreten können. Doch verweilt keiner der klassischen Autoren, soweit uns bekannt ist, lange genug bei dieser Entstehung der Epilepsie am Ende der weiblichen Pubertät, um zu einer u. E. genauen Wertung der Erscheinungen gelangen zu können. Wir glauben, daß man zunächst jene Fälle unterscheiden muß, in denen schon einige Monate vor der ersten Menstruation (mit Blutverlust) epileptische Anfälle mit regelmäßigen Zwischenzeiten von ± 4 Wochen auftreten, wo wir es also mit echten Molimina menstrualia zu tun haben.

Es folgen hier einige Beispiele, denen zugleich therapeutische Bemerkungen hinzugefügt sind.

Auszug der Krankengeschichte Nr. 21. M. S., 15 Jahre alt.

23. März 1905. Die Patientin hat alle 4 Wochen eine Häufung von Anfällen, und zwar seit drei Monaten; zwei Tage vorher sieht sie blaß aus und hat Krampf im Abdomen. Während drei Tage ist sie verstopft und hat Pollakiurie. Beim Anfall zuckt besonders die l. Körperhälfte, wobei sie sich immer in die Zunge beißt.

II. Zuckungen besonders nachts, seit 4 Monaten.

III. Kopfschmerzen, schon seit Jahren, über den Augen.

P. G. Typhus im 3. Jahr. Da die Mutter kurz vorher gestorben ist, fehlen die Angaben über die Jugend. Sie hatte eine schwere Geburt. — Die Patientin hat noch nie menstruiert.

F. G. Die Mutter hatte Starrkrämpfe. Ein Kind einer Schwester ist idiotisch.

S. P. Die klug aussehende Patientin ist etwas blaß. Keine Abweichungen in Reflexen, usw. Wechselnde segmentale Analgesie vorhanden.

Th. Pil. c. Kal. hypermanganic. 50 mg, dreimal täglich 1 Pille. In den Tagen, in denen der Abdominalkrampf erscheint, bekommt sie bis 20 Pillen (kurz aufeinander), mit warmem Sitzbad. Dabei kam schon das erstemal sofort die Periode zum Durchbruch. Während die Patientin unter Beobachtung blieb (4 Monate), erschien die Periode regelmäßig und die Anfälle blieben aus.

Auszug der Krankengeschichte Nr. 22. J. de L., 15 Jahre, hat noch nie menstruiert. Des Vaters Schwester hatte Anfälle von ihrem 4. bis zum 40. Jahr. Die Patientin hat seit 2 Jahren 13 Anfälle gehabt, alle 4 oder 6 Wochen, oft mit Schmerzen im Unterleib verbunden. Als Kind war sie schon zu Zuckungen veranlagt. — Am 30. Oktober 1907 war sie in der Anstalt für Epileptiker aufgenommen; sie hatte schon Leibschmerzen und bekam einen Anfall. Sofort darauf wurden ihr 9 Pillen Kal. hypermanganic. (50 mg) verabreicht und ein warmes Sitzbad, worauf die erste Periode eintrat. Während 6 Monaten erfolgte die Periode regelmäßig und ohne Anfälle. Dann bekam sie während der Periode wieder Anfälle. In der Folge wurden 5 Tage vor der zu erwartenden Periode 2 Löffel Tinctura-canabis-Brom-Getränk (S. 326) täglich verordnet und weitere drei Tage vorher 3 Löffel pro Tag. — Wieder in der Anstalt aufgenommen, blieb sie anfallsfrei mit $1/_2$ C Brot (täglich eine Dosis Borax 0,3 g, Brom. kal. 1,0, Brom. nat. 1,0) (vgl. S. 317), während sie fünf Tage vor der erwarteten Periode 4, drei Tage vordem 5 — und während der Periode gleichfalls 5 Löffel der Medizin zu sich nahm. So blieb sie während der 2 Jahre unserer Beobachtung anfallsfrei.

In anderen Fällen bemerkt man oft, daß nach dem Auftreten der Periode die seit Jahren bestehenden, doch höchst unregelmäßig vorkommenden epileptischen Erscheinungen regelmäßig werden und stets in einer bestimmten Phase des Mondzyklus auftreten.

A. K.-G. Nr. 23. A. D., 19 Jahre alt. Schwaches Wesen. Seit dem 6. Jahre Kopfschmerzen epileptischen Charakters zu unregelmäßigen Zeiten. Seit dem 15. Jahre, nachdem die Periode aufgetreten war, wurden die Kopfschmerzen stets am ersten Tag der Periode empfunden, und auch myoklonische Zuckungen kamen hinzu.

A. K.-G. Nr. 24. C. H., 22 Jahre alt. Vaters Schwester ist irrsinnig. Patientin hatte, $1^1/_2$ Jahr alt, Krämpfe. Schwindelzustände seit 7, Anfälle seit 7, Starrkrämpfe seit 3, und Serienanfälle (stets vor der Periode) seit 2 Jahren. Alles kommt ausschließlich zur Zeit der Menses. Wenn die Periode, die unregelmäßig auftritt, einige Wochen ausbleibt, wird von epileptischen Erscheinungen nichts bemerkt.

A. K.-G. Nr. 25. M. B., 13 Jahre alt. Der Vater (Potator) hatte vor der Ehe epileptische Anfälle und noch einmal 4 Jahre später nach lebhaften Spielen mit den Kindern, ohne Alkoholgenuß. — Seit 6 Jahren hat das Mädchen alle 4 bis 8 Wochen Anfälle; vorher Zuckungen. Niemals hatte die Patientin die Periode, wohl jeden Monat Krampf in Leib und Waden. Nachdem die Periode aufgetreten war, hat sie niemals mehr einen Anfall gehabt, bis nach 6 Jahren noch einmal, als sie seit 6 Monaten schwanger war.

Dies veranlaßt uns zu der Annahme, daß in diesen Fällen der Menstruationszyklus des weiblichen Lebens schon eher, vor dem ersten Blutverlust eingesetzt hat und daß eine bestimmte Phase in diesem Zyklus den Organismus zu epileptischen Erscheinungen (vorübergehende Vergiftung infolge innerer Sekretion u. a.) veranlagt. Lehrreich in dieser Hinsicht sind Fälle wie die Filias[1]), in denen ein saugendes Kind jedesmal einen Anfall bekam, als die Mutter menstruierte.

Inwiefern diese Annahme vom Standpunkt der sich ausbreitenden, schon 1842 von Brierre de Brismont geäußerten Auffassung, nach welcher die Menstruation nur eine Folge des Reifwerdens des Eies ist (Ovulation), ihre Gültigkeit behält, können wir nicht beurteilen. Die Ovulation geht den Menses einige Tage voran und fällt mit Änderung im Stoffwechsel verschiedener Organe zusammen.

In einer anderen Gruppe, meistens älterer Patientinnen, wird uns mitgeteilt, daß genau oder ungefähr im Augenblick, in dem die Menstruation einsetzt und die Menstrualflüssigkeit sich zeigt, der Anfall auftritt. Nicht selten gehen heftige Krämpfe im Unterleib voran, die nach dem Anfall verschwunden sind. In dieser Sachlage liegt es auf der Hand, die Ursache des Schmerzes und zugleich des Anfalls in einem krampfhaften Abschließen des Uterusmundes zu suchen. — Neben vorübergehenden guten Ergebnissen einer von einem Gynäkologen ausgeführten Ausdehnung des Ostium durch Laminaria oder ähnliche Mittel sahen wir öfter ein Mißlingen dieses Vorgehens, und niemals sahen wir uns veranlaßt, bei einer jungen Person unter 20 Jahren eine diesbezügliche Anweisung zu geben.

Beispiele:
A. K.-G. Nr. 26. H. U., 14 Jahre alt. Urgroßmutters Schwester hatte 30 Jahre lang Anfälle. — Die Patientin hatte vor 5 Wochen einen Anfall mit wenig Zuckungen, welchem Kopfschmerzen und Zuckungen vorangingen im Augenblick des Eintritts der ersten Periode; und neuerdings wiederholten sich dieselben Erscheinungen.

A. K.-G. Nr. 27. J. B., 42 Jahre alt. Viel Nierenkrankheit in der Familie. — Seit 21 Jahren Anfälle und epileptische Kopfschmerzen stets beim Durchbruch der Periode, die sehr unregelmäßig ist. — In der 3 Jahre dauernden Beobachtung stimmte dies zum Teil; selten kommen Anfälle außerhalb der Periode vor. Als das Klimakterium eintrat, hörten die Anfälle auf.

A. K.-G. Nr. 28. R. B., 18 Jahre alt. Dieser Fall wurde von 1903 bis 1921 verfolgt. Ein Jahr alt, hatte sie einen schweren Krampf. 1906: seit 2 Jahren 1 bis 4 epileptische

---

[1]) Filia, A.: Rev. d'hyg., 1903, II, S. 526.

Anfälle monatlich, stets nachdem sie unruhig geschlafen hat. Sie aß Brot, in dem 2,5 g Bromsalz eingebacken waren; dabei blieb sie 2 Jahre anfallsfrei. 1915 traten sie wieder auf. Die Periode kam zuerst in ihrem 25. Jahr durch — alle ihre Schwestern menstruierten spät, nach dem 17. Jahre — in geringem Maße. Ferner hatte sie während 2 Jahren stets einen Anfall beim Durchbruch der Periode, nachher nicht mehr, post oder propter Behandlung, die in einer Verabreichung einer starken Bromdosis vor der Periode bestand.

A. K.-G. Nr. 29. A. P., 16 Jahre alt. Seit 7 Monaten 5 Anfälle. Die ersten 4 ausschließlich im Augenblick, wo die Periode durchbrach. Einige Stunden vorher Kopfschmerzen und 5 Minuten vorher heftige Zuckungen. Das erstemal nach einer Cocaineinspritzung durch den Zahnarzt. Sie menstruiert regelmäßig seit 5 Jahren. Kraurosis vulvae. — Infolge Brombrotverabreichung und Faradisierung des Lumbalplexus blieb sie ein halbes Jahr anfallsfrei. Seitdem verloren wir sie aus den Augen.

Die Behandlung in diesen Fällen bestand in der Regel auch in der Verabreichung von Kal. hypermanganic., wenn die Periode im Anzug war, und, falls Überempfindlichkeit der Genitalien vorhanden war, auch Behandlung durch einen Frauenarzt.

In der Mehrheit unserer Fälle genuiner Epilepsie glaubten die Patientinnen eine gewisse Anhäufung der Erscheinungen, nämlich während oder nach der Periode, festzustellen. Die genaue klinische Beobachtung konnte aber nur in einer Minderheit der Fälle die Genauigkeit dieser Angabe bestätigen.

Aus diesen Beobachtungen kann man u. E. nur den Schluß ziehen, daß in einer oder mehreren Phasen des monatlichen Zyklus (in der zweiten Gruppe: der Durchbruch der Menstruation) die Frau am meisten zu Anfällen neigt. In diesen Fällen haben wir uns damit begnügt, nach dem Prinzip der Anfallprophylaxe, gegen das zu erwartende Auftreten der Erscheinungen schon einige Tage vorher eine höhere Dosis der Medizin, evtl. auch eine längere Mittagsruhe oder selbst vollkommene Bettruhe anzuordnen.

Fälle, in denen sowohl die Periode, als die Schwangerschaft einen bestimmten, die epileptischen Erscheinungen hervorrufenden Einfluß ausübt, kommen nicht selten vor. Übrigens auch die Tatsache, daß bisweilen (A. K.-G. Nr. 30) bei der Mutter regelmäßig in einer fortgeschrittenen Periode der Schwangerschaft und bei der Tochter als Molimina menstrualia Anfälle — und bisweilen einer identischen Art — vorkamen, weist auf eine gewisse Beziehung zwischen den beiden Erscheinungen hin.

A. K.-G. Nr. 30. C. S., 18 Jahre alt. In ihrem 12. Jahre bekam die Patientin alle 4 bis 6 Wochen Schwindelzustände. In ihrem 15. Jahre kamen jedesmal zugleich Zuckungen dabei vor, und während einer solchen Zuckungsperiode brach die Menstruation durch. — Ihre Mutter hatte in der Schwangerschaft einiger ihrer Kinder Schwindelzustände, stets vom 3. Monat ab. Sie erlitt diese in der Schwangerschaft unserer Patientin nicht häufiger, als in der ihrer anderen Kinder.

A. K.-G. Nr. 31. E. H., 11 Jahre alt. Seit 6 Jahren epileptische Anfälle. Die Schwester der Mutter ist in einer Anstalt für chronische Epilepsiekranke, die andere Schwester ist irrsinnig. Die Mutter ist in gewöhnlichen Zeiten nervös. In allen ihren Schwangerschaften, je weiter die Gravidität fortschritt, desto mehr myoklonische Zuckungen, niemals Anfälle.

Nicht selten offenbart sich Epilepsie mit einem kompletten Anfall zum erstenmal in der ersten Schwangerschaft.

A. K.-G. Nr. 32. A. P., 32 Jahre alt. Patientin war stets schwindlig in der Zeit der Periode, der Vater hatte Kopfschmerzen, und ihre Schwester ist epileptisch. In ihrem 18. Jahre heiratete sie und bekam im 6. Monat der Schwangerschaft ihren ersten Anfall; demzufolge Fehlgeburt. Von diesem Augenblick an hatte die Patientin alle 4 Wochen Zuckungen und epileptische Kopfschmerzen. Dies geschah auch in späteren Schwangerschaften, die dadurch mehrmals unterbrochen wurden. — Sie hatte am Schluß aller ihrer Schwangerschaften Kopfschmerzen- und Schwindelanfälle.

Handfield Jones und Aldren Turner glaubten, daß physiologische Zustände, wie Menstruation und Schwangerschaft, nur dann Epilepsie zur Folge haben können, wenn erbliche Veranlagung dazu vorhanden ist. Die relativ große Frequenz in unserer Statistik des ersten Auftretens der Anfälle mit den ersten Menses (29 auf 1000 weibliche Patienten), auch bei nicht bekannt gewordener erblicher Neigung dazu, scheint für diese Vermutung keinen Beleg zu bilden. Dazu kommen noch Fälle, wie die Elliotsons[1]): Eine Frau zeigte, im Anschluß an die Kinderkrämpfe, Jahr für Jahr fortwährend epileptische Anfälle, bis die (regelmäßige) Menstruation auftrat, wonach sie bis zum Klimakterium anfallsfrei blieb. Danach kamen die Anfälle wieder regelmäßig vor, wie früher. Ferner gibt es noch den bekannten Fall de la Mottes: Eine Frau hatte 5 Töchter und 3 Söhne; epileptische Anfälle kamen ausschließlich während der Sohnes-Schwangerschaften vor. Unter unseren eigenen Fällen verzeichnen wir den folgenden: Eine Frau litt seit früher Jugend an Kopfschmerzen und Erbrechen, und seit ihrem 15. Jahre an Menstruationszuckungen und dann an epileptischen Anfällen. Während drei Mädchen-Schwangerschaften war sie frei von Anfällen und Zuckungen; danach soll sie in der Schwangerschaft ihres einzigen Sohnes zahlreiche Anfälle gehabt haben und nach dem letzten Wochenbett für immer anfallsfrei geblieben sein. Die Mutter eines von uns behandelten, an myoklonischer Epilepsie leidenden Kranken (und von 2 andern Knaben und 3 Mädchen, alle gesund), dessen Fall ungünstig verlief, teilte mit, daß sie das Leben bei den Mädchen schon im 3. Monat, bei den Jungens in der Hälfte des 4. Monats fühlte; ferner, daß sie ausschließlich in den Schwangerschaften der Knaben an sog. Stillständen im Blut litt, die mit einem unbeschreiblichen Gefühl auftraten. Sie wurde leichenblaß, das Gesicht fing an zu schwitzen.

Nerlinger[2]) bezweifelt mit Unrecht das Bestehen der Schwangerschaftsepilepsie. Jeder, der systematisch die Mutter der epileptischen Patienten in dieser Hinsicht befragen will, wird von der großen Frequenz mäßiger epileptischer Erscheinungen während der Schwangerschaft bei diesen Frauen so überrascht sein, daß die Frage für ihn kein Problem mehr bilden wird. Eigene Versuche mit Bromcampher-Vergiftung trächtiger Katzen haben die Möglichkeit einer akkumulativen Wirkung der Schwangerschaftsgifte mit Bromcampher erwiesen (S. 27); während der Gravidität erzielten wir bei diesem Tiere (myoklonische) epileptische Anfälle bei einer Dosis, die, außerhalb der Schwangerschaft, auch beim gleichen Tier, niemals Anfälle auslöste. Landois, Blumreich und Zuntz[3]) brachten Kreatinin auf die Hirnrinde trächtiger Tiere oder injizierten Kreatininlösung und erzielten regelmäßig Krampfanfälle, die bei den Kontrolltieren selten beobachtet wurden.

Andererseits sind die Fälle nicht so selten, in denen die Schwangerschaft vollständige oder partielle Remission der epileptischen Erscheinungen erwirkt

---

[1]) Féré: loc. cit. S. 255.
[2]) Nerlinger: Epilepsie und das Fortpflanzungsgeschäft. Diss., Straßburg 1889.
[3]) Blumreich und Zuntz: Zentralbl. f. Gynäkol. 1902, S. 562.

[Nerlinger, Eusiere und Delmas¹), Redlich]; auch sind reine Myokloniefälle bekannt, in denen, der Regel entgegen, gerade in der Schwangerschaft eine Remission der Myoklonie wahrgenommen wurde [Bechterew ²)].

Daß die Catamenia Heilung erwirken könne, ist ein Volksglaube, der durch gut beobachtete Tatsachen nicht bestätigt wird (Trepsat).

Gowers sah in 10 Fällen, in denen die Epilepsie in der Schwangerschaft entstanden war, die Krankheit im Klimakterium sich schnell verschlimmern. Es ist kein Wunder, daß die positiven Angaben vieler Patientinnen über den Einfluß der Periode auf die Anfälle die Frauenärzte zu der Vermutung führten, daß eine erfolgreiche Behandlung einer vorhandenen Retroflexio u. a. einen günstigen Einfluß auf den Verlauf der Krankheit ausüben könne. Mit Recht bemerkt Binswanger, daß die Erfahrung diese Vermutung nicht bestätigt.

Außer in den klassischen Epilepsie-Handbüchern, u. a. von Tissot und Delasiauve, findet man in der Literatur relativ nur wenige Angaben über den prädisponierenden Einfluß der Schwangerschaft. Curschmann³) beschrieb, wie auch Westphal⁴), außer Fällen von gewöhnlicher Epilepsie auch spontan zu Heilung gelangende Fälle von fokaler Epilepsie, die u. E. sich den von Nolen⁵) beschriebenen Fällen von in den Schwangerschaften rückfälligen Formen der Encephalomeningitis serosa anschließen. Westphal und Gowers sahen aber in aufeinanderfolgenden Schwangerschaften Myoklonie auftreten.

Eine Frage, in der Féré einen sehr bestimmten Standpunkt einnimmt, ist die nach dem Zusammenhang zwischen Eklampsie der Gebärenden und der Epilepsie. Féré legt dar und beweist dies mit Krankengeschichten, daß man beim Studium der Eklampsie zu wenig auf die erblichen Antezedentien der Eklampsiekranken geachtet hat. In einer besonderen darauf gerichteten Untersuchung, wobei auch Krankengeschichten von Charcot und Trousseau zitiert werden, beweist er, daß in der Tat eine gewisse Veranlagung — indem Epilepsie in der Familie vorkommt oder die Patientinnen selbst, evtl. auch der Patientinnen Kinder an Kinderkrämpfen litten — angenommen werden muß. In unserm eignen Material begegneten wir nur zwei Fällen, in denen sich gewiß nach einer ausgesprochenen Eklampsie eine chronische Epilepsie mit „Petit mal" und frühzeitigen geistigen Änderungen entwickelt hatte. In einem andern Fall zeigten sich Anfälle, während der ersten Schwangerschaft, bei einer Frau, deren Mutter, Tochter und Bruder epileptisch waren. In einer zweiten Schwangerschaft von Zwillingen traten die Anfälle am Ende der Schwangerschaft in großer Anzahl auf, und die Patientin blieb Jahre nachher epileptisch.

Dieses seltene Vorkommen der Eklampsie in unserer Serie von fast 1200 weiblichen Epilepsiekranken kann aber zum Teil eine Folge davon sein, daß wir diese Frage nicht besonders beachtet haben. So legt auch Gowers der Eklampsie der Schwangeren für das Entstehen der Epilepsie keine große Bedeutung bei, während Turner dagegen, der ebenso wie Féré in der Eklampsie eine akute Form der Serienepilepsie sieht, mehrere solche Fälle gesehen hat. Féré weist darauf hin, daß die Ursache der Eklampsie nicht nur in der

---

¹) Eusière und Delmas: Montpellier médical 1910, 27. März.
²) Bechterew: Arch. f. Psychiatrie u. Nervenkrankh. Bd. 19, S. 88. 1880.
³) Curschmann: Dtsch. Zeitschr. f. Nervenheilk. 1922, S. 85, 96.
⁴) Westphal: Dtsch. med. Wochenschr. 1919, II, S. 1320.
⁵) Vgl. auch Muskens: Epilepsia, Bd. 2, S. 53. 1910.

Nierenaffektion und in der Albuminurie gesucht werden kann, denn nicht selten fehlt bei echter Eklampsie das Eiweiß im Urin. Die Liquor-Untersuchung zeigt uns normale Druckverhältnisse im Duralsack[1]). Es gehen Ödeme voran, die bei Epilepsie fehlen. Untersuchungen wie die von Chirée[2]) mit Kompression der Nierenvenen bei trächtigen Hunden und die zweifelhaften Übergangsfälle wie die von Edel[3]) (zunehmende Epilepsie am Ende der Schwangerschaft mit Ödemen und das Fortdauern der Epilepsie nach der nacheklamptischen — postepileptischen? — Psychose) sprechen für die Richtigkeit von Férés Auffassung. Jardine[4]) fand unter 100 Eklamptischen 3 Epileptikerinnen.

Nerlinger weist darauf hin, daß in der Epilepsie die Unterbrechung der Schwangerschaft durch Anfälle[5]) nur selten vorkommt, dagegen häufig bei Eklampsie, und er schließt daraus, daß dies zwei besondere Krankheitszustände sind, wie es auch die Tatsache, daß Eklampsie nur selten mehrmals bei der gleichen Frau vorkommt, zeigen kann. Es scheint uns, daß die während des Krieges in Deutschland gemachte Erfahrung (Bumm)[6]) — nämlich das Seltenerwerden der Eklampsie mit der Abnahme der Eiweiß-Nahrungsrationen — uns hier pathognomische und therapeutische Fingerzeige gibt. Sind wir auf Grund dieser Erfahrung bereit, anzuerkennen, daß Eklampsie die Folge ist der Anhäufung von eignen Stoffwechselprodukten (Donaths Schwangerschaftsgifte) und solchen der Frucht im Organismus der Mutter, so spricht nichts gegen die Annahme, daß der klinisch besondere Charakter der Eklampsie den besonderen fetalen Stoffwechselprodukten zuzuschreiben ist; und dies um so mehr, als auch andere Erfahrungen dafür sprechen, daß in vielen Fällen von echter Epilepsie endogen ausgelöste und akkumulierte Gifte eine belangreiche Rolle spielen (vgl. III. Teil, Kap. IX u. a. S. 245; auch S. 83, Zeile 20).

Es lebt tief im Volke der Glaube, daß Epilepsie durch die Ehe günstig beeinflußt werde. Nun steht außer Zweifel, daß man es als sehr unverantwortlich erachten muß, wie es auch von ärztlicher Seite geschieht, solchen Patientinnen die Ehe als ein Heilmittel anzuempfehlen, denn Legion sind die Patientinnen, bei denen, wie die Erfahrung es beweist, die Schwierigkeiten des Lebens, die Entbindungen, die häuslichen Sorgen in der Ehe Faktoren waren, die zu einem schnelleren Verlauf der Krankheit und der geistigen Störungen führten. Doch scheint diesem Glauben eine gewisse Wahrheit zugrunde zu liegen. Nicht selten zeigte es sich besonders im arbeitenden Stand, daß das regelmäßigere Leben in der Ehe ein Faktor war, der den Verlauf der Krankheit günstig beeinflußte.

A. K.-G. Nr. 33. M. K., 35 Jare alt. Ihr Vater hatte Schreianfälle und Zuckungen im Gesicht. — Vom 6. Jahr ab Ohnmachtszustände und Tachykardieanfälle, mit myoklonischen Zuckungen verbunden, wobei die Patientin bis zu dreimal in einem Tage bewußt-

---

[1]) Perez, Puchulu und Moresco: Cpt. rend. des séances de la soc. de biol. 1922. Okt., S. 398.
[2]) Chirée, Ann. de gynécologie, Bd. 5. 1908.
[3]) Edel: Allg. Zeitschr. f. Psychiatrie u. psych.-gerichtl. Med. 1908, S. 1000.
[4]) Jardine: Lancet 1907, S. 1432.
[5]) Künstliche Unterbrechung der Schwangerschaft bei einer Epileptikerin wird nur selten in der Literatur gefunden. (Durlacher: Wien. klin. Wochenschr. 1906.)
[6]) Bumm: Münch. med. Wochenschr. 1922, S. 1351.

los wurde. Während sie als Stütze tätig war, kam dies viel öfter vor als nach ihrer Verheiratung. Doch tritt nach 4½ Monaten der Schwangerschaft stets der frühere Zustand mit häufigem Bewußtseinsverlust während einiger Zeit auf.

A. K.-G. Nr. 34. M. C. L., 30 Jahre alt. Ihr vierjähriges Kind hat nächtliche Schreianfälle und Krämpfe beim Einschlafen. — In ihrem 16. Jahr bekam sie infolge Überanstrengung Anfälle, alle 2 oder 3 Wochen, besonders wenn sie früh aufstand. Nach ihrer Verheiratung wurde es viel besser. In allen ihren Schwangerschaften hatte sie, kurz vor dem Wochenbett, während einiger Wochen regelmäßig Anfälle.

A. K.-G. Nr. 35. L. A., 25 Jahre alt. Seit zwei Jahren nach einem Sturz Zuckungen und drei Anfälle. Ihre Schwester bekam in ihrem 12. Jahr Anfälle 2 bis 3 pro Tag, bis zu ihrer Verheiratung. Jetzt hat sie 7 Kinder und ist seit 14 Jahren anfallsfrei.

Turner gibt (S. 43 bis 46) Zahlen an, die im gleichen Sinne reden.

In diesem Zusammenhang muß noch ein Fall erwähnt werden, in dem Epilepsie vermutlich als Folge einer Ovariumsentfernung[1]) auftrat.

A. K.-G. Nr. 36. B., 46 Jahre alt. Innerhalb 4 Jahren hatte sie 50 Schwindelanfälle, wobei sie sich Verletzungen zuzog, besonders bei geschäftiger Arbeit. Sie fällt um, steht auf, sieht blaß aus. In den letzten drei Jahren wird sie auch durch myoklonische Zuckungen belästigt.

Beides entwickelte sich nach Eierstockentfernung (nach Treub). Danach hatte die Patientin erst noch unregelmäßige und geringe Menstruationen, während sie immer mehr Kopfschmerzen epileptischen Charakters bekam (über und hinter den Augen), auf deren Höhepunkt die Schwindelanfälle auftraten.

VII. Nähere Beschreibung und Bedeutung der Symptome der echten Epilepsie.

§ 1. Entwicklung der Krankheit.

Da wir den großen myoklonischen Anfall als den Kern des Krankheitsprozesses der genuinen Epilepsie erkannt haben, haben wir Anlaß, eine nähere Umschreibung der Symptome zu geben, wie sie in einem typisch entwickelten Fall von Epilepsie, largiore sensu (— nicht im besonderen von myoklonischer Epilepsie —) einige Jahre nach dem Anfang vorkommen. Es ist wichtig, diese Bemerkung hinzuzufügen, weil es wirklich so etwas wie eine Entwicklung des Anfalls und der sonstigen Erscheinungen im Verlauf der Krankheit gibt. Diese Entwicklung bezieht sich unmittelbar auf das Verhältnis der drei Haupterscheinungen: Zuckungen, Anfälle und Kopfschmerzen in den Anfangsstadien der Krankheit; denn die Erscheinungen zeigten eine gewisse kompensierende Wechselwirkung aufeinander (vgl. S. 43 unten und 182). Eine derartige, sehr oft vorkommende Wechselwirkung besteht zwischen den Anfällen einerseits, den myoklonischen Zuckungen und Kopfschmerzen andrerseits[2]). In zahlreichen Fällen verschwinden die lästigen Zuckungen für immer und besonders auch die Kopfschmerzen, sobald die großen Anfälle zu bestimmten Zeiten aufzutreten anfangen, um in einer späteren Periode, ob die Anfälle unter der Behandlung aufhören oder nicht, oft wieder in verstärktem Maße aufzutreten. Diese Kom-

---

[1]) Welche sonderbaren Vorstellungen es auch unter den Ärzten über den Zusammenhang zwischen Epilepsie und Geschlechtsfunktionen gibt, zeigt u. a. die Tatsache, daß vor noch nicht zu langer Zeit im Haag ein Hausarzt und ein Chirurg bei einer jungen Dame, die während der Periode Anfälle bekam, die vollständige Kastration vornahmen.

[2]) Vgl. auch Schroeder van der Kolk: Loc. cit. S. 125.

pensations-Erscheinung wurde oben schon verglichen und auf dieselbe Stufe gestellt mit der Kompensation, die wir bei mit Bromcampher vergifteten Tieren bemerkten: Anfälle — Zuckungen, wobei während des Versuchs die Reflexsteigerung und die Spontanzuckungen noch lange Zeit nach dem Anfall ausbleiben. Diese letzte Kompensation — die Kompensation auf kurzem Termin oder in Casu die refraktäre Periode — kommt hauptsächlich auch bei ausgesprochener myoklonischer Epilepsie beim Menschen sehr regelmäßig vor. Diese Patienten, die durch heftige Zuckungen — Prodromen des Anfalls — gequält werden, vermeiden es, vor dem Anfall auf die Straße zu gehen, während sie im Gegenteil so sicher sind, in den ersten Tagen nach einem Anfall von Zuckungen frei zu bleiben, daß sie in den auf eine große Entladung folgenden Tagen überall ohne Furcht umhergehen.

Aber auch wenn diese Anfälle einmal bei einem Individuum mit Regelmäßigkeit aufgetreten sind, so zeigen sie im Laufe der Zeit gewisse Änderungen. Zunächst pflegen schon bald, in vielen Fällen, neben den großen vollständigen Anfällen auch abortive Anfälle aufzutreten, denen dieselben Prodrome wie bei den großen Anfällen vorausgehen, doch mit nur wenigen oder gar keinen myoklonischen Zuckungen, wohl aber mit Blässe, Bewußtseinsverlust, selten mit Fallen und Schaum vor dem Munde verbunden sind und hierauf mit einem stark verkürzten postepileptischen oder automatischen Stadium. Außer vielleicht in einigen Fällen, in denen Dutzende solcher abortiver Anfälle kurz nacheinander auftreten, fehlt aber hier die sogenannte entladende Wirkung (vgl. S. 43, 269 und atypische Anfälle S. 58 und 81, Zeile 47). Es entsteht also die Frage, ob diese abortiven Anfälle, wie übrigens auch die einzelnen Zuckungen, Entladungen im engern Sinne genannt werden können. Zwischen diesem abortiven Anfall und dem eigentlichen Bewußtseinsverlust („Absence"), der bekanntlich auch primär auftreten kann, gibt es alle möglichen Übergänge. Wie an einer anderen Stelle berichtet wird (S. 261, Zeile 42), fehlt übrigens selten bei diesem momentanen Bewußtseinsverlust irgendeine Bewegung.

Was den großen Anfall selbst anbelangt, so zeigt dieser bei längerem Bestehen die Neigung, einfacher, bisweilen auch kürzer zu werden. Die Prodrome auf langer und kurzer Frist pflegen, Hand in Hand mit der Entwicklung der Anfallgewohnheit, zu verschwinden, jedenfalls weniger ins Auge zu fallen. Die postepileptischen Erscheinungen, wie Verwirrtheit und Blässe, dauern in den meisten Fällen kürzer, und auf die Dauer entsteht nicht selten ein für den Patienten sehr leidliches Gleichgewicht (K.-G. Nr. 3, S. 183); in schlimmen Fällen dagegen werden die automatischen, nämlich psychischen Äußerungen nach dem Anfall häufiger und langwieriger. — Während die Anfälle zuerst nur in bestimmten Zeiten, nur nachts oder beim Erwachen, beim Einschlafen oder nach den Morgenzuckungen beim Ankleiden auftreten, kommen sie später zu jeder Zeit vor, obwohl es Fälle gibt, deren gutartiger Charakter besonders daraus ersichtlich ist, daß die Anfälle viele Jahrzehnte ausschließlich während des Schlafs auftraten. Besonders die nach dem Anfang lange Zeit während Benommenheit wird späterhin oft abgekürzt, wenn der Organismus sich an die regelmäßigen Anfälle gewöhnt hat. — Andererseits lehrt die klinische Beobachtung, was die Vorboten betrifft, daß, wenn es der Behandlung gelang, eine lange anfallsfreie Zwischenzeit herbeizuführen, dem erneuten Auftreten

14*

eines großen Anfalls viel deutlicher und länger vorher bemerkbare Prodrome voranzugehen pflegen, als es in einer Periode frequenter Anfälle der Fall war — eine für die Praxis der Behandlung wichtige Eigentümlichkeit.

§ 2. Der typische Anfall.

Abgesehen von dem meistens Monate oder Jahre vorangehenden Stadium prae-epilepticum (besonders Kopfschmerzen und Zuckungen s. o.), darf man sagen, daß der typische Anfall der völlig entwickelten Krankheit nach mehr oder weniger deutlichen Prodromen plötzlich einsetzt; der Patient stürzt mit einem Schrei nieder, meistens vornüber, die ganze willkürliche Muskulatur gelangt in einen tonischen Krampf, das Gesicht wird meistens blaß und dann blau infolge der durch die Fixation des Brustkorbes verursachten Dyspnoe[1]). Ungefähr gleichzeitig mit dem Sturz und dem Bewußtseinsverlust gehen die Beine in Streckstellung über, die Arme in mehr oder weniger ausgesprochener Adduktion und Flexion, alles in tonischem Kampf. Untersucht man die Augen in diesem Stadium, so zeigen sich die Pupillen erweitert, ohne irgendeine Reaktion; die Cornealreflexe fehlen; die Sehnenreflexe sind abgeschwächt oder verlangsamt (S. 222); meistens gehört der Plantarreflex dem Extensionstypus an (Pyramidenhemmung fehlt). Während der Krampf 10, ja 20 Sekunden und länger dauert, wird der Patient blau, droht, bei schweren Anfällen, zu ersticken, bis dieser tonische Krampf anfängt, sich in einzelne klonische Konvulsionen aufzulösen, die erst schnell aufeinander und nicht simultan in Rumpf und Extremitäten auftreten, mit einem Rhythmus wie im Bromcampheranfall, 12 bis 15 in der Sekunde, später mit größeren Zwischenzeiten, und zwar simultan in allen Extremitäten und im Rumpf. Immer mehr fallen also die Krämpfe der ganzen Muskulatur zeitlich zusammen, so daß bei den allerletzten Einzelzuckungen der ganze Körper jedesmal im selben Augenblick konvulsioniert; dabei beginnen die Atembewegungen zuerst unregelmäßig, wodurch der abgesonderte Speichel als Schaum am Mundrand sichtbar wird, bei Zungenbiß blutig gefärbt[2]) Der Blutdruck ist in der Periode der schnellsten klonischen Zuckungen am meisten erhöht, wobei man, auch bei Versuchstieren, Prolaps des Gehirns aus dem eröffneten Schädel auftreten sieht[3]).

Enuresis tritt häufig, Defäkation selten auf, am Ende des tonischen Stadiums, zuweilen auch im klonischen Zustande. Der Cornealreflex kehrt zurück, die Sehnenreflexe sind meistens vorhanden. Jetzt fangen die sogenannten automatischen Bewegungen an. Der Kranke bewegt zwecklos die Extremitäten, will aufstehen, weggehen, spricht zusammenhanglose Worte; widersetzt sich eingebildeten Feinden, will sich auskleiden oder macht mit den Fingern Pflückbewegungen, kaut oder schmatzt mit dem Mund. In vielen Fällen schläft der

---

[1]) Franck stellte fest, daß die bei Versuchstieren durch Hirnrindenreizung zustande gebrachten epileptischen Anfälle, wenn sie einmal begonnen haben, nicht einmal durch Hirnrindenentfernung zum Stillstand gebracht werden können, wohl aber durch Asphyxie. — Wir haben Anlaß zu der Annahme, daß die zunehmende Asphyxie im Anfall denselben automatisch zum Stehen bringen kann.

[2]) Nicht selten nahmen wir blutigen Schaum wahr, während doch nirgends eine Zungenverwundung entdeckt wurde.

[3]) Magnan und Robinowitch: Congr. de neurol. et psychiatrie, Amsterdam 1907.

Patient ein. In anderen Fällen hat er Kopfschmerzen, will trinken. Die Sprache stellt sich wieder ein, und Schritt für Schritt kommt die Orientierung für Zeit und Ort zurück. Besonders, wenn der Patient für eine längere Zeit einschläft, wird beim Erwachen nur das schmerzhafte Gefühl der Zunge, sowie der Schmerz und die Ermüdung in den Extremitäten ihm die Gewißheit geben, daß ein Anfall aufgetreten ist. Dies trifft hauptsächlich zu, wenn irgendeine Verletzung (wie Schulterverrenkung) hinzugekommen ist. Nicht selten kommt es zu Sugillation der Augenlider und infolge des hohen Blutdruckes im Carotisgebiet zu punktförmigen Blutungen im Gesicht und im Hals.

§ 3. Prodrome.
Prodromale Gefühlsstörungen. Prodrome von kurzer Dauer oder Aura.

Nachdem um die Jahrhundertwende zahlreiche Untersucher im Chemismus der Kranken vor, während und nach dem Anfall Unterschiede nachgewiesen hatten (Claus und van der Stricht, Krainsky, Agostini, Haig, Voisin) und die Aufmerksamkeit auch besonders auf die Wechsel in den segmentalen Gefühlsstörungen und auf deren nicht seltene Aufhebung nach einer Entladung oder einer Reihe Entladungen[1]) gelenkt hatten, hat man den zahlreichen Prodromen, die den Anfall einleiten, eine immer größere Bedeutung zuerkannt.

Prodrome auf lange Frist. Man muß hier die Prodrome, die längere, und solche, die eine kürzere Zeit dem Anfall vorausgehen, unterscheiden. Mit den ersteren werden die oft Tage vorher auftretenden Abweichungen in somatischer und psychischer Hinsicht gemeint; zu denen von kurzer Dauer gehören u. E. die auch für den Laien und den Patienten selbst merklichen Symptome, die von Gowers „Aura" genannt und von ihm und anderen als zum Anfall gehörig betrachtet werden.

Die Frequenz der Prodrome auf langer Frist wird von vielen stark unterschätzt (bei Turner nur auf 15 vH). Und in der Tat, wenn man sich auf die von uns durch Kranke und Hausgenossen erhaltene Auskunft verläßt, so wird deren Vorkommen oft rundweg verneint. Frägt man aber später die Umgebung, nachdem man die Besonderheiten und die sekundären Erscheinungen des Falles kennen gelernt hat, ob nicht mehrmals auffiel, daß die Morgenzuckungen schon Tage vorher auftraten oder Perioden von Kopfschmerzen, unruhigen Nächten, Erregbarkeit, Launenhaftigkeit einige Tage vorher bemerkbar waren, so geben sie einstimmig zu, daß dies vorgekommen sei, doch erklären sie die vorherige Verneinung auf Grund des nicht regelmäßigen Auftretens jener Erscheinungen vor dem Anfall, oder besser, auf Grund des Auftretens dieser Prodrome, auch ohne daß ein Anfall erfolgte, also interparoxysmal. In ihrer primitiven Denkart ziehen die Hausgenossen — denen es unbekannt ist, daß eine Entladung noch auf eine andere Weise als durch einen Anfall erfolgen kann[2]) — den zuweitgehenden Schluß: es gibt keine Prodrome (S. 289 oben).

Schließlich verfügen wir nur über ein Mittel, um diese für die Behandlung (siehe S. 309) so wichtigen prodromalen Erscheinungen richtig kennen

---

[1]) Muskens: Arch. f. Psychiatrie u. Nervenkrankh. Bd. 36, H. 2. 1903.
[2]) Hartenberg, P.: Presse méd. 1919, Nr. 22.

zu lernen, nämlich eine Beobachtung des betreffenden Patienten durch geschultes Pflegepersonal. Dann wird man auch überrascht durch das bisweilen starke Wechseln dieser den verschiedenen Anfällen desselben Individuums vorangehenden Prodrome, während auch die den Laien nichtssagenden Erscheinungen, wie Pupillenerweiterungen, Kongestionen, Nasenbluten, tote Finger und andere vasomotorische Störungen und das Wechseln der segmentalen Gefühlsstörungen erst jetzt beachtet werden.

Bei den Prodromen auf langer Frist muß man noch einen Unterschied machen zwischen anhaltenden und kurzwährenden Prodromen. Zu den ersten gehören z. B. belegte Zunge, erweiterte oder ungleiche Pupillen, vollständige Analgesie, tagelang dauernde Kopfschmerzen oder ein fremdartiges drückendes Gefühl, eine stete schlechte Laune, ein Schläfrigkeitszustand („dreamy state"). Bei den letzteren kann man plötzlich vasomotorische Störungen wahrnehmen, Gähnhunger, Perioden von Pollakiurie, Beklommenheit, Schwindelzustände, Gähn- und Niesanfälle, Ruptus und Magenkrämpfe.

Abgesehen von diesen momentanen Erscheinungen unterscheidet man weiter noch solche, die den Charakter einer Entladung zeigen. Dazu kann man die myoklonischen Zuckungen, Zuckungsserien und eine Häufung von Schwindelanfällen rechnen, die den Charakter von „Petit mal" haben und in vielen Fällen, sowohl vor als nach der Entladung häufig vorkommen. Diese letzteren nehmen in Frequenz oft zu, so sehr, daß die Hausgenossen, durch die Erfahrung geschult, oft ziemlich genau den Augenblick des Anfalls vorhersagen können. Mit den Schwindelanfällen pflegen oft psychische Erscheinungen verbunden zu sein; nicht selten treten dabei Halluzinationen hinzu.

Die kurzwährenden Prodrome zeigen sich sowohl im Wach- als im Schlafzustand. Ebenso wie es für die myoklonischen Zuckungen so klar ersichtlich war, scheinen auch für die übrigen Prodrome die Übergangszustände (Einschlafen, Erwachen) vorausbestimmte Zeiten zu sein.

Prodromale Gefühlsstörungen. Es unterliegt keinem Zweifel, daß es die prodromalen Gefühlsstörungen segmentaler Begrenzung[1]) sind, die zu einem näheren Studium der Prodrome von langer Dauer die Anregung gegeben und zu ihrer praktischen Anwendung bei der Behandlung geführt haben. Das regelmäßige Vorkommen dieser Schmerzgefühlsstörungen ist von Maes und Claude[2]), Kinnier Wilson, Balint, Baugh[3]), de Crinis[4]) u. a. bestätigt worden. Maes und Claude schätzen die Frequenz ihres Vorkommens bei echter Epilepsie auf ungefähr 70 vH. Es handelt sich um die Frage, ob in der Tat das hypalgetische Feld in der Regel mit einiger Regelmäßigkeit in diesen Fällen vor der Entladung ausgedehnter wird, um nach dem Anfall jäh zu verschwinden. Die fortgesetzte Untersuchung hat gezeigt, daß in bestimmten Fällen in der Tat das Auftreten des Ladungszustandes an der Ausdehnung der Gefühlsstörungen diagnostiziert werden kann; auch sind jene

---

[1]) Muskens, L. J. J.: Epilepsia Bd. 5 I, S. 249. 1909. — Arch. f. Psychiatrie u. Nervenkrankh. Bd. 36, H. 2, S. 347, 1903 und Nederlandsch tijdschr. v. geneesk. 1901.
[2]) Maes, D. und H. Claude: Ann. d. Electrobiol. 1907, F. 4—5.
[3]) Baugh: Journ. of mental science 56, 1914. S. 693.
[4]) Crinis, M. de: Art. Epilepsie in Kraus, F. und Th. Brugsch Spezielle Pathologie und Therapie innerer Krankheiten. 1922.

Fälle häufig, in denen nur geringe Änderungen eines gewissen Grades in der Gefühlsstörung vor dem Anfall wahrgenommen werden und andere, in denen auch nach dem Anfall eine ausgedehnte Hypalgesiezone bestehen bleibt. — Nicht nur nach einem Anfall, sondern auch nach einer Entleerung kann man bisweilen wie mit einem Schlag die Ausdehnung der Gefühlsstörung sich verringern sehen (vgl. auch Maes und Claude).

Die meist ergriffene oder Hauptzone der Hypalgesie wird nach oben durch die segmentale Richtungslinie der oberen Extremität und nach unten durch D 5 und D 6 begrenzt, also die post-axialen Segmente sind am meisten betroffen. Das

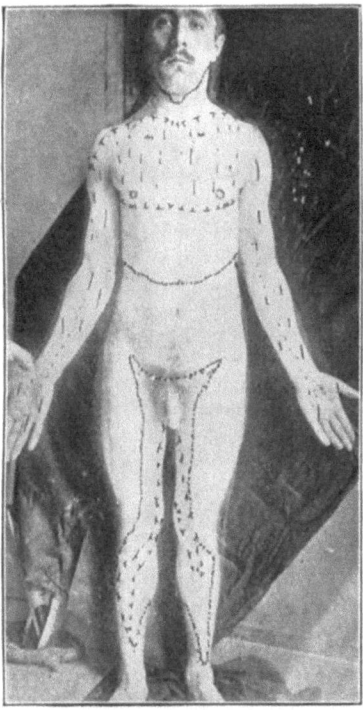 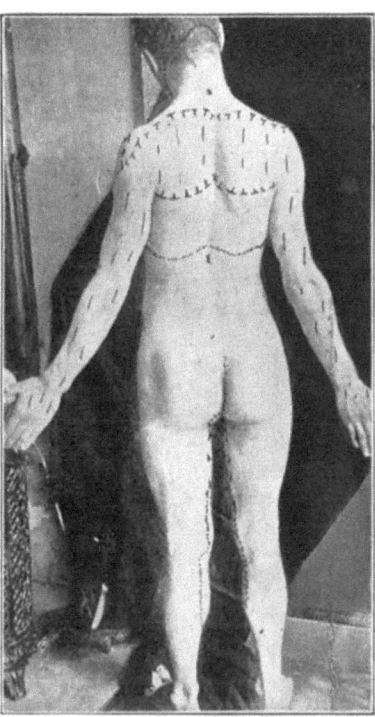

Abb. 40. Bei wiederholter Aufnahme der Ausdehnung der Schmerzgefühlstörungen werden als Minimalausdehnung die mit Kreuzen angedeuteten Felder und, als Maximum, meistens vor einem Anfall, die mit punktierten Linien angegebene Grenze gefunden (Abb. 4a und b der oben erwähnten Abhandlung, die noch mehrere Besonderheiten enthält).

Gebiet der N. ulnaris ist also ein Hautfeld, an dem man sich leicht orientieren kann. Abb. 40 (siehe S. 215) zeigt durch die verschiedenen Begrenzungen die beim gleichen Patienten gefundenen Unterschiede in der Ausdehnung. Über nähere Besonderheiten vgl. die oben erwähnten Abhandlungen des Verfassers. — Es ist also kein Wunder, daß schon lange vorher Biernacki u. a. die Unempfindlichkeit des N. ulnaris bei Epileptikern aufgefallen ist. Die Änderungen im hypalgetischen Feld scheinen unabhängig von den psychischen Störungen vor sich zu gehen, obwohl bei zweifelhafter Diagnose der epileptischen Äquivalente das Vorhandensein der segmentalen Schmerzgefühlstörung stark im

Sinne der Epilepsie sprechen wird. — In der Anfangsperiode der Krankheit werden die segmentalen Gefühlsstörungen oft vermißt.

Beim Studium der Prodrome erkennt man die wichtige Tatsache, daß man im allgemeinen die Prodrome um so deutlicher und früher bemerkt, je größer die Intervalle sind.

Wir werden sehen, daß diese Eigentümlichkeit bei der Behandlung (Anfall-Prophylaxis) von großem Wert ist, weil wir, rechtzeitig gewarnt, dadurch imstande sind, besser als in der ersten Periode der Behandlung, dem Anfall vorzubeugen. Es ist auch von Interesse, daß die Prodrome, nach einer langen Zwischenzeit, oft einen andern Charakter haben als vorher. Waren sie früher z. B. ausschließlich intestinaler Art, so kann man nach einem langen Intervall schon Tage vorher vasomotorische Störungen auftreten sehen. — Dagegen haben die Prodrome die Neigung, bei länger bestehenden Anfällen geringer und erst kurz vor dem Anfall sich bemerkbar zu machen.

Einige Beispiele der Prodromalerscheinungen:

A. K. G. Nr. 37. Ein erblich belastetes Mädchen von 25 Jahren ist schon 2 Tage vorher traurig gestimmt; einen Tag vorher hat sie einen unersättlichen Hunger. Sie ist launisch, und müde in den Beinen. Ein fremdartiges Gefühl bewegt sich vom Magen zur Kehle, sie spricht bisweilen verwirrt. — Wenn der Anfall vorüber ist, bleibt von alledem nichts übrig.

A. K. G. Nr. 38. Ein junger Mann von 17 Jahren hat, nach Kinderkrämpfen, seit 5 Jahren häufige Anfälle, denen jedesmal 3 Tage lang Knurrgeräusche im Bauch vorausgehen. Sonst keine Prodrome. Nachdem er zuerst eine Zeitlang anfallsfrei gewesen ist, ist er jetzt einige Tage vorher launisch und hat rote Flecke.

A. K. G. Nr. 39. Ein Mann von 24 Jahren, Anfälle seit 9 Jahren, Schwindelanfälle seit 1 Jahre. Kopfschmerzen seit vielen Jahren. Keine erbliche Belastung. Keine Kinderkrämpfe. Während er, bei seinen regelrechten Anfällen, gleich vorher Nasenbluten hatte, zeigte er nach einem langen Intervall Launenhaftigkeit 3 Tage vorher. — Jetzt (1923) hat er seit 15 Jahren keine Anfälle mehr gehabt.

A. K. G. Nr. 40. Mann von 40 Jahren, ohne Belastung, hat nach Kinderkrämpfen seit Jahren Tagesanfälle, denen Zuckungen vorausgegangen sind. Später ausschließlich Nachtanfälle, ohne Prodrome.

Schließlich fällt es auf, daß je mehr erbliche Belastung (namentlich Psychosen) in der Familie vorhanden ist, um so öfter auch die Prodrome sich auf psychischem Gebiet abspielen.

Für die Praxis der Prodrombehandlung im Hause der Patienten, stehen an erster Stelle die psychischen Änderungen neben den zunehmenden Zuckungen, oder, bisweilen, die steigende Frequenz der Schwindelanfälle, die Abweichungen der Stimmung, der unruhige Schlaf, unbestimmte Ängstlichkeit, wiederholtes Auftreten des unangenehmen Gefühls falscher Reminiszenz (unangenehme Empfindung, als ob man schon öfter in derselben Lage gewesen sei — Wiersma). Die Gefühlsstörungen, die nur vom Arzt untersucht werden können, treten in der Hauspraxis in den Hintergrund. Eigentümlich ist auch in bestimmten Fällen eine besondere Eßlust oder das Empfinden, daß alles „unwesentlich" ist, oder ein überschwengliches Gefühl eines besonderen Wohlseins nicht selten ein regelrechtes Prodrom. Auch kommt eine tagelang dauernde Beklommenheit vor, die alsdann, einige Stunden vor dem Anfall, einer besonders aufgeweckten Stimmung weicht.

Prodrome auf kurzer Frist „Aura". Die Untersuchungen von Hughlings Jackson haben dem Studium jener Erscheinungen und namentlich der subjektiven Auragefühle eine starke Anregung gegeben. Er war es doch, der zuerst die Aufmerksamkeit auf die Eigentümlichkeiten der sogenannten fokalen Anfälle lenkte, die äußerst langsam („deliberately") mit partiellen Konvulsionen einsetzen, erst in einigen Fingern, alsdann in der Hand, im Arm, im gleichseitigen Bein, in der anderen Körperhälfte. Unsere experimentelle Arbeit zeigte uns, daß die örtliche Reizung der Hirnrinde bei Jacksonschen Anfällen, beim Allgemeinwerden des Anfalls, langsam nach den medullaren Krampfzentren weiter geleitet wird.

Gilt dies für die fokalen (d. h. von einem corticalen Fokus ausgehenden) epileptischen Anfälle, so ist es, was die genuine Epilepsie betrifft, kein Wunder, daß Gowers dem Verlauf des Anfalls ein sehr ausführliches Studium widmete, indem er durch die Frequenz allerhand körperlicher Empfindungen, welche die ersten epileptischen Anfälle einleiten können, überrascht und durch die u. E. unrichtige Erwartung geleitet war, daß die Hirnrinde auch bei der allgemeinen Ausbreitung der Krämpfe eine ähnliche Rolle spiele.

Im Zusammenhang mit dieser Vorstellung hat Gowers in allen seinen Fällen genau nach dem Bestehen einer Aura geforscht, und stellte diese in der einen oder der anderen Gestalt in nicht weniger als 57 vH, in 30 vH nach den anderen Autoren, der Fälle fest. Andere Untersucher, wie Delasiauve, legten dem Unterschiede zwischen Prodromen und Aura, die in unendlicher Verschiedenheit aufzutreten pflegen, allzu wenig Wert bei. Das Wort „aura" beweist, wie Vorurteile weiterbestehen bleiben können. Galenus hatte einen Patienten, der vor dem Anfall die Empfindung eines Windes (Aura) hatte, der von den Extremitäten nach dem Kopf strömte. Obwohl so etwas nur selten vorkommt, bürgerte sich das Wort „Aura" endgültig ein.

Die meisten Anfälle werden von einer „Aura", einer Empfindung eingeleitet, die sich in einer Extremität oder im Epigastrium abspielt, von wo aus das Gefühl zum Nacken oder zur Kehle aufsteigt, wie wenn das Bewußtsein verloren wird, oder in die Sinnesorgane (fremdartige Geruchs-, Geschmacks-, Gesichts-, Gehörs-Halluzinationen). In der Gesichtsaura überwiegt die rote Farbe (Magnan, Rochet und Caers[1]). Schon vor Gowers hatte Herpin gewisse Regeln beobachtet, die ihm das Verhältnis zwischen dem „Präludium" oder „Aura" und dem „Anfall" zu beherrschen schienen; Regeln, die auch jetzt noch für eine Anzahl voll entwickelter Epilepsiefälle ihre volle Gültigkeit bewahren. Er unterscheidet drei Gruppen von epileptischen Erscheinungen:

1. „Aura" oder „Präludium" ohne weiteres. Es ist die Empfindung an und für sich, die bei denselben Patienten dem starken Anfall immer vorangehen.

2. Der unvollständige Anfall. Dabei wird die „Aura" von Zuständen begleitet, die zum vollständigen Anfall gehören, hauptsächlich Schwindelzuständen, vorübergehende Benommenheit („dreamy state" der Engländer), und, nach Turner, auch Sturz ohne Krampf.

3. Der klassische Anfall. Die 3 Typen des epileptischen Anfalls, wie sie in der Tat bei veralteter Epilepsie nicht selten vorzukommen pflegen, stellen nach dieser Ansicht also drei aufeinanderfolgende Stadien derselben Erschei-

---

[1]) Rochet, A. und F. Caers: Arch. de neurol. 1907, S. 180.

nungen dar. Turner glaubt ebenso wie Gowers, daß gerade die „Aura" auf ein Entstehen des Anfalls in der Hirnrinde hinweist, obwohl er als zur Aura gehörig auch die bilateralen, myoklonischen Zuckungen nennt — während doch keine Lokalität der Hirnrinde angegeben wird, von wo aus eine elektrische Reizung eine ähnliche Zuckung auszulösen vermag.

§ 4. Bedeutung der Prodrome und des Anfalls.

Vergleich mit den bei Vierfüßlern wahrgenommenen Erscheinungen. Konvulsive Toleranz. Bedeutung des Bewußtseinsverlustes, der Blutkreislauf- und Pupillenstörungen.

Während wir unsererseits Herpins Feststellung der Identität der Anfangssymptome der verschiedenen Entladungsformen in bestimmte Fälle veralteter Epilepsie ganz und gar ihren vollen Wert lassen, können wir auf Grund der schon früher dargelegten Beweisgründe in der festgewurzelten Epilepsie nichts mehr sehen als einen Residualzustand, nachdem sich nach mehr als zahlreichen Entladungen verschiedene Formen derselben auskristallisiert haben. Können wir ihnen also einerseits nicht den nosologischen Wert zuerkennen wie unsere Vorgänger, so spricht andererseits viel mehr für die Annahme, daß — ähnlich den myoklonischen Zuckungen als Prodrom und der lange vor dem Anfall auftretenden Benommenheit mit Angstzuständen bei der mit Bromcampher vergifteten Katze — auch beim Menschen die vorangehenden myoklonischen Zuckungen, wie auch die so verschiedenen Auraerscheinungen als eine Vergiftungs-(= Ladungs-)Erscheinung der subcorticalen Zentren aufgefaßt werden müssen. Es gibt experimentelle und klinische Beweisgründe, die ein corticales Zustandekommen dieser Prodrome eher unwahrscheinlich machen (S. 218, Zeile 4 und 272, auch S. 105, Z. 30).

Ebenso wie die einzelnen Zuckungen, die dem myoklonischen Anfall bei der Katze vorangehen, bei jedem Individuum Eigentümlichkeiten zeigen, die immer bei demselben Tier in aufeinanderfolgenden Versuchen identisch sind — wir lassen hier vorläufig die besondere Lokalisation dieser spontanen und Reflexkrämpfe außer Betracht — so wird auch nach der Regel Herpins, nach einer zustande gekommenen Differenzierung verschiedener Anfallsformen bei veralteter Epilepsie, eine Äußerung dieser (subcorticalen, vermutlich pontomedullaren) Zentren, die am leichtesten beim Vergiftungsparoxysmus, der den Anfall herbeiführt, angegriffen werden, stets den größeren oder kleineren Anfällen vorangehen.

Wird also, unseren Auffassungen gemäß, der wissenschaftliche Wert der „Aura" schon eingeschränkt, so tritt dieser für die Praxis der Behandlung, mit den Prodromen von langer Dauer verglichen, ganz an die zweite Stelle (siehe S. 211 unten).

Während wir also für das klinische Studium der Auraformen auf Gowers verweisen können, glauben wir, daß gerade deren große Verschiedenheit für unsere Auffassung spricht. Unter den psychischen Symptomen der Aura findet man unter Umständen sehr detaillierte Empfindungen. So ist uns ein Fall bekannt, in dem ein Patient unmittelbar vor dem Anfall sich in einem Lokal mit viel Licht, fein angezogenen Damen und Herren, und mit besonders schöner, nicht näher zu bestimmender Musik zu befinden glaubte. Auf sensoriellem Gebiet trafen wir nicht selten die Angabe, daß kurz vor einem Anfall alles viel kleiner oder viel größer erschien.

Weiter kommen während der Aura sehr häufig vor:
Automatische Bewegungen, wie Vorauslaufen, Sichauskleiden, Händebewegungen nach den Personen der Umgebung, ekstasische (religiös gefärbte) Zustände, welche Automatismen alle von derselben Art sind wie diejenigen, die bei denselben und anderen Patienten nach dem Anfall häufig beobachtet werden. Diese Gleichartigkeit der automatischen Erscheinungen vor und nach dem Anfall weist auf einen gleichartigen, wenn nicht identischen (chemischen) Mechanismus für beide hin. Eine derartige Vergleichbarkeit des prä- und postepileptischen Automatismus trafen wir auch bei Katzen, vor und nach dem myoklonischen Anfall an.

Alles in allem, durch die Untersuchung der Anfälle bei genuiner Epilepsie gelangen wir zu dem Schluß, daß diese sich symptomatologisch ganz den im I. und II. Teil bei Katzen untersuchten Bromcampher-Anfällen anschließen, und daß wir hier mit einer mit allgemeinen Erscheinungen (Psyche, Pupillen usw.) komplizierten Reflexnachwirkung zu tun haben, der eine entgiftende, desintoxisierende Wirkung zugeschrieben werden muß.

Diese Erklärung gilt nun vor allem für die toxischen Epilepsien, zu denen u. E. die genuine Epilepsie gerechnet werden muß; jedoch, sobald wir es mit der auf einen Defekt des zentralen Nervenapparats beruhenden Epilepsie (bei Gehirnherden in der Jugend, multiple Sklerose usw.) zu tun haben, so scheint sie nicht ausreichend. Hier ist — wie wir annehmen müssen — das Fehlen der nötigen hemmenden Bahnen und Zentren imstande, die beim akuten Kranksein aufgetretenen Anfälle weiterbestehen zu lassen oder wenigstens jene Neigung herbeizuführen, die in späteren Lebensphasen auf verschiedene Toxine eher mit einem Anfall reagieren läßt. Damit wäre es erklärlich, daß die Endzustände der echten Epilepsie und die Epilepsie, die eine Folge eines in der frühen Jugend zugezogenen Herdprozesses ist, identisch sind und daß beide Krankheitsgruppen auf eine gleiche Behandlung reagieren. Für diese Gruppe behält die auf Cayals Gesetz der lawinenartigen Ausbreitung der Reize beruhende Theorie Jelliffes und Whites[1] ihre volle Gültigkeit, nach welcher der Anfall als eine pathologische Verteilung der Energie in den verschiedenen Ebenen (der physikalisch-chemischen, der physiologischen und der psychischen) aufgefaßt wird.

In letzter Instanz beruhen u. E. die Ladungs- und Entladungserscheinungen in beiden Gruppen auf chemischen (Vergiftungs- und Entgiftungs-) Prozessen. Verschiedene experimentelle und klinische Beobachtungen führen zu der Annahme, daß durch den Anfall gewisse Gifte in den Kreislauf gelangen und zeitweise die postepileptischen Störungen verursachen.

Diese durch ausführliche experimentelle Untersuchungen unterstützte Lehre wird, falls sie zu Recht besteht, mit allen Tatsachen zu rechnen haben, wie z. B. die Existenz der Automatismen auch nach den durch Hirnrindenreizung beim Versuchstier (Franck und Pîtres), vgl. S. 271 und nach den durch reine traumatische Epilepsie verursachten Anfällen, vgl. S. 352.

Diese Auffassung ist auch durch die in späteren Jahren an anderer Stelle

---

[1] Jelliffe und White, W.: Diseases of the Nervous System 1919, S. 868.

ausgeführten Untersuchungen sozusagen vorbereitet. Wenn Redlich in dem Anfall eine Äußerung der epileptischen Reaktionsfähigkeit erkennt, die in jedem Individuum vorhanden ist: wenn Frisch[1]) nachdrücklich auf seine konvulsive Toleranz und Wiersma auf die durch den Anfall zustande gebrachte konstitutionelle Verbesserung hinweist, so kann dies alles nur als in antizipierender Übereinstimmung mit der hier verteidigten Auffassung betrachtet werden. Niemand weniger als Richet[2]) erkannte bei der Besprechung der toxischen Schauder (Frissons toxiques) an, daß es vom Grad der Vergiftung abhängt, ob auf reflektorischem Wege ein Schaudern oder ein epileptiformer Krampf zustande kommt. Vgl. auch Dana[3]) und Timme.

Die Bedeutung des Bewußtseinsverlustes beim Anfall. Wir haben Grund zu der Frage, ob zwischen dem Bewußtseinsverlust beim motorischen Anfall und bei Schwindelanfällen und demjenigen bei Ohnmacht wahrgenommenen Bewußtseinsverlust ein Zusammenhang besteht. Gowers[4]) nimmt an, daß in der Synkope das Bewußtsein infolge schwacher Herztätigkeit verloren geht, die nicht imstande ist, der Schwerkraft entgegen, die Zentren genügend zu ernähren. Bei dem epileptischen Bewußtseinsverlust ist es umgekehrt; zuerst stellt sich der Bewußtseinsverlust ein und dann die Blässe. Niemals sieht man nach Synkope automatische Bewegungen oder Traumzustände, wie sie nach dem epileptischen Anfall regelmäßig vorkommen. Dies alles spricht gegen einen inneren Zusammenhang. Dafür aber spricht erstens die Tatsache, daß man bei der Untersuchung von Epileptikern und auch von ihren übrigens gesunden Verwandten und Eltern, oft, allzuoft vernimmt, daß die Patienten noch vor dem Auftreten der Anfälle mehr als andere Personen der Synkope zugetan waren, ja allmählich gehen zuweilen die Synkopen in epileptische Entladungen über.

Es folgt hier das Beispiel einer Patientin, die sowohl zur Synkope als zur Epilepsie erblich veranlagt war.

A. K.-G. Nr. 41. T. G., 34 Jahre alt. Familie: Ihr Vater wurde infolge von Erschreckens mehrmals bewußtlos. Die Schwester der Mutter hatte Anfälle seit der Geburt, ihre Schwester Schwindelanfälle.

P. G. Pat. hatte keine Kinderkrämpfe, bekam Scharlach und stürzte einmal auf den Kopf. Keine Narbe. Von ihrem 24. bis zum 30. Jahr hatte die Patientin Ohnmachtszustände, besonders bei Übermüdung, Hunger und geringem Alkoholgenuß. Im 6. Monat der Schwangerschaft erfolgte ein Anfall (mit Zungenbiß), nachdem sie vorher Influenza gehabt hatte. Nach dem Anfall war sie eine kurze Zeit blind. — Nach 18 Jahren erklärt die Patientin sich jetzt viel besser zu fühlen; nur 3 bis 4 Anfälle im Jahr.

Zweitens hat, namentlich in der myoklonischen Epilepsie, auch die Körperhaltung einen Einfluß auf die Erscheinungen. Gebückt stehen und arbeiten löst bei vielen Patienten Zuckungen aus. Drittens sieht man, sowohl bei den Tierversuchen mit Reizung der Hirnrinde als in der traumatischen fokalen Epilepsie nach Jacksonschen Krämpfen den Patienten langsam, oft ohne Blässe, in einem Dämmerzustand geraten. Es scheint daraus zu folgen, daß

---

[1]) Frisch, H.: Allg. Zeitschr. f. d. ges. Neurol. und Psych. Bd. 65. S. 231.
[2]) Richet, C.: Arch. de physiol. 1923, S. 316.
[3]) Dana, C.: Arch. of neurol. a. psychiatry, Mai 1923, S. 553 und 549.
[4]) Gowers, W. R.: Lancet 1907, S. 565.

beim Übergang der fokalen, corticalen Reizung auf die Zentren in der Pons und im verlängerten Mark das Bewußtsein notwendigerweise verloren gehen muß. — Auch die Kriegserfahrung lehrt uns, daß Verletzungen in der Gegend des Nachhirns viel eher eine tiefe Bewußtlosigkeit hervorbringen als eine Großhirnverletzung. Auf Grund dieser Tatsachen liegt die Vermutung nahe, daß sowohl die Bewußtlosigkeit in der Synkope als auch diejenige im epileptischen Anfall auf einer Störung der Nachhirnfunktion beruht (vgl. S. 233, Zeile 30).

Sind die Erscheinungen im Blutkreislauf und in den Pupillen notwendig mit dem motorischen Anfall verbunden oder sind sie ziemlich unabhängig davon? Fr. Francks Beobachtung, daß beim experimentellen durch Hirnrindenreizung verursachten Anfall beim curarisierten Tier die Herzschlagbeschleunigung ebenso wie während des toxischen Krampfes eintritt, weist auf eine gewisse Unabhängigkeit dieser vom sympathischen Nervensystem abhängigen Erscheinungen hin. Was die Pupillen angeht, so muß auch hier der Zusammenhang als ein loser gedacht werden. Denn im Kreatininanfall sieht man die Pupillen statt sich zu erweitern sich verengern (Fürstner), wie auch oft im Pikrotoxinanfall (Pollock).

Zwangsbewegungen als Aura. Von Bourneville und Bricon[1]), Mairet und Mingazzini[2]) sind die Zwangsbewegungen (Prokursion, Manegebewegung und Rollen um die Längsachse) besonders studiert worden, die als Aura, aber auch als atypischer Anfall, besonders häufig — wenn nicht ausschließlich — in Fällen mit organischer Verletzung des (frontalen) Großhirns beobachtet werden. Weit davon entfernt, in solchen Fällen an hypothetische Blutkreislaufstörungen im Kleinhirn zu denken, halten wir dies nach den Untersuchungen über die Zwangsbewegungen nach Verletzung der paläosträren Kerne als vollkommen übereinstimmend mit diesen anatomo-physiologischen Angaben[3]). Übrigens hatte schon Nothnagel[4]) durch Einspritzungen von beizenden Substanzen in diese Teile und durch andere Verletzungen Prokursion, Retrogression und Manegebewegungen bei Tieren ausgelöst.

§ 5. Erscheinungen nach dem Anfall.

Reflexe. Paresen. Amblyopie. Magendarm-Apparat. Untersuchung der Körperflüssigkeiten. Psychismen. Bedeutung der Nacherscheinungen. Interparoxysmale Abweichungen.

Ebenso wie die präparoxystischen verdienen auch die postparoxystischen Erscheinungen die volle Aufmerksamkeit des Arztes, obwohl diese letzteren nicht die praktische Bedeutung beanspruchen können, die den ersteren als Hilfsmittel für die Anfallsprophylaxe zugeschrieben werden muß. Die Erscheinungen nach dem Anfall kann man in vier Rubriken einteilen:

1. motorischen,
2. die sensibeln,
3. die vegetativen,
4. die psychischen Nacherscheinungen.

---

[1]) Bourneville und Bricon: Arch. internat. de neurol. 1878, V, XVII, Nr. 39, S. 321.
[2]) Mingazzini: Riv. sperim. di freniatr., arch. ital. per le malatt. nerv. e ment. 1894, V, XX.
[3]) Muskens, L. J. J.: Brain 1914, S. 352, und 1922, S. 454.
[4]) Nothnagel: Eulenburgs Handbuch der Nervenkrankheiten 1877, S. 242.

Was unter 1. die Reflexe betrifft, so ist der Knie- und der Achillessehnen-Reflex oft vor der Rückkehr der Pupillen- und Corneareflexe schon vorhanden, in anderen schweren Fällen aber, besonders nach einem Status epilepticus [Beevor[1]), Bechterew[2])] fehlt er längere Zeit. Der Plantarreflex weist so regelmäßig den Babinski-Typus auf, daß dessen positiver Ausfall als ein triftiger Beweisgrund für die Diagnose: „epileptischer Anfall" dienen kann; das Fehlen dieses Zeichens genügt aber nicht, um diese Diagnose auszuschließen. Genügen bei den Reflexen einige bestimmte Angaben, so verhält es sich mit den Lähmungen ganz anders.

Seit Todds und J. Hughlings Jacksons Untersuchungen hat man sich mit den Lähmungserscheinungen nach dem Anfall eingehend beschäftigt. Man unterschied zunächst eine allgemeine Muskelschwäche, die Féré mit seinem Dynamometer in Zahlen ausdrückte und die von allen Autoren während einer kürzeren oder längeren Zeit nach dem Anfall wahrgenommen, mit Recht als eine Erschöpfungserscheinung aufgefaßt wird.

Der Kampf bezog sich aber besonders auf die von den Beobachtern des vorigen Jahrhunderts so gut als einstimmig erkannten Hemi- und Monoplegien nach den Anfällen. Nur ist bei der Vornahme derartiger Beobachtungen aus dieser fruchtbaren Zeit der Epilepsieuntersuchung, wie schon öfter bemerkt wurde, große Vorsicht geboten. Denn erst kurze Zeit war die Reizbarkeit der motorischen Hirnrinde (Fritsch und Hitzig) in die Grundtatsachen der Neurologie eingereiht; das Vorkommen vorübergehender Monoplegien nach den Jacksonschen Anfällen war allgemein anerkannt; man stellte sich, nachdem Schroeder van der Kolk einige Vergleiche mit der Entladung einer Leydener Flasche aufgestellt hat, den epileptischen Anfall nur als Hirnrindenentladung vor. Franck und Pitres hatten bewiesen, daß eine längere Zeit nach einer experimentell ausgelösten Hirnrindenentladung die Erregbarkeit zu einem Minimum herabgesetzt war. So erscheinen in der Literatur die Angaben, daß auch nach dem genuinen Anfall zeitliche Paresen zurückbleiben können; es soll sogar nach einer rein sensorischen Aura (also ohne Krämpfe) eine solche Parese andauern können! Während Clark und Prout deren Vorkommen in Abrede stellten und auch Turner bezweifelt, ob dies ohne organische Hirnverletzung eintrete, glauben wir den Zweifel noch ausdehnen zu müssen. Es ist u. E. nicht bewiesen, daß nach einem Anfall myoklonischer Epilepsie und auch, weiter gefaßt, echter genuiner Epilepsie jemals Mono- oder Hemiplegien vorkommen. Unter unsern 2000 Fällen kamen einige vor, aber in allen diesen Fällen zeigte sich später mit Sicherheit (Autopsie in einigen Fällen) oder mit Wahrscheinlichkeit durch den später eingetretenen Tod und der erhaltenen Auskunft über Gehirntumorerscheinungen, daß in der Tat organische Epilepsie vorgelegen hat. Diese spätere Überprüfung in Fällen, die in einem kleineren Gebiet wie Holland möglich ist, muß aus naheliegenden Gründen in Städten wie London, Berlin oder Paris, wo überdies die Lues cerebri öfter als anderswo genuine Epilepsie vortäuscht, nur selten möglich sein. — Es scheint uns also, daß die ausführlichen Erörterungen des vorigen

---

[1]) Beevor, C.: Brain 1882, S. 88.
[2]) Bechterew, W.: Neurol. Zentralbl. 1897, S. 146

Jahrhunderts über die Bedeutung der postepileptischen Lähmungen[1] ziemlich belanglos sind. Jackson glaubte, daß diese Lähmungen auf Erschöpfung beruhten, wogegen Gowers bemerkte, daß diese Auffassung nicht erkläre, warum nach partieller Epilepsie die postepileptischen Lähmungen öfter vorkommen als nach allgemeinen Krämpfen. Dieser Unterschied kann aus der in der vorliegenden Arbeit dargelegten Lehre verstanden werden (siehe S. 219). Wurde diese Frage nach den vorübergehenden Lähmungen doch noch diskutiert, so ist es sehr begreiflich, daß Turner bereit war, Hemmung von der Seite des Großhirns als Erschöpfungswirkung anzunehmen, um zugleich erklären zu können, daß so oft nach starken Anfällen die Kniereflexe bisweilen tagelang erhöht sind. — Vom Standpunkt unserer, wie wir sagen könnten, myoklonischen Theorie der genuinen Epilepsie (Kap. IV, S. 219), verfügen wir aber über eine ungezwungene Erklärung jener erhöhten Reflexe[2]. Auch in unseren Katzen bestanden nach unvollständiger Entladung durch einen einzigen Anfall stark erhöhte myoklonische Reflexe nach der partiellen Entladung weiter. — Die älteren Beobachtungen über postparoxysmale Paralyse[3] tragen dem jetzt vorherrschenden Zweifel nur ungenügend Rechnung.

Auch die Frage, ob echte motorische oder sensorische Aphasie nach dem Anfall von echter Epilepsie vorkommt, glauben wir, was unsere Fälle betrifft, ebenso sehr verneinend beantworten zu können. Dort, wo sie gefunden wurde, brachte die spätere Auskunft eine organische Verletzung als Ursache ans Licht. Paraphasie kommt unzweifelhaft und oft in dem Stadium vor, das die Bewußtlosigkeit von dem wiedergewonnenen Bewußtsein trennt; dies braucht aber keineswegs auf ein stärkeres Betroffensein der Sprachzentren gegenüber den anderen hinzuweisen. — In einem Fall (unter K.-G. Nr. 3, S. 194, Zeile 9) haben wir aber bei einem vorherrschend rechtsseitigen Anfall von Fieber- oder Gelegenheitskrämpfen motorische Aphasie bei erhaltenem Intellekt wahrgenommen!

Da wir bekanntlich die Gelegenheitskrämpfe hinsichtlich des nosologischen Wertes zusammen mit dem epileptischen Anfall auf eine Stufe stellen und in beiden Fällen eine organische Verletzung der Hirnrinde für ausgeschlossen halten, so muß diese Wahrnehmung uns vor einer allzu positiven Aussprache hüten. Es kann ja die Möglichkeit keineswegs abgeleugnet werden, daß ebenso, wie nach einem myoklonischen Anfall die faradische Erregbarkeit der Hirnrinde herabgesetzt ist (Kap. V, S. 147), so auch die Sprachzentren einige Zeit refraktär sein könnten, besonders nach vorherrschender Konvulsion der rechten Körperhälfte.

Den Gegenstand der postepileptischen Motilitätsstörungen wollen wir aber nicht verlassen, ohne darauf hingewiesen zu haben, daß die besondere Schmerzempfindlichkeit der Muskeln als Folge der exzessiven Krämpfe nicht selten

---

[1] Féré, C.: S. 476.
[2] Nach der hier vorgetragenen Lehre hängt das Vorhanden- oder Nichtvorhandensein der Sehnenreflexe nach einem Anfall — verwandt wie sie mit den myoklonischen Reflexen sind (vgl. § 3, S. 49) — davon ab, ob der Anfall oder die Anfallsserie imstande war, eine vollständige Entladung herbeizuführen. So muß u. a. die lange Abwesenheit der Kniereflexe nach einem Status epilepticus wohl gedeutet werden.
[3] Burgé: Etude des paralysies post-épileptiques, Thèse de Paris 1887, und Higier, H.: Neurol. Zentralbl. 1897, S. 157.

scheinbar Lähmungserscheinungen zur Folge hat. Daß nicht selten durch die Kraft des Krampfes Zähne in Stücke gebissen werden, Verrenkungen und Luxationen häufig sind und sogar Muskelzerreißungen vorgekommen sein sollen, ist ja bekannt.

2. Die Nacherscheinungen sensibler und sensorischer Art.

Die Untersuchungen nach den sensiblen Ausfallerscheinungen nach dem Anfall unterliegen notwendigerweise Schwierigkeiten (infolge des kurz nach dem Erwachen noch gestörten Bewußtseins). Das Umgrenzen des Schmerzsinndefektes in bestimmten segmentalen Zonen wird also eher als die Feststellung eines gewissen Grades von Gefühlsabstumpfung beim Tastsinn und Stereognosie gelingen. Will man systematisch nach zurückbleibenden segmentalen Schmerzsinnstörungen suchen, so findet man neben Fällen, in denen die Stunden und Tage vor dem Anfall festgestellte Störung mit einem Schlage verschwunden ist, auch Fälle, in denen das Ausdehnungsfeld gleich geblieben, sogar zugenommen zu haben scheint. In gewissen anderen Fällen konnte man aus dem ungeschmälerten Fortdauern der Störung in gleicher Ausdehnung das Auftreten noch mehrerer Entladungen prognostizieren. Doch schien diese Erscheinung, ebenso wie die myoklonischen Zuckungen, in anderen Fällen bisweilen noch längere Zeit nach der myoklonischen Entladungen zurückbleiben zu können und erst allmählich zu verschwinden.

Amblyopie ist wiederholt als ein vorübergehendes Symptom nach dem Anfall beschrieben worden. Thomsen und Oppenheim stellten eine starke Einengung des Gesichtsfeldes fest, hauptsächlich nach Anfällen mit starkem psychischen Element, während auch Féré dies in anderen Fällen sah. Persönlich haben wir keinen deutlichen Fall von eigentlicher Blindheit untersuchen können, obwohl wir von Patienten gehört haben, daß sie nach einem Anfall kurze Zeit blind waren (A. K.-G. Nr. 41, S. 220). In diesen Fällen war es uns nicht möglich zu entscheiden, ob diese Abweichung zu den stark variierenden funktionellen oder hysterischen Beimischungen des epileptischen Anfalls gerechnet werden müsse.

Die Kopfschmerzen, die nach dem Anfall zusammen mit dem Schmerz des oft vorhandenen Zungenbisses die einzigen Erscheinungen sind, die dem Patienten die Gewißheit geben, daß ein Anfall stattgefunden habe, sind nicht von derselben Art wie die prodromalen Kopfschmerzen. Die postepileptischen Kopfschmerzen werden im Kopf (nicht in der Stirn) lokalisiert, reagieren ebensowenig wie die präepileptischen auf Medikamente und scheinen oft in kompensatorischer Beziehung mit dem postepileptischen Schlaf zu stehen. Wenn der Patient lange schläft, wird er erleichtert wach und erklärt, sich besser als vor dem Anfall zu fühlen. Erfolgt kein Schlaf, dann klagt der Patient oft einen Tag lang über Kopfschmerzen.

3. Nacherscheinungen vegetativer Art. Temperaturerhöhungen sind, wenigstens bei einer Anfallserie, absolut keine Seltenheit (Bourneville, Marchand, Rohde). Kowalewski, A. Turner und Hallager sahen das Körpergewicht nach dem Anfall abnehmen (von Jolly, Lehmann, Krantz widersprochen). Erscheinungen, die auf eine intestinale Vergiftung hinweisen, kommen häufig vor. Es gibt Anorexie, und die Zunge ist schwer belegt, oft noch Tage nachher. Es gibt Konstipation, Pollakiurie, Trockenheit der Haut.

Die großen Erwartungen, die man von der chemischen Untersuchung der Secreta und Excreta gehegt hatte, sind nicht verwirklicht worden. Die Untersuchungen über das Vorkommen von Eiweiß, Zucker, Uraten, Carbaminsäure, Ammoniak (Krainsky und Caro, Bisgaerd und Noervig) im Urin widersprechen sich zu oft. Auch die Untersuchung der Giftigkeit des Urins (Bouchard, Albrecht), verglichen vor und nach dem Anfall, ebenso wie die des Hämoglobingehalts und der chemischen Zusammensetzung des Blutes und das seines spezifischen Gewichts (Claus und van der Stricht, loc. cit., S. 223) haben kein allgemein anerkanntes Ergebnis gezeigt, so daß Roncoroni[1]) zu dem Schluß kam, daß die angewandten Methoden für diesen Zweck unbrauchbar seien. Dies ist nicht weiter erstaunlich, wenn man bedenkt, daß gewiß vorläufig noch imponderabile Gifte, wie sie in der Ausatmungsluft bei zahlreichen Personen gefunden werden — unzweifelhaft für andre Individuen ein ursächliches Moment bei Kopfschmerzen und Anfällen — eine wichtige Rolle spielen. Die Mengen der fraglichen Gifte sind wohl so gering, daß sie der chemischen Untersuchung noch entgehen.

Bedenkt man weiter, daß die chemischen Untersuchungsmittel nach organischen Giften noch wenig entwickelt sind, so daß man selbst während einer Alkoholvergiftung die größte Mühe hat, im Blut und in den Sekreten die giftigen Bestandteile (K. IX, § 3) nachzuweisen, so wird man überzeugt sein, daß, bevor dieses reiche Untersuchungsfeld dem Epileptologen geöffnet wird, die Chemie erst viel weiter fortgeschritten sein muß. Dies soll jedoch die Untersucher nicht hindern, regelmäßig über ihre Versuche der chemischen Abweichungen beim Auftreten der Anfälle Bericht zu erstatten.

So fand neuerdings H. Kersten[2]) bei starken Anfällen erhebliche Unterschiede im Zuckergehalt des Blutes, ebenso wie vorher Lugiato und Wuth, und bei Schwindelanfällen zuerst Verminderung, alsdann Steigerung. Macleods und Bests Versuchstiere zeigten bei Hypoglykämie Konvulsionen (vgl. S. 247). Da nach Fischer[3]) die Nebennieren mit dem ganzen Chromaffinen-System (Gehirn, Muskeln, periphere Nerven) im Krampfmechanismus eine Rolle spielen, spritzte Kersten auch Adrenalin ein, demzufolge gleichfalls Wechsel im Blutzuckergehalt eintrat. Nach Benedek[4]) reagieren 7 von 9 Epileptikern mit Anfällen auf die ebengenannte Einspritzung; andere Personen nicht. Die von deutschen Chirurgen zu therapeutischen Zwecken daraufhin vorgenommenen Nebennierenexstirpationen bei Epileptikern sind schnell wieder verlassen worden.

Was die weiteren Änderungen im Blut betrifft, so fand auch Dide eine Abnahme des spezifischen Gewichts des Blutes, vor dem Anfall; die alkalische Reaktion ist nach Lui, Lambranzani, Charon und Briche und Pugh vermindert (von Haldane und Schultz widersprochen), die Abscheidung von Säure nach dem Anfall vermehrt (Elias, Vollmer), die Viscosität nimmt vor dem Anfall zu, und ist nachher vermindert (Brown, Vidoni und Gutti). Pighine und Juschtschenko fanden Abwehrfermente gegen verschiedene

---

[1]) Roncoroni, L.: Arch. gen. di neurol. e psichiatr. Vol. XXI, Fasc. VI. 1900.
[2]) Kersten, H.: Allg. Zeitschr. f. d. ges. Neurol. u. Psychiatrie. Bd. 63. 1921 und Bd. 70. 1923.
[3]) Fischer: Ibidem. Bd. 56. 1918.
[4]) Benedek, L.: Wien. klin. Wochenschr. 1918, Nr. 52.

Organe im Sinne Abderhaldens und Nukleasen im Blut, Ewald[1]). Untersuchungen, jedoch nur in progredienten Fällen, von Bolten[2]) und H. Claude[3]) weisen darauf hin, daß endokrine Abweichungen dabei eine Rolle spielen, die übrigens wieder von Marchand[4]) in Zweifel gezogen wird.

Was den Liquor der Epileptiker angeht, so fanden Donath[5]), Dide, Saquepée und Pellegrini diese wegen unbekannten aufgelösten Substanzen für Tiere giftig. Fuchs und Rosenthal fanden Gefrierpunkt-Herabsetzung; Hartmann und di Gaspero fanden im Status epilepticus eine gewisse Zunahme des Eiweißes.

Über die Änderungen in der Anzahl der Blutkörperchen beginnt in späteren Jahren unter den Autoren eine gewisse Einstimmigkeit. Nachdem Schlecht, Hartmann, di Gaspero hierzu den Weg gezeigt hatten, und im Anfall die Leukopenie des anaphylaktischen Shocks zu erkennen glaubten und ferner de Buck, Lunwall, Bruce-Perbles, Hoesslin, Krumbmiller, Rohde, P. Niewenhuyse, Naegeli, Morselli, Jödicke, Sauer, Gorieri, Campioni, Schulz, Zimmermann und Brühl ihren Beitrag zu dieser Frage geliefert hatten, hat neuerdings M. de Crinis[6]) auf Grund eigner Untersuchungen, bei einer Anzahl Epileptiker festgestellt, daß jedem Anfall Leukopenie vorangeht, und $\pm$ 6 Stunden nach dem Anfall Hyperleukocytose folgt, obwohl nicht jede Änderung im Blutbilde von einem Anfall begleitet wurde — ein Schluß, der fast genau das Ergebnis der Untersuchung des Verfassers nach der wechselnden Ausdehnung der segmentalen Gefühlsstörungen[7]) wiederholt. M. de Crinis hat auch eine ausführliche und spezielle Untersuchung nach dem Umfang der Änderungen im Serum-Eiweißgehalt des Blutes ausgeführt, der bei Epileptikern die normalen Grenzen überschreitet (nicht bestätigt von Meyer und Brühl, zum Teil wohl von Anthéaume und Trepsat[8])), und weiter nach dem Vorkommen von Antitrypsin und Cholestearin, die vor dem Anfall zunehmen, während die Blutgerinnung alsdann verlangsamt ist. Das eigenartige Phänomen der eosinophilen Zellenstruktur im Anfall mit nachfolgendem Anstieg ist, wie Allers[9]) und Wuth[10]) richtig bemerkt haben, nicht notwendig ein epilepsieeigenes Symptom. Nach Georgi[11]) existiert während des Anfalls ionogene Kolloidstabilitätsstörung. Störungen, die bisher nicht zu Anfällen in Beziehung gebracht wurden, gibt es nur wenige.

---

[1]) Ewald: Monatsschr. f. Psychiatrie u. Neurol. 1920.
[2]) Bolten, G. C.: Epilepsia. Bd. 5, S. 300, 1914.
[3]) Claude, H. und Lejonne, Epilepsia. Bd. 2, S. 1—13, 1900.
[4]) Marchand, L.: Rev. neurol. 1922, S. 1434.
[5]) Donath, J.: Med. News 1905.
[6]) Crinis, M. de: Monographien der Neurologie und Psychiatrie 1920, H. 22 und Art. Epilepsie in Kraus und Brugsch: Spezielle Pathologie und Therapie. Wien: Urban und Schwarzenberg 1923.
[7]) Muskens: Arch. f. Psychiatrie u. Nervenkrankh. Bd. 36, H. 2. 1903.
[8]) Anthéaume, A. und Trepsat, L.: Encéphale 1922, Nr. 2, S. 103.
[9]) Allers: Allg. Zeitschr. f. Neurol. u. Psychiatrie. Ref. IV, 1912, S. 862.
[10]) Wuth, O.: Arb. a. d. Deutschen Forschungs-Anstalt f. Psychiatrie in München. Bd. 8, S. 90, 1923.
[11]) Georgi: Klin. Wochenschr. 1925, S. 205.

Jedenfalls ist es das Verdienst Crinis', als erster und mit ausführlicher Erwähnung der ausgedehnten Literatur darauf hingewiesen zu haben, daß die Epilepsieuntersuchung jetzt ein Stadium erreicht hat, in dem — neben einer ausführlichen pharmakodynamischen Untersuchung nach den bekannten Krampfgiften (S. 90, Z. 25) — der weitere Fortschritt zuerst von einer vielumfassenden physiologisch-chemischen Untersuchung zu erwarten wäre.

Unter dem Einfluß des stark erhöhten Blutdruckes (von Franck experimentell bewiesen, wie auch durch den bei trepanierten Epileptikern wahrgenommenen vorübergehenden Prolaps des Schädelinhaltes) während des tonischen Stadiums des großen Anfalls treten bei vielen Patienten eigentümliche punktförmige Blutaustritte auf, die im Gesicht (besonders an den Augenlidern) und am Hals sichtbar werden. Diese Halszone schließt horizontal nach unten in der Gegend der dritten Halssegmente, und zwar in vielen Fällen haarscharf, ab, so daß man die Vermutung ausgesprochen hat, der Gegendruck des Halskragens müsse diese scharfe Abgrenzung verursachen. Daß dies nicht, oder wenigstens nicht der einzige Faktor ist, zeigt die Tatsache, daß man auch bei bettlägerigen Patienten, bei denen von einem Halskragen nicht die Rede sein kann, diese scharfe Grenze bisweilen antreffen kann. — Daß es vor dem Anfall arterielle Hypertension und danach Hypotension gibt, haben Féré, Vaquez, Nobécourt, Sérieux und M. de Fleury festgestellt.

4. **Nacherscheinungen psychischer Art.** Obwohl es in der psychischen Reaktion der Patienten nach starken Anfällen große individuelle Unterschiede gibt, so kann man doch sagen, daß ein gewisser Grad von Benommenheit während einer kürzeren oder längeren Zeit nach dem Anfall in der Regel immer vorhanden ist. Unmittelbar, nachdem der Patient teilweise wieder zu sich gekommen ist, besteht meistens ein Automatismus, in dem scheinbar willkürliche Bewegungen gemacht werden, wie sichausziehen, nach etwas suchen, schnell fortgehen wollen, wovon jedoch keine Erinnerung übrig bleibt. Das sogenannte „Flocken lesen" ist wohlbekannt; wir nahmen es auch nach einem Bromcampheranfall bei einem Macacus rhesus wahr.

Besonders wenn man in dieser Phase des Anfalls den Patienten in seinen übrigens meistens unschädlichen Automatismen verhindern will, kann man mit einem heftigen und nicht ungefährlichen Widerstand rechnen. Es ist ratsam, in diesem Fall dem Patienten freies Spiel zu lassen. Diesen eigentümlichen Zustand sieht man nicht selten in hysterische Anfälle übergehen; selbst „Arc de cercle" haben wir dabei auftreten sehen.

Was die Amnesie anbelangt, so haben wir wegen der großen forensischen Bedeutung, die sich daran knüpft, in einer Anzahl nicht krimineller Fälle so bald wie möglich nach dem Anfall wiederholt die Patienten ausgefragt, um den Umfang der retrograden Amnesie festzustellen. Diese Untersuchung zeigte, daß der Gedächtnisdefekt kurz nach dem Anfall in vielen Fällen auch eine kürzere oder längere Periode umfaßt, die dem Anfall voranging. Man kann bisweilen genau auf die Minute z. B. bis ein paar Stunden vor dem Anfall die Erinnerungsbilder rekonstruieren lassen. Bei einer neuen Befragung einige Zeit nachher schritt die Rekonstruktion noch weiter bis unmittelbar vor dem Anfall. Die Untersuchung der retrograden Amnesie bei Patienten, die sowohl an einzelnen Anfällen wie an Serienanfällen litten, zeigte, daß die

Amnesie nach dem Serienanfall weiter zurück reicht als nach dem Einzelanfall.

Bedeutung der Nacherscheinungen. Haben wir in den prodromalen Symptomen und in der Aura nach Analogie unserer Versuche bei Tieren Ladungs-(= Vergiftungs-)Erscheinungen erkannt, so wäre es folgewidrig, wollten wir die nach dem Anfall gefundenen Abweichungen irgendeiner anderen Ursache zuschreiben.

Abweichend aber von den prodromalen Symptomen, die sich vor allem auf die Bewegungs-(Reflex-)Erhöhung und die Gefühlssphäre bezogen, treten nach dem Anfall Abweichungen in der psychischen Sphäre in der Gestalt automatischer oft sehr verwickelter Handlungen (Sich auskleiden, Kämpfen, Flocken lesen, Reaktionen auf Halluzinationen) viel mehr in den Vordergrund. Ferner konnten wir bei der mit Bromcampher vergifteten Katze sehen, daß entweder ein Anfall das Tier gänzlich entlud — und dann zeigte das Versuchstier in kurzer Zeit vollkommen normale Verhältnisse, schnurrte, fraß wieder, die Pupillen waren normal, die Haut war glänzend — oder die myoklonischen Zuckungen dauerten an, das Tier blieb benommen und unempfindlich usw. — und in diesem Fall folgten oft mehrere Anfälle.

So finden wir auch beim Epileptiker entweder ein kurzwährendes postepileptisches Stadium mit nur kurzwährenden Automatismen usw. oder eine länger gezogene Periode mit mehr Anfällen, unter Umständen schweren psychischen Störungen. Aus beiden letzteren Fällen muß gefolgert werden, daß ein Anfall zwar wie bei der Katze in der Tat eine entladende Wirkung ausübt, aber eine ungenügende, im Verhältnis zu der vorhandenen Quantität der Gifte; wobei noch als komplizierender Faktor hinzutritt, daß gewisse Gifte während einer kürzeren oder längeren Periode durch den Anfall mobilisiert und in den Kreislauf gebracht sind (S. 42, Zeile 86, Zeile 26, 90, Zeile 33, 149, Zeile 34 und 160, Zeile 13). Auf diese Weise ist es auch erklärlich, wie nach Anfällen, wo Gifte, soweit uns bekannt ist, als auslösende Ursache gewiß keine Rolle spielen, sich auch ein solches Stadium von Automatismus mit psychischen Störungen zeigen kann (wir erinnern an die Halluzinationen bei gewissen Versuchstieren nach einem durch Hirnrindenreizung ausgelösten Anfall und an die nicht selten — wenigstens bei solchen mit Psychosen erblich veranlagten Personen — nach einem Anfall echter traumatischer Epilepsie wahrgenommenen, sehr ausgesprochenen psychischen Störungen (vgl. S. 265, 270). In chemischer Hinsicht hat man hier zu denken an die von Porges konstatierte vorübergehende postparoxystische Milchsäure-Anhäufung im Blute (vgl. Elias, S. 315). — Die Möglichkeit der corticalen elektrischen Übererregbarkeit nach dem epileptischen Anfall ist übrigens von O. Foerster[1]) auf ganz anderem Wege festgestellt.

Interparoxysmaler Zustand. Fragt man, ob in der Anfangsperiode der echten Epilepsie bestimmte Zeichen, die für diesen besonderen Zustand mit anderen Worten für die Epilepsie als typisch bezeichnet werden können, dauernd vorhanden sind, so lautet die Antwort verneinend. Gewiß sind die segmentalen Gefühlsstörungen, wenn vorhanden, von großer Wichtigkeit, gerade

---

[1]) Foerster, O.: Dtsch. Zeitschr. f. Nervenheilk. Bd. 83, S. 315. 1925.

weil sie in gewissem Sinne ein objektives Symptom darstellen, das z. B. in forensischer Hinsicht einen großen Wert besitzt. Abgesehen davon, daß das Fehlen dieses Zeichens nichts bedeutet, wird man, wegen der wechselnden Art der Gefühlsstörungen, während einer längeren Zeit täglich mehrmals eine Untersuchung vornehmen müssen, was nur bei klinischer Beobachtung möglich ist. Nur in veralteten Fällen findet man oft dauernd vollständige — mit Ausnahme von bestimmten kleinen Feldern (Richtungslinien der Extremitäten, Daumenballen, Umgebung des Auges) — Analgesie, die schon Thomson und Oppenheim[1]) aufgefallen war.

Indem der sogenannte epileptische Charakter später zur Sprache kommen wird, müssen hier zunächst noch die Untersuchungen von Rittershaus, Redlich, Stier und besonders von Wiersma über den interparoxysmalen Zustand erwähnt werden. Die ersteren haben durch die Untersuchung der Assoziationen (abnorm lange Reaktionszeiten), der letztere mit Hilfe einer ingeniösen und einfachen Methode von Reaktionsversuchen, die Patienten wiederholt untersucht. Die Ergebnisse des letzteren, der für die Epileptiker kennzeichnende Lücken der Aufmerksamkeit fand, sind sehr merkwürdig; sie führten ihn zu einer Auffassung, die sich jener von Jelgersma, Clark und Spratling nähert, die im psychischen Geschehen den Kern des epileptischen Krankheitsprozesses sehen. Godefroys Untersuchung nach den Inkoordinationsstörungen bei Epileptikern zwischen den Anfällen werden, falls sie an beginnenden Fällen fortgesetzt werden, in Zusammenhang mit Wiersmas Arbeit das Interesse der Psychologen erwecken können.

Sonstige permanente interparoxysmale Symptome. Eine gewiß von vielen nicht genügend gewertete Erscheinung (T. Schilling) ist die belegte Zunge, die sowohl als prodromales Symptom tagelang vorher wie auch als Nacherscheinung außergewöhnlich häufig vorkommt, als konstante Erscheinung bei veralteten Fällen regelmäßig gefunden wird, auch in Fällen, in denen übrigens über den Magendarmkanal keine Klagen vernommen werden; und schließlich auch bei traumatischer Epilepsie (S. 325 unten). Rollin[2]) glaubte, daß dieses Symptom vor allem von der Acidität des Blutes abhängig ist.

Besonders in Fällen mit ausgesprochener erblicher Belastung findet man häufig sogenannte Degenerationszeichen, wie hohen Gaumen, abnormen Haarwuchs usw.; ihre Bedeutung wird aber nicht selten überschätzt. Spratling schreibt das sogenannte epileptische Gesicht einer Kombination von Demenz, Aknepusteln und alten Narben zu. Der Foetor ex ore in chronischen Fällen muß intestinalen Abweichungen und dem Bromgebrauch zugeschrieben werden; diesem letzteren zum Teil auch die Pupillenerweiterung und die Ungleichheit der Pupillen. Tremor in den Händen (oft in Zusammenhang mit Myoklonie), kalte feuchte Finger, auch tote Finger kommen häufig vor.

Übrigens treten alle unter den Prodromen beschriebene wechselnde Erscheinungen auch interparoxysmal auf. Tatsächlich wird ein prodromales Symptom zu einem interparoxysmalen durch die einfache Tatsache, daß der drohende Anfall nicht zum Durchbruch gelangt und der Organismus sich auf

---

[1]) Thompson, R. u. H. Oppenheim: Arch. f. Psychiatrie u. Nervenkrankh. Bd. 15, S. 599. 1884.

[2]) Rollin, Berlin. med. Wochenschr. 1906, S. 548.

eine andere Weise entlädt. Wir sehen in diesem stets wechselnden Bild eine Manifestation von mäßigen Ladungs- oder Vergiftungszuständen, wie diese u. a. durch wechselnde Ausdehnung der segmentalen Gefühlsstörungen, durch Reflexerhöhung und durch das Auftreten von spontanen myoklonischen Zuckungen und von Kopfschmerzen, Änderungen in der Stimmung, Pupillen, Zunge usw. in die Erscheinung treten. Nirgends tritt dieses Spiel der interparoxysmalen und prodromalen (wenn ein Anfall folgte) Erscheinungen besser hervor, als wenn man lange Zeit hindurch (Abb. 41) täglich die Ausdehnung der Gefühlsstörungen aufzeichnet[1]).

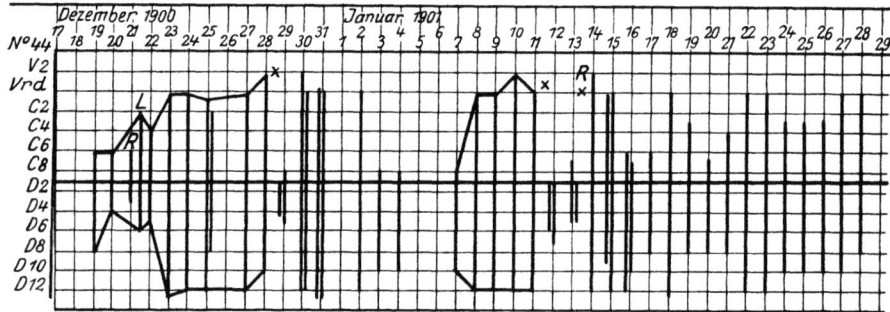

Abb. 41. Die senkrechten Linien stellen den Umfang der segmentalen Schmerzgefühlstörung (im thorakalen Felde) dar. Im allgemeinen Zunahme der Ausdehnung vor den Entladungen, die mit einem Kreuz angedeutet sind. (Diese Abbildung ist der Tabelle XII unserer S. 226 erwähnten Abhandlung über diesen Gegenstand entliehen.)

VIII. Über die relative Frequenz und den nosologischen Wert der Symptome.

Häufigste Kombinationen von Ladungs- und Entladungserscheinungen, große Frequenz der myoklonischen Zuckungen.

Da das klinische Material, das der vorliegenden Arbeit zugrunde liegt, im allgemeinen aus nicht veralteten Krankheitsfällen zusammengesetzt ist, eignet es sich besser als dasjenige von Anstalten für chronische Kranke und a fortiori von Irrenanstalten, für eine Untersuchung nach dem nosologischen Wert der verschiedenen Symptome.

Eine genaue Feststellung der relativen Frequenz in einer großen Anzahl von gut untersuchten nicht veralteten Fällen ist keineswegs überflüssig, denn fast endlos erscheinen den Untersuchern die Variationen und Kombinationen der sekundären Symptome, abgesehen von den besonderen, zugleich den eintönigsten Haupterscheinungen, nämlich dem großen epileptischen Anfall, den myoklonischen Zuckungen und den Kopfschmerzen.

Es lohnt sich also bei diesem Chaos von Erscheinungen der Versuch, an Hand einer Statistik relativ frischer Fälle festzustellen, ob und alsdann welche bestimmte Kombinationen am häufigsten in den ersten Perioden der Epilepsie, in denen das Gehirn infolge der Anfälle noch wenig oder gar nicht gelitten hat, vorkommen. Wir dürfen hoffen, daß, außer für diagnostische und be-

---

[1]) Tabelle XII im Arch. f. Psychiatrie, Bd. 36. 1903.

schreibende Zwecke, die Kenntnis der häufigsten Kombinationen ein Licht auf die Pathogenese des Leidens wird werfen können.

Diese Statistik betrifft in der Tat 1000 gründlich untersuchte männliche und 1000 weibliche Kranke, denn wenn wir auch beim ersten und oft einzigen Besuch nicht immer die Zeit hatten, den Fall vollständig zu untersuchen, so wurden doch unter allen Umständen die Klagen verzeichnet, d. h. es wurden die verschiedenen Entladungen und Erscheinungen genau verzeichnet und ihre Dauer und Frequenz festgestellt. Auf Grund dieser Angaben kann man sich in der Regel über die Entwicklung der Krankheit zur Zeit der Untersuchung ein richtiges Urteil bilden.

Es wurde zunächst untersucht, welcher Prozentsatz der Fälle ausschließlich an einer Form von Entladungen leidet. Gerade weil es sich um nicht-veraltete Fälle handelt, wurde hier ein höherer Prozentsatz erwartet. Dieser betrug für die Männer 11 vH, für die Frauen 8,7 vH.

Unter diesen 2000 Fällen wurden auch die im Anfang unserer Epilepsiearbeit untersuchten Fälle aufgenommen, aus einer Periode also, in der wir bei der Feststellung der sekundären Entladungserscheinungen noch nicht genügend Erfahrung erlangt hatten. Man darf daher ruhig annehmen, daß die Zahlen 11 und 8,7 vH zu hohe Werte darstellen.

Unter den 110 und 87 monosymptomatischen Fällen kommen myoklonische Zuckungen nur in 8 und 15, Bewußtseinsstörungen nur in 9 und 9, Kopfschmerzen ausschließlich in 3 und 3 Fällen vor.

Bei der großen Mehrheit dieser 11 und 8,7 vH, und zwar bei 90 Männern und 60 Frauen, findet man große epileptische Anfälle als einzige Entladungsform. Obwohl der weitere Verlauf jener monosymptomatischen Fälle von uns noch nicht im einzelnen untersucht worden ist, so kann doch — jedenfalls was die solitären heftigen Anfälle betrifft — die Prognose günstiger als bei den gemischten oder mit Bewußtseinsstörungen komplizierten Fällen bezeichnet werden.

Die Untersuchung nach der Frequenz der Fälle ohne große motorische Entladungen zeigt, daß diese Fälle ziemlich selten sind. Es ist wichtig, dies festzustellen, weil dieses Ergebnis die Bestätigung der anderswo wiederholt ausgesprochenen Behauptung enthält, daß unter den stark wechselnden Symptomen der heftige epileptische Anfall als der Kern der Funktionsstörung, für welche wir die Krankheit halten, angesehen werden soll. Zu einem ähnlichen Ergebnis hatte doch die experimentelle Untersuchung nach der myoklonischen Epilepsie bei Warmblütern geführt.

Das Vorkommen myoklonischer Zuckungen bei 37,9 vH aller männlichen und 36,9 vH aller weiblichen Kranken, ein Prozentsatz, welcher bei weitem nicht den von Russell Reynolds erreicht, führt auch dahin, die Parallele zwischen der Bromcampherepilepsie und der myoklonischen Epilepsie beim Menschen weiterzuziehen. Es gibt überdies triftige Gründe, nach denen man mit Sicherheit annehmen muß, daß diese Zahlen das tatsächliche Vorkommen von myoklonischen Zuckungen in einem bestimmten Stadium der Krankheit weit unterschätzen.

Erstens ist die nosologische Bedeutung dieser Zuckungen gerade während dieser Untersuchung immer mehr zutage getreten, und deshalb können die im

Anfang wiedergegebenen Krankengeschichten nicht auf Vollständigkeit Anspruch erheben. Zweitens lehrt die Erfahrung, daß ebenso wie im Kindesalter (S. 175 und 190) auch bei Erwachsenen das Symptom, nämlich die Zuckungen, nur, falls in ausgesprochenem Grade vorhanden, die Aufmerksamkeit des Kranken und seiner Hausgenossen auf sich zieht.

Es ist also auch kein Wunder, daß die Fälle, in denen für diese Einzelkrämpfe ausschließlich und im besondern ärztliche Hilfe herbeigerufen wurde (8 männliche, 15 weibliche), bestimmt selten sind. In verschiedenen dieser Fälle kamen dieselben Patienten in späterer Zeit nochmals zur Untersuchung, nachdem es zu regelrechten epileptischen Anfällen gekommen war und demzufolge die myoklonischen Zuckungen nach dem Prinzip der Kompensation in den Hintergrund getreten waren.

Dasselbe gilt, obwohl in geringerem Maße, für die nicht so zahlreichen Fälle, in denen die myoklonischen Krämpfe sich eher mit Kopfschmerzen (8 Männer und 7 Frauen), mit Bewußtseinsstörungen (14 Männer und 14 Frauen), mit Kopfschmerzen und Bewußtseinsstörungen (9 Männer und 4 Frauen), mit Bewußtseinsstörungen und Psychismen (6 Männer und 6 Frauen) oder mit Psychismen allein (1 Mann und 1 Frau) kombinierten. Gegenüber der großen Anzahl Kranken, bei denen die Krämpfe sich systematisch zu vollständigen Anfällen entwickelten, darf man ruhig annehmen, daß diese Ausnahmen als atypische Fälle verzeichnet werden können.

Als atypisch müssen auch die ziemlich seltenen Fälle von Bewußtseinsstörungen ausschließlich (21 Männer und 34 Frauen) betrachtet werden und auch jene mit Kopfschmerzen (15 Männer und 28 Frauen) kombiniert, die also bei Frauen häufiger vorkommen als bei Männern.

Die kleinen Zahlen, die man bei den epileptischen Kopfschmerzen allein (3 Männer und 3 Frauen) antrifft, geben gewiß einen ungenauen Eindruck des unkomplizierten Auftretens dieses Symptoms. Denn wir haben in diese Abteilung nur jene Fälle aufnehmen können, in denen der spätere Verlauf die Epilepsiediagnose zuließ oder infolge starker erblicher Epilepsieveranlagung diese Diagnose für zulässig gehalten wurde.

Untersuchen wir aber die Frequenz derjenigen Kombination, die sich für die myoklonische Epilepsie beim Tier als kennzeichnend erwies — myoklonische Zuckungen und Anfälle —, so finden wir nicht weniger als 32,8 und 36,7 vH aller Fälle (also 328 Männer und 367 Frauen). Die Feststellung der Frequenz dieser typischen Kombination scheint uns zu beweisen, daß die myoklonische Epilepsie mit Recht als Ausgangspunkt der Beschreibung genommen wurde.

Daß in mehr als der Hälfte dieser Fälle Zuckungen, Anfälle und Kopfschmerzen nebeneinander angetroffen werden, zeigt uns, wie diese drei Symptome als zusammengehörig und als von einer inneren Notwendigkeit bedingt betrachtet werden müssen.

Die Frage nach der innerlichen Verwandtschaft der myoklonischen Zuckungen und der Anfälle darf durch die vorangehende experimentelle Arbeit als gelöst betrachtet werden. Hinsichtlich der so oft dazu tretenden epileptischen Kopfschmerzen kann die Untersuchung an Tieren aus naheliegenden Gründen keinen Aufschluß geben, und die Untersuchung nach jener Unterabteilung des Syndroms muß also ausschließlich für die Klinik vorbehalten bleiben. Dabei wird man berücksichtigen müssen, daß in jedem Fall die Kopfschmerzen ein Symptom darstellen, das in gewissem Sinne von den Zuckungen und den Anfällen ziemlich unabhängig ist, denn die sehr große Frequenz der interparoxysmalen Kopfschmerzen an sich beweist, daß diese Erscheinung gleich oft mit als ohne die Kombination „Zuckungen — Anfälle" angetroffen wird.

Faßt man alles zusammen, so darf auf Grund dieser Untersuchung an 1000 männlichen und 1000 weiblichen an epileptiformen Erscheinungen leidenden Kranken behauptet werden, daß fast in der Hälfte der Fälle die epileptischen Anfälle sich entweder mit Zuckungen oder mit Kopfschmerzen kombinierten. Wenn man ferner bemerkt, daß in einer Anzahl Fälle die wenig lästigen myoklonischen Zuckungen nur vor dem Auftreten der Anfälle regelmäßig vorkamen, um, sobald diese regelmäßig auftreten, bis zur Unmerklichkeit verschwinden; und wenn man ferner ins Auge faßt, daß auch das Symptom der epileptischen Kopfschmerzen in vielen Fällen gleichfalls eine vorübergehende Phase des Leidens darstellt, um nach dem Auftreten der Anfälle in den Hintergrund zu treten, so scheint der Schluß zulässig, daß viel mehr als je eruiert werden kann, die Symptomentrias, myoklonische Zuckungen, epileptische Kopfschmerzen, epileptische Anfälle im Anfang des Leidens vorhanden war. Wir glauben nicht zu weit zu gehen, wenn wir auf Grund unserer Untersuchung annehmen, daß die genuine Epilepsie in mehr als in der Hälfte der Fälle, weit gefaßt, zur myoklonischen Epilepsie gerechnet werden darf.

Daß die psychischen Erscheinungen in unserer Statistik ziemlich selten vorkommen, ist wohl eine Folge der Art unseres Materials, in welchem die früheren Stadien der epileptischen Funktionsstörung ungewöhnlich stark repräsentiert waren; es beweist zwar nicht, daß in zahlreichen unserer Fälle diese Abweichungen sich später nicht entwickelt haben. Jedenfalls ist es ein Beleg für die Ungenauigkeit der These jener Psychiater, die in den psychischen Abweichungen den Kern des Krankheitsprozesses sehen wollen.

Syndrome	Erste 1000		Zweite 1000		Zusammen	
	500 M.	500 Fr.	500 M.	500 Fr.	1000 M.	1000 Fr.
Myoklonische Zuckungen, Anfälle, Kopfschmerzen . . .	86	100	89	113	175	213
Myoklonische Zuckungen, Anfälle, ohne Kopfschmerzen .	55	70	98	84	153	154
Fälle mit Psychismen	49	30	33	30	82	60
Interparoxysmale Kopfschmerzen vorhanden	183	245	207	240	395	485

IX. Statistik. Ätiologie.
§ 1. Häufigkeit der Krankheit und der Anfälle.

Während der ersten Jahre nach der Gründung der Internationalen Liga (1907—1914) gegen Epilepsie stand die Frage der Häufigkeit der Krankheit fortwährend auf der Tagesordnung dieser internationalen Versammlungen. Es hat sich erwiesen, daß neben den keineswegs maßgebenden Untersuchungen bei Rekruten — wir verfügen aus der Mitte des vorigen Jahrhunderts über französische Statistiken (1 auf 200—1500 je nach dem Departement[1])), aus den letzten Jahren des Jahrhunderts über deutsche (1 Epileptiker auf 400 Rekruten[2])), von 1914—1918 über eine niederländische[3]) (1—1800 Rekruten) — eigentlich nur in kleineren Gemeinschaften eine Statistik mit beschränkter Zuverlässigkeit über eine Bevölkerung aufgestellt werden kann. Denn nur in kleinen Gemeinden auf dem Lande in Holland, wo nur ein Arzt ist, der die Bevölkerung gut kennt (Durchschnittsergebnis: 1 auf 300—350 Einwohner) oder in Gemeinden beschränkten Umfanges, wie in der Schweiz mit ihren gut verwalteten Kantons und genügend seßhafter Bevölkerung (1 auf 200 Personen in der Schweiz, Amman[4]), und in England, Comsie[5])), kann man zu einer einigermaßen richtigen Beurteilung gelangen[6]). Unter den Hindernissen, die wohl jedem ernsthaften Versuch zur genauen Feststellung der Verhältnisse im Wege standen, nennen wir: die Heimlichkeit, mit der viele Patienten sich umgeben; Unkenntnis der Krankheit, selbst beim Patienten, oder gewisser Formen der Krankheit, z. B. der nächtlichen Epilepsie; das Bestehen von allen möglichen Übergängen, z. B. zwischen leichter Schwangerschaftsepilepsie oder Migränebeschwerden[7]) mit epileptischer Beimischung einerseits und den veralteten Fällen in den Irrenanstalten anderseits, so daß es oft eine Sache der Willkür ist, ob man einen Fall „Epilepsie" nennen will oder nicht; die fehlerhafte Diagnose „Hysterie" statt Epilepsie oder Hysteroepilepsie. Es ist dann auch zu empfehlen, daß eine derartige in Zukunft einzurichtende Untersuchung diesen Umständen mehr Rechnung trägt als z. B. die Erhebung, die auf Betreiben der Liga unter der Schuljugend einer Großstadt angestellt wurde und deren Ergebnis kundgab, daß Epilepsie in dieser Schulbevölkerung sozusagen nicht vorkam. Eine derartige Untersuchung hätte sehr nützlich sein können, wenn den Eltern die nötigen Fragen über die verschiedenen Formen von Kinderkrämpfen gestellt worden wären und auch damit gerechnet worden wäre, daß Kopfschmerzen und wenig bemerkbare Nacht- und Morgenzuckungen oft als Vorzeichen beginnender Epilepsie auftreten. Aber auch die Frage der Häufigkeit der Epilepsie ist der Kritik ausgesetzt: ja, streng wissenschaftlich genommen, ist sie nicht zulässig. Man sollte doch mit einer Definition anfangen, etwas, vor dem die späteren Autoren sich sorgfältig hüten.

Welche Unterformen der Kinderkrämpfe können zur Epilepsie gerechnet werden? Wird man die zahlreichen Personen, die einmal oder zweimal in ihrem Leben, bei der ersten Periode, bei langem Nüchternbleiben, infolge eines einmaligen oder mehrmaligen Gebrauches von Alkohol oder bleihaltigem Trinkwasser, durch vorübergehende Überspannung usw. einen oder mehrere Anfälle mit Bewußtseinsverlust hatten, zu den Epileptikern rechnen? Kurz, wir sind der Meinung, daß eine bessere Kenntnis und Bewertung der Erscheinungen einem

---

[1]) Féré: Les Epilepsies, S. 246. 1890.
[2]) Binswanger, O.: Die Epilepsie, S. 173. 1899.
[3]) Casparie, J.: Jaarverslag der Nederlandsche afdeeling van den Internationalen Bond tegen vallende Ziekte, S. 11. 1920.
[4]) Amman: Epilepsia, Bd. 4, S. 483. 1913.
[5]) Comsie: Lancet 1919, II, S. 959.
[6]) Davenports letzte Untersuchung zeigte eine mindere Frequenz bei reinen Negern und Polynesiern.
[7]) Kowalewski: Arch. internat. de neurol. Vol. 21, S. 365. 1906.

endgültigen Versuch zur Feststellung, z. B. einer offensichtlichen Veranlagung zu epileptiformen Entladungen, mit und ohne Vererbung, vorangehen muß. Das Auseinanderfallen des falsch gestellten Problems wird die Frage erheben: Bei wieviel Menschen mit starker Veranlagung zu epileptischen Erscheinungen kommt es zum chronischen Krankheitsbild, mit und ohne Behandlung? Wieviel schließlich in die Irrenanstalten kommen, haben wir für die Jahre 1850 bis 1926 aus den Jahresberichten der niederländischen Anstalten berechnet. In Ländern, wo Einrichtungen für chronische Epilepsie fehlen, ist der Prozentsatz für die Irrenanstalten viel größer, und man wird durch das starke Hervortreten in psychischer Hinsicht dieser bedauernswerten, in den Intervallen oft quasi-normalen Patienten unter ihren Anstaltsgenossen erstaunt sein.

Anzahl Insassen[1]) der Niederländischen Irrenanstalten.

Jahr	Männer	Prozentzahl Epileptiker	Frauen	Prozentzahl Epileptiker
1850	618	9,9	615	9,2
1880	2117	10,5	2216	7,6
1900	4096	9,0	4043	7
1926	6890	8,06	5814	6,5

Die Frage, welches von beiden Geschlechtern mehr Epileptiker aufweist, ist von verschiedenen Untersuchern verschieden beantwortet worden, und dies hängt wohl vom vorhandenen Material ab. In unserer eignen Statistik erreichten wir unsere 1080ste Patientin zugleich mit unserm 1000sten männlichen Patienten, was auf ein Überwiegen der Frauen deuten würde. Es kommt uns vor, daß die verschiedenen Ätiologien sich ziemlich das Gleichgewicht halten. Während Kinderkrämpfe bestimmt mehr bei männlichen Epileptikern vorkamen (257 männliche Kranke auf 1000 Fälle, 181 weibliche ebenfalls auf 1000 Fälle), läßt die Krise, welche die Menstruation ins Frauenleben bringt, die weiblichen Kranken im 2. und 3. Jahrzehnt überwiegen, während nach Gowers auch Angst und Aufregung, als Anlaß zum Auftreten der Krankheit bei Frauen, eine größere Rolle spielt. Die Zahl der männlichen Kranken jedes Lebensalters steht stark unter dem Einfluß von Kopfverletzungen und nach dem 3. Dezennium von Syphilis und Alkohol. Was die Periode der ersten Entstehung der Krankheit betrifft, so stimmen alle Autoren überein, daß die Zeit vom 14. bis zum 20. Lebensjahr weitaus den größten Prozentsatz umfaßt.

Statistiken über die Jahreszeiten als Vorzugsperioden für das Auftreten epileptischer Anfälle im allgemeinen haben keine bedeutenden Ergebnisse geliefert. Amman[2]) glaubte in den Monaten Februar und Juni Maxima zu

---

[1]) Diese Statistik ist insoweit ungenau, als die vollständige Zahl Insassen 1926 ungefähr je 10000 betrug. Ich habe für dieses Jahr nur die mir zugegangene Information der Anstalts-Direktoren benutzt. — Die Verminderung der Prozentzahl der Epileptiker im letzten Termin ist mutmaßlich die Folge des günstigen Einflusses der Bestrebungen der zwei in den nördlichen Provinzen Hollands wirksamen Vereine gegen Epilepsie; um so wahrscheinlicher, weil die Prozentzahl in den weniger bearbeiteten südlichen Provinzen 8,6 und 7,6 beträgt.

[2]) Amman: Epilepsia, Bd. 3, S. 383. 1912.

finden, sowie die erste Stunde nach dem Einschlafen und die frühen Morgenstunden als Vorzugszeit des Tages- und Nachtzyklus; ebenso wie Arrhenius hielt er Potentialunterschiede der Luftelektrizität für wichtig (von Gallus[1] widersprochen), Lomer dagegen Luftdruckänderungen[2]).

§ 2. Vererbung und andere prädisponierende Momente.

Die erbliche Veranlagung zur Epilepsie galt zu jeder Zeit als ein wichtiger Faktor beim Entstehen der Krankheit; ihre Rolle aber wurde von einer Minderheit (unter den Jüngeren, Klessens) verneint. Gehen wir den Ergebnissen unserer eignen Statistik an 2000 Fällen nach.

Serie von 2000 Fällen (1000 männliche und 1000 weibliche Kranke).

	Prozentsatz auf	
	1000 Männer	1000 Frauen
Unvollständig untersuchte Fälle	89	101
Vererbung.		
Direkte Vererbung (Epilepsie, Migräne)	200	218
Dazu kommen Fälle, in denen die Mutter während der Schwangerschaft epileptische Erscheinungen zeigte	33	26
	233	245
Indirekte Vererbung (Epilepsie, Migräne) inkl. 3. Generation	78	91
Zusammen	**311**	**336**
Irrsinn (direkt)	91	83
„ (indirekt)	51	38
Alkohol { Großeltern	7	11
Eltern	41	52
Patient	43	7
Zusammen	**91**	**70**
Syphilis { Großeltern und Eltern	24	17
Patient	16	5
Zusammen	**40**	**22**

Zunächst fallen 89 und 101 Fälle wegen ungenügenden Angaben aus, meistens in diesem Sinne, daß bei einer ersten (und letzten) Untersuchung wohl genau festgestellt werden kann, welche Formen von Entladungen, mit Besonderheiten über ihre Entwicklung, auftraten, doch wo die Zeit für eine vollständige Vorgeschichte fehlte. Bei den folgenden gefundenen Zahlen kann man deshalb rechnen, daß sie um 10 vH zu niedrig sind.

Unter direkter Epilepsievererbung verstehen wir das Vorkommen der Krankheit bei den Eltern, Großeltern oder Geschwistern oder bei den eignen Kindern des Patienten (M. 233 und Fr. 245); unter indirekter Epilepsieerblichkeit das Vorkommen der Krankheit unter Urgroßeltern, Onkeln und Tanten und eignen Vettern und Basen (M. 78 und Fr. 91).

Wir gelangen dann zum Ergebnis, daß in gut $^1/_3$ der Fälle (M. 31,1 vH und Frauen 33,6 vH) Epilepsie in der Familie vorhanden war. Wenn diese

---

[1]) Gallus: Epilepsia, Bd. 3, S. 46. 1912.
[2]) Lomer: Arch. für Psychiatrie u. Nervenkrankh. Bd. 41, S. 1009.

Vererbungsform in unserer Statistik nicht unbedeutend größer ist als der Prozentsatz unserer Vorgänger[1]), so muß das wohl dem zugeschrieben werden, daß wir nicht nur Eltern und Großeltern, sondern auch Kinder und Geschwister und deren Kinder eingeschlossen haben. Nur Turner findet noch eine etwas größere Epilepsieerblichkeit, nämlich 37 vH. Dieser weist mit Recht darauf hin, daß die von der Familie von Privatpatienten erteilte umständlichere Auskunft der Wahrheit näher kommt als die ungenügenden, uns von einfacheren Leuten gegebenen Anweisungen. Diese Erblichkeit ist nicht für alle Lebensalter dieselbe. Je höher das Lebensalter beim Entstehen der Krankheit ist, um so weniger spielt die Erblichkeit eine Rolle — und dies ist nicht nur die Folge der größeren Schwierigkeit, bei älteren Leuten über die Gesundheit längst verstorbener Verwandten Auskunft zu bekommen.

Irrsinn, auf dieselbe Weise erforscht, kam direkt bei M. 91 und Fr. 83, indirekt bei M. 51 und Fr. 38 vor — Zahlen, die vermutlich nicht bedeutend höher sind, als wenn man dies bei willkürlich genommenen gesunden Personen erfährt. — Dieses Ergebnis weicht nicht viel von dem unserer Vorgänger ab, nur von Binswanger, der nicht weniger als 29,6 vH Irrsinnserblichkeit für eine übrigens ziemlich kleine Zahl, nämlich 150 Patienten, findet.

Die erbliche Veranlagung ist nach den verschiedenen Ätiologiegruppen bedeutend verschieden; so nach Turner von 35,9 vH in traumatischer, bis zu 68,7 vH in psychogener Epilepsie. Volland fand unter 24 Fällen von Geschwisterepilepsie in 16 Fällen Epilepsie unter den Vorfahren. — Ich kann Marburg beistimmen, wenn er auf den rezessiven Charakter der Epilepsieerblichkeit hinweist.

Gar nicht selten hört man in einer Familie von mehreren Brüdern oder Schwestern, die an Epilepsie leiden, — meistens ein chronischer eingewurzelter Fall und dabei ein oder zwei Fälle mit seltsam großen Entladungen oder chronischen Kopfschmerzen epileptischen Charakters, nur in der Schwangerschaft auftretende Epilepsie und ähnliche, in der Regel nicht zu kompletter Entwickelung führende „Formes frustes" von Epilepsie. In einem Fall trafen wir nicht weniger als 4 von den 6 Kindern (alle Jungens) eines Alkoholikers, alle mit myoklonischer Epilepsie. Im allgemeinen überwiegt die gleichgeschlechtliche Vererbung, also von Vater auf Sohn, von Mutter auf Tochter, über die gekreuzten.

Nicht selten werden sogar Eigentümlichkeiten der Krankheit vererbt, und darunter die Neigung der Erscheinungen, unter Behandlung zurückzutreten, oft auch das Gegenteil.

Ein Mann (K. O.), der seit seiner Jugend nach Wutausbrüchen epileptische Anfälle zeigte, der aber zwischen seinem 30. und 50. Lebensjahr spontan ausheilte, hatte von seiner ersten Frau einen Sohn mit chronischer gleichartiger Epilepsie. Das erste Kind (ein Sohn) der zweiten Frau starb, 2 Jahre alt, an Anfällen, woran es seit der Geburt litt. Das zweite Kind (Sohn) hatte auch von seiner frühen Jugend an Anfälle. Die Mutter behauptete, schon am Ende der Schwangerschaft an den heftigen Bewegungen die Veranlagung bemerkt zu haben. Das dritte Kind (Sohn) ist gesund. Dann kamen 6 Mädchen zur Welt, von denen die älteste, im 8. Monat geboren, am zweiten Tag in Konvulsionen starb. Die zweite bekam Anfälle, nachdem sie verheiratet war. Die dritte wurde einen Tag alt. Die vierte ist schwachsinnig und hat seit dem 4. Jahr Anfälle. Die

---

[1]) U. a. Wyrsch: Schweiz. Arch. f. Neurol. u. Psychiatrie, Bd. 9, S. 309. 1921.

fünfte hatte seit der Geburt Anfälle und starb, mit geistigem Defekt, in ihrem 60. Jahr. Die sechste ist gesund.

Kinderkrämpfe, Menstruation und Schwangerschaft und schließlich die Vererbung werden besonders von den englischen Autoren, und mit Recht, mehr als prädisponierende Momente aufgefaßt. Daneben erkennen sie einen unmittelbaren Anlaß zum Auftreten des ersten Anfalles an, wobei Gowers auf die große klinische Bedeutung des allerersten Anfalles hinweist. In der Tat muß bei diesem ersten Anfall ein gewisser Widerstand des Organismus gegen die Anfälle gebrochen werden, und kommt es einmal zu einem Anfall, dann ist das Wesen der Krankheit, genauer gesagt der Funktionsstörung, derartig, daß es immer leichter zu neuen Entladungen kommt.

Blutsverwandtschaft der Eltern fanden wir mehrmals als Ätiologie der Krankheit aufgezeichnet, und zwar unter sehr positiven Umständen, nämlich dort, wo keine einzige andere Ursache gefunden werden konnte (siehe S. 294).

§ 3. Anlässe zur Krankheit.

Alkohol, Syphilis. Trauma. Sturz ins Wasser. Zu langes Nüchternbleiben. Übermäßige Nahrung. Schlechte Luft. Chemische Dämpfe. Rauchen. Wirksame Gifte in Blut und Exkreten.

Unter den Ursachen zur Krankheit, die wir jetzt behandeln wollen, finden wir Vergiftungen und Infektionen, die, chronisch einwirkend, Epilepsie verursachen, aber die auch, ein einziges Mal einwirkend, in einem dazu veranlagten Individuum leicht einen Anfall auslösen.

Alkohol und Syphilis spielen sogar in einer dreifachen Beziehung eine Rolle. Erstens Alkoholismus bei Eltern und Großeltern gilt gewiß als ein veranlagendes Moment. Zweitens können chronischer Alkoholmißbrauch und Syphilis eine konstitutionelle Änderung zustande bringen und Epilepsie verursachen. Drittens sind jene Fälle keine Seltenheit, in denen eine einzige Alkoholvergiftung oder, was die Syphilis anbelangt, die syphilitische Infektion (Fournier) ohne weiteres bei einem entsprechend veranlagten Individuum einen epileptischen Anfall, und infolgedessen die chronische Epilepsie veranlaßt. Es wiederholen sich in solchen Fällen, unter dem Einfluß von geringeren Anlässen, auch solchen einer ganz anderen Art, die Anfälle und entwickelt die Krankheit sich weiter in optima forma (Müller Schürch[1]).

Die Rolle des Alkoholismus der Eltern in der Genesis der Epilepsie wird von verschiedenen Autoren in verschiedenen Ländern ungleich hoch angeschlagen. Besonders in Rußland (Kowalewsky), Italien (Batti) und Deutschland (Moeli) soll der Prozentsatz sehr hoch gewesen sein[2]). Man nimmt an, wegen der langen Periode, die oft zwischen dem Alkoholgebrauch und dem Anfall liegt, daß der Prozeß der Entalkoholisierung den Anfall verursacht. Atwater und Benedict fanden, daß 2 vH des Alkohols durch Lungen, Haut und Darm ausgeschieden wird. Mit der Methode von Nicloux findet man (Schweißheimer[3])), daß auf jeden aufgenommenen ccm Alkohol absol. per kg

---

[1]) Müller Schürch: Epilepsia, Bd. 2, S. 340. 1910.

[2]) Ausgezeichnete Berichte über Alkoholepilepsie in Epilepsia. Bd. 4, S. 16ff. 1912 von Bechterew, Anfimow, Tamburini, Claude, Redlich.

[3]) Schweißheimer: Dtsch. Arch f. klin. Med. Bd. 109. 1913.

Körpergewicht der Alkoholgehalt des Blutes um 1 vT. steigt, womit der psychische Zustand parallel geht (Gabbe[1]). Schottmüller und Schumm[2]) konnten selbst noch am 5. Tage mit der Liebenschen Jodoformprobe Alkohol im Liquor nachweisen. Die Gewöhnung an Alkohol sollte auf einer schnelleren Oxydation durch den Organismus beruhen, was man auch in Tierexperimenten feststellen kann. Man ist geneigt auf Grund eines beobachteten Falles zur Annahme, daß im Falle epileptischer Anfälle eine ungewöhnliche Durchlässigkeit in Blut und Gehirn vorlag. — Auch ist es bekannt, wie oft Delirium tremens zusammen mit Anfällen auftritt. Man weiß ebenfalls, auf welchen geringen Alkoholgebrauch der nährenden Frau das Brustkind mit Anfällen reagiert. Doch auch bei chronischer Epilepsie ist eine bestimmte Dosis Alkohol eines der erprobtesten Mittel, um einen Anfall auszulösen.

A. K.-G. Nr. 42. Einer meiner Patienten, ein Rekrut, blieb der Meinung seines Vaters nach, zu lang im Hospital, bevor der Arzt die Epilepsie feststellte — die gesetzlich erforderliche Bedingung, um als dienstuntauglich entlassen zu werden. Um diesem Zustand ein Ende zu machen, bat der Vater den Arzt, einige Stunden, nachdem er dem Sohn zwei Glas Rheinwein gegeben hatte, anwesend zu sein, und in der Tat trat genau nach der Vorhersagung des Vaters der Anfall innerhalb einiger Stunden auf.

In Fällen mit günstigem Verlauf sieht man bisweilen die Überempfindlichheit für Alkohol in nicht unbedeutendem Grad zurückgehen.

A. K.-G. Nr. 43. J. H. 20 Jahre. Nach einer Verwundung am Fuß (sofort in Gips gelegt), durch Treppensturz hervorgebracht, bekam die Patientin vor 6 Jahren zwei Anfälle innerhalb 24 Stunden und behielt diese Anfälle, denen Visionen von farbenreichen Landschaften vorangingen, bis zu 5 Tage vor dem Anfall. Die retrograde Amnesie war in diesem Falle sehr ausgesprochen. Nach einigen Jahren kamen Bewußtseinsstörungen hinzu. Die Patientin war vollständig analgetisch.

Familie: Die Mutter der Patientin hatte in allen 6 Schwangerschaften bis zum 6. Monat epileptische Anfälle. Der Vater der Mutter hatte stets ein paar Anfälle im Jahr. — 1905 (1 Jahr später), nach Gebrauch von $1/2$ Brombrot täglich, ist die Patientin anfallsfrei geblieben, und die Analgesie ist verschwunden.

1907. Sie gebraucht wenig Alkohol; nach zwei Glas Eierkognak 2 schwere Anfälle.

1923. Sie ist weiter anfallsfrei geblieben, auch in den Schwangerschaften. Während sie in ihrem 20. Jahre nach einem Glas Bier einen Anfall bekam, bleibt sie jetzt davon frei, nachdem sie ein Glas Bier und ein Glas Eierkognak genossen hat.

Bekanntlich kann Alkohol bei einem Epileptiker für das erstemal einen epileptisch psychotischen Zustand auftreten lassen, ebenso wie bei ausschließlichem „Petit mal" Alkohol bisweilen den ersten großen motorischen Anfall hervorruft.

Was die Lues congenita betrifft, so kann ihr zweifellos die echte Epilepsie ihren Ursprung verdanken, nach Gowers und Turner aber weniger als vermutet wird. Spätere Wahrnehmungen zur Wassermann-Untersuchung von Serum und Liquor bei Epilepsie bestätigen jene Meinung, wenigstens, wenn man mit den maßgebenden Autoren (Nonne, Mendes da Costa, Jelliffe und White, Plaut) annimmt, daß die von Lues abhängigen Krankheiten des zentralen Nervensystems fast ohne Ausnahme eine Serum- und Liquorpositivität zeigen. Sekundäre Syphilis kann als einzige erkennbare Ursache das Ausbrechen von Epilepsie bewirken. Bekanntlich wird vorhandene Epi-

---

[1]) Gabbe: Dtsch. Arch. f. klin. Med. Bd. 122. 1917.
[2]) Schottmüller und Schumm: Neurol. Zentralbl. 1912, S. 1020.

lepsie oft dadurch belebt und verstärkt. Die im tertiären Stadium durch verschiedene Gehirnveränderungen verursachte organische Epilepsie wird uns nicht näher beschäftigen, obwohl diese Form von organischer Epilepsie auffällig oft die genuine Form nachahmt.

Was die Art der Einwirkung dieser beiden Ursachen zu epileptischen Anfällen anbelangt, so dürfen wir, wenigstens insofern sie myoklonische Epilepsie betreffen (ein Begriff, den wir breit auffassen, vgl. Kapitel IV, S. 177 und 233) und zahlreiche Vergleichungspunkte mit der experimentellen myoklonischen Epilepsie bei Katzen bieten, annehmen, daß es sich in beiden Fällen um Gifte handelt, die in einem Fall (Alkohol) von exogener, im anderen Fall (Syphilis) von endogener Art sind. Die Entstehung der Krankheit läßt sich ebenfalls in Übereinstimmung mit den Versuchen folgendermaßen denken, daß — wenn einmal der natürliche Widerstand des Organismus überwunden ist — die folgenden Anfälle, nach dem Prinzip der „Bahnung" je länger um so leichter, d. h. bei immer geringerem Vergiftungsgrad zustande kommen. Mit Recht sagt Gowers: Die Krankheit ist von sich aus „selfperpetuating", der erste Anfall ist für die weitere Entwicklung der Krankheit von außerordentlicher Wichtigkeit.

Wir werden noch später die Gelegenheit haben, die Frage zu besprechen, inwiefern auch die anderen Ursachen, das Trauma und psychische Erregungen nicht ausgenommen, ebenfalls auf chemischem Weg ihre Wirksamkeit entfalten können.

So wird auch allgemein angenommen, daß außer der direkten Wirkung des syphilitischen Giftes bei der ersten Infektion und im sekundären Stadium, auch indirekt — d. h. infolge spezifischer (sekundärer oder erblicher) luetischer Änderungen in anderen Organen als im Gehirn, die den Chemismus ändern können — die Epilepsie auf dem Weg der Intoxikation entstehen kann[1]), während man überdies noch eine nicht spezifische dyskrasische Epilepsie (d. h. als Folge von luetischer Affektion anderer Organe als des Gehirns) unterscheiden kann. — Ferner ist es eine allgemeine Erfahrung, daß eine nach dem 40. Jahr entstehende Epilepsie, meistens auf Lues (oder Alkohol) beruht, und zwar, in Zusammenhang mit obigen Angaben, bei weitem nicht immer als Folge eines luetischen Herdes im Gehirn oder in den Hüllen. — Epilepsie infolge erblicher Syphilis im 2. Grad (von den Großeltern) ist nach Gaucher[2]) keine Seltenheit. — Mehrmals haben wir im selben Sinne Hysteroepilepsie, auch mit tabischen Symptomen[3]), wie Pupillen-ungleichheit und -Starre, gesehen.

Trauma capitis. Da es beim Auftreten epileptischer Anfälle so sehr von alters her auf der Hand liegt, daß man in einer Verwundung des Schädels durch äußere Gewalt die Ursache der Anfälle sucht, und vor allem bei Knaben selten in ihrer Vorgeschichte einen Sturz oder ein Schlag auf den Kopf vermißt, ist eine große Zurückhaltung bei der Feststellung dieser Ätiologie nötig. In der übergroßen Mehrheit findet man aber in diesen Fällen eine ge-

---

[1]) Bratz und Lütz: Arch. f. Psychiatrie u. Nervenkrankh. Bd. 33. 1900.
[2]) Gaucher: Gaz. méd. Belge., 5. Aug. 1907.
[3]) Muskens: Arch. f. Psychiatrie u. Nervenkrankh, Bd. 36. 1902. S. 24 des Sonderdruckes.

wöhnliche Epilepsie, mit einer örtlichen Narbe der weichen Teile. Es ist kein Zweifel, daß man zu Unrecht zu viel an eine örtliche Verletzung des Schädelinhaltes als Ursache denkt. In recht vielen Fällen der Statistik für die Kopftraumata, auch in solchen mit einer deutlichen Hautnarbe, kann mit Recht der Zusammenhang, den der Patient und seine Eltern voraussetzen, in Zweifel gezogen werden. Dieser Zweifel kann, z. B. in Reichsversicherungsbank-Fällen, unterdrückt werden, wenn, wie es oft der Fall ist, zwischen dem Trauma und der Epilepsie eine Kontinuität von Erscheinungen vorhanden ist; z. B. wenn fortwährend in der Periode zwischen dem Trauma und dem ersten Anfall über Kopfschmerzen geklagt wird.

Das Intervall zwischen dem Trauma und dem ersten Anfall soll bei traumatischer Epilepsie, nach Gowers, nicht mehr als einige Monate betragen dürfen. In dem eben erwähnten Fall (Reichsversicherungsbank) wird es angebracht sein, mit der Kriegserfahrung zu rechnen, dort, wo es viel längere Intervalle gab, nicht nur in der organischen, durch Schädelverwundung verursachten, sondern auch in der Mehrheit der Kriegsepilepsie, die zu den genuinen Fällen gerechnet werden müssen[1]). Unter Umständen kann es sehr schwierig sein, zu bejahen oder auszuschließen, daß das Vorhandensein einer Hautnarbe mit dem ursprünglichen Trauma zusammenhängt und als Ursache der Krankheit zu betrachten ist. Namentlich bei chronischen Epileptikern, deren Kopf oft mit Narben durch Verletzungen während der epileptischen Anfälle übersät ist, wird hier oft ein Fehler gemacht. Auch wird in der Regel viel zu schnell durch Betastung der Hautnarbe eine Ungleichheit des unterliegenden Knochens diagnostiziert.

Es ist ratsam, nur dann eine Schädelverwundung als Ursache anzunehmen, wenn ein Röntgenbild eine deutliche Unregelmäßigkeit in der Schädelkapsel außer Zweifel stellt (vgl. S. 338).

	1000 Männer	1000 Frauen
Trauma am Kopf	107	42
„ mit Narben	28	10
„ mit Schädeldefekt	9	2
Sturz oder Schlag auf einen andern Körperteil	82	26
Sturz mit Bewußtseinsverlust	6	1
Sturz ins Wasser	17	6
Sturz ins Wasser und fast ertrunken	6	2
Schwierige Geburt	20	10

Die Fälle mit tastbarem Schädeldefekt, wie sie in Friedenszeiten entstanden sind, stellen die echte traumatische Epilepsie dar und bilden eine gesonderte Gruppe unter den Epileptikern, weil nach unserer eignen Friedenserfahrung die Prognose dieser Form der Krankheit eine so besonders günstige ist. Sie werden in einem besonderen Kapitel beschrieben (S. 250).

Zweifellos ist die Häufigkeit unserer Fälle vom Sturz ins Wasser eine besonders große — eine Erscheinung, die gewiß der großen Anzahl Kanäle im wasserreichen Niederland zugeschrieben werden muß. Während dabei, ebenso wie beim Sturz auf andere Teile als auf den Kopf, in der gleichzeitigen Auf-

---

[1]) Claude, H.: Persönliche Mitteilung. Vgl. Hauptmann: Allg. Zeitschr. f. Neurol. u. Psychiatrie 1917 und Redlich: Ibidem. Bd. 48. 1919.

regung, die den Sturz begleitet, ein Hauptmoment erblickt werden muß, gilt dieses weniger in den häufigen Fällen, in denen es beinahe zu einer Erstickung kam und wo es gelang, den Patienten mit künstlicher Atmung wieder zum Bewußtsein zu bringen (M. 6, Fr. 2 Fälle). Denn auch in anderen ähnlichen Fällen, z. B. bei Personen, die nach einem Selbstmordversuch durch Erhängen oder vor allem nach Lawinenunfällen (Gerstmann)[1]) zum Bewußtsein gebracht wurden, sah man — oft bleibende — epileptische Anfälle auftreten (siehe S. 273).

Durch akute Blutstagnation im Gehirn (Sauerstoffmangel oder Hypoxyhämie, Roll) und bei Wiederherstellung des Kreislaufs verursachte epileptische Anfälle.

Es liegt die Vermutung nahe, daß die — den Physiologen längst bekannten — Verblutungskrämpfe ebensosehr auf Ernährungsstörung beruhen. Wahrscheinlich spielt neben Sauerstoffmangel die Kohlensäurevergiftung keine Rolle, doch wohl die beim Aufhören der Blutzirkulation perakut auftretende chemische Änderung[2]). Bekanntlich wird innerhalb einiger Sekunden die neutrale Reaktion des Hirngewebes sauer (Pflüger), während von Elias[3]) festgestellt wurde, daß durch Ansäuerung der Cortex hyperexcitabel wird, so wie auch die peripheren Nerven. Es ist anzunehmen, daß in allen 5 Fällen (Ertrinken, Lawinenunfall, Erhängen, Verblutung und Stokes-Adams Krankheit) die Hypoxyhämie als epileptogenes Agens von einem anderen Faktor unterstützt wird, den wir beim Studium der myoklonischen Epilepsie kennen lernten, als wir sahen, daß das Erwachen und das Einschlafen Vorzugsmomente für myoklonische Erscheinungen (S. 179) sind. Hier würde also für die ersten 3 Fälle, die Rückkehr des Bewußtseins, in den letzten Fällen — Verblutung und Ausfallen der Ventrikelschläge (S. 254) — der Verlust des Bewußtseins als Anlaß wirken. Dieses letztere muß auch für die in der Literatur nicht so selten beschriebenen Fälle von Personen angenommen werden, die bei durch Aneurysma oder andere Ursachen (ev. infolge ungenügender Entwicklung des Circulus arteriosus Willisii) fast ganz abgeklemmten Carotiden das Bewußtsein verloren, ev. einen Anfall zeigten, sobald sie sich aufrecht setzten (Ogle, Savory[4]), W. Moore, Kußmaul, Wolffhügel[5])). In den Fällen epileptischer Anfälle durch Druck auf die Carotiden (Ziemssen) spielt vermutlich Druck auf den Vagus eine Rolle neben der Erstickung, ebenso wie in chloralisierten Kaninchen periphere Vagusreizung, außer Herzstillstand, auch einen epileptischen Anfall auslöst (Langendorff und Zander).

Schließlich wurde wiederholt wahrgenommen, daß nicht epileptische Personen im Anfang einer Äther- oder Chloroformnarkose einen Anfall ohne weitere Folgen bekamen. Auch diese Beobachtungen[6]) gehören wahrscheinlich in diesen Rahmen (vgl. S. 250).

---

[1]) Gerstmann: Monatsschr. f. Psychiatrie u. Neurol. 1913, S. 291.
[2]) Roll, H. F.: Leerboek der gerechtelijke geneeskunde. Deel I, S. 153. 1908.
[3]) Elias: Zeitschr. f. d. ges. exp. Med. Bd. 7. 1918.
[4]) Savory: Medico-chir. Transactions. Vol. XXXIX. 1856.
[5]) Wolffhügel: Inaug.-Diss. Straßburg 1888.
[6]) Patch: Lancet II, 1922, S. 813.

Wenn es wahr ist, daß eine Hypothese, die imstande ist, weit auseinanderliegende und voneinander unabhängige Gruppen von Tatsachen zu erklären, dadurch den Wert einer gut fundierten Theorie erlangt, dann glauben wir, daß die in der vorliegenden Arbeit dargestellte Lehre der myoklonischen Epilepsie an Wert gewinnt, wenn z. B. das Auftreten von ersten epileptischen Anfällen beim Einschlafen und beim Erwachen und das Vorhandensein der Ertrinkungs-, Lawinen- und Narkosenanfälle unter einen Gesichtspunkt treten. Obwohl uns der tiefste Grund wie meistens verborgen bleibt, so kommt es uns doch vor, daß die auch experimentell erwiesene erhöhte Empfänglichkeit der Versuchstiere für myoklonische Reflexe und Anfälle beim Einschlafen und Erwachen auf die erwähnten Tatsachen einiges Licht wirft. — O. Langendorff und R. Zander haben die Bemerkung gemacht, daß Verblutungskrämpfe ausbleiben bei zu schneller Verblutung, zu viel Chloralanwendung und während des Ätherisierens. Diese forensischen Autoren bemerken (l. c., S. 153), daß vollständige Verblutungskrämpfe nur bei kräftigen und gut genährten Tieren auftreten! Nun fanden wir dasselbe für das Zustandekommen der Bromcampheranfälle (S. 54 unten, 58, Zeile 23 und Abb. 16, S. 94). Die atypischen Anfälle wurden wahrgenommen, wenn diese Bedingung nicht erfüllt war.

Demgegenüber stellt sich deshalb ungenügende Sauerstoffversorgung des Hirns als eine vielfache Vorbedingung heraus für das Auftreten von epileptischen Erscheinungen; das Gegenteil, Hyperventilation, kann nach Foerster und Mainzer[1]) ebenfalls den Organismus dazu vorbereiten (vgl. S. 264).

Aufregung als auslösende Ursache der Epilepsie wird auch von den verschiedenen Autoren ungleich anerkannt. Während in $^1/_3$ der Gowersschen Fälle Schrecken und Angst als einzige bekannte Ursache angegeben wird, fand Spratling[2]) nur 5 bis 6 vH. Féré legte sehr wenig Wert darauf und bemerkte, daß nicht selten vergessen wird, daß der Angstzustand oft ein Prodrom des Anfalls gewesen ist. Ebenso Binswanger, der der übermäßigen geistigen Anstrengung viel mehr Bedeutung zumißt. Es muß vermutlich der Kombination beider Momente, geistige Anstrengung und ängstliche Spannung, zugeschrieben werden, daß mehrmals in meinen Fällen das Kartenspiel um Geld den ersten Anfall auslöste, und daß in anderen Fällen diese oder ähnliche Beschäftigungen eine ausgesprochene anfallauslösende Bedeutung im späteren Verlauf erhielten.

Turner findet unter 388 Fällen 16mal die letzterwähnte Ursache (Erregung); in nicht weniger als 11 Fällen war Vererbungseinfluß im Spiel. In unseren Fällen wurde für einen großen Prozentsatz (13,1 vH M. und 4,7 vH Fr.) diesem Moment Bedeutung beigelegt und eigenartigerweise mehr beim männlichen Geschlecht. Auch geistige (u. a. Examensarbeit) und körperliche Erschöpfung (wiederholte Blutungen) spielt in dieser Statistik bei den männlichen Patienten eine große Rolle, während dagegen die chronische gedrückte Stimmung und der sexuelle Insult mehr unter den weiblichen Patienten vorkommen.

In dieser Beziehung kommen gewiß Fälle vor, in denen wiederholt der sexuelle Akt einen Anfall auslöste; als einzige Ätiologie wird dies aber von

---
[1]) Mainzer: Klin. Wochenschr. 1925, Nr. 4.
[2]) Spratling: Epilepsia. Bd. 1, S. 279. 1909.

Feré aus guten Gründen nicht anerkannt. Masturbation ist ein so oft auftretendes Übel, daß diese schlechte Angewohnheit als Ursache von Epilepsie wohl außer acht gelassen werden kann.

Gowers und Binswanger bemerken, daß zwischen der Erregung und dem ersten Anfall immer ein Intervall entsteht. Dieses braucht nach unseren Myklonieversuchen keine Verwunderung zu erregen. Ebenso wie bei der Bromcampherkatze auf chemischem Weg ein Ladungszustand herbeigeführt wird und eine periphere Reizung einen Anfall auslösen kann, so steht der Annahme nichts im Wege, daß eine Erregung den mittelbaren oder unmittelbaren Anlaß zum Anfall gibt, sei es, daß dadurch ein anaphylaktischer „Shock" zustande gebracht wird oder durch das sympathische Nervensystem endokrine Änderungen (Bolten) auftreten, wenigstens der Chemismus bedeutend geändert wird. Einige Autoren (Camson, Crile, Gley, De Allende Navarro[1]) gehen darin weiter, und halten den Beweis für geliefert, daß Erregung durch Nebennieren-Hypersekretion eine bleibende endokrine Störung zu verursachen vermag. T. Uno[2]) fand bei Ratten, nach langwieriger Erregung (stundenlangem Fechten) die Hypophysis vergrößert, und eine umgekehrte Wirkung des Extraktes auf den ausgeschnittenen Darm.

L. Pollak[3]) und Bang stellten fest, daß Gemütserregung Hyperglykämie veranlaßt. — Frisch geht wohl am weitesten, indem er überhaupt die epileptische Bereitschaft in Abhängigkeit zieht, einerseits von Organen, deren innere Sekretion die Toleranzschwelle hebt (Geschlechtsdrüse, Thymus, Epithelialkörperchen) und andererseits von Organen, die dieselbe herabdrücken (Nebenniere). Labilität der endokrinen Einstellung sei typisch für den Epileptiker. Andere Untersucher, wie Volland, erachten jedoch die bereits objektiv festgestellten endokrinen Veränderungen bloß sekundär. — Auch Fischer[4]) sagt dasselbe mit den Worten: „Die Krampffähigkeit ist nicht nur ein Attribut des Gehirns, sondern des ganzen Organismus." Die Beweisgründe dieses Autors betreffs der besonderen Bedeutung der Nebenniere sind jedoch schwach. Es fallen aus diejenigen Experimente (größere Amylnitritdosis, Anfälle hervorzurufen nach Nebennierenexstirpation), in welchen das Tier kurz nach der Operation einging; hier sind die Komplikationsmöglichkeiten zu zahlreich. In F.s Großhirn-Experimenten nimmt der Autor ohne Beweis die Lokalisation der Amylnitritkrämpfe in dem Cortex an, was an sich unwahrscheinlich ist. Auch für diese Krämpfe soll eine vollständige physiologisch-pathologische Voruntersuchung vorangehen.

Was weitere auslösende Ursachen zum epileptischen Anfall betrifft, so verfügen wir über die Krankengeschichten von wenigen, doch sehr typischen Fällen von Anfällen unterm Einfluß von langem Nüchternbleiben, doch auch von übermäßigem Nahrungsgebrauch (Vergiftung durch unverarbeitete Eiweißprodukte). In zwei der letzteren Fälle erwies sich auch im weiteren Verlauf der Gebrauch von vielem Fett als eine auslösende Ursache

---

[1]) De Allende Navarro: Arch. Suisses de neurologie et de psychiatrie, XIII, S. 25. 1923.
[2]) Uno, T.: Americ. journ. of physiol. Vol. 61, S. 203. 1922.
[3]) Pollak, L.: Ergebn. d. inn. Med. Bd. 23, S. 376. 1923.
[4]) Fischer, H.: Allg. Zeitschr. f. Neurol. und Psychiatrie. Bd. 74, S. 615. 1922.

späterer Anfälle. Das Rauchen als vermutliche Ursache des ersten Anfalls kam nicht weniger als 16 mal vor. Eigenartig ist es, daß in nicht weniger als 3 Fällen das Zigarettenrauchen bei Knaben in den Pubertätsjahren (aber auch bei älteren) zu epileptischen „Fûgues" (Poriomanie) Anlaß zu geben schien, die beim Aufhören des Rauchens (post oder propter?) wegblieben. Eine andere Form von psychischer Entladung, die wir oft bei frührauchenden Knaben fanden, ist Kleptomanie.

Ferner kann der Aufenthalt in beschränkten Räumen mit mehreren Personen als auslösende Ursache von Anfällen bei Epileptikern nicht verkannt werden, obwohl wir nur wenigen Fällen begegneten, in denen der erste Anfall kenntlich unter jenem Einfluß zustande kam. Wir haben es hier mit Imponderabilien zu tun, und zwar mit chemischen Ausscheidungsprodukten, deren Kenntnis sich noch im allerersten Anfang befindet. Vielleicht sind hier keine eigentlichen Gifte im Spiel, doch unverarbeitete Eiweißprodukte, die nach Brunner[1]) vasomotorische Störungen ergeben sollen. In einem meiner Fälle war die Atmosphäre bei der Schwefelsäurezubereitung, in einem anderen das Reparieren von Gasröhren gewiß als die Ursache der ersten Anfälle und einiger späterer anzusehen. — Die Klinik liefert zahlreiche Beispiele dafür, daß es sich oft weniger um abnorme chemische Stoffe handelt, als um ein abnormes Reagieren, in bestimmten Lebensperioden und unter bestimmten Umständen, auf normal auftretende chemische Substanzen. Der Ehegatte einer (epileptischen) Patientin hatte 3 epileptische Anfälle nach anstrengenden Tagen und auch nach dem Gebrauch eines neuen Ofens. Der Dampf zog durch eine (geschlossene) Doppeltür, und die Frau (epileptica) bekam davon im selben Zimmer nur Kopfschmerzen. P. Masoin[2]) und Slosse und Godart deuten auf die großen individuellen Unterschiede in dieser Beziehung.

Es ist sehr schwierig, die Zahl der Fälle zu schätzen, in denen Konstipation, ob sie auf erblicher Veranlagung zu Darmträgheit[3]) oder auf einer Lane-Knickung (d. h. im Dickdarm) beruht, die Ursache des ersten Anfalls war. Nach der Häufigkeit der Anfälle zu urteilen, in denen weniger die Arzneien, sondern vielmehr tägliche Seifenwasserklistiere oder der Gebrauch von Vaselin die Anfälle zum Stehen bringen, kann der Prozentsatz dabei nicht gering sein.

Die vielen und wichtigen Gründe, die für die Auffassung, daß die Akkumulation von toxischen Substanzen im Organismus des Epileptikers der Anlaß zur Vergiftung oder Ladung und also auch zur Entladung sein soll, vorgebracht werden und denen der I. Teil dieser Arbeit neues Material hinzufügte, veranlaßten viele Untersucher, bestimmte chemische toxische Verbindungen im Blut und in den Exkreten der chronischen Kranken zu suchen. So glaubten Krainsky[4]) carbarminsauren Salzen (von Hoppe[5]) widersprochen), Donath[6]) dem krampfauslösenden Cholin (von Handelsmann[7]) in Flataus Laboratorium nicht

---

[1]) Brunner: Münch. med. Wochenschr. 1922, S. 1351.
[2]) Masoin, P.: Mém. couronnés de l'Acad. Royale de Belgique 1904.
[3]) Harryman, W., und S. Donaldson, Journ. of the Amer. med. assoc. 1923, S. 813.
[4]) Krainsky, N.: Allg. Zeitschr. f. Psychiatrie u. psych.-gerichtl. Med. Bd. 54, S. 612. 1897.
[5]) Hoppe, J.: Wien. klin. Rundschau 1903, S. 809.
[6]) Donath, J.: Dtsch. Zeitschr. f. Nervenheilk., Bd. 32. 1907.
[7]) Handelsmann, J.: Dtsch. Zeitschr. f. Nervenheilk., Bd. 35, S. 428.

bestätigt), Rivano, Alessian und Heinrich[1]) dem Phosphor (von de Buck[2]) verneint), Haig[3]) und Tintemann und Loewe der nach Bolten nicht einmal giftigen Harnsäure (von Putnam, Pfaff und Mainzer widersprochen), Bickel[4]) gallensauren Salzen eine wichtige Rolle zuschreiben zu müssen.

Das Blutserum von Patienten in Perioden vor den Anfällen wurde giftig und epileptogen im Kreislauf bei Hunden und Kaninchen gefunden von Ceni[5]), Cololian[6]), Meyer und Masoin, der Schweiß von Mairet und Ardin Delteil[7]), Angaben, die von Hebold und Bratz wieder bezweifelt wurden; Agostini, Galdi, Tarugi und Tramonti fanden den Urin in bestimmten Perioden giftig.

Die Untersuchungen über den Stoffwechsel bei Epileptikern bezweckten hauptsächlich die Feststellung von Unterschieden im Chemismus vor und nach der Entladung, z. B. Harnsäureausscheidung (Rohde, Allers, Guidi und Guerri, Kaufmann), die vor dem Anfall vermindert, nachher erhöht sein soll. Indoxylschwefelsäure soll vor dem Anfall zugenommen haben (Rodiet) wie auch der antitryptische Serumgehalt (Rosenthal, Pfeiffer, de Crinis), was nach de Crinis auf Abweichungen in den Lipoidstoffwechsel zurückgeführt werden muß. Siehe die neueren Untersuchungen von de Crinis über die chemischen und korpuskulären Blutänderungen, G. Cuneo[8]) (S. 225) vertritt die Ansicht, daß das Eiweiß normalerweise beim Durchtritt durch die Darmepithelien seine giftigen Eigenschaften einbüßt, und daß bei vielen Epileptikern der Darmwand diese wichtige Eigenschaften abgeht, so daß die Proteosen im Blute ein epileptogenes Agens bilden. Dagegen glaubt Osnato[9]) mehr an unvollständige Umsetzung der Kohlenhydrate und nimmt Kennedy[10]) im Darme Fermentation der Kohlenhydrate an. Die gründlichsten Arbeiten in diesem Gebiete sind wohl die von Donath, der auf zwei wichtige Fragen eine präzise Antwort gegeben hat: 1. daß der genuin-epileptischen Krampfanfall auslösende Reiz chemischer Art ist, und 2. daß es normale Stoffwechselprodukte sind, denen gegenüber das zentrale Nervensystem hereditär oder kongenital oder auch extrauterin durch Infektionen, Intoxikationen, oder Traumen überempfindlich gemacht, mit niedrigerer Reizschwelle auf dieselben reagiert. Solche Substanzen sind vornehmlich die alkaloidartigen Ammoniakderivate: Trimethylamin, Cholin, Kreatinin, Guanidin, Ammoniumcarbonat, mit denen Donath — Trimethylamin ausgenommen — direkt experimentiert hat und schwere Krämpfe auslöste.

Einen neuen Gesichtspunkt verdanken wir Buscaino[11]), der geäußert hat, daß die Abderhaldensche Reaktion des Blutserums von Epileptikern mit der Schilddrüse von Epileptikern eher positiv ist als bei Nichtepileptikern. Er hält den Anfall für einen anaphylaktischen „Shock" und findet bei vielen Patienten Oktaederkristalle in den Schilddrüsenzellen. — In der Diskussion über diese Abhandlung deutet Machon auf die wohltätige Wirkung des Anfalls bei vielen Patienten, auf die hier wiederholt hingewiesen wurde. In dieser Beziehung ist Macleods neuere Wahrnehmung wichtig, nämlich daß nach den Krämpfen, die beim Versuchstier durch Hypoglykämie (infolge

---

[1]) Heinrich, R.: Epilepsia, Bd. 2, S. 288. 1911.
[2]) de Buck: Bull. de la soc. méd. ment. de Belgique. 1907.
[3]) Haig: Brain. 1896.
[4]) Bickel: Cpt. rend. hebdom. des séances de l'acad. des sciences. 1898.
[5]) Ceni: Rev. neurol. 1907, S. 177.
[6]) Cololian: Arch. internat. de neurol. Bd. 7, S. 177. 1907.
[7]) Mairet et Ardin Delteil: Cpt. rend. des séances de la soc. de biol., Bd. 53, S. 1046.
[8]) Cuneo, G.: Riv. sperim. di freniatr., arch. ital. per le malatt. nerv. e ment., Bd. 40 u. 45. 1914 u. 1922.
[9]) Osnato, M.: Arch. of neurol. a. psychiatry. 1. Febr. 1923, S. 254.
[10]) Kennedy: Arch. of neurol. a. psychiatry. Febr. 1923.
[11]) Buscaino, Arch. Suisses de neurologie et de psychiatrie 1922, S. 261.

einer Insulineinspritzung) auftreten, der Zuckergehalt etwas steigt[1]); ebenso wie L. Hill durch den epileptischen Anfall, der bei Kaninchen verursacht wurde, als sie auf die Drehscheibe gelegt wurden, die cerebrale Zirkulation wieder eintreten sah. — Die erst kürzlich näher bekannt gewordenen Insulinkrämpfe stellen aber eine so wichtige Gruppe von neuen Ergebnissen dar und können auf unerwartete Weise auch in anderen Beziehungen die in diesem Werk dargelegten Ansichten derart bestätigen, daß sie eine spezielle Besprechung erfordern.

§ 4. Die hypoglykämischen durch Insulin verursachten Krämpfe.

Der Leser wird sich aus dem I. Teil noch erinnern, daß wir in der Verabreichung von Bromcampher und Absinthessenz Mittel kennen lernten, um bei Katzen willkürlich myoklonische reflektorische Erscheinungen und myoklonische Epilepsie hervorzurufen, und daß wir die allgemeinen und besonderen Vergiftungs- oder Ladungserscheinungen durch einen großen Anfall verschwinden sahen. War die Vergiftung zu weit fortgeschritten, so daß keine Anfälle mehr auftreten konnten und war das Tier infolgedessen moribund, dann konnte man durch bestimmte Maßnahmen, u. a. Verabreichung von Nahrung und Zufuhr von Wärme (Abb. 16 und S. 65), das Tier wieder zu sich bringen, und gelang es, das Leitungsvermögen im zentralen Nervensystem wiederherzustellen, dann trat, als erstes Zeichen der Wiederherstellung, ein typischer Anfall auf.

Alle diese Erscheinungen kann man auch bei durch Insulin hypoglykämisch gewordenen Kaninchen beobachten. Die erste Gruppe von Wahrnehmungen (namentlich mit Bromcampher) bietet durch den langsameren Verlauf eine größere Vergleichbarkeit mit den epileptischen Erscheinungen beim Menschen; die zweite, die mit Insulin, ist durch die Sicherheit gekennzeichnet, mit der man ausgesprochene und weitgeförderte Intoxikation durch Verabreichung von Glykose innerhalb einiger Minuten spurlos verschwinden lassen kann. Beide Gruppen zusammen illustrieren u. A. n. aufs neue, wie man im myoklonischen epileptischen Anfall den Prototypus der epileptischen Entladung sehen muß. Die Vermutung, daß exogene (u. a. Bromcampher) und endogene (Hypoglykämie) Gifte bis zu einer gewissen Höhe durch den typischen Anfall unschädlich gemacht werden können, erlangt im Zusammenhang mit dem Steigen des Blutzuckergehalts durch den Anfall (S. 247 oben) mehr als einen hypothetischen Grund.

Ohne Zweifel hat es sich bis jetzt noch für kein anderes endogenes Gift so deutlich gezeigt, wie der Mechanismus der Vergiftung (Insulin) und Entgiftung (Glykose) zustande kommt. Das Insulin verursacht ein Vakuum von Glykose in den Gewebezellen. Deshalb wird der Zucker dem Blut entzogen, denn Leber und Muskeln können ihr Glykogen nicht so schnell in Glykose umsetzen[2]). So ist es vollkommen verständlich, wie die Verabreichung von einigen Stückchen Zucker unmittelbar die aufgetretenen Erscheinungen —

---

[1]) Macleod, J. J.: XI^{de} Internationales Physiologenkongreß von Edinburgh. 1923, S. 9 des Sonderdruckes.
[2]) Mc Cormick, N. A., J. J. R. Macleod, K. O'Brien und G. C. Noble: Americ. journ. of physiol. Vol. 63, Nr. 3. 1923.

stark erhöhte myoklonische Reflexe — verschwinden läßt. Dabei handelt es sich nur um die Spezifität der Glykose, denn kein einziger anderer Zucker (Maltose, Sukrose) oder Bisacharide haben diese Wirkung[1]); gleich spezifisch wie die Wirkung von Insulin ist diejenige, daß der Zucker sich unmittelbar in eine sog. aktive Form von Glykose ändert, derart, daß Leber und Muskeln daraus unmittelbar Glykogen bilden können; so wirkt auch in moribunden — nicht mehr ordentlich konvulsierenden — Tieren das Gegengift (Einspritzung von Glykose) unmittelbar, gleich wie die Zufuhr von Wärme und Ernährung bei der moribunden Bromcampher-Katze. Wie auch nicht selten bei dem durch künstliche Atmung wieder zu sich kommenden Ertrunkenen, dem losgemachten Gehängten und dem Lawineverunglückten, kündigt ein vollständiger Anfall die Wiederbelebung an (S. 242 und 273). — Obwohl im allgemeinen die Anfälle bei den Kaninchen bei einem Blutzuckergehalt von 0,045 vH auftreten, bemerkten die genannten Autoren trotzdem bedeutende individuelle Unterschiede, wie wir sie auch für Bromcampher bei Katzen fanden. — Ganz unerklärlich bleibt ihnen (S. 557) das spätere erneute Auftreten der Anfälle, nachdem der Blutzuckergehalt innerhalb normaler Grenzen zurückgegangen ist, eine Tatsache, die aber ganz in den Rahmen unserer Wahrnehmungen fällt.

Dem aufmerksamen Leser der vorigen Kapitel wird nicht entgangen sein, daß nach einer großen Anzahl Anfälle die Anfallstoleranz so gering geworden sein kann, daß vorher in dieser Beziehung unwirksame und auch normalerweise im Blut vorhandene Gifte eine anfallauslösende Bedeutung erlangen konnten. So wird es auch für die hypoglykämischen Anfälle bei Tieren (am liebsten bei Katzen und Hunden) wichtig sein, zu untersuchen, ob ebenso, wie wir es unter Umständen beim Menschen sehen, im Anschluß an Insulinkrämpfe einige Tiere dauernd an epileptischen Anfällen leiden (vgl. § 5, S. 250).

Auch die atypischen, durch Insulin verursachten Anfälle schließen sich unsern Bromcampherbeobachtungen an. Vollständige myoklonische Anfälle kommen auch hier zustande, unter Voraussetzung dieser drei Bedingungen: 1. guter Ernährungszustand, 2. ein relativ langsames Sinken des Blutzuckergehalts, 3. ein normal funktionierendes (nicht beschädigtes) Nervensystem. Bei erschöpften verhungerten Tieren kommen atypische Anfälle vor[2]), wenn der Zuckergehalt bis weit unter 0,045 vH gesunken ist. Zwar stellen sich dann vorher andere Erscheinungen, wie Bewußtseinstrübung, Coma, ein.

Die Insulinanfälle der Kaninchen sind von zweierlei Art. Sie sind entweder von typischem myoklonischem Charakter, denen stark erhöhte myoklonische taktile und akustische Reflexe[3]) vorangehen, der Anfall wird von Opisthotonus begleitet, und die Tiere rollen immer in derselben Richtung, oder, weniger oft, es fehlen diese Prodrome. Erst tritt Verstumpfung auf, und dann kommt ein Anfall von wilden Sprungbewegungen an Stelle des myoklonischen Anfalls; kurz, es bestehen ungefähr dieselben Verhältnisse wie bei den Brom-

---

[1]) Noble, G. C. und J. J. R. Macleod: ibidem, Bd. 64, S. 557. 1923.
[2]) Mc. Cormick, N. A., J. J. Macleod, G. C. Noble und K. O'Brien: Journ. of Physiol. Bd. 57, S. 257. 1923.
[3]) Banting, F. G, C. N. Best, J. B. Collip, W. R. Campbell, A. Fletcher, J. J. R. Macleod und G. C. Noble: Transact. of the assoc. of Americ. Physicians, 1922, S. 6 des Sonderdruckes.

campher-Katzen. — Was die Regelmäßigkeit des Rollens in einer und derselben Richtung anbelangt, ziehen genannte Autoren[1]) mit Recht den Schluß, daß hier ein Labyrintheinfluß im Spiel ist, doch auf eine andere Art, als sie wohl vermuten. Die Deviation conjuguée von Kopf und Augen, in der Regel nach derselben Seite, leitet auch die epileptischen Anfälle bei Mensch und Tier oft ein, beruht aber nicht, wie von einzelnen Autoren (Marie, Benders) angenommen wurde, auf einer tastbaren Verletzung der betreffenden Bahnverbindungen[2]) oder auf einer Labyrinthstörung, aber sie ist eine Folge einer normalerweise asymmetrischen Funktion der betreffenden vestibulären Zentren, sobald das Bewußtsein verloren geht — ebenso wie man z. B. während der Narkose beim selben Individuum stets eine Deviation conjuguée beider Augen nach einer Seite zustande kommen sieht, bis das Bewußtsein zurückkommt.

Die Insulinvergiftung beim Menschen hat auch einen doppelten Charakter. Entweder treten Reflexerhöhung und konvulsive Erscheinungen bei 0,07 vH Blutzuckergehalt auf oder, öfter, wie es scheint, zeigt das psychische Organ die ersten hypoglykämischen Symptome: Angst, Müdigkeit, Erregbarkeit, Wärmeempfindungen, vasomotorische Störungen, Delirium (siehe auch Wahrnehmungen von Snapper, v. d. Berg, Ruitenga[3])), Verstumpfung, Coma (vgl. Kap. XI, § 3, S. 267), wozu, wie es scheint, immer erhöhte Reflexe hinzukommen.

Der Mechanismus, durch dessen Vermittlung der Anfall imstande ist, den Blutzuckergehalt zeitweise wiederherzustellen[4]), ist noch nicht mit Sicherheit klar gestellt. Doch die Art, auf der das Toronto-Laboratorium diese Untersuchungen führt, läßt erwarten, daß hier eine große Lücke in der Epilepsieuntersuchung, wenigstens für diesen Fall, bald ausgefüllt werden wird. — Was den Blutzuckergehalt betrifft, so ist nach Olmsted und Logan[5]) Erstickung an sich schon genügend, um innerhalb einiger Minuten diesen Gehalt bei einem Kaninchen bis zum doppelten Prozentsatz steigen zu lassen. In dieser Beziehung (Blutzuckergehalt) soll also schon die kurze, den Anfall begleitende Erstickung für die nützliche Wirkung des Anfalls verantwortlich sein. Bei den Tieren, die über zu wenig Glykogen verfügen, stellt sich (persönliche Mitteilung Macleods) der Blutzuckergehalt durch den Anfall nicht wieder her, aber die Tiere bleiben „depressed". Hier haben wir also eine Bedingung, unter der in Übereinstimmung mit den Wahrnehmungen an Bromcampher-Katzen und an Kranken mit Status epilepticus der sog. Status psychicus sich entwickeln kann.

Was den Mechanismus, durch den der Anfall selbst zustande kommt, anbelangt, so geben die Wahrnehmungen Olmsteds und Logans darüber einige Anhaltspunkte. Diese Autoren bemerken, daß das Blut der Insulin-Katzen — jedenfalls derjenigen mit einem derart niedrigen Blutzuckergehalt,

---

[1]) Journ. of physiol. Bd. 57, S. 241. 1923.
[2]) Muskens, L. J. J.: Verhandl. Kon. Akad. v. Wet. 1902, VII, Nr. 5 und Journ. of physiol. Bd. 31, S. 216 u. 218, 1904 und Brain 1919, S. 352. Vgl. vorliegendes Werk S. 221.
[3]) Nederlandsch tijdschr. v. geneesk. 1923, II, Nr. 21.
[4]) Macleod, J. J. R.: Journ. of metabolic research Bd. 2, 1922. Ang. Exp. X.
[5]) Olmsted, J. und H. Logan: Americ. journ. of physiol. Bd. 66, S. 440. 1923. Auch Pollak, L.: Ergebn. d. inn. Med. Bd. 23, S. 376. 1923.

daß das Konvulsionsstadium erreicht ist — in der Regel von dunkler Färbung ist und leicht gerinnt. Dies gilt sowohl für die normale Katze als für die decerebrierte[1]). Falls diese Beobachtung für diese und andere Versuchstiere bestätigt wird, liegt die Vermutung nahe, daß die Anoxyhämie hier die unmittelbaren Bedingungen für das Entstehen der Anfälle schafft. Damit waren die Insulinkrämpfe in die große Gruppe der auf Anoxyhämie beruhenden Anfälle getreten, von denen in einem anderen Kapitel die Rede war (S. 242).

Welches Licht fällt schließlich von epileptologischer Seite auf die von den letzten Untersuchern an Tieren ausgeführten Versuche, nach verschiedenen Verstümmelungen des zentralen Nervensystems? Nach Enthirnung ist es noch möglich, Anfälle auszulösen, denen nur der Schrei und die Salivation fehlen. Hier haben wir im Prinzip dieselbe Erscheinung, wie sie bei den Bromcampher-Katzen gefunden wurde — nur treten Krämpfe bei weitem nicht so oft und nicht so regelmäßig wie bei normalen Tieren auf. Hierbei spielt vielleicht der Ausfall (infolge der Operation) der Hypophysisfunktion eine Rolle; jedenfalls scheinen einige der mitgeteilten Versuche dafür zu sprechen. Doch ganz sicher spielt nach unseren Versuchen (2. Teil, Kap. II, § 2, S. 105 und 147) das Fehlen des erleichternden Einflusses der Großhirnrinde — die hier vollständig ausgeschaltet ist — eine gewisse Rolle.

Bei enthaupteten Katzen wurden ebensowenig wie bei meinen Katzen mit isoliertem Rückenmark Anfälle wahrgenommen. Ob noch eine (evtl. modifizierte, wie bei meinen Katzen) myoklonische Reflexbewegung bei diesen verstümmelten Tieren ausgelöst werden kann, ist noch nicht bekannt.

Wo jetzt die chemische Untersuchung über die Wirkung von Insulin — wegen des großen praktischen Interesses, welches damit verbunden ist — überall in vollem Gange ist, so darf noch einmal an die folgenden vier einwandfrei festgestellten Beobachtungen erinnert werden, die durch eine abschließende Theorie über Bromcampher- und Insulinkrämpfe vermutlich auf chemischem Wege erklärt werden müssen: 1. die Neigung zur epileptischen Entladung ist am größten beim Einschlafen und beim Erwachen. 2. Ebenso sehr neigt der Organismus zu einer epileptischen Entladung während der Rückkehr des Bewußtseins durch künstliche Atmung nach Ertrinken, Erhängen, Lawinenerstickung und beim Erwachen aus der Narkose. 3. Moribunde Bromcampher-Katzen, bei denen normale Anfälle nicht mehr möglich sind und die durch bestimmte Mittel wieder zum Bewußtsein gebracht werden, zeigten als erstes Zeichen dieser Erholung einen großen epileptischen Anfall. 4. Auch Macleods moribunde Insulin-Kaninchen, die zu typischen Anfällen nicht mehr genügend Kräfte besitzen, zeigen nach Zuckerverabreichung als erstes Zeichen der Wiederbelebung einen heftigen epileptischen Anfall.

§ 5. Untersuchung über die Ätiologie des ersten Anfalls.

Die Untersuchung über die verschiedenen auslösenden Ursachen des ersten Anfalls hat außer einer wissenschaftlichen auch eine ausgesprochen praktische Bedeutung. Denn die Erfahrung lehrt, daß dieselben schädlichen Umstände, denen es gelang, das erstemal den Widerstand, den jeder Organismus dem

---

[1]) Bei der enthirnten Katze (ohne Insulin) traten in der Tat echte Erstickungsanfälle auf, wenn ein Schleimpfropfen während einiger Zeit den Kehlkopf abschloß.

Anfall bietet, zu überwinden, auch im weiteren Verlauf oft für das Zustandekommen der späteren Entladungen von Bedeutung bleiben. Es ist also von großer Wichtigkeit für den Patienten und dessen Arzt, diese Ätiologie als Punctum minoris resistentiae kennen zu lernen und weiter so viel wie möglich zu meiden. Diese Untersuchung, wie auch die über die Ursache jedes späteren Anfalls, halten wir für eine aktivierende, für die Therapie äußerst wichtige prinzipielle Frage, von der ein bestimmter Einfluß auf Patienten und Arzt ausgeht, mehr als die in dieser Hinsicht fatalistische von Turner. Mit Recht weist Redlich[1]) die Meinung Binswangers und Hauptmanns ab, nach der das Fehlen eines unmittelbaren Anlasses für genuine Epilepsie kennzeichnend sein soll.

Was den Einfluß von Infektionskrankheiten betrifft, so wurde schon im Kapitel über die Kinderkrämpfe auf deren Bedeutung für die Entwicklung der Epilepsie hingewiesen. Vielleicht gibt es wohl keine Infektion, die unter Umständen nicht einmal die Ursache des Ausbruches der Krankheit, auch in späterem Lebensalter, oft während der Rekonvaleszenz, sein kann. Scharlach, Lungenentzündung, Typhus, Grippe, Influenza und Malaria stehen zwar voran; doch auch chronische Eiterungen bis zu Erysipel, Pellagra[2]), Impfung und Herpes zoster können als solche fungieren. Während in der chronischen Epilepsie Temperaturerhöhungen im allgemeinen ein Hindernis für das Zustandekommen der Entladungen zu sein scheinen, treten in zweien meiner Fälle während eines Typhus die Anfälle auf. Es sind auch Fälle beschrieben worden, in denen eine Infektionskrankheit eine dauerhafte Besserung der Krankheit verursachen konnte. Nach Turnowsky[3]) besonders auch Lungenentzündung und Scharlach.

P. Marie[4]) hat die Aufmerksamkeit darauf gelenkt, daß zu oft, auch in den Fällen von erblicher Veranlagung, vergessen wird, sorgfältig zu untersuchen, ob vielleicht nicht bei irgendeiner Infektion in der Jugend ein encephalitischer Herd entstanden sein kann; er bezweifelt sogar den wesentlichen Unterschied zwischen echter und organischer Epilepsie. Sein Schüler Lemoine[5]) ging darin noch weiter und verallgemeinert sogar so sehr, daß er in allen Fällen die Fieberkrämpfe oder Gelegenheitskrämpfe und selbst Bleianfälle — die nach eigner Erfahrung nicht selten isoliert vorkommen und sofort nach Änderung von Diät und von Trinkwasser aufhören — einem hypothetischen Herd in cerebro zuschreiben will. Auch Sachs und Peterson, Redlich[6]) und Stier sind zu sehr geneigt, leichte halbseitige Erscheinungen derselben Ursache zuzuschreiben, während auch Schotts[7]) Angabe, nach der bei 24 vH der Epileptiker die Krankheit auf einem organischen Gehirndefekt beruht, auf Bestätigung wartet, obwohl man ihm zugeben muß, daß man öfter bei der anamnestischen Untersuchung 2 oder 3 als eine bestimmte Ursache der Epi-

---

[1]) Redlich: Jahrb. f. Psych. 1909, S. 287.
[2]) Rossi, Neuraxe, Bd. 9, S. 271, 1907.
[3]) Turnowsky: Wien. klin. Wochenschr. 1901, S. 35.
[4]) Marie, P.: Progr. méd. 1887, S. 47.
[5]) Lemoine: Progr. méd. 1888, S. 33.
[6]) Redlich: Dtsch. Zeitschr. f. Nervenheilk. Bd. 39. 1909.
[7]) Schott: Jahrb. f. Kinderheilk. Bd. 90, H. 3. 1919.

lepsie findet (vgl. S. 81 und 209). Eher muß man mit Voisin[1]) annehmen, daß unter dem Einfluß der Infektionskrankheiten gewisse Toxine vermehrt, andere vermindert werden, eventuell die Erregbarkeit der betreffenden medullären (evtl. auch corticalen) Zentren bleibend erhöht wird.

Sonnenstich soll beim Aufenthalt in den Tropen eine nicht seltene ätiologische Rolle spielen. In unserer Statistik kommt er nicht vor; doch begegneten wir einem Manne, der bis zu seinem 19. Lebensjahr in Holland an heftigen Anfällen litt und während eines 23 jährigen Aufenthaltes in Indien davon erlöst war, um bei seiner Rückkehr in Holland wieder in regelmäßigen Zwischenräumen an heftigen Anfällen zu leiden. Auch van Swieten erwähnt einen ähnlichen Fall[2]). Doch sahen wir auch Fälle, die sich in den Tropen in kurzer Zeit verschlimmerten.

In der letzten Hälfte des vorigen Jahrhunderts ist eine ausgedehnte Literatur über Reflexepilepsie entstanden. Erst waren es die von Gowers erwähnten Fälle Virchows und Billroths von Verwundung eines peripheren Nerven, in denen nach operativer Behandlung die Anfälle ausgeblieben waren. Später hat man auch von Augen, Ohren, Nase, Zähnen, Magen und Genitalien ausgehende Reflexepilepsie beschrieben. Dieser Versuch, eine Reflexepilepsie als selbständige klinische Einheit festzustellen, muß man im Rahmen jener Zeit beurteilen, in der Brown Séquard in seinen berühmten Versuchen eine experimentelle Reflexepilepsie hervorgerufen hatte (bei Meerschweinchen durch Hautreizung in einer bestimmten Hautzone), die erblich reproduziert wurde. Man suchte buchstäblich nach Analogien in der Klinik. Wo man jetzt seit Graham Brown diese Meerschweinchenkrämpfe als Flexionreflex-Nachwirkungen (after reflex) erkannt hat und die Bromcampheruntersuchungen zur Kenntnis wirklicher, bis in die Besonderheiten mit der menschlichen Epilepsie identischer myoklonischer Anfälle geführt haben, fehlt die Grundlage für die Hypothese dieser Reflexepilepsie. Man hat also auch in verschiedener Hinsicht gelernt, der Reflexepilepsie weniger Bedeutung beizulegen. In unserer Serie von 2000 Fällen gibt es also auch kaum einen einzigen, der zu jener Annahme auffordert. Sowohl die als Epilepsie infolge von Darmparasiten beschriebenen Fälle, als die von Ohraffektionen (Ormerod[3]), Randall[4]), Refraktionsanomalien, Nasenpolypen, gynäkologischen Abweichungen (Binswanger[5])), in denen die epileptischen Anfälle nach einer örtlichen Behandlung der Affektion aufgehört haben sollen, wurden in späteren Zeiten mit zunehmender Skepsis beurteilt. Dies besagt aber nicht, daß nicht mehrmals schlechte Zähne, periphere Schmerzen und ähnliches bei einem prädisponierten Individuum als auslösende Ursache für das Entstehen der ersten und evtl. der dauernden Anfälle gefunden wurden.

Zu welchen wenig kritischen Exzessen man in jener Zeit auf diesem Gebiet kommen konnte, ist daraus ersichtlich, daß man auch Reflexepilepsie von

---

[1]) Voisin, J.: Semaine méd. 1901, S. 91.
[2]) Delasiauve: loc. cit.
[3]) Ormerod: Brain 1884, S. 20.
[4]) Randall: Americ. journ. of the med. sciences Bd. 5, S. 13. 1905.
[5]) Binswanger: loc. cit. S. 168.

der Pleura aus beschrieb, infolge von Phenolspülungen (vgl. S. 187), die bestimmt nicht auf Reflexepilepsie beruhen.

Auch Fälle, wie der bekannte von Landeesen, in dem bei Dehnung eines peripheren Nerven in Narkose ein Anfall auftrat, lassen andere Deutungen zu. Bei der Beurteilung ähnlicher Fälle muß man bedenken, daß schon Bubnoff und Heidenhain zeigten, daß ein geringer Reiz, wie das Anblasen einer Extremität, imstande ist, die Erregbarkeit der betroffenen motorischen Zentren bedeutend zu erhöhen, und Amantea[1]) hat gezeigt, daß bei einem gewissen Prozentsatz von Hunden, nach Applikation von Strychninnitrat auf das motorische Zentrum einer Extremität, ein Schmerzreiz auf diese Extremität einen epileptischen Anfall hervorrufen kann. Er vermutet, daß in diesen Individuen die Schwelle so niedrig ist, daß sie für Reflexepilepsie disponiert sind. In klinischer Hinsicht bedenke man, daß mehrmals festgestellt wurde, daß eine Narkose[2]) imstande ist, bei einem in dieser Beziehung vollkommen gesunden Individuum einen epileptischen Anfall hervorzurufen (vgl. hierbei S. 242 unten). Hier wollen wir uns daran erinnern, daß der Übergang vom Schlaf in den Wachzustand und umgekehrt, ein Vorzugsmoment für das Auftreten epileptischer (myoklonischer) Erscheinungen ist. Auch Fälle, wie die von Rueff[3]) und die von Kompe[4]), müssen unserer Ansicht nach damit in Zusammenhang gebracht werden.

Was die Verletzungen und andere Affektionen des zentralen Nervensystems betrifft, so ist es eine alltägliche Erfahrung, daß raumeinnehmende Prozesse im Gehirn, gleich in welchem Teil, imstande sind, durch Gehirndruck epileptische Anfälle hervorzurufen (vgl. S. 364 unten); auch entsteht wohl aus diesem Grunde (der Gehirndruckerhöhung) bei älteren Personen Epilepsie nach apoplektischem Insult. Fälle von Epilepsie als Folge von Verletzung in Pons, Regio subthalamica und Corpora quadrigemina, außer dem Hämangiom des Ponstegmentum von Clingenstein[5]) sind nicht bekannt. Denn die interessanten Fälle von Luce[6]) und von Winkler[7]) und de Vries[8]) von alternierender Epilepsie verdienen diesen Namen eigentlich nicht; es sind „klonische (reflektorische) Contracturen unterm Einfluß eines pontinen Reizes, die nicht für Summierung fähig sind". Übrigens ist es eine gewöhnliche Erfahrung, daß alte Herde in der Gegend des roten Kernes und Umgebung aus früher Jugend Hemiepilepsie mit Zurückbleiben des Wachstums der gekreuzten Körperhälfte produzieren [Wallen-

---

[1]) Amantea: Pflügers Arch. f. d. ges. Physiol. Bd. 188, S. 287. 1921.

[2]) Cohen: Brit. med. journ. 1920, I, S. 526.

[3]) Rueff: Rev. de méd. 1903. Bei einem schon seit Jahren von Epilepsie geheilten Herzkranken zeigte sich ein Anfall sub finem vitae.

[4]) Kompe: Neurol. Zentralbl. 1897, S. 312. Nach einem Erhängungsversuch einer gesunden Person zeigte sich ein Anfall nach langer künstlicher Atmung, gleich vor dem Eintreten des Bewußtseins. — In einem ähnlichen Fall sahen wir eine schwere psychische Epilepsie sich entwickeln.

[5]) Clingenstein: Inaug.-Diss., Würzburg 1908.

[6]) Luce: Dtsch. Zeitschr. f. Nervenheilk. Bd. 15, S. 327. 1899. Eine Ponsblutung traf auch die medialen Nuclei reticulares.

[7]) Winkler, C.: Psychiatr. en Neurol. Bladen, 1897.

[8]) de Vries: Neurol. Zentralbl. 1913, S. 310.

berg[1]), Halban und Infeld[2]), Marie und Guillain[3]), von Oordt[4]), Ceni[5])].

Epileptische Anfälle durch Rückenmarkserkrankungen kommen bestimmt vor; bei Tumor und Myelitis beobachteten wir sie in einigen Fällen. Mit Unrecht wird dies von Westphal und von Leyden bezweifelt. Zwar werden in der Literatur in diesem Sinne Fälle beschrieben (u. a. von Leblois, Oppler, Tuffier und Hallon, Dumesnil), die vermutlich nicht hierher gehören. Denn sobald eine Rückenmarksverwundung zusammen mit einem Wirbelbruch erfolgt, kann es sich um einen der durchaus nicht seltenen Fälle von epileptischen Anfällen durch Beinbruch (vor allem Femur und Wirbel) handeln, wie sie u. a. von den Orthopäden nach forcierten Beinbehandlungen, wie von Calot, Bäckerbeinen, doch auch nach Ischiadicusdehnung (Neri) und sogar Sehnendurchschneidungen gesehen wurden. Auch wir erlebten ähnliche Fälle von epileptischen Anfällen nach orthopädischen Beinoperationen, doch sahen wir diese nur selten in bleibende Epilepsie ausarten. Diese Anfälle sollen dadurch verursacht werden, daß Fetteile in den Kreislauf dringen (Aberle); da aber nach C. B. Tilanus[6]) die Krämpfe nach orthopädischen Operationen in vielen Fällen nach Abnahme des Verbandes aufhören, so gebietet die Vorsicht, an den meistens drückenden Gipsverband in dem zu Krämpfen neigenden Lebensalter (Codivilla) zu denken, als Anlaß für das Auftreten eines sog. Gelegenheitskrampfes. Tilanus' Patient war u. a. 5 Jahre alt. — Schon Celsus[7]) sah Anfälle nach Beinbruch.

Geburtstrauma. Obwohl verschiedene Autoren Verletzungen bei der Geburt als Grundlage von Epilepsie hoch anschlagen [Féré, Binswanger, Volland in 45 Fällen von 1500 Patienten[8]), Thomson[9]) sogar noch mehr], scheint es uns, daß der strikte Beweis dafür nicht geliefert ist. Gowers fand, daß das älteste Kind in dieser Hinsicht die größte Gefahr läuft, und Vollands Fälle sprechen für die Richtigkeit dieser Auffassung. — Es ist merkwürdig, daß auch unter jenen Fällen, die auf eine schwierige Geburt zurückgeführt werden konnten, das männliche Element überwiegend war; zweimal soviel Knaben als Mädchen. Gowers bemerkt, daß infolge der größeren Schwierigkeit bei der Niederkunft die Erstgeborenen größeren Gefahren ausgesetzt sind als die späteren Kinder.

Epileptische Anfälle durch Pulsintermission verursacht (Stokes-Adams Syndrom).

Leitungsstörung zwischen Sinus und Vorkammer oder zwischen Vorkammer und Kammer ist vermutlich immer die Ursache, es sei denn, daß diese zu dem Pulsus regulariter intermittens Anlaß gibt (eine Unregelmäßigkeit, die zu-

---

[1]) Wallenberg: Arch. f. Psychiatrie u. Nervenheilk. Bd. 19, S. 97. 1888.
[2]) Halban und Infeld: Arb. a. d. neurol. Inst. d. Wiener Univ. Bd. 9, S. 329, 1902.
[3]) Marie und Guillain: Nouvelle Iconographie de la Salpêtrière 1903, S. 78.
[4]) v. Oordt: Dtsch. Zeitschr. f. Nervenheilk. 1900, Nr. 18.
[5]) Ceni: Riv. sperim. di freniatr., arch. ital. per le malatt. nerv. e ment. Bd. 27, S. 126. 1898.
[6]) Tilanus, C. B.: Nederlandsch tijdschr. v. geneesk. 1912, I, Nr. 6.
[7]) Baumann, E. D.: De heilige ziekte, S. 171. Rotterdam 1923.
[8]) Volland: Zeitschr. f. Psychiatrie u. Nervenkrankh. Bd. 63, S. 735. 1906.
[9]) Thomson, J.: Brit. med. journ. 1921, S. 679.

erst 1897 vom Verfasser[1]) auf Grund von Tierversuchen durch die wiederholte Wiederherstellung der stark verlangsamten Leitung erklärt wurde), es sei denn, daß die Leitung gänzlich unterbrochen zu werden droht und der autonome Ventrikelrhythmus noch nicht an deren Stelle getreten ist. Bei einer jungen Frau konnten wir feststellen, daß Bewußtlosigkeit mit Krämpfen jedesmal eintrat, sobald beim schon verlangsamten Puls zwei oder drei Contractionen ausfielen. — Huchard sah das Syndrom auch bei Arteriosklerose des Marks. Belski war der Meinung, daß auch Extrasystolen dieselbe Wirkung haben können, während Rosenthal[2]) bei seinen Versuchstieren nach eine langen Diastole (durch Herzgifte) schon epileptische Krämpfe auftreten sah. Carducelli verursachte Anfälle durch Druck auf den Vagus, eine Wirkung, die durch Atropin aufgehoben wurde. Es ist über jeden Zweifel erhaben, daß das plötzliche Aufhören des Blutumlaufes im Gehirn die unmittelbare Ursache dieser Krämpfe ist. Gowers glaubt, das Ausfallen eines Herzschlages müsse auf das Gehirn wirken wie ein Schlag auf den Kopf. Doch auch die ungenügende Sauerstoffernährung wird diese Wirkung ergeben können (vgl. S. 242). A. E. Russell sah nach einem längeren Herzkammerintervall einen großen Anfall und nach einem kürzeren „petit mal" auftreten.

Die Veranlagung zu diesem Syndrom scheint familiär sein zu können. Wir sahen einen Schiffer aus Egmond am Meer von 57 Jahren mit kurzen Bewußtseinsstörungen und geringen Krämpfen. Dessen Bruder und ein jüngerer Neffe leiden nach einem Bericht des Dr. Schipper am selben Übel. — In der Familie soll keine Epilepsie herrschen, doch in diesem entlegenen Dorfe viel Inzucht und Degeneration vorhanden sein.

X. Differentialdiagnose der gewöhnlichen Epilepsie.

Frühes Auftreten von funktionellen Erscheinungen neben den epileptischen objektiven Symptomen in den Perioden zwischen den Anfällen. Kennzeichen der Jacksonschen hysterischen und Menière-Anfälle.

Während die Diagnose der echten Epilepsie, wenn sie längere Zeit bestanden hat, die interparoxysmalen Erscheinungen vorhanden sind und die ganze Persönlichkeit schon die Merkmale trägt, nur geringe Schwierigkeiten darbietet, können die Schwierigkeiten im Anfang, wenn nur wenig Anfälle aufgetreten sind, tatsächlich sehr groß sein. Doch hängt für die Zukunft dieser meistens jugendlichen Personen allzu viel von der frühen Diagnose ab. Wie es weiter unten (S. 305) dargelegt wird, muß man es als ein Lebensinteresse für den Patienten ansehen, wenn epileptische Anfälle tatsächlich aufgetreten sind, daß die Zahl der Anfälle soviel wie möglich beschränkt werde. Die Zeit ist also kostbar gerade im Anfang, weil es gerade dann meistens noch ziemlich leicht ist, dem weiteren Fortbestehen der Anfälle ein Halt zu setzen. In dieser Beziehung ist nur eine eingreifende Maßnahme den Umständen gewachsen, wo man die geringste Befürchtung für die Entwicklung einer Epilepsie hat, und zwar eine langdauernde klinische Beobachtung mit Hilfe von eingeübten Pflegerinnen. Dann ist die Erkenntnis der geringfügigen Erscheinungen und

---

[1]) Muskens: Geneesk. bladen 1897, Nr. 4, S. 77.
[2]) Rosenthal: Virchows Arch. f. pathol. Anat. u. Physiol. 1865, S. 601.

auch die möglichst schnelle Behandlung (Anfallprophylaxe) am besten gewährleistet.

Tatsächlich ist in den meisten Fällen eine sorgfältige Krankengeschichte — wenn sie nämlich nach bestimmten Regeln (vgl. S. 288) aufgezeichnet wurde — imstande, zu der Diagnose: „epileptiforme Anfälle" zu gelangen. Die Physiopathologie der Krankheit umfaßt derart typische, sonst nirgends auftretende Verhältnisse, daß nur eine geringe Führung unsererseits genügt, um die Hausgenossen zum Erzählen eines einwandfreien Berichtes, der kaum einen Zweifel zuläßt, zu bringen. Das Kennen und Verstehen der Erscheinungen, die sich oft Jahre vor dem Auftreten von Anfällen bemerkbar machen, gibt also einen wichtigen Vorsprung. Erkennt der Arzt myoklonische Zuckungen im Schlaf oder in den bekannten Vorzugszeiten, waren sie in den Nächten vor den ersten Anfällen heftiger und blieben sie eine kurze Zeit nach dem Anfall aus, dann ist die Diagnose — epileptiforme Erscheinungen — schon wahrscheinlich. Auch die Kompensation mit den Kopfschmerzen, das Verhältnis eventueller Bewußtseinsstörungen zu den Anfällen, das frühere Vorhandensein von Kinderkrämpfen und von Epilepsie in der Familie, all dies sind wichtige Hilfsmittel zur Sicherstellung der Diagnose: echte Epilepsie[1]).

Nur ist hier Umsicht notwendig. Die Beobachtung ist von seiten der Hausgenossen oft äußerst dürftig. Die Patienten selbst haben nicht selten bei Nachtanfällen keine Ahnung dieser Tatsache. Dazu tritt bei den meisten Patienten eine gewisse Verkennung der Entladungen, die durch das Fehlen des Bewußtseins beim Anfall nicht ganz erklärt wird. Zahlreiche erwachsene Personen ziehen uns über ganz andere Symptome zu Rate, wie Herzklopfen, Müdigkeit in den Beinen, Wutausbrüche, Tremor, neurasthenische Beschwerden usw. Nur indem man die Patienten mit ihren verschiedenen funktionellen Klagen darauf systematisch fragt, ob niemals anfallsartige Erscheinungen auftraten, kann man bisweilen verhindern, daß das Hauptsymptom, die Anfälle, übersehen wird.

Wenn schon aus der anamnestischen Untersuchung ersichtlich ist, daß das Bewußtsein während der Anfälle bestimmt nicht vorhanden war, daß Zungenbiß oder irgend eine andere Verwundung beim Niederstürzen oder Blutergüsse in der Conjunctiva aufgetreten waren, wäre dies nur ein einziges Mal richtig festgestellt, dann kann hinsichtlich der Art der Anfälle kein großer Zweifel mehr bestehen. Fehlen aber alle diese Indizien, und dieses ist oft der Fall, wenn nur erst einige Anfälle sich gezeigt haben — dann wird man durch eine genaue Beschreibung der Art, wie die Erscheinungen aufeinander folgen und wie die Krämpfe auftraten, oft zur Klarheit kommen können. Dabei muß man daran denken, daß die Schnelligkeit der Zuckungen ungefähr 12 bis 15 pro Sekunde beträgt und diese also niemals genau durch hysterische Anfälle simuliert werden können.

Auch in der Reihenfolge — erst quasi tonischer Krampf, der sich in schnelle Konvulsionen auflöst und mit immer größer werdenden simultanen Krämpfen

---

[1]) Gowers: (Brit. med. journ. 1909, I, S. 1401) berichtet über ein der Kompensation analoges Verhältnis bei Migräne, wobei ein „error of diet" einige Wochen nach einem Anfall einen neuen Anfall auslöst, eine Abweichung, die einige Tage nach einem Anfall keine Wirkung gehabt hätte.

aller Extremitäten endet, wobei auch die Intervalle größer und größer werden, danach ein Stadium von schnarchender Atmung, von automatischen Bewegungen, von Kopfschmerzen und Bewußtseinstrübung noch einige Stunden später — darin sieht man Umstände, die den Beweis liefern können, daß die medullären Krampfzentren mit einbezogen waren. War ausschließlich eine Körperhälfte betroffen, nachdem erst an einer Extremität oder einer Gesichtshälfte die Krämpfe sich am ehesten gezeigt hatten, und vor allem trat die **Bewußtlosigkeit erst später im Anfall** auf, beim Allgemeinerwerden der Krämpfe, dann sprechen diese Tatsachen sehr für die fokale Natur der Entladung. Denn an diesen Zeichen ist der Übergang von einem lokalen, fokalen, corticalen Krampf auf die allgemeinen Krampfzentren von Pons und Medulla wieder zu erkennen (S. 359). — Dabei muß man im Auge behalten, daß die Versuche und die klinische Erfahrung lehren, daß die Reaktionsart der Krampfzentren auf verschiedene Gifte einer starken Variation unterworfen ist und daß, gerade im Anfang, bevor die Anfälle eine gewisse Form erreicht haben, wenn die Anfälle sozusagen ihre definitive Gestalt noch erlangen müssen, die Form und die Art der Entladungen in weiten Grenzen zu variieren pflegen.

Nach der Feststellung, daß tatsächlich einige epileptische oder epileptiforme Anfälle aufgetreten sind, folgt die Untersuchung über die unmittelbare Ursache der Entladung oder der Entladungen. Dazu ist es erwünscht, daß man den Patienten und die Hausgenossen **so bald wie möglich** nach der Entladung befragen kann. Denn die Diätfehler, die vorangehenden Gemütserregungen, die Prodrome sind an sich zu flüchtig und derart mit den in der betreffenden Umgebung bestehenden Gewohnheiten und Eigentümlichkeiten verflochten, daß diese — obwohl der Widerstand des Organismus gegen die Anfälle, gleich welche die entfernte Ursache davon sei, im Anfang groß ist — nach Verlauf einer gewissen Zeit nicht mehr deutlich zu rekonstruieren sind. Diese Untersuchung über den unmittelbaren Anlaß und die Ursache soll auch deshalb mit besonderer, die Einzelheiten berücksichtigenden Sorgfalt ausgeführt werden, weil bei tatsächlich vorhandener echter Epilepsie eine Kenntnis der Umstände, unter denen die ersten Anfälle auftraten und der natürliche Widerstand des Organismus überwunden wurde, für die Behandlung wichtige Anhaltspunkte zu bieten vermag (vgl. S. 250 unten).

Erst nachher kann man in den anamnestischen Angaben (persönliche Vorgeschichte, Entwicklung der Erscheinungen nacheinander) und im Status praesens die Angaben über die entfernte Ursache sammeln.

Zunächst erhebt sich die Frage, ob irgendein konstitutionelles Leiden, wie Urämie, Diabetes, Syphilis, besteht oder Tumor cerebri oder Schwangerschaft, Alkohol-, Blei- oder eine andere Vergiftung verantwortlich gemacht werden kann, und erst nachdem man diese ausgeschlossen hat, auch im Fall von unvollständigen Krämpfen, wird man, im Zusammenhang mit Lebensalter und Familienvorfahren zur Diagnose der echten Epilepsie, auch wenn nur ein oder zwei Anfälle auftraten, gelangen können.

Gilt das bis jetzt Dargelegte hauptsächlich für die Diagnosenstellung im Anfang der Krankheit, jedenfalls kurz nach dem Auftreten der Anfälle, wenn diese sich während einiger Jahre gezeigt haben, dann können die segmentalen Gefühlsstörungen und deren Wechsel (vgl. S. 215) für die Diagnose ihren Wert haben. Auch die Kopfschmerzen zeigen sich interparoxysmal und prodromal in diesem fortgeschrittenen Stadium noch ziemlich regelmäßig. Für diese Kopfschmerzen ist es kennzeichnend (S. 232), daß sie sich plötzlich, z. B. beim Erwachen, zeigten und stundenlang dauern, hinter und über den Augen gelegen sind und daß keine Arznei, sondern ein Schlaf, und sei er noch so kurz, sie zum Schwinden bringt. Selten kommt regelrechte Migräne beim Patienten selbst vor, doch häufig bei den Eltern (Kowalewski[1])). Auch Rockford, Haig und Lambrani nehmen einen Zusammenhang zwischen diesen Affektionen an.

Flatau hat darauf hingewiesen, daß in therapeutischer Hinsicht irgendeine Relation zwischen Epilepsie und Migräne existieren muß; dieselben Medikamente (Brometa, Luminal) beeinflussen beide Zustände. Bolten[2]) betrachtet den Migräneanfall als einen rudimentären epileptischen. Redlich[3]) bemerkt, daß nicht selten beide Zustände ineinander übergehen, was namentlich auch von Willbrand und Sänger für optische Migräne gesehen wurde, und führt den Fall eines jungen Mädchens, Tochter eines Tabikers, an, bei welchem er, zwar ohne Beweis, die Existenz einer Gefäßveränderung annimmt.

Persönlich bin ich der Meinung, daß der Migräneanfall ebenso wie Petit mal und die ruhigen Geistesstörungen epileptischen Charakters, als atypische Entladungen, verursacht durch gleichartige Toxinen, vielleicht ebenfalls endokrinen Einflüssen unterworfen, anzusprechen sind (Bolten). In gewissem Sinne schließen sich regelrechte Epilepsie und Migräne einander aus, während doch eine Verwandtschaft unverkennbar ist. — Die Strohmayersche Kompensation des epileptischen und des Migräneanfalls sei insoweit nur eine scheinbare (verglichen mit der S. 44, 210 und 269 [Echeverria]), als im Migräneanfall durch die gezwungene Ruhe eine langsame Entgiftung, durch den motorischen Anfall eine akute, zustande komme.

Eine der größten Schwierigkeiten bietet die Ausschaltung von hysterischen oder funktionellen Anfällen. Die Häufigkeit der epilepsie-nachahmenden Hysterie wird jedoch seitens der allgemeinen Praktiker stark überschätzt. Denn viel öfter werden epileptische Patienten für hysterisch gehalten als umgekehrt. Unserer Ansicht nach kann man erst dann bei der Behandlung von Patienten dieser Art in der Frage, ob ein Symptom an sich funktionell oder organisch ist, die nötige Wachsamkeit entfalten, wenn man stets der Tatsache gedenkt, daß man ungefähr bei jedem Epileptiker, wenn man näher zusieht, auch funktionelle oder hysterische Erscheinungen bemerken kann. Man würde noch weiter gehen können und erklären, daß jede epileptische Entladung wohl irgend eine funktionelle Erscheinung mit sich bringt. Überdies sind die Fälle nicht selten, in denen rein funktionelle und rein epileptische Entladungen nebeneinander vorkommen, so daß derjenige, der zu einer Diagnose durch die Beobachtung eines einzigen Anfalls gelangen will, sich ernsten Irrtümern aussetzt. Übrigens ist kein Grund vorhanden, sich über diese Ubiquität von hysterischen Beimischungen zu den Symptomen der Epilepsie zu wundern, wenn man bedenkt, welchen eigentümlichen Sensationen jeder Epileptiker im Beginn der Krankheit periodisch unterworfen ist. Ist es ein Wunder, daß ein intelligenter Epileptiker angesichts der fremden Intoxikations- und Erregbarkeitsprozesse, von denen er sein Nervensystem betroffen fühlt, „zur Flucht in die Neurose" veranlaßt wird? Wir sind also davon überzeugt, daß man

---

[1]) Kowalewski: Arch. internat. de neurol. Bd. 21, S. 364. 1906.
[2]) Bolten: Monatsschr. f. Psychiatrie u. Neurol. Bd. 39, S. 13. 1916.
[3]) Redlich: Wien. klin. Wochenschr. 1926, S. 21. Hier auch gute Literatur der Frage.

nur durch die dauernde Kontrolle, welche Anfälle und welcher Teil der Erscheinungen während der Anfälle als funktionell zu betrachten sind, man sich bei der Behandlung dieser Affektion vor Irrtümern schützen kann.

Obwohl der Rahmen dieser Arbeit uns hindert, auf die Beschreibung der Formen, die hysterische Anfälle anzunehmen pflegen, näher einzugehen, muß doch darauf aufmerksam gemacht werden, daß man in dieser Beziehung in verschiedenen Ländern und Rassen deutliche Unterschiede bemerken kann. Während die grotesken Extreme eines „arc de cercle", des Clownismus und Labioglossopharyngealparalysis in Frankreich, wie es scheint, nicht selten, niemals von uns in London (National Hospital for Epileptics and Paralytics), Newyork (Bellevue-Hospital) und Holland gesehen wurden, kann man bei Juden mehr psychischen Komplikationen von hysterischer Art begegnen. Vor allem bei Kindern und Männern wird sicher zu wenig an das Vorkommen von hysterischen Anfällen gedacht. Seit Karplus[1], Steffens[2] und andern weiß man, daß Pupillenabweichungen nicht absolut in der Diagnose Epilepsie-Hysterie entscheiden können. Doch das Fehlen des Cornealreflexes dort, wo man zwischen einem atypischen epileptischen und einem hysterischen Anfall zweifelt, wird stark auf Epilepsie deuten.

Obwohl aus dem Ergebnis einer Behandlung im allgemeinen kein Schluß für die Diagnose gezogen werden kann, so darf doch daran erinnert werden, daß im Falle eines Zweifels die folgenden Umstände stark für die hysterische Natur eines Anfalls sprechen: das klare und helle Zusichkommen eines Patienten während eines Anfalls unter Ovarialdruck, die Wirkung von kaltem Wasser oder eines der zahlreichen, jedem Nervenarzt eignen Mittel für die Behandlung der funktionellen Zustände. Dagegen wird es nichts besagen, wenn diese Wirkung in der Periode nach dem Anfall erzielt wird, gerade weil das Stadium der Automatismen nach Gowers so oft hysterisch gefärbt ist oder selbst ein hysterischer Anfall sich sofort einem epileptischen anschließen kann. Nach Binswanger kommen die Mischformen Hysterie-Epilepsie auf entartetem Boden viel häufiger vor. — Die Tatsache, daß eine Aufregung den Anfall veranlaßte, wird sehr geringes Gewicht besitzen, da wir wissen, daß gerade im labilen Zustand im Anfang der Epilepsie eine Gemütsbewegung nur allzu oft als Agent provocateur dient.

Wird man ein erstes Mal zu einem Patienten, der nach einem Anfall bewußtlos ist, gerufen, dann ist es in der Regel wohl unmöglich, mehr als eine Wahrscheinlichkeitsdiagnose zu erreichen. Handelt es sich um ein post-apoplektisches Coma, dann wird in der Regel die Einseitigkeit der Erscheinungen, evtl. auch die niedrige Temperatur für die Diagnose sprechen, und ein epileptischer Anfall bei Dementia paralytica oder Tumor wird alsbald meistens erkannt werden.

Seit Monakow, Nonne u. a. auf die Häufigkeit der einseitigen Anfälle und sogar der fokalen Anfälle bei echter Epilepsie hingewiesen haben (vgl. S. 126), ist es empfehlenswert, erst nach längerer Beobachtung und nach einem Versuch den Fall mit Anfallsprophylaxie usw. zu behandeln, dazu über-

---

[1] Karplus, P.: Jahrb. d. Psychiatrie u. Neurol. Bd. 17, H. 1 u. 2. 1901.
[2] Steffens: Arch. f. Psychiatrie u. Nervenkrankh. Bd. 33, S. 892. 1900.

zugehen, einen örtlichen Prozeß in cerebro anzunehmen; in jenen Fällen nämlich, in denen weder Progression in den Erscheinungen, noch Papillenabweichungen die Diagnose von Anfang an in diese Richtung drängen.

Bei Synkope ist der Puls nicht fühlbar, während der Blutdruck während des epileptischen Anfalls keineswegs abgenommen hat. Übrigens wird ab und zu Übergang von Synkope in „Petit mal" beobachtet (S. 220). Auf eine Verwandtschaft zwischen beiden Formen von Bewußtseinsverlust weist möglicherweise auch der Umstand, daß eine und dieselbe körperliche Empfindung, das Anprobieren von Kleidern, bei nicht wenigen Personen Synkope auslöst, während in einem unserer Fälle ein erster Anfall sich daran anschloß.

Auf die Diagnose der „psychischen Epilepsie" kommen wir weiter unten zurück (S. 277).

Reine Jackson-Krämpfe sind, wie schon wiederholt bemerkt, durch den späten Bewußtseinsverlust gekennzeichnet, wenn es soweit kommt; wenn nicht, dadurch, daß in der Regel der Anfall mit klonischen Krämpfen einsetzt. Bei jahrelangem Bestehen ist aber auch dieses Symptom nicht sicher (vgl. S. 339, Fall). Wiederholt wurde auch darauf hingewiesen, daß einseitige und sogar auf das Gesicht oder eine Extremität beschränkte Krämpfe keineswegs genuine Epilepsie ausschließen.

Relativ häufig sind die Fälle von Tumor cerebri mit allgemeinen Krämpfen, in denen die Diagnose erst später an den Augenabweichungen und Lähmungen deutlich wird (vgl. S. 364).

Die Menière-Anfälle unterscheiden sich dadurch von den epileptischen, daß der Bewußtseinsverlust nicht auftritt oder unvollständig ist, und niemals ein Automatismus oder Psychismus nachher wahrgenommen wird und auch durch das Fehlen jedes interparoxysmalen Symptoms — abgesehen von den Ohrabweichungen. Es gibt aber Fälle, in denen die Symptome beider Affektionen derart ineinanderfließen, daß es schwierig ist, den Gedanken an einen gemeinsamen organischen Sitz zu unterdrücken. Wenn wir dazu noch in Rechnung ziehen, daß Gowers mehrere Patienten beschreibt, bei denen in verschiedenen Lebensperioden aurale Vertigo und Epilepsie abwechselten, erhebt sich die Frage, ob die Nachbarschaft der vestibulären Zentren und der medullaren Krampfzentren, beide im verlängerten Mark, in diesem Zusammenhang eine Rolle spielt.

Hinsichtlich der Lebensversicherung können nur die individuellen Besonderheiten, nach Studium des Falles, entscheiden. Die Frage, ob das Kind eines Anfallkranken angenommen werden kann, ist deshalb weniger wichtig als gedacht wird, weil man sich in der Regel nicht vor dem 21. Jahr versichern läßt und in diesem Lebensalter nur noch $^1/_{50}$ des Risikos hat, Epilepsie zu bekommen.

XI. Die Bewußtseinsstörungen und die Psychismen.

§ 1. **Atypische Entladungen oder damit gleichzustellende Erscheinungen. Bewußtseinsstörungen und Übergang in psychische Äquivalente.**

Die bisherigen Betrachtungen haben uns gezeigt, daß in Übereinstimmung mit der vergleichenden Pathologie der myoklonischen Erscheinungen und mit der Pharmakodynamie der Krampfgifte den myoklonischen Reflexzuckungen und Reflexnachwirkungen ein gewisser entladender Einfluß zuerkannt werden muß. Dabei traten Unterschiede in diesem Sinne auf, daß z. B. bei Katzen nicht selten Serien von Reflexzuckungen mit wenig oder keinem Bewußtseinsverlust den Organismus zur Entladung zu bringen vermögen; während dagegen dasselbe elementare Krampfgift (Campher) beim Menschen nicht selten einen gewaltigen Bewegungsdrang, vorübergehendes maniakales Benehmen hervorrufen kann (Purkinjes Selbstversuch, S. 11) mit Amnesie, während in den meisten Fällen (Wertheim Salomonsons Patienten) die Monobrom-Verbindung von Campher heftige vollständige epileptische Anfälle auslöste. Diese Anfälle unterscheiden sich wieder von denjenigen der Katzen, indem vom wichtigen Übergangsstadium von Reflexerhöhung, das bei den Katzen so ausgesprochen war, beim Menschen wenig oder gar nichts erwähnt wird.

Also stellt die Klinik der menschlichen Epilepsie uns vor Erscheinungen, bei denen das motorische, jedenfalls das konvulsive Element ganz in den Hintergrund tritt, währenddem das ganze Bild durch eine kürzer oder länger dauernde psychische Abweichung beherrscht wird.

Hierbei erinnere man sich, daß es schon bei den Katzen Exemplare gab, die keine Neigung zeigten, mit Anfällen auf die Bromcampherintoxikation zu reagieren, doch wohl einige Tage krank und stumpfsinnig waren und sich auch in ihrem Betragen abweichend verhielten. Eigentlicher Bewußtseinsverlust (petit mal) ist, soweit uns bekannt, bei Tieren noch nicht erwähnt worden. Zwar kann man bei erschöpften Versuchstieren (Katzen) Hemmungsanfälle zu sehen bekommen, Pupillenerweiterung, Verstumpfung, Enuresis, doch ohne Krämpfe (vgl. S. 58 und 248). Anderseits möchten wir daran erinnern, daß die Tiere im Stadium der automatischen Bewegungen richtig durch Halluzinationen geplagt wurden, insofern man dies aus den beobachteten Angstaffekten beurteilen kann.

Gerade infolge ihrer Vielgestaltigkeit ist es schwer, eine Umschreibung dieser rudimentären Anfälle zu geben. Als die häufigste Erscheinung muß der vollständige oder partielle Bewußtseinsverlust erwähnt werden. Nicht selten wird während des Bewußtseinsverlustes die Handlung, mit der man beschäftigt ist, fortgesetzt. Wir sahen Patienten, die auf dem Fahrrad sitzen blieben, auf dem Klavier weiter spielten und sogar einen Friseur, der fortfuhr zu rasieren!!

Dann folgen nach ihrer Frequenz unter den Erscheinungen während des Bewußtseinsverlustes Farbenwechsel und Pupillenerweiterung. Seltener sind schon Salivation, Enuresis, Niederstürzen. Will man den Bewußtseinsverlust als einen abortiven Anfall ansehen, dann könnte man sagen, daß durch den Ausfall des konvulsiven Stadiums nur der automatische Teil auftritt.

In vielen Fällen von Bewußtseinsverlust sind in der Tat automatische Bewegungen, wie Kauen, Schmatzen, Murren, Pflücken, Entkleidung, Wiederholung von Stereotypien, die Hauptsache. Streng genommen fehlt selten die eine oder die andere Bewegung, konvulsiv oder nicht, auch bei „petit mal" oder bei dem epileptischen Schwindel (vgl. S. 211).

Andere atypische Anfälle, außer Bewußtseinsverlust, spielen eine geringe Rolle. Wir können hier die seltenen Anfälle unterbringen, in denen nur tonischer Krampf auftritt (P. Clark[1]), an welchen sich nur unter besonderen Umständen die klonischen Krämpfe anschließen.

A. K.-G. Nr. 44. X., Tochter eines Schiffers. 23 J. Hatte seit ihrer frühen Jugend Kopfschmerzen. Sturz ins Wasser im 10. Jahr. In der 2. Schwangerschaft bekam sie Anfälle, die sie nicht mehr verlor. In den ersten 2 Jahren waren es einfache Starrkrämpfe mit Bewußtseinsverlust. War sie übermüdet, dann fügten klonische Krämpfe sich dazu. — Ihre 2 jüngsten Kinder hatten Gelegenheitskrämpfe.

In andern Fällen besteht der Anfall aus einem langwierigen Bewußtseinsverlust, während am Schluß Krämpfe hinzutreten.

Meistens trifft man diese atypischen Anfälle während einer Entwicklungsperiode der Krankheit, die sich noch nicht zu bestimmten Entladungsformen herauskrystallisiert hat.

A. K.-G. Nr. 45. V., 13 J., war immer zurückgeblieben. Nach Überermüdung im 10. Jahre traten dreimal Anfälle von ausgedehntem Bewußtseinsverlust ohne Zuckungen auf. Dann, nachdem er sich wieder ausgemüdet hatte und überdies einen großen Schreck bekommen hatte, schlossen sich tonische und klonische Krämpfe an.

A. K.-G. Nr. 46. L., 42 J. Vor 10 Jahren begann L. an Migräneanfällen zu leiden, durchschnittlich einmal in der Woche. Vor 5 Jahren zeigten sich dabei myoklonische Zuckungen. Vor 2 Jahren Stimmungsänderungen. Nach einiger Zeit verlor er das Bewußtsein, und erst nach einigen Minuten zeigten sich Zuckungen. Kürzlich entwickelten sich Bewußtseinsstörungen, die in Perioden von einigen Tagen in großer Menge auftraten und in späterer Zeit das ganze Krankheitsbild beherrschten. Unter Behandlung wurde er sie los, doch nach einer psychischen Erregung kamen sie wieder zum Vorschein.

In diesen atypischen Anfällen, die, soweit unsere Feststellungen reichen, nur während einer Phase der Krankheit vorkommen, glauben wir „Formes frustes" der vollständigen myoklonischen Anfälle sehen zu dürfen, abortive Phänomene, die dort entstehen, wo der bei jedem Individuum präformierte Mechanismus auf ungewöhnliche, unvollständige Weise auf übrigens adäquate Reize reagiert[2]).

Fragen wir uns jetzt, ob bei den bei weitem meist vorkommenden atypischen Entladungen (die epileptische Betäubung des „petit mal") andere Attribute der regelmäßigen Anfälle als deutliche Prodrome vorkommen, dann zeigt es sich bei genauer Beobachtung, daß diese Vorzeichen bei diesen Bewußtseinsstörungen doch nicht ganz zu fehlen schienen. Diese haben, vielleicht öfter als bei den heftigen Anfällen, den Charakter einer psychischen Depression (Janet, Wiersma), wie Entpersönlichung und falsches Gedächtnis. Eine Definition wie: ein epileptischer Bewußtseinsverlust ist ein isoliertes automatisches Stadium, gilt gewiß nicht für die zahlreichen Fälle, in denen der Bewußtseinsverlust nichts anderes ist als die Aura, wie sie den heftigen Anfällen dieser Patienten vorangeht. Herpin stellte sogar dieses Verhältnis als Regel auf. Er sagt nämlich, daß bei den so häufigen Anfällen von kombinierten „grand" und „petit mal" der geringe Anfall stets die Aura des heftigen ist, was von Gowers mit Recht geleugnet wird (vgl. S. 218). Gerade bei den geringen Erscheinungen der Epileptiker herrscht eine größere Variabilität; oft lehrt

---

[1]) Clark, P.: Americ. journ. of Insanity, Bd. 55, S. 583. 1898—1899. Mit Recht bemerkt Knapp (Monatsschr. f. Psychiatrie u. Neurol. 1919, H. 1, S. 47), daß in ähnlichen Fällen eine striatale Verletzung sorgfältig ausgeschlossen werden muß.

[2]) Vgl. Marchand, L.: Rev. de psychiatrie 1910, S. 133.

die Analyse und die Beobachtung das Bestehen mehrerer Formen von Bewußtseinsverlust beim gleichen Patienten kennen.

Die Bewußtseinsstörungen sind oft schwer zu beobachten, wenn die Patienten selbst sie nicht bemerken. In ihren leichtesten Formen besteht es nicht anders als in einem plötzlich etwas langsameren Laufen, etwas langsameren Sprechen, im starren Blicken in die Ferne und ähnlichem. Wir haben das Kind einer diplomierten Pflegerin behandelt, die nicht bemerkte, daß ihre Tochter damals 100 Bewußtseinsstörungen pro Tag hatte.

Den erwähnten automatischen Bewegungen schließen sich einerseits psychotische Elemente an, Angst, Halluzination, Bewegungsdrang (psychische Äquivalente), wie man es auch beobachtet im Anschluß an die automatischen Bewegungen nach einem großen Anfall; andersseits auch vegetative Erscheinungen, wie Atembeklemmung (Laryngismus stridulus), Herzklopfen, Urinverlust. In beiden Fällen ist Amnesie eine gewöhnliche Erscheinung und wird auch nicht selten retrograde Amnesie beobachtet.

In manchen Fällen fällt es der Umgebung und auch wohl dem Patienten auf, wie einige tiefe, hörbare, ja röchelnde Atembewegungen die Bewußtseinsstörungen abschließen.

Selten kommt der petit mal als ausschließliche Manifestation der Krankheit vor, nämlich 46 mal (21 M., 35 Fr.) in 2000 Fällen und gerade in diesen Fällen oft wochenlang oder jahrzehntelang hintereinander; in sehr seltenen Fällen, merkwürdigerweise, mit wenig oder keinen bleibenden psychischen Defekten.

§ 2. Psychische Äquivalente.

Traumzustände, Verwirrung, Stupor und Manie. In Traumzustand begangene Verbrechen.

Von psychischen Äquivalenten spricht man, wenn die Bewußtseinsstörung von längerer Dauer ist. Die automatischen Bewegungen werden mehr durchgesetzt; der Patient kleidet sich ganz aus, kommt zum Exhibitionismus, will mit bestimmten Personen kämpfen. Der in gewöhnlichen Zeiten vom Patienten gezeigte Charakter kommt in diesen abnormen Handlungen oft zum Ausdruck, und es ist klar, daß, wenn es zu verbrecherischen Handlungen kommt, die Beurteilung des Verantwortlichkeitsgrades äußerst schwierig sein kann.

Sehr lehrreich ist in dieser Beziehung Binswangers Patientin, eine Putzmacherin, die, schon im Traumzustand — welcher aber von ihren Kameraden nicht bemerkt wurde —, auf ganz normale Art Abschied nahm. Aus einem Schaufenster nahm sie einen Regenschirm mit, den sie sich in normalem Zustand gewünscht (und dies geäußert) hatte. Zu Hause wieder zu sich gekommen, konnte sie den Besitz des Regenschirmes nicht erklären. Mit großer Mühe gelang es, den Richter davon zu überzeugen, daß es sich um eine in pathologischem Zustand begangene Tat handelte.

Weil in den Traumzuständen oder langdauernden Bewußtseinsstörungen das echte epileptische Kennzeichen, nämlich die stereotype Wiederholung derselben Erscheinungen, nicht fehlt und dieselbe Assoziation also, z. B. in Kriminalfällen Kleptomanie, Brandstiftung, immer wiederkommt, kann sehr leicht der Gedanke an eine sog. doppelte Persönlichkeit entstehen. Wie es übrigens auch eine gewöhnliche Erfahrung unter den Studenten ist, daß bestimmte Individuen in einem frühen Stadium der Trunkenheit immer mit denselben Personen streiten wollen, durch die gleichen Beweisgründe gerührt werden usw., m. a. W. lästige bizarre Neigungen, die, jedesmal wenn eine Vergiftung wiederkehrt, im selben Stadium zutage treten.

Unsoziales Handeln kommt ziemlich selten, obwohl viel öfter als der Jurist es vermutet, vor. Vielmehr sieht man unschädliche Traum- oder Trance-Zustände auftreten, mit gewöhnlichen organischen Prodromen, in denen der Patient weite Pupillen hat, Tremor zeigt, an Kopfschmerzen leidet, appetitlos, vollständig analgetisch ist und auch psychisch sich in einer gewissen leichten Betäubung befindet. Er fällt in einen Zustand, in dem er sich „unwesentlich" fühlt (Depersonalisation), mit Angst und mit dem unbestimmten Vorgefühl, als ob etwas geschehen wird, einen Zustand, in dem höchst verwickelte Handlungen korrekt ausgeführt werden. In diesen Trancezuständen wird häufig Poriomanie oder Wandertrieb wahrgenommen, eine unwiderstehliche Neigung zum Wandern, die jedenfalls psychogen ist und prinzipiell von jener anderen zu scheiden ist, die zum Geradeaus- oder Im-Zirkel-Laufen und Um-die-Körperachse-Rollen drängt, eine im Anfang von epileptischen Anfällen wahrgenommene Zwangsbewegung, die von bestimmten organischen Gehirnänderungen abhängig ist (vermutlich in den paläostriatalen Zentren (S. 221), vgl. auch Förster[1]) darüber). — Vor allem bei epileptischen Kindern nach dem Zigarettenrauchen haben wir verirrtes Umhergehen wahrgenommen, wobei die Polizei die Patienten aus den unwahrscheinlichsten Stadtvierteln zurückbrachte.

Eine andere Form von Übergang zum unsozialen Handeln ist, was Falret[2]) den „petit mal intellectuel" nennt. Der Patient fühlt sich anders, sieht sich gezwungen, allerhand ungewöhnliche Dinge zu tun (S. 348 unten), etwas zu zerschlagen; nach einer derartigen Tat fühlt er sich oft erleichtert und kommt dann wieder zu sich. Bei einem seiner Patienten, sowie auch in mehreren Fällen Samts, zeigte sich dieser Zustand dauernd, bis die gewöhnlichen motorischen Anfälle wieder auftraten. In diesen Fällen also trat der abnorme Geisteszustand vikarierend anstatt der epileptischen Ladungs- (und Entladungs)-Erscheinungen. Die „Äquivalenz" der Psychose und der motorischen epileptischen Symptome ist hier wohl besonders augenfällig. — Bei andern Patienten treten Vergiftungsideen auf, immer dieselben, die übrigens auf einer durch eine organische Affektion verursachten Geschmackshalluzination beruhen können. Dies war der Fall mit einer unserer Patientinnen, die post mortem einen Tumor in der grauen Substanz, im Ausstrahlungsgebiet des hintern Teiles des Balkens gelegen, zeigte. Nach Hughlings Jackson wird die Geschmacks- und Geruchshalluzination als Aura besonders bei Tumoren des Temporallappens wahrgenommen. — In andern Fällen wieder kommt es zum Somnambulismus, wie man das auch bei Alkoholvergiftung und bei Hysterie findet. Als höchste Grade der psychischen Äquivalente erkennt man:

1. den epileptischen Verwirrungszustand, den man als eine verlängerte Periode der leichten Verwirrung, die man bei jedem Epileptiker zwischen dem

---

[1]) Förster: Allg. Zeitschr. f. Psychol. u. Neurol. 1921.
[2]) Falret: Etat mental des épileptiques. Arch. genérales de médecine 1860, S. 66.

bewußtlosen und dem bewußten Zustande beobachtet, ansehen kann. Binswanger glaubt, daß die Ungebundenheit der Assoziationen, die auch unsere Nachtträume kennzeichnet, ebenfalls die Grundlage dieser Zustände ist. Diese Ungebundenheit der Assoziationen würde in der Tat erklären, warum der Nachttraum und auch das im Trancezustand Geschehene so bald vergessen wird.

2. den epileptischen Stupor, der eine längere Zeit dauern kann und vor allem den gefürchteten

3. epileptischen, maniakalen Zustand, indem es u. a. zu widerlichen Mordhandlungen kommen kann.

Im Gegensatz zu der gewöhnlichen Manie, die sich allmählich entwickelt und länger dauern kann, entsteht der epileptische furibunde Anfall beim Patienten, der sich zuvor in einem Traumzustand befindet oder während einigen Tagen Kopfschmerzen oder einen leuchtenden Blick oder ein anderes Prodrom gezeigt hat, scheinbar jählings, dauert nur kurze Zeit und endet öfters plötzlich unter Einfluß irgendeiner Gemütserregung oder eines plötzlichen Ereignisses. Wahrscheinlich trägt der Nebel in allen Fällen mehr oder weniger einen fluktuierenden Charakter. Es wurde z. B. zeitweilig gehoben im Falle des Patienten, beschrieben als Nr. 7, S. 347.

Dieser Kranke hatte, nachdem er 14 Tage im epileptischen Nebelzustand hin und her gereist war, plötzlich spät abends sein Haus gefunden. Er gab an, schwindlig zu sein und Kopfschmerzen zu haben. Seine Frau hatte in ihrer Fürsorge Beefsteak vorrätig, weil der Mann gewöhnlich, wenn er zu Hause eintraf, unglaublich hungrig war und etwas „Herzliches" wünschte. Währendem er das Beefsteak aß, sagte er: „Das ist nicht nett. Du sagst, es sei Beefsteak, und es ist Fisch. Eigentlich kann ich nichts Besseres tun, als dich mit diesem Messer tot stechen, und mich selbst nachher." Als er tatsächlich das Messer nahm (der erste Angriff seit 20jähriger Ehe, mit wöchentlichen epileptischen Erscheinungen!), schrie die Frau ihn an. In diesem Moment sah sie seine Gesichtszüge ihre Spannung verlieren und ruhig werden. Er sagte: „Ich bin nicht wohl, vergib mir doch" und beendete unter fortwährendem allgemeinem Tremor sein Mahl. Wie gewöhnlich war er nach zwei Tage Schlaf ganz wohl.

Auch sind hier die Handlungen heftiger, z. B. mit dem Kopf gegen die Mauer laufen, während in anderen Manien niemals wie hier eine systematische Folge von Halluzinationen beobachtet wird. Die stereotype Erzählung vom Mörder, den man einige Stunden nach der Tat mit blutigen Händen eine Zigarette rauchend findet und der behauptet, nicht zu wissen, wie er in diesen Zustand geriet, beruht wohl immer auf Epilepsie. Le Grand du Saulle und Féré weisen darauf hin, daß diese Täter, selbst davon überzeugt, das Verbrechen begangen zu haben, nicht selten Gründe suchen und solche in den vermeinten feindlichen Handlungen ihres Opfers, die schon in einer normalen Periode beim Patienten Wut erregten, finden und also unwillkürlich die forensische Beurteilung ihres Falles noch viel schwerer machen. Dem furibunden Anfall geht ein epileptischer Anfall oder eine Anfallsserie voraus oder folgt ihr nach, doch kommt er auch, wie Falret schon bemerkt, im Intervall zwischen den Anfällen vor.

Kennzeichnend für die epileptische Manie ist die Tatsache, daß trotz der gewaltigen Erregung der entscheidende Schlag mit großer Überlegung zugefügt wird und ähnliches; so wußte z. B. Férés Patient, während er in einer Zelle wiederholt mit einem Schwung sich den Schädel an der Mauer zu zerschmettern suchte, zwischen diesen Aufwallungen jeden der Anwesenden auf eine ihm passende Art auszuschimpfen.

In den epileptischen Morden ist überdies etwas unproportioniert; die Leiche zeigt nicht nur die tödliche Wunde, sondern ist überdies zerfetzt; die Vase ist nicht nur zerbrochen, sondern die Scherben sind in Stücke zertreten. Die monstruösen Verbrechen, die von Zeit zu Zeit die internationalen Zeitungsleser erschrecken (u. a. Schießereien in einer Kaserne) beruhen wohl immer auf solchen Vernichtungsimpulsen des epileptischen Traumzustandes. Zuccarellis Patient hatte sein Opfer nicht nur ermordet, sondern mit Nägeln und Zähnen die Brüste zerrissen, während durch eine große Öffnung im Abdomen die Gedärme herausquollen. Der Patient aß ruhig dabei.

Das Studium der in der Literatur beschriebenen Fälle zeigt, daß je sorgfältiger die klinische Beobachtung war, um so weniger epileptische Symptome vermißt wurden, auch während dieser Zustände (vgl. Raecke[1]): myoklonische Zuckungen, Tremoren, vasomotorische und sekretorische Störungen usw. Mit Recht erachtet Samt das Wort „Epilepsia larvata" für diese Zustände unglücklich gewählt.

Diese akuten Psychosen gehen, wie die alkoholischen, mit belegter Zunge einher, und es gehen ihnen wohl immer verschiedene Prodrome voraus, die dem geübten Beobachter auffallen. Keine oder nur wenig Erinnerung bewahrt der Patient vom Zustand selbst.

Auch Zorn- und Angstaffekte mit schmerzlichen Halluzinationen kommen regelmäßig bei epileptischer Manie vor.

Für alle die besprochenen Formen von psychischen Abweichungen, vom einfachen „petit mal" bis zu den Stupor- und Maniezuständen, ist die schon den römischen Ärzten (Caelius) bekannte Amnesie kennzeichnend, die aber keineswegs vollständig zu sein braucht. Erstreckt die Amnesie sich auch auf den Zeitabschnitt, die der Psychose oder dem einleitenden epileptischen Anfall voranging, dann wird sie retrograde Amnesie genannt. Man kann, wenn man will, hierbei eine echte und eine unechte retrograde Amnesie unterscheiden. Sie ist unecht, wenn dem Anfall eine deutliche präepileptische Psychose voranging, und echt, wenn dies nicht der Fall war[2]). Aus dieser Beschreibung folgt übrigens, daß diese Zustände allmählich ineinander übergehen, vom Stimmungswechsel, wie er schon im Anfang der Krankheit, wenn von Psychose noch nicht die Rede ist, so äußerst häufig vorkommt, bis zur heftigen Manie. Bei intelligenten Patienten, die einer nicht durch Psychismen komplizierten Epilepsie unterworfen sind, haben wir oft genau auf die Minute durch Nachfragen die Zeit bestimmen können, über welche die Amnesie sich erstreckte.

Während bei Patienten ohne Geistesstörung im Anfang des Bestehens der Epilepsie die retrograde Amnesie nicht weiter reicht als einige Minuten vor dem Anfall, kann diese Periode in andern Fällen — vor allem wenn postepileptische Psychosen sich den Anfällen anschlossen — Monate, nach einigen

---

[1]) Raecke: Die transitorischen Bewußtseinsstörungen der Epileptiker. Halle a. S. 1903.
[2]) Maxwell: Thèse de Bordeaux, 1903.

Autoren sogar $1^1/_2$ Jahre[1]) betragen. Alzheimer weist darauf hin, daß auch nach normalem Schlaf in gewissem Sinne retrograde Amnesie besteht; auf Reisen weiß man, beim Erwachen, nicht sofort, wo man sich befindet.

Samt hat in seinem vertrefflichen Studium über epileptische Psychosen auf zwei Formen des partiellen Erinnerungsdefekts Nachdruck gelegt. In einem Falle besteht Amnesie ausschließlich für die Delirien; im andern Falle betrifft die Amnesie nur die indifferenten Nebenzustände.

Hinsichtlich des Mechanismus, infolge dessen in traumatischer Epilepsie, sowie wahrscheinlich auch in genuiner Epilepsie, der epileptische Dämmerzustand entsteht, vgl. unten § 3 und S. 271.

§ 3. Nosologische und forensische Bedeutung des Bewußtseinsverlustes und der Äquivalente.

Das Studium des Bewußtseinsverlustes und vor allem der psychischen Äquivalente ist auf große Schwierigkeiten gestoßen, weil das diesen Zuständen und den epileptischen Anfällen gemeinsame Element, der Verlust oder die Änderung des Bewußtseins, ein so wenig oder vielmehr überhaupt kein dem objektiven Studium zugängliches Symptom ist. Man kann eigentlich niemals sagen, das Bewußtsein ist vorhanden, partiell oder nicht vorhanden[2]). Man kann feststellen, daß von einer bestimmten Periode keine Erinnerung mehr da ist. Mit Recht sagt Féré, daß, obwohl man unter einem Impuls handelt, die begangene Tat darum nicht unbewußt begangen zu sein braucht. Eine in epileptischer Trance begangene Tat muß auf dieselbe Weise beurteilt werden wie eine Handlung, die unterm Einfluß eines Affektes zustande kam. Die unter solchen Umständen begangenen Handlungen eines Individuums werden immer mit dem Charakter in Zusammenhang bleiben, wie das in gewöhnlichen Zeiten geschieht. Hughlings Jacksons Erklärung der wichtigsten (der postepileptischen) Bewußtseinsstörungen: durch den Anfall seien die höchsten (?) Zentren ausgeschaltet und werden die niederen frei, ist weniger eine Erklärung als eine Umschreibung. Dies führt uns auf die viel besprochene Frage, ob alle diese Psychosen nicht ausschließlich nach einem oft unbemerkten gewöhnlichen epileptischen Anfall zustande kommen? Ganz zweifellos kann man einen nicht wahrgenommenen Anfall vermuten, wie z. B. wenn der Patient, nach einem in Trance verübten Verbrechen, mit einer röchelnden Atmung gefunden wird und mit Amnesie erwacht. Dagegen ist die Beweisführung eine viel schwerere dort, wo zwischen dem epileptischen Anfall und der Psychose einige Stunden oder Tage verlaufen sind. Doch scheint uns, daß dieser Frage nur eine akademische Bedeutung zukommt.

Erstens kommen nicht selten Fälle vor, in denen eine kurze Psychose als Prodrom eines Anfalles einige Stunden vorher wahrgenommen wird, z. B.:

A. K.-G. Nr. 46. M. S., 25 J., Dienstmagd. Kopfschmerzen seit 7 Jahren; Zuckungen seit 6 Jahren; Atembeklemmungen seit 4 Jahren; Reizungen und dumpfes Gefühl in der

---

[1]) Alzheimer: Allg. Zeitschr. f. Psychiatrie u. psych.-gerichtl. Med. Bd. 53, S. 483. 1907.
[2]) Die quantitative Analyse der Bewußtseinsstörungen bei normalen und epileptischen Menschen, von Wiersma (Folia Neurobiologica 1910 und Journ. of mental science, 1923) scheint hier neue Wege eröffnen zu können.

l. Körperhälfte seit 3 Jahren; heftige Anfälle seit 6 Monaten. Nach dem Anfall einige Wochen lang keine Beklemmungen mehr usw. — Keine Kinderkrämpfe. Sie lernte schlecht. In ihrem 6. Jahr stürzte sie aus einem Karussell mit dem Kopf gegen einen Baum; am folgenden Tage einige Stunden verwirrt. 4 Tage vor der ersten Periode viel Zuckungen. Nach der Entwicklung verschiedener Symptome (s. o.) halluzinierte die Patientin eines Abends stundenlang, blieb in der Erwartung, daß „etwas geschehen mußte", ohne daß irgend eine andere Erscheinung voranging. Sie „hörte" schließlich, als sie zu Bett gegangen war, „einen Mann zu sich kommen", suchte eilig Schutz bei der Hausfrau und fiel nach kurzer Zeit in den ersten schweren Anfall. — In der Familie keine Epilepsie. — 1907 in Behandlung gekommen, lernt sie Maßregeln der Hygiene und Anfallprophylaxe; es werden Valeriantropfen verschrieben. Sie heiratete, unserer Beratung entgegen, und blieb 16 Jahre anfallsfrei, außer in einer Zwillings-Schwangerschaft, in der sie verschiedene Anfälle hatte, nicht aber in den einfachen Schwangerschaften; sie hatte wohl mal Kopfschmerzen und Zuckungen. Sie kam 1923 mit ihrem 15jährigen Sohn (Stotterer) zurück; dieser hatte bei anstrengender Arbeit einen ersten Anfall gehabt.

Zweitens ist uns aus der klinischen Erfahrung (Alkohol, Absinth, Campher) und aus unsern Versuchen bekannt, daß dasselbe Gift, sowohl infolge von Varianten in dessen chemischer Zusammensetzung als auch infolge des besonderen Zustandes, in dem der Organismus sich befindet (Schwangerschaft, Ernährungszustand), echte Anfälle, aber auch akute vorübergehende Psychismen hervorrufen kann.

Sehr verschieden und vorläufig noch nicht hinsichtlich ihres chemischen Mechanismus untersucht, ist die Wirkung mehrerer Gifte mit Bezug auf den psychischen Zustand und die epileptischen Entladungen. Heimans[1]) Patient, Morphinist, nahm 2 g Morphium pro Tag und später, um sich davon abzugewöhnen, 8 g Cocain pro Tag. Nach der ersten Cocaindose hatte der Patient einen kurzen Wutanfall und später heftige epileptische Anfälle. Ein anderer Fall zeigte bei Cocainvergiftung ausschließlich Cocain-Paranoia. — Kleine Varianten in der chemischen Zusammensetzung ergeben eine große Verschiedenheit in der Wirkung. Morphiumglykolsäure verursacht Verstumpfung, doch die Methyl- und Äthylätherverbindungen sind Krampfgifte (Barnes[2])), nachdem sie heftige akustische myoklonische Reflexe hervorgerufen haben. — Der Einfluß des Camphers auf das psychische Organ des Menschen ist sehr verschieden; bei einigen Individuen treten sofort myoklonische Erscheinungen und Anfälle auf mit schneller Erholung; bei anderen Bewegungsdrang, Halluzinationen, Manie, mit längerem Kranksein. Nach Antipyrin-[3]) und Carbolvergiftung[4]) auch erhöhte Reflexe und Anfälle, mit oft bedeutenden psychischen Nacherscheinungen, die, mit ihrem langen anamnestischen Stadium nach den anoxämischen Anfällen durch Schneelawine (vgl. S. 272 § 6) am deutlichsten sind. Man sieht auch hier das Wechselspiel von prä- und postepileptischen Psychismen. Um es in den von uns angewandten Worten auszudrücken: es gibt bei den Individuen, auch derselben Art, große Unterschiede, nicht nur in der Dose, nach welcher Vergiftungs- (oder Ladungs-) Erscheinungen auftreten (bei Hunden wechselnd von 0,5 bis 15 g Campher), sondern auch im Auftreten der epileptischen Entladungen, die entweder das Kranksein abschließen oder, wenn das Gift nicht zu unschädlichen Produkten[5]) gespalten werden kann, zu Status epilepticus und Exitus führen. Das bei zu niedrigem Blutzuckergehalt gleichzeitige Auftreten von Traumzuständen und Krämpfen mit Amnesie ist wohlbekannt (Snapper). — Es scheint uns, daß diejenigen, die in der Literatur ihre Auffassungen des epileptischen Zustandes als auf einem wesentlich psycho-biologischen Prozeß gründeten, von den älteren deutschen Psychiatern

---

[1]) Heiman: Dtsch. med. Wochenschr. 1889, S. 232 und Tageblatt d. Naturforschergesellschaft 1886.
[2]) Barnes, A.: Schmiedebergs Archiv Bd. 46, S. 69. 1901.
[3]) Tuerck: Berlin. klin. Wochenschr. 1889.
[4]) Bertet, P. und Jolyet: Gaz. méd. de Paris 1872, S. 187.
[5]) Baum: Zentralbl. f. d. med. Wissensch. 1870, S. 467. Campher soll in sauerstofffreie Campho-glykuronsäure und Uramido-campho-glykuronsäure auseinanderfallen.

bis zu Wiersma, Jelgersma und P. Clark[1]), mit diesen vergleichenden toxikologischen Angaben werden Rechnung tragen müssen.

Wenig mehr als ein Wortstreit sind, unserer Ansicht nach, auch solche Hypothesen wie jene Binswangers, wenn er alle präepileptischen Psychosen protrahierte Aura- und die postepileptischen Psychosen „protrahierte Soporzustände" nennt.

§ 4. Verhältnis der Psychismen zu den motorischen Entladungen.

Streng genommen würde man, in Erinnerung an die Bromcampherstudien an Katzen, nur dann von den Äquivalenten reden dürfen, wenn man, wie bei der Katze, kurz nach einem vereinzelten heftigen Anfall das akute Verschwinden einer Anzahl Erscheinungen nachweisen kann. Bei diesen Epileptikern kann man jedoch zu selten diese Verbesserung des Zustandes nach der Entladung, die auch von Wiersma (loc. cit., S. 93) festgestellt wurde, objektiv nachweisen und die psychischen Entladungen — wenn man diese so auffassen will — kommen viel zu unregelmäßig vor, als daß man sie, mit Prodromen und Folgen, sorgfältig untersuchen und ihre Wirkung auf den Organismus mit derjenigen der motorischen Anfälle vergleichen könnte. Es ist a priori keineswegs auszuschließen, daß z. B. ein maniakaler Bewegungsdrang durch seine vielfachen Muskelcontractionen den Organismus entladen kann, ebenso wie ein typischer heftiger Anfall vermutlich durch seine Krämpfe dieses Ergebnis erreicht und wie auch nicht selten die Patienten sich nach einigen Stunden tüchtiger Arbeit in der Luft, bei einem Tanzvergnügen und ähnlichem, erfrischt fühlen. Im Gegenteil, Echeverria[2]) hatte einen Patienten, der, seiner Ansicht nach, unzweifelhaft Hunderten von Anfällen vorbeugte, indem er beim ersten Vorzeichen heftige Bewegung am Trapez machte (vgl. S. 43 Zeile 11, S. 81 unten, S. 184 Zeile 34).

Wenn man die Werke eines eindringlichen Beobachters, wie Morel z. B., daraufhin untersucht[3]), dann findet man tatsächlich wiederholt bei beginnender Epilepsie tagelang dauernde Verwirrung und Manie, die aber niemals mehr den früheren Vehemenzgrad erreichen, nachdem es einmal zu regelmäßigen Entladungen, d. h. zu vollständigen Anfällen gekommen ist. Den Ausbrüchen verwirrter Manie, die selbst Tage dauern können, gehen oft tagelange Perioden der verschiedensten Prodrome voraus: Kongestion, abnormes Wohlbefinden usw.; die Bedingungen werden jedoch günstig, wenigstens vorläufig, sobald die regelmäßigen Anfälle sich entwickelt haben. Diese funktionieren als Sicherheitsventil, denn nachher kommt es wohl niemals mehr zu den höchsten Graden epileptischer Manie.

Nicht selten sind die Fälle, in denen Zeiten mit Zuckungen mit solchen psychischer Depression oder Verwirrung abwechseln. Unverkennbar zeigt sich dann die entladende Wirkung der Zuckungen, wenigstens mit Bezug auf den Geisteszustand.

A. K.-G. Nr. 47. A. V., 25 J. Anfälle seit 24 Jahren; Zuckungen seit 9 Jahren; Bewußtseinsstörungen mit kurzer Amaurose seit 9 Jahren. Dies alles, nachdem die Patientin

---
[1]) Clark, P.: Arch. of neurol. a. psychiatry Bd. 8, S. 317. 1922.
[2]) Echeverria: Epilepsy, S. 258. Newyork 1870.
[3]) Morel: Gaz. hebdomadaire de médecine et de chirurgie 1860. Epilepsie larvée (vgl. S. 11 des Sonderdruckes).

in ihrem ersten Lebensjahr während 3 Tage an schweren Krämpfen gelitten hatte. — Bei dieser Patientin wechseln Zeiten psychischer Betäubung mit vielen Bewußtseinsstörungen mit Zeiten ab, in denen Zuckungen auftreten, in welch letzterer Periode der Verstand und das subjektive Wohlbefinden vollkommen normal sind.

Wie die Sachen in der Praxis stehen, kann man gewiß mit dem größten Recht von Äquivalenten reden in jenen Fällen, in denen regelmäßig mit jeder menstrualen Periode ein Anfall auftritt, der oft mit einer psychischen Entladung abwechselt. Dies sind auch wohl die geeigneten Fälle, deren näheres Studium (u. a. der segmentalen Gefühlsstörungen) zeigen könnte, ob die Entladung in beiden Fällen gleich vollständig zustande kommt. Beevor und Binswanger haben nachgewiesen, daß nach Äquivalenten die Kniereflexerhöhung als Prodrom oft bestehen bleibt, während dieser Reflex beim selben Individuum nach einem großen Anfall normal wird.

Unter den Psychiatern bestand eine starke Neigung, die psychischen Störungen bei Epilepsie in den Mittelpunkt der Aufmerksamkeit zu stellen; es gab sogar Autoren, die, durch die Einseitigkeit ihres Anstaltsmaterials veranlaßt, Epilepsie vor allem eine „Psychose" nannten. Und aus diesem Lager sind Mitteilungen erschienen, die für diese Hypothese Gründe darboten. So beschreibt Doutrebente[1]) einen Fall rekurrierender Manie, in dem später epileptische Anfälle auftraten — für den Autor ein Grund, hier Epilepsia larvata anzunehmen. Gerade in diesem Fall sieht man, wie scharf die Prokursion (Vorwärtslaufen) als Symptom des Anfalls einerseits (vgl. S. 221 Zeile 18 und S. 264 Zeile 18) und das Fortlaufen unterm Einfluß einer Psychose anderseits geschieden werden muß. Denn Doutrebentes Identifikation der maniakalen und epileptischen Anfälle beruht darauf, daß beide mit Vorwärtslaufen einsetzten!

Dürfen wir annehmen, daß unsere Beweisführung dafür, daß die myoklonischen Anfälle und Reflexzuckungen unserer Katzen, wie auch ihr Sopor und maniakale Ausbrüche, zweifellos auf Vergiftung mit Bromcampher beruhen, zulässig ist, dann ist die Auffassung dieser Psychose als eine Intoxikation einzelner Bahnen und Zentren schwerlich abzuweisen, um so mehr als wir aus der Geschichte des erwähnten Giftes wissen, wie Purkinje ausschließlich infolge einer Campherdose eine kurze Psychose durchmachte (S. 11).

§ 5. Psychismen, die auf einer rein organischen Verletzung beruhen.

Eine andere Frage aber ist die, ob ausschließlich allgemeine Intoxikationen mit endogenen (Stoffwechselprodukten) und exogenen Giften und ähnliches imstande sind, epileptische Psychismen mit Halluzinationen hervorzurufen, m. a. W., ob rein anatomische Hirnverletzungen auch dazu imstande sind? C. Winklers Fall mit intellektueller Aura, nach Kopfverletzung (des frontalen Knochens rechts[2])), vermochte schon hierüber Zweifel zu erwecken. Die Aura bestand aus Erinnerungsbildern von früher gemachten Reisen. Das Gesicht wurde nach links gewandt, und der Anfall setzte mit Zuckungen der linken Gesichtshälfte ein, war mit Bewußtseinsverlust verbunden und nachfolgender Amnesie. Nachher traten psychisch-epileptische Äquivalente, die sogar 4 Tage dauerten, auf. — Nachdem bei der Operation die Haut- und

---

[1]) Doutrebente: Ann. méd.-psychol. 1886, S. 177.
[2]) Winkler, C.: Intervention chirurgicale dans les épilepsies. G. Doin: Paris 1897.

Knochennarbe entfernt worden war, sah man einen milchartigen Fleck, groß wie ein Zweimarkstück, wohin sich von allen Seiten Gefäße zusammenzogen. Im ausgeschnittenen Stück der Hirnrinde fand man eine starke Narbenbildung. Nachher zeigten sich die Anfälle wieder. — Binswanger (loc. cit., S. 446) bestreitet, unserer Ansicht nach mit Unrecht, den Wert dieses Falles und bezweifelt, daß es sich in der Tat um eine intellektuelle Aura handle.

Jedenfalls ist es schwierig, den Wert des Falles Tomaschewskis und Ssimonowitchs[1]) hinsichtlich der lokalen Gehirnverletzung und der dadurch verursachten Halluzination als Aura epileptischer Anfälle zu verkennen. Eine Frau litt, nach Schädeltraumata (ohne äußerliche Wunde oder Knochendefekt) an epileptischen Anfällen, denen erst Gehörs-, später Tastsinnhalluzinationen links vorangingen; schließlich hatte sie Gesichtshalluzinationen. Die Krämpfe betrafen besonders die linke Körperhälfte. — Die Autopsie zeigte Knochenänderung über dem unteren dritten Teil der zentralen Windungen. Die Dura war dort, aber auch über der temporalen Windung und dem Gyr. supramarginalis und angularis verdickt, gefäßreich und fest mit der Hirnrinde, die verdünnt ist, verbunden, und zwar dermaßen, daß die verdickte Dura an mehreren Stellen direkt auf der weißen Substanz lag. Über der hinteren Hälfte der ersten Schläfenwindung und auch über den hinteren zentralen Windungen (es handelte sich um Hemiplegie mit ausgesprochenen Gefühlsstörungen links) waren die Ganglienzellen so gut wie verschwunden.

Von den zwei oder drei Fällen mit Kopfverletzung als Ursache der halbseitigen Epilepsie mit ausgesprochenen Psychismen, die wir selbst wahrnahmen, wollen wir auf den S. 347 dargelegten Fall als einen, unserer Ansicht nach, sehr conclusiven hinweisen; auch hier eine rein örtliche Verletzung, mit seit 40 Jahren bestehenden, fokal anfangenden Anfällen mit sehr ausgesprochenen Traumzuständen und Kleptomanie, die nach dem operativen Eingriff bis jetzt, ebenso wie die Anfälle, ausblieben.

Zum Schluß haben Fr. Franck und Pîtres darauf hingewiesen, daß auch bei Versuchstieren, nach allgemeinen Anfällen durch elektrischen Reiz (auf die Hirnrinde angelegt) ausgelöste Halluzinationen, Angstzustände, wüste Bewegungsimpulse häufig sind und auch wohl Perioden von langwieriger Verblödung, in denen die Tiere auf keinen Reiz reagieren. — Dieselben Varianten trafen wir bei den Katzen nach allgemeinen Anfällen durch Bromcampher und Absinth an, und sie gaben Anlaß zu der Hypothese, daß der Anfall — auch der durch elektrische Hirnrindereizung ausgelöste — endogene und exogene Gifte vorübergehend in den Blutkreislauf bringt (S. 42 Zeile 14 und S. 228 Zeile 18).

Die oben gestellte Frage muß also in diesem Sinne beantwortet werden, daß eine rein traumatische Epilepsie die interparoxysmalen, die prä- und postepileptischen Psychismen hervorzufen vermag. Also, die Psychismen der genuinen Epileptiker, welche spontan und nicht als Folge eines epileptischen Anfalls auftreten, dürfen und müssen als eine Intoxikations- (Ladungs- und Entladungs-) Erscheinung aufgefaßt werden, während jene, die als Aura oder in der Folge eines Anfalles auftreten, diesem Anfall selbst, sowohl von genuiner als auch von traumatischer Epilepsie, ihr Entstehen verdanken können.

---

[1]) Tomaschewski und Ssimonowitch: Neurol. Zentralbl. 1889, S. 22.

In der Literatur findet man die meisten Autoren bereit, die postepileptischen psychischen Störungen als einen Erschöpfungszustand, als Folge des Anfalls anzusehen, und in der Tat sprechen die durch elektrische Reizung der Hirnrinde herbeigeführten Anfälle für diese Theorie (Franck und Pîtres, Jackson), eine Lehre aber, die über die nosologische Bedeutung der präepileptischen und interparoxysmalen Psychismen nichts aussagt. Hierbei muß bemerkt werden, daß die psychische Nachwirkung vor allem ein Attribut der Entladung der medullaren Zentren ist; denn nach einer reinen Jacksonschen Entladung werden diese nur dann beobachtet, wenn der fokale Anfall in einen allgemeinen übergeht.

Für die wichtigsten, die postepileptischen Psychismen, haben wir dann zwei Theorien. Nach der einen sind sie, ebenso wie die interparoxysmalen und präepileptischen Psychismen von primärer toxischer Art, nach der anderen sind sie eine toxische Folge der Entladung selbst, wofür auch das Auftreten der epileptischen Psychose nach einer Anfallserie bei Urämie und Hirntumor spricht[1]). Es scheint, daß für beide Lehren triftige Gründe vorhanden sind. Es läßt sich vermuten, daß dieses Problem durch weitere Anwendung physiologischer Experimente doch daneben durch eine ausführliche chemische Untersuchung seine Lösung wird finden können.

Denn es liegt auf der Hand, daß, wenn die Untersuchung zeigen würde, daß Verletzungen an bestimmten Stellen des Gehirns im Magen- und Darmsystem und an anderen Stellen der vegetativen Organe Änderungen zustande bringen (S. 352 unten), von denen Konstipation, belegte Zunge usw. die Folge sind, dann würden die Psychismen der traumatischen Epilepsie schließlich ebenso gut als die der genuinen zeigen, daß sie von toxischer Natur sind, von gastro-intestinalen Störungen abhängig.

Wir verfügen schon über ein analoges Ergebnis, was die durch Absinth bei Hunden hervorgerufenen Krämpfe betrifft, in den Untersuchungen von H. Claude und P. Lejonne[2]). Tiere, denen in der frühen Jugend ein Teil der motorischen Zone mit Chlorzink geätzt war, reagieren im späteren Leben mit Anfällen auf eine viel kleinere Absinthdose als ihre nicht so behandelten Nestgenossen. Auch Feuchtwanger bekennt sich zur Ansicht, daß in verschiedener Beziehung, auch in chemischer, der Unterschied zwischen cerebraler und echter Epilepsie ein sehr geringer ist.

§ 6. Psychismen durch verschiedene epileptogene Gifte verursacht und ihr Zusammenhang mit den Anfällen.

Der enge ätiologische und symptomatologische Zusammenhang zwischen verschiedenen Krampfzuständen und sich daran anschließenden psychischen Verwirrungszuständen tritt auch deutlich in Gerstmanns Untersuchung[3]) über die bei etwa sechs gesunden Personen, die in eine Schneelawine gekommen waren und nur mit Mühe wieder zu sich gebracht wurden, beobachteten Erscheinungen hervor. Bei diesen Personen nahm er, in einer

---

[1]) Samt, P.: Arch. f. Psychiatrie u. Nervenkrankh. VI, S. 146. 1874.
[2]) Claude, H. und P. Lejonne: Epilepsia, II, S. 1—12, 1910.
[3]) Gerstmann: Monatsschr. f. Psychiatrie u. Neurol. 1919, S. 291.

typischen Reihenfolge, die folgenden Erscheinungen wahr: in der ersten Periode des zurückkehrenden Bewußtseins stark der Epilepsie ähnelnde heftige Anfälle, darauf eine Periode von Verwirrung und psychomotorischem Drang und schließlich das Stadium der Amnesie, das in den normalen Zustand übergeht. Es wurden ähnliche Symptome nach der Rückkehr des Bewußtseins bei Personen, die versucht hatten sich aufzuhängen, doch rechtzeitig abgeschnitten wurden, beobachtet (Kompe, S. 253), wie auch bei Kindern, bei denen Wiederbelebungsversuche Erfolg hatten, nachdem sie beinahe ertrunken waren. Von der letzten Gruppe sahen wir mehrere Patienten, die nach einem solchen Vorfall, daß sie beinahe ertrunken wären, bleibend Epilepsie behielten; die Krämpfe setzten kurz vor dem Zurückkommen des Bewußtseins ein. Da wir wissen, daß bei myoklonischer Epilepsie der Übergang vom Schlaf in den Wachzustand ein Vorzugsmoment für das Auftreten der Anfälle ist, läßt sich das Auftreten der Anfälle in diesem Augenblick wohl erklären. Während es sich übrigens denken läßt, daß ebenso wie bei Leuchtgas- und Kohlenoxydvergiftung auch bei Erstickung giftige Stoffwechselprodukte im Umlauf sind, ist es schwieriger zu verstehen, warum in solchen Fällen die Toleranz dauernd so sehr herabgesetzt sein kann und chronische Epilepsie sich dabei entwickelt. Dasselbe sieht man übrigens auch nach einer einzigen Alkohol- oder Bleivergiftung. Schließlich entsteht unserer Vorstellung nach echte Epilepsie stets, nachdem es einmal zu einem Anfall gekommen ist, aus der oftmals wiederholten Vergiftung und daran anschließenden Anfall, sei es nach demselben oder irgend einem anderen auslösenden Anlaß. Der allererste Anfall bringt jedenfalls die bedeutendste Herabsetzung der Toleranzschwelle zustande.

Kann es auf Grund der Friedensfälle schwer geleugnet werden, daß sichtbare Verletzungen der grauen und der weißen Substanz die epileptischen Psychismen und wohl auch die Aura der Sinnesorgane zustande bringen können, so führen die Kriegserfahrungen ebenfalls zu dem Schluß, daß diese Fälle jedenfalls eine Seltenheit sind, wenn auch Wagner[1]) das Gegenteil behauptete. Mit Recht erklärt Heilig[2]), daß in seinem Fall mit Schädelverletzung die Gehörshalluzinationen und die psychische Depression von den drei epileptischen Anfällen unabhängig waren und vielmehr auf Störungen in der Blutzufuhr in der Nachbarschaft der Wunde beruhten. Mit deren Heilung verschwanden die psychischen Störungen und auch die Anfälle.

Können ähnliche Fälle, so selten sie auch sind, für das corticale Entstehen jener Aurae, evtl. der Psychismen der Epileptiker benutzt werden? Man kann dies, nach Analogie mit der motorischen Aura bei Verletzung der motorischen Zentren, als wahrscheinlich annehmen, doch ist der Beweis dazu nicht erbracht. In keinem Fall können wir, auf Grund der Untersuchungen im I. und II. Teil dieses Werkes, mit Bechterew[3]) und Unverricht (loc. cit., S. 1079) darin übereinstimmen, daß sie das Zustandekommen myoklonischer epileptischer Anfälle und Psychismen für corticale Entladungen ansehen, sowie auch daß Jacob und Kritsch[4]) die Dämmerzustände in der Cortex lokalisieren.

---

[1]) Wagner, J.: Jahrb. f. Psychoanalyse 1889, S. 75.
[2]) Heilig: Allg. Zeitschr. f. Neurol. u. Psychiatrie Bd. 37, S. 92. 1917.
[3]) Bechterew: Neurol. Zentralbl. 1897, S. 146.
[4]) Kritsch: Monatsschr. f. Psychiatrie u. Neurol. Bd. 56, S. 200. 1924.

Das regelmäßige Ab- und Zunehmen der faradischen Erregbarkeit der Hirnrinde und des medullären Zentrums vor und nach den Entladungen, die Konstanz der Latenz des myoklonischen Reflexes vor und nach der Hirnrindenentfernung, die einige Zeit nach Exstirpation einer Großhirnhälfte wieder auftretende Beteiligung der bezüglichen Körperhälfte im Anfall, das Auftreten — übrigens atypischer (infolge Verdrängens des klonischen Elementes, Ziehen, Bechterew, Lewandowski, Pollock) — von Anfällen nach Entfernung beider Hemisphären, wie bei Goltz' und Rothmanns Hunden, dies alles scheint damit nicht übereinzustimmen (vgl. S. 218, Zeile 4.).

Während für bestimmte psychische Äußerungen (Raptus, maniakaler Bewegungsdrang) angenommen werden kann, daß sie auf eine analoge Art wie die großen Anfälle zur vollkommenen Erholung, d. h. zur Desintoxikation des Organismus führen können, kann man dies für andere für weniger wahrscheinlich halten. Wie dem auch sei, es kann nur schwerlich bezweifelt werden, daß es sich in beiden Fällen in der Regel um Vergiftungszustände handelt.

Sind die psychischen Komplikationen, wie Traumzustände, nur eine Folge des langen Bestehens der Anfälle selbst? Oder muß man mit Pick[1]), Féré[2]) und Turner annehmen, daß sie primär vorkommen, und daß ausschließlich eine Besonderheit des Keimes deren Entwicklung ermöglicht? Es kommt uns so vor, daß dies letztere, eine Veranlagung zur Psychose, nicht immer vorhanden ist. Sowohl der „petit mal" als die Äquivalente müssen als eine collaterale Erscheinung der echten Epilepsie aufgefaßt werden, m. a. W.: dort, wo der Organismus aus dem einen oder anderen Grunde nicht genügend zu regelmäßigen und sozusagen zweckmäßigen epileptischen Anfällen veranlagt ist, kommt es zu diesen atypischen Erscheinungen.

A. K.-G. Nr. 48. Einer unserer Patienten war Brotträger und bekam heftige Anfälle. Er arbeitete zeitweise bei seinem Vater, einem Schuhmacher; die Anfälle blieben dann aus, doch traten Bewußtseinsstörungen und Psychismen auf. Mehrmals konnte diese Änderung in der Art der Anfälle, je nachdem er hier oder dort beschäftigt war, bestätigt werden. — Sobald ihm die frische Luft fehlte und er in der Arbeitsstube weilte, blieben die Anfälle aus und setzten die Bewußtseinsstörungen ein.

Die zwei bekannten Tatsachen, daß nämlich die Anfälle mit häufigem „petit mal" mehr zu Psychosen neigen als die mit „grand mal" und daß es so oft zu Psychosen kommt, wenn infolge Behandlung oder geänderter Lebensumstände die heftigen Anfälle zum Stillstand gebracht sind, passen vollkommen in diesen Rahmen.

Daß keineswegs, neben einer besonderen Veranlagung, nur die lange Dauer der Epilepsie zum Auftreten von Traumzuständen vorbestimmt, zeigt der folgende Fall eines besonders klugen Menschen, bei dem während einer längeren Zeit die klinische Behandlung sowohl die myoklonischen Zuckungen als die Anfälle zum Stillstand brachte und bei dem namentlich keine neuen Äquivalente oder „petit mal" beobachtet wurden.

K.-G. Nr. 6. G. v. M., 17 J., Mechaniker; bekleidet schon einen Vertrauensposten, der große Handfertigkeit erfordert. Nachdem er vor 1½ Jahren mit einem Wagen ins

---

[1]) Pick: Journ. of mental science 1901, S. 485.
[2]) Féré: Rev. de méd. 1905, S. 670.

Wasser stürzte und sich durch Schwimmen rettete, bekam er nach 6 Wochen zum erstenmal eine Ohnmacht, dabei leichte Zuckungen in der linken Körperhälfte, Blässe und 10 Minuten Bewußtlosigkeit. Diese wiederholten sich jedesmal nach 2, 3 Wochen, bis er vor 3 Monaten eines Morgens, nachdem er abends zuvor ein Fest mitgemacht und sich ermüdet hatte, einen heftigen epileptischen Anfall bekam. Auch ging er eines Abends in einem Dämmerzustand umher, wobei er sich immer an die Brust faßte und nach Luft schnappte. Die Mutter sagt, daß er schon vor 2 Jahren, vor dem Sturz ins Wasser, in der Wärme und der Bewegung Bewußtseinsstörungen gehabt hat. Als Kind soll er somnambul gewesen sein; was sich aber nach Entfernung der Mandeln gebessert habe.

Seit 1 Jahre zeigt er Schlafzuckungen, die seinen Bettgenossen wecken. (Nach Aufnahme erklärte die Pflegerin, daß diese Zuckungen tatsächlich während des Schlafes nicht aufhören.) Ferner hat er seit $1^1/_2$ Jahren Kopfschmerzen, hinter der Stirn, und in der letzten Zeit mehr und mehr.

Persönliche Geschichte: Der Patient hatte weiter keine Kinderkrankheit, außer Windpocken und Masern. Er lernte besonders gut. Er ist lebendig, freundlich und gutherzig und erfreut sich der besonderen Gunst des Großindustriellen, in dessen Dienst er steht.

Familiengeschichte: Ein Bruder ist einigermaßen zurückgeblieben. Die Großmutter väterlicherseits war irrsinnig; auch ihre Schwester hatte abnorme Zustände.

Am 5. Dez. 1922 um 10 Uhr kam er nach einem Besuch bei Verwandten nach Hause und wollte wegen Kopfschmerzen einen kleinen Umweg machen. Er kann sich daran erinnern, daß er auf der Haarlemer Straße war, daß er schwindelig wurde, schwitzte und sich an eine Mauer anlehnte. Von diesem Augenblick ab weiß er nichts mehr. Eine Nachbarin sah ihn um 10 Uhr 30 Min., wie er starr vor sich hin schaute und vornübergebeugt lief. Sie grüßte ihn, bekam jedoch keine Antwort; sie glaubte, er wäre ihr böse. Seine Kleidung war in Ordnung.

Nachts um 2 Uhr sah ein Bekannter seines Bruders, der ihn übrigens nicht sogleich erkannte, ihn an der Amstel; er hatte keinen Hut auf, sein Kragen war entzwei; er strauchelte fortwährend. Erst um 2 Uhr 30 Min. nachts fand die Polizei ihn, im Regen auf einer Schwelle sitzend, vor Kälte erstarrt. Man versuchte vergeblich ihn mit Äther zu sich zu bringen Ins Krankenhaus gebracht, hörte er erst um 3 die Uhr schlagen. Darauf verlor er wieder das Bewußtsein, erinnerte sich undeutlich, seinen Vater um 6 Uhr an seinem Bett gesehen zu haben und wurde erst um 8 Uhr definitiv wach. Den ganzen Tag über war er noch müde. Erst nach einer Nacht guten Schlafes war er wieder normal.

Epikrise: Wir treffen hier einen besonders klugen Jüngling mit epileptischen Erscheinungen, die seit 1 Jahr bestehen (wenige, nur 12 Anfälle im ganzen); er machte einen langwierigen Trancezustand durch, indem er sich gerauft haben muß, mit vollständiger Amnesie. Hier muß man annehmen, daß er eine größere Neigung hatte, mit Bewußtseinsstörungen und Trancezuständen zu reagieren als mit heftigen Anfällen. Es ist nicht sicher, daß dem Trancezustand hier eine Bewußtseinsstörung voranging. — Dieser Patient blieb ein Jahr in Behandlung. In den ersten 4 Wochen wurden regelmäßig jede Nacht Zuckungen im Schlaf wahrgenommen, die infolge einer hygienischen Lebensweise ganz zurückgingen. Seitdem ist der Patient, ohne Anwendung von Medikamenten, also nur durch Anfallprophylaxie bis jetzt von Anfällen und auch von psychischen Störungen freigeblieben (letzter Bericht 1926.)

In diesem Fall ist es bezeichnend, wie hier im Anfang der Krankheit ein vollständiger Trancezustand mit Amnesie auftrat, was jedenfalls eine Seltenheit ist. Derartige Fälle geben Psychiatern, wie Jelgersma[1]) scheinbar das Recht, zu erklären, daß die psychischen Störungen von den motorischen Anfällen (vgl. S. 219 und 270) unabhängig sind. In Wirklichkeit beweisen Fälle wie K.-G. Nr. 6 nur, daß vom Anfang an die Toleranzschwelle für bestimmte Gifte zugleich für die motorischen und für die psychischen Störungen

---

[1]) Jelgersma, G.: Leerboek der Psychiatrie, III Teil, S. 401. 1919.

eine niedrige sein kann. Ein wenig Vorsicht in der Lebensführung hielt diesen Mann ohne Schwierigkeit unter diesen Schwellen.

Die bleibenden psychischen Störungen entstehen hauptsächlich infolge der epileptischen Anfälle, weniger oft als Folge der Psychismen[1]). Dabei ist es merkwürdig, wie in einem Fall schon nach einigen wenigen, im anderen Fall erst nach Tausenden von Entladungen der geistige Verfall bemerkbar wird. Erbliche Veranlagung zu Psychosen spielt dabei gewiß eine Rolle, doch müssen hier auch andere, uns unbekannte Faktoren im Spiele sein. Daß, nach Lapinski[2]), Fälle mit primärer Imbecillitas (Stumpfsinn) nicht an Dämmerzuständen leiden sollten, wird meiner Ansicht nach durch die Erfahrung keineswegs bestätigt.

§ 7. Beziehungen zu andern Psychosen.

Wir glauben auf Grund eigener Wahrnehmungen vor einer uferlosen Ausdehnung des Epilepsiegebietes, besonders nach der Seite der Psychosen hin, warnen zu müssen, doch gibt es eine wichtige Ausnahme. Der sog. pathoogische Rausch muß zweifellos nicht nur symptomatologisch und ätiologisch, sondern auch nosologisch zu den epileptischen Erscheinungen gerechnet werden. Ein Beispiel möge diese Tatsache illustrieren.

A. K.-G. Nr. 7. H. G., 24 J. alt, Arbeiter. Er leidet: 1. seit Jahren an Kopfschmerzen, vor allem an der l. Schläfe, die ungefähr 24 Stunden dauern; 2. an myoklonischen Krämpfen, besonders im r. Arm und Bein (vor allem, wenn er sich zur Ruhe hinlegt), denen zufolge er im Bett aufspringt. Auch gehört dazu leichtes Muskelflimmern, namentlich im Schlaf (nach der Aussage der Mutter und der Frau des Patienten). Im Schlaf und in der Wut knirscht er stark mit den Zähnen; 3. Wutausbrüche, in denen er niemand erkennt; er rauft, schreit, ohne etwas zu rufen, und weiß nicht, was er tut. Er soll diesen Zustand immer nach Alkoholgenuß bekommen.

Das „Nieuwsblad" vom 10. Okt. 1903 schreibt: „Die Oranjestraße brachte ein Raufer in Aufregung. Eine Abteilung (8 Mann) Polizei erschien, um ihn zu verhaften. Diese mit noch 4 Bürgern hatte die größte Mühe, den Mann zu verhaften. Der Wüstling hatte im Gefecht alle seine Kleider verloren, so daß er nackt eingeliefert wurde."

Mutter und Frau teilen mit, daß er nicht regelmäßig zur Arbeit kommt, als Kind nur schwer lernen konnte und wegen Zank mit dem Lehrer viermal die Schule wechselte. Der Älteste von 13 Kindern; hatte im 5. Jahr Scharlach, von dem Nervosität zurückblieb. Er übte verschiedene Berufe aus, wurde für einen Narren gehalten. Im 18. Jahre trank er zum erstenmal Bier und war stundenlang merkwürdig. Er trank nicht gern und machte nur mit, um kein Spielverderber zu sein. Nach $1^{1}/_{2}$ Jahren seiner Ehe hatte er zum erstenmal Uneinigkeit mit seiner Frau, ohne Alkohol getrunken zu haben; wurde wüst, fiel zu Boden mit Schaum vor dem Mund und war bewußtlos. Ein Wasserglas beißt er entzwei. Schlief auf dem Boden. — Er hat 3 Kinder; das mittlere, ein Junge, ist ebenso aufgeregt. Der letzte Ausbruch fand nach 3 Glas Bier statt. Nach einer im Gefängnis durchgemachten Nacht kam er frei, war apathisch, arbeitete jedoch. Er kann sich nur erinnern, daß das Bewußtsein verloren ging.

Familie: Die Mutter sagt, daß ihr Mann ebenso erregt sei, wie auch dessen Vater. Ihr Mann leidet an Migräne, könne keinen Alkohol vertragen und habe, ebenso wie der Kranke, nächtliche Zuckungen; er könne ohne einen Muskel zu verziehen in seine Haut stechen und schneiden. Dieselben Erscheinungen hat des Patienten Großvater, der trank. Des Patienten Sohn, obwohl erst 2 Jahre alt, hat schon über Kopfschmerzen geklagt. Obwohl die Geschwister Krämpfe hatten, kamen diese bei den Patienten nicht vor.

---

[1]) Vgl. auch Witkowski: Neurol. Zentralbl. 1887, S. 60.
[2]) Lapinski, T.: Arch. f. Phychiatrie u. Nervenkrankh. Bd. 63, 1921.

Status. 10. Okt. 1903. Kräftiger Mensch; ist voll Sugillationen. Die Pupillen reagieren gut. Reflexe ohne Besonderheit. Er ist so analgetisch, wie es bei Epilepsie nur selten angetroffen wird. — Auch der Knabe, sein zweiter Sohn, ist vollständig analgetisch.

Epikrise: Pathologischer Rausch, auf einer (myoklonischen) epileptischen Grundlage beruhend, wobei die Psychose bei Vergiftung und nach Gemütserregung mit der psychomotorischen Entladung des Epileptikers gleichgestellt werden kann.

2. Okt. 1907. Der Patient kommt wieder zur Untersuchung, nachdem er sich längere Zeit wohl befunden hat. Er hatte 3 Glas Bier getrunken, machte sich auf den Heimweg und verlor das Gedächtnis. 5 Polizisten nahmen ihn mit. Er tobte und erinnert sich nicht daran. Noch immer starke Myoklonie in der r. Körperhälfte. Der Patient ist linkshändig. Die Frau sagt, daß er durch Angst oder Wut ebenso wie durch Alkohol die Besinnung verlieren kann. Er starrt dann mit den Augen, rollt, schreit. Er wird ruhig, sobald die Frau bei ihm ist. Der Knabe hat in einem Wutausbruch mit einer Gabel das Auge seines Bruders ausgestochen, so daß das Auge exstirpiert werden mußte. — 1925. Der Mann hat seit Jahren keine Beschwerden.

In diesem Fall wurden analoge Wutausbrüche, nur etwas weniger heftig als durch Alkoholgebrauch durch Angst- und Schreckensaffekt ausgelöst[1]). In bestimmten Fällen kann die Frage aufkommen, ob es sich um einen Epileptiker handelt, der für Alkohol überempfindlich ist, oder um eine durch Alkohol verursachte Epilepsie, in welch letzterem Fall eine einigermaßen günstigere Prognose gestellt werden muß, als im ersten Fall. Die Erfahrung lehrt, daß man keineswegs mit dem Aufhören der Intoxikation auch die Wirkung verschwinden sieht, wie es noch häufig angenommen wird[2]). In der Regel wird eine sorgfältige Untersuchung nach geringeren Symptomen (vor allem über die Entwicklung der Krankheit, das Bestehen der myoklonischen Krämpfe und ähnliches) die Diagnose ermöglichen.

Für die besonders die Psychiater interessierende Differentialdiagnose mit Katatonie verweisen wir auf die Werke Sommers[3]), Ursteins[4]) und Vorkastners. Daß bei Dementia praecox nicht selten epileptische Anfälle vorkommen, braucht — in Anbetracht der bei dieser Krankheit so häufigen Magen-Darmstörungen — nicht zu überraschen. Nach Kraepelin[5]) kompliziert sich Dementia praecox im Anfang des Leidens, aber namentlich auch gegen das Ende, mit Epilepsie.

§ 8. Differentialdiagnose der psychischen Epilepsie mit anderen Psychosen, Hysterie usw.

Die Diagnose wird in der Regel, besonders wenn so deutlich verschiedene bestimmt epileptische Erscheinungen vorangingen, wie im oben erwähnten Fall, nicht viel Schwierigkeiten bieten. Diese können beim erstmaligen Auftreten der Krankheit sehr groß sein, z. B. wenn der Patient Alkohol zu sich genommen hat oder wenn seine Antezedentien auf Hysterie deuten. Diese Frage erlangt eine besondere Bedeutung, wenn im Trancezustand unsoziale Hand-

---

[1]) Nach Aschaffenburg (Zwanglose Abhandlungen, 1906, VII., Kap. I) soll besonders während der epileptischen Verstimmung Hyperästhesie für Alkohol bestehen.
[2]) Kirchner, H.: Epileptisches Irresein. Inaug.-Diss., Würzburg 1895, S. 14 und Epilepsia IV, S. 16. 1912.
[3]) Sommer: Dtsch. med. Wochenschr. 1906, S. 1563.
[4]) Urstein: M.: Spätpsychosen katatoner Art. Wien: Urban und Schwarzenberg 1913.
[5]) Kraepelin: Zeitschr. f. d. ges. Neurol. u. Psychiatrie Bd. 55, S. 107. 1919.

lungen begangen worden sind. In allen Fällen, in alkoholischer, hysterischer und epileptischer Trance, ist die Erinnerung unvollständig.

Findet man den Patienten in stertoröser Atmung und zeigt er, vollständig oder teilweise geweckt, ausgedehnte Analgesie mit segmentalen Grenzen, evtl. mit weiten starren Pupillen, dann wird man Epilepsie für wahrscheinlich halten dürfen. Leichter ist die Diagnose, wenn schon mehrmals analoge Zustände auftraten. Wenn die Erscheinungen vorher und nachher identisch waren, spricht dies stark für die epileptische Natur des Traumzustandes. Wenn zwischen den Anfällen und Traumzuständen Illusionen und Halluzinationen auftraten, sind diese bei Epilepsie auch fast immer von stereotypischem Inhalt. Man glaubt, daß Stimmungsänderungen bei diesen atypischen Epilepsieformen häufiger beobachtet werden als in anderen Fällen. Stimmungsänderungen sind aber eine solche vulgäre interparoxysmale Erscheinung, sowohl in der Hysterie als in der Epilepsie, im letzten Fall von uns für die Prodrombehandlung benutzt, daß die größere Frequenz davon im Falle der Epilepsie nur einen beschränkten Wert besitzt.

Kann die Dauer des Traumzustandes Schwierigkeiten für die Diagnose abgeben? Wenn die Trance die Form des Stupors annimmt, dann können gewiß Zweifel aufkommen; in der Regel dauert der epileptische Traumzustand nicht länger als zwei Tage. Es gibt zwar Ausnahmen; Lasègues Patient trat in den Traum in Le Havre und kam in Bombay wieder zu sich; auch Spratling sah einen Fall, der 26 Tage dauerte, Alzheimer u. a. noch viel längere Beipiele. Für eine richtige Diagnose ist die Beobachtung in einem Krankenhaus mit einem besonders ausgebildeten Personal erwünscht. Eigentlich sollte in jeder Epileptikeranstalt eine gesonderte Abteilung mit der Möglichkeit zu isolierter Beobachtung vorhanden sein, auch wegen der epilepsieverdächtigen Verbrecher. Denn es ist wohl ausgeschlossen, in einem Strafgefängnis über geringe epileptische Symptome genaue Beobachtungen zu machen. Mit Hilfe eines geübten Personals wird in der Regel über die wechselnden interparoxysmalen Zustände, wozu vasomotorische und Pupillenstörungen, Reflexerhöhungen, Stimmungswechsel gehören, Einsicht erlangt werden. Einen besonderen Wert haben dabei die Besonderheiten gewisser subjektiver Erscheinungen, wie die Kopfschmerzen und die der objektiven Symptome: evtl. vorhandene myoklonische Zuckungen und vor allem die so oft wechselnden Gefühlsstörungen. Wenn auch bei Nichtepileptikern vollkommene, doch segmental begrenzte Analgesie vorkommt (Stoddart), so ist doch das segmentale Wechseln der Ausdehnung etwas, das zweifellos für Epilepsie spricht.

Falret[1]) legt auf den „glänzenden Blick der Augen" und die Kopfschmerzen Gewicht, da sie den Störungen vorangehen sollen, ebenso wie auch auf die öftere Wiederholung derselben Assoziationen vor dem psychischen Anfall, den er „manie avec fureur" nennt. Mit Recht bemerkt dieser in forensischer Praxis sehr erfahrene Psychiater, daß man im Prinzip, auch wenn Epilepsie festgestellt wurde, nicht auf Unzurechnungsfähigkeit aller Handlungen schließen könne, was der Richter übrigens niemals zugibt, so daß ein der-

---

[1]) Falret: Etat mental des épileptiques. Arch. générales de méd. 1860, S. 66 und 1861, S. 486.

artiger allgemeiner Ausspruch die Autorität der Ärzte nur beeinträchtigen kann. Die Diagnose eines epileptischen Zustandes muß in foro gut gestellt werden, auf Grund einer detaillierten Untersuchung, woraus z. B. ersichtlich ist, daß der Patient an Kopfschmerzen litt, plötzlich seine Arbeitsstelle verließ und aufgeregt war. Mit Recht sagt Woltär[1]), daß es nur wenig zuverlässige, von Epilepsiekennern ausgeführte Untersuchungen über Trance- und Fuguezustände gibt; die Aussagen der Laien, nach denen am Patienten nichts Auffälliges zu bemerken war, haben sehr wenig Wert. Die Anlernfähigkeit soll dem Patienten im Dämmerzustand nicht gänzlich abgehen (Kraepelin, Schilder[2]). — Da nichtverbrecherische Epileptiker dieselben Erscheinungen wie die verbrecherischen zeigen, so hat man für die Beurteilung der Fälle nur einen Anhaltspunkt in der gründlichen Kenntnis der Besonderheiten auf psychischem Gebiet bei den ersteren. So geschieht es sehr häufig, daß man bei geringen psychischen Störungen den Patienten erzählen hört, er habe in sich einen Drang gespürt, eine bestimmte Handlung zu verrichten; nach der Tat, ob diese für seine Umgebung oder für ihn selbst nachteilig ist oder nicht, ob es sich um das Zerschlagen eines Glases oder einen Mord handelt, fühlt der Patient sich erleichtert, kommt oft plötzlich wieder zu sich in manchen Fällen, um in anderen Fällen noch lange Zeit gestört zu bleiben, meistens mit Amnesie, oft mit partieller Amnesie, manchmal ohne Amnesie.

Hysterische Erscheinungen, auch intervalläre, sind in zahlreichen Fällen so eng mit den epileptischen zusammengewebt, daß es eine Aufgabe des Klinikers ist, für jeden Fall festzustellen, welche der Erscheinungen zwischen den Anfällen durch, zur Epilepsie und welche zur Hysterie gerechnet werden müssen. Allerhand Umstände tragen zum Entstehen dieses Zustandes bei: Erstens häufig eine erbliche Veranlagung zu Nerven- und Seelenkrankheiten, das ängstliche Überwachen des kranken Kindes und die konsequente Verwöhnung. Dann sind es vor allem die fremden Empfindungen, denen der werdende Epileptiker unterworfen ist und über die weder er selbst noch seine Umgebung eine Erklärung weiß, und die nicht imstande sind, die Entwicklung eines normalen Selbstgefühls zu befördern, vor allem nicht in der so besonders empfindlichen Pubertätsperiode[3]). Obwohl hier, wie auch anderswo, fast alle organischen Erscheinungen durch Hysterie nachgeahmt werden können, so wird unserer Ansicht nach doch häufiger der Fehler gemacht, Epilepsie (und hauptsächlich Hystero-Epilepsie) für Hysterie zu halten als umgekehrt.

Die Beurteilung, ob bei den Anfällen ein vollständiger oder nicht vollständiger Bewußtseinsverlust stattfindet, bleibt ein unsicheres Moment. Auch bei den geringen epileptischen Entladungen hört der Patient, was geredet wird, doch kann er keine Antwort geben. Nicht selten wird man, um diesen Punkt zu erörtern, wie auch, um bei konstatierter Epilepsie festzustellen, ob bestimmte Zustände von Bewußtseinsverlust begleitet sind, auf einem Umweg zur Gewißheit des Bewußtseinsverlustes kommen können. Es ist unsere Gewohnheit, die Pflegerinnen zu beauftragen, den Patienten darin einzuüben,

---

[1]) Wohltär, O.: Jahrb. f. Psychoanalyse, Bd. 27, H. 1 und 2.
[2]) Schilder, S.: Allg. Zeitschr. f. Neurol. u. Psychiatrie Bd. 80, 1924, S. 76.
[3]) Penon: Nederlandsch tijdschr. v. geneesk. 1923, S. 1476.

daß er in jedem unerwarteten Augenblick auf den Ruf „einundzwanzig" sofort mit „22", „23" usw. reagiert. Ist dieses nach einigen Tagen zu einem „konditionierten Reflex" geworden, dann kann man mit einer ziemlichen Sicherheit das sofort oder nicht sofort Weiterzählen als einen Maßstab für den Bewußtseinszustand benutzen. Ganz besonderen Schwierigkeiten begegnet man bei der Feststellung der Dämmerzustände, deren Tiefe beträchtlichen Schwankungen unterworfen sein kann (vgl. S. 265). Dabei sind die Patienten meist kongestioniert, zeigen Tremor und inkomplete Analgesie, segmental begrenzt. Sie antworten oft korrekt, machen aber einen schläfrigen, geistesabwesenden Eindruck.

Zweitens haben wir die Erscheinungen an den Augen. Wichtiger als die Pupillenerweiterung, die von guten Untersuchern Karplus[1]) und Wagner von Jauregg[2]) bei hysterischen Krämpfen und Traumzuständen gefunden sind, sind die Verhältnisse an den Augenlidern und der Sklera. Erstens ist der Krampf der Augenschließmuskeln in der Hysterie von konstanterem und heftigerem Charakter, als bei den epileptischen Anfällen. Während beim epileptischen Anfall der Corneal- und der Conjunctivalreflex in der Regel zugleich fehlen, findet man diese Reflexe ebenso regelmäßig bei Hysterie.

Drittens haben wir die Verletzungen. Gewiß kommen gelegentlich bei den hysterischen Anfällen geringe Verletzungen vor, doch sind es dann meistens die Hausgenossen, die die Spuren davon zeigen. Auch kommt es vor, daß eine Hysterische sich im Gesicht kratzt; Zungenbiß aber wurde niemals dabei beobachtet. Enuresis ist bei Hysterie eine Seltenheit, kommt in der Epilepsie häufig vor.

Viertens haben wir die Art und Form der epileptischen Bewegungen. Diese sind zwar für einen guten Kenner der myoklonischen Zuckungen und Anfälle unverkennbar jäh, doch wird man nicht immer einen genügenden Halt in dem alten Satz „hysterische Bewegungen sind derartig, daß sie durch den Willen immer nachgeahmt werden können," finden können. Gewiß haben die hysterischen Bewegungen in der Regel etwas Groteskes an sich. Tiere werden oft nachgeahmt (Theriomanie Gowers'). Es scheint uns nicht empfehlenswert, an Besonderheiten in der Bewegungsform allein während des Krampfes die Differentialdiagnose festzustellen, nicht nur zwischen funktionellen (oder hysterischen) Anfällen und epileptischen, sondern auch zwischen echt epileptischen und fokalen Cortexanfällen. Denn bei einem längeren Bestehen der Anfälle und in atypischer Epilepsie kommen alle möglichen Übergänge zur Beobachtung. Krämpfe, die im Anfang bestimmt als Jacksonsche auftreten, verlieren auf die Dauer, nach Jahrzehnten, ihren einseitigen Charakter und werden immer schwieriger als solche erkennbar.

Schließlich, und nicht in seltenen Fällen, kann man sich auf die Wirkung bestimmter therapeutischer Maßnahmen stützen, von denen eine der wichtigsten ist, aktiv die Augenlider voneinander zu spreizen und zugleich den Patienten durch suggestive Anrede zu beeinflussen. Nur selten gelingt dieses Mittel bei Hysterie nicht; es kann aber der Pflegerin nicht ohne weiteres überlassen

---

[1]) Siehe S. 259.
[2]) Wagner von Jauregg: Münch. med. Wochenschr. 1916, Nr. 15.

werden. Ferner kann man mit Reibung eines nassen Handtuches auf das Gesicht viel erreichen; doch kann dies in den Händen roher Dienstboten zu Mißbräuchen führen und schließlich der Druck auf das Ovarium oder vielmehr auf das Abdomen. Jeder Neurologe gewinnt auf diesem Gebiete seine eigne Erfahrung und setzt in seine eignen Methoden das größte Vertrauen.

Die Emotionalität im Anfang der Anfälle darf, unserer Ansicht nach, keineswegs als eine für Hysterie sprechende Tatsache angesehen werden. Nur zu häufig sind es Gemütsbewegungen, die auch den epileptischen, sogar den organisch epileptischen Paroxysmus auslösen.

Masturbation kommt sowohl bei den hysterischen als bei den epileptischen Anfällen vor. Möglicherweise kann ihr Ausbleiben nach Anlegung einer Blase auf dem Präputium für Hysterie sprechen. — Auch im Schlaf kommen hysterische Anfälle vor.

Wenn Gowers den Spasmus der Adduktoren (Laryngismus stridulus) für eine funktionelle und hysterische Erscheinung ansieht, für eine Exacerbation des Globus hystericus, so wird diese Anschauung von den meisten Fachgenossen nicht anerkannt werden[1]). Raynaud beobachtete einen Fall dieser Art bei einem Morphinisten, bei dem der Tod durch Erstickung eintrat. Gowers sah den Anfall meistens aufhören, wenn man Mund und Nase schloß und immer, wenn er einen Brechreiz infolge einer Einspritzung von Apomorphinum hervorrief.

Viele Neurologen legen Wert auf das Bestehen einer speziellen Hysteroepilepsie: Friedmann, Bonhoeffer, Pierce Clark[2]), Bratz und Volland[3]). Diese psychogenen Anfälle sollten in der ruhigen Anstalt spontan aufhören. In Anbetracht des großen Einflusses von Erregungen auf die Epilepsie im allgemeinen und des regelmäßigen Vorkommens von hysterischen Erscheinungen bei den einzelnen Anfällen (siehe S. 258) wird deren Bedeutung für den Verlauf der Krankheit leicht unterschätzt. Man denke an die Wutkrämpfe von Ibrahim bei Kindern (s. S. 198)[4]), und auch Bratz' und Leubuschers Affektepilepsie. Kraepelins Annahme, daß die Bratzschen Epileptiker, die in der Anstalt anfallfrei bleiben, schließlich Hysteriker sein sollen, ist bestimmt abzuweisen. Lehrt ja die Erfahrung, daß öfters die Aufnahme in eine Klinik genügt, die weitere Entwicklung unzweifelhafter Epilepsie hintanzuhalten.

Wir sehen immerfort in der Literatur die Neigung auftauchen, auf Grund gewisser Züge der Ladungs- und Entladungserscheinungen und der mehr oder weniger großen Abhängigkeit derselben von psychischen Einflüssen, einzelne Unterformen der Epilepsie zu unterscheiden, welche Neigung sich für den Fortschritt unsrer Kenntnisse als wenig fruchtbar erwies. Vielleicht muß man für die Narkolepsie (Gélineau, Friedmann, Redlich) und die Pyknolepsie (frequente kleine Anfälle der Kinder) eine Ausnahme machen.

---

[1]) Thomson, H. Clan (Brit. med. journ. 1923, II, S. 715) schreibt diese Erscheinung einer Parese der Stimmritzeöffner zu.
[2]) Clark, Pierce: Arch. of neurol. a. psychiatry, Bd. 8, S. 317. 1922.
[3]) Volland: Allg. Zeitschr. f. Neurol. u. Psychiatrie Bd. 8, S. 522. 1922.
[4]) Gélineau: Gaz. d. hôp. civ. et milit. S. 626, 1880.

Namentlich Redlich[1]) verdanken wir eine genaue Feststellung dessen, was über Narkolepsie bekannt wurde. Wenn man die vielen Fälle ausschaltet, die auf epileptischem Petit mal und andrer Grundlage (Encephalitis) beruhen, so bleiben doch gewisse Fälle übrig, worin weder am Individuum noch an seinen Vorfahren oder in der Seitenverwandtschaft Epilepsie in irgendeiner Form beobachtet wurde, nie myoklonische Erscheinungen, segmentale Schmerzgefühlsstörungen usw. vorkamen. Diese Leute, meistens Männer, schlafen mehrmals pro Tag ein, nämlich in den Morgenstunden und nach der Mahlzeit, zeigen aber, selbst während Jahrzehnte, keine sonstigen epileptischen Symptome. In einem Falle, den wir gesehen haben, zeigte das Röntgenbild einen abgeschlossenen suprasellären Raum, und die mittlere Körpertemperatur war niedrig. In diesem Falle lag es sicherlich nahe, an hypophysäre Sekretionsänderungen zu denken. — In jedem einzelnen Falle hat man das Bestehen atypischer Anfälle auszuschließen, was deshalb schwieriger ist als sonst, weil (S. 261 unten) eben atypische epileptische Anfälle dort aufzutreten pflegen, wo die Neigung zu regelrechten epileptischen Anfällen gering ist.

Die andere Ausnahme ist die sogenannte Pyknolepsie, das Vorkommen frequenter kleiner Anfälle bei Kindern ohne anderweitige epileptische Erscheinungen. Die kurzdauernde Störung des Bewußtseins geht mit leichten vasomotorischen Störungen einher (Friedmann, Heilbronner, Bolten, Stier). Obwohl das Krankheitsbild sich später des öfteren ebenso wie im Falle der Narkolepsie, zu kompletter Epilepsie entwickelt, so kommt doch sicherlich das monosymptomatische Bestehen solcher frequenter kleiner Anfälle, ohne psychische Erscheinungen, im Alter von 6—10 Jahren häufiger vor als in anderen Lebensaltern, und ist die Prognose, nach unserer Erfahrung, oft überraschend gut. Spurlos verschwinden in vielen Fällen die Anfälle auch ohne Therapie; in anderen nach einer Appendektomie oder nach Behandlung einer Dickdarmobstruktion, wie es auch bei der gewöhnlichen Epilepsie der Fall ist. Die klinische Selbständigkeit (Vogt, Adie[2]), Kochmann[3]), Polisch[4])) bleibt fraglich. Mitunter sieht man durch das Auftreten großer Anfälle die Krankheit in echte Epilepsie entarten. Die Bromkuren sollen unwirksam sein.

§ 9. Bleibende psychische Zustände.

Der bleibende psychische Zustand der Epileptiker ist ein Faktor von großer Bedeutung für die Beurteilung der sozialen Bedeutung der Krankheit, für das Problem der Koloniebildung nach amerikanischer Art und für die Epilepsie als forensisches Problem. Ebenso wichtig ist auch die Untersuchung bei jedem einzelnen Individuum, weil die Möglichkeit der Rückbildung der Erscheinungen an erster Stelle von der Frage abhängt, ob des Patienten Geistesverfassung ihn in den Stand setzt, bei der jahrelang dauernden Be-

---

[1]) Redlich: Zeitschr. f. d. ges. Neurol. u. Psychiatrie, Bd. 95, S. 270. 1925.
[2]) Adie, W.: Proc. of the roy. soc. of med., Vol. XVII, S. 19. 1925.
[3]) Kochmann, R.: Archiv f Kinderheilk. Bd. 73, S. 736. 1923.
[4]) Polisch, K.: Archiv f. Psych. Bd. 69, S. 451. 1923.

handlung als kluger Mitarbeiter seine besondere Rolle zu erfüllen oder ihm nur gestattet, passiver Zeuge der schon definitiv eingesetzten Abbröckelung der Persönlichkeit zu sein. Dieses letztere hat sich in der Praxis von einer solch durchschlagenden Bedeutung erwiesen, daß wir es als vollkommen richtig ansehen würden, wenn 75 vH der von den verschiedenen Regierungen für die Bekämpfung dieser Krankheit zugestandenen Beiträge zugunsten der Kranken aus der ersten, der kleineren Kategorie, bei denen die Krankheit noch vollständig zum Stillstand gebracht werden kann, angewandt würden.

Gehört die psychische Dekadenz unabweisbar zu dem Krankheitsprozeß, bildet sie mit den myoklonischen Krämpfen, Anfällen, Kopfschmerzen, Bewußtseinsstörungen und Traumzuständen ein unteilbares Ganzes?

Wir nehmen dies nur für einen kleinen Prozentsatz der Fälle an, bis zu einer gewissen Höhe, ebenso wie z. B. Infektionsprozesse und Furunkulose zum diabetischen Krankheitsprozeß gehören. Es folgt daraus, daß, unserer Ansicht nach, nur in einer beschränkten Gruppe von Fällen, nämlich wenn die psychische Degeneration erblich ist und frühzeitig bemerkbar wird, wie auch in den Fällen, in denen ein ausgedehnter encephalitischer Prozeß in der frühen Jugend die Ursache ist, die Mentalität von Haus aus defekt war und zu baldiger weiterer Entartung neigt. In der übergroßen Mehrheit der genuinen Epileptiker haben wir die bleibenden psychischen Störungen als eine Folge der Anfälle selbst anzusehen gelernt. Hierfür spricht auch die Beobachtung, daß bei langsam wachsenden Gehirntumoren, welche Epilepsie nachahmen (S. 366) und wo zahlreiche epileptische Anfälle auftraten, ebenso sehr wie bei der echten Epilepsie das Gedächtnis leidet und Reizbarkeit sich entwickelt[1]).

Auf keinem Gebiet der Epilepsiestatistik findet man solche große Divergenz der Angaben wie in der Bestimmung der Frequenz der Demenz. Seit Wildermuth ist jeder davon überzeugt, daß diese wichtigen Unterschiede größtenteils, wenn nicht vollständig, eine Folge der Beschaffenheit des Krankenmaterials sind, worüber der betreffende Untersucher verfügt.

Wir finden hier die eigenartige Tatsache, daß der Anstaltspsychiater und nur dieser, ausgezeichnet in der Lage ist, den Geisteszustand der inveterierten Epilepsie, an der ungefähr 10 vH der Anstaltspatienten leiden, zu untersuchen. Nach Ansicht des Neurologen, der hauptsächlich beginnende Epilepsie behandelt, wird das Material des Erstgenannten aus Residuen von Epileptikern, menschliche Wracks, zusammengestellt, und zwar aus einer besonderen Unterabteilung, nämlich der Fälle, die durch unsozialen Charakter oder durch gefährliche, evtl. verbrecherische Traumzustände in die Anstalt kamen. Auch die Ärzte der Epilepsiekolonien haben ein in dieser Hinsicht einseitiges Material, denn obwohl jetzt mit der Verbesserung der Kolonien der Zeitpunkt der Aufnahme immer früher angesetzt wird, so sind es in der Regel Komplikationen, und zwar meistens psychische, die zur Absonderung führen.

Weiter als der Begriff, daß schon die ersten bleibenden psychischen Defekte beim beginnenden Epileptiker durch die Anfälle selbst verursacht werden[2]), ist unsere Kenntnis der Entstehung dieser Defekte leider noch nicht

---

[1]) Hoppe, W.: Inaug.-Diss. S. 6. Kiel 1909.
[2]) Bressot und Bourichet: Lancet 1922. I, S. 645.

gelangt. Sogar wurde bis jetzt noch kein passendes Material verarbeitet, um die auf der Hand liegende Frage zu lösen, ob die psychische Entartung durch die Tatsache des Anfalls mit Krämpfen, Blutdruckerhöhung[1]) u. a. zustande gebracht wird oder ob wir vielmehr in der Demenz nichts anderes sehen müssen, als die Illustration der in der Psychiatrie wohl allgemein erkannten Tatsache, daß jede auch kurze Zeit dauernde Psychose beschränkt bleibende Änderungen hinterläßt. Im letzteren Fall muß man aus einem passenden Material ersehen können, ob das kurze Zeit dauernde Stadium des Automatismus oder die Stimmungsänderungen, die z. B. bei myoklonischen Zuckungen ausschließlich (also ohne das Bestehen vollständiger Anfälle) auftreten, schädlich für den Geist sind, oder ob vielmehr der in den Anfällen jedesmal wiederholte vorübergehende Verlust des Bewußtseins ohne weiteres der Demenz zugrunde liegt. Möglicherweise hat die Untersuchung Wiersmas[2]), der die Bewußtseinseinschränkung für die Epileptiker charakteristisch fand, hierfür einen nützlichen Wertmesser aufgestellt. Schon ist von dessen Schüler Kramer[3]) festgestellt worden, daß je weiter die psychische Degeneration beim Epileptiker fortschreitet, um so mehr Bewußtseinseinschränkungen vorkommen und desto länger die Reaktionszeit wird. Godefroy[4]) fand den Dispersionskegel der Aufmerksamkeitsbestimmung von einer unregelmäßigen und ganz anderen Bildungsart, als die einfache Pyramide bei Normalen. Die Bedeutung dieser Untersuchungen wird aber einigermaßen durch den Umstand eingeschränkt, daß die untersuchten Patienten seit 30 Jahren und länger an Anfällen litten.

Ein Faktor, der beim Studium der epileptischen Demenz oft, wenn nicht immer, übersehen wird, ist die ungelöste Frage, ob die regelmäßige jahrelange Anwendung der üblichen Arzneien, nämlich der Bromsalze, an sich nicht genügt, um derartige Folgen hervorzurufen. Obwohl wir jahrelang bei der Untersuchung der Patienten unaufhörlich uns dieses Problems bewußt geblieben sind, sind wir nicht imstande, auf diese Frage eine bestimmte Antwort zu geben. Zu selten beobachtet man doch entwickelte Epilepsie, ohne daß während längerer Zeiten Bromsalze benutzt worden wären!

Auf diesem Gebiet scheint uns eine systematisch durchgeführte Untersuchung sehr erwünscht. Unser Eindruck war, soweit wir die Sache vorläufig beurteilen können, daß die Bromdemenz, wenn sie in bestimmten Fällen tatsächlich infolge regelmäßiger Bromanwendung einsetzt, keine anderen Defekte verursacht als die Epilepsie an sich; Erregbarkeit, Verlust des Gedächtnisses für die letzte Vergangenheit, Neigung zur Mystik und kindlicher Argwohn. Vollständigkeitshalber müssen wir noch hinzufügen, daß öfter als von uns erwartet wurde (auch dort, obwohl seltener, wo von einem encephalitischen

---

[1]) Ebenso wie Hölder bei einfacher Kommotion durch Schädeltrauma miliare Blutungen, Ecchymosen, die später sklerosierten, fand, und die zuweilen auftretende Demenz darauf zurückführte, ebenso könnten die schweren epileptischen Anfälle einen gleichen sklerotischen Prozeß einleiten. Ecchymosen im Gesicht (S. 213, Zeile 9) sind nichts weniger als selten nach heftigen Anfällen; warum sollten diese im Hirn ausbleiben?

[2]) Wiersma: Nederlandsch tijdschr. v. geneesk. 1909, II, S. 86 und Folia neurobiologica Bd. 3. 1910.

[3]) Kramer: Bewustzijnsinzinkingen bij epilepsie. Diss., Groningen 1916.

[4]) Godefroy: Aandachtsbepalingen. Diss., Groningen 1915.

Prozeß nichts bemerkbar war, in der Anamnese also keine langdauernden Kinderkrämpfe vorkamen) von den Eltern zugegeben wurde, daß noch vor den myoklonischen Zuckungen, Kopfschmerzen und anderen Vorläufern der genuinen Epilepsie — der Epileptikerkandidat weniger gute Fortschritte in der Schule machte.

Anderseits findet man bei vielen unserer beginnenden epileptischen Kinder — auch, obwohl weniger häufig, nach einem encephalitischem Prozeß —, daß der Patient in der Schule einen besonders guten Eindruck machte. Den Umstand, auf der Schule weniger tüchtig gewesen zu sein, als eine für Epilepsie und gegen Hysterie sprechende Tatsache aufzufassen, erscheint uns dann auch nicht richtig.

Turner gibt eine sehr praktische Einteilung nach dem Grad der Intellektabstumpfung in dem Intervallzustand. Er unterschied: 1. normale Intelligenz, 2. Gedächtnisverlust für die letzten Ereignisse, Erregbarkeit; die Patienten sind noch für Arbeit brauchbar; 3. sie taugen nicht mehr zur Arbeit; 4. Demenz.

Mit Recht bemerkt Turner, daß man auch wohl unter den „arrested cases", also wenn die Entladungen zum Stillstand gebracht wurden, Demenz des 2., 3. und sogar des 4. Grades finden kann. Sie entsprechen also, wenn man will, dem in der Psychiatrie nach anderen Psychosen angewandten Begriff der Heilung mit Defekt.

Dieser Autor fragt sich, indem er die an eine bestimmte Lebensperiode (Schwangerschaft, Senilität) gebundenen epileptischen Anfälle, ohne Rücksicht auf den Geisteszustand betrachtet, ob man dies wohl „Epilepsie" nennen darf; ebenso wie manche deutsche Ärzte (Hoffmann) die Diagnose „epileptischer Anfall" den Personen absprechen, die infolge einer Indigestion, einer Vergiftung, einen einzigen Anfall oder jedenfalls nur wenige durchmachten. Zu derartigen, unserer Ansicht nach, unrichtigen Fragestellungen gelangt man, wenn man, unseres Erachtens mit Unrecht, eine gewisse psychische Minderwertigkeit als von Haus aus zum Krankheitsbild der Epilepsie gehörig auffaßt. Das ziemlich häufige Vorkommen ähnlicher Fälle, vor allem in der Familie unserer Epileptiker, ist nur ein Beweis für unsere Auffassung, daß nur die wiederholten Anfälle — oder vielmehr der wiederholte Verlust des Bewußtseins unter bestimmten Umständen[1]) — die Bedingung für das Entstehen der epileptischen Demenz schaffen. Beim Studium der ausgesprochen myoklonischen Epileptiker, in Fällen also, in welchen das Stadium der myoklonischen Krämpfe besonders lange dauerte und die Anfälle mit Bewußtseinsverlust besonders lange auf sich warten ließen, pflegten auch Änderungen des Geisteszustandes besonders lange auszubleiben.

Zur Illustration dienen die folgenden Wahrnehmungen: 1905 waren ein Bruder und eine Schwester, 13 und 16 Jahr alt, beide mit der Diagnose der Epilepsie in Behandlung.

---

[1]) Bei Personen, die durch irgend eine Ursache oft an Synkope oder auch gewissen atypischen Konvulsionen (Stokes-Adams' Krankheit) unterworfen sind, wurde diese Wirkung noch nicht wahrgenommen. Wir selbst nahmen zwei Fälle von Stokes-Adams' Krankheit mit zahllosen Anfällen tagsüber wahr, ohne daß der Geisteszustand auch nur im geringsten gelitten hätte (vgl. S. 254 unten).

A. K.-G. Nr. 49. F. G. Der Vater hat, wenn er wegen Nachtdienstes tagsüber schlafen geht, Zuckungen und oft Zungenbiß.

Die Mutter hatte einen Anfall im fünften Monat einer Schwangerschaft.

Persönliche Geschichte: Der Knabe litt seit 4 Jahren an Kopfschmerzen, seit 3 Jahren an heftigen Zuckungen, vor allem im Schlaf, und seit 3 Jahren an Wutausbrüchen. Die Schwester litt seit 3 Jahren an Kopfschmerzen und Zuckungen, an epileptischen Anfällen (der erste trat 3 Wochen nach dem ersten Abendmahl auf, wobei sie lange Zeit nüchtern blieb. Am Tage des Abendmahles mußte sie wiederholt aus der Kirche gebracht werden.) Nur das Mädchen war stumpfsinnig geworden und in hohem Maße vergeßlich. Der Knabe war der beste Schüler in seiner Klasse.

Verschiedene Autoren, Gowers, Binswanger und Turner, weisen darauf hin, daß die Fälle mit nur „petit mal", vor allem wenn dies vor der Pubertät anfängt, besonders früh in Demenz entarten können, ebenso wie die mit Serienfällen (bei denen das Bewußtsein zwischen den Anfällen noch bewahrt bleibt) und die mit wiederholtem Status epilepticus (wobei das Bewußtsein aufgehoben ist), eine Anschauung, die uns richtig erscheint. Auch hieraus kann kein Schluß gezogen werden, der unsere These beeinträchtigt, daß in den wiederholten Anfällen selbst oder wenigstens in dem begleitenden Bewußtseinsverlust die Ursache des geistigen Rückganges gesucht werden muß.

Mit Recht macht Féré einen Unterschied zwischen der sog. organischen Demenz und der funktionellen, wie er sie nennt. Die erstere ist endgültig und nicht mehr zur Remission fähig. Dagegen kann die funktionelle Demenz besser werden, sobald die Anfälle zum Stillstand gebracht sind. So behandelten wir einen Mann von 54 Jahren, der während 46 Jahren so gut wie jede Nacht, in den letzten Zeiten, epileptischen Anfällen unterworfen war. Nachdem diese Gewohnheit gebrochen und der Patient einige Wochen anfallfrei geblieben war, entwickelte sich auffallend, bis zu einer gewissen Höhe, seine so früh erstickte Intelligenz.

K.-G. Nr. 8. P. v. d. M., 54 J., ohne Beruf. Er leidet: 1. an epileptischen Anfällen, von seinem 8. bis zum 17. Jahre tagsüber, nachher ausschließlich nachts, also während 46 Jahren. Er stürzte oft hin, zuckte mit den Händen und Füßen, hatte manchmal Enuresis, manchmal Zungenbiß; nach dem Anfall war er apathisch und ging schlafen. Auch am folgenden Tage hatte er Kopfschmerzen und war apathisch. Früher hatte er Serien von Anfällen, ± 30 in einigen Tagen; jetzt regelmäßig beinahe jede Nacht. In der letzten Zeit ist der Zustand ungünstiger; es treten tagsüber 2. Zuckungen der Beine auf, Einzelkloni; der Hausarzt denkt an Rückenmarksleiden.

Des Patienten Gedächtnis ist ziemlich gut geblieben, seit er in seiner Jugend infolge der Anfallsserien stark davon eingebüßt hatte. Er spricht mit Schwierigkeit, stottert und kann auch seinen Zustand nicht genügend auseinandersetzen. Bis vor 15 Jahren wußte er nicht, daß er an Anfällen litt. Zum Zeitungslesen und Umgang mit Bekannten kommt er nicht. Er spielt etwas Patience, ist aufgeregt; doch im Umgang nicht lästig. Ist immer etwas stumpfsinnig, muß geführt werden. Er klagt weiter über ein Gefühl von Umschnürung um den Leib, Pfropfen in der Kehle, feuchte Hände, etwas Kopfschmerzen. Er hat fortwährend Druck auf der Brust, ist erregbar. Er nahm jahrelang große Bromdosen, jetzt weniger (3 g). Die Untersuchung zeigt, daß die tiefen Reflexe verstärkt sind; er ist vollkommen analgetisch.

Bei der Aufnahme in die Klinik ist der Patient sichtlich zahlreichen geringen Erscheinungen unterworfen. Er hat Hyperhydrose, zeigt in der Nacht unwillkürliche Zuckungen. Nach dem nächtlichen vollständigen Anfall kommt er nicht zu sich, schläft jedoch durch. Nach 10 Tagen vollkommener Bettruhe verschwinden die geringen Erscheinungen, und nach dem Gebrauch von Brot, in dem kein Küchensalz, sondern $2^1/_2$ g Bromsalz und $^1/_3$ g Borax eingebacken ist, kommen auch keine Nachtanfälle mehr vor. Der früher meist unregelmäßige Stuhlgang wird regelmäßig, die stark belegte Zunge bleibt bestehen. Des Patienten Erregbarkeit verschwindet, er wird aufgeweckt, interessiert sich für Politik, geht ins Theater, ist ein aufgeweckter Unterhalter. Nach 6 Wochen kommt er nach Hause und hat noch einen Anfall in der ersten Nacht, nach welchem er, im Gegensatz zu früher, sofort wach wird. Weiterhin (seit 1907) bleibt er anfallsfrei.

1913 war sein Zustand wieder weniger gut; Schwindel, Erbrechen, unregelmäßiger Stuhlgang, Verstumpfung. Nach ein paar Wochen Aufenthalt in der Klinik, erneuter Einübung der Hygiene und der Anfallsprophylaxe, stellt sich der gute Zustand wieder her. Er blieb weitere 2 Jahre unter einer gewissen Aufsicht und litt niemals mehr an Anfällen, blieb psychisch aufgeweckt.

Im allgemeinen wird in den Lehrbüchern etwas mehr, als mit den Tatsachen übereinstimmt, auf den epileptischen Charakter Nachdruck gelegt. Außer einer gewissen Erregbarkeit und Neigung zur Mystik können wir keineswegs eine Selbsteingenommenheit in besonders erhöhtem Grade bei den Patienten finden. Man sieht ebenso wie beim Normalen die betreffenden Unterschiede. Hochstehende Persönlichkeiten findet man unter den intelligent gebliebenen Epileptikern keineswegs selten. Bekanntlich hatten, mit mehr oder weniger Wahrscheinlichkeit, berühmte Persönlichkeiten[1]) (Napoleon, Mohammed) und solche mit zweifellosem psychischem Gleichgewicht, Anfälle. — Daß man den Epileptiker, und vor allem eine epileptische Psychose, am Charakter zu erkennen vermöchte, können wir also nicht bestätigen. — Übrigens ist es kein Wunder, daß der Charakter des Epileptikers unterm Einfluß der Krankheit Änderungen zeigt (vgl. S. 279). Ihre Erregbarkeit und geringe Arbeitsfähigkeit beruht gewiß, außer auf den wechselnden Ladungszuständen, auch in organischen Fällen teilweise auf dem Defekt, der der Krankheit in casu zugrunde liegt und auf ihrem in der Tat schweren Leben. Dasselbe gilt für das nicht selten abnorme und zuweilen pervers sexuelle, wenig lebendige Temperament. — Die Fruchtbarkeit der weiblichen Patienten hat in der Regel wenig eingebüßt.

Marchand und Nouet[2]) umschreiben den epileptischen Charakter wie folgt: „Irritabilité et impulsivité, mobilité des sentiments, variabilité de l'activité." Es macht uns den Eindruck, daß bei sorgfältiger Aufzeichnung der Erscheinungen auf der Anfallsliste verschiedene dieser Charakteräußerungen sich als prodromale Symptome eines Anfalles entpuppen. Mit Féré erkennen diese Autoren, daß viele, vielleicht die Mehrzahl, auch auf die Dauer keinen „epileptischen Charakter" entwickeln können. Wie aus dem Gesagten hervorgeht, muß unserer Ansicht nach, im Anfang der Krankheit auf weite und ungleiche Pupillen, Analgesie und myoklonische Zuckungen mehr Wert gelegt werden als auf psychische Kennzeichen. Diese organischen Erscheinungen sind primär, sie beruhen auf der Grundlage der Krankheit. Die bleibenden Abweichungen sind in der Hauptsache sekundär, Folgezustände; die vorübergehenden Psychismen müssen als eine besondere Gruppe Vergiftungserscheinungen angesehen werden, die nur in kollateralem Zusammenhang mit den motorischen Erscheinungen stehen und von besonderen Dispositionen abhängig sind. Bei der Rundfrage über unsere alten Fälle, Patienten, die vor 20 Jahren

---

[1]) Claus und van den Stricht nennen noch J. Caesar, Petrarca, Karl V. Peter den Großen, Gustaf Flaubert.

[2]) Marchand, L. und H. Nouet: Rev. de méd. 1907, S. 1090.

behandelt wurden, fanden wir z. B. mehrmals, daß, nachdem sie jahrelang anfallsfrei geblieben waren, die Patienten in der Schwangerschaft oder infolge einer Alkoholdose, die früher Anfälle verursachte, jetzt mit Psychismen aller Art und Bewußtseinsstörungen vorübergehend reagierten.

XII. Behandlung.

§ 1. Aufstellen der Krankengeschichte.

Der Zweck der ursprünglichen Aufzeichnungen über den Fall eines epileptischen Patienten muß sein:

1. eine deutliche Einsicht in den gegenwärtigen Zustand zu erlangen;

2. sich später sehr schnell über die Besonderheiten des Falles orientieren zu können, wobei es auch erwünscht ist, daß die Krankengeschichte auch als vergleichbares Material für die Untersuchung, sowohl statistisch als nosologisch, dienen kann;

3. eine Richtlinie zu bilden für die durchzuführende und jahrelang dauernde Behandlung des Falles. Schon Russell Reynolds hat in seinem Buch den Wunsch nach einer streng wissenschaftlichen Untersuchungsmethode ausgesprochen. — Die ausführliche Untersuchung, wobei es wichtig ist, die vom Patienten den Erscheinungen gegebenen Benennungen beizubehalten, hat an sich für den Patienten und den am besten bei der Untersuchung anwesenden Hausgenossen eine hohe didaktische Bedeutung.

Will man die gegenwärtige Lage und die Prognose beurteilen, dann braucht man — wie aus den vorigen Kapiteln hervorgeht — vor allem eine genaue Feststellung der verschiedenen Erscheinungen, ihrer Entwickelung, Frequenz und Dauer.

Hat es sich also für jeden neurologischen Fall als eine empfehlenswerte Regel erwiesen, die Krankengeschichte mit einer genauen Feststellung jeder einzelnen Beschwerde anzufangen, so erscheint es im Falle der vermutlichen oder wahrscheinlichen Epilepsie die einzige brauchbare Methode zu sein. Denn, indem man den Patienten und eine Person seiner Umgebung, die mit den Erscheinungen gut vertraut ist, zu Worte kommen läßt und man sich darauf beschränkt, den Patienten bei der Analyse der Erscheinungen zu führen, bekommen wir auf jeden Fall ein so wenig wie möglich durch unsere Auffassungen beeinflußtes Bild des Zustandes.

Wir zeichnen also in der Reihenfolge der Beschwerden, welche der Patient und seine Umgebung (denn nur zu oft geben die Patienten selbst eine falsche Darstellung, da sie beim Anfall und während der Psychismen das Bewußtsein verloren haben und also nur zum Teil sich ein Urteil bilden können), dabei empfinden, die verschiedenen Klagen auf. Hierher gehören also die Anfälle selbst, die Prodrome sowohl die, welche lange als auch die, welche kurz vorhergehen, die Erscheinungen während und vor dem Anfall. Daß in der Regel im Anfang geleugnet wird, daß es deutliche Vorzeichen gäbe (obwohl diese in der großen Mehrheit der Fälle bestimmt vorhanden sind — wie die scharfe klinische Beobachtung unserer Patienten es erweist), wird uns nicht irreführen (vgl. S 213). So unbestimmt sind sich unsere Patienten dieser Vorzeichen bewußt, die einmal so, ein andermal anders auftreten und manchmal zu fehlen scheinen, daß man sie nicht selten erst dann beobachtet, wenn der Patient einige Stunden nach dem Anfall angibt, sich „erleichtert" zu fühlen und dann wohl zugeben muß, daß er sich vorher nicht wohl fühlte. Dabei behalte man im Auge, daß diese Untersuchung über die Klagen oder vielmehr über die verschiedenen Erscheinungen notwendigerweise unvollständig bleibt und man erst ein vollständiges Bild bekommt, wenn man den Patienten längere Zeit in einer Klinik mit Hilfe von besonders ausgebildetem Personal beobachten konnte. Den Fragen nach den einzelnen Klagen schließt sich die Frage nach der Frequenz an und auch die nach der Zeit, seit welcher die Anfälle oder die Symptome bestehen. Tatsächlich hat man dann durch die Feststellung und die Umschreibung der Symptome (verschiedene Arten von Anfällen) schon ein ziemlich vollständiges Bild des Krankheitsfalles vor sich.

Nach dem Bericht über die Klagen empfiehlt es sich, sich zugleich nach dem allgemeinen gegenwärtigen Zustand, sowohl physisch als psychisch, zu erkundigen. Praktisch wichtige Fragen sind dabei die des Stuhlganges — ob er täglich stattfindet und von normaler Konsistenz ist, und die nach den Stimmungen, dem Urteil und dem Gedächtnis des Patienten in der Zeit zwischen den Anfällen. Von den letzten Fragen hängt in vielen Fällen die Prognose ab. Denn, hat sich die Mentalität noch behauptet, dann hat man einen beginnenden oder einen nicht schlimmen Fall vor sich. Ist das Urteil des Patienten treffend geblieben, dann hat man die Möglichkeit, bei der Behandlung im Patienten selbst einen intelligenten und äußerst interessierten Mitarbeiter zu finden, was an sich ein wichtiger Faktor ist.

Allerlei Gründe tragen dazu bei, daß die sorgfältige Aufnahme aller jener Besonderheiten mit besonderen Schwierigkeiten verbunden ist. Man findet bei den Patienten einen Widerwillen, sich über Besonderheiten ihrer Krankheit zu äußern, einen nicht begründeten Optimismus, der nur teilweise durch die Tatsache erklärt wird, daß der Patient infolge des Bewußtseinsverlustes während der Anfälle sich über den Charakter seines Leidens kein Urteil bilden kann.

Nicht selten ist dieser für den guten Erfolg einer Behandlung lästige Optimismus eine Folge der beruhigenden Versicherungen, durch welche eventuell frühere Ärzte — meistens mit Unrecht — den Patienten allzusehr beruhigt haben. Wie wenig die Kranken über die wahre Art des Leidens Bescheid wissen, ist auch daraus ersichtlich, daß in vielen Fällen die Patienten erst allerhand funktionelle Beschwerden, die ebensogut auf Neurasthenie beruhen könnten, mitteilen, um schließlich auch beiläufig die epileptischen Anfälle zu erwähnen.

Besondere Schwierigkeiten für die Krankengeschichte bieten jene Fälle, die zugleich aus epileptischen und aus hysterischen Elementen bestehen. Diese Fälle als eine Krankheit für sich, als Hysteroepilepsie, zu beschreiben, halten wir für unrichtig. Schon deshalb, weil in jedem Epilepsiefall funktionelle Klagen nicht vollständig fehlen (vgl. S. 258). In der Regel gelingt es nur während einer Periode von klinischer Beobachtung mit Hilfe von besonders dazu ausgebildetem Personal, die Detaildiagnose jeder einzelnen Entladungsform festzustellen. Mit Recht bemerkt dann auch Binswanger, daß die Wahrnehmung eines einzelnen Anfalls nur eine sehr sekundäre Rolle in der Diagnose spielt. Wenn dies schon für die Entladungen selbst gilt, so trifft es noch um so mehr für die interparoxysmalen Erscheinungen zu.

Wir besitzen also die nötigen Kenntnisse über die Entladungen, über die Dauer ihres Bestehens und ihre Frequenz, über die vorangehenden und interparoxysmalen „Ladungs-Erscheinungen", möglichst auch mit den nach den Patienten und ihrer Umgebung meist häufigen Anlässen zu den „Ladungen" und den „Entladungen", wie auch über die Frequenz und die Bedeutung der interparoxysmalen geringeren Erscheinungen. Man gebraucht soviel wie möglich die Ausdrücke, die in der Umgebung des Patienten gebräuchlich sind.

Nachher kommt man zur Anamnese, wobei natürlich mit besonderer Sorgfalt nach den verschiedenen Formen von Kinderkrämpfen geforscht wird und nach den Anfangsstadien der Krankheit, ob in der Jugend und später Morgen- und Schlafzuckungen wahrgenommen wurden, Kopfschmerzen und vor allem, ob eine Schädelverletzung oder ein Sturz ins Wasser (und Wiederbelebung durch künstliche Atmung?), Menstruationsstörungen oder Überanstrengung, Erregungen usw., vorangingen.

Besonders ist es wichtig, sich genau nach den Umständen zu erkundigen, unter denen die ersten Entladungen auftraten, ob nach Alkoholgebrauch oder bestimmten Beschäftigungen, usw. (vgl. S. 250). Denn für jeden Fall ist es von größter Bedeutung für die Behandlung und die Anfallsprophylaxe zu wissen, welche Schädigungen imstande sind, den natürlichen Widerstand des Organismus gegen die Anfälle zu überwinden, oder, mit anderen Worten, für welche Gifte oder unter welchen Umständen die verfügbare Anfallstoleranz sich als ungenügend erweist.

Es entspricht bestimmt nicht der Wirklichkeit, wenn Gillès de la Tourette[1]) versichert, daß meistens für den ersten Anfall kein besonderer Anlaß gefunden wird, obwohl man zugeben muß, daß nicht selten nach einer langwierigen Periode von Überanstrengung oder nach der Einwirkung eines die Stimmung niederdrückenden Lebensfaktors ziemlich ohne augenfälligen Anlaß ein erster Anfall oder selbst ein Status epilepticus zutage treten kann. Im letzteren Fall wird doch durch tieferes Eingehen in den Zustand des Patienten vor dem Anfall in der Regel das Vorangehen von myoklonischen Zuckungen und Kopfschmerzen, chronischen Darmstörungen oder ähnliches sich auffinden lassen.

Außer Gowers legen auch Claus und van der Stricht dem ersten Anfall, der, ihrer Ansicht nach (l. c. S. 105) einen Locus minoris resistentiae für spätere Anlässe schafft, einen großen Wert bei.

Wenn z. B. übermäßige Arbeit einer bestimmten Art, oder ein Zeitvertreib, wie das Kartenspielen, oder das Halten von Vorträgen und ähnliches beim Zustandekommen der ersten Entladungen vermutlich eine Rolle spielten, dann lehrt die Erfahrung, daß man mit Vorteil für den Kranken später auch diese Faktoren sorgfältig ausschalten wird. So bekommt man wertvolle Auskunft durch eine eingehende Untersuchung nach den Faktoren, die nach dem Urteil der Umgebung die Entwicklung der Krankheit beförderten, und vor allem

---

[1]) Gillès de la Tourette: Traitement pratique de l'Epilepsie. Paris: Baillière. 1901. S. 7.

lernt man die Lebensumstände kennen, in denen der Patient längere Zeit ohne Anfälle lebte. Dies alles ist für den Praktiker für die Behandlung des betreffenden Falles, und nicht nur für den Theoretiker, von großer Wichtigkeit. Auch ist es lehrreich für ihn, sich genau danach zu erkundigen, welche Folgen die früheren Behandlungen hatten.

So ist es auch nicht ohne Bedeutung, bei der Untersuchung nach der Familiengeschichte, Besonderheiten zu vernehmen über den Verlauf, den die Krankheit in früheren in der Familie vorgekommenen Epilepsiefällen genommen hat. Es kam mehrmals vor, daß z. B. Epilepsie bei Mutter und Tochter oder Vater und Sohn einen gleichartigen Verlauf zeigte.

Zum Schluß jeder Krankengeschichte verzeichnen wir, um eine schnelle Orientierung über den Fall bei einem späteren Besuch zu ermöglichen, teils auch um die statistische Arbeit zu erleichtern, ein Dutzend einzelner Punkte. Der ganze Bericht wird also in dieser Reihenfolge aufgestellt:

Name, Datum, Adresse.

Lebensalter — ledig oder verheiratet — Kinder — Fehlgeburten.

Diagnose. Name des Arztes.

Wohnung. Beruf.

Beschwerden:

I. Verschiedene Formen von vollständigen epileptischen Anfällen, ihre Prodrome, Besonderheiten, mutmaßliche Ursachen, nachhaltige Erscheinungen. Frequenz. Dauer (seit wieviel Jahren).

II. Geringe und abortive Entladungen, Schwindel, Bewußtseinsstörungen, Enuresis. Frequenz. Dauer derselben.

III. Zuckungen tagsüber und nachts. Deren Form, in Zusammenhang mit den Anfällen. Frequenz. Dauer.

IV. Kopfschmerzen. Lokalisierung? Gute und schlechte Einflüsse auf dieselbe. Frequenz. Dauer.

V. Stimmungsänderung. Grad. Ob plötzliches Auftreten oder nicht. Zusammenhang mit den Anfällen. Frequenz. Dauer.

VI. Psychische Abweichungen. Traumzustände. Entstehen derselben, Dauer, Frequenz.

Persönliche Geschichte.

Verschiedene Fragen: Anfälle, Gemütsbewegungen der Mutter während der Schwangerschaft. Schwere Geburt? Zahnen, Laufen- und Sprechenlernen? Kinderkrämpfe, Infektionskrankheiten? Lernen und Betragen in der Schule? Sturz auf den Kopf? Enuresis und Schlafwandern. Menstruationsanfang und Schwangerschaft, Zustand vor dem ersten Anfall, welchem physischen oder psychischen Geschehen wird der erste und auch die späteren Anfälle zugeschrieben? Entwicklung der verschiedenen Entladungen und interparoxysmalen Erscheinungen, mit anderen Worten biologische Genese der Krankheit in diesem Fall. Frühere Behandlungen und deren Erfolg.

Familiengeschichte.

12 verschiedene Punkte. I. Anfälle tagsüber und nachts? II. Zu bestimmten Stunden des Tages, beim Erwachen, beim Einschlafen; Einfluß der horizon-

talen Lage oder der Ruhe? III. Einfluß der Erregungen. Ist der Kranke erleichtert nach dem Anfall oder nicht, und mehr nach einem heftigen als nach geringen Anfällen? Kompensation für Entladungen; z. B. Aufhören von Zuckungen, Kopfschmerzen beim Auftreten der Anfälle. IV. Tag- und Nachtzuckungen? V. Empfindlichkeit für Schmerzreize oder nicht? Wie lange nach einem Anfall fängt der Zungenbiß an zu schmerzen? Psychische Unempfindlichkeit? VI. Frühere Behandlungen, wie lange, welche Wirkungen? Wie reagiert der Patient auf Bromsalze und Salzenthaltung? Welches Medikament jetzt und wie lange? VII. Welche Prodrome von kurzer oder langer Dauer? VIII. Einfluß von Menstruation, Schwangerschaft, Fieberzustände? Wirkung von Sommer und Winter? IX. Erinnerung und Bewußtsein vor, während und nach dem Anfall. X. Einfluß von Alkoholgenuß und Rauchen. XI. Kurze chronologische Reihenfolge der Erscheinungen in casu. XII. Vermutliche Ursache.

Status praesens.
I. Motorische Sphäre. Kopf, Rumpf, obere und untere Extremitäten.
II. Sensorische Sphäre. Gesicht, Geruch, Geschmack, Schmerz- (Tast-) Gefühl.
III. Vegetative Sphäre. Herz, Lungen, Puls, Temperatur, Defäkation, Urin.
IV. Psychische Sphäre.

§ 2. Prophylaxe im allgemeinen.

Aus unseren oben zum erstenmal in Zusammenhang dargelegten Einsichten in die wirkliche Art des Leidens ergibt sich notwendigerweise eine Auffassung unserer ärztlichen Aufgabe, die nicht unbedeutend von derjenigen abweicht, die wir in der Mehrzahl der Handbücher über diesen Gegenstand dargestellt finden. Abgesehen von den degenerativen Einflüssen, die das Entstehen der Epilepsie befördern können, und der nicht zu unterschätzenden nachweisbaren Veränderungen in cerebro, durch Infektionskrankheiten und Verletzungen hervorgerufen, lernten wir den epileptischen Anfall als eine physiologische Reaktion kennen, die auf reflektorischem Wege durch gewisse bekannte, doch noch viel mehr unbekannte Vergiftungen hervorgerufen wird. Es handelt sich hier um eine Reflexnachwirkung einer bestimmten, noch wenig untersuchten Gruppe von Erscheinungen, nämlich der myoklonischen Reflexe; besonders bei jenen Vertebraten, bei denen eine Pyramidenbahn zur Entwickelung gekommen ist, haben diese auf reflektorischem Boden beruhenden, bei jedem Individuum wirkungsbereit vorhandenen konvulsiven Anfälle eine — durch die Versuche erwiesene — entgiftende Bedeutung, von welcher der Organismus besonders in bestimmten Lebensperioden, wie im Kindesalter, in der Schwangerschaft und ähnlichen Gebrauch macht.

Theoretisch würde es also näher liegen, diesen Prozeß, der die Erhaltung des Individuums bezweckt, zu befördern, wenn die Natur ebenso wie bei ähnlichen Prozessen, z. B. Entzündung, Fieber usw. (vgl. S. 189), Maß halten würde und nicht der beschützende reflektorische Mechanismus nur allzu schnell in einen echten Krankheitsprozeß zu entarten drohte. Hierbei muß man dem Umstand Rechnung tragen, daß zwar die myoklonischen Reflexe in der Tierwelt sehr allgemein verbreitet sind und auch bei Fischen und Cephalopoden gefunden werden, daß jedoch die eigentlichen myoklonischen Nachwirkungen oder die Anfälle eine ziemlich junge Erwerbung in der Philogenese sind, nämlich erst mit der Pyramidenbahn[1]) zur vollen Entwicklung gekommen sind. Ebenso wie die jüngsten Teile des zentralen Nervensystems, morphologisch gesprochen, sich manchen Krankheitsprozessen am meisten unterworfen zeigten (B. Brouwer), so liegt es auch auf der Hand, daß die jüngsten physiologischen Erwerbungen des Nervensystems noch nicht dieses Gleichgewicht erreicht haben, das für die Erhaltung des Individuums unter allen Umständen erwünscht ist. Daß bei dem exzessiv domestizierten Menschen die myoklonischen Reflexe — der Ausgangspunkt der Entwicklung dieser Funktion — so sehr in den Hintergrund getreten sind, darf bestimmt zum Teil für die Tatsache verantwortlich gemacht werden, daß hier in den Erscheinungen und in ihrem Verlauf gewisse Abweichungen bemerkbar werden, die wir besprochen haben (S. 177, auch 232, 264, auch 58 und 81 unten), und die uns noch weiter beschäftigen werden.

Aus diesen theoretischen Betrachtungen muß auf jeden Fall der Schluß gezogen werden, daß unsere Aufgabe bei der Behandlung der Krankheit, der genuinen Epilepsie, hauptsächlich darauf hinausgeht, die Quelle der größtenteils noch unbekannten Gifte[2]), um die es sich handelt, aufzusuchen und zu vermeiden und also — was zum Teil auf dasselbe hinausgeht — die Erregbarkeit der betreffenden Zentren innerhalb bestimmter Grenzen zu halten. Doch daneben fällt es vor allem auf, daß die Prophylaxe der Krankheit selbst, und später, wenn der krankhafte Zustand sich einmal entwickelt hat, auch die Prophylaxe der Anfälle ein wichtiger Teil unserer Aufgabe sein muß; dieses ist besonders ein Ergebnis unserer im vorliegenden Buch dargelegten Auffassung der Biologie der Epilepsie, die nach Vogt[3]) 1907 dem Kliniker und dem Pathologen noch fehlte. Die Prophylaxe der Krankheit teilt sich also in eine **sozial-hygienische**, bei der unsere Kenntnis der Ätiologie ein Leitfaden sein muß, und in eine **individuelle** Prophylaxe, sobald einmal eine verstärkte Neigung zu Anfällen bemerkbar geworden ist.

§ 3. Sozial-hygienische Prophylaxe.

Alkohol und Syphilis. Eheschließung von Epileptikern. Erziehung prädisponierter Kinder.

Bezüglich der Ätiologie sind fast alle Autoren darüber einig, daß gewisse familäre Entartungen die Entwicklung der Krankheit begünstigen. Zu dieser Prophylaxe gehören kurz alle Maßnahmen, die unter dem Namen der modernen Eugenik zusammengefaßt werden.

Die Bekämpfung der Epilepsie kann also den verschiedenen Problemen, wie der ärztlichen Untersuchung vor der Eheschließung, der erzwungenen Kastration, wie sie jetzt noch bei Verbrechern in einigen Staaten der amerikanischen Union ausgeübt zu werden scheint, nicht gleichgültig gegenüberstehen; ebensowenig als der Alkohol- und Syphilisfrage, der Jugendüberlastung, dem Sport, der Berufswahl usw. Da dieser erste Teil unserer Aufgabe nur ein

---

[1]) Die experimentellen Wahrnehmungen nach Verletzungen des zentralen Nervensystems haben uns übrigens genügend gelehrt, die Rolle, welche diese Bahn beim Zustandekommen der Anfälle spielt, nicht zu überschätzen.

[2]) Mackenzie, R. S., Wallis und Nicoll: Lancet 1923, I, S. 741.

[3]) Vogt, H.: Allg. Zeitschr. f. Psychiatrie u. psych.-gerichtl. Med. Bd. 64, S. 501. 1907.

Unterteil eines Untersuchungskomplexes und der darauf gegründeten gesetzlichen Bestimmungen ist, werden wir nur auf einige Besonderheiten, die jetzt schon und in der täglichen Praxis von Bedeutung sein können, Nachdruck legen.

Unter meinen Fällen findet man wenigstens fünf, in denen keine andere Ätiologie als Blutsverwandtenehe zwischen Vetter und Base gefunden werden konnte. Da in der Mehrheit dieser Fälle keine andersartige pathologische Veranlagung gefunden werden konnte, namentlich keine Familienveranlagung zu Epilepsie oder Nervenleiden, so erscheint dies uns als genügender Grund, daß, wo eine Eheschließung zwischen Vetter und Base geplant wird, den betreffenden Personen dieses Ergebnis[1]) mitgeteilt wird, damit sie wissen, daß auch für ihre Nachkommen in dieser Beziehung gewiß mehrere schlechte Aussichten bestehen; um so mehr natürlich, wenn in der betreffenden Familie schon Epilepsie und psychische Abweichungen vorkamen.

Der Spezialist, der sich hauptsächlich mit Epilepsie befaßt, wird durch die Beobachtung beginnender Epileptiker unwillkürlich ab und zu die Ursache sein, daß Epilepsieverdächtige oder wirkliche Epileptiker von verschiedenem Geschlecht miteinander Bekanntschaft machen. Es entsteht hier die große Gefahr einer Verbindung zwischen Personen, die beide eine ererbte oder erworbene Veranlagung zu Anfällen zeigen. Derartige Verbindungen müssen aus der Natur der Sache mit großem Nachdruck abgeraten werden. Ein günstiger Umstand dazu ist die Tatsache, daß die betreffenden Personen in der Regel nur ein geringes sexuelles Temperament zeigen.

Muß man so weit gehen wie verschiedene französische Kliniker, die Ehe bei Epileptikern im Prinzip abzuraten und zu verbieten — falls eine Person einige epileptische Anfälle durchmachte — und sogar eine derartige Eheschließung für ungesetzlich zu erklären?[2]) Es scheint uns, daß dies ein extremer Standpunkt ist, der übrigens von den Patienten doch nicht beachtet werden wird. Die Erfahrung lehrt uns, daß nur selten, außer in Fällen von Potatorium der Eltern oder eines von beiden, mehrere Epileptiker in einer Familie vorkommen; man darf annehmen, daß Epilepsie, die gewiß als Sprungvariation in vollständig gesunden Familien entstehen kann, alsdann ein rezessives Mendelmerkmal ist. Persönlich haben wir bei keinem der ziemlich zahlreichen, nach dem Auftreten und zum Stillstand gekommenen Epilepsie verheirateter Patienten auch nur ein einziges Mal Epilepsie bei den Nachkommen auftreten sehen. In einigen Fällen schien eine mehr als normale Veranlagung zu Gelegenheitskrämpfen und vorübergehender Schwangerschaftsepilepsie vorhanden zu sein.

In der Praxis kamen wir also gut mit dem Prinzip aus, immer genau zu prüfen, ob in der Familie des künftigen Ehegenossen keine Nervenkrankheiten von Bedeutung und besonders keine Epilepsie, häufige Kinderkrämpfe, Zuckungen oder Schwangerschaftsepilepsie vorhanden waren. Indem wir im allgemeinen von der Eheschließung abrieten, glauben wir, daß dieses abweisende Gutachten, wenn alle eben aufgezählten Beschwerden fehlten und bei einer Form

---

[1]) Vgl. auch Claus und van der Stricht: Pathogénie de l'Epilepsie, S. 9. Bruxelles 1896.

[2]) Holmes, Th.: Brit. med. journ. 1910, S. 39.

der Epilepsie, die den Träger nicht sozial unmöglich machte, genügte[1]). — In ziemlich häufigen Fällen wurde bestimmt durch das Eheleben des Patienten und noch mehr der Patientin, eine gewisse Regelmäßigkeit in die Lebensgewohnheiten gebracht, die einen gewiß günstigen Einfluß auf den Verlauf des Falles ausübte. — Alles hängt vom Zustand, vom Grad und von der Form der Krankheit ab. Selbstverständlich reden wir nur von jenen Fällen, in denen die Anfallstoleranz eine derartige ist, daß man mit Grund erwarten kann, daß eine geringe Besserung der Lebensumstände den Patienten anfallsfrei machen wird, z. B. in den Fällen, in denen es schon gelang, wenn die Patienten eine Stellung innehatten, sie während Perioden von 1 bis 2 Jahr anfallsfrei zu halten.

Fragt man aber nach dem Einfluß der Ehe auf eingewurzelte Epilepsie, mit Gedächtnisstörungen, Psychismen u. a., dann verschlimmert sich der Zustand oft in bedeutendem Maße durch das Eheleben, sowohl infolge der Schwangerschaften als vor allem durch die verschiedenen Sorgen, welchen der geistig nicht mehr unversehrte Patient nicht gewachsen zu sein scheint. — Ebenso natürlich wird man einem fortgeschrittenen Patienten, der nicht einmal das tägliche Brot für sich selbst verdienen kann, mit jeder Macht die Ehe und also eine bedeutende Vermehrung der Sorgen abraten.

Gewiß sind für die beim Publikum tief eingewurzelte Erwartung, daß die Ehe an sich, ein geregeltes Geschlechtsleben, ein Heilmittel gegen die entwickelte Krankheit ist, tatsächlich keine anderen Gründe vorhanden, als die eben erwähnten. In der Regel hat die Krankheit nach der Eheschließung den gewöhnlichen, evtl. durch die Komplikationen des Ehelebens beschleunigten Verlauf.

Was die durch Alkoholgebrauch der Eltern geschaffene Disposition betrifft, so glauben wir, daß unsere Zahlen (4,1 vH für die männl., 5,2 vH für die weibl. Patienten) bedeutend unter der Wirklichkeit bleiben. Dazu kommt noch, daß für die Großeltern 0,8 vH und 0,7 vH gefunden werden. Weiter fanden wir, daß 4,3 vH der 1000 männl. Patienten und 0,7 vH der Frauen die Krankheit durch eignen Alkoholgebrauch verursachten oder wenigstens förderten. Unter diesen Umständen besteht Grund für die Meinung, daß auch in dieser Beziehung von einer praktisch anwendbaren Alkoholeinschränkung etwas Gutes zu erwarten ist. — In Anbetracht der bei uns herrschenden Verhältnisse, scheint das schwedische System der Staatskontrolle über den Alkoholgebrauch am empfehlenswertesten.

Bei anamnestischer Untersuchung der Eltern hatten wir einige Male den Eindruck, daß man vor allem Gefahr (hauptsächlich für myoklonische Epilepsie) in jenen Fällen zu befürchten hat, in denen der Vater sich während des befruchtenden Aktes im Alkoholrausch befand. So u. a. im einzigen uns bekannten Fall, in dem mehrere (vier) der Kinder an myoklonischer Epilepsie litten. Dies war ein Fall, in dem nach Aussage der Mutter, ausschließlich im Alkoholrausch verstärkter Impetus coeundi, evtl. normale Potenz bestand! Grund genug, um derartige Personen besonders zu warnen. In F. Weeks

---

[1]) Nach Pinkhoff (persönl. Mitteil.) wird schon im Talmud (Fr. Jebamoth, 64b) davor gewarnt, eine Frau aus einer Epileptikerfamilie zu heiraten.

Untersuchung[1]) über die Erblichkeit richtet die Aufmerksamkeit sich besonders auf den Alkoholismus der Eltern als Ätiologie der Epilepsie.

Bezüglich der Syphilis ist wenig zu bemerken, außer daß dieser Faktor vermutlich nicht unbedeutend größer ist, als bei der Untersuchung ersichtlich ist. Nur wollen wir darauf hinweisen, daß der Einfluß von ererbter Syphilis (2,05 vH) die erworbene Lues (1,05 vH) weit überwiegt, so daß hier von der ärztlichen Untersuchung vor der Ehe wohl etwas erwartet werden darf.

Die Bedeutung der Kinderkrämpfe für das Entstehen der Epilepsie ist so groß, daß von einer besseren Einsicht in das Wesen dieser Störungen bei Ärzten und beim Publikum ein Einfluß zum Guten erwarten werden kann. In dieser Beziehung verweisen wir auf das betreffende Kapitel. Wenn man von der Tatsache durchdrungen ist, daß das natürliche Abwehrmittel, den der myoklonische Anfall schließlich darstellt, in der Jugend am meisten nötig ist und in dieser Periode auch geringe Ursachen genügen, um diese Funktion in pathologische Exzesse übergehen zu lassen, dann wird man einerseits das Auftreten anfallartiger Erscheinungen als einen Beweis dafür ansehen lernen, daß etwas Konstitutionelles, meistens im Stoffwechsel, einer sorgfältigen Beobachtung bedarf und die übliche Geringschätzung kindlicher Konvulsionen zu vermeiden wissen. Andererseits soll man bedenken, daß gerade im Anfang der Krankheit — im späteren Lebensalter, aber vor allem auch in der Jugend — die Hebel unseres Könnens weitaus am kräftigsten angreifen. Es wird also die Aufgabe der Hausärzte und der Eltern sein, sobald bei Wiederholung (also zweimal mit kürzeren oder längeren Zwischenpausen) ein Anfall auftritt, der nicht unbedingt zu den Gelegenheitskrämpfen gerechnet werden kann, eine sorgfältige Beobachtung durch speziell dafür ausgebildete Schwestern keineswegs als eine übertriebene Forderung aufzufassen. Hier bietet sich eine äußerst fruchtbare Aufgabe für die Krankengesetzgebung.

In Anbetracht der Tatsache, daß gerade die Ernährungsstörungen in den ersten Lebensjahren bei der Erzeugung der Kindereklampsie eine so große Rolle spielten, gehört zur Epilepsieprophylaxe ein gutes System von Säuglingspflege und Kinderhygiene. Man wird nervöse und rachitische Kinder auch nicht mehr, als unvermeidbar ist, neuen Infektionen aussetzen, wie das in Kindergärten, Kindervergnügen, Theatern, in fremden Haushaltungen, mit anderen Kindern schlafen usw. geschieht; nervösen Kindern unter drei Jahren kein Fleisch geben und keinen Alkohol, selbst nicht in der geringsten Menge; ebenso Konstipation vermeiden.

Dagegen ist es angebracht: ein derartig veranlagtes Kind in eine ganz andere Umgebung zu bringen, möglichst mit tiefgehender Beeinflussung, am liebsten dort, wo eine Pflegerin, evtl. ein Lehrer die Versorgung auf sich nehmen kann; darauf achtzugeben, daß zwischen den Arbeitsstunden regelmäßig Ruhepausen eingeschaltet werden, für täglichen Stuhlgang und lange Nachtruhe zu sorgen, und zu große Anstrengung, lang dauernde Sportübungen zu vermeiden, kurz, dafür zu sorgen, daß die Umgebung physisch und psychisch hohen hygienischen Forderungen entspricht.

---

[1]) Weeks, F.: Proc. Amer. Philosoph. Soc., Vol. 21, 1912 und Epilepsia IV, S. 63, 1913.

Da diese Kinder oft starke Esser sind, sei es infolge mangelhafter Entwicklung des Sättigungsgefühls oder aus anderen Gründen, so ist Beaufsichtigung des ganzen Nahrungsquantums nötig. Andererseits, wo die klinische und experimentelle Erfahrung lehrt, daß während des Nüchternseins die Veranlagung zu epileptischen Entladungen verstärkt ist, wird von unserer Seite darauf Wert gelegt, daß diese Kandidaten für Epilepsie schon beim Erwachen irgendeine Nahrung zu sich nehmen, während sie auch während des Tages niemals länger als 2 bis 3 Stunden ohne eine Mahlzeit bleiben sollen, jedoch so, daß die Gesamtmasse des Genossenen eine mäßige sei. Während der Wintermonate sei Lebertran eine regelmäßige Zugabe.

Während wir nur die Notwendigkeit einer guten Geburtshilfe (um den ätiologischen Faktor einer schwierigen und langwierigen Niederkunft mit als Folge: Gehirntrauma und Erstickung des Kindes auszuschalten), das Vermeiden von Anstrengung in der Jugend, die Möglichkeit sexueller Insulte, langwieriges Fasten, übermäßiges Essen und das Rauchen nennen wollen, besteht noch Grund, auf zwei Punkte praktischer Kinderpflege hinzuweisen, die uns von größerer Bedeutung zu sein scheinen, als es wohl unmittelbar aus dem Studium der Ursachen der Krankheit ersichtlich ist. Wir wollen hier zunächst die Aufmerksamkeit auf die Bedeutung der in der Jugend erlittenen Kopfverletzungen lenken. Es ist ratsam dort, wo von einem ernsten Trauma die Rede ist, und vor allem, wenn auch äußerlich eine Verwundung, besonders des Schädels zustande kam, die Kinder viel länger unter Beobachtung zu halten als gemeinhin geschieht, hauptsächlich wenn sich längere Zeit Kopfschmerzen anschließen. In Anbetracht der Suggestibilität der Kinder liegt es übrigens auf der Hand, daß eine scharfe Beobachtung dieser Kinder am besten derart geschieht, daß die Patienten selbst wenig oder nichts davon spüren.

Ein zweiter wichtiger Punkt ist die Erfahrungstatsache, daß im Anfang die Anfälle der Kinder zwar in den Morgenstunden oder nachts auftreten, aber doch auch nicht selten während der Schulzeit, unter Umständen, nach welchen anzunehmen ist, daß für empfindliche Individuen die gegenwärtigen hygienischen Schulmaßnahmen doch noch ungenügend sind. Hierbei muß an erster Stelle an die ungenügende Lüftung gedacht werden, doch auch das erzwungene Stillsitzen und die Anstrengung selbst können dabei eine Rolle spielen. Also scheint ein Kontakt zwischen dem Arzt und den Lehrern, evtl. durch Vermittlung der Schulärzte, notwendig. In diesem Sinne muß, unserer Ansicht nach, 'die Tatsache erklärt werden, daß eine Anzahl Kinder, ohne irgendeine Arznei, durch das Ausschalten der Schule oder indem sie die Schule nur morgens besuchten, anfallsfrei werden.

§ 4. Individuelle Prophylaxe. Gruppeneinteilung der Patienten, die Hilfe brauchen.

Anfallsprophylaxe durch Vermeidung der Prodrome und Prodrombehandlung. Kursus für Hausgenossen von Epileptikern. Hygiene des Nervensystems in der Jugend. Physiologisches Prinzip auch in der Pathologie gültig.

Sobald bei der Entwicklung des Individuums mehrere Faktoren eine Rolle spielen, die notorisch die Möglichkeit des Entstehens der Epilepsie begünstigen, und vor allem, zeigen sich bei ihm Erscheinungen, die erfahrungsgemäß das Auftreten von Anfällen vorbereiten, dann bekommt unsere allgemein sozial-hygienische Aufgabe einen individuellen Charakter. Haben wir schließlich mit schon erfolgten Anfällen zu tun, dann ist unsere Aufgabe eine zweifache: einerseits die allgemeine Hygiene und vor allem die Hygiene des Nervensystems derart anzuwenden, daß die Gelegenheit zum regelmäßigen Auftreten des Ladungszustandes soviel wie möglich verhindert wird, und zweitens, ist dieser Zustand aufgetreten und droht also die Entladung (der Anfall), dann tritt die Anfallsprophylaxe (wohl von der Prophylaxe der Krankheit zu unterscheiden) in ihre Rechte.

Von unserer Seite wird Wert darauf gelegt, diese drei Phasen scharf zu unterscheiden, nicht nur, weil in der Differenzierung eine gewisse erzieherische Kraft liegen kann, sondern auch, weil auf diese Weise der Blick auf die Trennungslinie fällt, die, unserer Ansicht nach, die bis jetzt ins Auge gefaßten Patienten von jenen Fällen scheidet, in denen die Anfälle schon eine längere Zeit bestehen und die Entladungen sich in bestimmte Anfallsformen kristallisiert haben. Dann muß von Hause aus schon angenommen werden, daß die bis jetzt erwähnten indirekt angreifenden Hygienemaßnahmen im Physischen wie im Psychischen sich als ungenügend erweisen werden und der Gebrauch von Medikamenten also nicht länger zu vermeiden ist.

Wenn man will, kann man noch eine fünfte Phase unterscheiden, in der der Arzt gerufen wird, um Aufklärung zu geben, und zwar in den veralteten, psychisch schon entarteten Fällen, in welchen wieder mehr soziale als medizinische Ratschläge erforderlich sind. Denn auch, wenn es gelingt, wie es bei weitem nicht selten der Fall ist, in diesen Fällen die anfallartigen Erscheinungen zum Stillstand zu bringen, dann haben wir doch noch eine Person vor uns, die eigentlich nur, jedenfalls vorläufig, in eine Epilepsiekolonie gehört. Wenn wir nun bedenken, daß die Lage jetzt derart ist, daß der Spezialist nur allzuoft erst die Fälle des 5. Stadiums zu sehen bekommt, während sein großer Vorrat an Hilfsmitteln die 4 vorhergehenden Phasen umfaßt, dann ist hieraus zugleich ersichtlich, wieviel noch in den beim Volke verbreiteten Ansichten geändert werden muß, bevor unsere jetzt über diesen Gegenstand gesammelten Kenntnisse ihre volle Wirksamkeit entfalten können.

Kehren wir zur individuellen (im Gegensatz zur allgemeinen) Prophylaxe der Krankheit zurück, dann wiederholen wir, daß diese Aufgabe jenen jugendlichen Personen zugute kommen muß, bei denen durch erbliche Belastung oder besondere Schädigungen in der frühen Jugend die Möglichkeit einer Entwicklung der echten Epilepsie sehr nahe liegt, wie auch denjenigen, bei welchen solche Symptome auftraten, die der Entwicklung der Epilepsie lange Jahre vorangehen können, verschiedene Kinderkrämpfe im ersten Lebensalter, myoklonische Zuckungen, Kopfschmerzen von epileptischem Charakter, Schlafwandeln, nächtliche Enuresis. Zu dieser Gruppe gehören also noch nicht die Kinder, die in den ersten Lebensjahren das sogenannte Kopfwackeln zeigten (eine Störung, die vermutlich mit Epilepsie nichts zu tun hat), von Eltern mit keiner besonderen erblichen Belastung; doch wohl gehören dazu gesunde Kinder, von denen einer der Eltern an völlig entwickelter Epilepsie litt oder leidet, oder Potator ist; ferner Kinder von gesundem Stamm, die wiederholt Gelegenheitskrämpfe und a fortiori, die echte Eklampsie mit Atemstörungen zeigten. Ferner Kinder, die einen encephalitischen Prozeß durchmachten, rachitische Kinder evtl. mit Wasserkopf und Kinder, die eine schwere Kopfverletzung erlitten. Natürlich spielen auch anschließende Fragen eine Rolle, wie z. B., ob auch bei dem gesunden Teil des Elternpaares für die Entwicklung von Epilepsie günstige Faktoren vorhanden sind, wie: starke Neigung zu Zuckungen im Schlaf und beim Erwachen, Anfälle, Schwindelzustände oder Zuckungen in der Schwangerschaft — ein sehr feines Reagens, auch bei Frauen zu finden, bei denen schon seit Jahren eine gut entwickelte Epilepsie vollkommen zum Stillstand kam —, Migräne und ähnliches.

Welche Maßnahmen müssen im Sinne der dieser Arbeit zugrunde liegenden Auffassung der Krankheit getroffen werden, mit anderen Worten durch welche Maßnahmen in der Jugend kann man die gesteigerte, evtl. bereits deutlich gewordene Veranlagung zur Entwicklung der Krankheit soviel wie möglich reduzieren?

Diese Maßnahmen müssen u. E. schon sehr früh eingreifen. Nachdem wir wissen, daß der Verlauf der Schwangerschaft und auch der Geburt für das Kind keineswegs gleichgültig ist, wird die gegenwärtige, auf eine höhere Stufe gelangte Schwangerenpflege — wie diese überall durch private Bemühungen, unterstützt von Staat und Gemeinde, in der Entwicklung begriffen ist — mit besonderem Nachdruck dort gefordert werden müssen, wo die Gefahr für epileptische Kinder groß ist. Ebenso soll für diese Kinder noch mehr als anders für die Brusternährung gesorgt und auf Ernährungsstörungen in den ersten Jahren geachtet werden. Auch wenn das erste Lebensalter ohne Unfälle verläuft, wird man mit der Beobachtung nicht aufhören, sondern wohl bedenken, daß beim größten Prozentsatz der Fälle die Krankheit erst später, in der Zeit des Zahnwechsels und der Pubertät und 4, 5 Jahre später auftritt.

Die Vermeidung von Infektionskrankheiten, die Vermeidung von Kopfverletzungen, wie S. 240 und 297 erwähnt, ist bei diesen Kindern noch von größerer Wichtigkeit. Es ist eine zweckmäßige Maßnahme, die Kinder bis nach den Pubertätsjahren eine Mittagsruhe in der freien Schulzeit halten zu lassen, das lange Nüchternbleiben ganz zu vermeiden und systematisch diesen Kindern morgens, sofort nach dem Erwachen, beim Mundspülen, noch im Bett, etwas Nahrung, einen Zwieback, ein Stück Brot zu essen zu geben (dies gilt besonders, wenn erhöhte myoklonische Erregbarkeit noch nach den ersten Lebensjahren fortdauert, evtl. Morgenzuckungen schon aufgetreten sind), systematisch darauf zu achten, daß diese Kandidaten für Epilepsie niemals so lange laufen und spielen, wie andere Kinder es gewohnt sind, doch wieder unter der Bedingung, daß diese mehr nervösen Kinder, jedenfalls diejenigen, die an Gelegenheitskrämpfen und Eklampsie litten, so wenig wie möglich diese größere Pflege empfinden. — Bezüglich des langen Nüchternbleibens achte man auf die bestimmten religiösen Riten, wobei es unsere Gewohnheit ist, die Kinder den Geistlichen bitten zu lassen, schon in der Kirche etwas genießen zu dürfen.

Was die Anstrengung beim Studium betrifft, so ist unaufhörliche Aufsicht gerade bei ehrgeizigen Kindern dringend notwendig, obwohl man ein durchschnittliches Studium für eine gewünschte Gehirnübung halten muß (Hammond). Man vergesse nicht, daß sowohl der Unterricht, als die Ausübung religiöser Pflichten bei Kindern oft unerwartet heftige Erregungen hervorrufen können. Daß das Auswählen eines Berufes für einen Jungen, das Turnen — am liebsten im Freien —, bei Mädchen die Zeit, in der die Menses erscheinen, die größte Sorgfalt erfordern, ist selbstverständlich.

Die groben Fehler, die auch von geistig hochstehenden Eltern gemacht zu werden pflegen, dort, wo es sich um die Anwendung der Hygiene im allgemeinen und der Hygiene des Nervensystems im besonderen bei Kindern in der Pubertät handelt — das für die Entwicklung der Epilepsie so fatale Lebensalter — haben uns schon früh dazu geführt, für die Eltern epileptischer Kinder und von Epilepsiekandidaten einige Male im Jahr einen Kursus von 3 oder 4 Stunden zu halten. Die Erfahrung hat gelehrt, daß man dabei nicht elementar genug vorgehen kann und doch auch nicht nachlassen darf, den Leuten einige Prinzipien theoretischer Art auseinanderzusetzen. Man muß darauf hinweisen, daß neben der Arbeit im engeren Sinn, während des Wachseins, das Sehen, Hören, Urteilen, im gewissen Sinne ebensogut wie die Arbeit selbst den Organismus ermüdet, weil tausende Reize auf das zentrale Nervensystem einwirken; daß es nur ein sicheres Mittel für die Ruhe des Nervensystems gibt, nämlich ein nicht durch Medikamente verursachter Schlaf, ferner daß dabei außer dem Verbrauch einer großen Menge Sauerstoff (stets sollen die Fenster weit offen stehen, auch im Winter) auch die Hautfunktion freien Spielraum haben muß (Liegen in einer eisernen Bettstelle, nicht in einem Alkoven), also auch Baden zu bestimmten Zeiten, usw.

Daß deshalb bei diesen Patienten außer einer langen Nachtruhe, auch mittags eine Ruhezeit eingeschaltet werden muß, möglichst von einigen Stunden im Anschluß an das Mittagessen, evtl. nach dem Gebrauch der vorgeschriebenen, meist bromhaltigen Medikamente. Diese Mittagsruhe, von der unter keinen Umständen in den ersten Jahren abzuweichen ist, soll im Bett stattfinden, Kragen ab und Schuhe aus, bei offenem Fester, doch mit geschlossenen Gardinen, um das Licht zu dämpfen. Das bisweilen Nichtschlafenkönnen muß auf der mitgegebenen Liste verzeichnet werden; dies ist ein Grund, den Rest des Tages den Patienten noch mit größerer Umsicht zu behandeln als sonst. Dies alles, ebenso wie die folgenden Regeln, gelten natürlich ebensogut für den erwachsenen Epileptiker. Namentlich begegnet die Mittagsruhe dabei Schwierigkeiten, die nur im Einvernehmen mit dem Arbeitgeber überwunden werden können. Ferner sind Ernährungsstörungen äußerst streng zu vermeiden, sowohl in quantitativer als in qualitativer Hinsicht. Morgens beim Erwachen muß, nach dem Mundspülen, der nüchterne Patient sofort einen Zwieback oder ein Stück gut aufgebackenes Brot bekommen. Nie bleibe der Patient länger, als einige Stunden ohne leicht verdauliche Nahrung, und doch alles zusammen in mäßiger Menge, denn das übermäßige Eiweiß vor allem wird in krankmachende Produkte umgesetzt[1]). Dabei sei ein regelmäßiger Stuhlgang absolutes Gesetz. Denn auch bei längerem Aufenthalt der abgearbeiteten Substanz im Darm werden Gifte entwickelt. Der Patient versuche, sich die Gewohnheit zu eigen zu machen, jeden Morgen nach dem Frühstück zum Stuhlgang zu kommen; gelingt dies nicht, dann werde sofort morgens ein Purgans

---

[1]) Schon der griechische Arzt Euryphon wies darauf hin (Baumann).

verabreicht, wobei solche mit starkem Salzgehalt (Glauber- oder Karlsbadersalz) zu vermeiden sind. Ist gegen Abend noch keine Entleerung erfolgt, dann steht nichts im Wege, regelmäßig ein Seifenwasserklystier anzuwenden; ein Hilfsmittel, das ohne Bedenken ein Jahr lang und noch länger, täglich, wenn nötig, angewandt werden kann. — Ein wichtiger Punkt ist die Regelung der religiösen Pflichten, wobei die Patienten aufgefordert werden, ausschließlich nicht stark besuchten Gottesdiensten beizuwohnen. Was der Patienten Zeitvertreib anbelangt, so sind kleine Spiele mit einer Person erlaubt; dagegen Spielen um Geld und mit mehreren Personen ist, wegen der damit verbundenen Erregungen, abzuraten.

So kann man auch die Angehörigen des Patienten von der Notwendigkeit überzeugen, daß ebenso wie in einem gut geführten Geschäft, es vor allem notwendig ist, eine genaue Buchführung aller Erscheinungen, Anfälle, Kopfschmerzen, Bewußtseinsstörungen, Zuckungen zu halten und alles auf eine bestimmte Weise zu verzeichnen (siehe die im Anhang angeführten Listen, S. 381), und zwar genau in den Stunden ihres Auftretens; ferner auch die Entleerung, die dafür verabreichten Medikamente, die Menstruation usw. — Es liegt kein Anlaß vor, der Familie zu verbergen, welches Los dem Epileptiker bevorsteht, wenn die Krankheit durch unsere Maßnahmen nicht zum Stehen gebracht wird, wie das plötzliche Aufhören einer einmal angewandten (medikamentösen) Behandlung fatale Folgen haben kann und wie — wenn erst einmal eine lange Periode ohne Auftreten von Erscheinungen erreicht ist — man Schritt für Schritt dem Patienten mehr und mehr Beschäftigung, Zeitvertreib und Unterhaltung zu besorgen hat. — Eine gewisse Intelligenz bei der angewiesenen Pflegerin des Patienten, ebenso wie eine hoffnungsvolle Mitwirkung seitens des Patienten selbst hat natürlich einen unschätzbaren Wert. Denn bald lernt die Umgebung auf diese Weise einsehen, daß eine Pflege der uns hier interessierenden Patienten sich nicht, wie in anderen Fällen, darauf beschränkt, eine bestimmte Diät zu befolgen und zu bestimmten Zeiten Medikamente zu nehmen, sondern daß pro re nata die Vorschriften strenger und weniger streng angewandt werden müssen. Sobald sich Prodromalerscheinungen zeigen, soll der Patient wie ein Kranker behandelt werden, mit Bettruhe, Extraarznei und evtl. mit Klistieren.

Aus dem Vorhergehenden folgt, daß Alkohol — als Gift für das normale Nervensystem erkannt, selbst in diesem geringen Maße, in welchem er in Limonaden vorhanden ist — hier vollkommen vom Übel ist. Auch Kaffee und Tee sollen am liebsten vermieden werden.

Dies alles gilt natürlich in doppeltem Maße, wenn beim Kinde myoklonische Zuckungen in mehr als gewöhnlichem Maße aufgetreten oder Kopfschmerzen und epileptischer Charakter sich schon deutlich gezeigt haben. Es ist wichtig, zu bemerken, daß derartige Erscheinungen im Anfang sporadisch und dann meistens im Anschluß an eine kleine Feier, wie Sankt Niklas, einem Geburtstag, einem Examen auftreten, und daß man also beim Fragen diesen Umständen Rechnung tragen muß. Kommen diese Erscheinungen nicht mehr sporadisch, sondern mehr oder weniger regelmäßig vor, dann erfordert die Vorsicht, daß wir solche Fälle nicht mehr als bedroht, sondern als wirklich „epileptisch" ansehen und behandeln, und zwar auch nach den Prinzipien, die im folgenden Abschnitt dargelegt werden. Obwohl Gründe dafür sprechen, erst dann die Epilepsie als Krankheit zu betrachten, wenn mehrere vollständige Entladungen aufgetreten sind und also der normale Widerstand gegen die Entladungen in diesem Lebensalter überwunden ist und eo ipso immer geringer zu werden droht, so kann man doch die Grenzen des Physiologischen als überschritten betrachten, wenn die in normalen Verhältnissen (zerebral) gehemmten myoklonischen Reflexe und Spontanzuckungen so oft aufgetreten sind, die betreffenden Elemente des zentralen Nervensystems so sehr „gebahnt" sind, daß die geringsten inneren und äußeren Reize diese myoklonischen Reflexe auslösen können (vgl. S. 57, Zeile 10).

Es handelt sich hier um das physiologische Prinzip, das in allen Phasen den Krankheitsprozeß beherrscht (Risueno d'Amador)[1]), und das darauf hinausgeht, daß jeder Prozeß, der ein erstes Mal im zentralen Nervensystem verläuft, einen gewissen Widerstand findet, der geringer wird, je öfter die betreffenden Reize einen ähnlichen Verlauf nehmen. Ein Kind lernt z. B. Klavier spielen; im Anfang kommt die nötige Koordination nur mit Mühe zustande. Durch Übung geschieht es schließlich mit einem Minimum von cerebralen Reflexen (vgl. S. 240, Zeile 13).

Dabei ist es auch eine tägliche Wahrnehmung, daß nachdem eine Handlung eine sehr lange Zeit nicht mehr ausgeführt wurde, die Bahnung für die betreffende Koordination wieder verloren geht, und der ursprüngliche Widerstand von neuem empfunden wird. Übereinstimmend damit ist es begreiflich, daß der Widerstand, den der gesunde Organismus dem Zustandekommen von epileptischen Anfällen entgegenstellt, keineswegs auf einmal, oft erst partiell und allmählich überwunden wird (deshalb die atypischen Anfälle, S. 261 unten), jedoch daß dieser Widerstand immer geringer wird, je mehr Anfälle aufgetreten sind. Daß nach einem durch Behandlung hervorgerufenen längeren Intervall der Widerstand wieder zunehmen kann —, und sogar nach einem sehr langen Intervall (nach 6 oder 8 Jahren) wieder von normaler Bedeutung werden kann, liegt auf der Hand; in diesem Sinne ist dann auch eine wirkliche Gesundung, eine Erlangung eines normalen Widerstandes, eine normale Gifttoleranz möglich (vgl. Ausz. Kr.-G. Nr. 42, S. 239). — Gowers meint diesem Prozeß, wenn er so richtig bemerkt: „The disease is selfperpetuating", und wiederholt weist er auf die große nosologische Bedeutung des ersten Anfalls hin.

Schon Tissot[2]) sagte 1813, was die Behandlung betrifft, daß viele Fälle von echter Epilepsie nicht heilbar sind, doch keineswegs alle, und seiner Ansicht nach sind die Ärzte, indem sie zu schnell die Hoffnung aufgeben, die Ursache davon, daß die Kurpfuscher häufig aufgesucht werden. Wie der Heilungsprozeß vorgeht? „Comme les traces des idées s'effacent entièrement, de même avec les mouvements épileptiques."

---

[1]) Mourgue: Rev. de méd. 1922, S. 308.
[2]) Tissot: Oeuvres Completes IX, S. 26. 1813.

§ 5. Therapie nach dem Auftreten von unverkennbar epileptischen Erscheinungen, evtl. nach einem einwandfrei festgestellten ersten Anfall.

Kontroverse Herpin-Delasiauve. Überwiegende Bedeutung der hygienischen Maßnahmen. Vor allem Individualisieren. Das Los des Epilepsiekandidaten wird in der Regel durch die Maßnahmen nach dem ersten einwandfrei festgestellten Anfall bestimmt. Erfahrungen bei Tier-Epilepsie.

Daß es sich in der Tat lohnt, bei der Prophylaxe und der Therapie der Epilepsie vor allem in den Anfangsperioden scharfe Unterschiede zu machen, wird schon durch die Tatsache bewiesen, daß sehr oft ein manchmal scharfer Kampf (wie es schon zwischen Herpin und Delasiauve der Fall war) zwischen medizinischen Autoren vermieden worden wäre, wenn man diesem Umstand mehr Rechnung getragen hätte. Da der Streit zwischen den erwähnten schweizerischen und französischen Neurologen auch jetzt noch nicht ganz ausgetragen zu sein scheint, lohnt es sich näher zu untersuchen, zwischen welchen Anschauungen und Auffassungen damals, also vor der Bromperiode, Streit entstand, und welches Licht die Untersuchungen und Erfahrungen von zwei Ärztegenerationen darauf geworfen haben.

Herpin öffnet sein mit Recht klassisch gewordenes Buch[1]), mit der Klage, daß der besonders vitale Teil der medizinischen Wissenschaft, die Therapie, minderwertig geachtet wird, und daß sie es auch in der Tat ist, wenn man sie mit den damals in der Symptomatologie, Differentialdiagnose, Prognose, pathologischen Anatomie gemachten Fortschritten vergleicht.

„Bringen Sie," sagte er, „Ärzte aus verschiedenen Ländern und Schulen zusammen und stellen Sie sie vor denselben Kranken. Bald sind sie über den Sitz der Krankheit, ihre Natur, den Grad und sogar die Prognose einig. Scharf im Gegensatz zu dieser Einheit steht aber die hoffnungslose Verschiedenheit der Meinungen, sobald von Therapie die Rede ist." — Ein anderes Beispiel: „Wenn einer von uns zwischen einer Behandlung, die genau überlegt und logisch erscheint, und einer solchen, die in ihrer Wirkung ganz unverständlich ist, zu wählen hat, bekennt er sich zu dieser letzten; denn nur die Erfahrung hat ihr Wert verleihen können, während die erste nur eine theoretische Auffassung sein kann."

Untersucht man jetzt Herpins Fälle, die mit einer wissenschaftlichen Genauigkeit, die dieses Werk zu einem klassischen für alle Zeiten macht, beobachtet sind, dann zeigt es sich in der Tat, daß sein Gegner nicht ganz mit Unrecht, doch leider höhnisch bemerkt, daß von den 17 Fällen der ersten Gruppe nicht weniger als drei nur einen Anfall hatten? Als ob nicht auf einem einwandfrei festgestellten Anfall, vor allem wenn die Vorgeschichte mit der Diagnose übereinstimmt, eine Diagnose begründet werden könnte! Eine andere Frage, die auch jetzt, obwohl ebenso wichtig als damals, noch nicht beantwortet ist: Wie häufig kommen die Fälle vor, in denen ein Individuum nur einmal in seinem Leben einen epileptischen Anfall durchmachte?

---

[1]) Herpin, Th.: Du prognostic et du traitement curatif de l'Epilepsie. Paris 1852.

Es liegt auf der Hand, daß — würde die Frequenz derartiger Epileptiker größer sein, als man denkt[1]) — dies Herpins Behauptung, daß man mehr als die Hälfte der Epileptiker durch eine zweckmäßige Behandlung „heilen" kann, beeinträchtigt. Auch dieses von Herpin gewählte Wort „heilen", auf diese Gruppe von Kranken angewandt, ist unglücklich gewählt, obwohl er hier großen Vorgängern, wie Morgagni, Boerhaave u. a., folgte. Delasiauve sagt: „Die Veranlagung bleibt bestehen," was bis auf einen gewissen Punkt[2]) ganz richtig ist. Doch diese Aussage beeinträchtigt wieder die Erfahrung, daß auf die Dauer, nach einem sehr langen anfallsfreien Intervall, der Widerstand des Organismus gegen Anfälle oder die Anfallstoleranz wieder zunimmt!

Jetzt aber, 70 Jahre später, wo die Brommedikation sich schon seit einem halben Jahrhundert einer so großen Popularität erfreut, in den letzten 20 Jahren noch durch die verschiedenen Grade von Salzenthaltung verstärkt, jetzt, wo wir über eine besondere Erfahrung über das von Gowers eingeführte Borax verfügen und auch die Barbitursäure anzuwenden gelernt haben, wenn wir jetzt sorgfältig die Krankengeschichten Herpins untersuchen, dann kann es uns nicht entgehen, daß dieser Untersucher merkwürdigerweise die Wirkung von geringen Änderungen in der Lebenshaltung, welcher u. E. ein bedeutender Teil von Herpins Erfolge zuzuschreiben ist, unterschätzt. Dies trifft um so mehr zu, als Herpin mit Recht drei Forderungen stellte, wenn von zweckmäßiger Therapie die Rede sein sollte. Erstens soll man mit einfachen Arzneien, nicht mit zusammengesetzten Rezepten arbeiten. Zweitens soll man im Fall eines Wechsels der Medikamente eingreifende Änderungen in der Lebenshaltung sorgfältig meiden. Drittens ist eine genaue schriftliche Festlegung der Frequenz der verschiedenen Erscheinungen notwendig. In der Tat ist dieses Letztere, d. h. eine Untersuchung der Wirkung einer Behandlung in dieser systematischen und zahlenmäßigen Genauigkeit nur möglich bei einer Krankheit, wie derjenigen, welche uns beschäftigt. (Siehe S. 302 unten.)

Die elfte Beobachtung (S. 79) Herpins bezieht sich in der Tat auf einen charakteristischen Fall: Ein an Epilepsie leidendes 18 jähriges Mädchen, das Krämpfe der ulnaren Finger hatte und dann einzelne vollständige Anfälle bekam. Innerhalb eines Jahres, nach Gebrauch von 312 g Zinkoxyd, blieb die Patientin gesund (auch dauerte dieser Zustand auf Grund einer späteren Nachuntersuchung 10 Jahre nach Herpins Tod an!). Doch hatte sie zu Herpins Lebzeiten einen Rückfall ohne weitere Folgen, als sie ein neues Schlafzimmer bezogen hatte.

In einem anderen ebenso charakteristischen Fall eines 11 jährigen Knaben, der Kinderkrämpfe gehabt hatte, kann man stark zweifeln, ob nicht die Aufsicht über die Onanie eine größere Wirkung hatte als die $1^1/_2$ g Zinkoxyd.

In einem dritten Fall (Nr. 13) war es, unserer Ansicht nach, die Aufsicht auf das „manger d'une manière immodérée" und in einem vierten Fall (Nr. 16) die Kontrolle der Trinkgewohnheit, welcher der Hauptanteil des Erfolges zuzuschreiben war. — Übrigens erkennt Herpin selbst an, daß seine größten

---

[1]) Nach eigner Erfahrung zu urteilen, sind diese Fälle in der Tat häufig, wenn man die Eltern und Geschwister von epileptischen und myoklonischen Patienten ausdrücklich danach fragt.

[2]) Vgl. S. 302.

Erfolge meistens in solchen Fällen zu verzeichnen waren, in denen die Anfälle erst kurze Zeit bestanden. Er erklärt dann auch, daß die Prognose bestimmt gut ist, solange nicht mehr als 100 Entladungen aufgetreten sind, während sie bestimmt schlecht ist, wenn mehr als 500 Anfälle aufgetreten sind.

Der Zweck, den wir bei diesem Rückblick vor Augen haben, ist, aus den besten klinischen Erfahrungen, über die wir in der Literatur verfügen, zu zeigen, erstens, daß es ein richtiges Prinzip ist, in dem wir übrigens nur auf der von Herpin gelegten Grundlage weiterbauen, wenn wir es für notwendig halten, bei der Prognose mit den Besonderheiten des Anfangsstadiums, in dem sich der Patient befindet, Rechnung zu tragen. Und zweitens, daß sogar in Herpins Schlußfolgerungen, wie sorgfältig sie auch abgewogen und gezogen sein mögen, Grundfehler vorkommen, die auf Unterschätzung der Wirkung der Maßnahmen allgemeiner Hygiene und der Hygiene des Nervensystems beruhen. Während es ziemlich leicht sein würde, eine Serie Fälle zur Vervollständigung derjenigen Herpins beizubringen, so wollen wir doch darauf verzichten, da in verschiedenen Kapiteln Auszüge aus Krankengeschichten mitgeteilt werden, die genügen, um zu zeigen, daß auch in der neurologischen Praxis jetzt gute Anfangsanfälle nicht selten sind. Übrigens fällt in der Regel dieses Stadium, so voller Gefahren für die Zukunft und zugleich so vielversprechend für die Behandlung, in den Pflichtenkreis des Hausarztes und wird es auch vorläufig wohl bleiben.

Es ist also von prinzipieller Wichtigkeit, daß die Hausärzte zu der Erkenntnis kommen, daß in dem hier erwähnten Übergangsstadium, in dem sich nur einige Anfälle gezeigt haben, die zu erzielenden Ergebnisse fast gänzlich von der Vorsicht des Arztes und seinem Verantwortungsgefühl abhängig sind. Man muß es auch als Kunstfehler bezeichnen, in dieser Phase, also in dem meistens noch nicht veränderten Geisteszustand, mehr oder weniger abstumpfende Medikamente anzuwenden.

Wenn der Bericht über einige von Herpins Fällen für uns eine willkommene Gelegenheit war, die Aufmerksamkeit auf einige ziemlich wenig auffällige Lebensgewohnheiten, deren Ausschaltung sehr häufig die weitere Entwicklung der Krankheit verhindert, zu lenken, so besteht doch nicht weniger die Tatsache, daß das Aufsuchen derartiger Faktoren in vielen Fällen oft mit großen, evtl. unüberwindlichen Schwierigkeiten verbunden ist. Mit dieser Frage und jener nach dem großen Einfluß von Erregungen auf die Anfälle im allgemeinen, vor allen im Anfang der Krankheit, berühren wir den Kernpunkt der Probleme, denen gegenüber jeder Versuch, die Krankheit zu verstehen, aber auch jede Art von Behandlung sich gestellt sieht.

Derjenige, der die Verantwortung in jedem Fall einer beginnenden Epilepsie trägt, muß sich Rechenschaft geben, daß es von seiner richtigen Auffassung der Krankheit, von seiner Wertung der Erscheinungen und von den darauf beruhenden Maßnahmen nicht zum geringsten Teil abhängt, welches Los dem betreffenden Patienten beschieden ist. Können doch die Erscheinungen, vorübergehende Kopfschmerzen, kaum bemerkbare und selten lästige

Schlafzuckungen und dann als Steigerung, der epileptische Anfall nur dann für die Eltern die Grundlage für Maßnahmen sein, wenn der Arzt keinen Augenblick ihre evtl. dramatische Bedeutung aus dem Auge verliert. Es handelt sich nicht um die Behandlung eines jugendlichen Patienten, der verschiedene nervöse Erscheinungen zeigte und auch eine oder mehrere Nervenkrisen durchmachte, sondern um ein Individuum, das durch eins der traurigsten Schicksale, die ein Menschenkind treffen können, bedroht wird.

Hier also, wo unsere auf physiologischem Wege gesammelten Kenntnisse der Physiopathologie in das praktische Leben eingreifen, haben wir Grund, noch einmal in kurzen Zügen unsere Aufgabe der Therapie darzustellen.

Gewiß, es wäre wünschenswert, daß unser Wissen über die verschiedenen Formen der Epilepsie so weit fortgeschritten wäre, daß wir hier differenzieren könnten und imstande wären, Unterschiede in der Entwicklung der Krankheit darzulegen, ob diese von rein oder hauptsächlich erblichen Tendenzen abzuleiten ist oder vielleicht auf einem encephalitischen Prozeß in der Jugend oder auf Trauma beruht, oder durch Alkohol, Erstickung oder andere Ursachen zustande kommt, und ferner imstande wären, eine Ursachentherapie anzuwenden. Allein hier sind die Lücken allzu groß, und obwohl die praktische Erfahrung uns zwar einige Richtlinien zeigt, sind wir auch nicht berechtigt[1]), bei beginnender Epilepsie, für alle neuen Fälle, eine Behandlungsweise vorzuschlagen, eine bestimmte Lebensführung, ein bestimmtes Medikament, eine Behandlung, die dann in der Regel in günstigen Fällen die weitere Entwicklung der Krankheit verhindern könnte und in den ungünstigen Fällen keinen Schaden verursachen würde, unabhängig von der verschiedenen Ätiologie und von den verschiedenen Symptomen, die sich zu allererst zeigten. Das einzige zweckmäßige Mittel, so zeitraubend und umständlich es leider auch ist, besteht in einem tiefgehenden und fortwährenden Studium des ganzen Individuums, wobei man keinen Teil zu gering schätzen darf, und man also versuchen muß, den Komplex der Faktoren zu bestimmen, die im betreffenden Fall zu den Erscheinungen Anlaß gaben. Jedoch soll man dabei im Auge behalten, daß alle Fälle, was die Ursache und den Anlaß betrifft, zusammengesetzt sind, und man während einer längeren Zeit die fraglichen Symptome beobachten und verzeichnen muß. Dieses verlangt so viel Sorgfalt, daß es dem Einzelnen wohl nicht möglich ist, mehr als eine beschränkte Anzahl dieser beginnenden Fälle zu behandeln. — Wir glauben sogar, daß man auch in einem Fall von traumatischer Epilepsie, wo man sich darüber zu orientieren hat, was ohne Operation zu erreichen ist, wie auch in einem Fall von Epilepsie durch Porencephalie mit Hemiplegie und Imbezillität man — bis auf weiteres — nichts anderes zu tun hat. Dies ändert nichts daran, daß beim Besprechen der Behandlung uns der häufigste Verlauf vor Augen schwebt, der sich in den myoklonischen Zuckungen und epileptischen Kopfschmerzen während einer längeren Zeit gezeigt hat und wo jetzt zum erstenmal ein oder mehrere große Anfälle aufgetreten sind. Aus begreiflichen Gründen, sowohl, weil uns in einem solchen Fall keine anderen Hilfsmittel zur Verfügung stehen, als vor allem auch, weil in einem solchen typischen Fall von genuiner Epilepsie oft so

---

[1]) Siehe auch Gilles de la Tourette, l. c., S. 16.

enorm viel zu erreichen ist, wird man dabei viel weiter sich in Einzelheiten vertiefen und seine Versuche über eine unbeschränkte Zeit ausdehnen, Versuche, die sowohl bei traumatischer Epilepsie als bei Imbecillitas von selbst mehr beschränkt werden: im ersteren Fall, weil das radikale Mittel, die Operation, zur Verfügung steht, im zweiten, weil beim Schwachsinnigen das möglich Erreichbare nur einen beschränkten Wert hat.

Fragen wir uns erst nach der nosologischen Bedeutung der wichtigsten Erscheinungen: Kopfschmerzen, vasomotorische, Gefühls- und Stimmungsstörungen, Zuckungen, Bewußtseinsstörungen, Anfälle.

Unsere Darlegungen im Kapitel VII bezweckten, den Unterschied der pathologischen Bedeutung verschiedener Erscheinungen zu umschreiben. Einerseits haben wir es hier mit Intoxikationserscheinungen zu tun, Ladungserscheinungen, zu denen die Kopfschmerzen, Gefühlsstörungen, die psychischen und vasomotorischen Störungen gehören; andererseits mit bestimmten Entladungsformen, die sich den bei Versuchstieren als solche erkannten Symptomen anschließen, nämlich die vollständigen Anfälle, vermutlich auch Zuckungsserien, möglicherweise auch gewisse psychische Entladungen. Dazwischen stehen Erscheinungen, die nicht mit Gewißheit in eine dieser beiden Gruppen untergebracht werden können, abortive Anfälle, Einzelzuckungen, Ohnmachtsanfälle.

Wir kommen hier zu dem paradoxen Schluß, daß die vom Patienten und ihrer Umgebung am meisten gefürchteten Erscheinungen, die vollständigen Anfälle, unsererseits vielmehr als ein in physiologischem Sinn nützliches Geschehen aufgefaßt werden, das imstande ist, bestimmt pathologische, auf Vergiftung beruhende Erscheinungen ein Ende zu bereiten. Also rückt die merkwürdige Erfahrungstatsache — auf die sowohl die älteren französischen Kliniker, als vor allem die jüngeren englischen, nämlich Gowers und Turner, die Aufmerksamkeit lenkten, nämlich, daß prognostisch die Fälle mit ausschließlich heftigen Anfällen eine soviel günstigere Chance haben als der Petit mal in anderen Gruppen von Patienten — in ein anderes, jetzt begreifliches Licht, ebenso auch die Erscheinung, auf die von den Antiken her bis zu Boerhaave und bis zu den jüngsten Autoren, die Aufmerksamkeit gelenkt wurde, nämlich, daß viele Patienten, gerade kurze Zeit nach einem heftigen Anfall, sich frischer und besser fühlten als in den Tagen vor dem Anfall (S. 246 unten und 220, Zeile 5).

Müssen wir es infolgedessen als unsere unmittelbare Aufgabe betrachten, die oben erwähnten Symptome selbst zu bekämpfen? Keineswegs. Nur indirekt, denn unsere erste Aufgabe, wenn es erreichbar ist, besteht darin, die Intoxikation und die Erhöhung der Erregbarkeit, oder wenn man will, die geringe Epilepsietoleranz zu bekämpfen, welche den Kern des als pathologisch betrachteten Zustandes beim Patienten ausmacht.

Also bekommt unsere Aufgabe eine ganz andere Richtung, eine viel fundamentalere Bedeutung, und es ist das Studium der Therapie der Epilepsie, richtig aufgefaßt, vor allem ein Studium der äußersten Grenzen, innerhalb deren auch für Leute mit pathologisch reizbarem Nervensystem das Leben in der modernen Gesellschaft möglich ist, ohne daß gewisse Intoxikationsstörungen und damit verbundene unerwünschte (jedenfalls bei Wiederholung unerwünschte) Reaktionsformen des Organismus zutage treten.

Schon in einem früheren Stadium unserer Bemühungen mit dem betreffenden Gegenstand hat uns die wiederholte Mitteilung der Patienten überrascht, wie oft ziemlich einfache Änderungen in ihren Gewohnheiten oder einfache hygienische Maßnahmen einen tiefgehenden Einfluß auf den Verlauf der Krankheit hatten.

Im Tiergarten wurden wir nach den bei einem Talponiaffen, der schon jahrelang an epileptischen Anfällen litt, zu treffenden Maßnahmen gefragt. Der Rat, dem Tier einen anderen sonnigeren Käfig zu geben, wurde befolgt, und das Tier hat niemals mehr epileptische Anfälle gezeigt.

Diese Wahrnehmung, die über 20 Jahre zurückliegt, haben wir deshalb für wichtig gehalten, da es sich hier um einen Affen handelte und also einer suggestiven Wirkung der Maßnahme weniger Bedeutung geschenkt zu werden brauchte. In psychischer Hinsicht war diese Maßnahme möglicherweise von geringerem Wert, doch nicht ohne Bedeutung. Es scheint nicht ganz ausgeschlossen, daß in Übereinstimmung mit manchmal bei Patienten wahrgenommenen Besserungen, der größeren Aufgewecktheit und den günstigen psychischen Eindrücken im neuen Käfig die Wirkung in der Hauptsache zu verdanken war.

In Übereinstimmung mit dieser im Tiergarten gemachten Erfahrung traf uns in späterer Zeit, gelegentlich einer Rundfrage bei Patienten, die vor 20 Jahren und mehr behandelt worden waren, die entsprechende Beobachtung, wie ziemlich häufig ein einfacher Rat die Störung zum Stehen brachte, z. B. die Anweisung morgens und abends ein Glas warmes Wasser zu trinken u. a. zwecks Entleerung, oder zum selben Zweck jeden Morgen den Bauch mit einer Bleikugel zu massieren, oder auch den Rat, mittags eine Stunde zu schlafen, den Blinddarm entfernen zu lassen oder eine bestimmte Gewohnheit zu ändern: weniger lang zu fasten, sich nicht zu viel in religiöse Gespräche zu vertiefen, nicht übermäßig zu studieren oder wenigstens vor der Nachtruhe keine ernste Literatur zu treiben oder Karten zu spielen, keinen Alkohol und sogar kein Bier zu trinken, weniger zu rauchen, oder der Rat umzuziehen, vom untern Stockwerk nach oben (der Feuchtigkeit wegen) oder von oben nach unten (um die kranken Kinder draußen spielen zu lassen), oder das Kind nur vormittags in die Schule zu schicken, mittags ein Klistier mit Seifenwasser zu geben, falls keine spontane Entleerung stattfand usw. Selbst wenn man annimmt, daß in einer Anzahl jener Fälle die Wirkung hauptsächlich durch andere Umstände, wie Arzneien und dergleichen, bedingt war, so bleibt doch eine Anzahl Fälle übrig, bei denen man sich nicht des Eindrucks erwehren kann, daß der Patient hier richtig urteilte und daß tatsächlich ein äußerst geringer Faktor vorhanden war, durch dessen Wirkung — wie es wohl anzunehmen ist — gewisse toxische Stoffe, deren Natur und Menge unbekannt sind, die Schwelle erreichten, auf der ein Anfall dann auftreten mußte.

In der Literatur kehren übrigens mit einer gewissen Regelmäßigkeit Andeutungen in diesem Sinne wieder. Juarros[1]), Shanahan[2]), Allan Mac Dougall[3]) u. a. haben mit Recht der Anwendung hygienischer Maßnahmen größere Bedeutung zugeschrieben als der Behandlung mit Medikamenten, obwohl übrigens ihre Auffassungen ganz von der hier dargelegten abweichen.

Also sehen wir vom Standpunkt des Physiologen (siehe S. 87 und 164, Zeile 11), daß der epileptische (myoklonische) Anfall nichts anderes ist als eine Reflexnachwirkung, vermutlich ein Reserve-Verteidigungsmittel des Organismus gegen

---

[1]) Juarros: Epilepsia 1914, S. 172, und Revista Ibero-Americana de Ciencias medicas 1909.

[2]) Shanahan, W. T.: Therapeutic Gazette. March 1912.

[3]) Allan Mac Dougall: Epilepsia IV, S. 358. 1913.

gewisse Gifte, während, vom klinischen Standpunkt betrachtet, zahllose Unregelmäßigkeiten in der Hygiene imstande sind — indem andere Verteidigungsmittel sich als ungenügend erwiesen — diesen Reflexmechanismus zur Wirkung zu bringen, wobei wir für den Augenblick davon absehen, welche erblichen Faktoren die Anfallstoleranz, d. h. den Reizschwellenwert, mit bestimmt haben. Hieraus folgt unmittelbar, daß uns eine genaue Kenntnis der Umstände, unter welchen die ersten Anfälle, sogar deren erste Vorläufer (myoklonische Zuckungen, Kopfschmerzen) auftreten, von unschätzbarem Wert ist.

Eine Rekonstruktion also aller jener Umstände, die den betreffenden Ladungs- und Entladungserscheinungen vorangehen, gehört zu der Grundlage, auf der ein systematischer Versuch, dieser Gruppe von Erscheinungen mit ihren so unerwünschten Folgen zu entgehen, aufgebaut werden muß. Eine tiefgehende Untersuchung über die Entstehung der ersten Erscheinungen in jedem einzelnen Falle wird uns auch in der Regel Aufschluß geben können, ob, wie es oft der Fall ist, eine zufällige Kombination von ungünstigen Faktoren (Konstipation, Alkoholgenuß, Erregung, langes Nüchternbleiben) die plötzliche Entladung veranlaßte, oder ob schon eine angeborene Veranlagung und eine sich über Jahre hinstreckende Vorbereitung voranging, auf die als eine Klimax schließlich nach geringer accidenteller Veranlassung die heftigen Anfälle folgten. Dieses letztere wird, je gründlicher man untersucht, immer mehr die Regel. Daß diese Besonderheiten auch auf die Prognose Licht werfen, ob man jene Anlässe vermeiden kann oder nicht, liegt auf der Hand.

Eine gutgelungene Rekonstruktion der vorangehenden Erscheinungen und der ersten Anfälle selbst halten wir für so bedeutungsvoll, daß, unserer Ansicht nach, nicht a priori auszuschließen ist, daß das auf diese Weise im Anfang der Funktionsstörung so leicht erzielte Ergebnis großenteils dem Umstand zu verdanken ist, daß diese Untersuchung, und demzufolge das Vermeiden von derartigen ungünstigen Faktoren, nur im Anfang der Krankheit möglich ist.

Zweifellos spielt bei den großen Schwierigkeiten, um die länger bestehenden Anfälle zu reduzieren, die erlangte Gewohnheit der epileptischen Anfälle oder die erworbene „Bahnung" der betreffenden Nervenbahnen eine gewisse, nicht geringe Rolle. Die Überführung in eine ganz neue Umgebung, unter neuen, günstigen hygienischen Verhältnissen ist deshalb ein durch Erfahrung erprobtes Mittel, in dem Anfangstadien die Anfälle spurlos zum Schwinden zu bringen; so sehr ist dies der Fall, daß Aufnahme in eine Krankenanstalt mit erfahrenen Pflegerinnen und gehöriger ärztlicher Aufsicht bei einer großen Mehrzahl der Fälle des Anfangsstadiums die unerwünschten Erscheinungen unmittelbar zum Schwinden bringen kann.

Wo oben von allgemeiner Hygiene des Körpers und der Seele die Rede war, muß diese so breit wie möglich aufgefaßt werden. Man muß hier die geringsten Kleinigkeiten selbst regeln; denn der behandelnde Arzt und sein Patient stehen hier, falls nach rein diätetischen Maßnahmen das Ergebnis ausbleibt, vor einem wichtigen Übergang im System der Behandlung. Denn das Vorhandensein der Erscheinungen — die geringeren, die meistens seit Jahren bestanden haben, und die größeren, die wenigen bereits aufgetretenen heftigen Anfälle — führen uns zu der Annahme, daß evtl. irgendeine konstitutionelle Störung bestehen muß, die mittelbar oder unmittelbar den Stoffwechsel auf ungünstige Weise beeinflußt. Auch wo eine ausgesprochene erbliche Veranlagung zu Epilepsie besteht, ist es empfehlenswert, den Fall von diesem Gesichtspunkt aus zu beurteilen. — Unter diesen Umständen muß das Eingreifen mit Medikamenten — Sedantia, die doch immer bedeutende Nachteile mit sich bringen — als ein Schritt von großer Bedeutung, von einer nicht zu übersehenden Tragweite betrachtet werden. Bevor man sich dazu entschließt, muß man also alle Störungen, welche die Erscheinungen verursachen können, beseitigt haben.

Ohne in Wiederholungen zu verfallen, wird man also alle Besonderheiten in der Lebensführung, Ernährung, Kleidung usw. in Betracht ziehen müssen. Nur zu viel wird gegen die Mäßigkeit beim Essen gesündigt; die Nahrung wird ungenügend gekaut; die Zähne sind schlecht instand gehalten. Was diesen letzteren Punkt betrifft, so wird man lieber Kronen und Brücken als Platten anempfehlen und wenn Platten notwendig sind, großen metallenen, die nicht verschluckt werden können, den Vorzug geben. Daß eine Untersuchung aller Organe notwendig ist, nach Würmern gesucht werden muß usw., folgt aus dem Vorhergehenden.

Aus diesen und ähnlichen Erfahrungen empfehlen wir seit 20 Jahren für die Bekämpfung der beginnenden Epilepsie die Anlage eines speziellen Krankenhauses für Epileptiker oder, nach dem ausdrücklichen Rate Hughlings Jacksons, zugleich auch für Gelähmte (wie im National Hospital for Epileptics and Paralytics in London).

Um unseren Standpunkt noch genauer darzulegen, so glauben wir, daß in der Regel die Patienten im hier besprochenen Stadium in der Behandlung ihres Hausarztes sind und bleiben können — vorausgesetzt, daß dieser sich seiner schweren Verantwortung bewußt ist und das Interesse und den Fleiß zeigt, die hier notwendig sind. Sollten aber dessen Versuche (wobei die Anwendung von Medikamenten am liebsten ganz auszuschalten ist) nicht gelingen und ein Anfall oder selbst nur geringe Erscheinungen von neuem auftreten, dann darf nicht gezögert werden: angesichts der drohenden Gefahr subchronisch zu werden, ist dann spezialistische Beobachtung notwendig. Man darf erwarten, daß der Widerstand, der seitens des Publikums gegen derartige eingreifende Maßnahmen nicht selten sich geltend macht, durch die Ausbreitung einer besseren Kenntnis jener Zustände von selbst verschwinden wird.

§ 6. Die Behandlung der durch Anfallgewohnheit verminderten Anfalltoleranz der Patienten, also bei typisch entwickelter, obwohl noch nicht veralteter Epilepsie.

Zielsetzung: Einen langen anfallsfreien Intervall zu bekommen. Medikamente, um die Erregbarkeit der Zentren zu vermindern. Zink-Oxyd und -Lactat. Bromsalze. Zu erzielende Ergebnisse. Einwirkungsart der Bromata. Bedeutung und Wert der Salzenthaltung. Einwände gegen die Bromtherapie. Präparate. Akne. Verkehrte Wirkung. Luminal. Nitroglycerin. Indischer Hanf.

Das Entwicklungsstadium der Krankheit, von welchem jetzt die Rede ist, ist dasjenige, in dem sich die meisten Fälle befinden, sobald sie in Behandlung zum praktizierenden Neurologen kommen. Deshalb fällt die Aufmerksamkeit hierbei auf den Unterschied zwischen dem hier eingenommenen Standpunkt und dem in den meisten Handbüchern gefundenen, nämlich, daß die Phase der Krankheit, die dort als Typus für die Behandlung beschrieben wird, unserer Ansicht nach schon die vierte Phase der Funktionstörung bedeutet.

Gowers fängt seine Ausführungen über die Behandlung und die zuweilen fast unüberwindbaren Schwierigkeiten, vor die uns die Krankheit stellt, an, indem er mit Recht daran erinnert, daß Epilepsie ein „selfperpetuating disease" ist, und daß dieser besondere Charakter auf einem physiologischen Gesetz, welches von uns nicht beeinflußt werden kann, beruht, — ein Gesetz übrigens, das für das normale Funktionieren der Nervenelemente wesentlich ist und in Krankheitsprozessen von seiner Gültigkeit nichts einbüßt (vgl. S. 302, Zeile 15).

In diesem Licht gesehen, muß man sich eher darüber wundern, daß es ziemlich oft gelingt, der weiteren Entwicklung der Krankheit Einhalt zu tun, und daß diese sogar geheilt werden kann, als darüber zu staunen, daß die Krankheit unseren Versuchen, sie zu bekämpfen, so oft Widerstand leistet. Daß wir in bestimmten Fällen dem weiteren Verlauf der Krankheit eine Wendung zum Guten geben können, beruht darauf, daß wir mit Hilfe chemischer Mittel den Krankheitsprozeß bis zu einem gewissen Grade beschränken können. Mit anderen Worten indem man zwischen den Entladungen einen langen Intervall hervorruft und zugleich die Gelegenheiten zu „Ladung" meidet, kann von neuem der ursprünglich empfundene Widerstand gegen den Anfall (doch nichts mehr als dieses) zustande kommen und also in diesem beschränkten Sinn ist Gesundung möglich (S. 158, l. c., Tissot).

Aus dem Vorhergehenden folgt, daß diese Phase der Krankheit — wenn keine faßbare Ursache des schon eine lange Zeit bestehenden Krankheitsprozesses gefunden wird — nur mit Hilfe von Medikamenten und nach längerer Mühe erfolgreich bekämpft werden kann. Und auch dort, wo eine faßbare Ursache entdeckt wird — wo Darmwürmer, oder chronischer Gebrauch von unverdaulicher oder zu reichlicher Nahrung, wo chronischer Alkoholmißbrauch oder eine periphere Ursache wie ein Krankheitsprozeß in einem Sinnesorgan oder in einem peripheren Nerv die wahrscheinliche Ursache der Anfälle ist — auch dort wird man in der Regel von Medikamenten während einer längeren Zeit nicht absehen können, Mittel, welche imstande sind, die Erregbarkeit des zentralen Nervensystems zu vermindern. Denn die Regel „causa ablata, tollitur effectus" hat hier aus dem im Anfang erwähnten Grund keine Gültigkeit (vgl. auch die bei traumatischer und fokaler Epilepsie gemachten Erfahrungen, S. 361).

Aus der Mitte des vorigen Jahrhunderts, bevor von Locock im „National Hospital for Epileptics and Paralytics" in London das Bromzeitalter eingeführt wurde, können die Handbücher Delasiauves, Radcliffes und Herpins uns über die damals so verheißungsvoll „Specifica" genannten Arzneien Auskunft geben.

Valerian (Tinct. val., oxyd. val.) wurde aus Italien in die nördlichen Länder eingeführt. Die Pflanze einzelner Gegenden soll aktiver sein als die aus anderen Gegenden.

Tra. asafoetida, von Boerhaave herrührend für die Behandlung der Hysterie, leistete auch hier gute Dienste. Ferner fanden Opiata, Belladonna (in Pulver, oder Blätterextrakt, in Pillen), Digitalis auch Anhänger unter den Ärzten.

Zinkoxyd soll bereits durch Paracelsus Eingang gefunden haben, wurde offiziell von Gaubius eingeführt, der es „als ein Kurpfuschergeheimnis entdeckte". Die Pillen Méglins hatten einen guten Buf (R. pil. zinc. oxyd. 60 mg, mit Valerian und Jusquian, von 1 bis 6 Pillen). Dieses Mittel, das als ein Sedans für das zentrale Nervensystem und für den Darm galt, wurde mit Begeisterung von Herpin gepriesen; doch kam er später teilweise davon zurück. Er fing an, bei Erwachsenen, mit 300 mg pro Tag, am liebsten in Pillen, vor der Mahlzeit, um die Verdauung nicht zu stören. Er ging bis 2,50 g pro Tag. Nausea und Diarrhöe waren in vielen Fällen ein Hindernis, um fortzufahren. Sir William Gowers pflegte es regelmäßig gleichzeitig mit Bromsalzen zu verschreiben. — Der Verfasser hat es in mäßiger Dose, höchstens 120 mg, in Brot (für zwei Tage) backen lassen, wobei Knäuel entstehen. Doch nur zu oft entstand Widerwillen gegen das Zinkbrot. Bis zu einer Dose von 100 mg in Pulver ist es für Erwachsene keine Gefahr. — Sehr gut vertragen wird noch Zinc. lactat., das besonders von Schroeder van der Kolk und Kroon[1]) für jüngere Personen, vor allem bei Verdauungsstörungen, anempfohlen wird. Dosierung wie das Oxyd., in Pulver mit Zucker zu verabreichen.

Wir verfügen jetzt über eine Erfahrung mit drei Medikamenten, denen wir zweifellos einen Einfluß im oben erwähnten Sinn zuschreiben müssen: Bromsalze, Borax und Luminal.

Nachdem Duncan Gibb Bromsalze angewandt hatte, um die Reizbarkeit des Halses bei Epileptikern zu bekämpfen und eine incidentelle Wirkung auf die Anfälle festgestellt hatte, und nachdem Sir Charles Locock bei menstrualer Epilepsie davon Gebrauch gemacht hatte, kam dieses Mittel allgemein in Aufnahme. Auch Radcliffe und Hughlings Jackson hatten es während des Jahres 1864 bei zahlreichen Patienten im „National Hospital for Epileptics and Paralytics" verordnet.

Es ist schwierig, den Prozentsatz der bestätigten (oder veralteten) Fälle zu schätzen, in denen Bromsalze imstande sind, die Anfälle ganz zu unterbrechen. Dieser Prozentsatz, ist, wie Gowers bemerkt, gewiß größer, als vermutet wird. Denn wie steht es mit diesen Patienten? Den Patienten, die in der Sprechstunde erscheinen, wird eine gewisse Dosis des Medikaments verschrieben. Nach einigen Wochen oder Monaten hören sie damit auf, und zufällig hört man später, viel später, daß weitere Anfälle ausgeblieben sind. Die Patienten, die uns weiter aufsuchen, sind diejenigen, bei welchen die Anfälle fortdauern. So sieht man, daß hier Faktoren im Spiele sind, vor deren verwirrendem Einfluß keine statistische Methode uns beschützen kann. Zweifellos ist aber die Zahl der Patienten, vor allem derjenigen, die nur ambulant behandelt werden und welche die Anfälle behalten, viel größer als die, welche anfallfrei bleiben.

Indem wir augenblicklich davon absehen, statistisch festzustellen, in welchem Prozentsatz der eigenen Fälle die Anfälle nur durch Bromsalze vollständig unterdrückt wurden, so gibt Turner dafür 23,5 vH an, womit die Zahlen Binswangers ziemlich übereinstimmen. Eine reine Statistik in diesem Sinne, daß die Lebensweise der Patienten ganz dieselbe blieb und nur eine bestimmte Bromdose angewandt wurde, ist noch nicht bekannt. Und doch ist eine derartige Statistik vonnöten, wenn man feststellen will, welcher Prozentsatz der Fälle auf Rechnung der vorgeschriebenen hygienischen Lebensweise und welcher auf Rechnung des Medikamentes kommt. Auf Grund der vorherigen Kapitel muß man vermuten, daß ohne die betreffenden Vorschriften, wie Vermeidung von Alkohol usw., der Prozentsatz der erfolgreichen Fälle erheblich weniger betragen würde. — Der Prozentsatz der gebesserten Fälle ist sehr verschieden und schwankt zwischen 30 und 40 vH (u. a. M. Biro). Diese

---

[1]) Kroon, T: Epilepsie en hare behandeling. Diss., Amsterdam 1859.

Unterschiede hängen zum Teil von der Frage ab, ob auch Verminderung der Heftigkeit der Entladungen zu den verbesserten Fällen gerechnet werden.

Die Verfasser sind sich darüber einig, daß die heftigen Anfälle mehr infolge der Einwirkung von Bromsalzen zurückgehen als die geringfügigeren Erscheinungen. Am allergeringsten ist die Wirkung auf die psychischen Abweichungen und auf die myoklonischen Zuckungen. Dieses Resultat braucht vom Standpunkt der in diesem Werk dargelegten Theorie insofern keine Verwunderung hervorzurufen, als wenigstens die psychischen Erscheinungen und der „Petit mal" nicht zu den reflektorischen Entladungen gerechnet werden, sondern ausschließlich als Ladungs- oder Intoxikationserscheinungen oder aber als atypische Entladungen beschrieben werden, zu denen sie in der Regel gehören.

Ohne Zweifel beruht die Unsicherheit der Wirkung der Behandlung — und dies gilt sowohl für die hygienischen Maßnahmen und die Anfallsprophylaxe, als für die medikamentöse Behandlung — zu einem erheblichen Teil auf dem unregelmäßigen Besuch und dem an sich geringen Kontakt zwischen dem behandelnden Neurologen und den Patienten. Auch aus diesem Grund ist es zu empfehlen, daß eine Behandlung mit einer klinischen Beobachtung während längerer Zeit beginnen sollte, wodurch eine viel gründlichere Kenntnis der Gewohnheiten und Lebensumstände eines Patienten erworben wird und das zwischen Arzt und Patienten zustande gekommene Band viel fester wird. Auch ein Kursus für die Hausgenossen der Patienten spielt dabei eine nicht unbedeutende Rolle.

Wirkungsweise der Bromata. Die von Toulouse und Richet im Anfang des Jahrhunderts eingeführte Kochsalzenthaltung hat einige neue Einblicke in die Wirkung der Bromata ermöglicht. Salkowsky[1]) hatte schon bei seinen Untersuchungen der Carbol- und Strychninkrämpfe bemerkt, daß diese durch Bromsalze gehemmt werden[2]), die nach Schultze[3]) den Stoffwechsel der Nervenzellen verhindern. Toulouse[4]) glaubte durch Versuche beweisen zu können, daß, in Anbetracht der starken Neigung des Organismus, um den osmotischen Druck konstant zu halten[5]), mehr Kochsalz „en élevant la pression osmotique des humeurs, empêche le bromure de potassium d'être absorbé ou retenu par les tissus". Auch Laudenheimer[6]) und von Wyss[7]) behaupten, daß durch Bromzufuhr der Organismus an Chlorverbindungen ärmer wird, daß dagegen durch Kochsalzzufuhr die Bromausscheidung im Urin befördert wird. Beide Halogene ersetzen einander.

Auf diese partielle Ersetzung des Chlor-Ions durch das Brom-Ion reagiert der Organismus mit Verminderung der reflektorischen Erregbarkeit der

---

[1]) Salkowsky: Pflügers Arch. f. d. ges. Physiol. V, 1872.
[2]) Nach Pollock und Rosett (Journ. of the Americ. med. assoc. 1923, Vol. 80, S. 1940) vermindert Bromsalz die bei normalen Personen bestehenden Angstzuckungen, ebenso wie Elsberg und Stookey diese Neigung durch Thyriodektomie verstärkt finden.
[3]) Schultze: Zeitschr. f. Biol., XIX, S. 311. 1883.
[4]) Toulouse: Semaine méd., 1904, Nr. 42, S. 372.
[5]) Röniger: Zeitschr. f. exp. Pathol., Bd. IV, Nr. 2.
[6]) Laudenheimer: Neurol. Zentralbl. 1910, S. 461.
[7]) von Wyss: Arch. f. exp. Pathol. u. Pharmakol. LV und LIX

Ganglienzellen[1]). Salzenthaltung allein, ohne Bromzufuhr, würde keine Wirkung haben (Voisin, Hondo, Meyer, van den Velden). Also kann einer akuten Bromvergiftung unmittelbar durch ergiebige Kochsalzzufuhr abgeholfen werden. Daneben kommt aber auch eine chronische Form vor, die nach langem fortgesetzten Gebrauch von großen Dosen von Bromsalzen entsteht, mit Liquorausscheidung (Herz- und Niereninsuffizienz) und ungenügender Brom- und Chlorausscheidung verbunden ist und durch verstärkte Diurese ausgeglichen wird.

Wir besitzen deshalb zweifellos in der Kochsalzenthaltung oder -beschränkung ein Mittel zur Aktivierung der Bromtherapie[2]), eine andere Frage ist die, ob die Praxis dieses Hilfsmittel auf die Dauer bestätigt hat. Unserer Ansicht nach muß diese Frage verneint werden, ein Schluß, zu dem auch L. Bouman[3]) und Long[4]) gelangt sind. Die Erfahrung lehrt, daß auch bei den pflichttreuesten Patienten, sei es durch einen Umzug, eine Reise, einen Fehler der Umgebung, eine salzlose Diät plötzlich abgebrochen wird und also die vorhin kräftig wirksame Dose von z. B. 2 g Bromsalz durch die reine Kochsalzzufuhr vollkommen wirkungslos wird. Es entsteht dann Gefahr für Status epilepticus und für das Leben. Ein einziges Beispiel:

Vor 1914 hatten wir jahrelang eine Bäckerei (Großbetrieb) dazu veranlaßt, 4 oder 5 Brotsorten von bekanntem Inhalt, ohne Kochsalz, doch mit Bromsalzen, Borax, Zinkoxyd backen und versenden zu lassen. Beim Ausbruch des Krieges hörte die Bäckerei, obwohl wir unsererseits davor gewarnt hatten, plötzlich mit dem Versand auf. Eine Anzahl Patienten, die uns schon seit langem nicht mehr besuchten, so hörten wir später, bekamen aufs neue Entladungen, und manche fielen für immer in den früheren, wenn nicht schlimmeren Zustand zurück. Hier war eine doppelte Gefahr entstanden: 1. durch die Zufuhr von Kochsalz in das gewöhnliche Brot, 2. durch die Abwesenheit des vorher hinzugefügten Bromsalzes.

Abgesehen noch von den übrigen Schwierigkeiten, nämlich Appetitlosigkeit (Belli), gesteigerte Veranlagung zu Bromismus, die aber in zahlreichen Fällen überwunden werden können und von noch viel ernstlicheren Gefahren im Falle von Herz- und Nierenaffektionen, glauben wir, daß die Sorge für die Sicherheit unserer Patienten uns hindert, in dieser Hinsicht mehr zu leisten als von stark gezalzenen Speisen (wie Hering) abzuraten, da infolge großer Salzzufuhr das Medikament seine Wirkungskraft verliert. Aus ähnlichen Gründen, wie auch um die nötige Abwechslung in der Nahrung zu bieten, sind wir auch von ungefähr allen adjuvierenden Diäten, u. a. vollständiges Vermeiden von Fleischspeisen, ausschließliche Milchdiät usw., zurückgekommen, außer wenn besondere Gründe, vor allem Abweichungen im Magendarmkanal — die nicht eine Folge der Brom-Borax-Medikation sind — dazu zwingen. Der ausschließliche Gebrauch während einiger Tage von geröstetem Brot und Zwieback und

---

[1]) Daß nicht nur die hier betreffenden Ganglienzellen im Gehirnstamm, sondern auch die corticalen motorischen Zellen diesem Einfluß unterliegen, beweist der Versuch Albertonis, wobei es sich zeigte, daß nach einer gewissen Bromdose ein stärkerer elektrischer Reiz als vorhin nötig war, um Krämpfe auszulösen. Bis Saturation mit Bromkalium gefütterte Tiere reagieren auch nicht mit Anfällen auf andersartige epileptogenen Mittel als Cinchonidin (Arch. f. exp. Pathol. u. Pharmakol., Bd. 15, S. 257. 1882).

[2]) Muskens, L. J. J.: Neurol. Zentralbl. 1905, S. 208.

[3]) Bouman, L.: Nederlandsch tijdschr. v. geneesk. 1906, II, S. 1163.

[4]) Long: Rev. de méd. 1909, S. 697.

gut gekochtem Reis, gekochtem Fisch, später geräuchertem Fisch, mit verdünnter Milch und schwachem Tee als Getränk führten hier in der Regel zum Ziel. — Außer Brot ist in der gewöhnlichen Nahrung auch die Suppe kochsalzreich. Der Ersatz durch Bromsalz liegt also auf der Hand und wird mit Erfolg durchgeführt (Sedobrol von Ulrich); dagegen gilt auch der oben erwähnte Einwand. — Untersetzte Leute hönnen die Salzenthaltung nur sehr schlecht vertragen (Kinberg).

Einwände gegen die Bromtherapie: Die Toleranz für Bromsalze ist individuell sehr verschieden. Während bei manchen Individuen der Gebrauch von 20 g Bromsalz und mehr keine Wirkung zeigt, findet man bei anderen, nämlich schlecht ernährten, durch die epileptischen Erscheinungen oder eine andere Ursache geschwächten Personen, daß schon eine Dose von 4 g zu viel ist, und sogar schon die Hälfte, wenn zugleich Salzenthaltung angewandt wurde. Die allererste Erscheinung ist meistens die Akne, auf der Stirn und vor allem auf dem Rücken, und übelriechender Atem, Magendarmstörung und dadurch Appetitlosigkeit, Ataxie, Somnolenz. Die oft äußerst lästige Erscheinung der Akne beruht vermutlich auf dem geschmälertem Widerstandsvermögen des Organismus gegen eingedrungene Mikroben.

In dieser Beziehung kann man, indem man die Patienten auf die verderbliche Gewohnheit, mit den Händen das Gesicht zu berühren, hinweist, schon viel erreichen. Schon Féré bemerkte, daß ungenügende Reinlichkeit der Haut Akne befördert.

Seitdem wir unsererseits davon überzeugt sind, daß das, was man mit einer kleinen Dosis Bromsalz von 3 bis 4 g nicht erreicht, man nur zeitweise bei einer höheren Dose erlangen kann, haben wir für diese Gruppe sicherer, obwohl noch nicht veralteter Fälle (4. Gruppe, S. 311 oben) die Gewohnheit angenommen, niemals diese geringe Dosis zu überschreiten, und wenn das erhoffte Ergebnis ausbleibt, dazu überzugehen, den Patienten zunächst vollständige Bettruhe zu verordnen. Ist dieses unmöglich, dann vermindern wir die Bromdose und gehen, je nach Umständen, zu Borax, Zink, Adonis vernalis, Hyoscin, Nitroglycerin und auch zur Jod-Quecksilberkur über.

Bei den veralteten Fällen liegen die Verhältnisse anders. Viele von diesen Leuten haben schon jahrelang große Bromdosen gebraucht und zeigen bei einer merklichen Verminderung der Dosis, welche die Akne und die Bromverblödung unterhält, zahlreiche Anfälle. Bei diesen Patienten muß man mit der sedativen Wirkung die Akne und die weiteren Folgen mit in Kauf nehmen. Für solche Fälle besitzen wir ein wertvolles Mittel in dem Arsen, Fowlers Lösung. Unser Lehrmeister Gowers war vom Nutzen dieser Substanz für das Vermeiden von Akne derart überzeugt, daß er selten eine Bromdosis verschrieb, ohne zugleich der Lösung ein gewisses Quantum Fowlersche Lösung hinzuzufügen. Wegen der vorhandenen Gefahr einer akkumulierenden Arsenwirkung bei evtl. sehr empfindlichen Personen gaben wir Fowlersche Lösung niemals länger als einige Wochen nacheinander.

Ist die Bromvergiftung so intensiv, daß die eiternden Pusteln ineinanderfließen, dann können diese auf Ulrichs Rat durch Kochsalzumschläge oder salzhaltige Zink-Pasten schnell zum Schwinden gebracht werden.

Zweifellos ist die Angst vor Bromsalzen bei vielen Ärzten und Laien nicht durch Tatsachen begründet, jedoch muß jeder, der oft Epilepsie sieht und fast ausnahmslos von den Patienten erfährt, daß sie jahrelang „gesalzene" Getränke zu sich genommen haben, sich fragen, ob nicht die relative Demenz oder Verblödung dieser Leute zu einem guten Teil auf einer chronischen Bromwirkung beruht? — Vielleicht ist es ein Zufall, daß wir unter unseren Patienten nur zwei Fälle antrafen, die seit 10 und 20 Jahren an Anfällen litten, ohne jemals Brom zu gebrauchen, und die — große Ausnahme — geistig fast nicht gelitten hatten.

Wie dem auch sei, der regelmäßige Gebrauch einer Dosis über 2 oder $2^1/_2$ g Bromsalz darf nicht als eine gleichgültige Sache betrachtet werden; der Standpunkt der älteren Ärzte, die — wenn man bei einer Dosis von 3 g keine Wirkung erzielte — einfach die Dose verdoppelten, ist jetzt überwunden, ebenso wie das Verabreichen einer gewissen festen Dosis an alle Patienten einer Anstalt. Gerade weil man, nachdem der Patient einmal an eine gewisse Dosis gewöhnt ist, nicht mehr so leicht zu kleineren Dosen übergehen kann, hat man jeden Grund, bei bestätigten — und a fortiori bei veralteten — Fällen der Krankheit jedes Milligramm des Salzes abzuringen, wie es nur eigentlich unter klinischer Beobachtung möglich ist. Nur indem man individualisiert, kann man etwas erreichen[1]).

Präparate. Da, ohne Beweis, soweit uns bekannt, angenommen wurde, daß das Kalisalz auf das Herz eine ungünstige Wirkung ausübt, gewann schon vor Jahren das Bromnatrium einen Vorsprung. Die Vermutung, daß Bromammonium weniger Neigung zu Akne hervorrief, beförderte zeitweilig die Anwendung dieses Salzes. Ebenso begünstigte die Annahme, daß eine Eiweißverbindung wie das Bromipin weniger Beschwerden verursachen würde, eine Zeitlang dessen Anwendung. Noch jetzt werden von Jödicke[2]) aus diesem Grund Geloduratkapseln (Pohl) gepriesen, weil sie sich erst im Dünndarm auflösen und also eine geringere Gefahr für Magendarmstörungen bilden. Von uns werden immer gleiche Teile Kalium- und Natriumsalz verschrieben.

Ab und zu begegnet man Fällen, die auf Bromsalze entgegengesetzt reagieren, hauptsächlich Patienten mit atypischen Anfällen. In solchen Fällen verursacht schon eine kleine Dosis mehr Anfälle.

Borax wurde von Gowers eingeführt und wird vermutlich mit den Bromsalzen und dem Luminal seinen Platz in der Behandlung der Epilepsie behaupten können. Namentlich die dänischen Ärzte gingen zu großen Dosen, bis zu 8 g (Lange[3])), was nicht unbedenklich ist. Denn bei viel kleineren Dosen sieht man bei empfindlichen Individuen Hautausschlag, Diarrhöe, Übelkeit, Gewichtsabnahme und sogar Albuminurie auftreten. Von Féré und Erlenmeyer wurde die Wirkung von Borax, ohne Kombination mit anderen Medikamenten untersucht. Bei einer Dose von 1—3 g fand Féré in 9,1 vH der Fälle eine tatsächliche Besserung. Die Wirkung von Borax soll auf seinen

---

[1]) Gillés de la Tourette glaubt an der permanenten Pupillenerweiterung die erwünschte und wohltuende Dosierung erkennen zu können, was von anderer Seite nicht bestätigt wird.

[2]) Jödicke: Zeitschr. f. d. ges. Neurol. u. Psychiatrie XVIII, S. 248. 1913.

[3]) Lange: Hospital Tidende 1896.

aseptischen Eigenschaften, in seiner Wirkung also auf Magen- und Darmkanal, beruhen[1]). Da Jödicke schon bei geringem Gebrauch Verminderung des Panniculus bemerkte, ist es besonders für untersetzte Patienten zu empfehlen.

Persönlich verschreiben wir es immer als Adjuvans zu Bromsalzen und überschreiten niemals die Dose von 1 g pro Tag, wobei wir äußerst selten eine geringe Diarrhöe und Hautausschlag beobachteten.

Luminal. Phenyläthylbarbitursäure, eng mit Veronal verwandt, hat seit etwa 10 Jahren stets mehr Anerkennung gefunden. Als Sedativum wirkt es sehr verschieden, je nach der Individualität. Bei einem Studenten der Medizin, der an seltenen heftigen Anfällen litt, nahmen wir zunehmende Apathie wahr mit Darmstörungen, bei einer täglichen Dose von 200 mg. I. Koog[2]) sah ein 15 jähriges Mädchen nach 60 mg apathisch werden. Dagegen erkennt Jödicke zwar die nützliche Wirkung einer täglichen Dosis von 300 mg, doch beobachtete er dabei erhöhte Erregbarkeit. Wahrscheinlich muß diese Erregbarkeit der anfallunterdrückenden Wirkung[3]) des Mittels zugeschrieben werden, also als Ladungs- oder Vergiftungseffekt aufgefaßt werden. Dieser Autor nimmt nämlich von unsern Schriften unabhängig an, daß der Anfall durch die begleitende Phagocytose imstande ist, den Organismus zu entgiften — eine Arbeitshypothese, die Beachtung verdient.

Nach van Valkenburg ist das Luminal mehr bei Petit mal als bei heftigen Anfällen von Nutzen. Wir selbst sahen eine überraschende Wirkung bei chronischer Hystero-Epilepsie. Eine Dosis von 150—250 mg kann während einer unbeschränkten Zeit ohne Beschwerden von den meisten Individuen genommen werden.

Über die besondere Wirkung des Luminals kommen in der neuesten Literatur noch seltsame Unterschiede vor. Während J. Grinker[4]) nach der Untersuchung von 200 mit diesem Mittel behandelten Epileptikern, den Schluß zieht, daß — wie es übrigens auch in den andern Behandlungen der Fall ist — die Wirkung um so besser ist, je mehr die motorischen Erscheinungen im Anfall überwiegen, heben C. Juarros[5]), G. Maillard und P. Meignaut[6]) namentlich die Verbesserung der Psyche hervor. Ihrer Ansicht nach hat Gardenal (= Luminal) keine akkumulierende Wirkung, bedarf aber einer scharfen Kontrolle. Sie vermindern die Dosis mit 100 mg in einem halben Jahr.

Plötzlich eine langdauernde Luminalbehandlung einzusetzen, kann Gefahr für den Zustand heraufbeschwören. Falls Idiosyncrasie für Luminal besteht, so beobachtet man scarlatinöses Exanthem, mit hohem Fieber und Hautabschuppung.

Zinci oxyd. Siehe S. 311 unten.

Von Nitroglycerin (Solut. nitr. glyc. 1 : 1000 Wasser, 3 L. t.), Belladonna (Pillen mit Extrakt), Infus. adonis vernalis (6 g p. 1000 Wasser, 3—5 L. tägl.)

---

[1]) Pastena: Ann. di neurol. 1893.
[2]) Koog, I.: Journ. of the Americ. med. assoc., Sept. 1922, S. 782.
[3]) Bikeles und Uyszewski (Nederlandsch tijdschr. v. geneesk. 1919, II, S. 1868) fanden keine Verminderung der Hirnrinden-Erregbarkeit bei Hunden durch Luminal Es kam aber nicht so schnell zu einem Anfall.
[4]) Grinker, J.: Journ. of the Americ. med. assoc., Sept. 2, 1922, S. 788.
[5]) Juarros, C.: La Medicina Ibera, 1921.
[6]) Maillard, G. und P. Meignaut: Presse méd. 1923, S. 522.

kann man in Fällen, wo eine gewöhnliche Behandlung unmöglich ist oder die sich gegen Brom-Boraxlösungen refraktär zeigen, manchmal sehr gute Ergebnisse erzielen[1]).

Von der Opium-Bromtherapie Flechsigs sahen wir keine günstigen Wirkungen. Wie wenig Kritik sich die Kliniker übrigens bei aussichtslosen Fällen auferlegen, zeigt die Tatsache, daß sogar Bromcampher anempfohlen wird! Einige einfache Versuche mit einem Vierfüßler hätten gezeigt, daß es vielleicht kein wirksameres epileptogenes Mittel gibt als gerade dieses Nervengift.

Indischer Hanf. Als Narkoticum „Haschisch" genannt, wird das Harz aus Blumenspitzen von Millionen Mohammedanern wegen seiner betäubenden Wirkung angewandt. Tausende Personen sterben jährlich in Ägypten, infolge dieses Mißbrauchs. Schon Herodot beschreibt die herrlichen Traumzustände, die es verursacht. Die Zusammensetzung und die Wirkung auf den Organismus ist sehr verschieden; als Medikament ohne weiteres begegnet es also vielen Einwänden (Hugenholtz)[2]).

Von Reynolds und Gowers wurde es bei Epilepsie empfohlen; der letztere schildert einen treffenden Fall, der sich Bromsalzen gegenüber refraktär verhielt und in drei verschiedenen Perioden durch Canabis indica anfallfrei wurde. Sachs empfiehlt es vor allem in den mit Kopfschmerzen verbundenen Fällen. — Schussny[3]) sah Störungen nach dem Gebrauch von 0,15 Canabinon. Die Pharmakopöe stellt für das Extrakt und die Tinktur die Minimaldosis etwas niedrig. Für die Prodrombehandlung und dort, wo Erregungen für die Patienten zu erwarten sind, kurz, als vorübergehende Extra-Arznei, um die Erregbarkeit der Zentren zu vermindern, gebrauchen wir das Mittel nach dem folgenden Rezept:

Tra. canabis indic. 5, Brom. Kal. 20, Gummi arab. q. s., Aq. 1000 oder auch dasselbe mit doppelter Canabisdosis. — Das Canabiskraut ist nach einem Jahr, das Extrakt nach drei Jahren unwirksam geworden.

Von dem von Gowers empfohlenen Nitroglycerin befinden sich in unsern Aufzeichnungen einige sehr günstige Fälle, u. a. einer eines jungen Patienten mit Petit mal. Soweit uns bekannt ist, hat Gowers keine Erklärung der Wirkung dieses Mittels gegeben.

A. K.-G. Nr. 50. J. P., 2 J. Geringe Anfälle mit Schaum vor dem Mund und geringer Déviation conjuguée nach links, mit Enuresis, Zuckungen an Händen und Füßen. Pupillen sehr groß, Cornea-Reflex fehlt; Pat. ist stumpfsinnig nach dem Anfall. Die Anfälle treten seit 1 Jahr auf, erst selten, später mehr, und jetzt meistens 2 an einem Tage. Auch unzählige myoklonische Zuckungen während des ganzen Tages. Das Kind wurde von der Mutter ernährt, keine Kinderkrämpfe, fiel im ersten Jahr aus dem Kinderstuhl auf den Kopf. Innerhalb $^1/_2$ Jahres nach dem Fall zeigten sich die Anfälle. Während 2 Monaten traten wiederholte Status auf; verschiedene Behandlungen hatten keine Wirkung.

F. G. Die Mutter hatte Krämpfe (Eklampsie) 1 Stunde nach der Geburt dieses Kindes, nachdem sie geschwollene Beine gehabt hatte.

4. Juni 1906. R. Solut. Nitroglycerin. 0,5 auf 500 aq. 3 Teelöffel täglich. — Sofort blieben die myoklonischen Zuckungen aus (siehe Anhang, S. 378); eine quasi-choreiforme Ataxie tritt beim Spielen zutage. Noch einige Tage Kopfschmerzen, wenig Eßlust, Er-

---

[1]) Ausführlicher Bericht über die Wirkung heroischer Mittel in hartnäckigen Fällen. Siehe Muskens, L. J. J.: Nederlandsch tijdschr. v. geneesk. 1900, I, Nr. 6.

[2]) Hugenholtz: Pharmaceutisch Weekblad 1908, Nr. 40.

[3]) Schussny: Therapeutische Monatshefte 1887, Nr. 5.

regbarkeit. Pat. nahm die Medizin 3 Jahre hindurch. Dann blieb die Behandlung ganz aus. 1915 hatte er Albuminurie, kam einige Male mit Erbrechen aus der Schule, wurde wiederholt blaß und hatte kurze Bewußtseinsstörungen. Nach 5 Wochen, Aufnahme anderswo und Heilung. 1916 nach einem Fest der Eltern hatte er, ohne Alkoholgenuß, einen Anfall, mit Krämpfen. Nachher bis 1926 keine Erscheinungen mehr. Ist jetzt (1923) ein intelligenter Arbeiter (siehe Anfallbeschreibung, S. 348).

Namentlich als Adjuvans bei der Brommedikation in Fällen mit schwachem Blutumlauf, kalten Fingern, geringem Blutdruck, soll Nitroglycerin von Nutzen sein. Für die Stabilität der Lösung empfiehlt es sich, die Reaktion durch einige Tropfen Acid. hydrobrom. dil. zu säuern.

Bei Beschwerden über Schmerzen in der Zunge, als Folge des Bisses während des Anfalls, ist Bepinseln mit Tra. Myrrhae zu empfehlen.

In der vorliegenden Übersicht glaubten wir, uns auf jene Medikamente, die von uns selbst benutzt werden, beschränken zu müssen. Da die Kontroverse über die Störungen in der innern Sekretion bei Epilepsie noch nicht abgeschlossen ist, ebenso wenig wie über die darauf gegründete Behandlung [Bolten[1]), Claude und Schmiergeld[2])] und ebensowenig die Bedeutung der anaphylaktischen „shock" (Storm van Leeuwen, Lumière, Klessens) außer Zweifel steht, haben wir von den auf diesen Theorien beruhenden Behandlungsmethoden keine Erfahrung und lassen diese also außer acht.

§ 7. Behandlung der veralteten Fälle.

Psychische Wirkung. Quecksilberkur. Beispiele einer dauerhaften Wirkung.

Solange in den ärztlichen Kreisen (hauptsächlich unter den Hausärzten) das Bewußtsein noch nicht durchgedrungen ist, daß die Anfangsperioden im Verlauf der Krankheit die Zeiten par excellence für eine aktive Therapie sind, werden leider die hier betreffenden Fälle noch einen ansehnlichen Prozentsatz der Fälle der Spezialisten darstellen. Hiermit wollen wir keineswegs leugnen, daß gerade auch in diesen veralteten Fällen die schönsten Resultate unter Umständen erzielt werden können; mehrmals haben wir in den vorigen Kapiteln Gelegenheit gehabt, ähnliche Fälle zu erwähnen. Hierbei findet man viele Patienten, die trotz langen Bestehens der großen und kleinen epileptischen Entladungen einen ziemlich guten psychischen Zustand bewahren konnten, so daß von ihrer Seite ein gewisses Maß von intelligenter Mitwirkung erwartet werden kann, während auch die Lebensumstände und die Familienverhältnisse nicht zu ungünstig sind. Ferner die Patienten, bei denen infolge der Frequenz der Anfälle die andauernde Vergiftung auf dem Ineinanderfließen vom prä- in den post-epileptischen Zustand beruht, wie Fall 7 (S. 286). In einem solchen Fall kann eine einmal erlangte lange anfallfreie Periode einen Zustand schaffen, in dem der Kranke, statt passiv den Erscheinungen zu unterliegen, sich zu einem aktiven Mitarbeiter zum Vorbeugen der Anfälle entfalten kann. Auch chronische Fälle von Hystero-Epilepsie, in denen ein verdrängter Affekt nach Freud, Jelliffe und E. Jones die Grundlage der Krankheit zu sein scheint, oder wobei ein chronisches, jahrelang bestehendes Mißverhältnis in den Lebensbedingungen — und dies bezieht sich vor allem auf das Psychische — gezeigt werden kann, erweisen sich oft als sehr dank-

---

[1]) Bolten, G. C.: Monatsschr. f. Psychiatrie u. Neurol., XXXII, S. 119. 1913.
[2]) Claude, H. und Schmiergeld, A.: Encéphale. 1909, Vol. I.

bare Fälle für die Behandlung. In den vorigen Abschnitten wurde bei werdender und vollständig entwickelter Epilepsie der große Wert einer klinischen Beobachtung möglichst mit Hilfe eines besonders dazu ausgebildeten Personals dargelegt. Dies muß jetzt als eine „conditio sine qua non" angesehen werden dort, wo es sich um den Versuch handelt, einer so lange eingewurzelten epileptischen Gewohnheit, wie sie in den älteren Fällen gefunden wird, ein Ende zu machen. Den Patienten vollständig aus der psychischen und physischen Umgebung, in welcher er gelebt hat, zu entfernen; ein langes Verbleiben im Freien; eine starke individualisierende persönliche Hygiene mit scharfer Beobachtung der geringfügigsten Symptome, eine sorgfältige und keine Mühe scheuende Prodrombehandlung (S. 323), dies alles kann nur auf jene Weise erreicht werden.

In der Regel wird es sich bei den veralteten Fällen mit ihrer psychischen Erregbarkeit, ihrem durch die Krankheit geschwächten Organismus und ihrem durch langen Arzneigebrauch gestörten Magendarmsystem, empfehlen, nach einigen Tagen Beobachtung, zwecks einwandfreier Feststellung aller Erscheinungen, mit einer vollständigen Bettruhe anzufangen. Dabei ist Abschließung von Eindrücken von außen, namentlich von den Familienmitgliedern möglichst durchzuführen; der Entleerung große Sorge zu widmen; ferner, solange der Patient nicht aufsteht, für geregelte Massage zu sorgen usw. Vor allem, wenn die Vermutung vorliegt, daß große Arzneidosen gegeben worden sind, wird man auf vorsichtige Art den Patienten soviel wie möglich arzneifrei machen müssen. Sobald man die Anfälle unterdrückt hat, soll man mit aktiven Muskelbewegungen, Gymnastik, geistiger Beschäftigung anfangen, und hier kann die Prodrombehandlung ihre schönsten Siege feiern.

Nacheinander hat man dann Gelegenheit, verschiedene empfohlene Diätformen und Medikamente (in den vorigen Abschnitten behandelt) auf ihre Wirkung nachzuprüfen. Oft war das Ausbleiben der Anfälle und dann nach einiger Zeit das Verschwinden der — bei diesen Leuten sehr häufig vorkommenden — vollständigen Analgesie und darauf der Magendarmstörungen das erwünschte Ergebnis.

Für diejenigen der hartnäckigen Fälle, die auf alle diese prophylaktischen Maßnahmen nicht, oder nicht dauernd reagierten, schien es uns notwendig, eine Behandlung einzuleiten, von der als Alterans des Organismus eine gewisse Wirkung erwartet werden durfte. Ausgehend von der hier und dort gemachten Erfahrung, daß interkurrente, vor allem mit Fieber verbundene Krankheitszustände, meistens eine Infektionskrankheit, eine dauerhafte Änderung, Verbesserung, im Verlauf auch einer veralteten Epilepsie herbeiführen konnte[1]), haben wir die künstliche Erzeugung einer oft mit Fieber verbundenen Affektion gewählt, die klinisch gut bekannt ist, und niemals — wenn klinisch kontrolliert — bleibende Defekte oder Beschwerlichkeiten hervorbringt, nämlich die subakute Jod-Quecksilberkur, wie sie bei Lues gebräuchlich war. Die Wahl eines Metallsalzes lag deshalb auf der Hand, weil nach allen Autoren und nicht weniger nach der täglichen Erfahrung die Wirkung gewisser Metalle

---

[1]) Séglas: Influence des maladies intercurrentes sur la marche de l'épilepsie. Thèse de Paris, 1881.

auf den Prozeß nicht zu leugnen ist. Dazu kommt noch der Umstand, daß viele Autoren, mit Recht oder mit Unrecht, der erblichen Syphilis eine viel größere Rolle zuschreiben, als dies von Turner, von uns selbst und andern jüngeren Autoren getan wird. Bekanntlich suchen die segmentalen Gefühlsstörungen unserer Epileptiker, wenigstens im Anfang, genau dieselben Segmente aus, die bei Tabes am ehesten den bleibenden Schmerzgefühlsverlust zeigen.

Die Kur setzt mit einer oder mehreren Jod-Quecksilberpillen von 50 mg pro Tag ein, während alle anderen Medikamente — insofern es für heilsam und gut befunden wird — abgesetzt werden. Nach 14 Tagen fangen bei guter Mundhygiene die Zahnfleischstörungen, Diarrhöe, Erbrechen, selten Temperaturerhöhung an. Mit verminderter Dosis schreitet man weiter, bis die zunehmenden Diarrhöen, Gewichtsverlust, starker Foetor ex ore eine weitere Fortsetzung als unerwünscht erscheinen lassen. In der Regel bleiben alle epileptischen Erscheinungen in dieser Phase aus, um nach einigen Wochen wieder aufzutreten.

Während in den späteren Phasen der Kur die Mundaffektion in der Regel nur flüssige Nahrung zuläßt, gaben wir im Anfang der Verabreichung der gewöhnlichen Nahrung Brot, in dem ein anderes Metall, wie Zinkoxyd, eingebacken war, auch Brom-Boraxbrot oder ein anderes Medikament. Obwohl wir infolge der großen Schwierigkeiten, die die Feststellung der Adressen der vor 15 Jahren und mehr behandelten Patienten mit sich bringt, noch nicht über das nötige Material verfügen, um einen Schlußbericht über diese Behandlungsart zu bieten, so dürfen wir doch die Vermutung aussprechen, daß in den 10 Fällen von gemischtem Grand und Petit mal das Ausbleiben der Anfälle eine längere Zeit (Monate) dauerte, und daß nur in einem der 15 bis 20 Fälle ein bleibendes Ergebnis erzielt wurde. Namentlich in den so hartnäckigen Fällen von zahlreichem „Petit mal" der kleinen Kinder, wenn diese nicht allzu lange bestanden, sahen wir sehr günstige Fälle, von denen wir hier einen wiedergeben.

K.-G. Nr. 8. A. v. W., 8 Jahre, ist eins von 7 Kindern; die Mutter hatte 3 Fehlgeburten. Kl.; I. Bewußtseinsstörungen. Jeden Tag zeigen sich mehrere, oft unzählige. Die Augen drehen sich nach oben; die Patientin fällt selten, sie faselt, zuckt wenig oder nicht. Kein Zungenbiß, keine Enuresis. Seit 7 Monaten. — II. Kopfschmerzen mit Hyperidrosis verbunden. Übelkeit, manchmal Erbrechen. Oft Leibschmerzen. — III. Enuresis nachts, während des ganzen bisherigen Lebens.

P.-G. Patientin ist zur richtigen Zeit geboren, hatte keine Kinderkrankheit, doch wohl Konvulsionen, 3 Monate alt hatte sie einen kleinen roten Tumor auf dem Kopf, der kauterisiert wurde. In ihrem 3. Jahre schielte sie nach dem Erwachen, lag in schwerem Krampf und war 2 Tage sehr krank. In jener Zeit sah sie alles doppelt. Pat. lernte ziemlich gut. Kurz nach der Konvulsion sollen die Anfälle sich schnell entwickelt haben. — Es wurden schon Polypen aus Hals und Nase entfernt.

F. G. Vater Potator; der Bruder des Vaters, Epileptiker, starb in einer Irrenanstalt. Der Bruder der Mutter Schlaganfall im 26. Jahre. Die Schwester der Mutter starb an Krämpfen während einer Geburt.

I. Nur tagsüber. II. Vor allem im Bett, wenn die Patientin morgens wach liegt, leidet sie an einer Serie von Anfällen. Beim Ankleiden schwankt sie, stößt überall an und tut sich weh. Auch gegen Abend mehr Bewußtseinsstörungen. VI. Pat. hat Stahl und Brom bekommen. XII. Erbliche Veranlagung. Unfrieden in der Familie[1]).

---

[1]) Für diese Fragen vgl. S. 291 unten.

Nach Aufnahme wurde sie mit vollständiger Bettruhe, Brot, in dem verschiedene Dosen Brom, Borax und Zinkoxyd in verschiedenem Verhältnis eingebacken waren, während 2½ Monaten behandelt. Nur vorübergehende Besserung — Verschwinden der Anfälle — erreicht. Am 31. Januar 1906 wurden ihr 3 Pillen (Jod. hydrarg. zu 25 mg) verabreicht, wie auch Kal. jodat. 22,5 g auf 500. Nach einigen Tagen zeigte die stets belegte Zunge starken Belag; der Puls, meistens 80 bis 90, stieg auf 90 bis 100.

Als sich keine Munderscheinungen zeigten, wurden 6 Pillen (nie höher) gegeben (wobei während einiger Tage unzählige Bewußtseinsstörungen) und am 7. Febr. dem Tag, nachdem sie am vorigen Tag erbrochen hatte (6. Februar) und Schmerzen im Mund empfand und der Puls auf 120 bis 130 stieg, trat kein einziger Anfall auf (S. 380). Am 8. März bekam sie wieder Brot, in dem 0,15 Zinc. lactat., 0,2 Zinc. oxyd., 2,0 Kal. bromat. und 2,5 Natr. bicarbonic. eingebacken waren. Nach einigen Monaten bekam sie noch eine mäßige Bromdosis, die allmählich vermindert wurde. — 1922 kam sie wieder, erklärte, niemals mehr Anfälle gehabt zu haben, jedoch manchmal Kopfschmerzen. Hatte schon 3 Geburten ohne Schwierigkeiten durchgemacht.

Es folgt hier noch ein Fall einer älteren Person, mit Anfällen von längerer Dauer.

Z.-G. Nr. 9. P. S., 25 Jahre, Setzer.

Kl.; I. Seit 10 Jahren Anfälle mit vorhergehenden Zuckungen, meistens morgens vor dem Frühstück; die Zuckungen sind am schlimmsten in der l. Körperhälfte, mit Zungenbiß und Enuresis verbunden. Frequenz: 2mal monatlich, bis zu 3mal in der Woche. Er hat 3½ Jahre den Lütticher Trank (S. 385) genommen, demzufolge er stark verstumpfte, doch eine Zeitlang ohne Anfälle war.

II. Zuckungen, beim Einschlafen und als Prodrom des Anfalls. Seit kurz nach dem Auftreten der Anfälle.

III. Schwindelzustände, wobei er eben schwindelig ist, als ob er fallen will; er kann sich aber festhalten, ist einen Augenblick bewußtlos, zuckt leicht mit den Händen und befindet sich dann wieder wohl. Seit 7 Jahren. Frequenz: 3mal in der Woche. — Entleerung ist gut. Das Gedächtnis des Patienten ist in den letzten Jahren schlecht geworden; abends weiß er schon die Tagesereignisse nicht mehr. Er hat Tage von Mutlosigkeit, auch weil der l. Arm regelmäßig aus dem Gelenk tritt. — Kopfschmerzen nur nach dem Anfall.

P.-G. Über die Jugend keine Auskunft. Im 13. Jahre Typhus. Vom 14. Jahre ab in einer Druckerei tätig, mußte er schwer auf den Kopf tragen. Im 15. Jahr fiel er beim Aufstehen und bekam einen schweren Anfall. 2 Monate später wieder ein Anfall und dann immer schneller nacheinander bis zu 3mal wöchentlich. Kurz darauf kamen die Zuckungen und Schwindelzustände hinzu. Er litt stark an Enuresis, band deshalb den Penis ab (hat ausgedehnte Analgesie), der nekrotisch und später größtenteils operativ entfernt wurde.

F.-G. Vater trinkt mäßig.

I. Anfälle tagsüber und nachts.

II. Vor allem morgens und abends.

III. Erregung verursacht nach ½ Tag einen Anfall. — Vorher ermüdet, nach dem Anfall nicht mehr, auch bleiben (nur ein paar Tage) die Zuckungen weg.

IV. Zuckungen tagsüber und nachts und als Prodrom.

V. Patient ist im allgemeinen unempfindlich (siehe Penisbehandlung).

VI. Von dem Medikament wird er stumpfsinnig; nahm er weniger davon, dann hatte er sofort mehr Anfälle. Erst 6 Stunden nach einem Anfall kehrt das Gedächtnis des Patienten zurück.

S. P. 2. Jan. 1907. Untersetzte starke Person. Keine krankhaften Veränderungen außer Narben. Sehnenreflexe erhöht. Meistens ziemlich vollständige, segmental begrenzte Hypalgesie. — Aufnahme. Anfallbeschreibung:

10. Sept. 1907. Ein paar Tage zuvor heftige Zuckungen. Der Anfall setzt mit Kongestion ein. Das Gesicht wendet sich nach l., Augen geöffnet. Beide Arme am Rumpf entlang gestreckt, steif, auch die Beine. Dann wurden die Fäuste geballt, und die Starre

löste sich in Zuckungen auf. Besonders das l. Bein stampfte heftig. Cornealreflex nicht vorhanden. Enuresis. Nach dem Anfall reagierten nach 10 Min. das r. Bein und der r. Arm auf Nadelstechen, das l. Bein und der l. Arm noch nicht; Armverrenkung. — Nach 2 Monaten Behandlung mit Bettruhe und zunehmender Dosis der üblichen Medikamente[1]), Klysmata usw., zeigte der Patient keine Besserung. Nach 14 Tagen 3 Pillen von 50 mg Jod-Quecksilber, litt er an Diarrhöe, Kopf-, Mund- und Backenschmerzen, keine erhöhte Temperatur. Anfälle, Zuckungen und Schwindelzustände blieben aus (S. 382). Darauf wurde ihm verschrieben: R. Tra. canabis indic. 10, Kal. bromat. 25, Gummi arab. q. s., Aq. 1000, 3 Löffel täglich, eine Dosis, die erst 1913 probeweise vermindert wurde. Er blieb anfallfrei bis zur Hochzeitsnacht, 25. Juni 1908, wobei der Arm wieder aus dem Gelenk trat, und noch ein anderes Mal, da er plötzlich geweckt wurde. Er blieb bis 1914 unter Aufsicht, anfallfrei, und besuchte den Kurs über Anfallprophylaxe.

Am 11. Aug. 1923 schreibt er, daß er mäßig lebe, seit 10 Jahren keinen Anfall mehr gehabt habe, selten einmal leicht zucke, wenn er nach etwas schaue, daß er ein gesundes Kind bekommen und ein jetzt blühendes Geschäft eröffnet habe. Gedächtnis vollkommen gut.

Obwohl wir in mehr als 100 Fällen diese Quecksilberkur in hartnäckigen, nicht auf die gewöhnlichen Mittel reagierenden Fällen von Epilepsie angewandt haben, haben wir kein einziges Mal einen bleibenden Nachteil für die Patienten — namentlich keine Mundnekrose und keinen Zahnverlust — zu verzeichnen gehabt. Wir glauben deshalb berechtigt zu sein, die Aufmerksamkeit der Fachgenossen auf diese Behandlungsweise zu lenken, gerade weil die Quecksilberkur ausschließlich für jene hartnäckigen Fälle, die auf keine einzige chemische oder diätetische Behandlung, inkl. permanente Bettruhe, reagierten, vorbehalten wurde.

§ 8. Prodrombehandlung und Anfallprophylaxe.

In jedem Fall ist die accidentelle Ursache aufzusuchen und sind die Prodrome festzustellen. Nach einem langen Intervall wiederum unverkennbare Prodrome. Ursachen von Rückfällen. Bedeutung der Beobachtung der Zunge. Neben dem kontinuierlichen Medikament eine wechselnde Dosis, je nach den Erscheinungen. Noch jahrelang nach dem Ausbleiben der Erscheinungen ist Kontrolle des Patienten notwendig.

Es wurde mehrmals darauf hingewiesen, daß je schärfer die Beobachtung unserer Patienten, um so seltener sich die Fälle erweisen, in denen keine Prodromalerscheinungen der einen oder anderen Art vor dem Anfall auftreten. Zugleich lehrt diese Beobachtung, daß man durch gründliche Nachforschung wohl auch in veralteten Fällen stets mehr Diätabweichungen, Erregungen usw. entdeckt, von denen angenommen werden kann, daß sie mit dem Auftreten von Ladungserscheinungen — die wir als identisch mit den Prodromalerscheinungen ansehen — in ursächlichem Zusammenhang stehen, resp. die Ladung und also indirekt auch die Entladung, verursachen. Man kann also kurz und gut erklären: je besser die Beobachtung, desto seltener sind die Anfälle mit reiner endogener Ursache, je schärfere Aufsicht, um so seltener die prodromfreien Anfälle. — In der Praxis, bei der Ausbildung der Pfleger und im Kurs für die Hausgenossen, gelten also die Regeln: Suche bei jedem Anfall des Patienten die Ursache auf — und vermeide diese in der Zukunft, und: kein Anfall ohne Prodrome, die wir in ihren verschiedenen und wechselnden Eigen-

---

[1]) Brot, in dem bis zu 5 g Bromsalze, 100 mg Zinc. oxyd., 120 mg Zinc. lactat. und 1 g Borax eingebacken war.

schaften kennen lernen müssen. Sind doch die Prodrome für uns Erkennungsmerkmale für die individuelle Behandlung des Patienten, nämlich: die Ladungserscheinungen möglichst zu vermeiden und so der Entladung vorzubeugen, u. a. für das Verschreiben von Bettruhe, für die Verabreichung der wechselnden Brom-Canabis-Lösung (S. 318 Mitte), vom Enema.

Die Untersuchung über die Ursachen der einzelnen Anfälle besprachen wir schon, als wir auf die große Wichtigkeit der Abweichungen von Lebensgewohnheiten und Umständen bei den ersten Anfällen hinwiesen (S. 250, 309). Selbstverständlich faßt bei längerem Bestehen der Krankheit die epileptische Gewohnheit mehr und mehr Wurzel, was nur bedeutet, daß immer kleinere Abweichungen imstande sind, Ladung und Entladung zustande zu bringen. Man wird also darauf bedacht sein müssen, je frequenter die Anfälle sind, um so schwieriger die ätiologischen Momente festgestellt werden. — Wenn es uns aber gelungen ist, ein langes Intervall ins Leben zu rufen, dann entsteht von neuem ein Zustand wie im Anfang und muß wieder ein Widerstand des Organismus überwunden werden, wenn es zu einem Anfall kommen soll. Ebenso wie die Anfälle oft nur bei einer bestimmten ungünstigen Konstellation (eine Periode von Anstrengung, zu wenig Schlaf, dazu Konstipation und vielleicht eine ungewöhnliche Alkoholdosis, bei Frauen im prämenstruellen Stadium) zustande kommen, so gelingt es auch nicht selten bei einem Rückfall nach einem sehr langen anfallfreien Intervall, ein Zusammentreffen von zwei oder mehr ätiologischen Momenten nachzuweisen, demzufolge es von neuem wieder zu einer (Ladung und) Entladung kommen konnte.

Einem ähnlichen Verhältnis begegnen wir beim Studium der Prodrome. Wie wir es oben schon darlegten, ist das Widerstandsvermögen des Organismus gegen den Anfall im Anfang ansehnlich, und in der Regel kündigen mehrere Symptome das Herannahen der Grenze der Anfallstoleranz an.

Die Feststellung dieser Tatsache gelingt uns nur in wenigen Fällen, weil selten die ersten Anfälle, und dann sorgfältig beobachtete, zu unserer Kenntnis gelangen. Je mehr epileptische Anfälle man im allgemeinen sieht, um so mehr wird man davon überzeugt, daß die Erscheinung des Anfalls wie ein Blitz aus heiterem Himmel eine Legende ist, und bestimmt im Anfang der Krankheit überhaupt nicht vorkommt. Meistens gehen ein oder mehrere Tage, oft mehrere Stunden von Unwohlsein, myoklonischen Zuckungen, Kopfschmerzen, Erregbarkeit, Symptome, wie Hyperidrosis, Magenerscheinungen, voran. Wir nennen absichtlich nicht die so oft gefundene, dem Anfall vorangehende Konstipation, weil man von diesem Symptom niemals weiß, ob es ein ätiologisches Moment oder vielmehr ein prodromales Zeichen ist. Fängt der Organismus an, sich die Anfallsgewohnheit zu eigen zu machen, dann bekommt die Anfallsreaktion eine gewisse Abrundung; die Prodrome werden weniger auffällig. Mit der Bahnung der betreffenden geleitenden Elemente wird die Reizschwelle niedriger. Aber auch nach einem längeren Intervall, vor allem nach einem sehr langen Intervall von 5 bis 10 Jahren, kann derjenige, der darauf achtet, von neuem eine ganze Serie von Prodromalerscheinungen erwarten, ungefähr so wie es im Anfang war.

Zweifellos sind alle diese Umstände ebenso viele Faktoren, die für die Behandlung wichtige Merkmale ergeben. Vor allem im verfrühten Auftreten der Prodromalerscheinungen nach einem sehr langen Intervall besitzen wir ein wichtiges Hilfsmittel, welches uns das Vorbeugen von Rückfällen erleichtern kann.

Wenn wir nach der Ursache forschen, welche meistens einen Rückfall während erfolgreicher Behandlungen hervorruft, dann finden wir in der überwiegenden Mehrzahl der Fälle, daß Nachlässigkeit in der Befolgung der Vorschriften zugrunde liegt. Der eigenartige Optimismus dieser Patienten bewirkt, daß dem Auftreten eines einzigen Anfalls nur geringer Wert beigelegt wird; es treten jetzt mehrere auf, und in kurzer Zeit ist der Patient wieder in den früheren Zustand zurückgefallen. Hierzu kommt auch das unregelmäßige Einnehmen des Medikaments, vor allem von Brom. P. Clark[1]) sagt mit Recht, die Hälfte der Rückfälle könne durch eine gut organisierte „after care" vermieden werden, in dem Sinne, wie es 1906 dem Vorstand der Vereinigung gegen Epilepsie vorgeschlagen wurde. Man kann die Patienten auch nicht genügend davon überzeugen, daß das Medikament nur bei Fieber[2]) ausgesetzt werden darf, auf die Gefahr hin von lebensgefährlichen Komplikationen (status).

Eine Schwierigkeit liegt natürlich in dem Umstand, daß die Beobachtung in der Regel den Hausgenossen anvertraut werden muß.

Nirgends muß der individualisierende Charakter der Behandlung des Epileptikers mehr hervortreten, als gerade hier. Naturgemäß ist zu empfehlen, nach der klinischen Beobachtung die weitere Leitung des Falles mit einem der Hausgenossen dauernd zu besprechen.

Auf je breiterer Grundlage dies geschieht, um so größere Hoffnung besteht auf Erfolg; die Aussicht, daß mit immer größer werdenden Intervallen diese Sorge sich über viele Jahre erstrecken muß, schreckt in der Praxis ersichtlich keineswegs ab. Trotzdem ist es erwünscht, daß auch die anderen Hausgenossen die Prinzipien der Behandlung kennen, und zu diesem Zweck soll auch zu bestimmten Zeiten ein Kursus für Hausgenossen von Epileptikern gehalten werden. Das Führen der Patienten in den ersten Jahren, nachdem die Krankheit zum Stehen gekommen war, kann keineswegs als eine leichte Aufgabe aufgefaßt werden; es erfordert u. a. eigne Initative seitens der Hausgenossen und die schärfste, unermüdliche Aufsicht des Arztes. Es ist zu empfehlen, obwohl es nur in günstigen ökonomischen Verhältnissen durchführbar ist, daß in der Anfangsperiode des Aufenthalts zu Hause eine erfahrene Pflegerin den Patienten als Hilfe für den behandelnden Hausarzt begleitet, wie auch um die betreffenden Hausgenossen die Grundlinien der Behandlung, das pro re nata Behandeln der Prodromalsymptome vor allem, anwenden zu lassen.

Die Untersuchung der segmentalen Gefühlsstörungen kann nur schwerlich einer Pflegerin oder den Hausgenossen überlassen werden. Dagegen ist die Beobachtung von Stimmungsänderungen, Zungenbelag, Pupillengröße, Temperaturzunahme auch der Aufmerksamkeit von Laien möglich. Der Zungenbelag (vgl. S. 229, Zeile 26) ist gewiß eine der praktisch wichtigsten und leicht zu

---

[1]) Clark, P.: Americ. journ. of the med. sciences, Oct. 1920, S. 582.
[2]) Redlich, E.: Dtsch. med. Wochenschr. 1906, S. 1483.

untersuchenden Erscheinungen. Nicht selten ist die Änderung der Farbe der Zunge, noch bevor in den Anfällen eine Änderung eingetreten ist, ein gutes Vorzeichen. Aus dem Bericht Agostinis[1]) folgt unserer Ansicht nach sogar, daß die Zunge der Patienten ein zum mindesten ebenso guter Maßstab für die Beurteilung des Zustandes der Patienten ist wie die chemische Untersuchung der Verdauung. Noch lange, nachdem die den Anfall oft begleitende Hyperacidität des Magensaftes[2]) vorüber ist, bleibt der Zungenbelag noch bemerkbar.

Was die Medikamente betrifft, so muß man die Umgebung, in den veralteten Fällen, vor allem völlig darin überzeugen, daß wir genau unterscheiden müssen die jeden Tag absolut notwendige Brom-, Borax-, Luminal-, Zink-Dose, von der einmal festgestellt worden ist, daß der Patient sie ohne Schwierigkeit eine lange Zeit nehmen kann und durch deren Pausierung stürmische, lebensgefährliche Erscheinungen hervortreten können. Es soll mehr als eine tägliche durchaus notwendige Nahrungszugabe betrachtet werden. Daneben haben wir die wechselnde Dosis (1—4 Löffel) Brom-Canabis-Dose (Extramedizin genannt), die jeden Tag geändert und verzeichnet werden muß und von eventuellen prodromalen Erscheinungen, von der Menstruation, von möglichen Erregungen, abhängig ist. Es ist unsere Gewohnheit, darauf Nachdruck zu legen, daß man vorsichtshalber auch große Unterschiede in der Dosis der Extramedizin vermeiden soll. Wenn die Erfahrung z. B. gelehrt hat, daß die Patientin während der Menstruation Ladungs- und Entladungserscheinungen am meisten ausgesetzt ist, dann ist es unsere Gewohnheit, schon 3, 4 Tage vor der erwarteten Periode 2 Löffel Extramedizin pro Tag verabreichen zu lassen, dann während der menstruellen Periode 3 oder 4 Löffel, und nach der Periode während einiger Tage 3, 2, 1 Löffel der Extramedizin, je nach der Erfahrung im betreffenden Fall. Auch ist es prophylaktisch wichtig, also bevor der Patient sich gewissen Ermüdungen und Erregungen aussetzt, vorübergehend eine Extradosis zu verabreichen.

Da die Patienten, besonders wenn es gut geht, sich bald der ärztlichen Aufsicht zu entziehen suchen, ist es nützlich, weiter darauf hinzuweisen, daß man nicht ungestraft, ohne Kontrolle, monate- und jahrelang dieselben Medikamente einnehmen lassen kann. Nur mit der größten Vorsicht, und über Jahre verteilt, kann man Schritt für Schritt die Medikamente mehr und mehr verdünnen und endlich entziehen.

Es liegt auf der Hand, daß man bei einer so breit angelegten Behandlungsweise bis in die kleinsten Besonderheiten, die Beschäftigungen, die Erfüllung der religiösen Pflichten, die Unterhaltung der Patienten vorschreiben und dosieren muß. Körperbewegungen im Freien (Spazieren, Radfahren mit einem Begleiter) spielen dabei eine wichtige Rolle. Gesellschaftsspiele mit einem andern, vorausgesetzt daß sie in einem gut gelüfteten Raum stattfinden, werden bald erlaubt. Strengster Gehorsam des Patienten seiner Pflegerin gegenüber muß auch verlangt werden, eine nicht geringe Forderung, wenn man in Betracht zieht, daß gerade in der Periode der Ladung die Patienten sich reizbar und widerspenstig zeigen.

---

[1]) Agostini: Riv. sperim. di freniatr., arch. ital. per le malatt. nerv. e ment., Vol. 18, S. 483, 1892; und Vol. 22, S. 247.
[2]) Leubuscher, Monatsschr. f. Psychiatrie u. Neurol. 1899, S. 335.

§ 9. Behandlung des Status epilepticus.

Nach der eignen Erfahrung zu urteilen, kommt „Status" fast nur nach groben Diätfehlern vor, wie das totale Nachlassen einer gewissen Brom- oder Luminaldosis, an die der Patient während einer längeren Zeit gewöhnt war. Man muß annehmen, daß die Akkumulation von vielerlei Giften, mit einer durch viele Anfälle verursachten, besonderen Übererregbarkeit der subcorticalen Krampfzentren (die Hirnrinde war im Status der Katze 203 (S. 115), nicht erregbar) verbunden, dem Entstehen dieser Verwicklung zugrunde liegt.

Dies veranlaßt uns zu der Frage: Wie kommt es, daß ein in seiner Art physiologisches Geschehen, das ein epileptischer Anfall eigentlich ist, in einen so durch und durch pathologischen Prozeß wie ein Status epilepticus, der dem Patienten allerlei Lebensgefahr bereitet, ausarten kann? Hierbei müssen wir bedenken, daß ein heftiger vollständiger Anfall bei einem gut genährten Tier auf Wegen, die uns noch ungenügend bekannt sind (wir kennen jetzt die Erhöhung des Blutzuckergehalts durch den Anfall, oder vielmehr durch die begleitende Erstickung, siehe S. 212 unten), seinen eignen Gesundungsprozeß mit sich bringt. Atypische Anfälle, die durch Bromcampher bei schlecht genährten Katzen und durch Insulin bei geschwächten und ausgehungerten Tieren verursacht sind, tun dies aber nicht. Das Gesamtergebnis der Untersuchung über die experimentelle Epilepsie führt uns zur Frage, ob die klinische Erfahrung nicht gleichfalls lehrt, daß es nur nach Schwächung gewisser Organe (wie in den Insulinversuchen das Fehlen von Glykogen in der Leber), z. B. durch langes Bestehen der Epilepsie, zum Status kommen kann? Jedenfalls sind Fälle mit primärem Status schon sehr selten; persönlich beobachteten wir dies niemals bei genuiner Epilepsie. In den Versuchen und auch in der klinischen Erfahrung, glauben wir, stellt sich der sonst gut genährte Organismus nach einem vollständigen Anfall schnell wieder her.

Gibt man dem Patienten die Pflege, die ihm zukommt, dann braucht der Status vielleicht niemals zum Ausbruch zu kommen.

Ist einmal eine Serie von Anfällen aufgetreten, zwischen denen der Patient nicht mehr zu sich kommt — denn das ist das Merkmal des „Status" — dann ist zweifellos Lebensgefahr entstanden.

Die Prophylaxe ist unter diesen Umständen von größter Wichtigkeit. Die Umgebung jedes Patienten, der Bromsalze bekommt, muß auf diese Gefahr aufmerksam gemacht werden.

Um das Spiel der aufeinander folgenden Anfälle zu brechen, haben wir verschiedene Male eine langdauernde Äther- oder Chloroformnarkose angewandt mit gutem Erfolg. Ebenso wie es bei einer Behandlung längerer Dauer der Zweck ist, durch ein monatelanges anfallfreies Intervall die Reizleitung schwieriger, den Widerstand des Organismus gegen die Anfälle größer zu machen, so müssen wir auch bei der Behandlung des Status danach streben, die übermäßig leichte Leitung der betreffenden Zentren und Bahnen zu erschweren. Die Erfahrung lehrt, daß das Liegen des Kranken in einem vollkommen ruhigen, verdunkelten Zimmer, die Entleerung des Darmes, die Injektion einer großen Dose Bromchloral in das Rectum und vor allem Dormiol (Dormiol 10, Aq. 150, 3 Eßlöffel in $^1/_3$ warmes Wasser per rectum (Hoppe[1])) oder Amylenhydrat (Alt) kräftige Hilfsmittel sind, um die Äthernarkose, später den Ätherrausch zu unterstützen.

P. Jardine[2]) empfiehlt auch Lumbalpunktion, auch bei Eklampsie der Schwangeren, die er für eine Form von Status epilepticus hält, wofür Gründe vorhanden sind (siehe S. 209).

In den Anstalten für chronisch Kranke kommt der Status öfter zur Beobachtung. Jödickes[3]) Rat scheint empfehlenswert, unter den M. pectoralis Salzlösung einzuspritzen oder Donaths Lösung, in der die Blutkörperchen 24 Stunden unverändert bleiben (R. Kal. sulf. 0,2, Kal. chlorat. 1,0, Natr. hlorat. 6,75, Kal. carbon. pur. 0,4, Natr. phosphor. cryst. 3,1, Aq. dest. 1000) und die Entlastung von 100 bis 500 g Blut durch Venensektion.

P. Clark und T. B. Prout[4]) empfehlen bei beginnendem Status das folgende Rezept: R. Tra. Opii. desdorat. gtt. 5, Potass. bromid. 1,5, Chloral. hydrat 1,2, Liq. Morphini sulf. (U. S.) 30. In Erwartung der Wirkung machen sie Narkose.

Die Temperatur sah Bourneville, postmortal, auf 41° C, Ross[5]) bei Patienten in Sonyea auf 102° F steigen.

Ebenso wie nach einer Anfallserie bleibt der Patient nach einem erlittenen Status eine sehr lange Zeit anfallfrei, woraus zu folgen scheint, daß ein Status als Hilfsmittel zur Entladung von Giften bei den einzelnen Anfällen und Anfallserien nicht zurücksteht. Es muß dann auch angenommen werden, daß die Lebensgefahr weniger durch die Anfälle selbst entsteht, als wohl durch die komplizierende Herzschwäche und die anschließende Pneumonie, mit welcher man bei der Behandlung rechnen muß. Zu empfehlen ist auch eine große Sorgfalt für das Auftreten von Decubitus.

Die Diagnose beruht auf der Anamnese; eine jahrelang zurückliegende Geschichte der Epilepsie wird wohl in allen Fällen zu finden sein.

§ 10. Prognose.

Sterblichkeit. Möglichkeit der Remission und dauerndes Ausbleiben der Erscheinungen. Lebensalter, Ehe, Klimakterium. Mentalität und Entartungsmerkmale. Allerletzter Verlauf.

Obwohl die unmittelbare Lebensgefahr durch einen epileptischen Anfall nicht groß ist, außer in wasserreichen Gegenden wie in Holland, lehrt die Erfahrung, daß die Lebensdauer bei den Epileptikern eine beschränkte ist.

Ammans Statistik[6]) ist wohl die beste, über die wir verfügen, weil nur in der Schweiz auf den Karten für die Volkszählung ausdrücklich die Epilepsie zum Eintragen erwähnt wird und auch das Standesamtsregister ausgezeichnet

---

[1]) Hoppe, J.: Münch. med. Wochenschr. 1902, Nr. 17.
[2]) Jardine, P.: Lancet, 1907, S. 1432.
[3]) Jödicke: Dtsch. med. Wochenschr. 1912, Nr. 19.
[4]) Clark, P., und T. B. Prout: Journ. of Nerv and ment. Disease 1905, S. 64.
[5]) Ross: Epilepsia, I, S. 218. 1909.
[6]) Amman, R.: Erkrankung und Sterblichkeit an Epilepsie in der Schweiz. Diss., Zürich 1912 und Epilepsia, V, S. 54. 1914.

auf dem laufenden gehalten wird. Abgesehen von der Säuglingsstatistik steigt die Sterblichkeit, die schon höher als normal anfängt, schnell und erreicht ihre größte Höhe zwischen 25 und 30 Jahren (Ganter).

Die größte Lebensgefahr entsteht dann, wenn der Patient sich während eines nächtlichen Anfalls umdreht und in seinem eignen Schleim erstickt. Vor allem wenn der Patient allein auf einem Stockwerk schläft, muß man zur Ausschaltung dieser Gefahr dem Patienten ein Kopfkissen aus Roßhaar, doppelt mit Stramingaze überzogen, verordnen. — Unterbrechung im Gebrauch einer seit langer Zeit gewöhnten Bromdosis läßt Lebensgefahr durch den Status epilepticus entstehen.

Daß in einem Anfall so selten lebensgefährliche Verwundungen vorkommen, beruht wohl darauf, daß die Patienten in der Regel, sei es durch deutliche Prodrome, sei es durch eine Aura, auf die Gefahr aufmerksam gemacht werden und gelernt haben, dieser Gefahr vorzubeugen, indem sie sich legen oder sich festhalten. Vor allem auch in den Anstalten ist die Sterblichkeit der Epileptiker infolge von Tuberkulose groß. Die fast vollständige Analgesie, die vor allem in der Periode der Anfälle bei den Patienten so oft beobachtet wird, wie auch eine lange Brommedikation, neben der Gefahr der Verschluckung während eines Anfalls beim Essen, berauben diese Patienten eines Teils der natürlichen Hilfsmittel, die den normalen Organismus gegen Lungeninfektion schützen.

Die Zukunft einer Person, die nur einen einzigen epileptischen Anfall durchmacht, braucht keineswegs dramatisch aufgefaßt zu werden, namentlich nicht, wenn es gelingt, sich die verschiedenen Elemente der ungünstigen Konstellation zu merken, durch die der Widerstand gegen die epileptische Entladung überwunden wurde. Durch das zukünftige Vermeiden jedes einzelnen dieser Elemente ist der Betreffende gegen Wiederholungen so gut wie geschützt. — Zwar sollte das einmalige Auftreten eines Anfalls bei einem Individuum, also das einmalige in Funktion treten der bei den meisten Individuen latenten Zentren und Bahnen, ein Wendepunkt im Leben des Patienten zu sein. Denn der Charakter der Krankheit ist „self perpetuating". Wenn einmal der Widerstand, den dieser innerhalb gewisser Grenzen physiologische Prozeß erfährt, überwunden ist, wird irgendeine Folge dieser Bahnung lange noch, vielleicht immer bestehen bleiben. Zweifellos wird in der ersten Zeit nach dem ersten Anfall (vgl. S. 309 oben) eine geringere Vergiftung, eine leichte psychische Labilität imstande sein, diesen Widerstand zu überwinden. Nicht umsonst klagt Schroeder van der Kolk[1] darüber, daß die Ärzte zu oft erlauben, daß die erste günstige Zeit für die Behandlung unglücklicherweise unbenutzt vorübergeht.

Wie ist der Verlauf, wenn die Krankheit sich selbst überlassen wird, nämlich wenn myklonische Zuckungen und Anfälle während einer längeren Zeit aufgetreten sind? Die Erfahrung lehrt, daß die Erscheinungen auch ohne Behandlung spontan verschwinden können, was eigentlich viel öfter geschieht,

---

[1] Schroeder van der Kolk: loc. citat., S. 167.

als wir vermuten; doch jedenfalls zu selten, um damit in der Praxis in einem gegebenen Fall rechnen zu dürfen. Die Ursache der spontanen Remission der Krankheit wird oft vergeblich gesucht. Es muß angenommen werden, daß derartige spontane vorübergehende Verbesserungen nur allzu oft von Praktikern als Heilungen aufgefaßt werden. Es spricht gewiß für eine günstigere Prognose einer Behandlung, wenn bei einem der Eltern oder einem andern Familienmitglied epileptische Anfälle auftraten, doch spontan verschwanden.

Ebenso ist es eine Täuschung, daß die Menstruation, die Ehe oder das Klimakterium mit einer gewissen Regelmäßigkeit die Prognose in einem günstigen Sinn beeinflussen könnten (siehe S. 294). Für eine günstigere Prognose sprechen vor allem das Bestehen der Anfälle seit einer kurzen Zeit und eine gute Mentalität. Was das erstere betrifft, so kommt dies bei den verschiedenen Autoren auf verschiedene Weise zum Ausdruck. Während Herpin die Grenze zwischen günstiger und ungünstiger Prognose auf ± 150 Anfälle festsetzt, setzen Gowers, Binswanger, Turner usw. die Grenze bei einem 2 bis 5 jährigen Bestehen der Krankheit. Am günstigsten ist das ausschließliche Auftreten von heftigen Anfällen, nur mit myoklonischen Zuckungen und Kopfschmerzen kompliziert. Das Erscheinen von abortiven und abnormen Anfällen verschlimmert ganz bestimmt die Prognose. Es stimmt mit der hier dargelegten Auffassung überein, daß Zuckungen und Anfälle in einem gewissen Sinn als ein physiologisches Geschehen angesehen werden können; während atypische Entladungen wohl meistens als ein pathologischer Prozeß betrachtet werden müssen.

Obwohl seltene Anfälle (einige Anfälle im Jahr) oft nur mit einer Regelung des täglichen Lebens beseitigt werden können, so lehrt doch die Erfahrung, daß bei diesen Patienten die Prognose vorsichtig zu stellen ist. Es machte uns sogar nicht selten den Eindruck, daß ceteris paribus Patienten mit frequenteren Anfällen besser daran sind, weil sie geneigter sind, durch die große Last, die sie empfinden, eher den energischen Entschluß zu fassen, sich an die Vorschriften für lange Perioden zu halten, als diejenigen, die nur selten, und dann nur durch nächtliche Anfälle, geplagt wurden.

Was die Mentalität betrifft, so sind jene Fälle ungünstig, die meistens im Anschluß an Kinderkrämpfe, schon vor dem Auftreten der Paroxysmen sich geistig rückständig zeigten, in der Schule große Mühe hatten, und durch zügellose Wutausbrüche, psychische Entartungszeichen oder Charakterdefekte sich bemerkbar machten. Die viel günstigere Prognose der Patienten mit unversehrter Mentalität beruht einerseits auf der Gewißheit, daß wir es nicht mit einer von Hause aus defekten oder entarteten Person zu tun haben, und anderseits darauf, daß man in solchen Fällen, abgesehen von der üblichen Geringschätzung der Krankheit seitens der Patienten, meistens bis zu einem gewissen Grad auf die intelligente Mitwirkung der Patienten selbst rechnen kann bei unsern Bemühungen, der weiteren Entwicklung der Krankheit ein Ende zu machen.

Der nach manchen Autoren besseren Prognose der Patienten von 6—14 Jahren, wie auch der Patienten in fortgeschrittenem Alter soll weniger Wert beigelegt werden. Zwar zeigt die Krankheit nach dem 40. Jahre oft eine

Neigung zum Stillstand, doch demgegenüber steht eine größere Neigung zu Demenz. Féré bemerkt mit Recht, daß Hemiepilepsie im allgemeinen durch weniger psychische Komplikationen und größere Neigung zur Wiederherstellung günstig hervortritt. Dem steht die Tatsache gegenüber, daß Epilepsie mit organischen Erscheinungen, vor allem Lähmungen, aus begreiflichen Gründen eine weniger gute Prognose besitzt. Die psychischen Komplikationen sind dadurch auch ungünstig, weil sie den Patienten eher dem Verlust seiner gesellschaftlichen Stellung aussetzen. Ohne diese kann man Patienten zum Minister und Gesandten aufsteigen sehen.

Daß eine Epilepsie- oder Irrsinn-Erblichkeit an sich ein ungünstiger Faktor für die Prognose sein soll, wird mit statistischen Belegen von Gowers und Turner mit Recht in Abrede gestellt; übrigens selbst wenn alle ungünstigen Faktoren vereinigt sind, lange Dauer, große Anzahl anormaler Entladungen, geistiger Defekt, organische Änderungen und psychische Komplikationen, kann man trotzdem vorzüglich verlaufende Fälle antreffen.

Jede neue Behandlung bringt einen gewissen suggestiven Einfluß mit sich. Daher auch, daß keine Krankheit so sehr wie die Epilepsie das erfolgreiche Jagdgebiet par excellence für die Kurpfuscher wurde, für geheime Mittel, Familienrezepte usw. Die verrücktesten Anordnungen werden wohl einmal, in Wirklichkeit oder im Schein, den Verlauf der schwersten Fälle gebessert haben können.

Viel hängt davon ab, ob der Patient fortwährend die Sorgen seines Arztes empfindet; wohltuend wirkt auf ihn das Bewußtsein einer gewissen Begeisterung, die auf einer tief wurzelnden Überzeugung beruht, beim Arzt und bei der häuslichen Umgebung, daß die Erfolge größtenteils, wenn nicht ganz, von der dem Patienten gewidmeten Mühe und Sorge abhängig sind. Sogar von einer gründlichen Erkenntnis der pathologischen Physiologie der Krankheit, wodurch der Patient zu gleicher Zeit über den Zusammenhang der Dinge aufgeklärt wurde, haben wir einen wohltuenden und andauernden günstigen Einfluß auf das Leiden gesehen. Das alles kann nicht darüber hinwegtäuschen, daß in jedem Epileptiker eine Quelle von Gefahren für ihn selbst, für seine Umgebung und für die Gesellschaft gesehen werden muß.

Es muß angenommen werden, daß ein bedeutender Prozentsatz, auch der anfänglich mit gutem Erfolg behandelten Patienten, vor allem derjenigen mit psychischen Komplikationen, mit der Zeit in einer Irrenanstalt anlangt. Die finale Demenz, wobei oft nicht nur die myoklonischen Erscheinungen, sondern auch die epileptischen Anfälle in den Hintergrund treten, wird dann durch absolutes Ausbleiben der Reaktion auf alle Reize gekennzeichnet. Die Patienten zeigen manchmal jahrelang vor dem Ende — dies alles abhängig von einer guten Pflege — eigentümliche Contracturen[1]), angezogene und atrophische Extremitäten, die möglicherweise am besten durch das Ausfallen der cerebralen Hemmung auf das freie Spiel der Flexionsreflexe, ebenso wie in andern Formen von Demenz, in denen dieses vorkommt, erklärt werden.

---

[1]) Gans: Psychiatr. en neurol. bladen, 1923, Nr. 6.

XIII. Pathologische Anatomie.

In gewöhnlichem Sinn kann bei beginnender echter Epilepsie von pathologischer Anatomie nicht die Rede sein. — Befund bei meistens veralteten und psychisch entarteten Fällen. Relative Bedeutung der sogenannten Encephalitis.

Obwohl aus den bisherigen Ausführungen folgt, daß von einer pathologischen Anatomie der genuinen Epilepsie in gewöhnlichem Sinne, unserer Ansicht nach, nicht die Rede sein kann, so liegt doch die Frage auf der Hand, ob dort, wo jahrelang Epilepsie in ernstlichem Grad, mit psychischen Abweichungen bestand und vor allem dort, wo schon psychische Abweichungen vor dem Auftreten der Anfälle festgestellt waren, ob in diesen Fällen histologische Änderungen gefunden werden können, eventuell insofern diese auch bei andern, lange Zeit bestehenden Psychosen gefunden werden.

Die also formulierte Frage muß aber mit dieser andern Frage zusammenfallen, welches das Ergebnis der hartnäckigen, seit einem Jahrhundert gemachten Versuche war, im Gehirn ein Substrat für die epileptische Funktionsstörung zu finden. Hierbei muß zugegeben werden, daß man stets die Untersuchung auf eine Gruppe von Fällen beschränkt, die wir auch als für die klinische Epilepsieuntersuchung als ganz und gar nicht geeignet ansehen (S. 168). Denn mit Recht weist Binswanger darauf hin, daß die Untersuchung des Gehirns in beginnenden und eventuell zum Stillstand gekommenen Epilepsiefällen noch ganz fehlt oder negativ ausfiel.

Kein Wunder, wenn unterm Einfluß der pathologischen Richtung Bichats, das fleißige Suchen von Bouchet und Cazauvieihl 1825 durch die Feststellung gewisser Änderungen im Ammonshorn, und zwar bei alten Anstaltsfällen, belohnt wurde. Meynert konnte es bei einigen Fällen bestätigen und erhob die Frage, ob hier ein ursächlicher Zusammenhang bestehen könnte. Seit jener Zeit hat man fortwährend nach Änderungen im Ammonshorn, dem damals motorische Funktionen zugeschrieben wurden, gewissenhaft gesucht.

Die positiven Befunde wurden aber immer seltener (Féré 1 auf 20, Robertson 1 auf 30 Fälle), sogar nachdem Barthez und Rilliet, Bourneville und Brissaud[1]) auf den Zusammenhang zwischen einer ähnlichen Hirnrindenänderung bei tuberöser Sklerose und der dabei so oft vorkommenden Epilepsie hingewiesen hatten. Jetzt, wo niemand mehr an motorische Funktionen des Ammonshorns glaubt, wie es ehemals der Fall war, sondern zuerst von Edinger der Zusammenhang dieser Teile mit den Geruchszentren allgemein anerkannt wird, beginnen die Ammonshornabweichungen zwar nicht aus der pathologischen Anatomie, wohl aber aus der Ätiologie der Epilepsie zu verschwinden, obwohl noch 1907 Alzheimer[2]) das Vorkommen in 50 vH der schweren Fälle außer Zweifel setzte. Nicht viel besser erging es den von Foville und Schroeder van der Kolk[3]) im Rückenmark gefundenen Gefäßänderungen, später von Echeverria bestätigt, wobei Schroeder van

---

[1]) Brissaud: Arch. internat. de neurol., 1880, I, S. 669.
[2]) Alzheimer: Allg. Zeitschr. f. Psychiatrie 1907, S. 465.
[3]) Schroeder van der Kolk, J. L. C.: Verhandel. d. koninkl. akad. v. wetensch. te Amsterdam (Naturwiss. Abt.) VI, S. 166. 1858.

der Kolk seine Lumenvergrößerung der capillaren Gefäße im verlängerten Mark aber als eine Folge, nicht als Ursache betrachtete. Virchow leugnete aber deren Bestehen mit Bestimmtheit. Vermutlich ist man infolge der Autorität des letzteren, und auch weil man, übrigens mit Unrecht, immer weniger dem verlängerten Mark als epileptogenem Zentrum Beachtung schenkt, nicht mehr darauf zurückgekommen.

Als einmal durch die Richtung, welche die klinische Untersuchung genommen hatte, die Aufmerksamkeit sich immer mehr der Rolle, welche die Hirnrinde beim Zustandekommen des Anfalles spielen konnte, zugewandt hatte, fand Voisin zahlreiche Zellveränderungen, worin er von Claus und Van der Stricht, welche Gefäßveränderungen als primär ansahen, unterstützt wurde und auch von Marinesco und Sérieux[1]), die aber ebenso wie Sala diese Änderungen eher als eine Folge der Anfälle als ein anatomisches Substrat der Krankheit auffaßten. Chaslin[2]) und Bleuler glaubten neben Zellenänderungen Gliavermehrung, später Randgliose genannt, festzustellen, da zwischen der Pia mater und den letzten tangentialen Fasern die Gliavermehrung am meisten auffallend war. Da in einer Anzahl von Fällen eine ähnliche Lokalisation nicht möglich war und auch an andern Stellen Gliavermehrung festgestellt wurde, entstand die Vermutung, daß eine allgemeine Gliose das Merkmal in den positiven Fällen sei (Maewski, Emich, Karowski, Colucci). Alzheimer[3]) meinte selbst, man „könnte die epileptischen Anfälle als Folge eines Druckes ansehen, den die herbere, geschrumpfte Rindenoberfläche auf das tiefer liegende Hirngewebe ausübe". — Abgesehen vom jetzt vorliegenden Beweis der reflektorischen Natur der myoklonischen Zuckungen, der konvulsiven epileptischen Entladungen überhaupt, erscheint Alzheimers Beweisführung doch nicht konsequent. Denn er wünscht hier eine prinzipiell andere Erklärung für den Alkoholanfall und den epileptischen, wiewohl er selbst die symptomatische Vergleichbarkeit hervorhebt!

Inzwischen entstand die Streitfrage, ob die unzweifelhaften Änderungen in den Ganglienzellen primär seien und ob sich ihnen die Gliavermehrung anschloß (Alzheimer, Bloch, Marinesco, Bleuler), während Cotard und Chaslin die Gliawucherung primär, die Ganglienzellenänderungen als sekundär betrachteten. Obwohl der Name dieser Untersucher den Gedanken, daß hier Artefakte im Spiel seien, ausschließt, spricht sich doch keiner von allen positiv in diesem Sinne aus, daß ihrer Ansicht nach die Zellen- und Gliaveränderungen in einer ursächlichen Beziehung zur Krankheit oder zu den Anfällen stehen sollen. Die meisten, wie Tramer[4]), erwähnten ausdrücklich, daß sie einen solchen Zusammenhang nicht annehmen, doch wohl einen gewissen Parallelismus zwischen diesen Änderungen und dem geistigen Rückgang feststellen. Diese letzte Besonderheit allein besagt so viel wie ein ganzes Buch. Denn wenn wir uns in hohem Grade für die Fragen interessieren, ob es ein Substrat und welches in einem beginnenden Fall von myoklonischer Epilepsie gibt oder in einem Fall mit großen Anfällen gab, während

---
[1]) Marinesco und Sérieux: Roumanie méd. 1899.
[2]) Chaslin: Arch. de méd. expérimentale et de l'anatomie pathologique. Mai 1881.
[3]) Alzheimer: Monatsschr. f. Psychiatrie u. Neurol. IV, S. 351. 1898.
[4]) Tramer: Schweiz. Arch. f. Neurol. u. Psychiatrie 1918, II, S. 236.

einer kürzeren oder längeren Zeit, denen die Behandlung ein Ende zu machen vermochte, so ist das Interesse erheblich kühler in jenen Fällen, in denen bei jahrelangem Bestehen der Krankheit ausgesprochene Demenz aufgetreten ist, chronische Veränderungen im Gehirn entstanden sind, möglicherweise durch die Anfälle selbst, und infolge der Psychose und infolge der jahrelangen Anwendung von Medikamenten. Einen ebensowenig entscheidenden Wert in dieser Hinsicht haben jene Fälle, die von Hause aus defekt waren.

Eine interessante Untersuchung verdanken wir in den letzten Zeiten A. Jakob[1]). Er untersuchte drei Patienten, erstens einen Fall von tuberöser Sklerose, zweitens einen vernachlässigten Schwachsinnigen mit Heterotopien in der grauen Substanz, auch von Wohlwill[2]) und von Polak[3]) festgestellt (bei Epileptikern), und andern Störungen, und drittens eine seit der Geburt psychisch abnorme Person, die niemals richtig sprechen konnte, bei der Mikrogyrie in beiden Hemisphären, vermutlich infolge eines encephalitischen Prozesses, bestand. Dieser Verfasser untersuchte, zweifellos auf dieselbe musterhaft akkurate Weise, zwei Fälle von genuiner Epilepsie, wobei aber das Ergebnis negativ war. — Obwohl wir diesen ausführlichen Untersuchungen ihren vollen Wert hinsichtlich der über tuberöse Sklerose bekannten Streitfragen lassen (Bielschowsky, Perusini), wie auch über die anderen vom Verfasser ventilierten pathologisch-anatomischen Befunde, so werden erst positive Ergebnisse in frischen und zum Stillstand gekommenen Epilepsiefällen für die Hauptfrage einen wahren Wert erlangen. Dieselben Bemerkungen gelten für die von beiden Vogts und daran anschließenden Beobachtungen von Bertaud und Rive[4]) über Zellveränderungen an der Cortex cerebri. Daß Jakob der anatomischen Untersuchung eine genaue Krankengeschichte hinzufügt, bedeutet gegenüber seinen Vorgängern einen Fortschritt. Dadurch wird es hier klar, daß auch in echter organischer Epilepsie die ersten Anfälle sich denselben akuten Infektionen anschließen können, wie es für genuine Epilepsie bekannt ist, wie Masern, Impfung, ferner Schädelverletzungen usw.

Turner, Bevan Lewis und Roncoroni nehmen einen reservierten Standpunkt ein und scheinen eher Kraepelins Ansicht zu teilen, daß sich auf einem strukturell von Hause aus defekten Boden, wie er aus solchen Zellen- und Gliaänderungen ersichtlich ist, Epilepsie eher entwickeln kann als in einem gesunden Gehirn.

Ferner müssen wir die Untersuchung Gerstmanns[5]) nennen, der ebenso wie vorhin Ranke und Alzheimer, in der molekularen Schicht der Hirnrinde von 4 der 6 Epileptiker auf das Fortbestehen der Cayalschen Fetalzellen hinwies. Sie fehlten bei zwei Patienten mit Alkoholepilepsie. Auch fand er große atypische Zellformen und glaubt, daß derartige Entwicklungsstörungen zu Epilepsie und andern Psychosen führen, denn gewisse Störungen

---

[1]) Jakob, A.: Zeitschr. f. d. ges. Neurol. u. Psychiatrie, XVIII, S. 2. 1914.
[2]) Wohlwill: Allg. Zeitschr. f. Psychiatrie u. Neurol. Orig.-Bd. 3. 1916.
[3]) Polak: Arb. a. d. neurol. Inst. d. Wiener Univ. XXIII, S. 129. 1920.
[4]) Bertaud und Rives: Rev. neurol. 1924, S. 129.
[5]) Gerstmann, J.: Arb. a. d. neurol. Inst. d. Wiener Univ. Bd. XXI, S. 286. 1914.

findet er auch bei Idioten. Jakobs Anhäufungen von Ganglienzellen um die Gefäße bringt er in Zusammenhang mit Redlichs senilen Plaques.

Fragen wir uns jetzt, ob noch in anderer Hinsicht bestimmte Gruppen von Patienten sich durch besondere histologische Abweichungen unterscheiden, dann muß aus der Literatur Tramer erwähnt werden, der bei seinem „Spastiker" mit einer gewissen Regelmäßigkeit Änderungen in den Betzzellen zeigte, doch nichts Charakteristisches für myoklonische Epilepsie fand; dagegen findet Volland[1]) bei seinen myoklonischen Epileptikern keine Regelmäßigkeit in den Hirnrindenänderungen, doch in den Vorderhornzellen des Rückenmarkes karyolytische und tigrolytische Abweichungen, derart regelmäßig, daß er dazu neigt, einen Zusammenhang mit der Myoklonie anzunehmen. — Anderseits hat G. Lafora[2]) in Cajals Laboratorium eine ungewöhnliche Menge Corpora amylacea im Rückenmark eines Myoklonikers gefunden. Bei deren Beurteilung muß man aber erstens im Auge behalten, daß derartige Abweichungen schon 1905 von uns[3]) bei einem Kranken mit Paralysis agitans (einem Patienten Danás[4])) gefunden wurden, nachdem vorher Joffroy, Dubief und Borgerini[5]) auch Corpora amylacea in Fällen von Paralysis agitans bei alten Personen angetroffen hatten. Ferner sahen Bielschowsky, Spielmeyer, Westphal, Sioli, Pilotti und Weiman diese auch bei Encephalitis epidemica und „Athetose double".

Man muß diese Befunde im Auge behalten, weil Versuche (Rückenmarkdurchschneidung) nach Carbol- (P. Bertet und Joliet[6])) und Monobromat-Campfervergiftung auf das autonome Bestehen im Rückenmark von gewissen vergleichbaren Bewegungsformen hinweisen. Die negative Rückenmarksdurchschneidung von M. Hall bei Verblutungskrämpfen, von Quincke[7]) in einem Fall von chronischer Chorea bei einem Hund, und Gallerani und Lussanna[8]) bei den klonischen durch Cinchodinin herbeigeführten Krämpfen, können aus bekannten Gründen auf einen positiven Wert in dieser Hinsicht keinen Anspruch erheben.

Schließlich hat Ramsay Hunt[9]) in Fällen von statischer Epilepsie (nicht so seltener Komplikation mit Friedreichscher Krankheit) Atrophie des Nucl. dentatus und des Tractus spino-cerebellaris gefunden.

Alles in allem muß zugegeben werden, daß das Ergebnis der in der pathologischen Anatomie des Nervensystems so geübten Untersuchern, denen die Frage nach der organischen Natur der echten Epilepsie kein Problem mehr war (Marchand[10]), M. de Fleury[11])) sehr gering ist. Kein Wunder, daß die

---

[1]) Volland: Allg. Zeitschr. f. Psych. u. Neurol. XXI, 1914, S. 239.
[2]) Lafora, G.: Rev. neurol. 1923, II, S. 399.
[3]) Muskens, L. J. J.: Psychiatr. en neurol. bladen 1905, S. 127.
[4]) Dana, C.: Americ. journ. of the med. sciences, 9. Nov. 1899, S. 502.
[5]) Literatur siehe [2]).
[6]) Bertet und Joliet: Gazette méd. de Paris 1872, S. 187.
[7]) Quincke: Arch. f. exp. Pathol. u. Therap. XIX, S. 370, 1885.
[8]) Gallerani und Lussanna: Riv. sperim. di freniatr., arch. ital. per le malatt. nerv e ment. 1890, S. 336.
[9]) Hunt, Ramsay: Brain, 1923, S. 509.
[10]) Marchand: Semaine méd. 1907, S. 46.
[11]) Fleury, M. de: Rev. de méd. 1923, S. 271.

jüngeren Untersucher sich von der pathologisch-anatomischen Frage gänzlich abwenden, wie F. Frisch, dessen Ansichten überhaupt vielfach mit den in diesem Werke vorgetragenen sich vereinigen lassen. Vor allem scheinen mir Alzheimer und seine Schüler sich der Ansicht zu verschließen, daß der epileptische Anfall ganz allgemein als eine Naturerscheinung, als ein Attribut aller Warmblüter betrachtet werden muß, als eine Reaktionsweise auf die Einverleibung gewisser Gifte, wobei — zweifellos — die sehr verschiedene Toleranz oder Reizschwelle auffällt. Hier liegt sicherlich eine eigentümliche Inkonsequenz vor; denn Alzheimer selbst hebt hervor, daß das Alkoholdelirium regelmäßig durch einen epileptischen Anfall eingeleitet wird.

Wir wissen jetzt, daß bei langwieriger, mit Psychose verbundener Epilepsie Hirnrindenzellen zugrunde gehen und Gliawucherung stattfindet (Chaslin, Bleuler, Alzheimer, Jakob) und daß, wie es scheint, das Ammonshorn etwas mehr als bei andern Personen Veränderungen aufweist. Auch wissen wir aus den chirurgischen Autopsien (Tillmann, Kramer, Volland, Muskens), daß bei fokaler Epilepsie oft nichts anderes gefunden wird als eine milchfarbige trübe Pia mater. Wir erfahren nichts (außer in einem Fall von Claus und van der Stricht) von Veränderungen bei beginnender oder zum Stillstand gekommener Epilepsie. Kein Wunder also, wenn Marinesco[1]) und Bouché[2]) dieses Ergebnis als „negativ" bezeichneten, und es hat sich wenig daran geändert, seit Burlureaux[3]) die Veränderungen ebenso ausgedehnt als unbedeutend ansah. Es ist sogar begreiflich, daß die meisten, u. a. Binswanger, die organische Natur der echten Epilepsie als nicht bewiesen ansehen.

Über die Chorea von Huntington, von vielen als mit myoklonischer Epilepsie verwandt angesehen, hat die Untersuchung übrigens ebensowenig zur Einstimmigkeit geführt. Während Facklam, Kéraval und Raviart Änderungen in den Rolando-Windungen finden — ebenso wie Rossi und Gonzalez[4]) es bei Myoklonie sahen — findet Jelgersma diese im Corpus striatum, und Gezelle Meerburg[5]) entdeckt Abweichungen sowohl in den Stammganglien als in der Hirnrinde. Wenn auch epileptische Anfälle ein regelmäßiges Symptom der Huntingtonschen Chorea darstellen, so muß doch die Sonderstellung der letzteren festgehalten werden (Lundborg, Oppenheim, Wollenberg, Förster, Schultze[6])).

Schließlich muß auf den Unterschied hingewiesen werden, der zwischen dem Wert, den die Neurologen den encephalitischen Herden für die Ätiologie der Epilepsie zuerkennen, und den in dieser Hinsicht seltenen Funden der oben erwähnten Autoren besteht, wie auch mit denen in den Jahresberichten der Craig Colony mitgeteilten, namentlich von J. F. Munson, — Fälle also

---

[1]) Marinesco: Riv. sperim. di freniatr., arch. ital. per le malatt. nerv. e ment. 1901, S. 256.
[2]) Bouché: Epilepsia, I, S. 76. 1909.
[3]) Burlureaux: Dictionnaire encyclopédique des sciences médicales. Aus: Epilepsia, I, S. 185.
[4]) Rossi und Gonzalez: Ann. di neurol. 1000, F. IV.
[5]) Meerburg, Gezelle: Chorea Huntington. Diss., Utrecht 1903.
[6]) Schultze: Dtsch. Zeitschr. f. Nervenheilk. 1922, Nr. 73, S. 325.

wie von Mingazzini[1]) mit einem Herd in den Rolando-Windungen und Kogerer[2]) mit Leptomeningitis.

Diese Verschiedenheit muß wohl zu der Annahme führen, entweder daß das anatomische Regenerationsvermögen in der frühen Jugend größer ist, als geglaubt wird, oder daß auch schwere Kinderkrämpfe, auch mit langwieriger Hemiplegie (vgl. S. 192 unten und 195, Zeile 21) in den meisten Fällen auf rein chemische, c. q. funktionelle Verletzungen in vielen Fällen zurückzuführen sind.

Der Bereitwilligkeit des Dr. A. Gans, durch eigne Untersuchungen (S. 331) mit dem Gegenstand vertraut, verdanken wir das Vorrecht, einige Photographien, welche die am meisten beschriebenen Abweichungen illustrieren, nämlich die Ammonshornsklerose (Abb. 42) und die Randgliose (Abb. 43) veröffentlichen zu können.

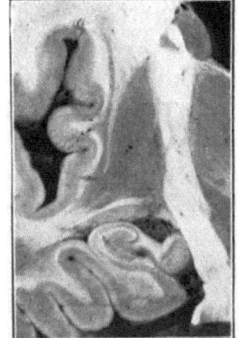 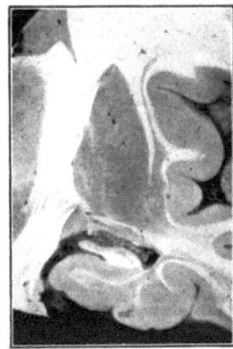

Abb. 42. Links normales Ammonshorn, rechts ist dieser Windungenkomplex atrophisch.

Was die Abb. 42 betrifft, so stammt die linke Hälfte (normale Konfiguration) von einem Patienten mit Dementia praecox, der in seinem 65. Jahre starb. Die rechte Hälfte ist eine Makrophotographie, die von einer Epileptikerin herrührt, die seit ihrer frühesten Jugend an Epilepsie litt; sie war nicht sehr dement, arbeitete noch bis kurz vor ihrem Tode in der Nähstube. Außer der Sklerose des Ammonshornes fällt auch das Fehlen der Struktur im Hippocampus auf.

Abb. 43 ist einer 56 jährigen Epileptikerin

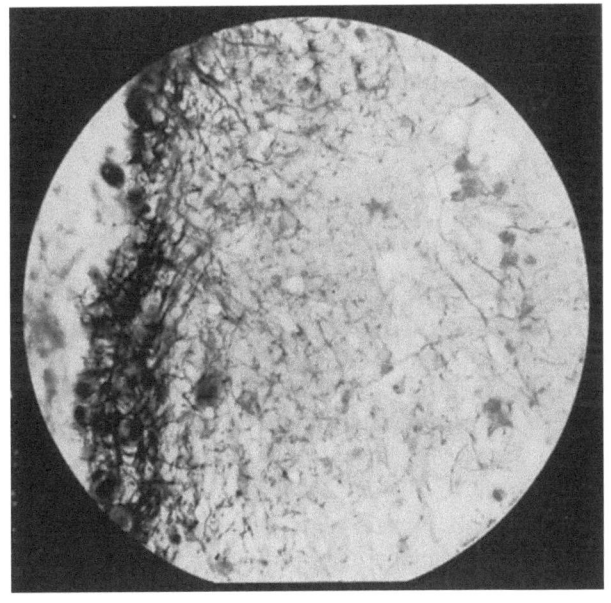

Abb. 43. Sogenannte Randgliose einer dementen Epileptikerin.

entlehnt, die schwer dement wurde und in der letzten Zeit Contracturen hatte. — Die dunkel gefärbten Körperchen sind Corpora amylacea.

---

[1]) Mingazzini: Beitr. z. pathol. Anat. u. Psych., Bd. 59, 1920.
[2]) Kogerer: Zeitschr. f. d. ges. Neurol. u. Psychiatrie, Bd. 59, 1920.

XIV. Traumatische und fokale Epilepsie und chirurgische Behandlung im allgemeinen.

§ 1. Frequenz der echt traumatischen Epilepsie in Friedenszeiten.

Die echt traumatische Epilepsie nimmt in der Tat eine ganz besondere Stellung unter den verschiedenen Arten der Epilepsie ein, obwohl wir in der Folge sehen werden, daß sowohl in ätiologischer Beziehung (erbliche Veranlagung, elektrische Übererregbarkeit der Hirnrinde) als in therapeutischer Hinsicht (Wirkung der Anfallsprophylaxe und Medikamente, nicht am wenigsten nach der Operation) die traumatische und genuine Epilepsie durch weitgehende Übereinstimmungen miteinander verbunden sind.

Es unterliegt keinem Zweifel, daß unter dieser Rubrik manche Fälle verzeichnet werden, welche eine schärfere Kritik bestimmt ausgeschlossen hätte. Denn überall, wo Epilepsie auftritt, stellt der Laie sich sofort die Frage, ob nicht ein Schädeltrauma vorangegangen sei. Und da es sich fast immer um jugendliche Personen handelt, und in der Familie fast ausnahmslos Erinnerungen an gewisse Unglücksfälle fortleben, wird sehr bald eine Beziehung zwischen dem Trauma und der Krankheit gesucht und gefunden.

Dazu kommt noch, daß die Patienten mit genuiner Epilepsie, die eine Zeitlang Anfälle gehabt haben, in der Regel am Schädel oder an andern Stellen Narben aufweisen können. In manchen Fällen wird es unentschieden bleiben, ob eine jener Narben in der Tat auf ein (den Anfällen vorangegangenes) Schädeltrauma oder auf spätere, während eines Anfalles erfolgte Verletzung zurückzuführen ist.

	1000 Männer	1000 Frauen
Angegebenes Trauma am Kopf	107	42
„ „ mit Narben	28	10
„ „ mit Schädeldefekt	6	2
Fall oder Schlag auf andere Teile	82	26
Dazu Bewußtlosigkeit	6	1

Es scheint mir, daß die Unterschiede zwischen den Gruppen und zwischen den männlichen und den weiblichen Patienten (angegebenes Trauma am Kopf ohne etwaige Narben $2^{1}/_{2}$ mal häufiger bei Männern als bei Frauen, mit Narben 3 mal mehr, mit Schädeldefekt 3 mal mehr), welche in meiner Serie so deutlich hervortreten (sonderbarerweise ist dies weder von Turner noch von andern Vorgängern bemerkt worden), schon darauf hinweisen, daß wir jener anamnestischen Ätiologie nicht vollständig vertrauen dürfen.

Wenn man jetzt erwägt, daß allzuoft Patient oder Arzt am Schädel eine Abweichung zu finden glauben, deren Vorhandensein weder am rasierten Schädel noch mit Röntgenstrahlen bestätigt werden kann, und daß man den so häufig verschiebbaren Narben keinen allzu großen Wert zuerkennen darf, so erweist es sich als kluge Vorsicht, die Diagnose der echt traumatischen Epilepsie ausschließlich auf solche Fälle zu beschränken, wo ein vorhandener Defekt am Schädel oder bei der Operation festgestellte tastbare Veränderungen den unumstößlichen Beweis liefern, daß der Schädelinhalt in der Tat eine örtliche Verletzung erlitten hat.

Traumatische und fokale Epilepsie und chirurgische Behandlung im allgemeinen. 339

Die Absonderung dieser Gruppe traumatischer Epilepsien im engern Sinne der Friedenspraxis, mit Ausschluß von Schußwunden (die einzige, über welche ich reichlichere Erfahrung besitze) bewirkt, daß der Prozentsatz der Fälle erheblich herabgesetzt wird, doch hat sie anderseits eine große diagnostische und prognostische Bedeutung. Sie scheint mir den Beweis zu liefern, wenn eine Beweisführung mit kleinen Zahlen zulässig ist, daß auch noch nach einer jahrzehntelangen Dauer der Krankheit für eine sachkundige örtliche Behandlung dieser Fälle eine gute Prognose gestellt werden kann. Dadurch unterscheiden sich diese Fälle also von der genuinen Epilepsie, wo nach jahrzehntelanger Krankheitsdauer das vollständige Verschwinden der Erscheinungen, selbst unter den günstigsten Bedingungen, sich doch immer als eine Seltenheit erweist.

§ 2. Traumatische Epilepsie, mit Schädeldefekt in der motorischen Zone.

Fall 1. Schädeldefekt in der Parietalgegend nach einem Sturz aus dem 3. Stock im 3. Lebensjahr. Wurde wegen zahlreicher täglicher Anfälle vorher 3 mal von einem Neurologen und Chirurgen erfolglos operiert. Bloßlegung des betroffenen Gehirnteiles, später auch Exploration unter der Dura, wobei die in früheren Operationen nicht entdeckten Knochensplitter entfernt wurden. Kein Ergebnis. Der Patient blieb jedoch (bis jetzt) 18 Jahre anfallfrei, nachdem die überreizbare Hirnrinde entfernt war.

Frl. T., 1908 23 Jahre alt (Hausarzt: H. Vos), stürzte in ihrem 3. Lebensjahr aus dem 3. Stock auf Wäschestangen. Es entstand eine Depressionsfraktur im Schädel, in der l. Parietalgegend. Patientin fing sofort an, an epileptischen Anfällen zu leiden. Sie wurde 1894 im akademischen Krankenhaus 2 mal operiert, ohne Erfolg. — Sechzehn Jahre später wurde sie aufs neue von Prof. Winkler und Prof. Rotgans operiert, von deren Eingriff die Narben sichtbar waren (Abb. 44), wieder ohne Ergebnis.

Im Jahre 1908 kam sie in meine Behandlung; ich schickte sie zum Liebfrauen-Krankenhaus mit den nötigen Anweisungen und der Bitte, die m. E. notwendige Exploration vorzunehmen. Der dortige Nervenarzt sah von einer Operation ab, „da sie vermutlich nichts nützen würde, weil die Anfälle doppelseitig geworden waren" — das war wohl richtig — und „der Zustand sich also nur verschlimmern könnte". Es lag auch schon der Anfang von psychischer

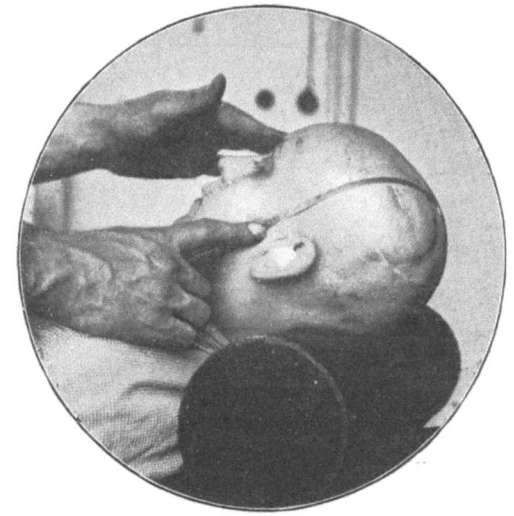

Abb. 44. Man sieht auf dem Schädel außer dem Meßband eine hufeisenartige Narbe, die vom Wagner-Lappen der 2. Operation im akademischen Krankenhaus herstammt. Innerhalb dieses Lappens die streifenartige Narbe vom ursprünglichen Sturz und von der Operation im 2. Lebensjahr.

Veränderung vor. — Ein Jahr später brachte der Verein „Liefdadigheid naar Vermogen" die Patientin auf seine Kosten in meine Behandlung, da sie stets Wochengeld bezog und meinerseits die Prognose für eine Operation günstig ausgefallen war.

Familie: keine uns bekannte Nervenkrankheit.

S. P. Große sternartige Narbe innerhalb einer Wagner-Lappen-Narbe über der linken Parietalgegend. Stark aufgeworfner Knochenrand des Wagner-Lappens. Stets belegte Zunge. Stuhlgang gut.

Tiefe Reflexe rechts verstärkt, links schwach vorhanden. Die r. Hand ist im Wachstum etwas zurückgeblieben. Dynamometer r. = 42, l. = 62. Finger-Nasen-Versuch normal. Bei Augenschluß erkennt sie mit der r. Hand die Uhr, ungenügend die kleinen Münzen. Keine Tast- noch Schmerzsinn-Störung.

Sie kann keine passive Bewegung des Zeigefingers (15° Biegung oder Dehnung) wahrnehmen. Gefühl für das passive Bewegen des Handgelenks normal[1]).

Bei der ersten Operation (unter Assistenz von Dr. Oidtmann) wurden der Wagner-Lappen und die verbildeten Knochenteile der vorigen Operation ent-

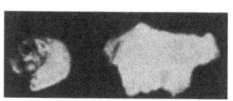

Abb. 45. Photographie der zwei Knochensplitter der Lamina vitrea, welche 20 Jahre in der durch das Trauma verursachten Duraöffnung gelegen und Tausende von Anfällen bewirkt hatten.

fernt, aber ohne Ergebnis. Die Kranke hatte weiter zahllose tägliche Anfälle, wie in den früheren Jahren. Bei diesen Anfällen erinnerte nur die Asymmetrie in der Haltung der Arme (r. Arm höher aufgezogen) an den ursprünglich fokalen Charakter der Entladungen. — Bei der zweiten Operation, sechs Wochen später, wurde die Dura exploriert; es wurde in der Dura in dem jetzt zum vierten Male untersuchten Feld ein maceriertes Loch entdeckt, während an der Innenseite, auf der Rinde liegend, zwei Splitter der Lamina vitrea gefunden wurden; sie wurden entfernt (siehe Abb. 45). Nach 2 Monaten noch kein Ergebnis. — Erst nach einer aufs neue ausgeführten Operation, wobei mit der bipolaren Elektrode die Zone genau bestimmt wurde, aus der mit schwachem faradischen Strom der gewöhnliche Krampf der r. Körperhälfte hauptsächlich ausgelöst wurde, und sodann mit einem stumpfen Löffel die Hirnrinde entfernt wurde, blieben alle Erscheinungen, und für immer, also jetzt seit 17 Jahren, aus. Die Patientin heiratete und bekam gesunde Kinder. Ihr Geisteszustand machte weiter keine Schwierigkeiten.

Fall 2. M., 42 Jahre, in dessen Familie keine Epilepsie oder Geisteskrankheit bekannt ist (Arzt: Dr. v. d. Plaats). Doch klagt der Bruder des Pat. über myoklonische Nachtzuckungen und leidet seit der Jugendzeit an Konstipation. Seit 17 Jahren epileptische Anfälle mit Wendung des Gesichts nach r., Vorherrschen der Zuckungen der r. Körperhälfte, 5 Jahre nach einer schweren Schädelverwundung in der r. Parietalgegend aufgetreten; man kann in die Depression zwei Finger legen (Folge von stumpfer Gewalt, Druck

---

[1]) Siehe ausführlich Nederlandsch tijdschr. v. geneesk., 1912, I, S. 80.

zwischen eisernen Krücken). Ferner hat der Kranke, besonders vor einem Anfall, eine starke Neigung zum Zucken durch den ganzen Körper, hauptsächlich durch das r. Bein. Patient klagt in späteren Jahren viel über schlechte Verdauung, Konstipation, starken Atemgeruch vor den Anfällen und gelb belegte Zunge. Ein oder zwei Tage vor dem Anfall: ungenügender harter Stuhlgang, kalte Hände und Füße, Müdigkeit und Mattheit in den Beinen, zänkische Stimmung. Im Schlaf leidet er viel an Nachtzuckungen. Er ist heftig, im übrigen keine psychischen Entladungen. Es bestehen geringe Halbseiten-Erscheinungen, keine Gefühlsstörungen.

Mit medikamentösen Mitteln und Anfallsprophylaxe blieb der Pat. jahrelang anfallfrei, aber 1916 traten die Anfälle mit zunehmender Frequenz auf. Jetzt nach einem dreißigjährigen Bestehen der Krankheit, ändert sich auch der Charakter des Patienten einigermaßen im psychopathischen, und zwar wohl im epileptischen Sinne. Er hat nämlich postepileptische, unbezwingbare Zornausbrüche.

Der Pat. wurde von mir einer psychiatrischen und neurologischen Klinik überwiesen mit der Bitte, keinen Eingriff vorzunehmen, ohne mich zu benachrichtigen. Trotzdem wurde er ohne mein Vorwissen von einem allgemeinen Chirurgen operiert (Entfernung des betreffenden Schädelteils), worauf er eine schwere Lungenentzündung durchmachte, seine Anfälle behielt und weiter zu einem Eingriff nicht mehr bereit war. 1923 schnell zunehmende Dementia und Exitus.

§ 3. Traumatische Epilepsie mit Depressionsfraktur außerhalb der motorischen Sphäre.

Fall 3. Schädelbruch, im 3. Lebensjahr, in der r. Frontalgegend. Im Pubertätsalter Kopfschmerzen und Krämpfe (ohne Bewußtlosigkeit) im l. Arm, an dessen ulnarer Seite Tast- und Schmerzsinn-Störungen. Operation. Seit 13 Jahren frei von Erscheinungen.

G. (Hausarzt: J. J. Brouwer) stürzte in ihrem 3. Lebensjahr aus dem 2. Stock auf einen Stein. Dadurch Schädelbruch (siehe Abb. 48) in der r. Frontalgegend. Zunächst verursachte diese Wunde keine Beschwerden. In der Familie waren Psychosen nicht vorgekommen. Als die Kranke 1909 in ihrem 18. Lebensjahr in Behandlung kam, hatte sie seit $1^1/_2$ Jahren zunehmende Kopfschmerzen und jetzt täglich auftretende Krämpfe der l. Hand (Abb. 47, S. 342), welche in Flexionshaltung kleine, rasche Bewegungen macht, mehr in den ulnaren als in den radialen Fingern, während die Patientin darauf unsre Aufmerksamkeit richtet (Abb. 47, S. 342) und keine Spur von Bewußtlosigkeit zeigt. Blutandrang nach dem Gesicht, Tränen in den Augen, Pupillen weit. Auch der Mund fängt an, sich zu bewegen, worauf der Anfall aufhört. Oft unpäßlich in diesen Zuständen, Pat. riecht dabei verdorbenen Fisch. Meistenteils ist sie schläfrig und sieht alsdann doppelt. Hyperidrosis der l. Hand. Die Kranke kann diese Hand nicht zu schwereren Arbeit gebrauchen. Rasche Bewegungen ausführen, z. B. Klavierspielen mit der l. Hand, kann sie nicht. An der ulnaren Hälfte der l. Hand besteht Tast- und Schmerz-Unterempfindlichkeit (Abb. 46). — Während der Vorbereitungen zur Operation verliert Pat. das Bewußtsein in Apnoe; künstliche Atmung.

Operation. Die Dura zeigt sich stark verwachsen mit der Schädelnarbe. Am Ort des stärksten Druckes treffen mehrere Duralgefäße zusammen. Keine Pulsationen. Faradisation durch die Dura.

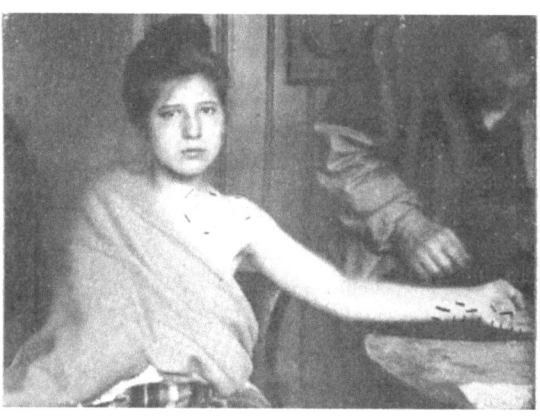

Abb. 46. Fall 3. Hypalgesie (wagrechte Striche) und Hypästhesie (senkrechte Striche) an der Flexions-Stichseite der Hand Auch an der Schulter irrt sich die Kranke dauernd in ihren Angaben.

Von einem Punkt aus 2 cm rückwärts (auf der Abb. 48 angedeutet) kann man die Anfälle auslösen. — Nach einer Woche immer noch keine Pulsation. Von demselben Punkt aus kann man wieder einen Anfall entladen. Drei bleistiftdicke Venen laufen vom Punkt des stärksten Druckes bis zum Reizpunkt. Die Gefäße werden unterbunden und die ganze Gegend mit warmer Sublimatlösung durchtränkt.

Nach der 1910 vorgenommenen Operation blieb Pat. gesund, anfallsfrei; auch verschwanden die Gefühlsstörungen.

Epikrise. Von Belang war in diesem Fall die Feststellung, daß die Stelle, wo die Dura mit dem stark eingedrückten Frontalbein verwachsen war, nicht zugleich der Ort war, von wo die Krämpfe herrührten. Denn nur von einem mehrere Zentimeter nach hinten gelegenen Fleck aus (weißer Fleck in Abb. 48)

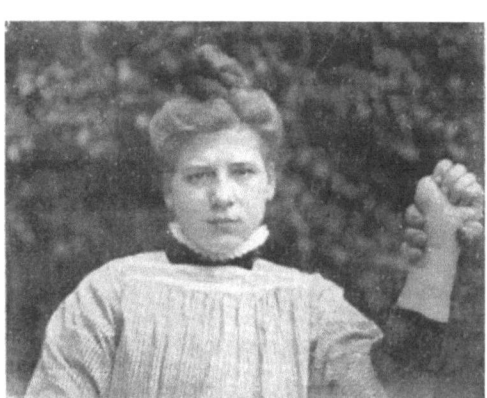

Abb. 47. Fall 3. Aufnahme während eines Krampfanfalles.

konnten mit dem faradischen Strom die Krämpfe hervorgebracht werden. Drei bleistiftdicke Venen verbanden die Druckstelle mit der betreffenden reizbaren Zone.

Fall 4. Auftreten von fokalen Anfällen, 5 Jahre nach einem Trauma mit Schädeldefekt, mit Psychismen. Nachdem der Patient zweimal ohne Erfolg anderswo operiert worden war, blieb er nach Entfernung des Wagner-Lappens und der darunter gelegenen Fascien-Transplantation, wodurch Gehirndruckerhöhung verursacht wurde, frei von Erscheinungen.

J. v. B., 25 Jahre, früher Matrose, jetzt Blumenhändler (Hausarzt: Dr. Dito).

Der Patient leidet seit 1½ Jahren an 1. Anfällen, welche mit Blickstarre einsetzen; dann folgen Einziehen des l. Mundwinkels und allgemeine Krämpfe, welche sich zunächst über die l., nachher über die r. Körperhälfte ausdehnen. Diese Anfälle treten stets in Serien auf, und es kommt immer mehr zum Status epilepticus, welchem ein 2. psychischer Traumzustand folgt, der bis drei Tage dauern kann und wobei der Patient um sich schlägt und oft von 3 Personen festgehalten werden muß. 3. Schwindelanfälle, indessen sich alles um ihn dreht, nach allen Seiten. Diese empfindet er jetzt weniger als im Anfang. 4. Starre, bis 6 mal täglich, wobei er ruhig vor sich hinblickt. Auch während der Untersuchung wiederholt sich dieser Zustand einige Male, wobei der Kranke auf keine Frage reagiert. Infolge dieser Krankheit kann er seinen Lebensunter-

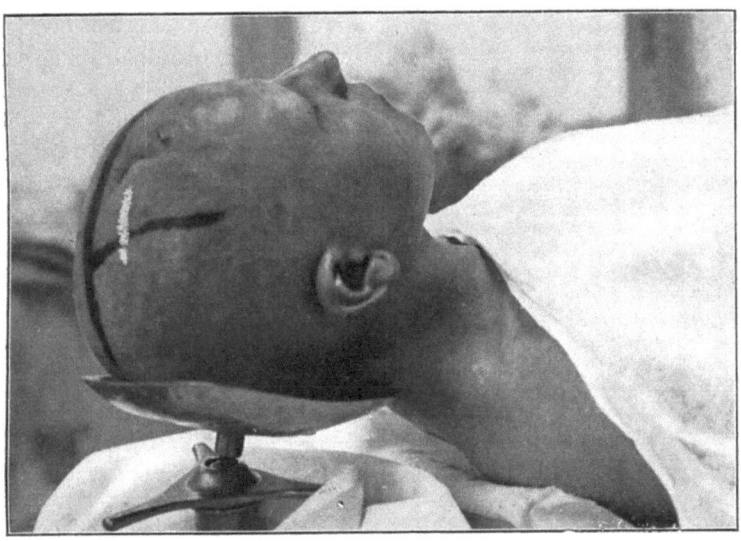

Abb. 48. Fall 3. Die Mittellinie und die Zentralfurche sind auf dem Schädel mit Jodtinktur bestrichen. Stark frontal sieht man die zusammengezogene Narbe; nach hinten ist die Richtung des entdeckten Venenplexus weiß angedeutet.

halt nicht mehr verdienen. Patient behauptet, seit seiner Kindheit an Verstopfung gelitten zu haben und jetzt in zunehmenden Maße. Der Charakter änderte sich schon im ungünstigen Sinne unmittelbar nach dem Schädeltrauma vor 7 Jahren. Der Kranke ist kurz angebunden. Wegen dieser psychischen Anomalie wurde er 2 mal dienstuntauglich befunden.

P. G. Pat. war als Kind gesund, hatte Masern, keine Krämpfe. Er wurde Heizer und betrank sich ab und zu. Vor der argentinischen Küste bekam er vor 7 Jahren einen schweren Pendelschlag am Schädel rechts, blieb noch etwa 7 Tage bewußtlos, mit provisorischem Verband. Im englischen Krankenhaus zu Buenos Aires wurde er operiert, der Knochenstaub entfernt. Er durfte nicht mehr arbeiten. Nach seiner Rückkehr in die Heimat bekam er 4000 Gulden, um ein Fahrradgeschäft anfangen zu können, was aber mißlang. Wegen der ungünstigen Charakteränderung wurde Pat. für dienstuntauglich erklärt. Als er wieder zur See fuhr, zwangen ihn heftige Kopfschmerzen, seine Arbeit aufzugeben. Er heiratete und bekam ein Kind. Der erste Anfall ereignete sich im Schlaf; rasch folgten weitere Anfälle. Jetzt alle 8 oder 10 Tagen eine tagelang dauernde Serie von Anfällen.

F.-G. Der Vater trank. Seine Mutter, deren Schwester und Mutter litten an chronischen Kopfschmerzen, nicht migräneartig. Sein ältester Bruder hatte im 2. Lebensjahr schwere Krämpfe, war im übrigen gesund.

Nach einem Bericht (Nederlandsch tijdschr. v. geneesk. 1923, II, S. 1283) des Dr. van Campen wurde in einer ersten Operation am 23. 12. 22 eine „Exostose", welche auf die Dura drückte, entfernt und ein Wagner-Lappen gebildet. Da die Anfälle sich wiederholten, wurde unter diesen Wagner-Lappen ein Stück Fascia lata gelegt. Als Pat. in Behandlung des Verf. kam, hatten die Anfallsserien eine solche Heftigkeit erlangt, daß Aufnahme und ein Eingriff unverzüglich notwendig erschienen. Der Bericht des Wilhelmina-Gasthuis an den Arbeitsrat besagte jedoch, daß „von einem Eingriff nicht viel zu erhoffen sei und es besser sei, vorläufig noch ein wenig zu warten".

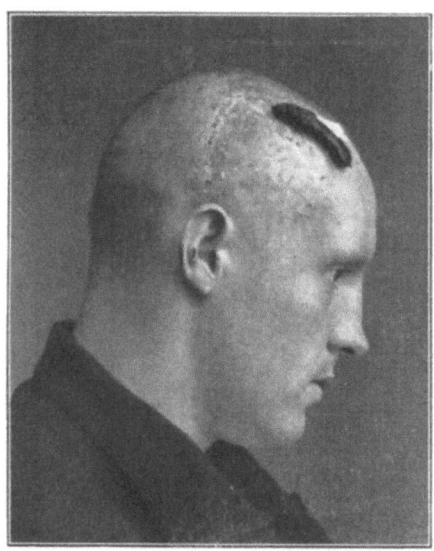

Abb. 49. Fall 4, nach der Operation. Die Hälfte des auf der Dura schwebenden Knochenstückes (Wagner-Lappen) liegt lose auf der Haut in situ. Darunter sieht man die ursprüngliche Narbe, über dem Ohr die Hautnarbe.

S. P. Das l. Bein ist beim Hinken ein wenig steif geworden, doch die rohe Kraft hat so gut wie gar nicht gelitten. Am l. Zeigefinger und Daumen ist Ataxie und Astereognosie vorhanden; der Kranke soll dies erst nach der Zwischenschaltung der Fascie bekommen haben. Münzen kann er mit diesen Fingern nicht erkennen. Über dem l. Daumen zeigt sich Tast-Anästhesie. Nach der 2. Operation war der l. Fuß auch gefühllos, doch ist jetzt Besserung eingetreten. Babinski am l. Fuß; — Patellarreflexe erhöht, r. = l.

An der r. Papilla n. opt. schienen die Gefäße erweitert, keine Stauung noch Exsudat. Bei der Operation am 20. September 1923 wurde ein schwebendes hufeisenartiges Knochenstück gefunden, das durchgesägt und mit Mühe entfernt wurde (die Hälfte in situ Abb. 49 zurückgelegt).

Darunter lag eine dicke Schicht hartes, mit gelbem Fett verwachsenes Gewebe, Überbleibsel der Fascia. Die bloßgelegte Dura zeigte keine Pulsation; an der Dura war nichts Besonderes zu merken, namentlich keine Öffnung und keine Drahtreste aus einem früheren Eingriff. Bei einer minimalen Stromstärke, so daß sie, an den Muskel angelegt, keinen Krampf hervorbrachte, erzeugte man durch die Dura hindurch, über einem großen Feld, schwere Krämpfe. Man bekam den Eindruck, daß das schwebende Knochenstück und die Druckerhöhung einen von mir nie gesehenen Grad corticaler Übererregbarkeit verursacht hatten. Nach Untersuchung und Öffnung der unversehrt erscheinenden Dura, wobei nichts entdeckt wurde, trat die Pulsation wieder auf, und die Wunde wurde geschlossen. Bis heute (nach 3 Jahren) hatte der Patient weder Anfälle noch Blickstarre und hat seine Beschäftigung wieder aufgenommen.

Epikrise. Für die Technik ist es wichtig, den Verlauf dieses Falles mit Fall 1 zu vergleichen. Auch da hatte der Chirurg einen Wagner-Lappen gebildet, der ihm zusammen mit seinem begreiflichen Widerwillen, die Dura zu eröffnen, gehindert hatte, die die Hirnrinde reizenden Splitter der Tabula vitrea zu finden. Also drei vorangehende Operationen ohne irgend ein Ergebnis für den Patienten. Hier hat der Chirurg (loc. cit.) — vielleicht sehr logisch, wenn man vom „mechanischen" Begriff, der den Nicht-Spezialisten eigen ist, ausgeht —, als die Anfälle weiter auftraten, einen dicken Fascia-Lappen unter den Wagner-Lappen eingeschoben (die Dura unversehrt gelassen? Von einer Öffnung oder Cyste wurde nichts gefunden!) in der Hoffnung. daß er dadurch eine mechanische Reizung (?) zwischen der Dura und seinem Wagner-Lappen vermindern würde; nur ist diese Reizung und diese mechaniche Auffassung rein theoretisch. (Die gefürchtete Verschiebung und Änderung findet sich doch zwischen Hirnrinde und Dura.) Die äußerliche Reibung, welche für einen Chirurgen annehmbar und erklärlich ist, spielt im Vergleich zu der Übererregbarkeit der Hirnrinde in casu durch den schwebenden Wagner-Lappen, kaum eine Rolle! Aus dem Einlegen des fremden Körpers ergibt sich hier das Resultat, daß in traumatischer Epilepsie Druckerscheinungen sich entwickeln konnten!

§ 4. Traumatische Epilepsie ohne Schädeldefekt, mit Lokalzeichen.

Fall 5. Einige Jahre nach Sturz vom Fahrrad auf den Kopf, Reizungs- und Lähmungserscheinungen am r. Arm, die zurückgingen. Nach $1^{1}/_{2}$ Jahren äußerst frequente Jackson-Krämpfe. Bei der Operation wird seröse Encephalomeningitis gefunden. Heilung erfolgt.

Frl. V. (Arzt: Dr. Vrydag), 26 Jahre (1907), stürzte 1899 vom Rad, wobei sie für kurze Zeit in Ohnmacht fiel. Seitdem wiederholtes Erbrechen. 1905 Reizung und Taubheit am r. Bein und am r. Arm, mit Lähmung, demzufolge die Kranke Gegenstände fallen ließ. Auch Zuckungen in der r. Gesichtshälfte. Diese Erscheinungen, von einem Herd in der l. Hemisphäre abhängig, verschwanden spontan.

1907 trat nach einer Influenza Steifheit der l. Hand auf. In den jetzt folgenden 4 Monaten wurde auch der linke Arm gelähmt, und an der linken Körperhälfte traten 3 schwere Jackson-Anfälle auf. Auch diese Erscheinungen heilten von selbst. Später jedoch entwickelten sich ernste und hartnäckige Erscheinungen, nämlich Jackson-Krämpfe an der r. Zungenhälfte, mit Sprachstörungen. Am 31. Juli entstand r. Facialislähmung und Steigerung der tiefen Reflexe. In den jetzt folgenden Wochen verschlimmerte sich der Zustand sehr schnell. Täglich 30 bis 60 schwere Zuckungsanfälle im Gesicht rechts und links, jedoch mehr rechts. Zunge, Gaumenmuskeln und Schluckmuskeln wurden gelähmt. Das Körpergewicht sank schnell infolge Unmöglichkeit, die Patientin zu ernähren. Keine Stauungspapille. Leichte Erhöhung der Abendtemperatur. Obwohl die Zungen- und Schlucklähmung nicht einmal eine bestimmte örtliche Diagnose ermöglichten und der Linkshändigkeit der Patientin zufolge nicht einmal die Lateralität sicher war (man vermutete nur, daß die l. Hemisphäre in der Höhe der motorischen Zentren der Zungen- und Gesichtsmuskeln angegriffen war), wurde doch zur Exploration erst in der l. Hemisphäre geschritten. Winkler und Posthumus Meyes glaubten einen tödlichen Verlauf binnen kurzer Zeit erwarten zu müssen, hielten einen Eingriff jedoch noch für gerechtfertigt.

Es wurde bei einer Öffnung von 8×9 cm festgestellt, daß die Dura mater stark gespannt und blutarm war, und daß dem ungeheuer starken Gehirndruck zufolge keine Pulsation zu sehen war. Im Hinblick auf die Lebensgefahr, falls der starke Überdruck auf einmal entlastet würde, wurde die Dura nur oberflächlich eingeschnitten. Eine Woche später wurde nach Öffnung der Dura der Herd gefunden. Es waren da nur eine purpurne Färbung der Pia mater und erweiterte Venen sichtbar, während eine Menge heller Subarachnoidealflüssigkeit ablief. Es konnten, ausschließlich von dem verfärbten Teil aus, mit sehr schwachem faradischen Strom Anfälle hervorgebracht werden, die den so oft beobachteten Entladungen gleich waren. Dieser Teil der Rinde wurde einige Augenblicke mit warmer Sublimatlösung 1:5000 durchtränkt. In den ersten Monaten blieb in der l. Hand noch etwas Astereognosie über, auch zeigten sich dem erlebten Jammer und Elend zufolge noch einige funktionelle Erscheinungen. Seit dieser Zeit bis zu dem Tode der Pat., der 1923 durch ein interkurrentes Leiden erfolgte, traten keine Anfälle noch andere Erscheinungen einer lokalen Gehirnaffektion mehr auf[1]).

Epikrise. Der örtliche Befund und der spätere Verlauf führten zu dem Ergebnis, daß in diesem Fall eine traumatische seröse Encephalomeningitis angenommen wurde, so daß dieser Patient den ersten Fall darstellt, in dem diese Diagnose in vivo durante operatione gestellt wurde.

Fall 6. Nach einem Sturz im 6. Lebensjahre Jackson-Krämpfe am l. Bein und Parese. Seit 2 Jahren arbeitslos, den häufigen Anfällen zufolge, die zur wiederholten Krankenhausaufnahme und -behandlung nötigten. Bei der Operation wird Gehirnschwellung gefunden. Der Patient blieb bis jetzt, also 12 Jahre, frei von Anfällen.

J. V., 26 Jahre (Hausarzt: Koetser), Chauffeur, dessen Großtante mütterlicherseits Anfälle hatte, dessen Vaters Halbschwester zeitweise an Schwindel litt, und dessen Bruder Potator ist. Im 6. Lebensjahre fiel er mit der Schläfe (Hautnarbe) gegen einen Laternenpfahl; starke Blutung. Keine Schädeldepression. Patient leidet seither an Kopfschmerzen. Nach einigen Monaten kamen Zuckungen im linken Bein hinzu; das Festhalten des Beines in Ruhelage konnte den Anfall wohl mal unterdrücken. Die Kopfschmerzen hielten an, jedoch traten die Anfälle vom 9. bis zum 15. Lebensjahr in den Hintergrund, obwohl der Kranke das fremde Gefühl im Bein behielt. Danach kamen die Anfälle zurück, heftiger und über den ganzen Körper. Er ging wieder in die neurologische Abteilung des akademischen Krankenhauses, wo er für 6 Wochen aufgenommen wurde. Sein Zustand besserte sich nicht. Beim Abgang schlimmer

---

[1]) Ausführlicher Dr. Vrydag, Een geval van traumatische encephalomeningitis serosa. Nederlandsch tijdschr. v. geneesk., I. 1908, S. 747.

als zuvor, fragte er, ob eine Operation nicht erwogen werden könne. Man soll ihm geantwortet haben, es nütze nichts. Er wendete sich an andere Neurologen, welche ebenfalls Medikamente verschrieben. Jetzt, hoffnungslos, tat er nichts mehr; sein Zustand wurde stets schlimmer. In seinem 18. Jahre (also nach 12 jährigem Leiden) kam er zur Poliklinik. Bei der Exploration, zu der man sich in Konsultation mit dem Hausarzt entschlossen hatte (unter Assistenz des Dr. Steen van Ommeren), quoll das Gehirn mit Heftigkeit aus der Öffnung hervor, und Reposition schien nicht möglich. Die Duraränder wurden nämlich durch die herausdrängende Masse ad maximum gespannt, so daß der Patient eine Woche lang heftige Schmerzen ausstehen mußte. Zum Schluß glich sich die pathologische Gehirnschwellung aus (eine der Arten von Pseudo-Gehirntumor[1])), und es wurde ein vollständig gutes Endresultat erzielt. Patient arbeitet jetzt 1923, 12 Jahre nach der Operation, als Kutscher. Nur hat er jetzt, wenn er sich erkältet, etwas Kopfschmerzen, aber weder Zuckungen noch Anfälle. Auch jetzt noch (nach 12 Jahren) nimmt Patient täglich einen Löffel Brom-Borax-Lösung.

§ 5. Traumatische Epilepsie ohne Schädeldefekt oder äußerliche Wunde, mit halbseitigen Anfällen und Psychismen. Kein Lokalzeichen.

Fall 7. Nach Schlag auf den Schädel, während 36 Jahre erst fokale, später allgemeine Anfälle und Traumzustände mit Kleptomanie, auch schwere Kopfschmerzen. Bei Biopsie sehr reizbare Hirnrinde gefunden. — Nach örtlicher Behandlung und Duraöffnung bleibt Patient frei von Anfällen und Traumzuständen.

V. V., 59 Jahre (Arzt: Dr. Coopmann), Klavierlehrer. Die Schwester seines Vaters war wegen Anfällen in „Meer und Berg", der Bruder des Vaters verübte als Epilepticus Selbstmord. Der Vater des Patienten, Potator, warf ihm im 19. Lebensjahr einen Hammer gegen den l. frontoparietalen Schädel, wo seitdem ein auf Druck schmerzhafter Fleck zurückblieb. Kurz danach traten epileptische Anfälle auf, jetzt (nach 36 Jahren) in der Form des Status epilepticus. Die Anfälle setzten, jedenfalls früher, in dem r. Arm ein. Zunächst ist er ängstlich und glaubt dauernd klingeln zu hören. Danach hatte er sonderbare Zustände, wobei er „sich gezwungen fühlte", Geld und Kostbarkeiten wegzunehmen, und Landstreichergelüste zeigte. Im Elternhause, also schon in den ersten Jahren der Krankheit, zeigte er Symptome dieser Psychismen.

Im Verlaufe von 36 Jahren wurde sein Zustand tatsächlich stets schlimmer; in den verschiedenen neurologischen Kliniken wurde keine Operation erwogen. Seit Jahren kann er wegen der zunehmenden Reizbarkeit nichts verdienen und die von seiner Frau geführte Pension scheint zugrunde zu gehen, denn neulich nahm der Patient aus einer verschlossenen Schublade eines Mieters 700 Gulden weg, eine Angelegenheit, in der sich die Polizeibehörde einmischen mußte. Bei dieser Gelegenheit wurde er erst nach 12 tägiger Irrfahrt durch das Land im Haag in einer Anlage aufgefunden, ohne die 700 Gulden und

---

[1] Muskens: Epilepsia, II, S. 369, 1910. Literatur über diesen Gegenstand: Dehmel: Langenbecks Arch. Bd. 125, S. 565, 1923 und Rebizzi, R.: Pseudotumore cerebrale. Mantova 1916.

ohne seinen Überzieher. Er erhielt Reisegeld nach Amsterdam, wo er einen halben Tag „nach seiner Wohnung umhergesucht hatte", wie er seiner Tochter mitteilte, nachdem diese ihn als Landstreicher, in stumpfsinnigem Zustand auf dem Damrak gefunden hatte. Erst am folgenden Tage kam er wieder zu sich, mit vollständiger Amnesie.

Der Patient erzählte, daß, soweit er sich noch erinnern kann, seine Zunge oft belegt war, besonders als er 2 oder 3 Tage keinen Stuhlgang hatte. Auch klagte er über unangenehme Luft aus der Nase.

Objektiv: Auf Druck schmerzhafte Stelle, nicht immer dieselbe, in der l. Frontoparietalgegend. Tremor der r. Hand, zuweilen auch im Schlaf fühlbar. Fehlerhafte Stereognosie der r. Hand. Der ganze r. Unterarm ist beim Drücken unempfindlich; nur die radiale Hälfte ist gegen Tastreize unempfindlich. Auf dem r. Bein hinkt Pat. etwas.

Bei der Operation (10. Mai 1923) ergibt sich, daß im bloßgelegten frontoparietalen Teil die Pulsation fehlt, und daß bei Reizung der Dura mit einem minimalen faradischen Strom, der so schwach ist, daß der Temporalmuskel sich kaum zusammenzieht, ein guldenstückgroßer Fleck gefunden wird, aus dem die unipolare Reizung einen Krampf im r. Arm und einen Anfall auslöst. Die Spongiosa ist hier äußerst gefäßreich, während man auch durch die in der verdickten Dura angelegten Öffnungen ein stark ausgedehntes Venengeflecht wahrnehmen kann; die Pia sieht milchartig weiß aus. Abfluß von seröser Flüssigkeit. Sublimatwaschung. Nach der Operation (Mai 1923) traten weder Anfälle noch Kopfschmerzen auf. — In diesem Fall bestand in der Familie des Patienten Epilepsie-Erblichkeit.

Nachdem er während 8 Monate nach der Operation sich vollständig wohl gefühlt hatte, wieder angefangen hatte mit Stundengeben, Konzertieren in Krankenhäusern usw., hat er seinen früheren Zustand derart umschrieben, daß er, nachdem er Tage schwere Kopfschmerzen, Schwindel und Zuckungen empfunden hatte, und nachdem er einige Tage an Konstipation und kleinen und großen Anfällen gelitten hatte, einen unhaltbaren Drang fortzugehen empfand. Dies war nicht so sehr sein eigner Wunsch, doch es war, als ob er durch eine andere Person dazu getrieben wurde. Sein Urteil empfand er dann als unsicher; aber er hatte die Empfindung, daß die gewöhnliche „ärmliche Umgebung" ihm ekel war. Er war sich bewußt, daß er auf Reisen Geld brauche, und meistens wußte er Bekannte zu bewegen, ihm genügend zu leihen. Gelang dies nicht, so eignete er sich das Geld — unter zuweilen unbegreiflich schweren Umständen — in seinem Hause von irgend einer Seite an. So kam er, immer vor der Operation, wiederholt nach Paris, Brüssel, Düsseldorf, wo er Klavier gespielt hatte und bekannt war, und wurde vom holländischen Konsulat zurückbefördert. Dabei verhielt er sich ziemlich normal; war zwar sehr nervös und schwitzte übermäßig. U. a. besuchte er ein großes Kinotheater in Rotterdam und bekam im Dämmerzustand eine Anstellung zu 100 Gulden pro Woche für sein Orgelspiel. Begreiflicherweise kam er nicht ins Geschäft und verfehlte kaum eine Rechtsforderung seines Auftraggebers. — Ein eigentümliches Symptom ist die Hyperhidrose, woran er von seinem 18. Jahre bis zur Operation in seinem 50. Jahre litt. Namentlich im Dämmerzustand schwitzte er fortwährend, Sommer und Winter. Beim Spielen glitt der Kneifer von seiner Nase. — Auch dies Symptom, das nicht halbseitig war, ist nach der Operation geschwunden. Sein musikalisches Talent war keineswegs minderwertig während des Dämmerzustandes; nur hatte er mehr Neigung zu phantasieren, so daß die Mitspieler ihm nicht folgen konnten, weshalb er mehrmals seinen Abschied bekam. Übrigens behauptet er, nie so einen festen Anschlag auf dem Klavier gehabt zu haben wie nach der Operation.

Nach 2$^1/_2$ Jahre normalen Wohlbefindens, unter sorgfältiger Beobachtung, entzog er sich dieser letzteren und zog in die Provinz, wo er in Kirchen Orgel spielte, weil er sich eine Stellung verschaffen wollte. Da entstanden die bekannten Erscheinungen gastro-intestinaler Art, Konstipation und belegte Zunge, Kongestionen, Kopfschmerzen, so wie er von früherer Zeit gewohnt war. Wiederum nahm er Geld von seiner Frau, und innerhalb eines 10 Tage dauernden Dämmerzustandes wurde der Nebel zeitweilig aufgehoben, denn er schrieb eine Briefkarte, mit genauer Adresse, an seine Frau, er habe Kopfschmerzen und möchte abgeholt werden.

Als er wieder unter hygienischer Fürsorge lebte und sich regelmäßig führte, verfiel er vorläufig nicht wieder in sein altes Übel.

Diese Aufeinanderfolge der Erscheinungen demonstriert, wie in traumatischer Epilepsie der Dämmerzustand entsteht, nl. unter unkontrollierter Aktivität und vernachlässigter Hygiene. Zugleich wird damit bewiesen, daß eine Operation nie mehr tun kann, als eine der Bedingungen aufheben, welche bei der Entstehung des Dämmerzustandes zusammenwirken.

§ 6. Vermutliche traumatische Epilepsie. Zweifelhafte Narbe. Undeutliches Signalsymptom.

Fall 8. Einige Jahre nach einem Kopftrauma zahlreiche epileptische Anfälle (mit Zungenbiß) mit hysterischen Nebenerscheinungen, später wiederholt Status epilepticus, in der linken Gesichtshälfte oder im Arm anfangend. Operation, 3 Dura-Inzisionen. Seit 3 Jahren frei von Anfällen; wohl hysterische Beschwerden, infolge von Gemütsbewegungen.

G. B., 15 Jahre (Dr. Premsela). Die Mutter starb an Psychose, ein Bruder leidet an Anfällen. Auch der Vater, Schiffszimmermann, darf wegen Schwindel kein Klüswerk ausführen.

9 Jahre alt, stürzte die Kranke von einer Treppe herunter auf den Kopf, wonach sie eine halbe Stunde ohne Bewußtsein lag; seither leidet sie an Kopfschmerzen. Später fiel ihr ein Gegenstand aus Eisen auf den Kopf; Hautverwundung; verschiebbare Narbe vorhanden. Seit 2 Jahren leidet sie an Anfällen, welche in der l. Körperhälfte anfangen (wobei sie Geschirr fallen läßt und Zungenbiß auftritt), ferner an kleinen Anfällen und Kopfschmerzen. Nach Aussage des Hausarztes ist ihr Zustand infolge des zunehmenden Status unerträglich geworden (1915). Bei Bloßlegung der Dura über der r. Parietalgegend tritt in der Narkose ein Anfall auf. Vielleicht ist demzufolge ein ziemlich starker Strom notwendig um einen Anfall auszulösen. Da keine tastbaren Abweichungen gefunden werden, werden in der Dura 3 Inzisionen gemacht mit Unterbindung der Meningealgefäße. — Danach blieb sie frei von Anfällen; 1920, und auch 1926, traten unter dem Einfluß von Erregungen (Stiefmutter!) die früheren Erscheinungen auf, welche später zurückgingen.

Fall 9. 2 Jahre nach einem Sturz von der Treppe auf einen scharfen Rand, mit Verletzung am r. Frontalbein, entwickeln sich Anfälle mit vasomotorischen Störungen, welche in der r. Gesichtshälfte anfangen. Operation. — Bericht nach 12 Jahren: bedeutende Besserung.

F. v. d. H., 10 Jahre (Hausarzt: Dr. Ekermann). I. Kl. Anfälle meistens kurz nach dem Einschlafen, hauptsächlich nach Erregungen. Zuvor Kongestion. Erst nach einigen Stunden wagen es Mutter und Schwester, schlafen zu gehen. Der Anfall dauert 5 Minuten, dazu cyanotische Verfärbung. Die r. Gesichtshälfte fängt an zu zucken, darauf fällt Pat. zu Boden, alsdann zucken Hände und Füße. Bewußtlosigkeit nicht immer vollständig. Nach dem Anfall Hemmung der Sprache. In der letzten Woche jeden Abend. Seit 2 Jahren II. Kopfschmerzen selten, dann jedoch tagelang ununterbrochen, wobei Pat. sich nicht zu fassen weiß. Seit dem Sturz auf den Kopf vor 4 Jahren. III. Oft Zuckungen in der r. Gesichtshälfte, wobei der Patient behauptet, daß er es „mit Absicht" tut.

Persönliche Geschichte. Die Geburt war langwierig, nach einer in sorgenvollen Umständen ertragenen Schwangerschaft. Patient hatte die Masern, Lungenentzündung, Keuchhusten und Scharlach. Zuvor hatte er schon einmal nachts, nach einem Schrecken am Tage, einen Schreianfall gehabt. Vor 4 Jahren fiel er von der Treppe und stieß mit der r. Stirn auf einen eisernen Reifen; ziemlich starke Blutung. Die Nachbarschaft der Narbe über dem r. Augenlidwinkel blieb beim Klopfen schmerzhaft. Zwei Jahre nach dem Trauma entwickelten sich die Zuckungen in der r. Gesichtshälfte und die vollständigen Anfälle.

Familie: Vielfach Tuberkulose in der Familie der Mutter. — Bei der Mutter Asymmetrie der Gesichtsinnervation mit Überwiegen der l. Seite.

S. P. 24. April 1910. Pat. ist klein, unterernährt. Narbe in der r. Frontoparietalgegend, von einem Stockschlag in einer Balgerei herrührend, und auch eine Narbe $1^1/_2$ cm unter der Haargrenze, wagerecht über der r. Stirnseite, schmerzhaft beim Beklopfen, darunter eine Furche im Knochen zu fühlen. Bei Perkussion ist die ganze Gegend schmerzhaft und sieht leicht gerötet aus. Beim Zähnezeigen scheint sich die l. Gesichtshälfte zuerst zusammenzuziehen. Weiter keine organischen Störungen. Da Diätvorschriften und Medikamente nicht genügten, die Erscheinungen dauernd zu beeinflussen, wurde Okt. 1910 zur Operation geschritten. Alle Aufzeichnungen darüber, inklusive Roentgenaufnahme sind verloren gegangen.

Am 23. November 1923 antwortete Patient, der jetzt Postbootoffizier in Indien ist, auf Anfrage folgendes: „Im ersten Jahre nach der Operation kam noch ein leichter Anfall vor, danach nicht mehr. Die Kopfschmerzen der Voroperationszeit kehrten nie mehr wieder, wohl oft noch Stiche an der Stelle, wo ich operiert wurde. Wenn ich mich nach dem Schlaf ausstrecke, kommt es bisweilen noch vor, daß ich Schwindel habe, oft dermaßen, daß ich mich festhalten muß. Ich glaube, dies in den Tropen mir zugezogen zu haben. Vor 6 Monaten hatte ich nachts nach einem Tag größter Anstrengung dasselbe Gefühl, das früher dem Anfall voranging. Doch hatte ich keinen Schaum vor dem Mund und keinen Anfall."

Nr. 10.

Siehe Fall 10, S. 365. Fälle wie dieser, wobei man eine durch Trauma erhaltene Verletzung erwartet, jedoch einen langsam wachsenden Tumor findet, der vermutlich mit dem Trauma nichts zu tun hat, sind häufig, und es ist selbstverständlich, daß in den Fällen, wo weder eine für das Gefühl noch eine mit Röntgenstrahlen erkennbare Veränderung im knöchernen Schädeldach vorliegt, und hauptsächlich da, wo eine ganz deutliche Hautnarbe (wie in den Nrn. 8 und 10) nicht vorhanden ist, nur mit dem größten Vorbehalt die Diagnose „traumatische Epilepsie" gestellt werden darf. — Während es mir denn auch für die anderen Gruppen ziemlich gelungen zu sein scheint, alle Fälle aus eigner Praxis zusammenzustellen, ist diese letzte Gruppe vermutlich viel größer, als ich es im Augenblick feststellen kann. Die in kurzer Zeit einsetzende Rundfrage nach allen meinen früheren Patienten wird vermutlich einige dazu gehörige Fälle ans Licht bringen.

§ 7. Epikrise.

Obenstehende Fälle bilden einen integralen Bericht über alle traumatischen Epilepsien, mit und ohne Narbe oder Schädeldefekt, mit und ohne fokale Anfälle, außer zwei Fällen mit Schädeldefekt. Der eine blieb frei von Anfällen infolge innerer Behandlung und Anfallsprophylaxe, wozu stets nach Möglichkeit ein Versuch gemacht werden muß. Im anderen Fall waren die Erscheinungen zu wenig hinderlich.

Ferner ist zu berücksichtigen, daß die Gruppe im § 6: Epilepsie mit Trauma als vermutliche Ursache, wovon wir nur drei Beispiele liefern, und welche im weiteren klinischen Verlauf eher auf genuiner Epilepsie als auf Tumor zu beruhen schienen, nach beiden Richtungen ad libitum ausgedehnt werden kann. Denn die Epilepsiefälle, in denen die Eltern irgendein Trauma als Ursache der Krankheit angeben, sind außergewöhnlich zahlreich, wie auch die Fälle von Tumor cerebri, deren Träger das erste Auftreten der Symptome mit dem einen oder andern Trauma in Beziehung setzen. Auch hier zeigt es sich wieder, daß man in Friedenszeiten die Diagnose „traumatische Epilepsie" mit relativer Sicherheit nur dort stellen kann, wo eine Narbe mit Schädeldefekt den unverkennbaren Beweis organischer Verletzung liefert.

Sehen wir uns zunächst die Stellen der ursprünglichen Verwundung an, dann bemerken wir — wie auch in allen von anderen schon angefertigten Statistiken, namentlich auch für die traumatische Kriegsepilepsie (Delorme, Makins, Behague, Redlich, Billet, Lenormant[1])) —, daß die Verletzungen im parietalen Schädelteil und wo die motorischen Windungen gelegen sind, die Mehrheit bilden. Doch daneben stehen die Nr. 2, 3 und 9, wo diese Gegend unversehrt war. Es scheint mir, daß das experimentell untersuchte Verhältnis zwischen den ponto-medullären Krampfzentren mit den elektrischen reizbaren Rindenzonen der Katze zum erstenmal auf diese Beziehungen Licht werfen wird.

Bei den Untersuchungen über die Interdependenz der faradischen Reizbarkeit zwischen der Großhirnrinde und dem verlängerten Mark zeigte es sich, daß der gegenseitige erleichternde Einfluß zwischen den medullaren Krampfzentren und der motorischen Zone wohl stärker ist, aber daß freilich auch zwischen den andern Teilen des Großhirns und den ponto-medullären Zentren ein ähnliches Verhältnis besteht (S. 150, Zeile 9 und 151 unten).

Werfen wir auf das Ganze der neun Fälle einen Blick, so erweisen sich die Befunde in den Fällen der echt traumatischen Epilepsie als sehr verschieden. In drei Fällen fanden wir einen lokalen, serös meningitischen Prozeß und vermutlich Verwachsungen der Hirnrinde mit den Häuten. Daneben wurden in einem Fall (Nr. 1) unter einem macerierten Loch in der Dura Knochensplitter gefunden (ähnliche Fälle in der Literatur: Clüsz und Ohn-

---

[1]) 30me Congrès de chirurgie de Strasbourg 1921, S. 23.

stedt[1]), Vollands 5. Fall). In einem Fall (Nr. 6) bestand Gehirnschwellung. In zwei Fällen (Nr. 1 und 4) wurde vermutet, daß der in einer Operation von anderer Seite gebildete und jetzt schwebende Wagner-Lappen (in einem Fall war unter diesem Lappen noch eine Faszien-Transplantation untergeschoben worden) die exzessive Reizbarkeit der Hirnrinde erklären kann, während die ursprünglichen Anfälle einer Verwachsung der Hirnrinde mit dem Defekt zugeschrieben werden müssen. In einem Fall (Nr. 3) verband ein Venenplexus die Stelle des Knochentraumas mit den corticalen Zentren, von wo die Anfälle ersichtlich ausgingen (Literatur: Zellers Fall). In zwei Fällen (Nr. 5 und 7) war ein serös-meningitischer Prozeß vorhanden; im ersteren Fall eine Rezidivform, im letzteren eine chronische, seit 36 Jahren dauernde Affektion.

Was die Frage der Prädisposition anbelangt, so war beim Vater, in zwei Fällen, Trunksucht vorhanden; diese war auch die unmittelbare Veranlassung, insofern als der betrunkene Vater seinem Sohn einen Hammer gegen den Kopf warf. Ferner bestand in 3 bis 4 Fällen Veranlagung zur Epilepsie in der Aszendenz.

Wie gesagt, es bestand eine große Verschiedenheit in den Befunden, von denen jeder für sich, den Umständen nach, örtlich behandelt wurde. Darf man nun trotz dieser Unterschiede in örtlicher Hinsicht die Verantwortung für diese Ergebnisse in der Regel einem bestimmten Mechanismus zuschreiben? Wenn man diese Frage beantworten will, muß man berücksichtigen, daß wir abgesehen von geringen und kaum hinderlichen Paresen und Gefühlsstörungen, 1. mit Anfällen für alle Patienten zu tun haben, 2. mit Kopfschmerzen (Nr. 1, 3, 4, 5, 6, 8, 9) und 3. mit psychischen Störungen (geringbleibend Nr. 1, 2, 3; schwere Traumzustände in Nr. 4 und 7). Mit Bezug auf diese letzteren, ziemlich selten vorkommenden Störungen verweisen wir auf Kap. 11, § 2, S. 270 und S. 369, wo wir fanden, daß die erbliche Veranlagung zu Psychosen in der Regel bei der Erzeugung von Psychismen in der traumatischen Epilepsie eine gewisse Rolle spielt, und daß diese Rolle in einigen Fällen möglicherweise auf einer Unzulänglichkeit des Magen- und Darmkanals beruht, die entweder bei den Patienten schon von Haus aus vorhanden war (Nr. 3 und 4) oder eine indirekte Folge der Gehirnverletzung ist (Nr. 1 und 7). Es ist von Wert, darauf hinzuweisen, daß im Falle 1, wo die frequenten Anfälle ein 20jähriges Bestehen hatten und wo es einen Anfang von Psychose gab, die Zunge dauernd belegt und Darmstörung mit Brechen häufig war. Auch bei den Nummern 3, 4 und 7 waren Magen- und Darmstörungen vorhanden. Im ersten langwierigen Fall, mit täglich mehreren Anfällen, hatten die Anfälle beinahe ihren fokalen Charakter verloren, wie auch in den Fällen von Raymond und Claude[2]), H. und R. Français[3]).

Da gerade diese Fälle mit Magen- und Darmstörungen (Nr. 4 und 7, weniger Nr. 3) die Fälle mit hauptsächlich postepileptischen Traumzuständen waren, so glaube ich, daß dieses mutmaßliche Zusammentreffen in der Folge im Auge behalten werden muß. Bei Nr. 1 fehlten die Traumzustände vollkommen, und

---

[1]) Ohnstedt: Ann. of surg. 1892.
[2]) Raymond und Claude: Semaine méd., 8. Dezember 1909.
[3]) Français, H. und R.: Rev. neurol. 1921, S. 834.

Traumatische und fokale Epilepsie und chirurgische Behandlung im allgemeinen. 353

bei dieser Patientin konnte kein einziger psychotischer Zug in der Familiengeschichte entdeckt werden.

Die Frage quoad Anfälle und Kopfschmerzen, läuft darauf hinaus, ob die Annahme denkbar ist, daß die in alljenen Prozessen vorhandenen, oft sehr dünnen Verankerungen und Verwachsungen zwischen Cortex und Theca imstande sind, das Entstehen der Anfälle infolge direkter Cortex-Reizung (bei jedem Herzschlag verschiebt sich der Schädelinhalt in Hinsicht auf die Häute!) zu erklären.

Ein vergleichendes Studium dieser Fälle liefert in der Tat Argumente zugunsten dieser Annahme. Haben wir doch gefunden, daß der Fall, in dem außer den Verwachsungen auch einige scharfe Splitter der Tabula vitrea einen viel stärkeren mechanischen Reiz ausübten, gerade der Fall war, wo

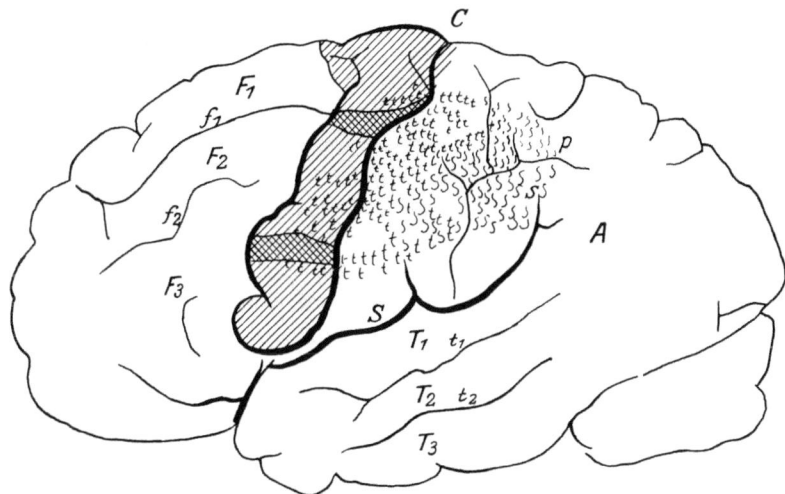

Abb. 50. Projektion der segmentalen Gefühlsstörungen nach einer Serie von Fällen (Nederlandsch tijdsch. v. geneesk., 1912, I, S. 84 und Neurol. Zentralbl., 1912, S. 958). *tt* bezeichnen die vermutliche Lokalisation des oberflächlichen, oder besser, tegumentalen Gefühls; *ss* die tiefe Sensibilität (Stereognosie).

während 20 Jahren viele zehntausende Anfälle vorgekommen waren (Fall 1). Auch der Umstand, daß in dem einzigen Fall mit deutlichen ulnaren Gefühlsstörungen der verwachsene Gefäßplexus sich über jenen Teil der Cortex erstreckte, bei dessen Verletzung nach andern Erfahrungen[1]) diese segmentalen Gefühlsstörungen aufzutreten pflegen, spricht dafür. Hierzu vergleiche man die Lage der Verletzung mit der von mir auf Grund anderer Fälle entworfenen Skizze der postzentralen Windungen (Abb. 50).

Daß ein schwebender Wagner-Lappen in einem Fall von traumatischer Verwachsung, in wie kleinem Maße er auch beweglich ist, besonders wenn darunter eine stark fetthaltige Faszien-Transplantation angelegt ist, der ganzen darunterliegenden Hirnrinde einen ungemein hohen Grad von Reizbarkeit

---

[1]) Muskens, L. J. J.: Epilepsia I, S. 95, 1909, und Neurol. Zentralbl. 1912, S. 946 und 1916, S. 831.

verleiht (gleichwie in Redlichs Fall[1])), kann jetzt nach den Erfahrungen mit Nr. 1 und 4 kaum noch bestritten werden.

Claude, Redlich, Denk, Friedrich und Martin sprechen sich, auf Grund der Kriegserfahrungen, mit Recht gegen jede künstliche Bedeckung aus, und Sargent[2]) redet nur mit wenig Begeisterung von der Zelluloid-Bedeckung. Tatsächlich bedeuten die Bestrebungen, durch Bedeckung der bloßgelegten Hirnrinde das Verwachsen von Cortex und Membranen zu verhindern, einen Schritt rückwärts seit Kocher und Horsley, die dies niemals taten. Als des letzteren Schüler habe ich niemals irgend ein unerwünschtes Ergebnis — wenn man will: neue Verwachsungen — nach der Operation, und dadurch Verschlimmerung, verzeichnen müssen. Gerade wie Horsley das Entstehen von Prolapsus cerebri einer gemilderten Infektion zuschrieb, so hat man auch Grund anzunehmen, daß in gewissen Fällen der Entzündungsprozeß, der eine Verwachsung Dura-Cortex zur Folge hat, gleichfalls das Eindringen wenig virulenter Mikroben voraussetzt.

Eine andere Theorie über das Entstehen der traumatischen Epilepsie ist die von Béhague, der mit P. Marie Veränderungen in der Liquorproduktion eine besondere Rolle zuschreibt. Obwohl man zugeben muß, daß beim Verfahren am Gehirn die Liquor-Bewegung sehr oft zu wenig berücksichtig wird, scheint es der Béhagueschen Theorie vorläufig noch an tatsächlichen Gründen zu fehlen. — Ferner fehlen uns über die vasomotorischen Störungen der Gehirnrinde die meist elementaren Kenntnisse, trotz der Untersuchungen von Franck und Pîtres u. a. Cushing sah, wie die Pia bei Faradisation der Cortex blaß wurde. Zum Schluß bleibt es immer noch unentschieden, ob, wie die älteren Physiologen (u. a. Engelmann) behaupteten, in der Gefäßwand der cerebralen Arterien der vasomotorische Nervenapparat in der Tat nicht vorhanden ist! H. Berger[3]) meint, daß nur die Arterien der Hirnhüllen mit vasomotorischen Nerven ausgestattet sind, nicht die intracerebralen Gefäße, so daß der vasomotorische Einfluß nur auf die äußeren Hirngefäße ausgeübt werden kann.

Zur Technik der betreffenden Explorationen scheint mir der Bericht obiger Fälle m. E. zu ergeben, daß die örtlichen Befunde zu verschieden sind, um daraus bestimmte Regeln aufzustellen. Es unterliegt keinem Zweifel, daß die einfache Bloßlegung der Hirnrinde unter der Haut (also Dura-Entfernung) nach Kocher und Bonhoeffer genügen kann, um weitere Anfälle zu verhindern. Kochers Statistik[4]) spricht in hohem Maße für Eröffnung der Dura. Denn während er in seinen Operationen mit Dura-Eröffnung in 54 vH Heilung und 9,5 vH Mißerfolg erlebte, sah er ohne diese Komplikation nur 14,2 vH Heilung und 57,1 vH Mißerfolge. Aus solcher Statistik sollen jedoch Fälle wie der erste von Friedrich[5]) sorgfältig ausgeschieden werden, denn hier bestanden seit einigen Monaten epileptische Anfälle und es könnte sehr wohl ein spontaner Rückgang des Leidens vorliegen.

---

[1]) Redlich: Allg. Zeitschr. f. Neurol. u. Psych., Bd. 48, S. 17. 1919.
[2]) Sargent, P.: Brain, 1921, S. 316.
[3]) Berger, H.: Arch. f. Psychiatrie u. Nervenkrankh., Bd. 70. 1924.
[4]) Kocher: Bruns Beitr. z. klin. Chirurg., Bd. 55, S. 326. 1907.
[5]) Friedrich: Verhandl. d. dtsch. Ges. f. Chirurg. 34 und Kongreß 1905.

Auf eine Besonderheit jedoch muß die Aufmerksamkeit gelenkt werden, nämlich auf die Wichtigkeit einer sachkundigen elektrischen Untersuchung der Cortex. Diese Untersuchung — die einzig verfügbare Methode, mit der wir uns über die Hirnrinde orientieren können — d. h. die Feststellung des genauen Umfanges und des Schwellenwertes des überempfindlichen Feldes durch den elektrischen Strom ist nicht so einfach, wie es den Anschein hat. Die individuellen Unterschiede sind dabei so groß und die Interpretation erweist sich so schwierig, daß nur ein jahrelanges Experimentieren mit Tieren die hier nötige Sicherheit verleihen kann. Es macht mir den Eindruck, daß in den 5 oder 6 von anderer Hand an meinen Patienten zuvor ausgeführten Operationen das Ausbleiben des Erfolges einer unterlassenen oder ungenügenden elektrischen Untersuchung zuzuschreiben sei. Man berücksichtige ferner noch, daß die Excision nach Horsley nur als äußerste Maßnahme vorbehalten bleiben muß; alsdann kann sie, mit der nötigen Vorsicht ausgeführt, ein schönes Ergebnis zeitigen. (Fall 1.)

Der Verlauf dieses Falles besitzt den Wert eines wissenschaftlichen Experiments. Denn es wurde da in 3 Etappen mit einem Zwischenraum von 6—8 Wochen verfahren. Zunächst wurden die das betreffende motorische Feld bedeckenden Knochenstücke entfernt, einschließlich des aus früheren Operationen herrührenden Wagner-Lappens, ohne irgend ein Ergebnis. In der 2. Etappe wurde unter der Dura exploriert, und man fand die Knochenstücke, welche 20 Jahre lang Tausende von Anfällen verursacht hatten, ohne Ergebnis. Erst in 3. Instanz, nach genauer Bestimmung der überreizbaren Cortex, wurde diese umsichtig exstirpiert, so daß keine einzige motorische oder sensible Störung zurückblieb.

Die verfügbaren Statistiken, besonders auch die nach Schußwunden, beweisen, daß bezüglich des Entstehens von traumatischer Epilepsie die Verwundungen der Parietalgegend an erster Stelle stehen und daß die der Frontalgegend daneben nur wenig zurückbleiben (Béhague[1]). Wenn eine Verletzung in der occipitalen Gegend traumatische Epilepsie hervorbringt (wie in den Fällen von Henschen und Kunz), scheinen die motorischen in den Hintergrund, Lichthalluzinationen dagegen in den Vordergrund zu treten.

Zur Verth gibt an, daß in seinem Fall[2]) eine Narbe am Fuß der 2. frontalen Windung Ausgangspunkt der mit Seitenwendung des Kopfes nach der Verletzungsseite anfangende, nicht mit Bewußtseinsverlust einhergehende Anfälle war. Auch Schupfers[3]) Fall spricht in dem Sinne. Krüger[4]) dagegen fand, daß nur 17,2 vH der von den Frontalwindungen ausgehenden Anfälle mit konjugierter Deviation anfangen.

Der Verlauf meiner Fälle und die große Gefahr eines Rückfalles in den ersten Jahren zeigen, daß die Nachbehandlung sorgfältig und von langer Dauer sein muß und auf denselben Prinzipien, wie bei der echten Epilepsie, beruhen soll. — Wieviel irrtümliche Auffassungen in dieser Beziehung unter Nichtneurologen noch vorherrschen, zeigte sich, als ein Chirurg bezüglich der Nachbehandlung der traumatischen Epilepsie die Forderung aufstellte, wenn man mit der Operation einen Erfolg erzielen wollte, dürfe man dem Patienten keinerlei Arzneimittel verabreichen (sic!). Was bezweckt man mit einer Operation?

---

[1]) Béhague: Thèse de Paris, 1919.
[2]) Zur Verth: Grenzgebiete, Bd. 14, S. 199, 1905.
[3]) Schupfer: Ref. Münchener Med. Wochenschr. 1903. S. 1891.
[4]) Krüger: Zeitschr. f. Augenheilk, Bd. 11.

Man will nur eine der Bedingungen entfernen, welche die Entstehung von chronischer Epilepsie befördern (Clüsz). Das Vermeiden der bekannten Reize, Anfallsprophylaxe usw. sind hier also ebenso nötig wie überall in der Behandlung der Epilepsie.

§ 8. Genuine Epilepsie nach Encephalitis mit Ausfallserscheinungen, Paresen und Athetose.

§ 9. Genuine Epilepsie ohne Encephalitis, ohne Ausfallserscheinungen mit undeutlichen fokalen Anfällen.

Beide Abschnitte können wir in der Mitteilung zusammenfassen, daß wir von den 14 oder 15 hierzu gehörenden Fällen, die im Lauf der Jahre von uns operativ behandelt wurden, niemals bleibende und vollständig günstige Folgen gesehen haben. Das heißt unter diesen Fällen, in denen nach Kocher nur ein Ventil gemacht wurde und also der subpiale Raum mit dem subcutanen Bindegewebe durch Duraexstirpation in Kontakt gebracht wurde (vgl. Versuche S. 96), oder in denen nach Horsley die übererregbare Hirnrinde entfernt wurde (in einem Fall langwierige Parese der Hand!), erfolgte nicht selten eine Besserung, sogar eine bedeutende, und auch ein langsameres Fortschreiten des in der Regel progredienten Leidens. Das Risiko und die Gefahren sind aber derartig, daß unserer Ansicht nach in ähnlichen Fällen nur von einer relativen Indikation die Rede sein kann und solche Eingriffe für die in Gehirnoperationen sehr erfahrenen Spezialisten vorbehalten werden müssen.

In diese Rubriken gehören auch unsere 2 letal verlaufenen Fälle. Der eine bezog sich auf ein marantisches Individuum, während im andern Fall von progressiver Epilepsie der Patient wegen der im Anfang unserer Laufbahn noch primitiven Fürsorgemaßnahmen an Chok und Verblutung starb.

Mit Krause, Tillmann, Alexander und Volland muß anerkannt werden, daß in sehr vielen dieser Fälle die Pia mater eine Trübung zeigt. Ferner überrascht es uns, wie oft bei sehr geringer Stromstärke eine uni- oder bipolare Hirnrindenreizung in der Narkose Anfälle zustande bringen konnte, woraus aber, unserer Ansicht nach, keineswegs der Schluß gezogen werden darf, daß nur diese corticale Erregbarkeit diesen epileptischen Entladungen zugrunde liegt. Diese in der Regel festgestellte Übererregbarkeit, über einem großen Feld, ist oft nur eine sekundäre Folge der seit lange bestehenden genuinen, auf die Funktion der niederen Zentren zurückzuführenden Anfälle. Sherrington und Leyton legten bei einem Affen mit fokalen Anfällen die Hirnrinde bloß und stellten nur fest, daß ein minimaler Strom eine sehr große Zahl von Anfällen herbeiführen konnte. Vermutlich bestanden hier ähnliche Verhältnisse.

§ 10. Besprechung der operativen Hilfe bei Epilepsie im allgemeinen.

Bleibendes Ergebnis erst nach 10 Jahren zu beurteilen. Auf die Dauer schwindet der fokale und einseitige Charakter der Anfälle. Verschiedene anatomische Ursachen. Von § 1 bis § 6 immer weniger günstige Prognose für den Eingriff. Wichtigkeit der sorgfältigen Nachbehandlung. Ausgangspunkt der traumatischen Epilepsie ist in der Regel die Hirnrinde, der myoklonischen Epilepsie die pontinen-medullaren Krampfzentren. Psychische Abweichungen bei traumatischer Epilepsie als besonderes pathologisches Element. Versuch einer Erklärung.

Wenn man, unserm Vorschlag in § 1 gemäß, den Namen „traumatische Epilepsie" der Friedenszeiten auf jene Fälle beschränken will, in denen es über den Zusammenhang der Epilepsie mit einer Schädelverletzung, die nämlich entweder ein bleibender Knochendefekt oder durch operativen Eingriff festgestellte tastbare Änderungen innerhalb des Schädels hinterließ, keinen Zweifel geben kann, dann wird man nach §§ 2 und 3 zugeben müssen, daß wir nicht ohne Grund, obwohl es hier nur wenige Fälle betrifft, in prognostischer Hinsicht diese die günstigste aller Epilepsieformen genannt haben. In den 4 betreffenden Fällen wurde, manchmal erst nach wiederholten (doch unter günstigen Bedingungen: neuro-chirurgische Erfahrung; für die Verpflegung derartiger Fälle geübtes Personal) Operationen, ein bleibendes günstiges Ergebnis erreicht[1]). Von einem bleibendem Resultat kann man erst nach 7—10 Jahren reden. Weder die lange Dauer des Bestehens, wobei schließlich der einseitige Charakter der Anfälle verloren ging, noch wiederholte vorherige nicht gelungene Operationen erwiesen sich als eine Kontraindikation. Es fällt schwer, anzunehmen, daß hier eine zufällige Koinzidenz im Spiel ist, wenn man dieses Ergebnis mit dem weniger günstigen, von Winkler[2]) und Binswanger[3]) erzielten, vergleicht, um so mehr, da der erste Fall (S. 339) zweimal von dem erstgenannten Neurologen zusammen mit dem Chirurgen der Universität operiert worden war.

Die 5 fokalen Fälle sind (§ 3 und § 4) durch eine große Verschiedenheit der Befunde bemerkenswert. Dazu gehören Fälle von rezidivierender seröser Encephalo-meningitis[4]) (Fall 5), von Gehirnschwellung (Fall 6) und 2 Fälle (Fall 4 und 7), welche mit Traumzuständen und Psychismen, mit Leptomeningitis, Druck- und Gefäßveränderungen kompliziert sind. 3 dieser Fälle blieben mehr als 10 Jahre bis jetzt anfallsfrei, während die 2 letzten noch zu rezent sind, um ein Schlußurteil zu ermöglichen, obwohl sie vorläufig äußerst günstig sind (regelmäßiger wöchentlicher Poliklinikbesuch).

Ebenso wie im Fall 95 Féré́s (S. 505) kann man in unserm Fall 3 feststellen — ein Punkt, auf welchen Winkler schon hinwies —, daß örtliche Verletzungen in der Nachbarschaft und nicht innerhalb der parietalen Zone, nämlich in der Stirngegend Anfälle herbeizuführen vermögen, die Abweichungen vom gewöhnlichen Typus darstellen. Doch schien in unserm Fall durch die bleibende Ausfallserscheinung (segmentäre Anästhesie) und auch aus dem Grunde, weil die elektrische Reizung, die den Anfall auslöste, wohl richtig an der vorderen zentralen Windung angelegt werden mußte, die frontale äußerliche Verletzung in der motorischen Zone selbst Abweichungen zustande gebracht zu haben.

Weniger günstig sind die Fälle mit undeutlicher traumatischer Ätiologie und undeutlichem Lokalzeichen, während die Fälle von bestimmt gewisser

---

[1]) Verhandl. d. dtsch. Ges. f. Chirurg. 1913. I, S. 1960, Nederlandsch tijdschr. v. geneesk. 1922, II, S. 191 und Arch. franco-belges de chirurg. Nov., 1921.
[2]) Winkler, C.: L'intervention chirurgicale dans les épilepsies, S. 448. Haarlem, Paris 1897. S. 448.
[3]) Binswanger: Loc. cit.
[4]) Nähere Beschreibung: Vrijdag: Nederlandsch tijdschr. v. geneesk. 1908, I, S. 447, Epilepsia, II, S. 61, 1909 und Dtsch. Zeitschr. f. Nervenheilk., Bd. 39, S. 441, 1910.

Epilepsie mit undeutlichem Lokalzeichen (Anfang der meisten Anfälle nur an einer Seite) keine vollständigen und bleibenden Ergebnisse zeitigten. Auch der ausschließlich halbseitige Charakter der Anfälle (Hemiepilepsie, Winkler, Bernardt, Nonne, Bonhoeffer), ob er nun auf echter Epilepsie oder auf groben Defekten des Gehirns beruhte, die in der Jugend entstanden waren, lieferte nur mäßig befriedigende Ergebnisse bei der Operation.

Alles zusammenfassend kommen wir zu dem Ergebnis, daß die günstige Prognose für traumatische Epilepsie auch dann anerkannt werden muß, wenn man die Diagnose auf die Fälle mit sicherem Zusammenhang mit Schädelverletzung (ohne Knochendefekt), doch mit deutlichem Lokalzeichen (Nr. 6 und 7), ausdehnt.

Zweifellos spielt, neben einer sorgfältigen Nachbehandlung, die systematische und vorsichtige faradische Untersuchung der Hirnrinde, schon durch die Dura hindurch, die möglichste Einschränkung der Operation auf Craniotomie mit beschränkter Öffnung der Dura, und die Anwendung der Methode Horsleys (Entfernung der Hirnrinde), wenn das einfache Verfahren nach ein paar Monaten kein Ergebnis zeigte, eine gewisse Rolle. Obwohl Cestan[1]) zu weit geht, wenn er auch Fälle mit Lähmung vom operativen Eingriff ausschließt, so verurteilt er mit Recht denjenigen, der ohne vorher ausschließlich extradurale Eingriffe zu versuchen, also ohne Not den Eingriff auf die Gehirnsubstanz selbst ausdehnt. Obwohl wir hiermit keineswegs die von Kocher[2]) gegebenen theoretischen Auseinandersetzungen unterschreiben wollen, so glauben wir, diese unsere Technik, die sich derjenigen Kochers anschließt, empfehlen zu dürfen. In der Literatur sind die Fälle nicht selten (Croiti en Medea[3])), in welchen ein Übergang von traumatischer in genuine Epilepsie beobachtet worden ist. Grühle, Wuth und Feuchtwanger[4]) haben darauf aufmerksam gemacht, daß der Unterschied zwischen traumatischen (cerebraler) und genuiner Epilepsie keineswegs so groß ist, als allgemein angenommen wird.

Aus den oben mitgeteilten Krankengeschichten folgt zur Genüge, daß, unserer Ansicht nach, bei traumatischer und corticaler Epilepsie im allgemeinen ganz andere Mechanismen, als bei der echten (hauptsächlich myoklonischen) Epilepsie im Spiel sind. Hier, bei traumatischer Epilepsie, sehen wir keine systematische chronische Entwicklung von jahrelangen Kopfschmerzen und myoklonischen Zuckungen, bevor es zu einem Anfall kommt, hier nicht die typischen kompensatorischen Verhältnisse zwischen den Erscheinungsgruppen auf lange Zeit, obwohl es hier auch geschieht, daß nach einem heftigen

---

[1]) Cestan, R.: Les Epilepsies, S. 248. Paris 1922.
[2]) Kocher: Neurol. Zentralbl. 1899, S. 373. Die Gehirndruckerhöhung, von Kocher während der Reflexnachwirkung bei seinen Meerschweinchen wahrgenommen, ist vermutlich wohl die Folge der begleitenden Blutdruckerhöhung. Daß das Abfließen des Liquors das Zustandekommen der Reflexe und der Reflexnachwirkung (vgl. II. Teil, Kap. II, § 1, S. 95 und Tafel I, S. 107: Notwendigkeit, die Bromcampher-Dose nach breiter Dura-Öffnung zu erhöhen) erschwert, beruht wohl darauf, daß für die Funktion der medullaren Zentren ein gewisser Gehirndruck notwendig ist, oder darauf, daß durch den geänderten Liquorumlauf die Gehirnernährung gestört ist.
[3]) Croiti und Medea: Rev. neurol. 1920, II, S. 832.
[4]) Feuchtwanger: Klin. Wochenschr. 1924, S. 828.

Anfall oder einer Anfallserie die geringen Entladungen eine längere Zeit ausbleiben können. Auch begegnet man hier nicht der mit einer gewissen Regelmäßigkeit bei echter Epilepsie auf die Dauer auftretenden Demenz, obwohl man auch nach jahrzehntelangem Bestehen, und nachdem auf die Dauer der reine fokale und unilaterale Charakter der Anfälle verloren ging, Charakterveränderungen, Erregbarkeit, Erregungszustände und in der Regel auch Magendarmstörungen antrifft. Man könnte die chronische echte Epilepsie als eine ungünstige Folge eines allzu häufigen Auftretens eines nützlichen Reflexes umschreiben, dem zufolge sekundäre Übererregbarkeit der Hirnrinde entsteht und die traumatische Epilepsie, anderseits, als die Folge einer tastbaren Änderung in oder dicht bei der Hirnrinde, wodurch pathologisch erhöhte Erregbarkeit dieser Hirnrinde primär erlangt wird und ganz zuerst rein fokale Entladungen, später auch solche der ponto-medullaren Zentren hervorgebracht werden. Ist die Genese also von Grund aus verschieden, so darf und muß ein innerer Zusammenhang zwischen beiden bestehen und prinzipiell die Möglichkeit eines Überganges von einen in den anderen Zustand und umgekehrt, bis zu einem gewissen Grad, angenommen werden. So läßt sich erklären, daß Grühle, Wuth und Feuchtwanger sich äußerten, daß der Unterschied zwischen traumatischer, cerebraler und genuiner Epilepsie nicht so groß sei.

So sehen wir im Fall Nr. 1 nach jahrzehntelangem Bestehen der fokalen Anfälle, diese einen bilateralen Charakter annehmen und schließlich auch psychische Änderungen auftreten. So sehen wir in den Fällen Nr. 1 und 7 nach dem jahrelangen Bestehen fokaler Anfälle Zuckungen von der myoklonischen Art auftreten, doch mit einem Merkmal, das bei echter myoklonischer Epilepsie wohl selten oder niemals vorkommt, nämlich das Überwiegen der Zuckungen in einer Extremität, und ferner Charakteränderung, und zwar zügellose Wutausbrüche. In mehreren Fällen treten auch Magen- und Darmstörungen (Nr. 1, 2, 4, 7) auf, wie wir sie auch oft dort finden, wo sicherlich ein encephalitischer Herd zum jahrelangen Bestehen von epileptischen Anfällen Anlaß gab. Die Regelmäßigkeit der Konstipation in unseren sehr chronisch gewordenen Fällen von traumatischer Epilepsie, gerade in jenen mit einem Schädeldefekt, läßt sogar die Frage aufkommen, ob es ohne diesen Umstand zur Entwicklung der Krankheit gekommen wäre! In einem Fall bestand diese Darmträgheit schon vor dem Trauma (4), und auch dessen Bruder litt daran. In einem anderen Fall (Nr. 1) erfolgte das Trauma im 2. Lebensjahr, und es ist also nicht bekannt, ob diese Darmstörung schon zuvor bestand. Es bleibt also noch die Frage zu beantworten, ob die Gehirnverletzungen, evtl. die Anfälle selbst Ursache dieser Störung waren, oder ob diese präexistente Darmträgheit zu traumatischer Epilepsie führte. Es scheint uns wenigstens gewagt, derartige Störungen nur dem langen Bromgebrauch zuzuschreiben, um so mehr, als Nr. 2, 4 und 7 seit ihrer frühen Jugend an Konstipation litten, und ebenso der Bruder von Nr. 4 an chronischer Konstipation litt. Handelt es sich hier um Übereinstimmung der traumatischen mit der echten Epilepsie, anderseits ließ die faradische Untersuchung der Hirnrinde in bestimmt genuinen Fällen uns annehmen, daß die corticalen Zentren, die mit den niederen in Wechselwirkung stehen und beim Zustandekommen der genuinen Entladungen mit eine Rolle spielen, auf die Dauer eine ungewöhnliche faradische Erregbarkeit erlangen, in welcher Hinsicht deshalb die genuine Erkrankung mit der traumatischen übereinstimmt.

Hier ist es wieder die experimentelle Untersuchung, die uns die Erklärung gibt. Wir haben gesehen (II. Teil, Kap. 5, S. 147), wie in den Versuchstieren bei bloßgelegten Hirnrinden und Medulla die faradische Erregbarkeit der medullaren und corticalen, in den Anfällen zusammenwirkenden Zentren in paralleler Art und Weise ab- und zunahm; ebenso liegt es auf der Hand, daß auf die Dauer die immer mehr erhöhte Erregbarkeit, entweder der örtlich gereizten Hirnrinde oder der medullaren Zentren, in den zweifellos anatomisch damit eng verbundenen Zentren einen Widerhall finden, was auf die Dauer ein Ineinanderfließen beider grundverschiedenen Krankheitsprozesse verursacht. Nach unserer experimentellen Untersuchung sehen wir bis auf weiteres die reticulären Kerne des verlängerten Marks für die hier betreffenden subcorticalen Zentren an. Eine anatomische Verbindung zwischen der motorischen Hirnrinde und den reticulären Kernen ist aber noch nicht erwiesen.

In Anbetracht der hieraus zu folgernden Einschränkungen müssen, unserer Ansicht nach, die psychischen bei traumatischer Epilepsie beobachteten Störungen als ein für sich stehendes, durch und durch pathologisches Element aufgefaßt werden, das keineswegs an sich zum Krankheitsprozeß gehört, jedenfalls weniger als im Fall der gewöhnlichen durch Intoxikation verursachten Psychismen der echten Epilepsie. In den meisten Fällen wird man, wenn Psychismen bei traumatischer Epilepsie vorkommen, in der Familiengeschichte Epilepsie und noch häufiger Psychosen antreffen.

In den wenigen Fällen, wo man dies nicht findet und wo man nicht wie im Fall 1 Magendarmstörungen (belegte Zunge!) antrifft, wird man mit J. Wagner[1]) annehmen müssen, daß die Verletzung außer dem lokalen Prozeß direkt oder auch durch Gehirnerschütterung eine konstitutionelle Änderung zustande brachte, die zum Auftreten derartiger Erscheinungen prädisponierte, wie dies auch in der Regel durch die erbliche Veranlagung zu Epilepsie und Psychopathie geschieht.

Die Nachbehandlung der operierten Fälle (Binswanger, S. 357) braucht unter allen Umständen wenigstens ebensoviel Sorgfalt wie die der Patienten, deren genuine Anfälle unter interner Behandlung zum Schwinden gebracht werden. Wie es auch in den genuinen Fällen vor allem unsere Aufgabe ist, vom Patienten die chemischen und psychischen Reize fern zu halten, die der Erfahrung gemäß in diesem bestimmten Fall imstande waren, die Anfallstoleranz zu überwinden, ebenso müssen wir einen operierten Patienten nur als ein Individuum ansehen, das durch die Entfernung einer fortwährenden Hirnrindenreizung in eine günstigere Lage kommt, um sich den Folgen vorübergehender Reize systematisch zu entziehen. Die Erfahrung lehrt, daß dieselben Umstände, die bei Herpins Patienten einen Rückfall verursachten,

---

[1]) Wagner, Jul.: Jahrb. f. Psychiatrie, 1889, S. 97. Es wird interessant sein, diese Angaben über das prozentuale Auftreten von Psychismen bei den zahlreichen Kriegsfällen von traumatischer Epilepsie zu sammeln. Bezüglich wichtiger symptomatischer Unterschiede innerhalb der Gruppe vgl. auch Feuchtwanger: Zentralbl. f. d. ges. Neurol. u. Psychiatrie XXX, H. 6, 7.

wie z. B. ein einmaliger Alkoholgenuß, auch hier nach einer Operation, wie es in Binswangers Fall 54 geschah, Rückfälle verursachen. Das negative Ergebnis einer Operation, bei welcher es gelang, die beschriebene Verletzung zu entfernen, ohne die erwähnte spätere Sorgfalt anzuwenden, wird uns also nicht, wie Binswanger, in Staunen setzen.

Auf Grund dieser Erfahrungen scheint es uns, daß wir Gowers Einschränkungen des operativen Eingriffs, der nämlich nur dann zulässig sein soll, 1. wenn (auch nach bestimmten Trauma) systematisch erst die eine, alsdann die andere Körperhälfte im Anfall zuckt, und 2. wenn ein deutliches Lokalzeichen (Signalsymptom) vorhanden ist, nur mit Vorbehalt annehmen müssen. Anderseits muß Collier und Gowers zugegeben werden, daß ein fokaler Anfang des großen Anfalls nicht immer der Beweis eines örtlichen Krankseins ist, doch manchmal von einer örtlichen Übererregbarkeit (instability) der Zentren abhängt. Der lokale Anfang eines genuinen Anfalls ist vielleicht nicht einmal ein seltener Befund (vgl. S. 126 oben).

Gowers und Féré erkennen aber beide mit Recht ein lokales Trauma oder eine lokale Überempfindlichkeit als spezielle Indikation zum Eingriff an. Wie es aus unsern Fällen ersichtlich ist, wird von Gowers und Turner zuviel Wert auf die erbliche Anlage zur Epilepsie gelegt, als einen Faktor, der gegen operative Behandlung angeführt werden muß, wie auch auf die in der Epilepsie nicht gangbare Regel: „sublata causa, tollitur effectus".

Zwischen dem Trauma und der Epilepsie keinen Zusammenhang anzunehmen, wenn Monate oder sogar Jahre verliefen, bevor es zu Anfällen kam (Turner), ist unserer Ansicht nach nicht zulässig. Im Fall 4 verliefen zwischen der Verletzung und der Epilepsie 5 Jahre. Nicht allzu selten (wie in unserem Fall Nr. 5) war eine Periode jahrelanger Kopfschmerzen zwischen beiden Ereignissen eingeschaltet (in Tuffiers[1]) Fall 4 Jahre). Das lange Bestehen der Epilepsie ist keine Kontraindiktion gegen die Operation (im Fall 1 20 Jahre, im Fall 7 30 Jahre). Auch arbeiten in diesen Fällen oft mehrere Faktoren (S. 81 Epikrise und S. 324, Zeile 20) zusammen: Erblichkeit, Verletzung, Alkoholmißbrauch und vor allem Magendarmstörungen (hauptsächlich Konstipation). Mit Recht bemerkt Binswanger (vgl. unseren Fall 2), daß dort, wo es zwischen der äußerlichen Narbe und dem Lokalzeichen eine Diskordanz gibt, die Aufmerksamkeit hauptsächlich dem letzteren geschenkt werden soll, obwohl in der Regel auch die äußerliche Vertiefung entfernt werden muß. — Nicht selten wird eine tiefe Schädelnarbe erst nach dem Rasieren entdeckt (Naville).

§ 11. Anzeigen zum Eingriff bei traumatischer und fokaler Epilepsie.

Stets muß eine klinische Behandlung mit Prodrombehandlung und Anfallsprophylaxe vorangehen. Kennzeichen der fokalen Anfälle. Ungefähr vollkommen günstige Prognose des Eingriffs selbst, nämlich der chirurgischen Exploration der Hirnrinde, wenn dies unter günstigen technischen Bedingungen geschieht. Weder jahrzehntelanges Bestehen, noch das Allgemeinwerden der Anfälle, noch tiefgehende psychische Komplikationen sind Kontraindikationen.

In Anbetracht der über die traumatische Epilepsie der Friedenspraxis erlangten Erfahrungen erscheint es uns nicht zweifelhaft, daß die Operation

---

[1]) Tuffier und Deroche: Bull. et mém. de la soc. de chirurg. de Paris, 1921, Nr. 1.

angezeigt ist in Fällen, in denen eine Schädelverletzung mit fühl- und sichtbarem Schädeldefekt vorhanden ist. Es sei denn, daß, wie in den Fällen 4 und 5, das Fortschreiten der Krankheit das Leben in Gefahr bringt oder komplizierende Umstände, wie Stauungspapillen usw., zum Eingriff zwingen, wird man aber nicht dazu übergehen, bevor man versucht hat, mit den bekannten hygienischen Maßnahmen, mit inneren Mitteln, Prodrombehandlung und Anfallsprophylaxe mit Hilfe einer darin erfahrenen Pflegerin, den Patienten anfallfrei zu machen und zu erhalten.

Ebenso kategorisch muß die Operation dort empfohlen werden, wo fokale Anfälle infolge einer Verletzung des Schädels, die weder eine Hautnarbe noch einen Knochendefekt verursachte, bestehen. Dieses gilt besonders für die Fälle, in denen die Verletzung mit Bewußtseinsverlust einhergeht, wenn er auch noch so kurz ist, und Kopfschmerzen sich anschlossen. Daß eine lange Periode, in der keine Erscheinungen vorkommen, dem ersten Auftreten der Anfälle voranging, gilt keineswegs als Kontraindikation (Fall 4).

Weniger kategorisch und von bestimmten günstigen Bedingungen für den Eingriff und von gewissen Voraussetzungen abhängig (ein in der Gehirnchirurgie und der elektrischen Gehirnuntersuchung erfahrener Operateur, Assistenten mit gleicher Erfahrung, mit der Beobachtung und Nachbehandlung von Gehirnpatienten und mit dem Wasserbett und andern Chokbekämpfungsmitteln vertraute Pflegerinnen) sind alle anderen Indikationen zur Operation bei fokaler, nicht das Leben bedrohender Epilepsie. Für die relative Indikation kommen chronische Patienten in Frage, mit Anfällen von konstantem fokalem Anfang, die sich gegen innere Mittel, unter günstigen Bedingungen, refraktär verhalten; jene Patienten, die zugleich an nicht fokalem „Petit mal" und Psychismen leiden, nur dann, wenn ein Beginn des definitiven, sozialen oder psychischen Untergangs des Patienten da ist. Das zuverlässigste Diagnostikum für fokale Anfälle ist, nach eignen Wahrnehmungen, der später als gewöhnlich auftretende Bewußtseinsverlust des Patienten.

Was die Form der Krämpfe betrifft, so ist es interessant, daß in den Fällen 1, 2 und 4 auf die Dauer — möglicherweise im Zusammenhang mit den wahrgenommenen Magendarmstörungen — sich auch myoklonische Zukkungen entwickelten. Obwohl diese, nach den vorherigen Kapiteln, zu den typischen Erscheinungen der genuinen Epilepsie gerechnet werden müssen, können sie, indem sie sich sekundär entwickelten und als eine Folge des nach langem Bestehen der fokalen Epilepsie[1]) beobachteten Überganges des Übererregbarkeitszustandes der corticalen Zentren auf die ponto-medullaren, keineswegs als Kontraindikation aufgefaßt werden.

Fälle von mutmaßlichem Tumor cerebri oder von Encephalomeningitis serosa müssen ihrem Wesen nach nach anderen, eignen Indikationen behandelt werden[2]).

---

[1]) Fragnitos analoge Feststellung (Riv. ital. di neuropatol. XIII, S. 229, 1920) gehörte doch nicht ganz zur betreffenden Gruppe. Denn es gab dort ein progressives lokales Leiden der Regio rolandica, demzufolge die betroffenen Muskelbündel erst myoklonische Bewegungen und später Paralyse zeigten.

[2]) Muskens: Epilepsia, II, S. 53—109, 1910 und Dehmel, loc. cit.

Das jahrzehntelange Bestehen der Krankheit gilt (Sachs und Geßler entgegen), ebensowenig wie die erbliche Epilepsieveranlagung als Kontraindikation; desgleichen sehr langwierige Traumzustände und Psychismen, vorausgesetzt, daß die intervalläre Mentalität nicht zuviel gelitten hat. Zweifellos ist es übertrieben, wenn einige Chirurgen und Neurologen (wie Tillmann, Auerbach, Eguchi) ohne Unterschied alle Fälle mit Einseitigkeit der Anfälle und mit ungeschmälertem Intellekt, ebenso wie alle cerebralen Kinderlähmungen (Sachs und Volland) explorieren wollen. Man vergesse dabei nicht, daß, abgesehen von innerer Behandlung, auch spontanes, vollständiges oder teilweises Ausbleiben der Anfälle gerade bei denen mit unversehrtem Intellekt vorkommt.

An einer langen Beobachtungszeit und einer möglichst klinischen Behandlung, unter den erwähnten günstigen Bedingungen, muß unter allen Umständen festgehalten werden. Auch Vollands urteilsfähiger Bericht[1] scheint darin noch zu weit zu gehen, daß er die Indikation zum Eingriff bei genuiner Epilepsie auf die Fälle ausdehnt, in denen die Anamnese einer stunden- oder tagelang dauernden Bewußtlosigkeit in der frühen Jugend die Anamnese eines encephalitischen Prozesses rechtfertigt. Für diese Fälle paßt, unserer Ansicht nach, die relative Indikation (S. 362).

Von anderen Eingriffen, wie Lumbalpunktionen in der Balkengegend von Anton (Reinicke) haben wir persönlich nichts anderes als vorübergehende Wirkungen gesehen. Zu einem doppelseitigen Eingriff, um beiderseits durch eine lokale Behandlung die Erregbarkeit der zentralen Windungen zu vermindern (Zimmermann), haben wir niemals Anlaß gehabt, während Eingriffe in das sympathische Nervensystem (Jonesco) weder theoretisch noch praktisch motiviert werden.

§ 12. Prognose.
Ursachen der geringen Ergebnisse in der Literatur. Notwendigkeit einer graduellen Behandlung.

Die Zahl der in den ersten 30 Jahren der Asepsis in allen Kliniken der Welt auf traumatische und fokale Epilepsie angewandte Schädeloperationen darf zweifellos auf viele Tausend geschätzt werden. Wenn man dies berücksichtigt, erhält man von der Prognose des Eingriffs einen sonderbaren Eindruck, wenn aus allen jenen Fällen nur etwa 25 zusammengestellt werden konnten (Clüß), in denen die Patienten 5 Jahre nach dem Eingreifen anfallsfrei geblieben waren. Indem wir für die vermutliche Ursache dieser zahlreichen Mißerfolge auf die vorigen Abschnitte hinweisen, so geht hieraus zur Genüge hervor, daß man nur vorsichtig handelt, wenn man hier ebenso wie bei der inneren Behandlung (S. 302) als zum Stehen gebracht nur jene Fälle rechnet, die 7 bis 10 Jahre ganz anfallsfrei blieben. Von unseren traumatischen Fällen können also nur 1, 3, 5, 6 und 9 dazu gerechnet werden. Und Brauns Patient bekam noch nach 20 Jahren einen Anfall, der dadurch die Tatsache beleuchtet, daß wir mit innerer und operativer Hilfe zwar auf die Dauer die Toleranzschwelle nicht unbedeutend erhöhen können; aber

---

[1] Volland: Allg. Zeitschr. f. Psychiatrie u. Neurol., Bd. 74, S. 505. 1922.

doch nicht derart, daß die Toleranzgrenze nicht wieder überschritten wird, wenn mehrere auslösende Ursachen zusammenkommen.

Während man, nach den vorigen Abschnitten, bei traumatischer Epilepsie mit Schädeldefekt noch nach Jahrzehnten, auch bei tiefgehenden psychischen Störungen (auf die schon Echeverria[1]) hinwies) schöne Ergebnisse verzeichnen kann, ist die Prognose schon bedeutend weniger gut, wenn die Verletzung nur eine Hautnarbe hinterließ, und sicherlich ist dieselbe fraglich, wenn nur die Anamnese einer Kopfverletzung diese Ätiologie vermuten ließ. Dort, wo Symptome einer zweifellos genuinen Epilepsie (wie die myoklonischen Zuckungen im Fall 3) zu den fokalen oder halbseitigen Anfällen hinzugekommen sind, wird man sich davor hüten, zu hohe Erwartungen zu erwecken. Daß aber nach v. Bergmann und Weil nur Erfolge einer Operation erwartet werden können in einer Zeit, in welcher die epileptische Veränderung noch nicht stabil geworden, dieser Standpunkt läßt sich auf Grund meiner Fälle definitiv zurückweisen. In zweifelhaften Fällen wird man bei beginnendem, psychischen Defekt, also bei der Sicherheit einer ungünstigen Prognose, wenn der Zustand fortdauert, und bei genügender Sicherheit, daß hohen, technischen Anforderungen genügt werden kann, der Patient allzu bereit sein, die Operation zu unternehmen. Gleich schwer prognostisch zu beurteilen, infolge schwieriger Indikationsstellung, sind jene Fälle, die anfallsfrei bleiben würden, wenn sie für ihre Gesundheit leben könnten, doch die erfahrungsgemäß immer rückfällig werden, sobald sie ihre Arbeit wieder aufgenommen haben.

Nirgends ist das, in weit voneinander liegenden Etappen, Fortschreiten vom oberflächlichen zum tieferen Eingreifen notwendiger als in einem Leiden wie der traumatischen Epilepsie[2]), ebenso wie man nirgends auf einer gleich vollkommen exakten Weise die Wirkung verschiedener aufeinanderfolgender Operationen, auch von verschiedenen Operateuren, vergleichen kann. Schon früher wurde darauf hingewiesen (S. 11, oben), daß die Theorie, nach der ein neuer Eingriff aufs neue Verwachsungen und Vermehrung der epileptischen Erscheinungen zustande bringen soll, auf einem Literatur-Mißverständnis beruht.

§ 13. Epilepsie bei Tumor cerebri.

Bekanntlich können epileptische Anfälle bei Tumoren in allen Gehirngegenden (insbesondere bei Temporaltumoren, Astwazaturoff) vorkommen, so daß man annimmt, daß sie in vielen Fällen eine einfache Folge der Druckerhöhung sind. In anderen Fällen wird man, z. B. in manchen Fällen der Neuritis optica, auch anderen Faktoren (wie die Produktion von toxischen Substanzen) als mögliche Ursache in Rechnung ziehen. In einer dritten Gruppe wird man sich ins Gedächtnis rufen müssen, daß auch Schädelverletzungen anderswo als in der Gegend der motorischen Zentren traumatische Epilepsie zustande zu bringen vermögen (S. 351, Zeile 39 und 355, Zeile 28). Denn es wurde experimentell bewiesen (I. Teil, Kap. VI, S. 158, Zeile 3), wie die pontinen,

---

[1]) Echeverria: Arch. génér. de méd. 1878, S. 673.
[2]) Dies zeigt auch Friedrichs Fall (Monatsschr. f. Psychiatrie u. Neurol., Bd. 26, S. 134, 1909), wo erst Entfernung der Hirnrinde zu dauerndem Erfolg führte. Dieser Fall wurde aber schon nach 1 1/2 Jahr veröffentlicht.

medullaren Krampfzentren nicht nur mit der motorischen Hirnrinde, sondern auch mit andern corticalen Feldern in funktioneller Wechselwirkung stehen.

Ein rezenter Fall unserer Beobachtung zeigte zur Genüge, wie bezüglich des ersten Punktes die Druckerhöhung in einem Ventrikel Jackson-Krämpfe, meistens der gekreuzten Mundwinkel, und auch eine geringe bleibende Parese verursachen konnte. Wenn später die Druckerhöhung beide laterale Ventrikel affizierte, so daß diese zu einer großen Kammer ineinanderflossen (Abb. 51, S. 366), blieben die Anfälle aus, doch starb der Patient an der 1909 von uns als häufige Todesursache bei Gehirndruckerhöhung beschriebenen[1]) Verschiebung des Schädelinhaltes (Einsenkung von Tonsilla cerebelli in die große Hinterkopfshöhle), was von Cushing bestätigt wurde.

Fall 10. Nachdem der Patient jahrelang an Kopfschmerzen und kürzere Zeit an Bewußtseinsstörungen und auch an Zuckungen im linken Mundwinkel gelitten hatte, mit Augenblicken, wo er nicht gut sehen konnte, trat ein vollständiger Anfall mit stundenlang dauerndem Traumzustand auf. Oft Gang wie ein Betrunkener. Ein wiederholter Versuch, um auf operativem Weg den Mann zu erleichtern, mißlang.

Post mortem: Tumor rittlings auf dem Thalamus opticus, etwas rechts von der Mittellinie, derart daß das rechte Foramen Monroi — stärkere Dehnung des r. Ventrikels (Abb. 51) blockiert wurde, demzufolge zeitweise Bewußtseinsstörungen und Mundzuckungen links, die vermutlich ausblieben, als durch den Hydrocephalus beide Ventrikel ineinanderflossen.

Fall 10. W. D., 39 Jahre, Reisender (Hausarzt: Dr. M. H. Cohen), dessen Vater infolge von Lungenleiden starb, dessen Mutter, 71 Jahre alt, vor 4 Jahren einen Schlaganfall erlitten hatte; Anfälle oder Irrsinn sind in der Familie nicht vorgekommen. Bei dem Trauma war der Patient nicht ohne Besinnung, doch seither litt er an Kopfschmerzen; wenn sie heftig waren, mit Erbrechen verbunden. Er soll im ganzen in 10 Jahren 25 Anfälle gehabt haben, die mit Zuckungen im l. Mundwinkel einsetzten, nicht immer von Bewußtseinsverlust begleitet, welchen Gesichtsstörungen folgten. In den letzten Monaten läuft er manchmal wie ein Betrunkener; das l. Bein schleppt manchmal. Objektiv: beiderseits stark erhöhte Reflexe. Leichte Parese des l. Mundwinkels, Protrusion der Augäpfel, r. > l., Anisokorie. In seinem Geschäft machte er schwere Fehler, ist „abwesend". Kürzlich, nachdem er 2 Stunden benommen gewesen war, erfolgte ein schwer epileptischer Anfall und nachher ein Traumzustand von 6 Stunden mit Amnesie, indem er unpassende Dinge sagte und tat; jedesmal dabei Mundkrämpfe. Chirurgische Exploration: keine Pulsation. 8 cm nach vorn einer übererregbaren Zone, von wo man mit schwachem Strom einen Anfall auslöst, wird ein zweimarkstückgroßer Fleck gefunden, dessen Umgebung stark blutet. Es werden einige Duralöffnungen über der erregbaren Zone angebracht. Schließung. Dr. Roll, der bei der Operation anwesend war, fiel das eigenartige Aussehen der Tabula vitrea auf, wie sie bei chronisch erhöhtem Gehirndruck gefunden wird, und er sprach schon die Vermutung eines Tumors aus.

---

[1]) Muskens, L. J. J.: Epilepsia, I, S. 224, 1909. — Früher war von Hans Chiari (Denkschr. d. Kais. Akad. in Wien, Bd. 63, S. 71—116, 1896) eine ähnliche nach Chiari seit der Geburt bestehende Einsenkung von Kleinhirnteilen in die Hinterkopfshöhle bei angeborenem Hydrocephalus beschrieben. In den meisten Fällen zeigte die histologische Struktur der eingesunkenen Hirnrinde Abweichungen (u. a. Fehlen von Purkinje-Zellen), und das verlängerte Mark zeigte auch seinerseits nicht selten Druckänderungen.

366 Die epileptischen Störungen beim Menschen und ihre Behandlung.

Nach einem halben Jahr wurde wegen zunehmender allgemeiner Druckerscheinungen (die erweiterten Blutgefäße der Pap. nerv. opt. wurden vom Augenarzt als innerhalb der Grenzen des Normalen aufgefaßt; fortwährende Neigung zum Schlafen, immer häufigeres Erbrechen) die Exploration der fronto-parietalen Hirngegend weitergeführt, wobei der Druck sich nicht verminderte und weder während noch nach der Operation eine Pulsation zu sehen war. Einige Tage später fiel der Patient in Koma, in dem er, bei zunehmender Pulsbeschleunigung, starb.

Autopsie: starker Hydrocephalus internus, beide Seitenventrikel miteinander durch eine breite Öffnung zu einer einzigen großen Höhle verbunden. Nußgroßer Tumor, rittlings auf dem Thalamus opticus, wodurch erst der rechte Ventrikel abgeschlossen wurde (stärkere Ausdehnung dieses Ventrikels, Abb. 51).

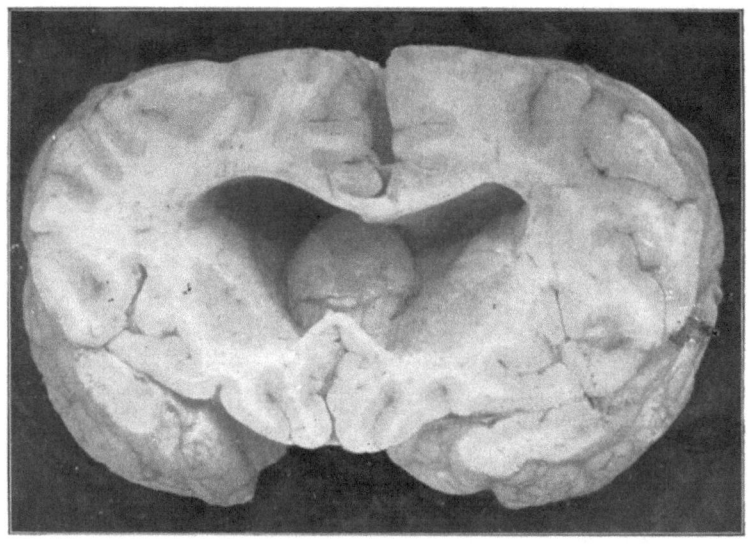

Abb. 51. Ansicht von vorn nach hinten, im Gehirn des Falles 10. In der Mitte ein nußgroßer Tumor, der vermutlich durch Blockierung des For. Monroi erst den rechten Seitenventrikel abschnürte, wodurch die klinischen Erscheinungen und die stärkere Ausdehnung des rechten Ventrikels erklärt wird.

Epikrise. Dieser Autopsiebefund macht es erklärlich, wie infolge der Lage des Tumors erst nur die rechte Hemisphäre gedehnt wurde, und möglicherweise bei jeder momentanen Abschnürung des Foramen Monroi eine Bewußtseinsstörung oder von den meist empfindlichen Teilen (Mundwinkelzentren) ausgehende lokale Krämpfe auftraten. Als der gesteigerte Gehirndruck allgemein geworden war, blieben diese Erscheinungen aus, doch setzte die Verschiebung der Kleinhirnteile ein (Abb. 52), die den Tod verursachte.

Es ist weniger bekannt, daß in seltenen Fällen langsam wachsende Tumoren des frontalen Hirns eine chronische, gut entwickelte Epilepsie nachahmen können. So behandelten wir 1903 einen Polizisten mit allen Erscheinungen der genuinen Epilepsie, mit gutem Erfolg (ein paar Jahre anfallsfrei); allein es wurde bei der Untersuchung bemerkt, daß ein sicherer Unterschied der

Knicreflexe vorhanden war. 1907 kam der Patient zurück und starb an einem großen infiltrierenden Tumor des Centrum semiovale des frontalen Lappens.

In einem andern Fall einer 23 jährigen Frau, obwohl schon epileptische Demenz bemerkbar war, wurde gleichfalls ein jahrelang dauerndes anfallsfreies Intervall durch Behandlung erzielt. Später (nach 6 Jahren) kam sie mit sehr schweren Kopfschmerzen und Stauungspapillen wieder in Behandlung. Bei der Autopsie zeigte es sich, daß sie an Psammoma des Plexus chorioideus litt.

Von den andern 6 oder 7 unserer Fälle, von denen noch bekannt ist, daß sie später (bei einigen autoptisch nachgeprüft) an Tumor cerebri starben, muß noch erwähnt werden, daß für die Anfälle der spätere Bewußtseinsverlust (Bonhoeffer) im großen Anfall bemerkenswert war. Die in diesen

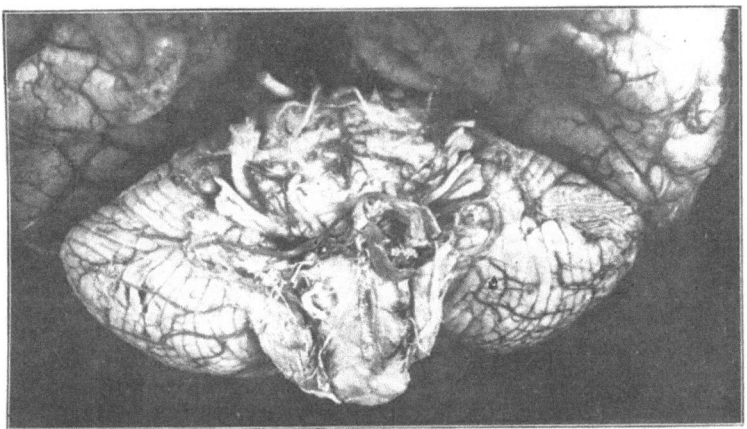

Abb. 52. Kleinhirn im Fall 10. An beiden Seiten des Markes ist die Tonsilla in die Hinterkopfhöhle eingesunken, rechts tiefer als links. Dadurch verhinderte Liquorzirkulation als Todesursache.

Fällen auftretenden Kopfschmerzen waren stets von einem ganz andern Charakter als die epileptischen (siehe S. 182, Zeile 12 und 258 oben); selten oder niemals wurden echte myoklonische Zuckungen bemerkt.

In zwei Fällen von Gehirnabsceß bei Personen, die viele Jahre in Indien verbracht hatten, traten einige Jahre vor den offensichtlichen Symptomen einer lokalen Gehirnkrankheit epileptische Anfälle auf. Der erste Fall, dessen Autopsie verschiedene Abscesse zeigte, hatte vor 10 Jahren Dysenterie, der sich ein Lungenabsceß mit Rippenresektion anschloß, im andern Fall war ein Leberabsceß geöffnet worden.

Die von Hartdegen und Bourneville entdeckte tuberöse Sklerose als Ursache der epileptischen Anfälle ist erst in den späteren Jahren näher bekannt geworden. Aus der Literatur[1] macht es uns den Eindruck, daß die tuberösen Knorpel im Gehirn nur in wenigen Fällen die Ursache der epileptischen Anfälle sind; denn deren Auftreten unterm Einfluß von Alkohol und

---

[1] van Bouwdijk Bastiaanse, F. S.: Tubereuse Sclerose. Diss., Utrecht 1922.

der Menstruation läßt sich ebenso gut erklären, wenn man die allgemein mit ihnen verbundene Intoxikation, resp. endokrine Störung (Bolten), als direkte Ursache ansieht.

Vorläufig haben wir noch keinen Anlaß, mit Geitlin[1]) anzunehmen, daß die tuberöse Sklerose eine mehr als beschränkte Rolle beim Entstehen der Epilepsie spielen soll.

§ 14. Traumatische Kriegsepilepsie.

Beruhen die oben dargelegten Beobachtungen und die erzielten Ergebnisse und vor allem die daraus gezogenen Folgerungen ausschließlich auf traumatischer Epilepsie aus Friedenszeit, also Folgen von nicht durchdringenden Verwundungen, so ist es interessant zu erfahren, daß die ausgedehnte Literatur über die traumatische Epilepsie infolge von Schußverwundungen im Krieg diese Schlußfolgerungen bestätigt hat. Redlich[2]), Goldstein, Hauptmann, Aschaffenburg, Poppelreuter, Friedrich, Braun, Eiselsberg, Karplus, Borchardt und Eguchi unter den deutschen Neurologen und Chirurgen verdanken wir diese Studien. Von französischer Seite verfügen wir über die Erfahrungen von Billet[3]) Béhague, de Martel, Leriche usw., von englischer Seite verdanken wir sie Sargent, Gordon Holmes, Mac Ewen und Buzzard.

Die Angaben der Neurologen unter diesen Autoren (wie Redlich, Béhague usw.) haben deshalb einen um so größeren Wert, als diese sich auf ein sehr intensives Studium der betreffenden Fragen, jedenfalls der Epilepsie, schon vor dem Kriege stützen konnten. Die Ergebnisse dieser Untersucher konnten in merkwürdiger Weise die schon früher über traumatische Friedensepilepsie erlangte Einsicht bestätigen.

Daß nach Redlich Psychismen oder epileptische Psychosen und Äquivalente bei der traumatischen Epilepsie infolge Schußverwundung selten auftraten, stimmt vollständig mit der oben dargelegten Ansicht überein (siehe S. 352 unten und 360, Zeile 21); nur zeigte dessen Fall VIII, wo die Mutter eine Psychopathin war, eine starke psychische Störung. Dort, wo Stimmungsänderungen und Traumzustände vorkommen, haben sie nach Porot denselben Charakter wie bei echter Epilepsie. Mit Recht weisen diese Autoren darauf hin, wie sehr viele Chirurgen den anatomischen Faktoren, die hier im Spiel sind, wie Splitter, Infektion, Verwachsung der Dura, Cysten, mit Unrecht nicht Rechnung tragen, und anderseits dem unbedeutenden Faktor, der die Deckung des Defektes doch eigentlich ist, eine viel zu wichtige Rolle für den Verlauf der Krankheit zuschreiben.

Schon vor 25 Jahren erkannten Kocher und Horsley richtig, daß jede Bedeckung vom Übel ist, und niemals haben wir als deren Schüler, uns gezwungen gesehen, eine aseptisch gemachte Schädelöffnung mit Fett, Fascie oder einem fremden Körper zu decken. Kein Wunder, wenn Manasse u. a. nach einer gut gelungenen Deckung zum erstenmal epileptische Anfälle auf-

---

[1]) Geitlin: Journ. of the Americ. med. assoc., 1923, S. 1482.
[2]) Redlich: Zeitschr. f. d. ges. Neurol. u. Psychiatrie, Bd. 1919, S. 1—100.
[3]) 30me Congrès de Chirurg. 1921, Strasbourg, S. 23—205.

treten sahen! — Mit Béhague[1]) und Cestan finden die meisten Autoren, daß Epilepsie bei ungefähr 10 vH der Schädelverwundungen auftrat.

Alle Untersucher sind sich darüber einig, daß die parietalen Schußwunden dabei weit (55 vH) die der andern Zonen überwiegen. Nach Béhague sollen die Patienten 18 Monate nach dem Trauma nur noch zu 4 vT in der Gefahr schweben, epileptisch zu werden.

Im Laufe des Krieges ist das Interesse für die Frage der traumatischen Epilepsie merklich gestiegen. Im Anfang war es erstaunlich, wie wenige Neurologen und Chirurgen sich mit diesem Gegenstand der Neurochirurgie befaßt hatten.

Es steht übrigens außer Zweifel, daß die Kriegsbeobachtungen auf mehrere neurologische Probleme ein sehr willkommenes Licht geworfen haben. Namentlich kam man zur Klarheit über die vestibularen Störungen bei frontalen Affektionen[2]) und wurden die segmentalen Gefühlsstörungen bei corticaler Verletzung bestätigt[3]). Auch das vielfache Entstehen, oder vor allem die Wiedererweckung von zum Stehen gekommener, nicht traumatischer Epilepsie bei den Kriegern hat zu ausgedehnten Erörterungen Anlaß gegeben.

Zu welchen unrichtigen Folgerungen diejenigen der Untersucher gelangten, welche die zahlreichen, nicht traumatischen Epilepsiefälle im Krieg zu beurteilen hatten und deren Arbeit sich nicht auf ein vorheriges, gründliches Studium des Gegenstandes gründete, ist hieraus ersichtlich, daß der Umstand, daß ein Anfall im Anschluß an eine Erregung auftrat, von manchen als „hysterisch" und gegen „epileptische" Anfälle sprechend, angesehen wurde. Im Gegenteil stimmt es ganz mit der Friedenserfahrung überein, daß es in vielen Fällen erst dann zu einem Anfall kommt, wenn der Patient nach einiger Zeit der Anstrengung zur Ruhe kommt und einige Stunden oder Tage von der Front weg war (vgl. S. 243: „Aufregung").

In der Kriegsliteratur über Epilepsie kann man Schritt für Schritt verfolgen, wie die eigentliche Kriegsepilepsie, also ohne Kopfverletzung, immer weniger diagnostiziert wird, weil es sich immer mehr erwies, daß entweder die Patienten schon vorher epileptische Erscheinungen gezeigt hatten (mehr als die Hälfte), oder daß eine bestimmte Veranlagung, sei es auf Grund von Kinderkrämpfen oder auf Grund der Familiengeschichte, angenommen werden mußte.

v. Wagner Jaureggs Kokaineinspritzung, die bei Epileptikern Anfälle hervorruft und nicht bei Hysterie, wird vermutlich nicht lange in Gebrauch bleiben, obwohl im Prinzip das hier angewandte Mittel — eins der zahlreichen epileptischen Mittel, die zur Untersuchung der Toleranz benützt werden können, in Übereinstimmung mit den experimentellen Erfahrungen über gegenseitige Summierung reflexverstärkender Mittel (u. a. S. 81 („Epikrise"), S. 252 oben und 309 oben und 364 oben) — nicht ohne weiteres abzuweisen ist. Schon bei den Griechen (Schule der Methodiker) wurden die Patienten Rauch und Kohlendampf ausgesetzt, da sie erwarteten, daß ein Anfall auftreten würde, wenn Epilepsie vorhanden wäre (z. B. beim Ankauf von Sklaven)[4]).

---

[1]) Béhague: Congrès de Neurol., 1921, Paris.
[2]) Vgl. Brain, Vol. 45, S. 469. 1922.
[3]) Neurolog. Zentralbl., 1916, S. 831, ferner Goldstein u. a.
[4]) Bauman, E. D.: De heilige ziekte, S. 186. Rotterdam: Nijgh und van Ditmar, 1923.

Rapuc gibt an, daß in 60 vH der Fälle von Kriegsepilepsie die Anfälle unter Behandlung verschwinden, viel weniger aber die Äquivalente — eine Erfahrung, die auch nicht (vgl. die fraglichen Kapitel) von der bei gewöhnlicher Epilepsie erlangten Einsicht abweicht.

XV. System der Epilepsie-Bekämpfung und -Behandlung.

Unter Auspizien der Internationalen Liga gegen Epilepsie ausgeführte Untersuchungen über die Frequenz der Krankheit und ihre Behandlung in verschiedenen Ländern. Ergebnisse der christlichen Wohltätigkeit und der American Association. — Bedeutung der zentralen Einrichtungen für Epilepsie-Behandlung und -Untersuchung. Patronate und „Fieldworker". Hausversorgung. Zusammenarbeit von Regierung und bestehenden Vereinigungen.

Das erste Ziel der 1908 in Budapest anläßlich des internationalen Ärztekongresses gegründeten Internationalen Liga gegen Epilepsie war: von den in verschiedenen Ländern zur Bekämpfung des Übels angewandten Systemen eine Übersicht zu erlangen. So kommt es, daß in den 5 schon erschienenen Bänden des Ligaorgans 1909—1914 in zahlreichen Abhandlungen und Berichten über die Ergebnisse Auskunft erteilt wird. Es erwies sich, kurz gesagt, daß man nur in den Vereinigten Staaten von einem „System" reden kann, d. h. von einer koordinierten Zusammenarbeit verschiedener Staats- und Gemeindeeinrichtungen für das eine Ziel, dem Entstehen der Epilepsie vorzubeugen, dem Kranken rechtzeitig die Möglichkeit zu bieten, die Krankheit zum Stillstand zu bringen und schließlich die epileptischen Patienten in dazu passenden Kolonien dauernd zu versorgen (Mitteilungen hauptsächlich von Shanahan[1]) und Munson[2])). Für England verdanken wir Statistiken und Angaben A. Turner[3]), für Ungarn J. Donath[4]), für Deutschland O. Hebold[5]), für Niederland Deenik[6]), Burkens und Bonebakker[7]), für Schweden A. Petren[8]), für Dänemark A. Sell[9]). Die Mehrzahl der Berichte war im Namen der inzwischen in den einzelnen Ländern errichteten nationalen Ausschüsse veröffentlicht.

Welches war das gesamte Ergebnis aller dieser durch die Liga hervorgerufenen Berichte? Erstens, daß ohne Ausnahme in allen erwähnten Ländern ein großes Interesse für die Behandlung der Frage, wo die älteren Epileptiker untergebracht werden müssen, vorhanden war.

M. a. W. in allen Ländern empfanden die Fachgenossen, daß hier ein Problem zu lösen war, und daß nur die ersten Schritte dazu gemacht worden sind. Die Ehre dieser Initiative gebührt in Europa (England, Deutschland, Niederland) der christlichen Wohltätigkeit, in den Vereinigten Staaten der

---

[1]) Shanahan, J.: Epilepsia III, S. 153, 1912 und IV, 119, 1913.
[2]) Munson, J. J. F. M.: Epilepsia III, S. 36, 1912.
[3]) Turner, O.: Epilepsia II, S. 274, 1910, und IV, S. 369, 1913.
[4]) Donath, J.: Epilepsia II, S. 217, 1910.
[5]) Hebold: Epilepsia I, S. 235, 1909.
[6]) Deenik: Epilepsia II, S. 281, 1910.
[7]) Burkens und Bonebakker, Epilepsia II, 1910, S. 287.
[8]) Petren, A.: Epilepsia II, S. 900, 1910.
[9]) Sell, A.: Epilepsia III, S. 78, 1911.

mächtigen, seit 40 Jahren tätigen Association for the care and treatment of the epileptics.

Es wird allgemein anerkannt, daß, außer in den Vereinigten Staaten und zum Teil in England und Holland, die noch nicht dementen Epileptiker nur allzu oft in den Irrenanstalten untergebracht werden, was — außer für die veralteten dementen Patienten — natürlich keine Lösung ist. Es wurde zugegeben, daß das alles beherrschende Problem, dasjenige einer passenden Behandlung beginnender Epileptiker, kaum noch ein Problem war.

In mehreren Ländern herrschte übrigens noch eine bemerkenswerte Unkenntnis des Umfanges der Frage, d. h. der Anzahl Epileptiker unter der Bevölkerung. Der Vorstand der Liga hielt es für angebracht, zugleich wegen der didaktischen Bedeutung, die Anzahl Epileptiker in den einzelnen Ländern feststellen zu lassen. Durch den Ausbruch des Krieges wurde in den meisten Ländern die Kommissionsarbeit unterbrochen, und nur in den kleineren Ländern, nämlich die Schweiz (Amman) und Holland lieferten Berichte ein.

Man war allerdings zu der Erkenntnis gekommen, daß diese Feststellungen keineswegs eine leichte Arbeit sind, schon deshalb nicht, weil die Grenze des Begriffes „Epileptiker" stark wechselt und mit dem Fehlen einer praktisch brauchbaren Definition des Begriffes zusammenhängt (siehe S. 167 und 234). Das alles verhinderte nicht, daß für ein Land mit vorbildlich ausgefüllten Zählkarten für die Volkszählung und Statistik (Schweiz) und für Holland, wo die Mitwirkung von Ärzten stattfindet, die als einzige Praktiker eine scharf umgrenzte Zahl Einwohner (einer Insel oder eines weit abgelegenen Dorfes) gut kannten, man den Prozentsatz der Bevölkerung auf 3—4 vT der Einwohner schätzte.

Der Behandlung von sekundären Fragen: die Erziehung epileptischer Kinder, die Einrichtung des damals schon in den Vereinigten Staaten entwickelten Systems der „Fieldworker"[1]) wurde kaum Aufmerksamkeit zuteil. In England und Wales, wo das Interesse für die epileptischen Schulkinder lebendig war (Mac Callum[2]), Mac Dougall; Weigandt[3]) und Berkhan in Deutschland), bekam nur 1 von 12 epileptischen Kindern einen gehörigen Unterricht. — In Amsterdam war 1906 u. a. durch die Initiative von Frau van Deventer-Stelling ein Patronat für den Nachweis passender Arbeitsstellen an anfallfrei gewordene Anfallkranke (Epilepsie-Nachbehandlung) errichtet worden.

Obwohl also der große Krieg die verschiedenen nationalen Ausschüsse hinderte, auf Grund des in den jährlichen Versammlungen der Liga erwachsenen Bewußtseins, daß hier dringend Abhilfe zu schaffen war, zu einer grundlegenden Aktion zu kommen, so steht doch fest, daß man infolge des Gedankenaustausches zu einer gewissen „communis opinio" über ein System, das in den

---

[1]) Besonders dazu ausgebildete weibliche Beamte von Anstalten für Anfallkranke, die die Patienten und ihre Familie besuchen und infolgedessen einerseits für eine genaue statistische Untersuchung (Weeks) viel leisten konnten und wenn die beobachteten Patienten nach Hause gegangen waren, anderseits durch deren Nachbehandlung (after care) große Dienste erwiesen.

[2]) Callum, Mc.: British med. Journ., 1908, S. 611.

[3]) Weigandt, W.: Psychiatr.-neurol. Wochenschr. 1919, Nr. 27—29.

einzelnen Ländern die Probe einer breiteren Anwendung erforderte, gelangt war.

Dieses erwünschte System schließt sich nicht dem in Amerika herrschenden Gedanken an, wo viele die Erwartung hegen, daß man durch Isolierung der Epileptiker und Schaffung eines menschenwürdigen Daseins (fast jeder Staat hatte unterm Einfluß der Assoziation seine eigne „colony" eingerichtet) auf die Dauer gelingen wird, die Krankheit zu überwinden. Denn — so dachte man — auf diese humane Weise sei der Fortpflanzung der Krankheit durch Erblichkeit so gut wie vorgebeugt; wobei man aber nicht beachtete, daß es so viele andere Ätiologien gibt, die keineswegs dem Einfluß dieser Isolation unterlagen! Es sei inzwischen anerkannt, daß es diesem unserseits nicht gehegten Optimismus gelungen war, die schönen Kolonien ausschließlich für nicht oder wenig demente Epileptiker ins Leben zu rufen.

Auch war das vorgeschlagene System nicht auf der pessimistischen Anschauungsart gegründet, die in den Diskussionen der deutschen Kollegen zum Ausdruck kam. Man war hier zu einem dem amerikanischen Plan entgegengesetzten Gesichtspunkt gelangt, nämlich daß man die auf dem Lande zu errichtenden Anstalten für Epileptiker, zugleich, wenigstens für $1/3$, für gewöhnliche Irrsinnige anpassen mußte, nicht am wenigsten auch um den Wünschen der Ärzte und der Notwendigkeit einer Erziehung von Pflegepersonal entgegenzukommen. Zugleich wünschte man den betreffenden Anstalten eine Abteilung für geistig normale Kranke, ein Sanatorium anzugliedern (Fürstner)[1].

Es macht uns den Eindruck, daß in den auf den jährlichen Versammlungen der Liga geführten Diskussionen sich die folgenden Förderungen für eine gehörige Epilepsieversorgung bei den meisten Fachkundigen zu bilden anfingen.

1. Es muß für jeden Komplex von 10 Millionen Einwohnern, am besten in einer Hauptstadt, ein zentrales Krankenhaus errichtet werden, das als Mittelpunkt für die Epilepsie-Untersuchung dient und wo geeignete Spezialisten ihre — hauptsächlich im Anfangsstadium befindlichen — Epileptiker behandeln können. Einem derartigen Krankenhaus sind Polikliniken, ein Laboratorium, eine Beobachtungsabteilung für forensische Fälle, eine Ausbildung mit besonderem Diplom von Pflegepersonal und von „Fieldworkers" für die Nachbehandlung, Kurse für Familienmitglieder von Epileptikern, Organisation der Erziehung von epileptischen Schulkindern usw. angeschlossen. In einigen Beziehungen konnte das National Hospital for Epileptics und Paralytics in London diese Aufgabe übernehmen, doch schien das Interesse der dortigen Ärzte größtenteils durch die gelähmten Patienten in Anspruch genommen zu sein. Nur in einer ausschließlich oder hauptsächlich für epileptische Patienten bestimmten Einrichtung — so lehrt die Erfahrung — werden diese Kranken nicht als minderwertig behandelt und genießen sie die Fürsorge, zu der sie berechtigt sind.

Selbst unter günstigen Umständen wurden die großen Schwierigkeiten der Behandlung der Krankheit im Anfang erkannt; nur wurde weitgehende Individualisierung, intensive Beschäftigung besonders ausgebildeter Ärzte mit

---

[1] Fürstner: Arch. f. Psychiatrie, Bd. 33, S. 240. 1900.

den Kranken, im allgemeinen für nötig gehalten, woraus der Wunsch, mehrere Fachleute zuzulassen, entsprang, wie sich dies in England und Amerika schon seit Jahren, auch in andern spezialistischen Einrichtungen, als eine sehr ausführbare Art von Arbeitsteilung erwiesen hat, die den Patienten, wie auch dem Fortschritt unseres Wissens in hohem Maße zugute kommt. Wenn es anderswo empfehlenswert ist, den Patienten wenigstens einige Freiheit bei der Wahl des Arztes zu lassen, ebenso wie es den Ärzten gegenüber richtig ist, so ist in diesem Fall, in einem System intensiver Epilepsiebekämpfung, die Zulassung mehrerer Ärzte eine unabweisbare Bedingung. Denn Epilepsiebekämpfung im Anfang bedeutet einmal eingehendes Individualisieren, wobei der Arzt sich in die Lebensumstände des Kranken mehr einarbeiten muß, als es bei irgend einer anderen Art von Kranken der Fall ist. Mehr als eine beschränkte Zahl beginnender Krankheitsfälle gut zu behandeln, ist dem einzelnen unmöglich.

2. Für denselben Einwohnerkomplex wird draußen eine Kolonie eingerichtet, nach dem Beispiel der Craig-colony, im Staate New York, ausschließlich oder fast ausschließlich für nicht oder nur wenig geisteskranke Epileptiker. Hier wird die Mehrheit der Patienten im Freien zur Feldarbeit veranlaßt, es wird Sport getrieben, auch hier soll ein Zentrum für Epilepsie-Studium ausgebaut werden.

3. Für die dementen Epileptiker wird in den Irrenanstalten ein Unterkommen besorgt, am liebsten in abgesonderten Abteilungen.

Fragen wir uns jetzt, 10 Jahre später, jetzt, wo unser Weltteil von der Last nicht abzuschließenden Budgets gebeugt ist und die Parole Sparsamkeit und Zweckmäßigkeit immer wieder zu hören ist, fragen wir uns jetzt, ob dieses in andern, besseren Zeiten aufgestellte Schema in absehbarer Zeit verwirklicht werden kann, so kann niemand, so optimistisch er auch sei, dies in Europa für möglich halten. Es ist also Grund vorhanden, weiter zu fragen, welche Änderungen in diesem Plan angebracht werden müssen, wenn wir den jetzigen Umständen, der im Krieg gewonnenen Erfahrung und den Ergebnissen der modernen Epilepsie-Untersuchng Rechnung tragen.

Hierbei muß darauf hingewiesen werden, daß sich in den Kriegsjahren mit ihrer Wirkung von physischer und geistiger Erschöpfung die Zahl der Epileptiker (abgesehen von den traumatischen Epileptikern), die der Unterstützung bedürfen, um Tausende, nach Claude um Zehntausende vermehrt haben; wobei vor allem die romanischen Länder benachteiligt sind, weil die Versorgung der Epileptiker dort vor dem Krieg noch zu wenig entwickelt war. Andererseits haben die zahllosen Fälle von Kriegsepilepsie allerhand klinische Fragen zu einer gewissen Lösung gebracht, und uns zu verschiedenen Untersuchungen Anlaß gegeben, die uns zwingen, die Grundlage der genuinen Krankheit vielmehr in einem besonderen Chemismus zu suchen; in einem durch die häufige Wiederholung pathologisch gewordenen Charakter von normalen Reflexen, und zwar derart, daß die seit Hippokrates' Zeit immer für möglich gehaltene Reversibilität des Krankheitsprozesses, das Abschwächen in gewissem Sinne bis zur Heilung (Schroeder van der Kolk, Herpin) jetzt in ein besseres Licht tritt, als wenn man noch allgemein in anatomischen Änderungen des Gehirns das Substrat der Krankheit suchte.

Zur Frage über das beste System der Epilepsiebekämpfung müssen wir uns folgendes immer vor Augen halten: mehr Kranke von allerlei Art in allerlei Stadien, eine hoffnungsvollere Erwartung einer sorgfältigeren individuellen Behandlung; doch eine größere Einschränkung der zu erwartenden Hilfsgelder der öffentlichen Körperschaften — denn jetzt scheint in Europa die Zeit der großen Dotationen für humanitäre Zwecke für längere Zeit vorüber zu sein.

Wenn man alle diese Umstände in Betracht zieht, so sind wir der Ansicht, daß auf die erste Forderung: ein zentrales Institut für Epilepsiebehandlung und -studium, am allerwenigsten verzichtet werden kann. Denn hier wird das Übel — das Vegetieren von tausenden und abertausenden chronischen Kranken auf Kosten der Gemeinschaft — an der Wurzel angegriffen; hier — so lehrt die Erfahrung von mehreren Ärztegenerationen, von Boerhaave, Herpin, Schroeder van der Kolk, Gowers, Binswanger, Redlich und von den nicht allzu dichten Reihen der jüngeren Neurologen —, hier haben wir im Anfang der Krankheit die Möglichkeit, in vielleicht einer Mehrzahl der Fälle die weitere Entwicklung der Krankheit aufzuhalten; hier konzentriere sich also auch die Arbeit der Spezialisten, verfüge man über die nötigen Hilfsmittel für die Ausübung von Ärzten und Pflegepersonal. Es ist nur eine wohlverstandene Sparsamkeit, die im Vermeiden der späteren großen Aufgaben für dauernde Verpflegung der einmal chronisch gewordenen Anfallskranken steckt, vorausgesetzt, daß das fragliche Krankenhaus in der Tat den oben angedeuteten Anforderungen entspricht und der Gedanke bei den Hausärzten wie auch beim Publikum, ebenso wie es jetzt mit der Tuberkulosebehandlung der Fall ist, Eingang findet und man in den Anfang der Krankheit den Schwerpunkt seines Interesses verlegt.

Was die zweite Forderung anbelangt (Kolonien für nichtdemente Epileptiker), so erheischen hier die Zeitumstände eine sorgfältige gemeinsame Überlegung von Fachleuten und Behörden. Zweifellos entsprechen bei uns die Einrichtungen auf religiöser Grundlage einem großen Bedürfnis und verdienen jegliche Unterstützung, vorausgesetzt, daß sie von einem weitsehenden, von Fachleuten beratenen Vorstand geleitet werden. Diese Einrichtungen für chronische, nichtdemente Kranken, werden um dem Platzmangel vorzubeugen, in großem Maßstab von der Familienverpflegung Gebrauch machen müssen, wie vorausschauende Männer, wie van Deventer, A. Marie, Meeuws und andere schon längst empfohlen haben. Auch das amerikanische System von „Fieldworker", Pflegerinnen für die Nachbehandlung, wird bei uns ausgebaut werden müssen.

Was die dritte Forderung betrifft, die abgesonderten Abteilungen in den Irrenanstalten, so würde man unserer Ansicht nach davon nur absehen können, wenn die letzte Methode, diejenige der deutschen Psychiater Gaupp, Binding und Hoche zur Beschränkung der Pflegebedürftigen, Bestätigung, Eingang und Anwendung unter der schärfsten fachmännischen Aufsicht finden könnte. Bonhoeffer sieht jedoch in der Vernichtung des Lebens — unwerten Lebens nur wenig Heil, speziell der Epileptiker. Es weist dabei hin auf den Befund

Collins, der unter den 197 Kindern von 78 Epileptikern nur 5 Epileptiker feststellte.

Wir fragen uns: wem muß es zugeschrieben werden, daß sogar in den in dieser Beziehung am weitesten fortgeschrittenen Ländern, wie den Vereinigten Staaten, England, den Niederlanden, doch eigentlich noch immer nicht von einer effektiven praktischen Bekämpfung der beginnenden Epilepsie die Rede ist? diese wenigstens so sehr hinter der Tuberkuloseversorgung zurückbleibt, obwohl die Aussichten im ersten Fall soviel günstiger und mit weniger Kosten zu erreichen sind? Und das, obwohl schon Herpin und Schroeder van der Kolk und eine Anzahl Jüngere darauf hinweisen, daß im Anfang die verfügbaren Mittel reichlich genügen, um die Entwicklung der Krankheit in weitaus den meisten Fällen zu verhindern!

Die Antwort muß unserer Ansicht nach wie folgt lauten: Das erste Hindernis ist der Volksglaube, der, wie ein Nachklang aus längst vergangenen Zeiten, als die geheimnisvolle Krankheit einer Art Besessenheit zugeschrieben wurde, auch jetzt noch den Stempel der „Unheilbarkeit" auf alle mit der Krankheit zusammenhängenden Erscheinungen drückt (Baumann). Diese fatale Einsicht gilt in ihrem Ganzen, doch auch in ihren Einzelheiten. „Einmal aufgetretene epileptische Erscheinungen kommen immer wieder vor; die Psychose, wie sehr sie auch epileptischer Natur sei, sei vollkommen unheilbar; die Anfälle sind unberechenbar und also nicht zu behandeln; sie treten auch wie ein Donnerschlag bei heiterem Himmel auf!" In der vorliegenden Arbeit wird, so glauben wir, davon so gut wie das Gegenteil bewiesen!

Und zweitens die mutlos stimmende Erfahrung, die von älteren Ärzten nur zu willig auf jüngere überzugehen pflegt: „Man schickt die Patienten zu einem Spezialisten, und nach einiger Zeit ist es wieder dieselbe Geschichte!" Nur Mangel an Erfahrung mit wirklich beginnenden Fällen kann zu solchen Reden führen. —

Wir unsererseits aber hegen die Hoffnung, daß — jetzt wo wir über eine ausführlich begründete Theorie über die Pathogenese der Krankheit verfügen, die das langsame Entstehen auf Grund der uns wohlbekannten physiologischen Prinzipien verständlich macht, und zugleich darauf den Nachdruck legt, daß die chronische Krankheit sich nur entwickeln kann, solange wir Ärzte dazu die Möglichkeit offen lassen —, daß jetzt endlich das passive Verhalten der Ärzte sich in ein aktiveres Auftreten verwandeln möge! Ohne immer wiederholte Aufforderungen zu einer kräftigen Mitwirkung seitens der Hausärzte kann das Ziel nicht erreicht werden; sogar nicht die mit der größten Sorgfalt gewählten Mittel, das Publikum selbst darauf hinzuweisen, daß die übergroße Mehrheit der Patienten geheilt werden kann, wenn sie frühzeitig in Behandlung kommen, daß, wenn die für die Behandlung günstige Zeit vorüber ist, vollständiger Erfolg ziemlich ausgeschlossen ist, was bis jetzt meistens der Fall ist. Mit anderen Worten: die Hilfsmittel sind jetzt gut genug für die beginnenden Fälle; die in Behandlung tretenden Fälle sind durchschnittlich zu weit fortgeschritten, als daß man dabei viel erwarten könnte, daß es die höchste Zeit wird, auch in unserm Land durch das Vermeiden von jeglicher Geheimtuerei und Vertreiben des veralteten, jetzt unmotivierten Pessimismus einen öffentlichen, kräftigen Kampf gegen die Epilepsie zu führen, wie es jetzt schon in Belgien und in Australien für Krebs der Fall ist.

Dieses letzte Mittel ganz beiseite zu lassen, wird nicht möglich sein. Doch dann kann dies — unserer Ansicht nach — nur in Überlegung mit einer Körperschaft, wie dem zentralen Gesundheitsrat und den betreffenden Organen der Niederländischen Gesellschaft zur Förderung der Medizin, angewandt werden.

Eine bleibende Grundlage für ein gutes System von praktischer Epilepsiebekämpfung zu schaffen, wird, unseres Erachtens, in unserm Land erst dann möglich sein, wenn von Reichs wegen die Zusammenarbeit des Zentralen Gesundheitsrats mit der Psychiatrischen und Neurologischen Vereinigung (oder einem Ausschuß dieser letzteren) und mit den beiden bestehenden Vereinigungen gegen Epilepsie zustande gebracht ist, und zwar je eher, um so wirkungsvoller. Caveant consules ...

Erklärung zur Beilage A.

Die Listen 1 und 2 (S. 378—381) illustrieren die Art, auf welche während der klinischen Beobachtung die Aufzeichnungen gemacht wurden. Man sieht auf der Liste 1 das Ausbleiben der Anfälle (—), der Zuckungen (····) und der Kopfschmerzen (|) am 4. Tage nach der Verabreichung der Nitroglycerinlösung beim Patienten Nr. 50 (S. 318). Ebenso zeigt die Liste 2 das Ausbleiben der frequenten Anfälle eine Woche nach dem Jod-Quecksilber-Gebrauch beim Patienten van W. (S. 321). Ein anderer guter Jod-Quecksilber-Fall ist auf der Liste 3 angegeben, doch — um genau zu zeigen, wie die Liste für ambulante Patienten aussieht — auf einer poliklinischen Liste eingetragen. Doch wurde auch dieser Patient für die Jod-Quecksilberkur aufgenommen. Hier steht verzeichnet, daß in der Nacht vom 13. Okt. um 3 Uhr der letzte Anfall (angegeben mit dem Zeichen —) des Patienten P. S. (S. 322) auftrat.

Alle diese Listen sind nämlich auf starkem Papier gedruckt — die klinischen Listen (Liste 1 und Liste 2) geben für 2×4 Wochen Raum, die poliklinische für 2×4 Monate, und zwar derart, daß der Augenblick, in dem der Anfall geschah, durch einen horizontalen Strich genau angegeben werden kann. Ebenso die Zuckungen und andere Erscheinungen. Dies geschieht dadurch, daß sowohl der Raum für den Tag (von 8 Uhr morgens bis zu 8 Uhr abends) als für die Nacht (von 8 Uhr abends bis zu 8 Uhr morgens) durch hellblau gefärbte Striche in 3 Abteilungen geteilt ist, von denen jede eine Periode von 3 Stunden darstellt. Der Drucker sah keine Möglichkeit, dies wiederzugeben. Auf S. 384 findet man ein Beispiel einer Anfallsbeschreibung (J. P., S. 318).

Beilage A.

Nr. 1

Name: J. Pe.... (siehe S. 318).
Wohnung: A.-Straße 36.
Alter: 2 Jahre.
Aufgenommen: 8. April 1909.
Entlassen: 27. Juli 1909.

Diagnose: Myoklonische Epilepsie, mit schweren Anfallsserien, einige Zeit nach Sturz aus dem Stuhl auf den Kopf.

Datum 1909 Monat Mai	Wochen-tag	Anfall tagsüber	Anfall nachts	Schwindel	Gefühlsstörung	Behandlung	Extra-med. (S. 326)	Bettruhe	Temperatur 8 U.	Temperatur 2 U.	Temperatur 8 U.	Puls M.	Puls A.	Zunge	Pupillen	Entleerung	Urin ccm	Urin S.G.	Körpergewicht und Aufzeichnungen
30.	So.	8 U. v. / 8 U. a.	8 U. a. / 8 U. m.		0	½ Zn O-Brot	3 l	■	36,9		37,3			belegt		1			
31.	Mo.	8 U.m. / 8 U. a.	8 U.m.				3 "	■			36,4			l. bel.		4			
Juni 1.	D.	8 U.m. / 8 U. a.	8 U.m.			Liegt stumpfsinnig	2 "	■	37		37,3			l. bel.		1			
2.	M.	8 U. v. / 8 U. a.	8 U. n.			Weiter kein ZnO-Brot R. solut. nitroglyc. 0,5 aq. 500, 3 × tägl. 1 Teelöffel	2 "	■			36,7			l. bel.		1			2 l Pulv. liq. comp.
3.	Do.	8 U.m. / 8 U. a.	8 U.m.			Beim Ausbleiben der myoklonischen Zuckungen tritt beim Spielen usw. eine quasi-choreiforme Ataxie zutage	2 "	■			37,1			gut		3			
4.	Fr.	8 U.m. / 8 U. a.	8 U. a.				2 "	■			37,4	120		belegt		1			
5.	S.	8 U. a. / 8 U. a.	8 U.m.				2 "		37		37,1			gut		2			135 p.

System der Epilepsie-Bekämpfung und -Behandlung.

6.	So.	8 U.m. / 8 U.a.			36,9	36,5	belegt	2
		8 U.a. / 8 U.m.						
7.	Mo.	8 U.a. / 8 U.m.	Zuckungen in beiden Armen	2 "	37	37,3	1. bel.	2
		8 U.m. / 8 U.a.						
8.	D.	8 U.a. / 8 U.m.	Milchdiät, abgesondert	2 "	36,9	37	belegt	7
		8 U.m. / 8 U.a.						
9.	M.	8 U.a. / 8 U.m.	0 Erbrechen, kein Appetit	2 "	37	36,7	belegt	
		8 U.m. / 8 U.a.						
10.	Do.	8 U.a. / 8 U.m.	Arg lästig	2 "	36,9	37	gut	
		8 U.m. / 8 U.a.						
11.	Fr.	8 U.a. / 8 U.m.	Tut seltsam	2 "	37,4		142 belegt	
		8 U.m. / 8 U.a.						
12.	S.	8 U.a. / 8 U.m.		4 "				
		8 U.m. / 8 U.v.						

Erklärung der Zeichen.

.... = Einzelzuckungen.   — = Bewußtseinsverlust | = Kopfschmerzen.
▬▬▬ = große Anfälle.

Die Zeichen werden so angebracht, daß die Stelle zugleich die Stunde des Tages (8 U. v. bis 8 U. a.) oder der Nacht (8 U. a. bis 8 U v.) andeutet.

Die Zahl in der Spalte „Entleerung" gibt an, wieviel mal diese an diesem Tage stattfand.

Nr. 2

Name: A. v. W. (siehe S. 321).
Wohnung: B.-Straße.
Alter: 8 Jahre.
Diagnose: Epilepsia minor, nach jahrelanger Enuresis nocturna, nach Encephalitis(?) im 3. Lebensjahre.

Aufgenommen: 12. Dezember 1906.
Entlassen: 8. April 1907.

Datum 1907 Monat Januar	Wochentag	Anfall tagsüber	Anfall nachts	Schwindel	Gefühlsstörung	Behandlung	Bettruhe	Temperatur 8 U.	Temperatur 2 U.	Temperatur 8 U.	Puls M.	Puls A.	Zunge	Pupillen	Entleerung	Urin ccm	Urin S.G.	Körpergewicht
20.	So.	8 U. v. / 8 U. a.	8 U. a. / 8 U. m.		0	Zn O-Brötchen + 4 l. E I. Schlecht geschlafen	▬	37,2		36,9			gut		1			
21.	Mo.	|||||				Stiche im Bauch, ist schwindlig	▬	36,3		36,7		90	l. bel.		1			
22.	D.	|||||				Schlecht geschlafen	▬	36,7		36,5		84	l. bel.		1			
23.	M.	|||||				"	▬	36,6		36,5		83	l. bel.		2			
24.	Do.	|||||			0	"	▬	37,1		36,9		88	belegt		1			
25.	Fr.	|||||				"Brom-Borax-Brot + 4 l. E I	▬	36,3		37		90	belegt		1			
26.	S.	8				Kopfschmerzen, schlecht geschlafen	▬	37,6		37,1		90	l. bel.		1			27,5
27.	So.	11				Kopfschmerzen, schlecht geschlafen	▬	36,3		36,7			belegt		1			
28.	Mo.	45			0	Kopfschmerzen, schlecht geschlafen	▬	36,6		36,2		82	belegt		1			

System der Epilepsie-Bekämpfung und -Behandlung.

				28,5							28			
	1	3	1	4	3	1	2	2	1		1	1	1	2
	belegt	belegt	belegt	l. bel.		belegt	belegt	l. bel.	belegt		belegt	belegt	gut	l. bel.
	86	82	94	88	94		110	128	124		86		80	104
	36	36,5	36,7	36,5	36,6	36,7	36,4	36	36,2		36,4	36,4	36,2	36,3
	36,2	36,9	36,2	36,9	36,8	36,1	36,6	36,5	36,2	36,1	37,1	36,6	36,6	36,2
			Weiter kein Brom-Brot, sondern Pil. c. jodat. hydrarg. 25 mg und J. kal. 22,5 : 500, 3 l. pro Tag					Wiederholtes Erbrechen	Erbrochen. Schmerz im Mund	D-Brot (Lactat. zinci 150 mg / Oxyd. zinci 220 mg / Bicarb. nat. 2,2 g / Brom. kal. 1,9 g) + 3 l. E II	2 Stunden auf	2 Stunden auf		2 Stunden auf
		0			0					0				
	19	14	50	20	19	22	15	22	16					
	D.	M.	Do.	Fr.	S.	So.	Mo.	D.	M	Do.	Fr.	S.	So.	Mo.
29.	30.	31.	Febr. 1.	2.	3.	4.	5.	6.	7.	8.	9.	10.	11.	

382 Die epileptischen Störungen beim Menschen und ihre Behandlung.

Name: P. S. (siehe S. 322)   Alter: 25 Jahre.   Wohnung: C.- Straße, Haag.   Jahr: 1907.   Nr. 3
1 C Brot pro Tag.

Datum 1907	Wochentag	Anfall tagsüber	Anfall nachts	Extra	Entleerung	Aufzeichnungen
Aug. 25.	So.	8 U.m. ⋮ 8 U. a.	8 U. a. 8 U. m.		1	
26.	Mo.	—			1	Bauchschmerzen
27.	D.	⋮⋮⋮⋮			1	Schwindlig
28.	M.	⋮⋮⋮			2	
29.	Do.	⋮⋮			1	
30.	Fr.	—			1	Gew. 57,3
31.	S.	‖‖			1	
Sept. 1.	So.				2	1 D-Brot
2.	Mo.	‖‖‖‖			2	

Datum 19	Wochentag	Anfall tagsüber	Anfall nachts	Extra	Entleerung	Aufzeichnungen
15.	So.	—			1	
16.	Mo.	‖‖‖‖			1	
17.	D.				2	
18.	M.				1	
19.	Do.	‖‖‖ ⋮	⋮		1	
20.	Fr.	—			0	
21.	S.				1	
22.	So.	⋮			1	
23.	Mo.				1	

Datum 19	Wochentag	Anfall tagsüber	Anfall nachts	Extra	Entleerung	Aufzeichnungen
6.	So.				3	Keine Pillen weiter
7.	Mo.			EII	2	Halsschmerzen
8.	D.			3	5	Mundschmerzen
9.	M.			3	2	"
10.	Do.			3	3	"
11.	Fr.			3	2	"
12.	S.			3	2	"
13.	So.	⋮⋮⋮⋮	—	3	1	"
14.	Mo.			4	2	"

System der Epilepsie-Bekämpfung und -Behandlung.

"	"	Bauch-schmerzen	Bel. Zunge	"							Gew. 58,61
1	2	1	2	1	2	2	2	1	2	2	3
3	3	3	3	3	3	3	3	3	3	3	3
D.	M.	Do.	Fr.	S.	So.	Mo.	D.	M.	Do.	Fr.	S.
15.	16.	17.	18.	19.	20.	21.	22.	23.	24.	25.	26.
Ende E-Brot 3 Pill. Hg. J. Anfang	Bel. Zunge		Gew. 56,4			Mund-schmerzen	Bauch-schmerzen	Mund-schmerzen	Bauch-schmerzen	Erbrochen	Backen-schmerzen
2	2	1	2	2	2	3	2	5	5	1	4
D.	M.	Do.	Fr.	S.	So.	Mo.	D.	M.	Do.	Fr.	S.
24.	25.	26.	27.	28.	29.	30.	Okt. 1.	2.	3.	4.	5.
	Bel. Zunge					Stumpfsinnig		E-Brot			
0	1	1	1	1	0	1	1	1	1	1	1
D.	M.	Do.	Fr.	S.	So.	Mo.	D.	M.	Do.	Fr.	S.
3.	4.	5.	6.	7.	8.	9.	10.	11.	12.	13.	14.

Beschreibung eines Anfalls.

Name des Patienten: J. P. [S. 318]. Lebensalter: 2 Jahre. Datum: 20. April 1909.

1	Zustand vor dem Anfall. Schlafend, erwacht, reizbar, schläfrig, Stimmung vorher? [gedrückt, aufgeweckt, lästig]. Gingen andere Erscheinungen voran? Gefühlsstörungen? Konstipation: häufiges Urinlassen.	7½ morgens. Der Patient hat alle Tage unzählige Zuckungen und ist leicht benommen.
2	Warnung. Wenn vorhanden, beschreibe die Empfindung, genau wo sie anfängt und wie sie verläuft, Geruch- oder andere Sinneshalluzationen.	Nachts vor dem Unfall hat er unruhig geschlafen.
3	Anfang. Plötzlich oder langsam.	Plötzlich.
4	Schrei.	Nein.
5	Gesichtsfarbe. Rot, blau, gewöhnlich, blaß.	Gewöhnlich.
6	Bewegungen, wenn vorhanden. Starre, von Zuckungen gefolgt? Welche Art von Bewegung? In welchem Körperteil, Gesicht, Arm oder Bein? Rechts oder links? Welcher Körperteil am ersten? Folgen die Zuckungen erst schneller, später langsamer aufeinander? Drehen, Rollen, in einem Kreis herumlaufen, Stampfen, Raufen.	Patient war mit Defäkation beschäftigt, fiel plötzlich vornüber, so daß ich ihn noch gerade vor dem Sturz auffangen konnte. Erst glaubte ich, es sei eine Zuckung, doch, zu Bett gelegt, erwies es sich als ein Anfall. Er zuckte mit Händen und Füßen beiderseits zugleich, doch nach l. gewandt, und blinzelte mit den Augen. Die Zuckungen dauerten in der r. Hand und im r. Bein noch eine Weile nach. Nach dem Anfall war der Kopf nach l. gewandt.
7	Wenden von Kopf und Augen. Wenn vorhanden, nach welcher Seite hin? Zuckungen von Kopf und Augen? Nach rechts oder links?	
8	Beißen in die Zunge?	Nein.
9	Enuresis oder Defäkation?	Ja.
10	Pupillen-Reaktion auf Licht? Cornea-Reflex.	Während des Anfalls reagierte er auf nichts, während man nachher ein schnarchendes Geräusch hörte. Pupillen vergrößert und Cornea-Reflex nicht vorhanden.
11	Puls- und Atmungsfrequenz während des Anfalls?	Puls 110.
12	Dauer der Bewegungen.	
13	Schmerzempfindlichkeit nach dem Anfall. Untersuche Brust, Hände und Füße! An welcher Seite, an welchem Körperteil wird der Schmerz zuerst angegeben?	
14	Symptome nach einem Anfall. Kopfschmerzen, Schwindelzustände, Erbrechen, nachbleibende Schwäche in Arm oder Bein, seltsames Benehmen, Flocken-Pflücken, Schwatzen; Herumlaufen, Rollen oder Fallen nach einer Seite hin. Falls Schlaf erfolgt, wie lange dauert er? Wie lange nach einem Anfall wird Schmerz infolge Verwundung [Zungenbiß!] zuerst empfunden?	Nach dem Anfall schlief der Patient weiter. Nach einiger Zeit erwachend, schaute er stumpfsinnig um sich herum und hatte den ganzen Tag hindurch Zuckungen. Schwester Siestrop.
15	Wenn vorhanden, unter welcher Form zeigen sich psychische Äquivalente? Verwirrung, Angstzustand, seltsame Handlungsweise, Erregbarkeit, gewalttätiges oder unsittliches Auftreten, Ekstase.	
16	Bis wie lange vor der Entladung kann der Patient sich an alles deutlich erinnern?	

Beilage B.
Kurpfuschermittel gegen Epilepsie.

Bei fast allen ist die Basis Bromkali; verschiedene Muster derselben Packung pflegen bedeutende Unterschiede im Bromgehalt zu zeigen. Man gibt sich also nicht die Mühe, den Inhalt gleichmäßig zu halten, was an sich für den Patienten eine Gefahr bedeutet. Die Analyse wurde dem von Dr. E. J. Abrahams zusammengestellten Rotbuch der „Vereinigung gegen Kurpfuscherei" entnommen, in dem auch das genaue Datum der Veröffentlichung in den Jahrgängen der holländischen „Zeitschrift gegen Kurpfuscherei" angegeben wird.

	Jahrgang	Nr.
Anti-épileptique Uten	XIX	II
Bromkali 12%		
Kalk		
Flüchtiges Öl		
Grüne Anilinfarbe		
(Frau A. C. Alblas Sorber).		
Anti-épileptique Uten	XXXIV	
Grüngefärbte Bromkalilösung		
Ingwertinktur		
(Maandblad centrale gezondheidsraad, Dez. 1913).		
Auxilium Orientalis	I	
Rotgefärbter Zucker		
Bromkali		
Dr. Rolands Trank (Lütticher Trank)	XXVI	2
18% Bromkali		
Grüner Farbstoff		
(M. J. van Pienbroek).		
Dr. Rolands Trank	XXXIIII	3
Brom Ammonium 10		
Bromkali 40		
Bromnatrium 55		
Wasser bis 620		
(C. J. de Vogel).		
Drukkers Mittel	XXXII	2
Bromkali 10%		
Grüner Farbstoff		
(N. Keulemans).		
Dieses ist ein Mittel, das von einem Arzt jedem, der es verlangt, gegeben wird.		
Liqueur Antiépileptique Fiévez	IV	3
Bromkali		
Wasser		
Grüner Farbstoff		
(P. J. Kruysse).		
Malassinas Mittel	IV	5
Bromkali		
C. van Guldensteeden Egeling).		
Mittel gegen Epilepsie aus der Schwanen-Apotheke in Frankfurt	XVII	1
Bromkali		
Bromnatrium		
(G. B. Schmidt).		

386 Die epileptischen Störungen beim Menschen und ihre Behandlung.

	Jahrgang	Nr.
Parlaghy	CIV	12
(Office Sanitas)		
Bromkali		
Nibletts Trank	I	4
Strychnin		
Brucin		
(P. J. Kruysse)		
Zwei gefährliche Gifte.		
Nibletts Pillen	I	4
Magnesiasilikat		
Zinkweiß		
(P. J. Kruysse).		
Dr. Starks Krampfpulver	IX	8
Valerianwurzel-Pulver		
Zucker		
(Sanitätsrat Karlsruhe).		
Dr. Starks Krampftee	IX	8
Valerianwurzel		
Polypodium		
Rettig-Rinde		
Arnikablumen		
Römische Kamillen		
Sennablätter		
(Sanitätsrat Karlsruhe).		
Mahlers Mittel gegen Epilepsie	XXIII	9
Pulver: Beifußwurzelpulver		
Salbe: Fette		
Campher		
Zimt		
(Sanitätsrat Karlsruhe).		
Pulver gegen Epilepsie (altes Familienrezept)	XXVII	12
	XXX	6
Dictamuswurzelrinde in Pulver		
Zedoriawurzelpulver		
(Dr. M. Greshof).		
Pulver gegen Epilepsie	XXII	3
Zedoriawurzel		
Dictamuswurzel		
(D. Bierhaalder).		
Trenchs Remedy	XXVIII	7
Bromkali		
Bromnatrium		
Bromammonium		
Vogelsangs Mittel gegen Epilepsie	IV	3
Pulver Nr. 1: Zucker		
Pulver Nr. 2: Zucker		
(P. J. Kruysse).		
Nervenpulver gegen Epilepsie	II	4
Eschenholzpulver		
Zedoriawurzelpulver		
(M. L. Q. van Ledden Hulsebosch).		

Namenverzeichnis.

Abadie 174.
Abderhalden 226, 246.
Abel 6, 87.
Aberle 254.
Abrahams 385.
Adie 282.
Agostini 213, 246, 326.
Albertoni 6, 83, 94, 125, 203, 314.
Albrecht 225.
Alession 246.
Alexander 11, 356.
Allan Mac Dougall 308.
Allende Navarro d' 106, 244.
Allers 226, 246.
Allocco d' 173.
Alt 428.
Alzheimer 267, 278, 332, 333, 336.
Amador Risueno d' 302.
Amantea 253.
Amman 234, 235, 328, 370.
Amsler 203.
Anfimow 238.
Anthéaume 226.
Anton 563.
Ardin Delteil 246.
Arrhenius 236.
Aschaffenburg 187, 197, 273, 368.
Ashbey 195.
Astwazaturoff 364.
Atwater 238.
Aubinau 174.
Auboin 187.
Auerbach 363.
Aymès 174.

Babinski 222.
Baginski 190.
Baglioni 31, 46, 79, 90.
Balint 214.
Bang 244.
Banting 248.
Barnes 268.
Barthez 332.
Bastiaanse v. Bouwdijk 367.
Bastianelli 166.
Batelli 10.
Batti 238.

Baugh 214.
Baum 268.
Baumann 257.
Bayliss 77, 80.
Bechterew, von 6, 137, 174, 208, 222, 238, 273, 274.
Beck 154.
Beevor 222, 270.
Béhague 351, 354, 368, 369.
Beigel 174.
Belli 314.
Belski 255.
Benders 249.
Benedek 225.
Benedikt 238.
Berg, v. d. 249.
Berger 254.
Bergmann, v. 364.
Beriloff 56.
Berkhan 371.
Bernard 35.
Bernardt 358.
Bertaud 334.
Bertet 145, 268, 335.
Best 225, 248.
Bethe 5.
Betz 335.
Bevan Lewis 334.
Bichat 332.
Bickel 246.
Bielschowsky 334, 335.
Biernacki 215.
Bignani 166.
Bikeles 114, 317.
Billet 351, 368.
Billroth 352.
Binding 474.
Binswanger 5, 136, 137, 163, 168, 190, 201, 203, 208, 234, 237, 243, 244, 251, 252, 254, 259, 263, 265, 269, 270, 271, 286, 289, 312, 330, 332, 336, 357, 360, 361, 374.
Binz 15.
Birk 197, 198.
Biro 312.
Bischoff 136, 163.
Bisgaard 225.
Bleuler 333, 336.

Bloch 333.
Blumreich 207.
Bödeker 174.
Boer, de 31.
Boerhaave 41, 172, 304, 307, 311, 374.
Bolk 188.
Bolten 94, 226, 244, 246, 258, 282, 319, 368.
Bonebakker 370.
Bonhoeffer 281, 354, 358, 367.
Borchardt 368.
Borgerini 335.
Bossert 197.
Botazzi 50.
Böttiger 174.
Bouchard 225.
Bouché 109, 140, 336.
Bouchet 332.
Bouman, L. 314.
Bourihlet 283.
Bourneville 13, 79, 221, 224, 328, 367.
Bouwdijk, Bastiaanse v. 367.
Bowditch 64.
Boyce 8, 83, 106, 114.
Bratz 240, 246, 281.
Braun 363, 368.
Bregman 174.
Bremer 80.
Breslauer 163.
Bresler 174.
Bressot 233.
Briche 225.
Bricon 221.
Brierre de Brismont 205.
Brissaud 173, 332.
Broca 16, 31, 48, 57, 74, 85, 160.
Brondgeest 20, 58.
Brown 225.
— Grahan 6, 28, 30, 44, 50, 56, 77, 83, 87, 150, 252.
— Séquard 5, 87, 252.
Brouwer, B. 293.
Bruce Perbles 226.
Brugsch 214, 226.
Bruin, de 193.
Brühl 226.
Brunner 244.

Brunton Lauder 91, 189.
Brush 166.
Bubnoff 7, 105, 125, 253.
Buchanan 79.
Buck, de 226, 246.
Bumm 209.
Burgé 223.
Burkens 370.
Burluraux 336.
Burr 200.
Buscaino 246.
Buzzard 174, 368.

Cadéac 83.
Caelius 266.
Caers 217.
Caesar 287.
Callum, Mc. 371.
Calot 254.
Campbell 248.
Campen, von 344.
Campioni 226.
Carducelli 255.
Caro 225.
Carrière 174.
Casparie 234.
Castex 51.
Cawson 244.
Cayal 219, 334.
Cazauvieihl 332.
Celsus 254.
Ceni 246, 254.
Cérenville 187.
Cestan 168, 358, 369.
Charcot 208.
Charon 225.
Chaslin 333, 336.
Chauffard 174.
Chauveau 145.
Chiari 365.
Chirée 209.
Chvostek 191, 197.
Clan Thomson 281.
Clark Pierce 106, 174, 222, 229, 262, 269, 325, 328.
Claude 94, 215, 226, 238, 241, 272, 319, 354, 373.
Claus 213, 225, 287, 290, 294, 333, 336.
Cleghorn 49.
Clingenstein 253.
Clüß 351, 356, 363.
Codivilla 254.
Cohen 253.
Cohen, M. 365.
Collip 249.
Collier 126, 361.

Collins 375.
Collucci 333.
Comby 190, 193.
Comsie 235.
Cotard 333.
Crile 244.
Crinis, de 214, 226, 246.
Croiti 358.
Cuneo 246.
Curschmann 208.
Cushing 354, 365.
Cushney 37, 85.
Czerny 174, 191.

Dana 174, 220, 335.
Darwin, C. 172.
Davenport 234.
Deenik 370.
Dehmel 347.
Delasiauve 203, 208, 217, 252, 303, 311.
Delmas 208.
Delorme 351.
Delteil Ardin 246.
Deneffe 13.
Denk 354.
Deroche 361.
Deventer, J. van 374.
Deventer-Stelling, van 371.
Dexler 106.
Dide 226.
Dito 342.
Dodge 51.
Donaldson 245.
Donath 44, 209, 226, 245, 246, 328, 370.
Dougall, Allan Mc. 308, 371.
Doutrebente 270.
Dubief 335.
Dubois-Reymond 70.
Dumesnil 254.
Duncan Gibb 312.
Durlacher 209.

Echeverria 269, 332, 363.
Edel 209.
Edinger 332.
Eguchi 363, 368.
Einthoven 52, 71.
Eiselsberg 368.
Elias 225, 227, 242.
Elliotson 207.
Elsberg 313.
Emich 333.
Engelmann 19, 31, 37, 354.
Erb 190.
Erlenmeyer 316.

Eulenburg 221.
Euriphon 200.
Eussière 174, 208.
Ewald 226.
Ewen, Mc. 368.
Exner 51.

Facklam 336.
Falconer 174.
Falret 264, 278.
Fano 59, 105.
Farge 174.
Feer 263.
Feinberg 174, 203.
Féré 105, 168, 187, 193, 200, 208, 209, 227, 235, 243, 254, 265, 267, 274, 287, 315, 331, 361.
Ferranini 174.
Ferrier 6.
Feuchtwanger 272, 358, 360.
Fiessinger 174.
Filia 205.
Fischer 179, 225, 244.
Flatau 245, 258.
Flaubert 287.
Flechsig 191, 318.
Fletcher 248.
Fleury, de 227, 335.
Follet 174.
Förster 227, 243, 264, 336.
Forel 111.
Foville 332.
Fowler 315.
Fragnito 274, 362.
Français, H. 94.
— R. 352.
Franck 7, 21, 39, 40, 74, 83, 87, 99, 126, 163, 212, 219, 222, 227, 271, 357.
Frank 51.
Freud 319.
Freusberg 5, 15.
Frey 197.
Friedmann 280, 281, 282.
Friedreich 16, 172, 335.
Friedrich 354, 364, 368.
Frisch 86, 201, 220, 244, 336.
Fritch 6, 222.
Frölich 31.
Fuchs 88, 163, 197, 226.
Fürstner 221, 372.

Gabbe 239.
Galenus 217.
Galdi 246.
Gallerani 335.

Gans 331, 337.
Ganter 329.
Garten 51.
Gaspero, di 226.
Gaubius 311.
Gaucher 240.
Gaupp 374.
Geitlin 368.
Gelinau 281.
Georgi 226.
Gerstmann 241, 272, 334.
Geßler 363.
Gezelle Meerburg 336.
Gibb Duncan 312.
Gillès de la Tourette 290, 306, 316.
Gley 244.
Godart 245.
Godefroy 229, 285.
Goldflamm 174.
Goldstein 368, 369.
Goltz 158, 274.
Gonsalez 174, 336.
Goria 174.
Gorieri 226.
Gorn 174.
Gotch 16.
Gottlieb 36, 144.
Gowers, W. R. 54, 94, 168, 171, 189, 193, 200, 202, 208, 213, 217, 220, 235, 237, 241, 252, 256, 280, 286, 290, 302, 318, 330, 361, 374.
Grand du Saulle, Le 265.
Grandis 87.
Grinker 317.
Grühle 358.
Grünwald 203.
Gubler 12.
Gudden, von 114.
Guerri 246.
Guidi 246.
Gutti 225.
Gy 174.

Haig 213, 246, 258.
Halban 254.
Haldane 225.
Hallager 224.
Hall Marshall 3, 145, 335.
Hallon 252.
Hammet 79.
Hammond 12, 299.
Handelsmann 245.
Handfield Jones 207.
Hansen 191.

Harnack 13, 88, 91, 145.
Harryman 245.
Hartdegen 367.
Hartenberg 212.
Hartmann 226.
Hauptmann 241, 251, 368.
Hebold 246, 370.
Heidenhain 7, 105, 126, 253.
Heilbronner 282.
Heilig 174, 273.
Heiman 268.
Heinrich 246.
Henoch 190, 196, 197.
Henschen 355.
Hering 6, 31, 35, 137.
Hermann 174.
Herodotus 318.
Herpin 217, 262, 303, 330, 360, 372.
Heß 13.
Heubel 12.
Higier 223.
Hill 4, 43, 106, 240.
Hippocrates 273.
Hitzig 6, 10, 125, 222.
Hoch 174.
Hochheim 13.
Hochsinger 190, 191, 192.
Hoesslin 226.
Hoffmann 172.
— P. 50, 51, 91, 92, 285.
Hogyies 4.
Hölder 285.
Holmes, Th. 294.
— Gordon 140, 368.
Homen 174.
Hondo 314.
Hoppe 245, 283, 328.
Horsley 6, 8, 74, 106, 354, 358, 368.
Huchard 174, 255.
Hugenholtz 318.
Hunt 174, 178, 335.
Huntington 336.
Husemann 11, 15, 79.

Ibrahim 281.
Infeld 254.

Jakob 273, 334, 335, 336.
Jackson Hughlings 6, 41, 74, 95, 217, 222, 264, 310.
Janet 262,
Jardine 209, 328.
Jelgersma 229, 269, 275, 336.
Jelliffe 174, 203, 219, 239, 310.

Jendrassik 50, 53.
Jenner 191.
Jödicke 226, 316, 328.
Joffroy 338.
Joliet 145, 335.
Jolly 52, 224.
Jones 319.
— Handfield 207.
Jonesco 363.
Jordan 28.
Juarros 308, 317.
Juschtschenko 225.

Kakashita 105.
Karl V. 287.
Karowsky 333.
Karplus 121, 259, 280, 368.
Kaufmann 246.
Keeton 53.
Kennedy 246.
Keraval 336.
Kersten 225.
Kinberg 315.
Kionka 14.
Kirschner 277.
Kleitmann 4.
Klessens 236, 319.
Kleyn, de 130, 158.
Klippel 51.
Knapp 262.
Kocher 354, 356, 358, 368.
Kochmann 282.
Koetser 346.
Kogerer 337.
Kolk, v. d., s. Schroeder v. d. Kolk.
Kompe 253, 273.
Koog 317.
Koppang 27.
Koranyi 99.
Koschewnikoff 174.
Kowalewski 224, 234, 234, 258.
Kraepelin 277, 279, 281, 337.
Krainsky 213, 225, 245.
Kramer 285, 336.
Krantz 224.
Kraus 214, 226.
Krause, F. 357.
Kries, von 74.
Kritsch 273.
Krompecher 189.
Kroon 312.
Krumbmiller 226.
Krüger 355.
Kunz 355.
Kußmaul 3, 4, 83, 243.

Lafarque 194.
Lafora 335.
Lafosse 106.
Lair, van 172.
Lalage 174.
Lambrani 174, 179, 258.
Lambranzani 225.
Landeesen 253.
Landois 89, 207.
Lane 245.
Lange, C. de 199, 316.
Langeloon 50.
Langendorff 16, 53, 243.
Langley 36.
Lans 51.
Lapinski 276.
Lasègue 278.
Laudenheimer 313.
Lawson 12, 41.
Leblois 254.
Legros 7, 145.
Lehmann 224.
Lejonne 226, 272.
Lemoine 251.
Lenoble 174.
Lenormant 351.
Lepage 8, 158.
Leriche 368.
Leubuscher 174, 281, 326.
Levi 174.
Lewandowski 274.
Lewis Bevan 334.
Leyden von 254.
Leyser 179.
Leyton 158, 356.
Libertini 105.
Lieben 239.
Locock 311.
Loewe 246.
Logan 249.
Lomen 236.
Long 314.
Loven 75.
Löwy 14.
Luce 253.
Luchsinger 5, 13.
Luciani 94, 125.
Lugaro 173, 174.
Lugiato 225.
Lui 225.
Lumière 319.
Lundborg 89, 172, 173, 174, 180, 197, 336.
Lunwall 226.
Lussanna 339.
Lüth 171.
Lütz 240.

Machon 246.
Mackenzie 290.
Macleod, J. 203, 225, 247, 328.
Mac William 179.
Maes 214.
Maewski 333.
Magnan 8, 28, 83, 145, 210, 217.
Magnus 17, 20, 71, 130, 158.
Maillard 317.
Maillet 174.
Mainzer 243, 246.
Mairet 221, 246.
Makins 351.
Manasse 368.
Mann 197.
Marburg 185, 237.
Marchand 224, 226, 262, 287, 335.
Marey 8, 31.
Marie, P. 174, 249, 251.
— A. 354, 374.
Marinesco 51, 174, 333, 336.
Martel, de 368.
Martin 354.
Masoin 245, 246.
Matthaei 37.
Mayer 4.
Maxwell 28, 266.
Mc Cormick 247, 328.
Mc Grugan 53.
Medea 358.
Meeuws 374.
Méglin 311.
Meignaut 317.
Meihuizen 15.
Mendelsohn 68, 80.
Mender de Costa 239.
Menière 255.
Metschnikoff 91.
Meulen, ter 51.
Meunier 83.
Meyer 14, 36, 226, 247, 314.
Meyners 332.
Meynertz 174.
Meyssier 174.
Michelson 179.
Mingazzini 221, 237.
Minkowski 145.
Möbius 174.
Moeli 51, 238.
Mohammed 287.
Molenschott 3.
Molin de Teyssière 174.
Monakow 113, 126, 128, 166, 258.

Moniz 174.
Moore 243.
Morel 269.
Moresco 209.
Morgan 5.
Morgagni 304.
Morita 92.
Morselli 226.
Mosso 21, 59, 179.
Mott 174.
Motte, de la 207.
Mourgue 302.
Müller Schürch 237.
Munson 336, 370.
Muratow 174.
Murri 174.
Muskens 6, 10, 29, 31, 52, 175, 190, 208, 213, 221, 226, 240, 249, 255, 314, 318, 335, 336, 347, 353, 362, 365.

Naegeli 226.
Napoleon 287.
Naville 361.
Neri 254.
Nerlinger 207, 209.
Neumann 199.
Nicloux 238.
Nicoll 290.
Nieuwenhuysse 226.
Nishikawa 136, 158.
Nobécourd 227.
Noble 247, 328.
Noervig 225.
Nolen 117, 208.
Noica 51.
Nonne 239, 258, 358.
Nothnagel 5, 10, 156, 221.
Nouet 287.
Novi 87.

O'Brien 247, 328.
Oebeke 125.
Ogle 242.
Ohnstedt 351.
Oidtmann 340.
Olmsted 249.
Ommeren, Steen van 347.
Onimus 7, 145.
Oordt, von 254.
Opler 254.
Oppenheim 224, 229, 336.
Ormerod 252.
Osnato 246.
Owsjanninow 5.

Paneth 190.
Papillon 174.
Paracelsus 311.
Pastena 317.
Patch 242.
Pathault 12, 79.
Peiper 174.
Pellegrini 226.
Penon 279.
Perbles Bruce 226.
Perer 209.
Perlitz 197.
Perrero 174.
Perusini 334.
Peter der Große 287.
Peterson 251.
Petrarca 287.
Petren 370.
Pfaff 246.
Pfeiffer 246.
Pflüger 47, 63, 243.
Philipson 56.
Pick 274.
Piéron 47, 50, 52, 87.
Pighini 225.
Pilotti 335.
Pinkhoff 295.
Piper 50, 52, 74.
Pirquet 197.
Pîtres 7, 39, 75, 83, 87, 99, 125, 163, 219, 222, 354.
Plaut 239.
Poggio 174.
Pohl 316.
Polak 334.
Polisch 282.
Polimante 165.
Pollak 244, 249.
Pollock 203, 221, 274, 313.
Poppelreuter 368.
Porger 227.
Porot 368.
Posthumus Meyes 346.
Pourtal 174.
Premsela 349.
Prévost 2.
Preyer 179.
Probst 6, 8, 10, 126, 133, 158.
Prout 174, 222, 328.
Prus 8, 125, 137, 163.
Puchulu 209.
Pugh 225.
Purkinjé 11, 26, 270.
Putnam 246.

Quincke 145, 335.

Rabot 172, 173.
Radcliffe 311.
Raecke 266.
Randall 252.
Ranke 334.
Rapuc 370.
Raviart 336.
Raymond 174, 352.
Raynaud 187, 281.
Rebizzi 347.
Redlich 86, 94, 163, 189, 208, 220, 229, 238, 241, 251, 258, 281, 282, 325, 335, 351, 354, 368, 374.
Reiher 197.
Reinicke 363.
Remak 174.
Reynolds Russell 172, 174, 176, 287.
Richet 15, 16, 31, 48, 57, 70, 71, 74, 75, 85, 91, 160, 174, 181, 189, 313, 318.
Rilliet 332.
Risueno d'Amador 302.
Rittershaus 229.
Rivano 246.
Rivé 334.
Robertson 332.
Robinowitch 212.
Robitchek 174.
Rochet 217.
Rockford 258.
Rodiet 246.
Roeber 9.
Roger 174.
Rohde 224, 226, 246.
Roll 242.
Rollin 229.
Roncoroni 225, 334.
Röniger 313.
Rosenthal 87, 226, 246, 255.
Rosett 313.
Ross 328.
Rossi 113, 251, 336.
Rossolimo 51.
Rotgans 339.
Rothmann 8, 124, 130, 158.
Rueff 253.
Ruitenga 249.
Russell, R. 9, 83, 110, 133, 255.

Sachs 139, 251, 318, 363.
Saito 158.
Sala 333.
Salkowski 313.

Salomonson Wertheim 12, 38, 51, 261.
Samaja 2, 10.
Samt 264, 267, 272.
Sanderson 79.
Sänger 258.
Sano 15.
Saquepée 226.
Sarbo 163.
Sargent 354, 368.
Sauer 226.
Sauerbruch 169, 228.
Savory 242.
Schaefer 46, 74.
Schilder 279.
Schilling 229.
Schipper 255.
Schlecht 226.
Schmiergeld 319.
Schott 251.
Schottmüller 239.
Schroeder van der Kolk 5, 10, 41, 94, 137, 163, 190, 210, 222, 312, 329, 332, 373, 374.
Schroff 4, 58.
Schuller 185.
Schultz 225, 226.
Schultze 313, 336.
Schumann 239.
Schupfer 166, 171, 174, 355.
Schussny 318.
Schwarz 12.
Schweigmann 14.
Schweißheimer 238.
Seeligmüller 124.
Séglas 320.
Sell 370.
Seppilli 174.
Sequard Brown 5, 87, 252.
Sérieux 227, 333.
Setchenow 36, 56.
Sewall 74.
Shanahan 309, 370.
Sherrington 17, 21, 28, 30, 37, 44, 46, 50, 52, 54, 56, 58, 80, 86, 157, 158, 356.
Simonelli 174.
Sioli 335.
Sloan 53.
Slosse 245.
Shopper 249, 268.
Söldner 174.
Soltmann 190, 192.
Sommer 277.
Souques 174.
Spiegel 105, 136.

Spielmeyer 335.
Spitzer 181.
Spratling 173, 229, 243, 278.
Ssimonowitch 271.
Stannius 35.
Starr 174.
Steffens 259.
Stein 180.
Stephan 15.
Sterling 165.
Stern 181.
Sternburg 52.
Steward 49, 174.
Stheeman 190.
Stier 229, 251, 282.
Stoddart 278.
Stokes Adams 4, 171, 243, 254.
Stokvis 91, 189.
Stookey 313.
Storm van Leeuwen 319.
Strassmann 174.
Stricht van der 213, 225, 287, 290, 294, 333, 336.
Stross 4.
Strümpell 174.
Swieten van 252.

Talma 15.
Tarugi 246.
Tauszk 99.
Tenner 3, 4, 83.
Thiemich 190, 191, 193.
Thomsen 224.
Thomson 199, 229, 254, 281.
Tilanus 254.
Tillmann 336, 356, 363.
Timme 87, 160, 220.
Tintemann 46.
Tissot 172, 208, 302, 311.
Todd 292.
Tomaschewski 271.
Tourette, Gillès de la 290, 306, 316.
Tramer 333, 335.
Tramonti 246.
Trasbot 13, 79.

Trepsat 208, 226.
Treub 210.
Trousseau 191, 197, 208.
Türck 9, 268.
Turner 168, 193, 200, 207, 208, 213, 217, 222, 237, 239, 243, 251, 285, 321, 330, 361, 370.
Turnowski 251.
Turtschaninow 9, 15, 88, 94, 125, 130, 169, 174.

Ulrich 315.
Uno 244.
Unverricht 8, 16, 99, 166, 172, 173, 174, 181, 273.
Urstein 277.
Uspensky 4.
Uyszewski 317.

Valkenburg v. 317.
Valobra 174.
Vaquer 227.
Vecsy 31.
Veit 174.
Velden van der 314.
Verga 174.
Verth zur 355.
Verworn 31, 79.
Vidal 4.
Vidoni 225.
Virchow 252, 333.
Vogt 168, 203, 282, 291, 334.
Voisin 200, 213, 252, 314, 333.
Volkmann 136.
Volland 237, 254, 281, 335, 336, 356, 363.
Vollmer 225.
Vorkastner 277.
Vos 339.
Vries de 253.
Vrijdag 345.
Vulpian 5.

Wagner 174, 360.
Wagner von Jauregg 273, 280, 369.
Wallenberg 253.

Waller 16, 51, 80.
Wallis 290.
Warren 64.
Wassermann 239.
Webber 181.
Weeks 295, 371.
Weigand 371.
Weil 364.
Weiman 335.
Weiß 4.
Wernekink 140.
Wertheim Salomonson 12, 38, 51, 261.
Wertheimer 8, 158.
Westphal 208, 254, 335.
White 174, 219, 239.
Wiechowski 4.
Wieland 4.
Wiedemann 11, 43.
Wiersma 145, 179, 216, 229, 262, 267, 269, 285.
Wildermuth 283.
Wilbrand 258.
Wilson 214.
Winkler 162, 252, 270, 339, 346, 357.
Winterstein 31.
Witkowski 276.
Wohlwill 334.
Wolfhügel 242.
Wollenberg 336.
Woltär 279.
Wuth 225, 226, 358.
Wyrsch 237.
Wyss von 313.

Zander 243.
Zappert 199.
Zeller 352.
Ziehen 74, 163, 174, 274.
Ziemmsen 242.
Zimmermann 226, 363.
Zuccarelli 266.
Zuntz 14, 207.
Zylberlast 174.
Zwaardemaker 17, 20, 39, 51, 89.

Sachverzeichnis.

Abortive Anfälle 211.
Absence 211.
Absinthkrämpfe 9, 75, 83.
Äquivalenten 43, 263, 264.
Ätiologische Klassifikation 170.
Affektkrämpfe 199.
Afterdischarge 41, 45.
Alkohol 238, 294.
Ammoniak 225.
Amnesie 227, 266.
Anaphylaktischer Chok 227.
Anfallgewohnheit 310.
Anfallprophylaxis 216, 323.
Anodische Übererregbarkeit 197.
Anspruchsfähigkeit 31.
Antagonisten 64.
Aphasie 223.
Arc de cercle 227, 259.
Assoziationen 229.
Atmungsmuskeln 196.
Atypische Entladungen 58, 164, 232, 260, 262, 278.
Aufregung 243.
Augensymptome 280.
Autointoxikation 44.
Automatismus 43, 72, 261.
Autonomie der Reflexzentren 158.

Bahnung der Reflexe 87, 240, 302, 329.
Beginnende Epilepsie 306.
Beobachtungsmethode 19.
Bleianfälle 256.
Blitzartiges Zusammenfahren 130.
Blutstagnation 242.
Blutsverwandtschaft der Eltern 238, 294.
Borax 316.
Bradypus 17.
Bromdemenz 284.
Bromcampher-Anfall 38.
Bromcampher-Dosis 42, 107.

Bromcampher, Einwände gegen 315.
— Einwirkungsweise 313.
Brommedikation 304.
Bromsalze 312.
Brown-Séquardkrämpfe 5.
Brückenverletzung 119.

Campherverbindungen 11, 12.
Carbolkrämpfe 9.
Carotidendruck 242.
Charakterveränderung 23.
Chloralose 16, 71.
Choreatische Krämpfe 7.
Corticale Krämpfe 99.
— Genese der Psychose 273.
Cystenbildung 41.

Dämmerzustände 273.
— Anlernfähigkeit während der 278.
Depressionsfractur 341.
Diätfehler 257, 321.
Domestikation der Tiere 172.
Doppelte Persönlichkeit 264.
Dosierung 22.

Einseitige Anfälle 94, 126, 158.
Einsenkung des Kleinhirns ins Hinterhauptloch 367.
Einteilung der Epilepsien 167, 189.
Elektrische Untersuchung des Hirns 355.
Endogene Ursachen 230.
Entgiftung 28, 73, 219.
Enthirnung 106, 149.
Entladung 38, 41, 73, 86, 189, 290.
Entwicklungsgrade der Epilepsie 298.
Epilepsie-Erblichkeit 193.
— Kolonie 283, 373.
— -Toleranz 307.
Epileptischer Charakter 287.
Epileptische Trance 267.

Ergograph 21, 58.
Erleichternder Einfluß 150.
Ertrinken 250.
Exogene Ursachen 240.
Exstirpation von Gehirnteilen 95.
Extra-Medikamente 326.

Fieber 91, 195.
Fieldworker 371.
Final common path 49.
Flockenlesen 228.
Formatio reticularis der Medulla 131.
Frühstück 177.
Füllungszustand des Magens 28.
Futtereinnahme 27.

Galvanische Übererregbarkeit 203.
Geburtstrauma 254.
Gefühl falscher Erinnerung 217.
Gehirnanämie 4.
Gehirnschwellung 347.
Gelegenheitskrämpfe 192, 202.
Geräuschzuckungen 19.
Geruchs-Halluzination 217.
Glottiskrämpfe 199.
Graphische Methode 20.

Halluzinationen 217, 271.
— der Tiere 228.
Hausärzte 305.
Heilungsprozeß 302.
Hemiepilepsie 253.
Hemmung 56.
Herpins Regel 219, 262.
Herzreflexe 29.
Herzschlag 221.
Hinterpfotenreflexe 105.
Hinterstränge 140.
Hirnänderungeu 332.
Hirndruck 96, 253, 365.

Hirnrindenkrämpfe 6.
Hirnrindentheorie 125.
Horsleys Verfahren 358.
Hygiene der Epileptiker 308.
Hypnotische Wirkung 13.
Hypoglykämie 225, 247.
Hypoxämie 242.
Hysteroepilepsie 234, 258.

Indischer Hanf 318.
Insulin 247.
Intermissionen 188.
Interparoxysmale Psychose 272.
— Zustände 228.
Irrenanstalten 235.
Isoliertes Lendenmark 141.

Jacksons Anfälle der Katzen 40.
— — der Menschen 260.
Jactatio 199.

Kal. hypermang. 207.
Kinderkrämpfe 200.
Kalte Schauern 3, 10, 30.
Klassifikation 167.
Klavierspielen 71.
Kleinhirnkerne 114.
— Verletzungen 110.
Klimax 180.
Klinische Zentralstelle 200, 372.
Klonische Zuckungen 54, 73.
Klopfreflexe 85.
Kniereflexe 47.
Kochers Verfahren 358.
Kokaineinspritzung 369
Kombination Zuckungen Anfälle 233.
Kombinierter Effekt 81.
Kompensation 41, 182.
Konstanz der Reflexzeit 78.
Konstipation 245, 300.
Konversion des Reflextyps 37.
Kopfanfälle 8.
Kopfschmerzen 224, 230, 258.
Krampfformen 2.
Krampfzentren 4, 257.
Kratzreflexe 6, 45.
Kreatinanfall 225.
Kriegsepilepsie, traumatische 351, 368.
Kriminalfälle 263.
Kur 321.

Kursus für Hausgenossen 297.
Kymographion 19.

Labiler Erregungszustand 63.
Labioglossopharyngealkrampf 259.
Lachkrämpfe 191.
Ladung 186, 311.
Lanes Knickung 245.
Larvirte Formen 266.
Latenz der Reflexe 47.
Latenzverlängerung 65.
Lebensgewohnheiten 305.
Leitungsvermögen 32, 39.
Leitungsgeschwindigkeit 50.
Leukopenie 226.
Liquortheorie 354.
Lokalisation 1, 94.
Lokalzeichen 345.
Lues congenita 239.
Luminal 316.

Magen-Darmstörungen 360.
Maniakaler Zustand 265, 269.
Mechanismus der traumatischen Epilepsie 352.
Medikamente 301.
Medulläre Zentren 109.
Medulärkrampfzentren 260.
Medullärrandreizung 152.
Ménière Anfälle 260.
Menstruation 203.
Mentalität 330.
Migräne 234, 258.
Molimina menstrualia 207.
Monakows Bündel 113.
Monobromcampher 12.
Monosymptomatische Epilepsie 181, 231.
Muskelbewegungen 185.
Myoklonische Epilepsie beim Menschen 34.
Myoklonischer Reflex 17.
Myoklonische Zuckungen 230.

Nachbehandlung 325, 360.
Nacherscheinungen 224.
Nacherscheinungen psychischer Art 227.
Nahrungszustand 91.
Narcolepsie 281.
Neurosewirkung 15, 75.
Nitroglycerin 317.
Nüchternsein 20, 184, 234, 245.

Organische Epilepsie 270.
Orthopädische Operationen 245.

Ovarialdruck 259.
Ovulation 204.

Palliative Operation 161.
Paradoxes Verhalten 48.
Paramyoklonie 172.
Pathologischer Rausch 276.
Petit mal 59, 255.
Pharmakologisches 93.
Phenolkrämpfe 88.
Physiologie des Nervensystems 1.
Physostigmin 9.
Pikrotoxin 9.
Plastik des Hirns 344.
Poriomanie 264.
Post-epileptische Psychose 211.
— Motorische Störungen 223.
Prämenstruale Anfälle 203, 324.
Prodromalzuckungen 54, 213.
Prodrombehandlung 216, 320, 324.
Prognosis 330.
Prophylaxis (hygienische und individuelle) 292, 293.
Pseudotumor 347.
Pulsintermissionen 254.
Pulsus alternans 34.
Pyknolepsie 281.
Pyramidenbahn 102, 124.

Rauchen 245.
Reflexbahnung 86, 161.
Reflex-Empfänglichkeit 37.
— -Epilepsie 252.
— -Mechanismus 203.
— -Nachwirkung 29.
— -Natur des Sehnenphenomens 52.
— -Steigerung 28.
Reflex-Übererregbarkeit 17, 18, 53.
Refraktäre Phase 29, 69, 211.
Regionäre Krämpfe 6.
Relative Indikationen 362.
Retrograde Amnesie 222.
Reversibilität des epileptischen Prozesses 373.
Rhythmizität 70, 142.
Rückfallgefahren 355.
Rumpf Anfälle 8.

Santoninkrämpfe 14.
Sauerstoffmangel 4.
Schädeldefekt 241.

Schlaf 179.
Schlimme Tage 185.
Schneelawine 272.
Schreckzuckung 60.
Schulmaßnahmen 297.
Schüttelfrost 91.
Schwangerschaft 27, 203, 209.
Segmentale Gefühlsstörungen 215, 230, 270, 325.
Sehnenreflexe 29, 51, 91.
Selbstversuch Purkinjes 11.
Sensoklonische Reaktion 89, 180.
Serienfälle 286.
Seröse Encephalomeningitis 346.
Spasmophilie 196.
Spontane Zuckungen 17, 18, 34, 61, 181.
Sprungvariation 172.
Start-reflex 37, 85.
Statistisch 176, 372.
Staupen 192.
Status epilepticus 19, 41, 327.
— neuroclonicus 173.
Sterblichkeit 328.
Stereotypische Gedanken 278.
Stimmungswechsel 186, 243.
Strychnin 13, 75.
Strychninnarkose 79.
Stupor 265.
Summierung von Reizen 74.

Symptomatische Klassifikation 190.
Symptomentrias 233.
Synkope 220, 260, 285.
System der Epilepsiebekämpfung 370.

Tabes 175.
Tastzuckungen 18.
Temperaturabnahme 13, 84.
Tetanie 198.
Tierepilepsie 106, 303.
Tiergarten 17, 309.
Tonische Krämpfe 73, 192.
Toxische Krämpfe 8.
Trauma capitis 240.
Traumatische Epilepsie 338.
Traumzustand 215, 268, 348.
Traumgenese des 274.
Trepanation 97.
Tuberöse Sklerose 367.

Übererregbarkeit 191.
Übergangszustände der myoklonischen Epilepsie 16.
— vom Schlaf in den Wachzustand 57, 67, 251, 273.
Ubiquität der Lokalisation 160.
Unsoziales Handeln 264.
Unzurechnungsfähigkeit 278.

Vagusreizung 242.
Vegetative Symptome 221, 224.

Veraltete Fälle 319.
Verantwortungsgrade 263.
Verblutungskrämpfe 3, 243.
Vererbung 237.
Vergiftungserscheinungen 43.
Verkürzungsreflexe 49.
Verlängerungsreflexe 49.
Verwirrungsgrad 265.
Vorkammer-Kontraktionen 32.
Vorzugsperioden 235.
Vulgäre Epilepsie 181.

Wagner-Lappen 345.
Wechselnde Dosis der Medikamente 326.
Wechselwirkung der Cortexu. Medullär-zentren 163.
Wohltätige Wirkung des Anfalls 18, 246.
Wutausbrüche 44, 256.
Wutkrämpfe 198, 281.

Zentrale Nachentladung 46.
Zentripetale Verbindungen 137.
Zinkoxyd 318.
Zuckungsamplitude 3.
Zuckungsintervalle 212.
Zuckungsserien 18, 34, 72.
Zungenbelag 348.
Zusammenfahren 10, 16.
Zwangsbewegungen 221, 264.

MIX
Papier aus verantwortungsvollen Quellen
Paper from responsible sources
FSC® C105338

If you have any concerns about our products,
you can contact us on
ProductSafety@springernature.com

In case Publisher is established outside the EU,
the EU authorized representative is:
**Springer Nature Customer Service Center GmbH
Europaplatz 3, 69115 Heidelberg, Germany**

Printed by Libri Plureos GmbH
in Hamburg, Germany